ENZYKLOPAEDIE DER KLINISCHEN MEDIZIN

HERAUSGEGEBEN VON

L. LANGSTEIN
BERLIN

C. VON NOORDEN
FRANKFURT A. M.

C. PIRQUET
WIEN

A. SCHITTENHELM
KIEL

ALLGEMEINER TEIL

METHODIK DER BLUTUNTERSUCHUNG

MIT EINEM ANHANG

ZYTODIAGNOSTISCHE TECHNIK

VON

A. v. DOMARUS
BERLIN

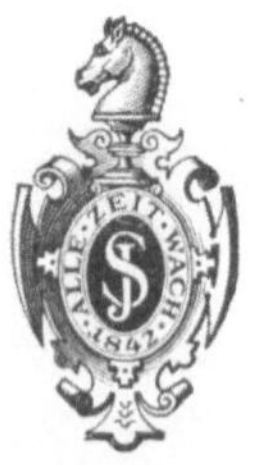

Springer-Verlag Berlin Heidelberg GmbH

1921

METHODIK DER BLUTUNTERSUCHUNG

MIT EINEM ANHANG

ZYTODIAGNOSTISCHE TECHNIK

VON

Dr. A. v. DOMARUS

DIREKTOR DER INNEREN ABTEILUNG
DES AUGUSTE VICTORIA-KRANKENHAUSES, BERLIN-WEISSENSEE

MIT 196 TEXTABBILDUNGEN UND 1 TAFEL

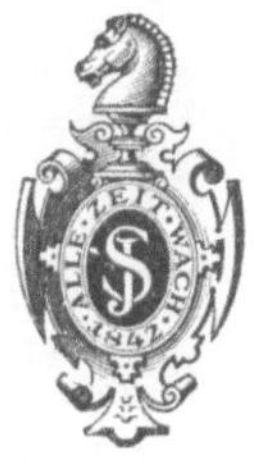

Springer-Verlag Berlin Heidelberg GmbH

1921

ISBN 978-3-662-38823-5   ISBN 978-3-662-39740-4 (eBook)
DOI 10.1007/978-3-662-39740-4

Vorwort.

Die vorliegende Methodik, deren Fertigstellung sich aus äußeren, in den Zeitverhältnissen gelegenen Gründen stark verzögerte, stellt sich zur Aufgabe, einen Überblick über die verschiedenen bei der Untersuchung des Blutes notwendigen technischen Maßnahmen zu geben. Ich war dabei bemüht, entsprechend dem Charakter der Enzyklopädie auf der einen Seite alle wichtigen und bewährten Methoden mit der notwendigen Ausführlichkeit und ihrer theoretischen Begründung zu behandeln, auf der andern Seite aber auf die Wiedergabe zahlreicher entbehrlicher Verfahren und neuer, noch nicht erprobter Modifikationen zu verzichten, deren Beschreibung zu einer unerwünschten Zunahme des Umfanges des Werkes geführt hätte, ohne dadurch die Brauchbarkeit des Ganzen wesentlich zu erhöhen.

Bei der Beschreibung der einzelnen Methoden wurde besonderer Wert darauf gelegt, die technischen Einzelheiten derselben mit der Ausführlichkeit zu behandeln, die es dem Untersucher ermöglicht, auch sämtliche Fehlermöglichkeiten und alle Ursachen des Versagens einer Reaktion oder Färbung zu übersehen. Umfangreiche eigene Erfahrungen konnten dabei Verwertung finden.

Immerhin dürfte es bei dem Umfang des Stoffes unvermeidbar sein, daß mancher Untersucher bezüglich dieser oder jener Methode eine Lücke entdecken wird oder die Darstellung für verbesserungsbedürftig hält. Eine kurze Mitteilung hierüber würde der Verfasser im Hinblick auf die Bearbeitung späterer Auflagen dankbar begrüßen.

Die Behandlung der cytodiagnostischen Methoden als Anhang zu der hämatologischen Technik dürfte sich durch die zahlreichen Berührungspunkte beider Gebiete rechtfertigen.

Berlin, im Februar 1920.

A. von Domarus.

Inhaltsverzeichnis.

Einleitung.

Das Studium der Morphologie des Blutes hat seit den epochemachenden Entdeckungen Paul Ehrlichs schnell das Interesse der Kliniker erobert, so daß seit geraumer Zeit die Untersuchung des Blutes ein außerordentlich wichtiges Glied in dem Rüstzeug der klinischen Diagnostik bildet. Die zahlreichen Fortschritte in der Erforschung der eigentlichen Blutkrankheiten wie der symptomatischen Blutveränderungen im Verlaufe der verschiedensten Krankheiten verdankt aber die Medizin nicht zuletzt der Entwicklung der hämatologischen Technik, die sich, wie ein Rückblick über die letzten Dezennien lehrt, seit den ersten Arbeiten Ehrlichs und seiner Schule, zu einem weitverzweigten Spezialgebiet entfaltet hat, wobei nicht nur die Färbetechnik, sondern auch die physikalisch-chemischen Untersuchungsmethoden eine weitgehende Verfeinerung und Vervollkommnung erfuhren. Es lag in der Natur der Sache, daß, nachdem einmal das Interesse für das Studium der Blutkrankheiten wachgerufen war, mit großem Eifer neue Methoden in immer größerer Zahl ersonnen wurden, so daß es heute selbst für den Fachmann kaum möglich ist, sämtliche Verfahren so weit aus eigener Erfahrung zu kennen, daß er sich darüber ein eigenes Urteil zu bilden vermag. Vieles wurde dabei naturgemäß als angeblicher technischer Fortschritt veröffentlicht, was strenger wissenschaftlicher Kritik nicht standhalten konnte. Andrerseits sind zahlreiche Methoden, die sich eingebürgert haben und in den Händen des Kundigen Gutes leisten, mit gewissen Fehlerquellen behaftet, deren Ignorierung seitens des mit unserer Spezialdisziplin weniger Vertrauten zu verhängnisvollen Irrtümern führt.

Bei der Bearbeitung der vorliegenden Methodik waren daher vor allem drei Hauptgesichtspunkte zu berücksichtigen: die ausführliche Beschreibung aller technischen Einzelheiten einer Methode, ferner eine möglichst erschöpfende Erörterung der verschiedenen Fehlermöglichkeiten, schließlich eine kritische Würdigung der Leistungsfähigkeit der verschiedenen Methoden.

An die Spitze der nachfolgenden Ausführungen ist die an sich zwar selbstverständliche, aber immer wieder außer acht gelassene Mahnung zu stellen, daß bei sämtlichen Methoden, mögen sie noch so einfach erscheinen, größte Sorgfalt und Präzision, wie sie nur in längerer Übung erworben werden, unerläßlich sind. Hierfür gehört neben dem Vertrautsein mit den verschiedenen technischen Kniffen einer Methode ein genügender Aufwand an Zeit, ohne den ein den Tatsachen entsprechendes Ergebnis der Untersuchung nicht zu erwarten ist. Wer demnach mit Recht an die Leistungen der heutigen hämatologischen Technik große Anforderungen stellt, wird nur dann seine Erwartungen befriedigt sehen, wenn er sich stets einer peinlich exakten Arbeitsweise befleißigt.

Blutentnahme.

Die Methode, nach der das Blut für eine hämatologische Untersuchung entnommen wird, ist für den Ausfall des Resultates derselben von der allergrößten Bedeutung, da hierbei eine Reihe von Fehlerquellen in Betracht kommt, deren Nichtberücksichtigung den Wert der ganzen Untersuchung zunichte machen kann. Man hat oft Gelegenheit zu sehen, wie der Anfänger den Fehler begeht, diesen ersten Akt der Blutuntersuchung in seiner Bedeutung zu unterschätzen und dadurch nicht selten das Opfer von verhängnisvollen Irrtümern wird.

Unabhängig von der Menge des zu entnehmenden Blutes wie von dem speziellen Zweck der anzustellenden Untersuchung kommen vor allem zwei Fehlerquellen in Frage.

Eine der wichtigsten Fehlerquellen liegt in der Möglichkeit der Veränderung des Blutes während der Entnahme desselben aus der Wunde durch fehlerhafte Behandlung der Entnahmestelle. Auf dieses Moment wird weiter unten ausführlich einzugehen sein.

Eine weitere Ursache von Irrtümern besteht in dem Außerachtlassen gewisser physiologischer Erscheinungen, die wie z. B. die Nahrungsaufnahme, Muskelanstrengungen usw. das Blutbild in einer bestimmten Weise ändern. Eine richtige Blutentnahme setzt also die Kenntnis des physiologischen Verhaltens des Blutes unter diesen Bedingungen voraus.

Im einzelnen hat man verschiedene Methoden der Blutentnahme zu unterscheiden, je nach der Art der Blutuntersuchung, die geplant ist.

Die Entnahme kleiner Blutmengen in Form einiger Tropfen ist die häufigste für klinische Untersuchungen in Betracht kommende Methode.

Was zunächst den Zeitpunkt der Blutentnahme anbelangt, so ist es im allgemeinen am zweckmäßigsten, den Patienten nüchtern zu untersuchen, also am besten morgens nach dem Erwachen. Läßt sich aus irgendeinem Grunde diese Zeit nicht wählen, so soll die Untersuchung wenigstens einige Stunden nach der letzten Nahrungsaufnahme erfolgen. Bei Reihenuntersuchungen, die an mehreren aufeinanderfolgenden Tagen vorgenommen werden, ist es empfehlenswert, die Blutentnahme möglichst zur selben Zeit auszuführen.

Von Bedeutung ferner ist, wie bereits angedeutet, die Kenntnis der Beeinflussung durch körperliche Bewegungen (Grawitz, Rosenthal). Man wird hiernach die Blutentnahme nicht gerade kurz nach einer stärkeren Muskelanstrengung vornehmen. Auch von diesem Gesichtspunkt aus hat die Untersuchung morgens im Bett kurz nach dem Erwachen ihre Vorteile.

Von großer Wichtigkeit ist die Wahl des Ortes der Stichwunde, aus der man das Blut entnimmt. Da wir für die gewöhnlichen klinischen Blutuntersuchungen Kapillarblut verwenden, so ist an sich jede Hautstelle des Körpers für die Entnahme des Blutes brauchbar, die gut durchblutet ist. Gerade aber wegen des letzteren Momentes hat man dieser Frage seine besondere Aufmerksamkeit zuzuwenden. Im allgemeinen benutzt man aus Gründen der Bequemlichkeit entweder die Fingerkuppe oder das Ohrläppchen als Einstichstelle. Beide Orte haben ihre Vorteile und Nachteile.

Bei dem Einstich in die Fingerkuppe hat man unter Umständen mit Schwierigkeiten zu kämpfen, wenn wie z. B. bei Arbeiterhänden, die Haut eine sehr dicke Hornschicht zeigt. Man muß dann sehr tief einstechen, wobei man mit der Lanzette eventuell bis auf den Knochen des Fingergliedes vordringt, was dem Patienten Schmerzen verursacht. In anderer Weise kann die Blutnahme bei einem neurasthenischen Vasomotoriker mit kühlen, schlecht durchbluteten Fingern schwierig sein und auch bei tieferem Einstich quillt nur wenig Blut hervor, so daß mehrmals eine Stichwunde gesetzt werden muß. Dies ist für sensible Patienten unangenehm, besonders dann, wenn eine Blutuntersuchung öfters erfolgt.

In solchen Fällen verdient die Blutentnahme aus dem Ohrläppchen zweifellos den Vorzug.

Im allgemeinen ist hier die aus der Stichwunde tretende Blutmenge wesentlich ergiebiger, oft quillt sogar nach dem einmaligen Stich mehr Blut hervor, als man für die Untersuchung benötigt. Bei empfindlichen Patienten fällt ferner ins Gewicht, daß sie bei dieser Art der Blutentnahme einen Schmerz überhaupt nicht verspüren und sich daher auch weiteren Blutuntersuchungen gegenüber nicht ablehnend verhalten. Bei manchen Menschen kommt allerdings bei dieser Art der Blutentnahme ein Übelstand zur Geltung, der namentlich bei der Anfertigung von Abstrichpräparaten störend wirkt, daß nämlich das Ohrläppchen dicht mit feinen Härchen besetzt ist, die u. a. die Gerinnung des austretenden Blutes stark beschleunigen und evtl. auch körperliche Elemente des Blutes zurückhalten (Naegeli). Bei Benutzung des Ohrläppchens, namentlich bei anämischen Personen, empfiehlt es sich, dasselbe kurz vor dem Einstich tüchtig zu reiben, um eine aktive Hyperämie zu erzielen. Beim Einstich ist eine Vorsichtsmaßregel zu empfehlen, um sich selbst vor Verletzungen zu schützen. Man soll das Ohrläppchen so zwischen Daumen und Zeigefinger halten, daß die Spitze der Nadel, falls sie dasselbe durchbohrt, nicht in den Finger des Untersuchers eindringt. Diese Vorsicht ist vor allem bei infektiösen Krankheiten am Platz.

Bei Säuglingen und kleinen Kindern stoßen die angegebenen Methoden der Blutentnahme meist auf Schwierigkeiten. Hier empfiehlt es sich, das Blut aus der großen Zehe zu entnehmen. Die Punktion des Sinus bei Säuglingen siehe unten.

In letzter Zeit ist von Naegeli betont worden, daß die einzige einwandfreie Methode der Blutentnahme diejenige aus den künstlich durch ein warmes Handbad hyperämisierten Fingern ist. Nach dem Bade soll man durch kräftiges Abreiben und Trocknen der Finger für eine gründliche Durchblutung sorgen, so daß dann das Blut aus der Stichwunde in reichlicher Menge und in der Zusammensetzung, wie sie den großen Blutgefäßen entspricht, quillt.

Es ist nicht zu leugnen, daß diese Methode den Vorteil größerer Exaktheit vor der bisher üblichen Art der Blutentnahme besitzt. Auf der anderen Seite ist aber doch zu bedenken, daß das der Blutentnahme vorausgehende Handbad die Blutuntersuchung, die wenn sie vollständig ist, schon ohnehin eine recht umständliche Prozedur darstellt, um einen neuen Akt vermehrt und die Untersuchung noch zeitraubender gestaltet. Immerhin wird man diesen Rat für besonders exakte Untersuchungen, speziell bei Viskositätsbestimmungen beherzigen. Es sei noch betont, daß durch eine derartige künstliche Hyperämie eine lokale Änderung in der Zusammensetzung des Blutes im Vergleich zu dem übrigen Blut nicht erfolgt.

Die wichtigste Regel für die Blutentnahme ist, daß der aus der Stichwunde austretende Blutstropfen ohne jeden Druck spontan hervorquillt. Künstliches Nachhelfen durch Drücken muß unfehlbar zu Irrtümern bei der Untersuchung führen. Mindestens verursacht nämlich ein derartiger künstlicher Druck die Folgeerscheinungen einer Stauung, d. h. eine Vermehrung der Erythrozyten und des Hämoglobins an Ort und Stelle. Tritt sehr wenig Blut aus der Stichstelle aus wie z. B. bisweilen bei perniziösen Anämien und preßt man mit den Fingern, um mehr Blut zu erhalten, so ist eine Beimischung von Gewebsflüssigkeit und Lymphe und damit eine unkontrollierbare Verdünnung des Blutstropfens unvermeidlich. Tritt also nach dem ersten Einstich zu wenig Blut aus der Wunde, so muß man ein zweites Mal und tiefer einstechen. Es empfiehlt sich, den ersten aus der Wunde quellenden Tropfen mit einem sauberen Tuch wegzuwischen und erst den darauf folgenden Blutstropfen für die Untersuchung zu verwenden.

Beobachtet man die genannten Kautelen und entnimmt das Blut im Zustand der Verdauungs- und Muskelruhe, so erweist sich dasselbe nach den Untersuchungen Naegelis sowie Bürkers in allen Gefäßprovinzen als in gleicher Weise zusammengesetzt.

Vor dem Einstich hat die Reinigung der Haut zu erfolgen, die man mit einem fettlösenden Stoff, am besten Alkohol oder Äther vornimmt, der die auf der Haut befindliche Fettschicht und den Schweiß entfernt. Hinterher muß man die Haut gründlich trocken reiben; geschieht dies nicht, so fließen die aus der Stichstelle austretenden Blutstropfen aus, während sie nach richtiger Vorbereitung wenigstens bei nicht sehr hydrämischem Blut Kugelform aufweisen sollen.

Als Instrument für den Einstich kann jede kleine Lanzette oder ähnliches benutzt werden. Die Anwendung einer gewöhnlichen Nadel ist wegen der zu kleinen Stichöffnung nicht ratsam. Dagegen ist z. B. eine gewöhnliche Schreibfeder, deren eine Spitze weggebrochen ist, gut anwendbar, ebenso läßt sich eine Impffeder (Abb. 1, Firma Heintze & Blankertz) verwenden.

Sehr zweckmäßig sind die besonders hierfür konstruierten Lanzetten, die es gestatten, die Länge der in die Haut eindringenden Spitze zu variieren.

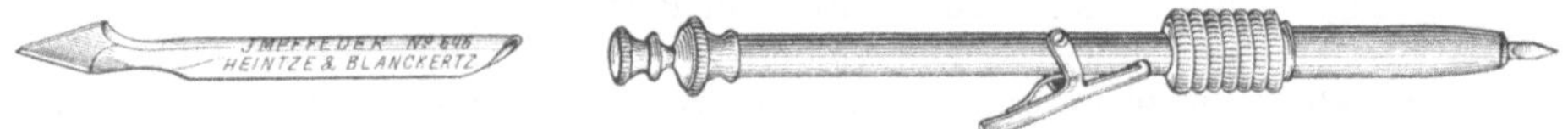

Abb. 1. Impffeder zur Blutentnahme.   Abb. 2. Franckesche Nadel.

Die Türksche „Blutlanzette" besteht aus einem metallenen Griff, in den eine lanzenartige Spitze mit schneidenden Seitenrändern eingefügt ist. Über diese Lanzette ist an den Griff eine Metallhülse mit Gewinde in der Weise aufzusetzen, daß sie, nur wenig aufgeschraubt, die Spitze der Lanzette vollständig deckt und schützt, während sie stärker aufgeschraubt, die Spitze mehr oder weniger frei werden läßt. Die Hülse dient also einerseits als Schutz für die Spitze, andererseits erlaubt sie die Tiefe des Einstichs zu regulieren. Außerdem erhält das Instrument noch eine zweite Hülse zum Schutz, die vorne geschlossen ist und über die erste geschoben wird. — Auch Sahli hat ein derartiges Instrument angegeben.

Bei der Franckeschen Nadel (Abb. 2), bei der ebenfalls eine aufschraubbare Hülse die Tiefe des Einstichs reguliert, bewirkt eine Spiralfeder das Vorschnellen der verstellbaren Lanzette, die je nach der Stellung der Schutzhülse verschieden tief in die Haut eindringt.

Schließlich hat Schottelius die Anwendung seines Hämostix genannten Instrumentes empfohlen. Es ist ein kleiner Apparat, der aus zwei siegelringartigen Hälften besteht. Der eine Ring enthält ein kleines Messer, das in das Ohrläppchen gedrückt wird, die Platte des anderen Ringes, der über den Zeigefinger gesteckt wird, dient mit seiner Korkscheibe als Unterlage für das Ohrläppchen und soll die evtl. durchdringende Spitze auffangen.

Für die Reinigung der genannten Instrumente genügt das Abreiben mit Alkohol und Äther. Will man besonders vorsichtig zu Werke gehen, so kann man sich einer von mir angegebenen Franckeschen Nadel mit Platiniridiumspitze (Firma Stiefenhofer, München) bedienen, die sich ausglühen läßt. Infektionen der Stichstelle werden nie beobachtet.

Eine besondere Versorgung der Wunde ist im allgemeinen nicht notwendig; selbst bei Hämophilen kommt es kaum zu hartnäckigerem Bluten.

Größere Mengen von Blut, wie sie namentlich für physikalische und chemische Untersuchungen gebraucht werden, können durch Venenpunktion gewonnen werden.

Man wählt hierfür am besten die Vena cubiti mediana. In den meisten Fällen ist leichtes Stauen der Vene durch Kompression des Oberarmes notwendig. Bei mageren Individuen genügt oft die manuelle Kompression oberhalb der Ellenbeuge. Sonst ist es zweckmäßig, eine Binde mäßig fest um den Oberarm zu legen, in Form einer Esmarchschen Binde oder eines gewöhnlichen Gummischlauches mit mehreren Touren, dessen Ende man mit einer Klemme fixiert. Von Vorteil besonders da, wo eine möglichst schnelle Aufhebung der Stauung erwünscht ist, ist die Anwendung der Recklinghausenschen Manschette des Blutdruckapparates von Riva-Rocci. Hier läßt sich die Stauung graduell je nach der eingeblasenen Luftmenge variieren und durch Öffnen des Ventils momentan beseitigen.

Die präparatorische Freilegung der Vene für die Punktion ist nur in den Fällen notwendig, wo es sich entweder um sehr fettreiche Individuen oder um sehr zart entwickelte Venen handelt, wie dies besonders bei anämischen Frauen vorkommt. Im übrigen ist die Punktion der Vene durch die Haut hindurch die Methode der Wahl.

Was die Wahl der Kanüle betrifft, so sind namentlich in der letzten Zeit seit der Einführung der Wassermannschen Reaktion und der Salvarsantherapie sehr zahlreiche Verbesserungen und Modifikationen der Venenpunktionsnadeln angegeben worden. Trotzdem muß man sagen, daß für die vorliegenden Zwecke die gewöhnlichen schon früher üblichen Punktionskanülen durchaus den praktischen Anforderungen genügen, vorausgesetzt daß sie zwei Bedingungen erfüllen. Erstens ist darauf zu achten, daß die Spitze der Nadel kurz abgeschnitten und nicht zu lang ausgezogen ist; dadurch wird vermieden, daß die gegenüberliegende Wand der Vene durch die Nadel angestochen oder durchbohrt wird. Zweitens soll die Kanüle genügend weit sein, damit sich nicht leicht Gerinsel in ihrem Lumen festsetzen. Bei stark entwickelten Venen kann man ruhig Kanülen bis fast zwei Millimeter äußerem Durchmesser anwenden. Selbstverständlich muß die Spitze der Nadel tadellos geschliffen sein, um dem Patient keinen Schmerz zu verursachen und um die Vene gut treffen zu können, die einer stumpfen Nadel ausweicht. Man kann übrigens für bestimmte Untersuchungen mit Vorteil Kanülen verwenden, in deren Ansatzstück ein konischer Stutzen mit Olive zur Verbindung mit einem Gummischlauch paßt. Es läßt sich dann an die Blutentnahme sofort eine Infusion anschließen, ohne daß man die Kanüle aus der Vene zu entfernen braucht. — Es bedarf keines besonderen Hinweises, daß bei jeder derartigen Venenpunktion hinsichtlich der Asepsis genau nach chirurgischen Grundsätzen zu verfahren ist. Die Haut ist mit Jodtinktur zu desinfizieren, die Nadel vor der Punktion zu sterilisieren.

Die Venenpunktion ist ein völlig gefahrloser Eingriff, der, was besonders zu betonen ist, auch bei schweren hämorrhagischen Diathesen und Hämophilie gewagt werden darf, da er niemals zu Nachblutungen Veranlassung gibt.

Aspiriert man das Blut aus der Vene mit einer Spritze und will dabei vermeiden, daß vorzeitig Gerinnung in derselben eintritt, so kann man eine Spur Ammoniumoxalat in Pulver (0,01 auf 10 ccm Blut) oder einige Körnchen Hirudin[1]) (Firma E. Sachße & Co., Leipzig-Reudnitz) vorher auf den Spritzen-

---

[1]) Vgl. d. Arbeit von Franz (Jakobj), Schmiedebergs Arch. Bd. 49.

stempel legen. Will man den Zusatz einer derartigen Substanz vermeiden, so kann man die Spritze vorher mit geschmolzenem Paraffin ausgießen, das nach dem Erkalten einen dünnen Überzug der inneren Wand der Spritze bildet.

Um beim Aufsaugen des Blutes in die Spritze Veränderungen des Blutes (Hämolyse) zu vermeiden, ist darauf zu halten, daß die Spritze vollkommen trocken ist; auch ist eine zu kräftige Aspiration ebenso wie heftiger Druck bei der Entleerung der Spritze zu vermeiden.

Das aus der Punktionsnadel ausfließende Venenblut ist in seinen ersten Proben wegen der vorausgegangenen Stauung für feinere Untersuchungen unbrauchbar; man muß daher zunächst einige Kubikzentimeter abfließen lassen, bis man eine für die Untersuchung bestimmte Probe auffängt. Auch dann aber ist nicht zu vergessen, daß das aus der Vene ausfließende Blut insofern kein völlig normales Verhalten darstellt, als es sich ja stets um Stauungsblut handelt, das erfahrungsgemäß im Wassergehalt, Trockenrückstand u. a. gegenüber nicht gestautem Blut nicht unwesentlich verschieden ist. Aus diesem Grund soll man bei Untersuchungen, bei denen es auf die genannten Momente ankommt, versuchen, die hierfür erforderliche Blutmenge aus der Vene nach völlig aufgehobener Kompression des Oberarms zu erhalten, was oft allerdings nicht gelingt.

In jüngster Zeit hat man bei Säuglingen mit Erfolg die Blutentnahme durch Punktion des Sinus longitudinalis durch die große Fontanelle ausgeführt (Blechmann, Ylppö, Tobler).

Tobler gibt folgende Technik an: Er benutzt eine sterilisierte Glas- oder Rekordspritze mit leicht gleitendem Stempel, die er mit einer Platinkanüle von 0,65 mm Außenstärke und $2^1/_2$ cm Länge armiert. Empfehlenswert ist es, die Kanüle im Abstand von 8—10 mm von der Spitze mit einem Hemmknöpfchen zu versehen, das ein zu tiefes Eindringen verhindert. Ohne aufgesetzte Spritze zu arbeiten, widerrät T., weil man die Möglichkeit vorübergehender negativer Druckschwankungen im Sinus nicht gänzlich ausschließen kann. Das Kind wird in sitzender Haltung am Kopfe fest fixiert, wobei man jedoch ein zu starkes Zusammenpressen der Schädelknochen zu vermeiden hat. Da der Sinus von vorn nach hinten an Kaliber zunimmt, so ist die Punktion um so leichter, je weiter sie okzipitalwärts vorgenommen wird. Bei klaffender Sagittalnaht punktiert man deshalb im Bereich derselben in halber Entfernung zwischen großer und kleiner Fontanelle. Ist die Naht ganz oder teilweise geschlossen, so wählt T. den am weitesten nach hinten vorspringenden Winkel der großen Fontanelle. Für Ungeübte empfiehlt T. zur sicheren Orientierung das Aufzeichnen der Knochenränder mit dem Hautstift. Man hüte sich vor nachträglichem Verziehen der beweglichen Kopfschwarte.

Die Stelle des Einstichs wird, wenn nötig, rasiert, mit Benzin oder Äther entfettet und mit Jodtinktur eingerieben. Dann wird streng median mit schräg nach hinten zielender Nadelspitze rasch die Decke durchstochen. Je schräger man die Nadel hält, desto geringer ist die Gefahr, das Lumen zu durchstoßen; allzu schräge Führung erschwert aber den Durchstich. Beim Vordringen der Nadel empfindet man deutlich das Eintreten in den Hohlraum. Während die am Schädel aufgestützte rechte Hand die Spritze unverrückbar fixiert, zieht die linke behutsam den Stempel an. Wenn nicht ohne jede Gewalt sofort reichlich Blut einströmt, ist man nicht an Ort und Stelle. Es bleibt dann nur übrig, durch leichtes Vor- und Rückwärtsschieben die richtige Tiefe aufzusuchen oder an anderer Stelle erneut einzustechen. Aus der kaum sichtbaren Stichstelle quillt bisweilen ein Blutstropfen nach. Sie wird mit einem Gazetupfer und Leukoplast

verschlossen. Es soll an dieser Stelle nicht unterlassen werden, darauf hinzuweisen, daß neuerdings über Unglücksfälle bei der Punktion des Sinus berichtet
wurde (Heymann, Traugott).

Neuerdings ist man ferner daran gegangen, auch die Arterien zu punktieren. Hürter hat eine sehr einfache und wie man nach seinen Untersuchungen schließen darf, völlig ungefährliche Methode angegeben, die es
ermöglicht, durch Punktion der Arteria radialis ohne besondere Präparation
und ohne Unterbindung eine genügende Menge arteriellen Blutes zu erhalten.

Hürter gibt für die Blutentnahme aus der Radialarterie folgende Technik
an: Handelt es sich um einen bettlägerigen Patienten, so wird der für die Punktion
bestimmte Arm so auf ein hartes viereckiges Kissen gelegt, daß
er fast horizontal liegt und die Hand leicht dorsoflektiert über
den Rand des Kissens herabhängt. Der Arm soll so gelagert
sein, daß der Patient dadurch keine Unbequemlichkeit empfindet. Bei der Punktion in sitzender Stellung legt der Patient
seinen Arm auf einen Tisch mit der beschriebenen Unterlage.
Die über den Rand des Kissens herüberhängende Hand muß
von einem Gehilfen gehalten und fixiert werden. Von einer
Fixierung durch einen besonderen Armhalter sieht man besser ab.
Nachdem die Desinfektion der Haut vorgenommen worden ist und
der Verlauf der Arterie durch Palpation festgestellt ist, fixiert
man das Gefäßrohr durch Druck mit dem Zeigefinger der linken
Hand und erkennt aus dem Pulse die Lage der Arterie. Die

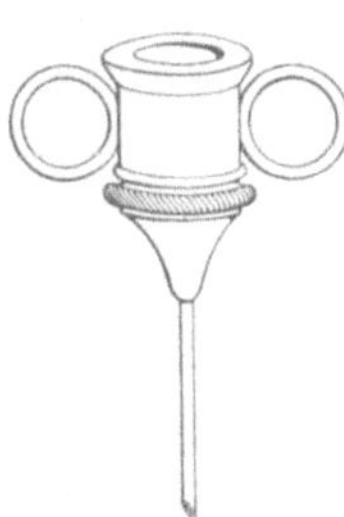

Abb. 3.
Punktionsnadel
nach Hürter.

Palpation ist hier besonders notwendig, da die Arterie nicht wie eine gestaute
Vene deutlich sichtbar ist. Während bei Männern die Punktion leicht ausführ-
bar ist, stößt sie bisweilen bei Frauen und Kindern auf Schwierigkeiten.

Als Punktionsnadel (Abb. 3) dient eine 1,2 cm lange und 1,15 mm starke
Kanüle mit sehr kurzem Schliff. Die Nadel wird in der Weise in die Arterie einge-
stoßen, daß man sie besonders bei tiefliegender Arterie besser senkrecht als schräg
einsticht. Von Vorteil ist dabei, daß das Lumen der abgeschrägten Spitze in der
Richtung des Blutstroms steht und nicht umgekehrt. Zur Orientierung über die
Lage der Kanüle in der Arterie sind an dem Ansatzstück der Nadel zwei kleine
Ösen angelötet.

Rigide Beschaffenheit des Arterienrohres oder hoher Blutdruck gelten nach
Hürter nicht als Kontraindikation der Punktion, wie H. überhaupt keinerlei
Momente als Gegenanzeigen seiner Methode in Erfahrung gebracht hat. Liegt
die Kanüle richtig im Arterienrohr, so entleert sich das Blut pulsatorisch in
größerem oder kleinerem Strahl. Nach Beendigung der Blutentnahme zieht man
die Kanüle sofort schnell heraus und muß die Stichstelle kräftig mittelst Tupfers
komprimieren, wobei der Arm senkrecht in die Höhe gehalten wird. Nachdem
man sich überzeugt hat, daß keine Nachblutung erfolgt, legt man einen Kom-
pressionsverband für die nächsten 12 Stunden an, worauf der Arm ruhig ohne
Gefahr nach Belieben wieder bewegt werden kann. Eine Nachbehandlung ist
nicht notwendig. Schmerzen treten im allgemeinen in der Folgezeit nicht auf.
Die Stichstelle ist am folgenden Tage als kleiner runder Schorf zu erkennen,
der etwas druckempfindlich ist und in der Tiefe ein durch den Blutaustritt be-
dingtes Infiltrat erkennen läßt, das bald schwindet. Gelegentlich kommt es vor,
daß man das Arterienrohr mit der Nadel auf der entgegengesetzten Seite durchsticht. In diesem Fall entleert sich aus der Nadel das Blut erst dann, wenn man
sie etwas zurückzieht. In solchen Fällen kann es zur Quaddelbildung kommen,
die zum Abbrechen der Punktion zwingt. Im übrigen hat die Durchbohrung

der Arterienwand auf der entgegengesetzten Seite keine weiteren schlimmen
Folgen.

Ein Vorteil der beschriebenen Methode besteht weiter darin, daß man ohne
Gefahr ein und dieselbe Radialarterie mehrmals punktieren kann. Man hat
dabei nur die Einstichstellen zu wechseln, indem man jedesmal etwas höher
oder tiefer als das vorhergehende Mal punktiert.

Gewinnung von Blut aus Hautschnitten unter Anwendung des Schröpf-
kopfes ist für die hier in Betracht kommenden Untersuchungen völlig unzulässig. Die Gründe, derentwegen eine auf die Weise gewonnene Blutprobe unbrauchbar ist, sind bereits oben bei der Besprechung der Blutentnahme aus einer Haut-
stichwunde auseinandergesetzt. Die Anwendung einer Saugwirkung muß natürlich in noch höherem Grade die Beimischung von Gewebssaft zur Folge haben
und dadurch die Zusammensetzung des aus der Wunde tretenden Blutes in hohem
Maße verändern.

Über die Blutentnahme bei Laboratoriumstieren wäre hier manches
praktisch Wichtige zu sagen; mit Rücksicht auf den Rahmen dieses Buches
muß ich mich mit einem empfehlenden Hinweis auf die Monographie von
Klieneberger und Carl begnügen.

Größere Mengen Blut für physikalische, chemische und serologische Untersuchungen fängt man in trockenen, tadellos sauberen Glasgefäßen auf, die am
besten sterilisiert sind. In besonderen Fällen, wenn die Gerinnung hintangehalten
werden soll, wählt man Gefäße, die man vorher mit heißem Paraffin ausgegossen
hat. Bei Untersuchung der Blutgase ist es bisweilen zweckmäßig, das Blut unter
Luftabschluß aufzufangen, indem man es unter flüssigem Paraffin in das Gefäß
einlaufen läßt.

Bei allen Arten von Blutentnahmen, bei denen es auf quantitative Untersuchungen ankommt, ist mit einer wichtigen Fehlerquelle in dem Sedimen-
tierungsbestreben der Blutkörperchen zu rechnen, das nach Untersuchungen der jüngsten Zeit von Fåhreus (Hoeber) mit der elektrischen Ladung
der Erythrozyten in Zusammenhang steht. Die verschiedenen Blutarten verhalten sich dabei recht verschieden. Beim Menschen zeigt das anämische Blut
diese Tendenz stärker als normales Blut und dieses sedimentiert wiederum
schneller als z. B. dasjenige bei Polyzythämie. Sehr schnell sedimentiert Blut,
das mit Hirudin, Oxalat, Fluornatrium, Histon usw. versetzt ist. Das Blut der
verschiedenen Tierarten zeigt hinsichtlich der Senkungsgeschwindigkeit erhebliche
Unterschiede, und zwar lautet die Reihenfolge in absteigender Richtung: Pferd,
Mensch, Hund, Rind (Fränckel). Da selbstverständlich auch in jedem einzelnen
Blutstropfen, der zu einer Untersuchung entnommen wird, die Erythrozyten
die Tendenz zur Sedimentierung zeigen, so muß man speziell bei Zellzählungen
dieser Tatsache durch möglichst schnelles Arbeiten Rechnung tragen. Vor allem
aber ist diese Eigentümlichkeit des Blutes bei Verarbeitung größerer Mengen
(Gasanalyse usw.) zu berücksichtigen.

Das Defibrinieren des Blutes.

Für zahlreiche Untersuchungen ist die Entfernung des Fibrins aus dem
Blute erforderlich. In der Regel wird dies durch Schlagen des Blutes mit einem
Glas- oder Holzstab oder durch Schütteln mit Glasperlen bewirkt, worauf

das Blut durch Gaze in ein Gefäß filtriert wird. Aron und Müller haben indessen gezeigt, daß bei dieser Methode der Defibrinierung durch Zurückbleiben von Erythrozyten im Gerinnsel Fehler entstehen, die sich bei manchen Untersuchungen (Spektrophotometrie) fühlbar machen. Wird dagegen das Fibrin durch Schütteln des Blutes mit Quecksilber entfernt, so werden Verluste vermieden. Nach den genannten Forschern empfiehlt es sich daher, bei allen quantitativen Untersuchungen des Blutes (wenn man dasselbe nicht direkt in Sodalösung auffangen will), das Blut mittels Quecksilber und nicht, wie bisher üblich, durch Schlagen zu defibrinieren.

Man nimmt die Defibrinierung in einem Stöpselglase vor, das mit wenig Quecksilber beschickt ist. Das Quecksilber muß natürlich chemisch rein und frei von Säure sein. Man schüttelt das Blut so lange, bis das Quecksilber sich fein verteilt hat. Zu beachten ist indessen bei dieser Methode, daß nach der Beobachtung von Barcroft Blut, das bei 38° längere Zeit mit Quecksilber in Berührung ist, zur Methämoglobinbildung neigt (Frz. Müller).

Physikalisch-chemische Blutuntersuchung.

Hämometrie.

Die quantitative Bestimmung des Blutfarbstoffes spielt bei jeder Blutuntersuchung eine besonders wichtige Rolle. Ihre Bedeutung liegt darin begründet, daß die Hb-Bestimmung Aufschluß über die Hauptfunktion des Blutes, die Versorgung des Körpers mit Sauerstoff, geben soll. Hiernach müßte eigentlich jede Hb-Bestimmung sich die Lösung der Frage zur Aufgabe stellen, in welchem Grade der Blutfarbstoff im einzelnen Fall die Sauerstoffversorgung zu erfüllen vermag; eine Hb-Bestimmung wäre danach gleichbedeutend mit einer Untersuchung über das Bindungsvermögen des Blutes für Sauerstoff. In der Tat sind verschiedene Hb-Bestimmungsmethoden neueren Datums bestrebt, diese Frage direkt zu beantworten. Hierzu gehören in erster Linie die gasometrischen Methoden.

Daß außerdem ein große Anzahl von Methoden existieren, die auf mehr indirektem Wege die Hb-Bestimmung bewerkstelligen, liegt einmal daran, daß sie aus einer Zeit stammen, wo eine „funktionelle" Hb-Bestimmung noch unbekannt war. Daneben besitzen sie gegenüber dieser zum Teil den Vorzug der Einfachheit, was bei einem praktisch so ungemein häufig angewendeten Verfahren erheblich ins Gewicht fällt.

Die große Mehrzahl der Methoden zur Bestimmung des Blutfarbstoffs beruht auf einem einfachen kolorimetrischen Prinzip, bei dem aus der Färbekraft einer Blutprobe, die man mit einer Standardfarbe vergleicht, auf den Hb-Gehalt des Blutes geschlossen wird. Auch die charakteristischen spektralen Eigenschaften des Hb wurden zu seiner quantitativen Bestimmung benutzt, ferner der Grad der durch den Blutfarbstoff photographisch nachweisbaren Lichtabsorption. Ferner wurde das Sauerstoffbindungsvermögen sowie endlich der Eisengehalt des Blutes zur Hb-Bestimmung herangezogen. Bezüglich dieses Punktes sei auf die Bemerkung S. 45, Fußnote hingewiesen.

Sowohl die Bestimmung der Färbekraft des Blutes wie die übrigen genannten Wege können naturgemäß nur dann als vollwertige hämometrische Methoden in der oben angegebenen Bedeutung angesehen werden, wenn die verschiedenen hierbei verwerteten Eigenschaften des Hb bei den verschiedenen Blutarten in einem konstanten Verhältnis zueinander stehen, d. h. wenn das Hb chemisch einen völlig einheitlichen Körper darstellt, der unter den verschiedenen physiologischen und pathologischen Bedingungen zwar an Menge in der Volumeneinheit Blut variiert, dagegen bezüglich des Sauerstoff bindenden, eisenhaltigen und gefärbten Teils seines Moleküls sich stets gleich verhält. Gegenüber der Auffassung Bohrs[1]), der die Lehre von der Einheitlichkeit des Hb-Moleküls bekämpft, haben Hüfner, Hüfner und Küster sowie Butterfield den Beweis erbracht, daß zwischen der Lichtextinktion, dem Gasbindungsvermögen und dem Eisengehalt des Hb stets eine konstante Beziehung besteht[2]).

Ebenso konnten auch Lorrain Smith und Haldane, Morawitz und Röhmer, sowie Masing und Siebeck zeigen, daß zwischen der Färbekraft der verschiedenen Blutarten und ihrem Sauerstoffbindungsvermögen ein strikter Parallelismus besteht.

Dies sind in Kürze die Grundtatsachen, deren Kenntnis für die richtige Bewertung der verschiedenen Methoden der Hämometrie notwendig ist.

Bei den meisten Methoden zur Bestimmung des Blutfarbstoffes handelt es sich um eine relative Hb-Bestimmung, d. h. es wird festgestellt, wieviel Hb das zu prüfende Blut im Vergleich zu normalem Blut enthält. Es wurde dabei bislang die stillschweigende Voraussetzung gemacht, daß der Hb-Wert des normalen Menschen stets und überall eine konstante Größe ist. Bezeichnet man dieselbe mit dem Werte 100, so läßt sich der relative Hb-Wert, den man bei einer Untersuchung findet, ohne weiteres in Prozenten ausdrücken.

Daß die Annahme von der Konstanz des Hb-Gehalts beim normalen Menschen irrig ist, wird bei der Besprechung des Sahlischen Hämometers näher zu erörtern sein.

Kolorimetrische Methoden der Hämoglobinbestimmung.

Die Bestimmung des Hämoglobins auf kolorimetrischem Wege hat in sehr zahlreichen Methoden Anwendung gefunden. Das einfachste Verfahren, aus der Färbungsintensität des Blutes auf seinen Hämoglobingehalt zu schließen, besteht darin, daß man einen Tropfen Blut auf Fließpapier oder weiße Leinewand, z. B. ein Handtuch fallen läßt. Der Geübte kann dann aus der blasseren oder dunkleren Farbe des Blutes erkennen, ob eine starke Hämoglobinverminderung besteht oder nicht.

Talqvists Hämoglobinskala.

Eine kolorimetrische Hb-Bestimmungsmethode einfachster Art stellt die Talqvistsche Hb-Skala dar. Sie besteht aus zehn verschiedenen in abgestufter Stärke rot gefärbten auf Papier chromolithographierten Streifen, von denen neuerdings jeder in der Mitte eine kleine kreisrunde Öffnung besitzt. Bei der Hb-Bestimmung wird ein Tropfen Blut auf einen Streifen des der Skala in Buchform beigegebenen Fließpapiers gebracht, und der Papierstreifen, nachdem der feuchte Glanz des Tropfens verschwunden ist, mit dem Blutfleck unter die Ausschnitte der verschiedenen Farbenstreifen geschoben, um festzustellen, welcher Farbnuance der Skala das untersuchte Blut am nächsten kommt. Die neben jedem Skalenteil stehende Ziffer (10—100) gibt die entsprechenden Hb-Prozente an. Es versteht sich von selbst, daß die Untersuchung mit dem Talqvist nur eine recht grobe Schätzung des Hämoglobingehaltes erlaubt. Immerhin hat sie den Vorteil für sich, daß sie sehr einfach ist und ihre Handhabung daher auch vom Ungeübten leicht erlernt werden kann.

---

[1]) Es seien hier die Schlußsätze der Bohrschen Arbeit zitiert (Skand. Archiv f. Physiol. Bd. 3): Es gibt verschiedene Hämoglobine, die unter gleichen äußeren Verhältnissen eine verschiedene Menge Sauerstoff absorbieren, im übrigen aber hinsichtlich des chemischen Charakters einander nahe stehen .. Es ist anzunehmen, daß das gewöhnliche Hämoglobin eine Mischung von Hämoglobinen mit verschiedener Sauerstoffabsorbtion ist.

[2]) Von anderer Seite (Bornstein u. Franz Müller) wird allerdings wiederum die Ansicht Bohrs verteidigt.

Was die feineren kolorimetrischen Verfahren betrifft, so hat man je nach der Art der verwendeten Testfarbe zwei große Gruppen zu unterscheiden. Bei der einen Gruppe, zu der einige ältere Methoden der Hämoglobinbestimmung gehören, wird als Vergleichsfarbe ein Farbstoff gewählt, der dem Blutfarbstoff zwar möglichst ähnlich ist, wie z. B. das Pikrokarmin, dennoch aber von ihm chemisch vollständig verschieden ist. Immerhin kann bei derartigen Instrumenten bei sorgfältiger Herstellung eine recht gute Übereinstimmung zwischen Blutfarbstoff und Testfarbe erreicht werden. Bei einer zweiten Gruppe von Hämometern wird der Übelstand, daß ungleiche Farbstoffe miteinander verglichen werden, dadurch vermieden, daß hier als Vergleichsfarbe Blutfarbstoff selbst bzw. seine Derivate verwendet werden.

Hämoglobinometer von Gowers.

Bei diesem Apparat dient als Vergleichsfarbe eine Lösung von Pikrokarmin[1]) in Glyzerin, deren Farbnuance so gewählt ist, daß sie einer einprozentigen Lösung von normalem Blut entspricht. Die Testlösung befindet sich in einem zugeschmolzenen Glasröhrchen. Nach dem Vorschlag Sahlis, der das Instrument auf seine Brauchbarkeit prüfte, sind dem Apparat 2 Teströhrchen beigegeben, die sich untereinander in ihrer Farbe ein wenig unterscheiden. Das eine Röhrchen, das mit einer weißen Marke versehen ist, zeigt einen etwas gelblicheren Farbenton und ist für die Bestimmung bei Tageslicht bestimmt, während das andere mit einer schwarzen Marke für Bestimmungen, die man bei künstlicher Beleuchtung vornimmt, dient. Das dritte Röhrchen ist eine kleine Eprouvette von genau demselben Durchmesser wie die Teströhrchen; es trägt eine Skala, die in 120 Teile geteilt ist und deren jeder 20 cmm entspricht. Vergleichsröhrchen und Eprouvette werden bei der Benutzung in einen kleinen Gummiklotz gesteckt, so daß sie aufrecht stehen.

Bei der Benutzung des Apparates wird zunächst in die Eprouvette, die völlig trocken sein muß, mit einem zu dem Apparat gehörigen Tropfröhrchen etwas Wasser bis zu einer der untersten Marken gefüllt. Hierauf saugt man mit einer Kapillarpipette, die dem Apparat beigegeben ist, Blut auf, und zwar bis zur angegebenen Marke von 20 cmm und bringt das Blut sofort in die Eprouvette. Vorher hat man jedoch darauf zu achten, daß die Pipettenspitze außen von dem daran haftenden Blut gesäubert wird, da man andernfalls zuviel Blut für die Bestimmung verwenden würde. Man erreicht das dadurch, daß man mit Fließpapier oder einem Leinewandläppchen seitlich an der Spitze der Pipette vorbeiwischt, ohne das Lumen der Kapillare zu berühren. Man bläst nun vorsichtig den Inhalt der Kapillare in das Wasser der Eprouvette, wobei man vermeidet, daß sich Schaum bildet und saugt noch mehreremal Flüssigkeit aus der Eprouvette auf, um sicher zu sein, daß jeder Rest von Blut aus der Kapillare entfernt ist. Gleichzeitig wird durch das mehrfache Aufsaugen und Ausblasen eine gründliche Durchmischung des Blutes mit dem Wasser bewirkt, was man durch leichtes Schütteln unterstützt. Die erhaltene Blutlösung ist zunächst dunkelrot. Nun wird mit Hilfe des Tropfröhrchens langsam Wasser — Leitungswasser ist erlaubt — zugesetzt, um die Blutlösung gradatim zu verdünnen. Kommt man mit der Verdünnung in die Nähe der Farbengleichheit zwischen Blutlösung und Teströhrchen, so muß man mit dem weiteren Zusatz von Wasser sehr behutsam verfahren. Man hält dabei am besten hinter die beiden in dem Gummiklotz steckenden Röhrchen ein weißes Blatt Papier und betrachtet sie bei auffallendem Licht. Um für eine möglichst gleichmäßige Verteilung des Blutes im Wasser

---

[1]) Das Pikrokarmin wurde zum ersten Male von Rajewski zur kolorimetrischen Bestimmung des Hämoglobins benutzt.

zu sorgen, ist es zweckmäßig, die Eprouvette zu verschließen und umzuschütteln. Hierbei ist es nicht zulässig, die Öffnung des Röhrchens mit dem Finger zu verschließen, da dadurch ein Verlust an Flüssigkeit zu befürchten wäre, da etwas am Finger haften bleibt, sondern man verschließt die Eprouvette am besten mit einem kleinen Gummistopfen. Ist Farbengleichheit erreicht, so liest man den Stand des Flüssigkeitsmeniskus an der Skala ab und hat damit direkt die gesuchte Prozentzahl Hämoglobin.

Die Nachteile des Gowersschen Instruments sind zahlreich. Abgesehen von dem bereits erwähnten Übelstand, daß völlig differente Farbstoffe miteinander verglichen werden, was besonders bei niedrigen Hb-Werten zu größeren Ungenauigkeiten führt, ist weiter der Umstand zu berücksichtigen, daß das Pikrokarmin die Eigenschaft aller organischen Farbstoffe, mit der Zeit abzublassen, in hohem Maße zeigt, so daß die Teströhrchen auf die Dauer immer weniger genaue Werte bzw. höhere Hb-Zahlen anzeigen (vgl. hierzu die besonders ungünstigen Erfahrungen Glogners in den Tropen).

Es kommt hinzu, daß die Prüfung auf Farbenübereinstimmung der beiden Röhrchen in der Originalanordnung des Apparates aus optischen Gründen nicht sehr genau ausfallen kann, selbst wenn man sie auf weißem Hintergrunde betrachtet. Näheres hierüber wird bei dem Sahlischen Hämometer zu sagen sein.

Schließlich leidet der Gowerssche Apparat an einem Nachteil, den er übrigens auch mit dem Sahlischen Apparat teilt, daß ein fehlerhaft zugesetzter Überschuß von Verdünnungsflüssigkeit nicht wieder rückgängig gemacht werden kann, wie überhaupt die Konstruktion derartiger Apparate keine wiederholte Einstellung zur Gewinnung von Mittelwerten erlaubt (vgl. z. B. im Gegensatze hierzu das Kolorimeter von Autenrieth). Der Fehler des Gowersschen Hämoglobinometers beträgt bis zu 10% der Norm.

Hämometer von Fleischl-Miescher.

Es handelt sich bei diesem Hämometer um eine von Miescher angegebene Modifikation des alten Hämometers von Fleischl. Als Vergleichsfarbe dient Rubinglas (mit Goldpurpur gefärbtes Glas). Der Apparat[1]) besteht aus folgenden Teilen (Abb. 4). Er stellt im wesentlichen ein Tischstativ eines Mikroskops dar. Die Tischfläche trägt in der Mitte eine kreisrunde Öffnung. An der Unterseite der Tischplatte ist in Rinnen beweglich ein Metallrahmen angebracht, der einen schmalen langen Keil aus Rubinglas trägt. Dieser Keil, dessen Längsachse parallel zur Längsrichtung der Tischplatte gerichtet ist, ist so unter dieser angebracht, daß er die erwähnte runde Öffnung genau zur Hälfte überdeckt. Ein Schraubentrieb am Stativ ermöglicht die langsame Verschiebung des Rahmens mit dem Keil, so daß je nachdem dickere oder dünnere Teile des Keiles unter der Öffnung der Tischplatte sichtbar werden. Die Stellung des Keils

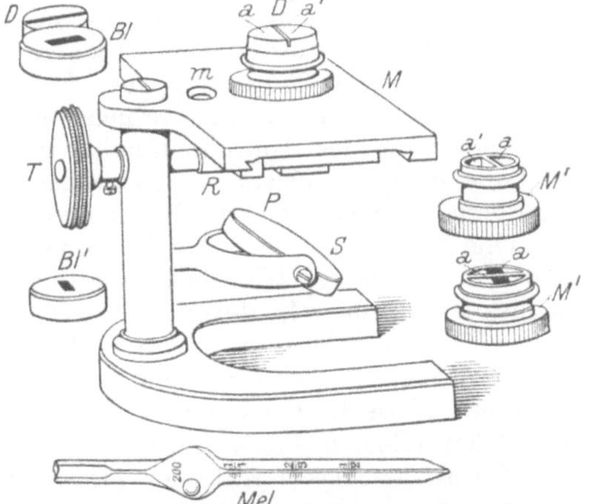

Abb. 4. Hämometer von Fleischl-Miescher.

---

[1]) Hersteller des Hämometers: C. Reichert, Wien, Bennogasse 24—26. Dem Apparat wird eine Gebrauchsanweisung von Veillon beigegeben.

läßt sich an einer Skala mit den Teilen 1—125 ablesen, die an dem den Keil tragenden Rahmen angebracht ist, und von der in einem kleinen Ausschnitt in der Tischplatte immer diejenige Marke sichtbar wird, die dem unter der Öffnung sichtbaren Teil des Rubinkeils entspricht. Unter dem Keil befindet sich nach Art eines Mikroskopreflektors eine allseits drehbare weiße Gipsscheibe, die den Spiegel ersetzt und dazu dient, diffuses Licht in die Öffnung der Tischplatte zu werfen.

Zur Aufnahme des zu untersuchenden Blutes dient ein kleines Metallgefäß, die Kammer. Dasselbe hat Zylinderform und ist unten mit einer abschraubbaren Glasplatte verschlossen. Ferner ist sie durch eine metallene Scheidewand in zwei genau gleiche Hälften zerlegt. Die Scheidewand ragt ein wenig über den Rand der Kammer hervor. Als Deckel der Kammer dient ein rundes Deckglas, das entsprechend dem Rande der Scheidewand eine kleine Rinne trägt, in die derselbe hineinpaßt. Zu erwähnen ist noch, daß das Lumen der Kammer an den Seiten, wo die Wand gerundet ist, mit Metallfüllungen ausgefüllt ist, so daß beim Hindurchsehen durch die Kammer nur die mittlere Partie als rechteckiges Feld in jeder Hälfte sichtbar ist. Außerdem ist für jede Kammer noch eine hülsenartige Blende mit einem Schlitz von 4 mm Breite vorgesehen, die auf das Deckglas geschoben werden kann und dazu dient, die Größe des sichtbaren Teiles der Kammer einzuschränken. Zu jedem Apparat gehören zwei Kammern von 15 bzw. 12 mm Höhe.

Um das Blut für die Bestimmung abzumessen und zu verdünnen, ist eine besondere Mischpipette vorhanden. Diese von Miescher nach dem Prinzip von Potain angegebene Pipette (an Stelle der ursprünglichen automatischen Blutpipette von Fleischl[1])) besteht aus einer sorgfältig kalibrierten Kapillare mit angeschmolzener ampullenartiger Erweiterung von genau abgemessenem Inhalt. Die Kapillare besitzt mehrere Marken: $^1/_1$, $^2/_3$ und $^1/_2$. Als Verdünnungsflüssigkeit dient 0,1 proz. Sodalösung, die die Erythrozyten vollständig auflöst. Die Pipette wird zunächst mit einem Gummischlauch mit Mundstück armiert.

Wird nun Blut z. B. bis zur Marke $^1/_1$ aufgesogen und hierauf Sodalösung bis zur oberen Marke der Ampulle, so beträgt die Verdünnung des Blutes 1 : 200. Wird das Blut nur bis zu einer der anderen Marken aufgesogen, so erhält man die Verdünnung 1 : 300 und 1 : 400. Man verschließt nun die beiden Enden der Pipette mit Daumen und Zeigefinger und schüttelt sie kräftig, um eine gründliche Mischung des Ampulleninhaltes zu erzielen, was noch durch eine in die Ampulle eingeschmolzene Glasperle gefördert wird. Nun bläst man zunächst ein wenig Flüssigkeit aus der Kapillare aus und füllt mit dem Inhalt der Ampulle die eine Hälfte der oben beschriebenen Kammer von 15 mm Höhe. Es muß dabei so viel Flüssigkeit in dieselbe gefüllt werden, daß ein konvexer Flüssigkeitsmeniskus entsteht. In derselben Weise wird die andere Hälfte der Kammer mit reinem Wasser gefüllt und schließlich das zu der Kammer gehörige Deckglas so von der Seite herübergeschoben, daß sich dabei keine Luftblase bildet. Es ist auf diese Weise Blutlösung und Wasser in genau gleicher Höhe zwischen planparallelen Wänden eingeschlossen.

Die so beschickte Kammer wird in die runde Öffnung der Tischplatte des Apparates eingesetzt und zwar in der Weise, daß die Scheidewand der Kammer genau parallel dem Rande des Keiles liegt und die mit Wasser gefüllte Hälfte über dem Keil steht, während die andere mit Blut gefüllte Hälfte keinen Keil unter sich hat.

---

[1]) Bezüglich der Fehlerquellen des alten Fleischlschen Hämometers vgl. auch die Arbeit von Mayer (Deutsches Arch. f. klin. Med. Bd. 57).

Da der Apparat weder bei Tageslicht noch bei Auerlicht oder elektrischem Licht verwendet werden darf (das Licht soll möglichst frei von violetten Strahlen sein), weil in diesem Fall die Farbe des Rubinkeiles mit der der Blutlösung nicht genau übereinstimmt, benutzt man als Lichtquelle eine Petroleumlampe oder eine Kerze. Man hat hierbei darauf zu achten, daß das Licht von der Gipsplatte in beide Kammerhälften gleichmäßig geworfen wird. Zum Abblenden des Lichtes, das nicht in die Augen des Beobachters fallen darf, kann man sich eines kleinen Gehäuses aus Pappe oder Holz bedienen, in das der Apparat gestellt wird und das durch einen kleinen Ausschnitt den Durchtritt des Lichtes zum Gipsreflektor erlaubt.

Man blickt nun von oben in die Kammer und sucht durch Verschieben des Keiles, indem man die Stellschraube dreht, auf Farbengleichheit beider Kammerhälften einzustellen.

Es empfiehlt sich, hintereinander eine größere Zahl von Ablesungen vorzunehmen, indem man den Apparat immer wieder von neuem einstellt und dann z. B. aus 10 Ablesungen das Mittel nimmt.

Will man sehr genau verfahren, so kann man, nachdem man eine Anzahl Bestimmungen mit der größeren 15 mm hohen Kammer gemacht hat, die Blutlösung von dieser in die kleinere 12 mm hohe Kammer überpipettieren und nun wiederum 10 Ablesungen machen. Sind die Ablesungen fehlerfrei ausgefallen, so müssen die Mittelwerte beider Kammern sich untereinander wie 15 : 12 oder 5 : 4 verhalten.

Die an der Skala des Apparates abzulesenden Werte geben nicht direkt den Hämoglobingehalt an, sondern müssen erst umgerechnet werden. Die jedem Apparat beigegebene Kalibrierungstabelle gibt die den verschiedenen Skalenteilen bei einer Kammerhöhe von 15 mm entsprechenden absoluten Hämoglobinmengen in Milligramm auf 1000 ccm der untersuchten Lösung an.

Man hat die Milligrammzahl mit der Verdünnung (200, 300 oder 400) zu multiplizieren und durch 10 (Berechnung auf 100 ccm) und 1000 (Umrechnung der Milligramm in Gramm) zu dividieren. Statt dessen kann man die in der Tabelle abgelesene Zahl mit dem Bruch $\frac{2 \text{ resp. } 3 \text{ oder } 4}{100}$ multiplizieren, um direkt die Prozentzahl zu erhalten.

Was die Wahl der Verdünnung betrifft, so hat sich dieselbe nach der Beschaffenheit des zu untersuchenden Blutes zu richten[1]). Bei sehr anämischem Blut wird man eine geringere Verdünnung wählen als bei normalem oder gar polyzythämischem Blut. Bezüglich der an der Kapillarpipette befindlichen Marken sei noch bemerkt, daß außer den Hauptmarken sich ober- und unterhalb dieser kleine Hilfsteilstriche befinden. Diese dienen dazu, falls die Blutsäule nicht exakt bis zu einer Hauptmarke aufgesogen ist, sondern etwas darüber oder darunter steht, festzustellen, wieviel dieses Plus oder Minus beträgt. Es entsprechen nämlich diese Nebenstriche je dem 100. Teil der ganzen Kapillare.

Die Reinigung des Apparates hat sehr sorgfältig zu geschehen. Die Pipette, die man zunächst mit Wasser durchspült und hinterher vom Wasser durch absoluten Alkohol und Äther befreit, muß absolut trocken sein. Daß dies der Fall ist, erkennt man am besten daran, daß beim Schütteln der Pipette die Glaskugel in der Ampulle auf und ab tanzt, während sie im anderen Falle an der Wand der Ampulle kleben bleibt. Die Kammer wird zunächst entleert, hierauf auseinandergeschraubt und sorgfältig in allen ihren Teilen getrocknet, schließlich wieder zusammengeschraubt. Hierbei hat man besonders darauf zu achten,

---

[1]) Bei dem alten Fleischlschen Hämometer, das ohne Melangeur angewendet wurde, fehlte die Möglichkeit, mit verschiedenen Verdünnungen zu arbeiten.

daß sich zwischen der Scheidewand der Kammer und der Glasplatte, die den Boden bildet, keine Staubfasern befinden, da sonst leicht eine Undichtigkeit entsteht, die zur Folge hat, daß Flüssigkeit von der einen Kammerhälfte in die andere eindringt, was selbstverständlich zu groben Ungenauigkeiten führt.

Die Genauigkeit des Fleischl - Miescherschen Apparates hängt in erster Linie von der Beschaffenheit des Rubinkeiles ab. Da derselbe nicht wie früher bei dem Instrument von Fleischl einfach empirisch mit Hilfe von Blutproben normaler Menschen geeicht ist, sondern auf Grund von Original-Hämoglobinlösungen, so ist damit eine gewisse Gewähr für die Genauigkeit der Skala gegeben. Ein Mangel des Apparates besteht aber wieder darin, daß die Keile der verschiedenen Apparate nicht jeder für sich nach einer derartigen Hämoglobinlösung geeicht werden, sondern durch Vergleich mit dem Keil eines besonders sorgfältig gearbeiteten Testapparates.

Weiter haften dem Apparat die Fehler an, die sich allgemein aus der Benutzung eines Keiles ergeben, d. h. es sind bei sehr niedrigen und sehr hohen Werten, die in die Grenzteile des Keiles fallen, ungenaue Werte zu erwarten. Aus diesem Grunde wird man, wie oben ausgeführt, bei den verschiedenen Blutarten die Verdünnung so wählen, daß stets nur der mittlere Teil des Keiles bei der Einstellung in Frage kommt.

Nachprüfungen des Fleischl - Miescherschen Apparates wurden insbesondere in sehr eingehender Form von Veillon, ferner von Loewy und Franz Müller vorgenommen[1]). Veillon stellte u. a. vergleichende Untersuchungen mit dem alten Fleischlschen Apparat und der Miescherschen Modifikation an und fand sehr erhebliche Unterschiede zugunsten des neuen Apparates. In einer größeren Reihe sorgfältig ausgeführter Untersuchungen über die Genauigkeit des Fleischl - Miescherschen Hämometers fand er, daß dasselbe bei einiger Übung eine Fehlergröße von ca. 1 Skalenteil zeigt, ein Betrag, der in absoluten Hb-Werten ca. 0,15% entspricht.

Loewy, der gleichfalls das Hämometer auf seine Zuverlässigkeit prüfte, beobachtete im allgemeinen ebenfalls nur geringe Ablesungsfehler, wenn auch die von verschiedenen Untersuchern unter gleichen Bedingungen abgelesenen Werte etwas mehr und zwar 5—6 Skalenteile voneinander differierten. Auffallend war die Bedeutung der Belichtungsstärke für das abgelesene Resultat. Regelmäßig ergaben sich nämlich bei stärkerer Belichtung höhere Werte. Allerdings wendete Loewy entgegen der Originalvorschrift elektrisches und Gasglühlicht an. Auch Franz Müller (Archiv f. Anat. u. Physiol. 1901) kommt in eingehenden Untersuchungen zu einer Bestätigung des günstigen Urteils, wie es bereits Veillon über den Apparat abgegeben hatte.

Keilhämometer von Grützner.

Auch hier diente (ältere Form des Apparates) Pikrokarmin als Vergleichsfarbe, und zwar in Form von Pikrokармingelatine, die sich gegenüber der Farblösung durch größere Haltbarkeit auszeichnen sollte. Später wählte Grützner als Standardfarbe gefärbtes Glas, dessen Nuance annähernd derjenigen von 100fach verdünntem Blut entsprach.

Der Apparat besteht in seiner neueren Konstruktion aus folgenden Bestandteilen (Abb. 5 u. 6): Das mittels Pipetten im Verhältnis von 1:100 verdünnte Blut kommt in einen keilförmigen Behälter, dessen vordere und hintere Wand aus Spiegelglas und dessen Seitenwände aus Messingblech bestehen, das eben-

---

[1]) Vgl. auch die Arbeit von Jaquet.

falls mit Glas belegt ist. Die Höhe des Keils beträgt 5,2 cm, er ist oben 1,7 cm tief und ca. 7 mm breit, der Winkel beträgt etwa 20°. Die verschiedenen Schichtdicken schwanken zwischen 3 und 15 mm, die Vergleichsfarbe, die aus mehreren aufeinander gelegten Platten aus verschieden nuanciertem gelben Glas besteht, wird durch einen Falz festgehalten, der sich dicht neben der vorderen Wand des Keils in der gleichen Ebene mit ihr befindet. Die vordere Fläche des Keils, die senkrecht steht, trägt in Schienen gleitend einen Schieber aus Messingblech, der drei übereinander befindliche horizontale Schlitze besitzt, die je 1,5 mm breit und je 1 mm voneinander entfernt sind. Die hintere Wand des Keils deckt eine Milchglasplatte. Der Keil geht in seinem unteren Ende in einen Metallstiel über, mittels dessen der Apparat aufgestellt werden kann. Die rechts befindlichen drei Schlitze befinden sich demnach vor dem gefärbten Glase und zeigen daher alle die gleiche Farbennuance. Von den links gelegenen drei Schlitzen, hinter denen sich der mit der Blutmischung gefüllte Keil befindet, ist der oberste Schlitz der dunkelste, da sich die dickste Blutschicht hinter ihm befindet, während der unterste Schlitz heller und der mittlere bei richtiger Einstellung genau ebenso hell wie die Vergleichsfarbe der rechten Schlitze ist. Die Bestimmung wird nun so vorgenommen, daß der Schieber mit den Schlitzen so lange hin und her geschoben wird, bis die vorhin genannte Übereinstimmung des linken mittleren Schlitzes mit der Standardfarbe richtig erreicht ist. Um bei der Betrachtung seitliches Licht auszuschalten, benutzt Grützner bei der Ablesung eine quadratische pyramidenförmige Tüte aus Karton, die innen geschwärzt ist und mit dem schmalen Ende auf den Keil gesetzt wird, während man das breite Ende dicht vor die Augen hält.

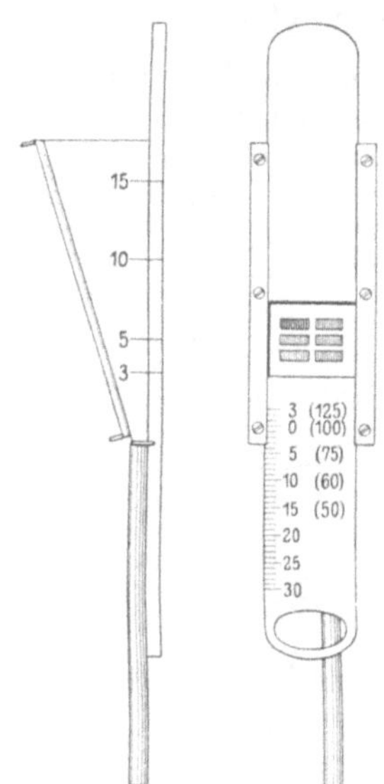

Abb. 5. Keilhämometer von Grützner. Ansicht von der Seite und von vorn.

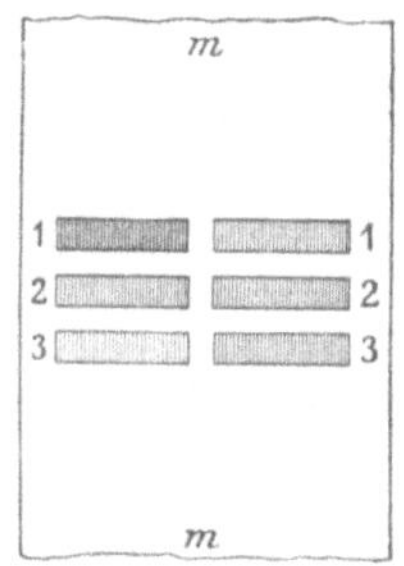

Abb. 6. Schieberplatte des Keilhämometers.

Grützner hat seinen Apparat auch auf absolute Hb-Werte geeicht (Hersteller des Apparates Universitätsmechaniker E. Albrecht, Tübingen).

Mit einigen Worten sei hier auch des Apparates von Dare gedacht, der zwar bei uns so gut wie unbekannt ist, dagegen in Amerika vielfach Anwendung findet. Es beruht auf dem gleichen Prinzip wie das Fleischl-Mieschersche Instrument, nur findet hier das gefärbte Glas in Form einer Scheibe von wechselnder Dicke Anwendung. Dieselbe ist in ein Gehäuse eingeschlossen, das eine schmale Öffnung zum Durchsehen trägt, so daß nur ein kleiner Teil der Glasscheibe sichtbar ist. Das zu untersuchende Blut kommt unverdünnt als dünne Schicht in einen von zwei Glasplatten gebildeten kapillären Spalt. Die Beleuchtung des Blutes sowie der Vergleichsfarbe erfolgt mittels einer hinter dem Apparat befestigten Kerze. Man dreht die Glasscheibe so lange, bis Farbenübereinstimmung erfolgt und liest den Hb-Wert an einer Skala ab. — Hinsichtlich des Prinzips des Apparates gilt für die Anwendung des Farbglases der allen derartigen Hämoglobinometern anhaftende Fehler, daß heterogene Farbstoffe miteinander verglichen werden.

An dieser Stelle wäre schließlich auch das Autenriethsche Hämokolorimeter zu beschreiben, da auch hier die Testfarbe vom Blutfarbstoff verschieden
ist. Aus anderen Gründen findet der Apparat auf Seite 29 Berücksichtigung.

Wir gehen jetzt zu denjenigen Hämoglobinometern über, bei denen die
Standardfarbe ein Derivat des Blutfarbstoffs ist. Als solches kommt das Kohlenoxydhämoglobin und das salzsaure Hämatin in Betracht.

Kolorimetrische Doppelpipette von F. Hoppe-Seyler.

Dieser zwar komplizierte, aber sehr exakt arbeitende Apparat, dessen Testfarbe CO-Hb ist, zeigt in seiner ursprünglichen Form folgende Konstruktion:

Zwei schmale, nebeneinander angeordnete Kammern sind von planparallelen
Glaswänden eingeschlossen und besitzen genau gleiche Dimensionen. Die Füllung

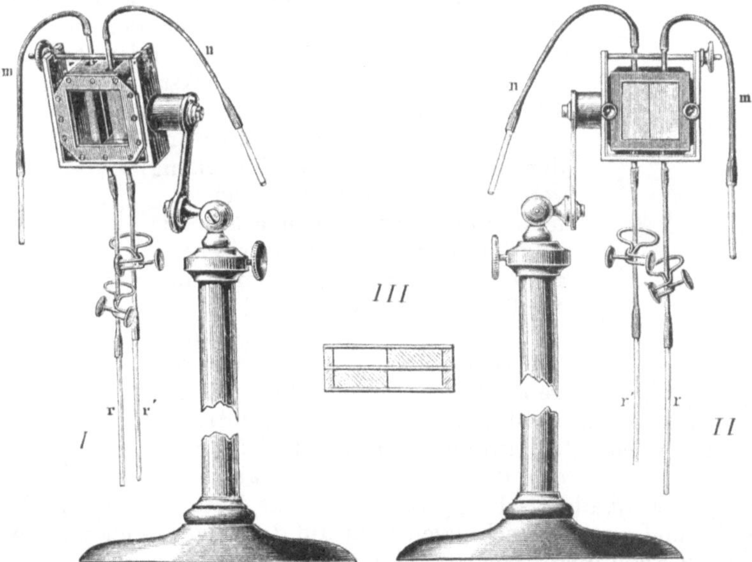

Abb. 7. Kolorimetrische Doppelpipette von Hoppe-Seyler.

geschieht mit Hilfe kleiner an den Kammern angebrachter Röhrchen, durch die
die zu untersuchenden Blutproben aufgesogen werden. Im einzelnen setzen sich
die Kammern aus nachstehenden Teilen zusammen: Wie Abb. 7 I—III erkennen läßt, handelt es sich um zwei Messingrahmen, die in einer Messing-
fassung durch Schraubenmuttern fixiert sind; beide Messingrahmen haben einen
Durchmesser von je 5 mm. Die Hälfte der Rahmenöffnung ist bei beiden ausgefüllt durch einen planparallel geschliffenen, polierten Glaskörper von 5 mm
Durchmesser. Jeder der beiden Rahmen trägt außerdem an der Außenseite
eine plangeschliffene polierte Glasplatte, während eine dritte Glasplatte sich
zwischen beiden Rahmen befindet, so daß der zwischen den beiden erstgenannten
Glasplatten befindliche Hohlraum in je zwei hintereinander gelegene Kammern
zerlegt wird, von denen je eine auf jeder Seite durch den erwähnten Glaskörper
ausgefüllt ist. Die in der Abbildung 7 gegebene Skizze III läßt diese Verhältnisse deutlich erkennen. Die in der Skizze nicht schraffierten Teile entsprechen
den übriggebliebenen Hohlräumen der Pipette, deren jeder einen Durchmesser von

5 mm besitzt. Beide Rahmen tragen oben und unten Bohrungen, an denen sich
Ansatzröhrchen für Gummischläuche zum Ansaugen befinden. Als Standardlösung benutzt Hoppe - Seyler mehrfach umkristallisiertes Kohlenoxydhämoglobin aus Hunde- oder Pferdeblut nach dem von ihm angegebenen Verfahren.
Das zu untersuchende Blut wird ebenfalls vorher mit CO behandelt.

Eine Verbesserung erfuhr der Apparat durch Anwendung des Albrechtschen Glaskörpers, ferner eines Kollimatorrohrs und eines Fernrohrs[1]) (Abb. 8 *I*
zeigt das verbesserte Instrument in $^1/_4$, Abb. 8 *II* und 8 *III* in $^1/_2$ natürlicher Größe).
Auf einem eisernen Fuß montiert befindet sich das zu einem graden Messingrohr
vereinigte Fernrohr *F* sowie das Kollimatorrohr *C*. Letzteres trägt in einem geschwärzten Messinggehäuse (Abb. 8 *II*) den auf vier Seiten geschliffenen Albrechtschen Glaswürfel *G*, der darin so befestigt ist, daß zwei diagonal gegenüberliegende
Kanten desselben in der optischen Achse des Fernrohrs liegen, wobei die dem
Fernrohr zugekehrte Kante in der Brennweite der Kollimatorlinse liegt.

Die Doppelpipette *P* besteht aus einem rechteckigen, plangeschliffenen
Messingstück von 5 mm Durchmesser (Abb. 8 *III*). In dasselbe sind die beiden

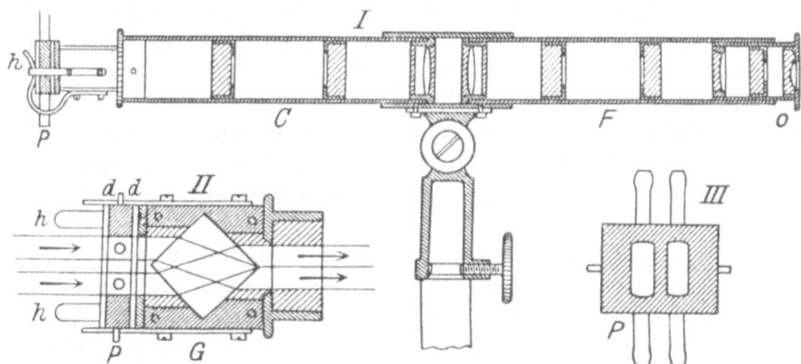

Abb. 8. Hoppe - Seylers Doppelpipette, verbesserte Form: I. Längsschnitt durch den
Apparat; II. Gehäuse mit dem Albrechtschen Körper; III. Doppelpipette.

Kammern in der Weise gebohrt, daß zwischen ihnen sich ein 3,5 mm breiter
Steg befindet. Jede Kammer trägt oben und unten einen Schlauchansatz. Das
Gehäuse des Albrechtschen Körpers ist nach vorn durch einen genau plan-
geschliffenen Flansch abgeschlossen, in dem sich zwei den Kammern der Doppelpipette entsprechende Öffnungen befinden. Die Doppelpipette wird auf beiden
Seiten mit je einer plangeschliffenen Glasplatte *d* bedeckt und wird alsdann vor
dem Flansch mit den beiden Federn *h h* festgeklemmt. Gleichzeitig wird sie
durch die am Würfelgehäuse befindlichen Metallamellen so fixiert, daß die beiden
Kammern der Pipette sich mit den Öffnungen im Flansch vollkommen decken.
Die Brechung der durch die beiden Kammern in einem Abstand von 3,5 mm
tretenden Lichtstrahlen erfolgt so, wie es die Abb. 8 *II* zeigt, d. h. die Kante
des Würfels bildet bei der Betrachtung durch das Fernrohr die Grenze zwischen
beiden Kammern. Stellt man das Fernrohr, das eine quadratische Blende trägt,
scharf auf die Kante des Glaswürfels ein, so erblickt man zwei den beiden Pipetten entsprechend vergrößerte Rechtecke, die nur durch eine ganz feine Linie,
die Kante des Würfels, voneinander getrennt sind. Auf diese Weise ist eine
besonders scharfe Vergleichung der Farben der beiden Lösungen möglich.

Die Benutzung der Hoppe - Seylerschen Doppelpipette ist sehr umständlich. Da es darauf ankommt, das zu untersuchende Blut so lange zu verdünnen,
bis Farbengleichheit eintritt, so muß, solange dies nicht der Fall ist, die

---

[1]) Vgl. Literatur Albrecht.

2*

Blutlösung jedesmal aus der Pipette wieder entleert und durch eine neue Verdünnung ersetzt werden, was zeitraubend und mühsam ist.

G. Hoppe-Seyler prüfte den Apparat von F. Hoppe-Seyler auf seine Genauigkeit und verglich ihn mit den Apparaten von Fleischl und Gowers. Auch vereinfachte er die Methode, um sie für den Gebrauch am Krankenbett handlicher zu machen. Als Standardblutlösung diente eine 0,2proz. aus einer 2,7proz. hergestellte Lösung von Kohlenoxydhämoglobin. Zur Bereitung derselben diente nicht reines CO, sondern Leuchtgas.

Von dem durch einen Stich in die Fingerkuppe gewonnenen Blut wird 0,04 bis 0,06 mittels einer graduierten Kapillarpipette wie bei dem Gowersschen Hämometer aufgesogen, in einen kleinen feingeteilten Meßzylinder übergeführt, die Pipette sorgfältig mit destilliertem Wasser ausgespült, das einer genau geteilten Bürette entnommen wird, mit einem Tropfen schwacher Sodalösung alkalisiert und in die Mischung Leuchtgas geleitet. Die 0,2proz. Normallösung kommt in einen gleich weiten Zylinder, wobei die zu untersuchende Lösung so lange mit Kohlenoxydwasser aus einer genau geteilten Bürette verdünnt wird, bis annähernd Farbengleichheit resultiert. Alsdann bringt man die Blutlösung und die Normallösung in die Kammern der Doppelpipette und prüft, ob genaue Übereinstimmung der Farben besteht. Ist dies nicht der Fall, so läßt man solange vorsichtig CO-Wasser zu der Blutlösung zufließen, bis völlige Gleichheit der Farben vorhanden ist.

Wurde z. B. 0,06 ccm Blut verwendet und dies auf 4,2 ccm verdünnt, bis Farbengleichheit mit der 0,2proz. Normallösung eintrat, so betrug die Hb-Menge in 100 ccm Blut $0,002 \cdot 4,2 \cdot 100 : 0,06 = 14$; d. h. der Hb-Gehalt des untersuchten Blutes betrug 14%.

Winternitz nahm Kontrolluntersuchungen mit dem verbesserten Hoppe-Seylerschen Apparat vor, um die Fehlergrenzen desselben festzustellen. Er ging dabei von verschiedenen gewichtsanalytisch genau bestimmten Lösungen von kristallisiertem Hb aus. U. a. ergab sich, daß die Größe des Fehlers bei der Hb-Bestimmung von der Menge des Hb in der untersuchten Lösung völlig unabhängig ist. Bei Anwendung reiner Hb-Lösung fällt das Resultat naturgemäß exakter aus als bei Untersuchungen von Blut. Im allgemeinen hält er bei der Methode Differenzen bis zu $^3/_4$% für zulässig, was als sehr günstiges Ergebnis anzusehen ist.

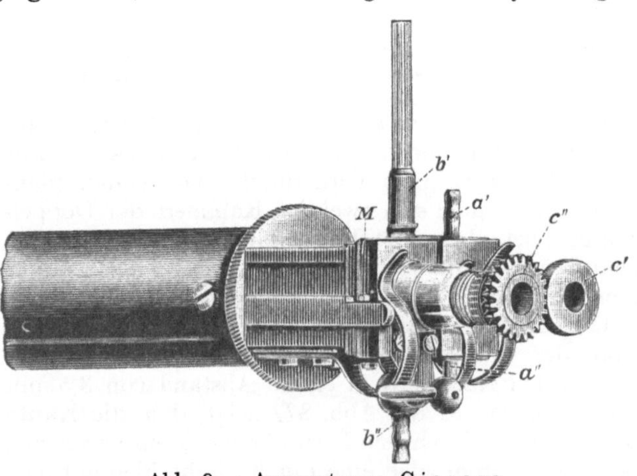

Abb. 9.   Apparat von Giacosa.

Giacosa hat den Apparat von Hoppe-Seyler in sinnreicher Weise dahin modifiziert, daß er die eine der Pipettenkammern mit einer beweglichen Wand ausstattete, so daß sich verschiedene Schichtdicken von der gleichen Blutlösung ohne Neueinstellung untersuchen lassen.

An dem Ende eines Fernrohrs (Abb. 9), das ebenfalls mit dem Albrechtschen Würfel versehen ist, ist eine rechteckige Messingplatte von 5 mm Dicke angebracht, die nebeneinander zwei Ausschnitte von 8 mm Durchmesser trägt.

Durch planparallele Glasscheiben werden die Ausschnitte wie bei dem Apparat von Hoppe - Seyler in geschlossene Kammern verwandelt. Zum Einfüllen der Flüssigkeit dienen wiederum kleine Rohrstutzen, die oben und unten in den Metallrahmen eingefügt sind. Während die eine der beiden Kammern von beiden Seiten mit festen Glasplatten verschlossen ist, trägt die andere Kammer, die zur Aufnahme der zu untersuchenden Blutlösung bestimmt ist, an der von dem Fernrohr abgewendeten Seite eine bewegliche Glasplatte, die so weit in das Innere der Kammer geschoben werden kann, daß sie die andere Glaswand berührt, wobei dann der Kammerinhalt gleich Null wird. Die Kammer mit beweglicher Wand trägt unten als Abfluß ein Röhrchen mit Hahn, oben einen Rohrstutzen, der in eine 15 cm lange Kapillare b' übergeht, die als Steigrohr dient und zur Aufnahme von Flüssigkeit bestimmt ist, wenn die Kammer durch Verschieben der Wand sich verkleinert. Die Bewegung der Glaswand geschieht durch Drehen der Schraube c'', die mit Hilfe eines Zahnrades vom Okularende des Fernrohrs aus gestellt werden kann. Beide Kammern sind durch Federn an dem Fernrohr festgeklemmt. Damit beide Kammern von genau der gleichen Lichtintensität getroffen werden, ist entsprechend dem mit der Stellschraube versehenen Rohransatz c'' auch an der anderen Kammer ein gleiches Rohr c' angebracht. Das Fernrohr ist verkürzt, so daß der Apparat eine Länge von nur 27 cm besitzt.

Bei der Bestimmung des Hb mit diesem Apparat benutzte Giacosa als Vergleichslösung eine Lösung von 0,25- bis 0,3 proz. CO-Hb, die stets frisch für jede Versuchsreihe aus einer haltbaren konzentrierten Lösung von 2—3% bereitet wurde. Die Verdünnung geschah stets mit leicht alkalischem (3—4 Tropfen Natronlauge auf 100 ccm), stark CO-haltigem Wasser. Die Vergleichslösung sowie die Blutverdünnung wurden nach Gewicht hergestellt.

Hämoglobinometer von Haldane.

Das Hämoglobinometer von Haldane ist in seiner Konstruktion dem Gowersschen Hämoglobinometer nachgebildet. Es besteht wie dieses aus einem mit der Testlösung gefüllten Vergleichsröhrchen und einer Eprouvette zur Verdünnung des Blutes. Von dem Gowersschen Apparat unterscheidet es sich grundsätzlich durch die Art der Vergleichslösung, indem hier als Testfarbe eine Lösung von CO-Hb Verwendung findet.

Es handelt sich demnach um das gleiche Prinzip wie bei dem Apparat von Hoppe - Seyler. Haldane geht jedoch einen Schritt weiter, indem er die Standardfarbe so eicht, daß sich mit seinem Hämoglobinometer das Sauerstoffbindungsvermögen des untersuchten Blutes feststellen läßt. Dabei werden zwei verschiedene Eigenschaften des Blutfarbstoffes verwertet, einmal die von Haldane und Lorrain Smith gefundene Tatsache, daß die Färbekraft verschiedener Blutarten genau parallel ihrem Sauerstoffbindungsvermögen geht, und andererseits die Eigenschaft des Hb, pro Gewichtseinheit genau gleiche Mengen Kohlenoxyd wie Sauerstoff zu binden[1]). Als Standardlösung wendet Haldane eine 100fach verdünnte mit CO gesättigte Lösung eines Blutes an, das gasanalytisch untersucht eine Sauerstoffkapazität von 18,5 % besitzt.

Die Methode Haldanes stellt demnach zum ersten Male eine funktionelle Hb-Bestimmung (s. Einleitung des Kapitels Hämometrie) dar, da sie die Möglichkeit gibt, sich ein Urteil über das Sauerstoffbindungsvermögen des untersuchten Blutes zu bilden.

Voraussetzung für die Haltbarkeit der Lösung ist der vollständige Ausschluß von Sauerstoff; das CO-Hb befindet sich daher in einer reinen CO-

---

[1]) Vgl. Hüfner, Archiv f. Anat. u. Physiol. (phys. Abt.) 1894.

Atmosphäre. Um dies zu erreichen, gibt Haldane folgende Methode der Darstellung der Standardlösung an (Abb. 10).

Eine schmale Eprouvette, die mit einer 1 proz. Ochsenblutlösung gefüllt ist, trägt seitlich einen Rohransatz, durch den aus einer Gasleitung Leuchtgas einströmt, das durch ein in einem Stopfen steckendes Rohr in der Pfeilrichtung wieder austritt. Nachdem man das Gas einige Minuten hat durchstreichen lassen, schmilzt man das Rohr mit der Blutlösung an der Einschnürung A zu. Die so bereitete CO-Hb-Lösung ist haltbar.

Für die Hb-Bestimmung bringt man wie bei der Methode von Gowers aus einer genau kalibrierten Pipette eine abgemessene Menge Blut (20 cmm) in das zweite Gläschen, in dem sich etwas Wasser befindet. Man hat nun das

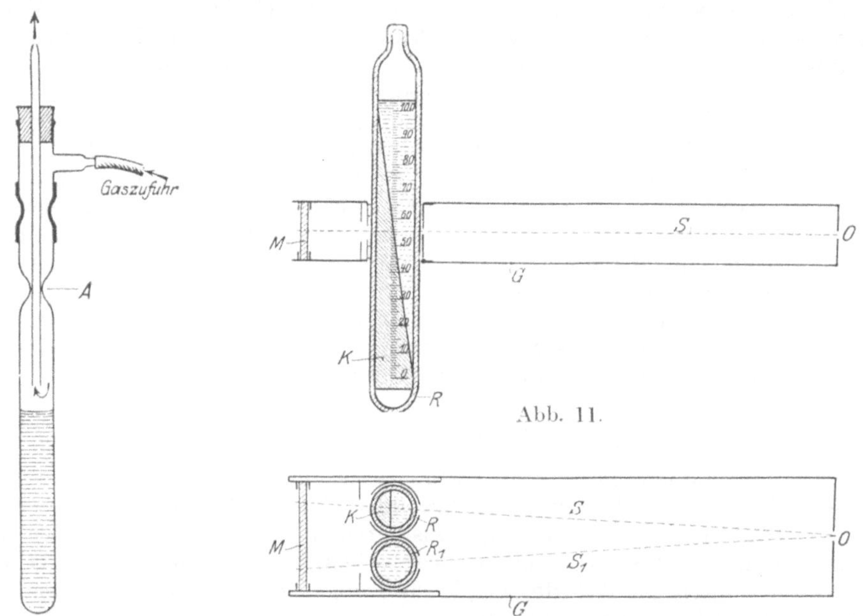

Abb. 10. Hämoglobinometer von Haldane.

Abb. 12. Schnitte durch das Kolbenkeilhämoglobinometer.

Blut mit CO zu sättigen, was man dadurch bewirkt, daß man wiederum Leuchtgas durch ein kleines Röhrchen in die Eprouvette strömen läßt und die Blutlösung mehrere Male mit dem Gas schüttelt. Nun wird die Blutlösung solange mit Wasser verdünnt, bis Farbengleichheit mit dem Standardrohr resultiert, wobei man bei durchfallendem Licht beobachtet. Den Hb-Gehalt liest man direkt an der Skala der Eprouvette ab.

Haldane gibt an, daß seine Bestimmungen bis auf 0,8% genau waren, ein Resultat, das als sehr günstig zu bezeichnen ist.

Kolbenkeilhämoglobinometer von Plesch.

Die Anwendung von Kohlenoxydhämoglobin als Testfarbe bei Hämoglobinbestimmungen wurde bereits bei der Hoppe - Seylerschen Doppelpipette und dem Hämoglobinometer von Haldane erwähnt. Auch der Apparat von Plesch bedient sich dieser Hämoglobinverbindung als Vergleichsfarbe.

Das Kolbenkeilhämoglobinometer (Abb. 11—13) besitzt als wesentlichsten Bestandteil ein reagenzglasartiges Gefäß, in das ein massiver Glaskolben

eingeschliffen ist, der schräg der Länge nach durchschnitten ist und dessen eine
Hälfte entfernt wurde. Das Lumen des Glasgefäßes wird hierdurch in zwei gleiche
keilförmige Hälften geteilt, von denen die eine massiv, die andere leer ist. Wird nun
in die letztere eine farbige Flüssigkeit z. B. Blutlösung gefüllt, so nimmt diese
ebenfalls Keilform an, derart, daß die dünnste Schicht sich unten, die dickste oben
befindet. Beim Hindurchsehen durch das Gefäß wird daher dasselbe in verschiedenen Höhen die verschiedenen Nuancen der Eigenfarbe der Lösung zeigen.

Als Testlösung dient eine CO-Hb-Lösung, die einer 200fachen Verdünnung
eines normalen Blutes entspricht und in einer Kohlenoxydatmosphäre eingeschlossen ist. Es wird dadurch eine größere Haltbarkeit der Vergleichslösung erzielt.

In ein zweites röhrenförmiges
Gefäß kommt die zu untersuchende
Blutlösung. Dies Gefäß, das ebenfalls die Form eines großen Reagenzglases hat, besitzt genau den
gleichen Durchmesser wie das Ver-
gleichsgefäß mit dem Keil. Beide
Gefäße befinden sich in einem viereckigen Metallgehäuse, das als Dun-
kelkammer dient. Auf der einen Seite
ist das Gehäuse für den Durchtritt
des Lichtes mit einer Milchglasplatte M versehen, auf der anderen
Seite befindet sich ein kleiner
Spalt O zum Hindurchsehen. Um
das Testrohr in der Höhe verstellen
zu können, ist es mit einem Trieb
versehen, dessen Schraube seitlich
an dem Gehäuse angebracht ist.
Man kann auf diese Weise verschiedene Teile des Testrohres, d. h.
verschieden dicke Schichten des
Vergleichsblutes am Auge vorüber-
führen. Da der Kolbenkeil 10 cm
lang ist und das Testgefäß eine
Teilung von 0—100 mm trägt, so
bedeutet die Verschiebung der Teströhre um 1 mm eine Zunahme der
Schichtdicke von 1%. Abb. 13 gibt

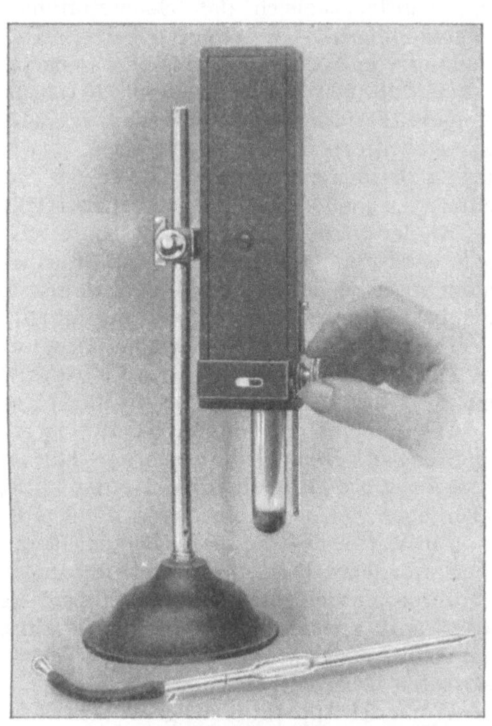

Abb. 13.   Kolbenkeilhämoglobinometer von
Plesch (neues Modell). Gesamtansicht.

eine Totalansicht des Apparates in seiner neuesten Konstruktion (Firma
B. B. Cassel, Frankfurt a. M.).

Das zu untersuchende Blut wird mittels einer besonderen dem Apparat beigegebenen Pipette mit Gummischlauch und Mundstück aufgesogen. Die Pipette
(s. Abb. 13), die in der Mitte eine ampullenartige Erweiterung trägt, besitzt
2 Marken unter- und oberhalb der Ampulle. Das Blut wird bis zur unteren
Marke aufgesogen, was einer Menge von ca. 20 cmm entspricht, hierauf saugt
man Wasser nach, das man mit Kohlenoxyd oder, was praktisch auf das gleiche
hinausläuft, mit Leuchtgas geschüttelt hat. Das Wasser wird bis zur oberen
Marke aufgesogen, dadurch wird das Blut 200fach verdünnt. Durch die Anwesenheit des CO wird das Hb des zu untersuchenden Blutes in CO-Hb verwandelt, so daß die Farbe desselben die gleiche wird, wie die der Testlösung. Man
läßt nun das verdünnte Blut aus der Pipette in das Vergleichsrohr fließen, worauf

der Apparat zur Ablesung des Hb-Wertes bereit ist. Die Ablesung wird in der Weise vorgenommen, daß man, während man den Kolbenkeil durch Drehen der Triebschraube verschiebt, durch den Spalt des Gehäuses beobachtet, bei welcher Stellung des letzteren Farbengleichheit zu konstatieren ist. Man notiert dann den an der Skala abgelesenen Stand des Kolbenkeilrohres und macht hintereinander eine Reihe von Ablesungen, aus denen man schließlich das Mittel zieht.

Die Umwandlung des Hb in CO-Hb ergibt die Möglichkeit, wie bei dem Hämoglobinometer von Haldane, mit dem Kolbenkeilhämoglobinometer eine funktionelle Hb-Bestimmung vorzunehmen. Kennt man in einem Fall das Kohlenoxydbindungsvermögen eines Blutes, so ist damit, wie früher gezeigt wurde, zugleich das Sauerstoffbindungsvermögen und gleichzeitig der Hämoglobingehalt desselben gegeben. Die Testlösung ist eine 200fache Verdünnung von Normalblut, das eine Sauerstoffkapazität von 20 Volumenprozent besitzt (d. h. 100 ccm Blut binden 20 ccm Sauerstoff). Da das zu prüfende Blut ebenfalls 200fach verdünnt ist, so braucht man, um die absolute Sauerstoffkapazität dieses Blutes zu erfahren, die abgelesene Millimeterzahl nur durch fünf zu dividieren. Würde z. B. an der Skala der Wert 40,5 abgelesen, so bedeutet das, daß das Blut eine Sauerstoffkapazität von 8,1% besitzt.

Ist der Hämoglobingehalt des untersuchten Blutes höher als normal, so daß die Sauerstoffkapazität über 20% liegt, so wählt man eine 400fache Verdünnung, indem man zu dem 200fach verdünnten Blut noch eine Pipette voll Wasser hinzufügt. Die Berechnung hat natürlich diese Änderung zu berücksichtigen.

Der Wert 100 des Kolbenkeilhämoglobinometers entspricht ungefähr 73% des Fleischl-Miescherschen, 75% des Gowersschen, 63% des Sahlischen und 80% des Talqvistschen Hämometers.

Die Handhabung des Apparates ist außerordentlich einfach und die Bestimmung des Hämoglobins erfordert nur wenige Minuten Zeit. Die Genauigkeit ist recht groß. Plesch gibt an, daß selbst der Ungeübte kaum größere Abweichungen bei den Ablesungen als 1 mm hat, was 1% entspricht.

Ein Vorteil des Apparates besteht ferner darin, daß man ihn auch zu anderen kolorimetrischen Bestimmungen benutzen kann, da neuerdings auch leere Kolbenkeilröhren mit eingeschliffenem Stopfen hergestellt werden, die man je nach Bedarf mit verschiedenen farbigen Testlösungen füllen kann. Hierbei kommt dem Apparat zustatten, daß die Teströhre aus einem Stück besteht und keine gekitteten Teile enthält.

Wenn der Apparat nicht gebraucht wird, so dient das Gehäuse, dessen Deckel aufgeklappt werden kann, als Schutzbehälter für die Test- und Untersuchungsröhre. Die Teströhre wird auf dieser Weise gegen Licht geschützt.

An einem neuen Modell des Kolbenkeilhämometers sind einige Veränderungen angebracht worden (Abb. 13). Hier stehen die beiden Röhren nicht mehr senkrecht zu der Längsachse des Gehäuses sondern parallel. Der ganze Apparat steht bei der Bestimmung senkrecht. Durch Drehen der Triebschraube wird die Teströhre innerhalb des Gehäuses verschoben, so daß nur ein kleiner Teil derselben aus dem Gehäuse herausragt. Der Schlitz, durch den man die beiden Röhren betrachtet, befindet sich hier am unteren Ende des Apparates. Eine besondere optische Einrichtung dient dazu, die beiden miteinander zu vergleichenden farbigen Felder dicht aneinander zu rücken, so daß die Ablesung genauer ausfällt.

Im Anschluß an die funktionellen Hb-Bestimmungsmethoden wären hier die gasometrischen Methoden zu besprechen, die die Sauerstoffkapazität des Blutes direkt bestimmen. Sie werden im Abschnitt über die Untersuchung der Blutgase (s. Seite 275) abgehandelt.

Hämometer nach Sahli.

Das Hämometer von Sahli lehnt sich an den oben beschriebenen Apparat von Gowers an, von dem es sich aber wiederum durch die Wahl der Standardfarbe unterscheidet.

In dem Bestreben, einen Farbstoff zu finden, der ein Abkömmling des Blutfarbstoffes ist und sich durch Beständigkeit seiner Färbungsnuance auszeichnet, verfiel Sahli auf das salzsaure Hämatin, das durch Einwirkung von Salzsäure auf Hämoglobin entsteht. Es ist dies eine in konzentrierter Lösung dunkelbraune, bei starker Verdünnung hellbraune Substanz, die in Wasser gelöst eine braungefärbte, in durchfallendem Licht klare Flüssigkeit gibt und eine große Haltbarkeit besitzt[1]).

Das zu untersuchende Blut wird gleichfalls durch Einwirkung von Salzsäure (und zwar die 10fache Menge) in salzsaures Hämatin übergeführt und solange mit Wasser verdünnt, bis es dieselbe Nuance zeigt wie die Standardlösung. Im Gegensatz zum Gowersschen Hämoglobinometer werden hier also chemisch identische Farbstoffe miteinander verglichen. Der Vorteil, der damit gewonnen wird, leuchtet ohne weiteres ein. Die Genauigkeit der Bestimmung wird dadurch ganz beträchtlich gesteigert.

Eine weitere Verbesserung, die die Empfindlichkeit des Apparates steigert, besteht darin, daß das Standardröhrchen und die Eprouvette mit dem zu untersuchenden Blut in einem schwarzen Hartgummirahmen untergebracht sind (Abb. 14). Dieser Rahmen besitzt entsprechend den beiden Röhrchen zwei Längsschlitze, deren Breite etwas geringer als die Breite der Röhrchen ist, so daß deren Randpartien, die bei der Betrachtung wie z. B. beim Apparat von Gowers zu störenden Reflexen Anlaß geben würden, verdeckt sind. Man umgeht auf diese Weise die Notwendigkeit, bei derartigen Untersuchungen Gefäße mit planparallelen Wänden zu benützen, die den Apparat erheblich verteuern und die Handhabung umständlicher gestalten würden. Eine Milchglasplatte, die auf der hinteren Seite des Rahmens angebracht ist, ermöglicht die Betrachtung der Röhrchen bei diffusem Licht.

Das Standardröhrchen, das zugeschmolzen ist, enthält so viel salzsaures Hämatin in Glyzerin, daß die Färbung der Flüssigkeit einer Blutlösung von 1% entspricht. Es sei hier darauf hingewiesen, daß es sich bei der Standardlösung nicht um eine echte Lösung, sondern um eine Suspension des Farbstoffes in der Flüssigkeit handelt. Das ist praktisch von Bedeutung, denn es erklärt die Tatsache, daß wenn das Hämometer längere Zeit nicht gebraucht worden ist, es in dem Vergleichsröhrchen zu einer Sedimentierung des Farbstoffes kommt, der in Form eines braunschwarzen Präzipitates ausfällt. Man muß daher vor der Benutzung des Apparates die Vorsichtsmaßregel beobachten, daß man nach längerem Nichtgebrauch desselben das Teströhrchen umschüttelt, bis die letzten Spuren des Farbstoffniederschlages verschwunden sind. Neuerdings ist in das

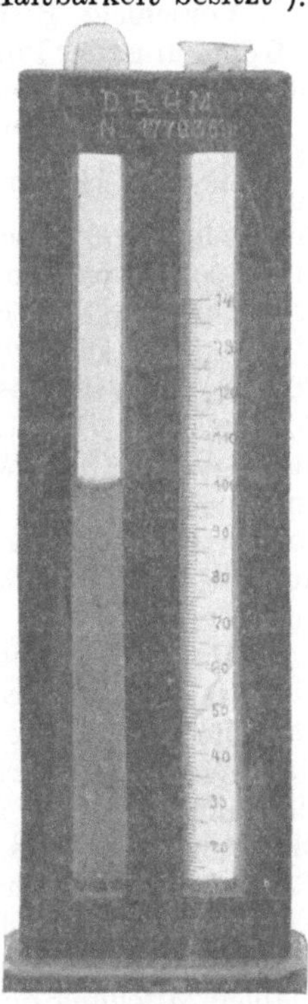

Abb. 14. Hämometer von Sahli.

---

[1]) Die Hb-Bestimmung, der die Färbekraft des Hämatins zugrunde liegt, macht die stillschweigende Voraussetzung, daß der Hämatingehalt des Hämoglobinmoleküls eine konstante Größe ist und demnach dem Sauerstoffbindungsvermögen, dem Eisengehalt usw. des Hämoglobins stets parallel geht. Von einzelnen Autoren (Inagaki, Saito, Oerum) wird dieser Parallelismus indessen bestritten.

Standardröhrchen, um die Mischung zu erleichtern, eine Glasperle eingefügt. Das Schütteln darf dabei nicht so heftig geschehen, daß Luftblasen auftreten, da diese nur langsam wieder verschwinden. Sahli gibt übrigens an, daß bei der neuerdings verbesserten Standardflüssigkeit ein Sedimentieren des Farbstoffes so gut wie nicht eintritt.

Das zweite Röhrchen, das zu dem Hämometer gehört, ist eine oben offene Eprouvette von genau dem gleichen Kaliber wie das Standardröhrchen mit einer eingravierten Skala mit den Teilstrichen 5—140. Jeder Teilstrich entspricht 20 cmm. Weiter gehört zu dem Apparat, wie bei dem Gowersschen Hämoglobinometer, eine genaue Kapillarpipette mit einer Marke (Ringmarke nach dem Vorschlage Bürkers) für 20 cmm, wobei besonders darauf zu achten ist, daß die Länge der Pipette bis zur Marke mindestens 7—8 cm beträgt[1]). Schließlich ist dem Apparat ebenfalls ein Tropfröhrchen beigegeben.

Die Bestimmung beginnt damit, daß man zunächst in die Eprouvette $\frac{N}{10}$-Salzsäure bis zum Skalenteil 10 bringt. Hierauf werden von einem frisch aus der Stichwunde tretenden Blutstropfen mit der Pipette 20 cmm Blut aufgesogen, die Pipette von dem außen anhaftenden Blut durch Abstreifen an Fließpapier gesäubert und darauf das Blut quantitativ vorsichtig in die Salzsäure ausgeblasen, wobei man vermeiden muß, durch zu starkes Blasen Schaum zu erzeugen. Sofort, nachdem das Blut in die Salzsäure gelangt ist, hat man durch leises Schütteln der Eprouvette dafür zu sorgen, daß das Blut sich in der Säure gleichmäßig verteilt. Versäumt man dies, so kann es vorkommen, daß das Blut als zusammenhängende Masse am Boden des Röhrchens liegenbleibt und sich dann später trotz heftigen Durchschüttelns nicht mehr vollständig löst. Man saugt nun, um jede Spur Blut aus der Pipette in die Säure überzuführen, nochmals Säure aus der Eprouvette auf und bläst sie wieder aus.

Unmittelbar nach Vermischen des Blutes mit der Säure nimmt die Lösung eine tiefbraune Farbe durch Bildung von salzsaurem Hämatin an. Nunmehr hat die Verdünnung des letzteren mit Wasser zu erfolgen, was man nach der Sahlischen Vorschrift genau nach Ablauf einer Minute vornimmt. Handelt es sich nicht um sehr anämisches Blut, so kann man zunächst Wasser in größerer Menge zusetzen, bis man in die Nähe der Farbenübereinstimmung der beiden Röhrchen kommt; hier muß man dann mit großer Vorsicht das Wasser aus dem Tropfröhrchen Tropfen für Tropfen zusetzen, um selbst eine Spur eines Überschusses zu vermeiden. Dabei ist fortwährend durch Umschütteln für eine gleichmäßige Mischung der Flüssigkeit zu sorgen, wobei es besser ist, die Eprouvette statt mit dem Finger mit einem Gummistopfen zu verschließen.

Die Ablesung des Standes des Flüssigkeitsmeniskus nimmt man bei durchfallendem Licht vor, indem man den Apparat z. B. am Fenster gegen den Himmel oder gegen eine künstliche Lichtquelle, gleichviel welche, hält. Man kann bei diesem Apparat auch künstliches Licht benutzen, da es sich ja um die Vergleichung von identischen Farbstoffen handelt.

Es empfiehlt sich ferner, während der Ablesung die Eprouvette im Rahmen so zu drehen, daß die Skala seitlich liegt und daher beim Betrachten der beiden Röhrchen im Rahmen unsichtbar ist. Dadurch wird erreicht, daß erstens das Urteil des Untersuchers nicht beeinflußt wird; zweitens fällt der wenn auch geringe störende Einfluß, den die in das Glas eingeritzte Skala auf die Klarheit der Farbe der Lösung ausübt, beim Hindurchsehen fort. Um schließlich jede

---

[1]) Statt der gewöhnlichen Sahlischen Pipette kann man besondere Präzisionspipetten, die nach dem Prinzip der Zählpipetten von Hirschfeld (S. 74) bzw. Portmann (S. 75) konstruiert sind, verwenden.

Beeinflussung und Voreingenommenheit bei der Beurteilung auszuschalten, kann man durch ein vorgehaltenes Blatt Papier den oberen mit Flüssigkeit nicht gefüllten Teil der beiden Röhrchen verdecken, so daß man nicht sehen kann, wie hoch die Flüssigkeit in der Eprouvette steht.

Was nun die Bestimmung des Hämoglobingehaltes betrifft, so ist im einzelnen noch auf folgendes hinzuweisen:

Zunächst ist zu bemerken, daß die jetzt im Handel vorrätigen Originalhämometerröhrchen dunkler gefärbt sind als die früheren Röhrchen[1]). Diese Änderung hat Sahli aus physiologisch-optischen Gründen vornehmen lassen, weil der Vergleich zweier Farben bei gesättigteren Nuancen feiner und genauer ausfällt als bei hellerer Färbung. Der neue Apparat ist daher so eingestellt, daß während mit dem früheren Sahlischen Instrument normales Blut einen Hämoglobinwert von ca. 100 zeigte, mit dem neuen Apparat dieser Wert normalerweise nicht oder nur höchst selten erreicht wird. Die Zahl 100 stellt demnach hier die oberste Grenze der Norm dar.

Zahlreiche Untersuchungen an normalen Menschen mit Hilfe seines neuen Apparates führten Sahli zu einer weiteren Überlegung. Während man auf Grund der Resultate, die man mit den früheren unvollkommenen Hämoglobinometern (Gowers usw.) erhielt, angenommen hatte, daß der Hämoglobingehalt beim gesunden Menschen eine bestimmte unveränderliche Größe = 100% darstellt, ergab sich bei Anwendung dieses feineren Meßinstrumentes, daß tatsächlich der Hämoglobingehalt auch unter normalen Verhältnissen eine gewisse Schwankungsbreite zeigt, die sich auf etwa 20% beläuft. Ferner ist zu berücksichtigen, daß der normale Hämoglobingehalt beim Weibe etwas hinter dem des Mannes zurückbleibt, sowie daß je nach der Höhenlage, in der die untersuchte Person lebt, ferner je nach der Rasse usw. gewisse Verschiedenheiten des Hämoglobingehaltes bestehen, die bei der Festsetzung einer Normalzahl in Rechnung zu ziehen sind.

Das neue Hämometer ergibt bei normalen Männern 80—90, bei normalen Frauen 70—80 Teilstriche der Skala. Sahli selbst hat daher vorgeschlagen, die mit seinem neuen Apparat erhaltenen Resultate nicht durch Hämoglobinprozente, sondern durch Hämometerwerte auszudrücken, wobei die oben angegebenen Zahlen als Norm dienen können. Das schließt natürlich die Notwendigkeit nicht aus, von Zeit zu Zeit das Hämometer, mit dem man arbeitet, auf seine „Normalwerte" zu kontrollieren und es evtl. neu zu eichen. Auf diese Weise ist es möglich, mit einem Standardröhrchen selbst dann richtige Bestimmungen zu machen, wenn es z. B. mit der Zeit etwas abgeblaßt ist.

Ergibt sich z. B. mit einem derartigen Instrument als niedrigster Normalwert die Zahl 90 statt 80, so hat man nur nötig, die Werte dieses Röhrchens mit $^8/_9$ zu multiplizieren, um richtige Werte zu erhalten.

Will man trotz der vorstehenden Auseinandersetzungen den Hämoglobingehalt dennoch in Prozenten angeben, so hat man bei der Berechnung zu berücksichtigen, daß bei den neuen Hämometern 100% ungefähr 80 Hämometergraden beim Mann und 70 beim Weib entsprechen. Ein Mann mit 60° hätte also $^{60}/_{80} = {}^3/_4$ der Norm oder 75 korrigierte Prozent; eine Frau mit 60° hätte dagegen $^6/_7$ der Norm oder 86 korrigierte Prozent.

---

[1]) Sahli legt besonderen Wert darauf, daß sein Hämometer von dem alleinigen Hersteller des Originalapparates, Optiker Büchi in Bern bezogen wird bzw. daß man bei der Anschaffung des Apparates darauf achtet, daß es sich wirklich um ein Sahlisches Originalhämometer handelt und nicht um ein Falsifikat, wie solche mit minderwertiger Standardlösung, falschkalibrierter Eprouvette usw. vielfach im Handel sind.

Aus dem Gesagten ergibt sich als logische Folgerung das von Sahli aufgestellte Postulat, daß bei wissenschaftlichen Mitteilungen über Hämoglobinbestimmungen stets anzugeben ist, welche Hämoglobinwerte von dem Verfasser für seinen Wirkungskreis und sein Instrument als normal angesehen werden.

Der maximale Fehler der Bestimmung mit dem Sahlischen Apparat beträgt höchstens 5%.

Es ist noch zu erwähnen, daß es sich bei sehr anämischem Blut empfiehlt, statt der gewöhnlichen Blutmenge von 20 cmm die doppelte Menge, also 2 Pipetten = 40 cmm zu verwenden. Dabei ist es aus den oben auseinandergesetzten Gründen zweckmäßig, statt bis zur Marke 10, Salzsäure bis zum Teilstrich 20 in die Eprouvette zu geben. Den gefundenen Wert dividiert man dann durch 2.

Wegen der geringen Konzentration der Salzsäure muß man darauf achten, daß sich bei längerer Aufbewahrung keine Schimmelpilze in ihr entwickeln. Man vermeidet dies am besten, indem man die Säure mit etwas Chloroform schüttelt.

Schließlich ist daran zu erinnern, daß das salzsaure Hämatin im Teströhrchen, wenn es auch ziemlich widerstandsfähig und haltbar ist, doch vor Licht möglichst geschützt werden muß und jedenfalls nicht mehr als nötig starker Belichtung auszusetzen ist. Man bewahrt es daher am besten dauernd in dem Etui des Apparates auf, aus dem man es nur für eine Bestimmung herausnimmt.

Es ist selbstverständlich, daß sämtliche Teile des Hämometers peinlich sauber zu halten sind. Dies gilt vor allem auch für die Eprouvette sowie die abnehmbare Milchglasplatte, an der sich oft im Laufe der Zeit Staub in größeren Mengen ansammelt, was dann natürlich zu Fehlern in der Beurteilung der Farbennuancen führen muß.

Eine besondere Beachtung verdient für die richtige Handhabung des Hämometers noch ein Punkt, der das Nachdunkeln der salzsauren Hämatinlösung betrifft und der in noch höherem Grade für das später zu besprechende Kolorimeter von Autenrieth und Königsberger gilt.

Staeubli konnte nämlich feststellen, daß die Hämatinsalzsäurelösung im Laufe der nächsten halben Stunde nach der Vermischung des Blutes mit Salzsäure eine zunehmend dunklere Färbung annimmt und daß diese Nachdunklung durch eine geringe Vermehrung von Salzsäure um wenige Teilstriche der Skala erheblich verstärkt wird. Andererseits erfährt der Nachdunklungsprozeß durch den Zusatz von Wasser zur Hämatinlösung eine Hemmung. Läßt man diese Tatsache außer acht und verfährt willkürlich in der Menge der angewendeten Säure wie bezüglich der Zeit, nach der man mit dem Zusatz von Wasser beginnt, so können nicht unerhebliche Fehler bei der Bestimmung entstehen. Es zeigte sich übrigens, daß besonders bei hämoglobinarmem Blut schon geringe zeitliche Differenzen erhebliche Unterschiede in dieser Hinsicht bedingen können. Man schützt sich sicher gegen diese Fehlerquelle, indem man ein für allemal unter genau den gleichen Bedingungen, wie sie Sahli angibt, die Bestimmung ausführt, durch Anwendung einer exakt hergestellten $\frac{N}{10}$ -Salzsäure, Abmessung derselben genau bis zum Teilstrich 10, Zusatz von Wasser genau eine Minute nach Eintragung des Blutes in die Säure, sowie sofortiges Ablesen nach Erreichen der Farbengleichheit.

Bürker unterzog das Sahlische Instrument einer genauen kritischen Prüfung. Um zunächst festzustellen, ob tatsächlich die Standardlösung des Hämometers qualitativ mit frisch aus dem Blut hergestellter Salzsäurehämatinlösung genau übereinstimmt, nahm er vergleichend spektrophotometrische Untersuchungen nach der Hüfnerschen Methode (vgl. S. 33) vor. Dabei ergab sich, daß bei Apparaten, die bis zum Jahre 1910 hergestellt worden waren, praktisch eine Übereinstimmung bestand, soweit die Standardflüssigkeit nicht älter als einige Monate war. Bei Apparaten, die nach den Jahren 1910 fabriziert wurden, war noch nach 8 Monaten eine Abblassung nicht zu finden und selbst nach 2 Jahren konnte Bürker noch eine so gute Übereinstimmung feststellen, daß eine nennenswerte Abblassung auszuschließen war (Kongr. f. i. Med., Wiesbaden 1912).

Bürker hat ferner die Brauchbarkeit des Sahlischen Hämometers dadurch ergänzt, daß er den Apparat, der bisher nur zur relativen Hb-Bestimmung diente, auf absolute Hb-Werte eichte, wobei er sich wiederum der spektrophotometrischen Methode bediente. Dabei ergab sich, daß die Standardflüssigkeit einem Blut entsprach, das in 100 cmm 17,3 g Oxyhämoglobin enthält. Von diesem Werte ausgehend, kann man nun auch absolute Hb-Bestimmungen ausführen. Da dem Teilstrich 100 eine Hb-Menge von 17,3 entspricht, so enthält eine Lösung, bei der der Meniskus bei Farbengleichheit am Teilstrich x steht,

$$\frac{17,3 \cdot x}{100} \text{ g Hb}$$

in 100 cmm. Hiernach enthält ein Blut, das beim Mann 80 Hämometergrade zeigt, 13,8 g Hb, während normales weibliches Blut von 70 Hämometergraden 12,1 g Hb entspricht.

Um bei der Farbenvergleichung binokular kolorimetrieren zu können, ohne durch seitliches Licht gestört zu werden, benutzt Bürker einen aus schwarzem Karton hergestellten Trichter, der mit seinem schmalen Ende auf das Hämometer aufgesetzt wird, während das breite Ende vor beide Augen gehalten wird, wobei dieser Teil so zugeschnitten ist, daß er sich lichtdicht an Stirn und Nase anlegt.

Bei der Befolgung der Originalvorschrift Sahlis nimmt man zur Feststellung des Hb-Wertes stets nur eine Einstellung vor. Um diesen Nachteil wenigstens teilweise auszugleichen, empfiehlt Bürker, mehrere Ablesungen in der Weise vorzunehmen, daß man zunächst die Stellung des Meniskus notiert, bei welcher die zu untersuchende Lösung eben dunkler ist, ferner diejenigen, wo sie gleich hell bzw. eben heller ist als die Vergleichslösung. Man hat dann die Möglichkeit, drei verschiedene Einstellungen zu benutzen, wobei das Mittel aus den 3 Ablesungsresultaten der Wirklichkeit am meisten nahekommen dürfte.

Unter Berücksichtigung dieser Kunstgriffe läßt sich nach Bürker mit dem Sahlischen Hämometer eine Genauigkeit von 3—5% erzielen.

Hämokolorimeter von Autenrieth-Königsberger.

Auch bei dieser Methode wird das Hämoglobin als salzsaures Hämatin bestimmt. Der Vergleich geschieht mit einem keilförmigen Glasgefäß, das mit einer braungefärbten Vergleichslösung gefüllt ist.

Der Apparat besteht aus folgenden Teilen (Abb. 15—17): Ein Holzgehäuse (W) trägt eine vordere und hintere Wand, die beide in einer Rinne befestigt, nach Art von Schiebern herausgenommen werden können. Die vordere Wand trägt an ihrer Außenseite ein kleines Beobachtungsfenster. Ihm entspricht auf der Innenseite eine sog. Helmholtzsche Doppelplatte (DP), die zwischen zwei Klammern befestigt ist. Durch Lösen der Klammern kann man die Doppelplatte zwecks Reinigung herausnehmen.

Die der Vorderwand gegenüberstehende Wand (Sch) trägt den gläsernen Vergleichskeil K. Letzterer läßt sich ebenfalls aus dem Apparat entfernen und wird mittels eines besonderen Riegels stets in derselben Lage fixiert. Dazu dient

folgende Vorrichtung. An dem oberen Teil der Wand *Sch* befindet sich der Keil-
halter (*KH*) bestehend aus einer angeschraubten Metallplatte mit rechtwinkligem
Ansatzstück, das eine Öffnung trägt. Dieser Ansatz läßt sich auf der Grundplatte
ein wenig in der Höhe verschieben und kann durch Drehung einer Schraube
festgestellt werden. Zur Montierung des Keiles wird die Ansatzplatte zunächst
in die Höhe gedrückt, das zugeschmolzene Ansatzröhrchen des Keiles, das zu
dessen Füllung dient nach Lockerung der Ansatzplatte durch die Öffnung der
letzteren geschoben und darauf die untere schmale Kante des Keiles in die hierfür vorgesehene Rinne des Holzklötzchens *B* geschoben. Es wird dann die
Ansatzplatte, in der das Schmelzröhrchen des Keiles steckt, wieder herunter-
gedrückt und in dieser Stellung durch Drehen der Stellschraube festgestellt.
Dadurch ist der Keil im Apparate befestigt. Er ist stets so zu fixieren, daß sein
rechter Winkel nach der Doppelplatte, d. h. gegen den Beobachter gerichtet ist.

Um den Keil verschieben zu können, trägt der seitliche Rahmen des Gehäuses eine Triebschraube, die in eine Zahnstange *Z* greift, die an der beweglichen

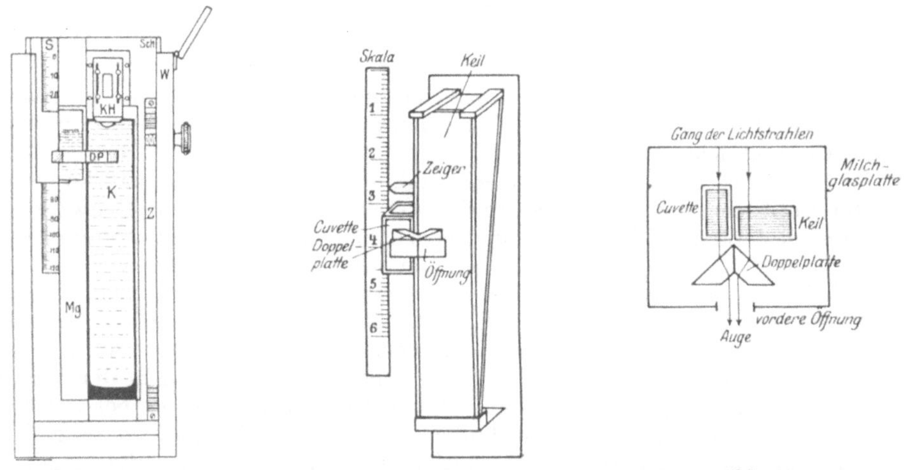

Abb. 15.   Abb. 16.   Abb. 17.
Hämokolorimeter von Autenrieth-Königsberger.

Vorderwand des Apparates neben dem Keil befestigt ist. Da der Keil an der
Vorderwand fixiert ist, so wird gleichzeitig durch Drehen der Schraube mit der
Vorderwand auch der Keil bewegt. Um die jeweilige Stellung des Keiles bestimmen zu können, ist ferner an der Vorderwand eine Skala *S* angebracht,
die sich an einem Zeiger vorbeibewegt, der an dem feststehenden Seitenrahmen
des Apparates befestigt ist.

Als Behälter für das zu untersuchende Blut dient eine kleine Glasküvette
mit planparallelen Wänden, die in einen Halter geschoben wird, der an der
Seitenwand des Gehäuses so angebracht ist, daß der Trog durch das Beobachtungsfenster der Vorderwand gesehen werden kann. Die Vorderwand des Apparates
trägt eine große Milchglasscheibe, so daß der Keil und die Küvette durch diffuses
Licht beleuchtet werden.

Abb. 17 läßt den Gang der Lichtstrahlen durch den Apparat erkennen.
Die Doppelplatte hat den Zweck, die Trennungslinie, die zwischen der Küvette
und dem Keil liegt, zu beseitigen und durch eine derartige Verschmelzung der
Grenzen der beiden Farbenfelder einen erheblich genaueren Vergleich zwischen
Keil und Küvette zu ermöglichen.

Was die Standardlösung betrifft, so ist im Gegensatz zum Hämometer von Sahli nicht salzsaures Hämatin gewählt, sondern eine optisch sich gleichartig verhaltende Farblösung, die sich durch große Haltbarkeit auszeichnen soll.

Um eine Hämoglobinbestimmung mit dem Kolorimeter vorzunehmen, mißt man zunächst 20 cmm Blut mit einer Kapillarpipette ab und bringt es in die Küvette des Apparates, spült die Pipette durch Aufsaugen von $\frac{N}{10}$-Salzsäure mehrmals aus, bläst die Säure ebenfalls in die Küvette und füllt hierauf bis zur angegebenen Marke mit $\frac{N}{10}$-Salzsäure auf. Da die Küvette bis zur Marke 2 ccm faßt, so ist das Blut von 20 cmm 100fach verdünnt. Man hat dann noch durch Umrühren mit einem Glasstab für eine gleichmäßige Verteilung des Blutes in der Salzsäure zu sorgen und kann hierauf die Ablesung vornehmen.

Um den Apparat auf Farbengleichheit einzustellen, hält man die Vorderwand desselben in deutliche Sehweite vor die Augen, wobei die entgegengesetzte Wand mit der Milchglasplatte gegen das helle Fenster oder eine künstliche Lichtquelle gerichtet wird. Man hat dabei darauf zu achten, daß man den Apparat in der Stellung vor den Augen hält, daß bei Betrachtung des kleinen Beobachtungsfensters in diesem keine Trennungslinie in dem farbigen Felde sichtbar wird. Die rechte Hälfte des Feldes entspricht dem Keil, die linke dem Trog. Es wird nun durch Drehen der Triebschraube der Keil solange gesenkt und gehoben, bis vollständige Übereinstimmung der Farben erzielt ist. Man hat dann nur nötig, den Stand des Keiles an der Skala abzulesen. Das Kolorimeter wird von dem Hersteller (Hellige & Co., Freiburg i. B.) bereits geeicht. Dennoch ist es empfehlenswert, den Apparat unter Beobachtung der Kautelen, die bei Besprechung des Sahlischen Apparates erörtert wurden, selbst nachzueichen.

Es wurde bereits bei dem Hämometer von Sahli die Erscheinung des Nachdunkelns einer salzsauren Hämatinlösung besprochen und dort darauf hingewiesen, daß dieser Vorgang durch Zusatz von Wasser eine Hemmung erfährt. Es liegt auf der Hand und wurde von Staeubli zum Gegenstand besonderer Untersuchungen gemacht, daß bei dem Kolorimeter von Autenrieth-Königsberger der Tatsache des Nachdunkelns mehr Gewicht beigelegt werden muß, da hier zur Verdünnung des salzsauren Hämatins nach der Vorschrift der Erfinder Salzsäure und nicht Wasser benutzt wird. Staeubli konnte konstatieren, daß die aus dem Nachdunkeln der Blutlösung resultierenden Differenzen um so größer werden, je anämischer das Blut ist. So betrug für sehr stark anämisches Blut die hierdurch bedingte Verschiebung der aus den Kolorimeterzahlen berechneten Hämoglobinwerte nach 30 Minuten bis zu 50%. Man befolge daher den Rat, bei der Hämoglobinbestimmung mittels des Kolorimeters stets dasselbe Zeitintervall, z. B. 10 Minuten, zwischen dem Vermischen des Blutes mit Salzsäure und dem Ablesen der Kolorimeterzahlen zu beobachten und naturgemäß das gleiche Intervall bei der Eichung des Apparates einzuhalten.

Es ist nicht zu leugnen, daß das Kolorimeter von Autenrieth-Königsberger nicht unerhebliche Vorzüge vor den anderen Hämoglobinometern besitzt. Dies bezieht sich zunächst einmal auf die Art der Ablesung. Es ist zweifellos von großem Vorteil, daß man mit diesem Apparat durch wiederholtes Verstellen des Keiles eine ganze Reihe von Ablesungen mit derselben Blutprobe vornehmen kann, aus denen man dann einen Mittelwert berechnet. Es muß dadurch der Ablesungsfehler geringer werden.

Es ist ferner durch die Anwendung eines Troges, in den stets eine gleich konzentrierte Blutlösung gebracht wird, die Fehlerquelle vermieden, die z. B.

dem Apparat von Sahli anhaftet, wo unter Umständen aus Versehen zu viel
Wasser zur Verdünnung zugesetzt wird, was sich nicht wieder rückgängig machen
läßt. Infolge der Anwendung der Helmholtzschen Doppelplatte wird weiterhin
die Genauigkeit der Ablesung durch Eliminierung einer schwarzen Trennungs-
zone zwischen den beiden miteinander zu vergleichenden farbigen Feldern, wie
sie z. B. beim Sahlischen Instrument besteht, um ein beträchtliches gesteigert.
Die Verwendung eines planparallelen Troges schaltet Ablesungsfehler aus, die
bei der Betrachtung rundwandiger Behälter sich geltend machen. Auch verdient
ein rein praktischer Gesichtspunkt erwähnt zu werden, daß das Kolorimeter in
seiner Benutzung nicht auf die Bestimmung von Hämoglobin beschränkt ist,
sondern für die quantitative Bestimmung aller möglichen anderen Körper sich
eignet, wobei es nur notwendig ist, den mit der betreffenden Standardlösung
gefüllten Keil an die Stelle des Hämoglobinkeiles zu setzen[1]).

Den genannten Vorteilen des Hämokolorimeters steht indessen ein sehr
gewichtiger Nachteil gegenüber. Als Standardflüssigkeit ist, wie bereits erwähnt,
nicht salzsaures Hämatin, sondern ein anderer hiervon verschiedener Farbstoff
verwendet, der sich optisch sehr ähnlich wie die Hämatinlösung verhalten soll.
Über die chemische Natur dieses Farbstoffes wird von den Verfassern nichts
Näheres angegeben. Nach den Ausführungen, die in den vorstehenden Kapiteln
gemacht wurden, verstößt damit das Instrument gegen eine der Grundregeln
der modernen kolorimetrischen Hämometrie, daß zur Farbenvergleichung stets
chemisch identische Körper verwendet werden sollen. Der Apparat teilt damit
die Fehler der Instrumente von Fleischl, Gowers usw. Dieser Übelstand fällt
hier um so mehr ins Gewicht, als die Anwendung des Keiles eine in gleicher Weise
exakte Farbenübereinstimmung in den verschiedenen Regionen des letzteren
so gut wie unmöglich macht.

Diesem Mangel ließe sich indessen mit Leichtigkeit dadurch abhelfen, daß
man als Standardlösung die Sahlische Hämatinlösung benutzt. Ebenso könnte
man den Apparat in der Weise zur Hb-Bestimmung benutzen, daß man als Testflüssigkeit nach dem Vorgang von Hoppe - Seyler und Haldane eine CO-Hb-
Lösung benutzt, wobei natürlich auch das zu untersuchende Blut in CO-Blut
übergeführt werden müßte.

Kontrastkolorimeter von Schlesinger-Fuld.

Die sehr sinnreiche Methode geht von folgender Überlegung aus : Beobachtet man die in konstanter Schichtdicke in einer Küvette befindliche Blutlösung durch ein Prisma, dessen Farbe so gewählt ist, daß es zwar für Licht
von derselben Wellenlänge durchlässig ist, trotzdem aber dem Auge als andere
Farbe erscheint (am besten als Komplementärfarbe, und zwar hier Blaugrün),
so wird, wenn man den Keil verschiebt, bei Einschaltung des dünnen Endes
des Keils der Farbenton der zu untersuchenden Hb-Lösung, umgekehrt bei
Einschaltung des dicken Endes des Keils die Eigenfarbe des letzteren überwiegen. Wesentlich für die Methode ist nun, daß an einer bestimmten zwischen
diesen beiden Extremen gelegenen Stelle bei einer ganz geringen Verschiebung
des Keiles ein sprunghafter Übergang von dem einen zum anderen Farbenton
stattfindet. Die Lage dieses Kontrastpunktes wandert längs des unveränderlich
gefüllten Hohlprismas je nach dem Konzentrationsgrad der zu untersuchenden
Hb-Lösung. Es ist nun ein leichtes, durch Anwendung verschieden konzentrierter Lösungen den Apparat für Hb-Bestimmungen zu eichen.

---

[1]) Es werden von der Firma Hellige & Co. auch leere Keile mit eingeschliffenem
Glasstopfen zum Selbsteichen geliefert.

Der von der Firma Zeiß hergestellte Apparat hat die Form eines Lupenmikroskopes. Unterhalb des Objekttisches befindet sich eine 1,5 cm tiefe Küvette für die zu untersuchende (5 %) Blutlösung. Der Farbkeil ist ein mit Filterblaugrüngelatine gefülltes Hohlprisma. Der genannte Farbstoff ergänzt infolge seiner Blaudurchlässigkeit und Gelbabsorption sehr vollkommen das umgekehrte Verhalten des Blutfarbstoffes. Der Betrag der Verschiebung des mittest Zahns und Triebs in seiner Lage horizontal verschieblichen Keils wird an einem Nonius abgelesen. Die Beleuchtung erfolgt von unten durch einen Gipsreflektor. Man visiert durch ein Okular mit schwacher Vergrößerung auf zwei schlitzförmige Ausschnitte, die in einem Abstand von 5 mm in der Mitte des Objekttisches angebracht sind. Zur Bestimmung verschiebt man den Keil so lange, bis der eine Ausschnitt rot, der andere grün erscheint und notiert die Stelle des Nonius.

Nach den Autoren soll die Genauigkeit ihres Apparates bis zu $^1/_3$% der in Lösung befindlichen Hb-Menge betragen.

Spektrophotometrische Hämoglobinbestimmung.

Das Prinzip der Hämoglobinbestimmung auf spektrophotometrischem Wege beruht auf den physikalischen Gesetzen von der Absorption des Lichtes. Wenn Lichtstrahlen einen Körper durchdringen, so ist die Menge des durchgelassenen Lichtes derjenigen des auffallenden Lichtes direkt proportional und der Schichtdicke des absorbierenden Körpers umgekehrt proportional. Von der Intensität des auffallenden Lichtes ist die Größe der Absorption unabhängig. Bei gleicher Dicke und Konzentration der absorbierenden Schicht ist daher das Verhältnis der Intensität des auffallenden Lichtes zu derjenigen des vom absorbierenden Körper durchgelassenen eine Größe (α), die ausschließlich von der Natur des Körpers und von der Wellenlänge der Lichtstrahlen abhängig ist. Man könnte daher α als Maß der Lichtabsorption benutzen. Praktisch wird in der Spektrophotometrie allgemein aus rechnerischen Gründen eine andere Einheit als Maß der Absorption angewendet, und zwar der reziproke Wert der Schichtdicke. Man nennt nun nach dem Vorgang von Bunsen und Roscoe den umgekehrten Wert derjenigen Schichtdicke (d), nach deren Durchstrahlung die Intensität des auffallenden Lichtes auf $^1/_{10}$ herabgesetzt wird, den Absorptions- oder Extinktionskoeffizienten (ε). Wenn J die Intensität des auffallenden Lichtes, J^1 diejenige nach Absorption und d die Dicke des absorbierenden Körpers ist, so ist

$$J^1 = J \cdot 10^{-\varepsilon d}$$

und

$$\varepsilon = \frac{1}{d} \log\left(\frac{J}{J^1}\right).$$

Da bei den hier in Frage kommenden Untersuchungen $d = 1$ cm ist, so ergibt sich

$$\varepsilon = \log\left(\frac{J}{J^1}\right).$$

Nach dieser Formel ist es für die Feststellung des Extinktionskoeffizienten nur nötig, das Verhältnis der beiden Lichtintensitäten $\dfrac{J}{J^1}$ zu ermitteln. Die Bestimmung dieses Verhältnisses kann man auf verschiedenen Wegen vornehmen. In der Regel bedient man sich ein und derselben Lichtquelle, durch die mittels Prismen und Linsen zwei neben- oder übereinanderliegende Gesichtsfelder gleichmäßig beleuchtet werden. Der Gang der Strahlen wird dabei so angeordnet, daß man in den einen Strahlengang die absorbierende Lösung bringt, während in dem anderen eine Vorrichtung angebracht ist, die dazu dient, eine genau meßbare Abschwächung des Lichtes bis zur Helligkeitsgleichheit mit dem ersten Strahlengang zu bewirken. Da die Absorptionsgesetze nur für homogenes Licht gelten, wird die Extinktion bei bestimmten Wellenlängen gemessen. Es ist daher die Erzeugung eines Spektrums notwendig.

Spektrophotometer von Hüfner.

Der Apparat besteht (Abb. 18) aus einer optischen Bank B, auf der der Träger A das eigentliche Spektrophotometer trägt, ferner aus dem kleinen Stativ C,

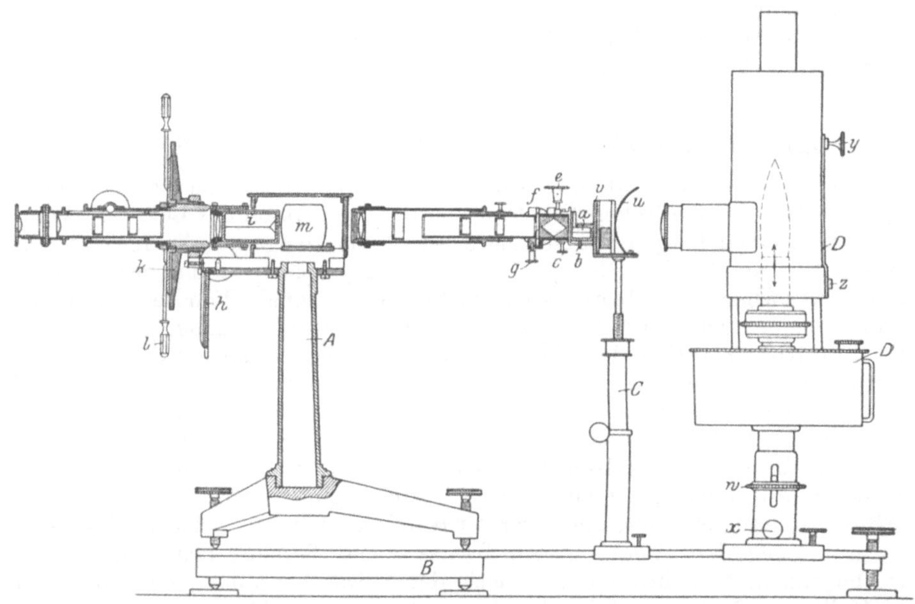

Abb. 18. Spektrophotometer von Hüfner.

das zur Anbringung des Absorptionsgefäßes dient und endlich eine zur Beleuchtung des Apparates dienende Lampe (Auerlicht).

Das Absorptionsgefäß (Abb. 19) ist ein kleines Glaskästchen c mit planparallelen Wänden, das sich zwecks Reinigung vollständig auseinandernehmen läßt. Seine Weite beträgt genau 11 mm. In seiner unteren Hälfte befindet sich der sog. Schulzsche Körper (b), ein Glaswürfel von genau 10 mm Dicke. Durch diese Anordnung ist erreicht, daß der Absorptionstrog in eine obere und untere Hälfte geteilt

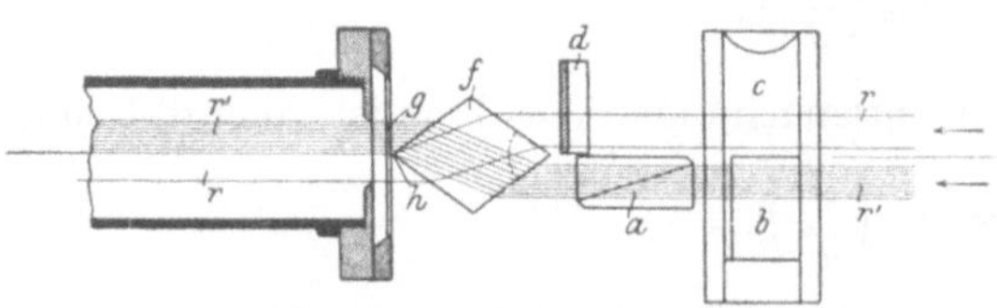

Abb. 19. Strahlengang im Spektrophotometer.

ist, von der die erstere eine Weite von 11, die andere eine solche von 1 mm besitzt. Die einzelnen Teile des Troges werden vermittels der Feder U fest gegen die vertikalen Leisten V und gegeneinander gepreßt. Das Stativ C läßt sich in der Höhe verstellen.

Das eigentliche Spektrophotometer ist nach Art der gewöhnlichen Spektralapparate gebaut und besteht aus folgenden Teilen. An dem Ende des Kollimatorrohres ist ein vorne offener kleiner Metallkasten angebracht, der den sog. Albrechtschen Körper f enthält. Dieser wirkt als brechendes Prisma und erzeugt die Vergleichsfeder. Er ist ein mit zwei planparallelen Flächenpaaren versehener rhombischer Flintglaskörper, der so angeordnet ist, daß (Abb. 19) die beiden Kanten, die den spitzen Winkeln des Rhombus anliegen, horizontal liegen. Die vordere Horizontalkante h ist so nahe an die Ebene g des Kollimatorspaltes gebracht, daß diese durch die Kante des Rhombus in eine obere und untere Hälfte geteilt wird und demnach durch sie genau halbiert wird. Weiter ist an der dem Kollimatorspalt entgegengesetzten Seite in einem kurzen Metallrohr ein Nikolsches Prisma a, das als Polarisator dient, in der Weise untergebracht, daß es nur die untere Hälfte des Rhombusbehälters verdeckt. Es läßt sich in seiner Hülse um einige Grade drehen. Über ihm entsprechend der oberen Hälfte befindet sich eine etwa 70 mm lange, 13—14 mm breite und 4 mm dicke planparallele Glasplatte d, die aus zwei keilförmigen, einem farblosen und einem aus schwachem Rauchglase gefertigten Teile besteht und vermittels einer Triebschraube mit Skala am Apparat von links nach rechts und umgekehrt verschoben werden kann, so daß sich verschieden dicke Teile des Rauchglaskeiles einstellen lassen.

Der Kollimatorspalt wird durch die Schneiden zweier durch Mikrometerschrauben beweglichen Schieber gebildet. Da jeder Schieber eine eigene Mikrometerschraube besitzt, kann der Spalt symmetrisch verbreitert und verengert werden. Ein Teilstrich, um den die Schraube gedreht wird, bedeutet eine Veränderung der Spaltbreite um $^1/_{400}$ mm.

Das Fernrohr des Apparates enthält zwischen Prisma und Okular den analysierenden Nikol i, der durch Handgriffe l gedreht werden kann. Die Stellung des Nikol läßt sich an einem Teilkreis, der 2 Nonien trägt, ablesen. Da die Bestimmungen nur an einem bestimmten Teil des Spektrums vorgenommen werden, so sind im Okular des Fernrohrs Schieber mit Mikrometerschrauben angebracht, die es erlauben, einzelne Regionen aus dem Spektrum auszuschneiden. Schließlich ist das Fernrohr selbst durch eine Schraube um eine vertikale Achse drehbar, so daß dasselbe auf bestimmte Teile des Spektrums eingestellt werden kann, wobei ein Teilkreis mit Nonius die Stellung des Fernrohrs zum Prisma abzulesen erlaubt.

Als Beleuchtungsquelle dient ein Auerbrenner, der von einem außen geschwärzten Tonmantel umgeben ist, welcher an der dem Apparat zugewendeten Seite ein metallenes Ansatzrohr mit einer Objektivlinse trägt.

Der Gang der Lichtstrahlen (Abb. 19) im Hüfnerschen Apparat gestaltet sich wie folgt: die aus der Lampe tretenden Strahlen treffen zunächst auf den Absorptionstrog der mit der zu untersuchenden Flüssigkeit gefüllt ist. Infolge der Anwesenheit des Schulzschen Glaswürfels in der unteren Hälfte des Troges, haben die Strahlen, die die obere Hälfte durchlaufen (r), eine zehnmal dickere Schicht zu passieren als in seiner unteren Hälfte (r'). Die Strahlen, die aus der oberen Hälfte kommen, treten nach Passieren des Rauchglaskeiles in den Albrechtschen Körper ein und werden durch diesen nach unten abgelenkt. Die aus dem unteren Teil des Absorptionstroges austretenden Strahlen r' passieren den Nikol a und treten polarisiert gleichfalls und zwar von unten her in den Albrechtschen Körper, wo sie im Gegensatz zu den Strahlen r nach oben abgelenkt werden. Beide Strahlengänge werden also in ihrer Lage vertauscht. Die aus dem Albrechtschen Körper austretenden Strahlen sind voneinander nur durch die feine horizontale Linie, die Vorderkante h des Glaskörpers, getrennt.

Im Kollimatorrohr werden sie parallel gemacht und auf das Dispersionsprisma des Apparates geworfen. Die aus diesem austretenden Lichtstrahlen, die polarisierten wie die nichtpolarisierten müssen beide den analysierenden Nikol im Fernrohr passieren, bevor sie ins Auge gelangen. Ist das Absorptionsgefäß leer, so werden bei Parallelstellung der Hauptschnitte beider Nikols beide Strahlenarten im Okular gleich hell erscheinen. Da Hüfner infolge der Einschaltung des Nikols a in den Weg der polarisierten Strahlen mit einer gewissen Schwächung der Lichtintensität rechnete, so wurde zur Kompensierung dieser Schwächung in den Gang der anderen nichtpolarisierten Strahlen das Rauchglas eingeschaltet.

Wird nun der Absorptionstrog z. B. mit einer Hämoglobinlösung gefüllt, so wird bei der sog. Nullstellung des Apparates (Parallelstellung der Nikols) ein Helligkeitsunterschied bestehen, in dem die polarisierten Strahlen r', da sie die dünnere Schicht passieren, eine stärkere Lichtintensität zeigen. Wird nun der Analysator gedreht, so wird die Helligkeit des polarisierten Lichtes abnehmen, bis bei einem gewissen Punkt beide Gesichtsfelder gleich hell erscheinen. Ist dies erreicht, so liest man an dem Teilkreis den Winkel ab, um den der Nikol gedreht wurde.

Berechnung des Extinktionskoeffizienten: Gehen die Lichtstrahlen durch 2 Nikols, deren Hauptschnitte einander parallel sind, so findet eine Abschwächung des Lichtes nicht statt. Bilden die Hauptschnitte dagegen einen Winkel miteinander, so ist die dadurch bewirkte Abnahme der Lichtintensität gleich dem $\cos^2$ des Winkels φ, um den die Hauptschnitte gegeneinander gedreht sind. Wie oben gezeigt wurde, ist der Extinktionskoeffizient

$$\varepsilon = \log\left(\frac{J}{J^1}\right).$$

Da nun $J = 1$ ist, so ist $\varepsilon = -\log J_1$.

Demnach nach Substitution von J_1 ist $\varepsilon = -\log\cos^2\varphi$
$$= -2\log\cos\varphi.$$

Das heißt, um ε zu bestimmen, stellt man den Winkel fest, bei dem nach Drehung des Nikols Helligkeitsgleichheit beider Gesichtsfelder erzielt wird. Da beim Spektrophotometer von Hüfner 1° nicht in 60, sondern in 100 Teile geteilt ist, so ist die Anwendung von logarithmisch-trigonometrischen Tafeln (Bremiker, Weidmannscher Verlag, Berlin 1899) zu empfehlen.

Die Bestimmung mit dem Spektrophotometer fällt bei derjenigen Konzentration der absorbierenden Lösung am exaktesten aus, bei der der Winkel, um den der analysierende Nikol zu drehen ist, zwischen 60 und 80° liegt.

Butterfield hat gezeigt, daß für die richtige Handhabung des Hüfnerschen Apparates im einzelnen noch folgende Punkte zu berücksichtigen sind. Einmal spielt die Breite des Okularspaltes und damit die Breite des ausgeschnittenen Spektralgebietes für die Größe von ε eine wichtige Rolle. Es ist nämlich der Wert des Extinktionskoeffizienten für verschiedene Wellenlängen verschieden. Daraus geht hervor, daß der Wert von ε, der sich aus den verschieden großen Extinktionen der einzelnen Wellenlängen zusammensetzt, sich mit der Breite des herausgeschnittenen Spektralgebietes ändern muß. Da nun bei Hämoglobinuntersuchungen die Messung bei einem Maximum und einem Minimum der Extinktion vorgenommen wird, so werden, je breiter der Spalt wird, einerseits die schwächeren Extinktionen mehr zur Geltung kommen und den Wert der maximalen Extinktion vermindern, während mit den stärkeren Extinktionen das Umgekehrte geschieht.

Auch die Größe des Kollimatorspaltes ist für das Resultat der Messung von Bedeutung. Bekanntlich wird durch ein Prisma weißes Licht in seine farbigen

Komponenten in der Weise zerlegt, daß die einzelnen Strahlengattungen je nach dem Grade ihrer Brechbarkeit eine verschieden starke Ablenkung erfahren. Von einem erleuchteten Spalt entsteht daher durch das Prisma eine Reihe nebeneinanderliegender verschiedenfarbiger Spaltbilder. An der Grenze zweier benachbarter Farben kommt es nun naturgemäß bis zu einem gewissen Grade zu einer Deckung der Farben, die um so ausgesprochener ist und damit das Spektrum um so unreiner macht, je breiter der Spalt ist. Genau so wie beim Okularspalt hat daher eine Veränderung der Breite des Kollimatorspaltes einen wesentlichen Einfluß auf die Größe des Extinktionskoeffizienten.

Bezüglich des Rauchglaskeils kommt Butterfield zum Ergebnis, daß seine Anwendung zur Kompensierung des Lichtverlustes durch den Polarisator nicht berechtigt ist, wenn man bedenkt, daß von einem Nikolschen Prisma stets die Hälfte des auffallenden natürlichen Lichtes durchgelassen wird und daß weiter das aus einem Nikol austretende linearpolarisierte Licht von einem zweiten Nikol ungeschwächt durchgelassen wird, wenn die Hauptschnitte der beiden Nikol einander parallel sind. Da ferner die auffallenden Lichtstrahlen als annähernd parallel anzusehen sind, so ist der durch Reflexion entstehende Lichtverlust sehr gering. Da nun aber die Kompensation dieser etwaigen Intensitätsunterschiede, die sich bei parallelen Nikols ergeben, nicht für diejenigen bei gedrehten Nikols gelten, so gibt er den Rat, auf die Anwendung des Rauchglases ganz zu verzichten, um so mehr als außerdem alle Rauchgläser bei verschiedenen Wellenlängen verschiedene Lichtmengen absorbieren und dadurch die Größe des Extinktionskoeffizienten verändern.

Was ferner die Beleuchtungsvorrichtung betrifft, so weist B. darauf hin, daß für alle genauen Messungen eine gleichmäßige Beleuchtung beider Spalthälften unbedingt notwendig ist. Da nun bei dem Hüfnerschen Apparat der Kollimatorspalt von dem umgekehrten Bild des Auerstrumpfes beleuchtet wird, so kann leicht in unkontrollierbarem Maß eine Ungleichheit in der Helligkeit entstehen, wenn der Strumpf z. B. nicht in allen Teilen gleichmäßig glüht, wenn die Lampe nicht zentriert ist, wenn die Gaszufuhr stark schwankt usw. Kleine Differenzen in der Helligkeit lassen sich nach B. durch eine zwischen Lampe und Apparat eingeschaltete Milchglasscheibe beseitigen.

Letsche sieht gewisse prinzipielle Bedenken in der Anwendung des Glasrhombus, da das Licht im untern Teil des Troges statt des Lösungsmittels eine dicke Glasschicht passieren muß und dabei evtl. auch einige Reflexionen mehr erleidet.

Aus den vorstehenden Ausführungen ist zu folgern, daß Mitteilungen über die mit dem Spektrophotometer gewonnenen Resultate ohne Angabe über die Konstruktion des Apparates, über die Eichung des Prismas in Wellenlängen, über etwaige Kompensationsvorrichtungen und über die Breite des Kollimator- und Okularspaltes, wofern sie mit anderen Spektrophotometern verglichen werden sollen, vollständig wertlos sind.

Bürker (Archiv f. d. ges. Physiol. 142) hat jüngst einige Verbesserungen an dem Hüfnerschen Apparat angebracht. Dieselben beziehen sich zunächst auf den Absorptionstrog. Er macht darauf aufmerksam, daß es wünschenswert ist, bei verschiedener bzw. größerer Schichtdicke die Lösung untersuchen zu können. Man müßte in diesem Fall einen weiteren Trog und einen dickeren Schulzschen Glaskörper anwenden. Hierbei entsteht aber die Schwierigkeit, daß bei dieser Änderung der Extinktionskoeffizient nicht derselbe bleibt, weil bei dickerer Schicht und dickerem Würfel das Glas mehr Licht absorbiert als das Lösungsmittel. B. hat daher das bisherige Absorptionsgefäß durch einen in zwei Abteilungen getrennten Trog (vgl. auch den Bürkerschen Universal-

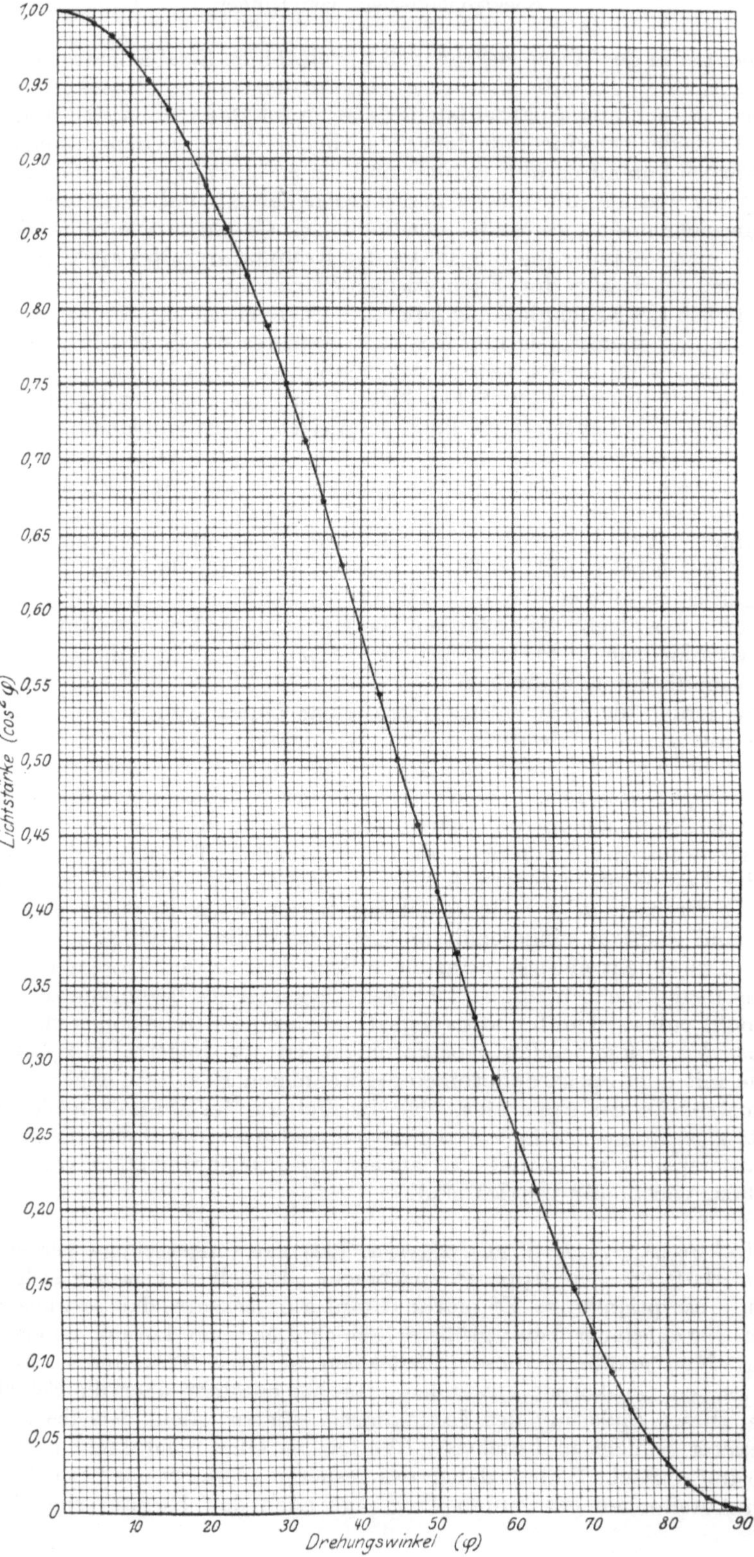

Abb. 20.

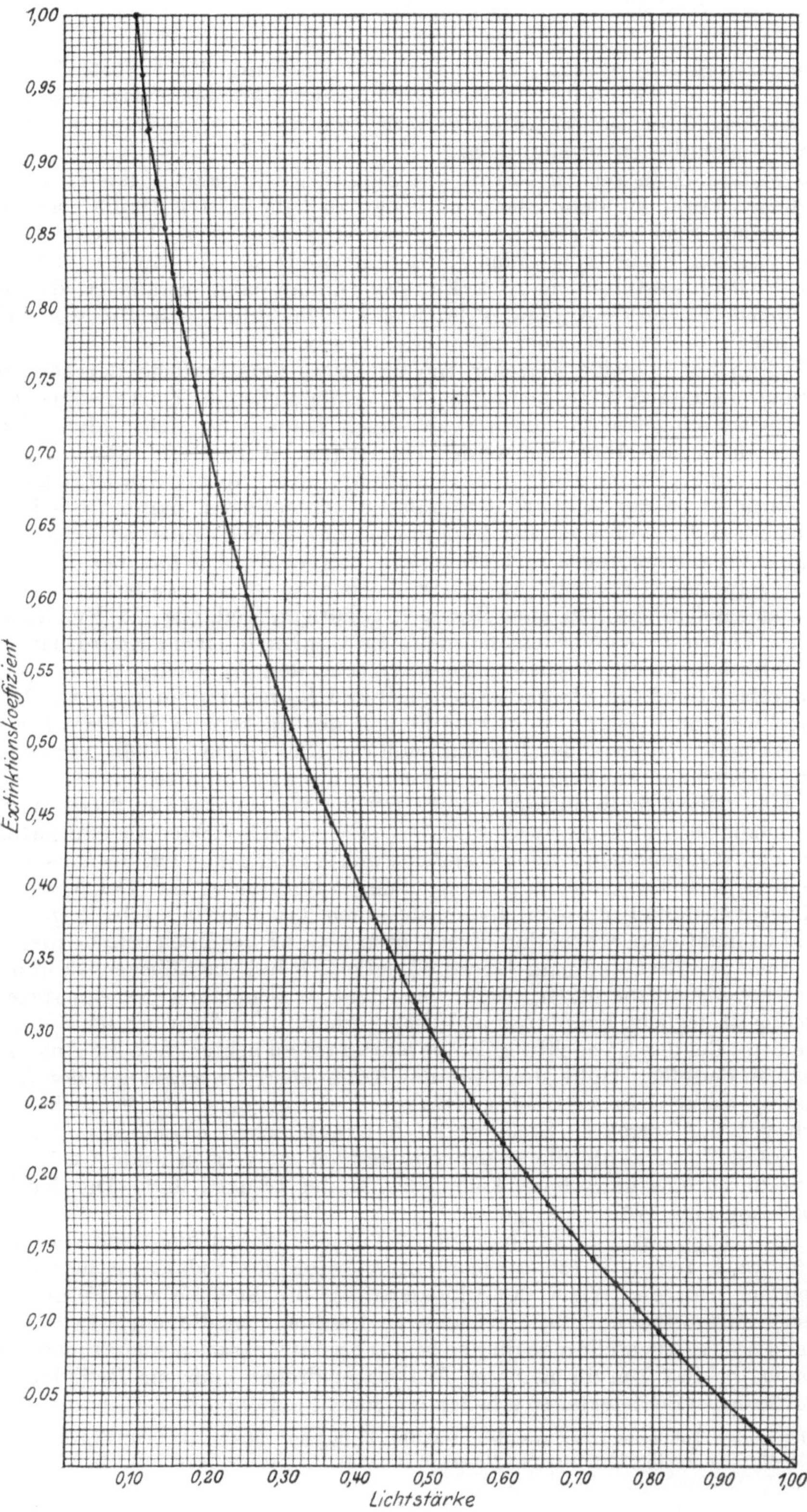

Abb. 21.

spektralapparat S. 215) ersetzt, in dessen eine Abteilung die Farbstofflösung und in die andere gleichweite nur das Lösungsmittel kommt. Man hält sich mehrere solcher Absorptionströgchen vorrätig, die die Untersuchung bei verschiedenen Schichtdicken ermöglichen.

Eine weitere Verbesserung betrifft das Okular des Apparates, das in seiner ursprünglichen Form an dem Übelstand leidet, daß die mittels Okularschieber ausgeschnittenen Spektralregionen sehr schmal sind. Da es im Interesse einer möglichst exakten Farbenvergleichung wünschenswert ist, die Spektralbezirke möglichst breit zu gestalten, hat Bürker das Okular dahin verändert, daß er die gewöhnliche Linse des Apparates durch eine Zylinderlinse ersetzte, wodurch der Okularspalt verbreitert, aber nicht erhöht wird.

Schließlich hat derselbe Forscher, um die etwas umständliche Berechnung des Extinktionskoeffizienten zu vermeiden, entsprechende Kurvenzüge auf Millimeterpapier eingetragen und vervielfältigen lassen, aus denen der Wert auf 2 Dezimalen genau abgelesen werden kann[1]) (vgl. Abb. 20 und 21).

Gang einer Hämoglobinbestimmung mit dem Spektrophometer: Zunächst ist der Apparat daraufhin zu kontrollieren, daß er in seinen durchsichtigen Teilen, vor allem der Absorptionstrog peinlich sauber ist, da schon geringfügige Verunreinigungen und Trübungen beträchtliche Fehler bei der Ablesung zur Folge haben können. Als weitere Vorbereitung hat man festzustellen, welchen Skalenteilen an dem zum Fernrohr gehörigen Teilkreis die Frauenhoferschen Linien D, E, b, F entsprechen. Es werden in einem Koordinatensystem die Skalenteile als Abszissen, die entsprechenden Wellenlängen als Ordinaten eingetragen und die Strecke zwischen D und E gradlinig interpoliert. Die Absorption wird nach Hüfner an zwei Stellen des Spektrums des Oxyhämoglobins bestimmt, und zwar bei dem Minimum der Absorption im Gelb mit einer mittleren Wellenlänge von 560 und in der Mitte des zweiten Streifens im Grün bei 538. Man teilt deshalb auf der Strecke DE die Wellenlängen in 2 Gruppen, die eine umfaßt 565—554, die zweite 542,5—531,5. Durch Ziehen der Ordinaten durch die den Wellenlängen entsprechenden Punkte erhält man auf der Abszisse die Skalenteile, zwischen denen die Untersuchung stattzufinden hat. Der Apparat ist in einem vollständig dunklen Raum auf einen Tisch mittels Libelle genau horizontal zu montieren, wobei darauf zu achten ist, daß der Tisch eine bequeme Untersuchung gestattet und man dabei die Möglichkeit hat, die Ellbogen während der Untersuchung aufzustützen, da für eine richtige Benutzung des Apparates es notwendig ist, jegliche Ermüdung und Unsicherheit in der Führung der Nonien zu vermeiden. Bei der Beleuchtungslampe ist darauf zu achten, daß ihr Ansatzrohr in genau derselben Höhe steht wie das Kollimatorrohr, sowie daß der Absorptionstrog exakt dem vertikalen Metallrahmen angepaßt ist. Endlich hat man sich von der korrekten Stellung des Albrechtschen Rhombus zu überzeugen, dessen Vorderkante die beiden miteinander zu vergleichende Gesichtsfelder nur durch eine ganz feine Linie voneinander trennen darf. Der Kollimatorspalt soll eine Weite von genau $^1/_{40}$ mm haben.

Als Blutlösung, mit der das Absorptionsgefäß gefüllt wird, dient eine Verdünnung von etwa 1 : 100 bis 1 : 150, die man mit einer 0,1 proz. Sodalösung herstellt.

Nachdem man die Weite des Okularspaltes, die Stellung des Fernrohrs zum Dispersionsprisma am Teilkreis und die Stellung des Rauchglaskeils bestimmt und notiert hat, stellt man die den beiden Spektralregionen entsprechenden Winkel φ und φ' fest, um die man den Analysator drehen muß, um Helligkeitsgleichheit beider Gesichtsfelder zu erhalten und macht jedesmal 10 Bestimmungen,

---

[1]) Die beiden Tafeln wurden aus dem Handb. d. physiol. Methodik von Tigerstedt Bd. II, Abschnitt über Bestimmung des Hämoglobins von Bürker entnommen.

aus denen man das Mittel zieht. Der entsprechende Wert von ε resp. ε' ergibt sich aus der oben entwickelten Formel.

Es hat sich nun gezeigt, daß der Quotient zweier an verschiedenen Stellen des Spektrums gemessenen Extinktionskoeffizienten eine Konstante ist, die von der Konzentration unabhängig und für den betreffenden Farbstoff charakteristisch ist. Hieraus ergibt sich die Möglichkeit, verschiedene Blutfarbstoffe aus dem Zahlenwert dieses Quotienten zu identifizieren. Unter den von Hüfner angegebenen Versuchsbedingungen (vgl. oben) beträgt dieser Quotient für Oxyhämoglobin 1,58, für Methämoglobin 1,19, für Kohlenoxydhämoglobin 1,1, für reduziertes Hämoglobin 0,76 (Butterfield), für salzsaures Hämatin 1,11 (Bürker).

Um endlich aus dem Extinktionskoeffizienten die Konzentration der Lösung des betreffenden Farbstoffes abzuleiten, muß man zunächst das sog. Absorptionsverhältnis der Lösung des zu untersuchenden Körpers festgestellt haben.

Diese Größe A wird nach Vierordt dargestellt durch den Quotienten $\dfrac{c}{\varepsilon}$, wo c die Konzentration der Lösung, ε ihren Extinktionskoeffizienten bedeutet. Dieser Quotient ist für ein und denselben Farbstoff eine Konstante, wenn der Extinktionskoeffizient stets in derselben Spektralregion gemessen wird. Es wird daher von einer Lösung von bekanntem Gehalt an mehrmals umkristallisiertem Hämoglobin das Absorptionsverhältnis für den betreffenden Apparat zunächst ein für allemal bestimmt. Da nun aus der Formel $A = \dfrac{c}{\varepsilon}$ folgt, daß $c = A \cdot \varepsilon$, so ist damit die Berechnung des Hämoglobingehaltes einer untersuchten Blutprobe unter Berücksichtigung ihrer Verdünnung gegeben[1]).

Die Bestimmung des Extinktionskoeffizienten kann mit einem guten Spektrophotometer mit einer Genauigkeit bis auf 1%, eine Hämoglobinbestimmung mit einer solchen bis auf 2,5% vorgenommen werden.

Es ist bereits oben bei der Beschreibung des Hüfnerschen Apparates auf verschiedene Mängel desselben hingewiesen worden. Hierzu gehören die mangelhafte Beschaffenheit der Beleuchtungseinrichtung, die komplizierte Handhabung bei der Einstellung, das geringe Ausmaß der zu vergleichenden Gesichtsfelder infolge der geringen Dispersion des Prismas u. a. m. Auch der hohe Preis des Apparates fällt dabei ins Gewicht. In neuerer Zeit sind daher anders konstruierte Spektrophotometer angegeben worden, die vor dem Hüfnerschen Instrument gewisse Vorzüge besitzen.

Spektralphotometer nach König-Martens.

Die Konstruktion des Königschen Spektralphotometers in der neuen Form nach Martens besteht im wesentlichen aus einem Spektroskop, bei dem die brechende Kante des Dispersionsprismas horizontal liegt.

Zur Orientierung über den Gang der Lichtstrahlen in dem Instrument diene die schematische Abb. 22 (entnommen aus Martens-Grünbaum, Annalen der Physik 12. 1903, S. 984).

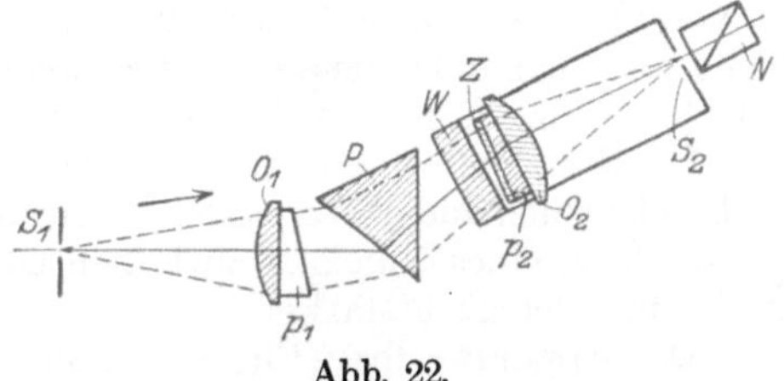

Abb. 22.

---

[1]) Butterfield fand für Oxyhämoglobin aus Menschenblut als Mittelwert des Absorptionsverhältnisses $1,89 \cdot 10^{-3}$ (Extinktionskoeffizient bei $564,6\,\mu\mu - 556,1\,\mu\mu$) bezw. $1,18 \cdot 10^{-3}$ bei $542\,\mu\mu - 533,5\,\mu\mu$). Vgl. auch die Arbeit von Letsche.

Die Skizze läßt erkennen, wie die aus dem Spalte S_1 tretenden Lichtstrahlen von der Objektivlinse O_1 parallel gemacht auf das Flintglasprisma P fallen, von diesem abgelenkt werden und vermöge der Objektivlinse O_2 am Okularspalt S_2 zu einem Spaltbilde vereinigt werden. Eine Neuerung besteht in der Anbringung der beiden Crownglasprismen P_1 und P_2, die bezwecken, daß die bei der alten Konstruktion störende zweimalige Reflexion an den optischen Flächen beseitigt wird. Neuerdings wird statt des Flintglasprismas ein Rutherfordprisma zur Erreichung einer größeren Reinheit der Farben als Dispersionsprisma angewendet.

Abb. 23 stellt einen horizontalen Schnitt durch den Apparat dar, wobei der Gang der Strahlen in ein und derselben Zeichenebene projiziert gedacht ist, während in Wirklichkeit die Strahlen um das Dispersionsprisma P umgebogen sind. An Stelle eines Eintrittsspaltes sind mittels Blenden zwei Spalte a und b angebracht, durch die die miteinander zu vergleichenden Strahlenbündel I und II treten. Betrachtet man den Gang dieser Strahlen durch die brechenden Medien O_1, P_1, P, P_2 und O_2, dann werden von den beiden Spalten a und b bei C 2 Spaltbilder b und A entstehen. Nun sind in dem Apparat in den Gang der Strahlen außerdem noch eingeschaltet ein Wollastonprisma W aus 2 Kalkspatprismen bestehend und ferner ein Zwillingsprisma Z. Durch Doppelbrechung im Prisma W

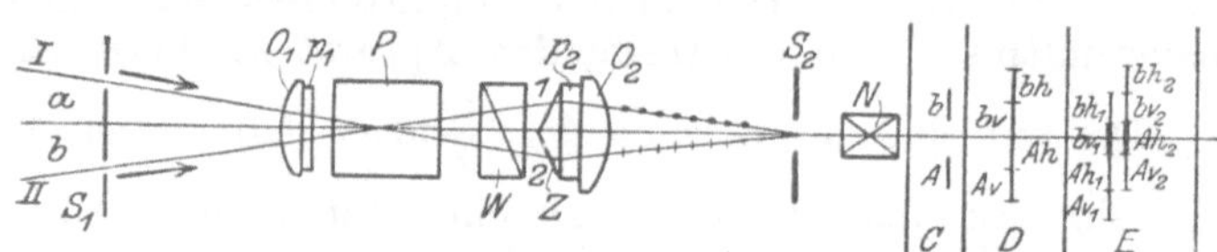

Abb. 23. Strahlengang im Spektralphotometer.

entstehen 2 Bilder b_h und A_h mit horizontaler Schwingungsrichtung und ferner zwei andere Bilder b_v und A_v mit vertikaler Schwingungsrichtung des Lichtes (Teil D in der Abb. 23). Durch die Wirkung des Zwillingsprismas findet endlich eine Ablenkung der verschiedenen Spaltbilder in der Weise statt (Teil E), daß die aus der rechten Hälfte (obere Hälfte in der Abbildung) stammenden Strahlen eine nach links (in der Abbildung unten) abgelenkte Spaltbilderreihe b_{h_1}, b_{v_1}, A_{h_1}, A_{v_1} und umgekehrt die der linken Hälfte entsprechenden Strahlen eine nach rechts abgelenkte Spaltbilderreihe b_{h_2}, b_{v_2}, A_{h_2}, A_{v_2} bilden. Da nun die seitlich liegenden Spaltbilder b_{h_2} und A_{v_2} abgeblendet werden und nur die zentralen Spaltbilder b_{v_2} und A_{h_2} vom Okularspalt durchgelassen werden, so sieht der sich an dem Okular befindende Beobachter zwei beleuchtete Gesichtsfelder, eins vom Spalte a mit horizontalschwingendem, ein zweites vom Spalte b mit vertikalschwingendem Licht.

Die Anwendung des Zwillingsprismas Z dient, wie aus der Beschreibung hervorgeht, zur Darstellung der beiden Vergleichsfelder, die auf diese Weise dicht nebeneinander liegen, wobei wenn beide Felder gleiche Helligkeit zeigen, eine Trennungslinie nicht sichtbar ist.

Da die den beiden Gesichtsfeldern entsprechenden Lichtstrahlen in zwei senkrecht zueinander stehenden Richtungen polarisiert sind, so ermöglicht die Anwendung eines Nikols N zwischen Okular und Auge eine genau bestimmbare Änderung der Lichtstärke.

Der Apparat selbst (Firma Schmidt & Haensch, Berlin S.) ist in der Abb. 24 abgebildet. Bei S befindet sich der Bilateralspalt mit Mikrometerschraube, durch welche das Licht in das Kollimatorrohr K eintritt. Die an letztere sich anschließende Trommel enthält das Dispersionsprisma, auf das das Beobachtungsrohr R in der Weise eingestellt ist, daß es sich um die Achse d vermittels der Mikrometerschraube M drehen läßt. Auf diese Weise kann der Apparat auf

verschiedene Wellenlänge eingestellt werden. Der Okularspalt schneidet aus dem
Bild des Spektrums einen Streifen aus, so daß nur Licht von bestimmter Wellenlänge sichtbar wird. Um auf gleiche Helligkeit einzustellen, ist es erforderlich,
den Okularnikol mit Hilfe des drehbaren Teilkreises G zu drehen und die Stellung
des Nikols mit der Lupe L abzulesen. Der Beobachter kann dabei die Ablesung
der Mikrometerschraube und des Teilkreises sowohl wie die Einstellung auf
Helligkeitsgleichheit vornehmen, ohne den Kopf verstellen zu müssen. Gegen
die Lichtquelle ist das Auge des Beobachters durch einen schwarzen Schirm am
oberen Ende des Beobachtungsrohres geschützt. An der Unterseite des Schirms
befindet sich zweckmäßig eine kleine 4-Voltlampe zur Beleuchtung des Teilkreises.

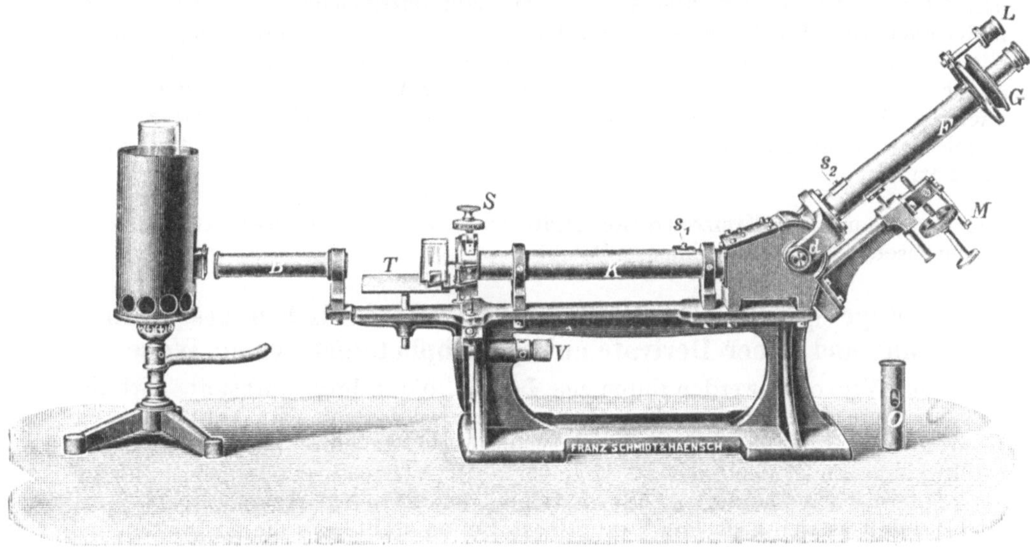
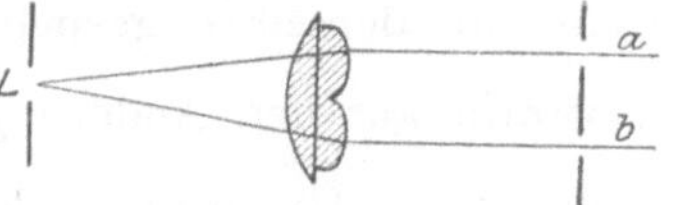

Abb. 24.　Spektralphotometer von König-Martens.

Als Lichtquelle zur Beleuchtung des Apparates dient eine Glühlampe, deren
Strahlen auf die beiden Spalte des Kollimatorrohres fallen. Um eine absolut
gleichmäßige Beleuchtung beider Vergleichsfelder zu erzielen, hat Martens (l. c.)
eine besondere Vorrichtung angegeben, deren Prinzip aus der Abb. 25 hervorgeht. Die Lichtquelle L befindet sich in der Nähe eines Beleuchtungsspaltes.
Ein System von 3 Linsen entwirft von dem Spalte zwei reelle Bilder auf die Ein-
trittsspalte a und b des Photometers. Der Beleuch-
tungsspalt ist mit einer Mattglasplatte bedeckt.

Als Absorptionsgefäß dient ein U-förmiger
Trog von 11 mm lichter Weite mit angekitteten
Glasplatten und dem bei dem Hüfnerschen
Apparat bereits erwähnten Schulzschen Glas-
klotz von 10 mm Dicke; es ist also auch hier wieder

Abb. 25. Beleuchtungsvorrichtung
nach Martens.

das Verhältnis der Schichtdicken 1:10 angewendet. Im Gegensatz zu dem
Instrument von Hüfner stehen hier die beiden Vergleichsfelder nebeneinander
und nicht übereinander, was die Genauigkeit der Bestimmung erhöht.

Bevor man eine Bestimmung mit dem Apparate macht, hat man auch hier
zunächst das Instrument, das heißt die Stellung des Beobachtungsrohres nach
Wellenlängen zu eichen. Man verfährt dabei so, daß man zunächst den Okularnikol
des Apparates durch ein demselben beigegebenes Okular ersetzt und als Be-

leuchtungsquelle monochromatisches Licht von verschiedener Wellenlänge (Natrium, Lithium usw.) anwendet. Man stellt dann durch Drehen der Mikrometerschraube M das Fernrohr so ein, daß die einzelnen Spektrallinien genau in die Mitte des Okularspaltes fallen und notiert den jeweilig abgelesenen Stand der Mikrometerschraube. Nun werden auf Millimeterpapier die Grade der Mikrometerschraube und die entsprechenden Wellenlängen als Abszissen und Ordinaten aufgetragen, wodurch man eine Kurve erhält, die einem ermöglicht, direkt abzulesen, welche Stellung man der Mikrometerschraube geben muß, um das Fernrohr auf eine bestimmte Wellenlänge einzustellen. Mit dieser Einstellung auf eine gewünschte Wellenlänge beginnt die Bestimmung. Alsdann bestimmt man den Drehungswinkel des Nikols, bei dem Helligkeitsgleichheit beider Gesichtsfelder resultiert. Die Justierung des Teilkreises ist so gewählt, daß bei ungefähr $0°$ das eine Vergleichsfeld vollständig ausgelöscht ist. Man nimmt nun hintereinander eine Reihe von Ablesungen vor, bei freiem Kollimatorspalt und ebenso, nachdem das Absorptionsgefäß vor denselben gestellt ist. Wenn α und α' zwei abgelesene Drehungswinkel sind, so ergibt sich für den Extinktionskoeffizienten die Formel

$$\varepsilon = 2 \, (\log \operatorname{tg} \alpha' - \log \operatorname{tg} \alpha) \, .$$

Die Berechnung der Konzentration ergibt sich aus dem im Abschnitt über das Hüfnersche Spektrophotometer Gesagten.

Gleichzeitige quantitative Bestimmung von Gemischen des Hämoglobins und seiner Derivate auf spektrophotometrischem Wege.

Nach Vierordt werden durch eine Lösung, die mehrere Farbstoffe enthält, die chemisch nicht miteinander reagieren, die Lichtstrahlen im Verhältnis der Konzentration und des Absorptionsverhältnisses der einzelnen Komponenten geschwächt. Es ist demnach die Extinktion der Mischung der Farbstoffe gleich der algebraischen Summe der Extinktionen der einzelnen Komponenten.

Handelt es sich z. B. um zwei Farbstoffe, so stellt man die Extinktion bei zwei verschiedenen Wellenlängen in den Spektralregionen fest, wo die Extinktionen der beiden Farbstoffe möglichst voneinander verschieden sind; dann stellt man aus den Extinktionskoeffizienten des Gemisches und den Absorptionsverhältnissen beider Farbstoffe zwei Gleichungen mit zwei Unbekannten auf, die man dann nach der einen oder anderen Unbekannten auflöst. Auf diese Weise läßt sich aus einer Extinktionsmessung in zwei Spektralregionen der absolute Gehalt einer Lösung an zwei Farbstoffen berechnen, wobei die Kenntnis von den vier Absorptionsverhältnissen vorauszusetzen ist. Häufig wird nicht die absolute Menge der beiden Farbstoffe, sondern der prozentuale Gehalt der Lösung an denselben gesucht. Hüfner hat das Mischungsverhältnis zweier Farbstoffe aus der Änderung des Quotienten $\dfrac{\varepsilon'}{\varepsilon}$ gefolgert. Liegt z. B. eine Mischung von Oxyhämoglobin $\left(\dfrac{\varepsilon'}{\varepsilon} = 1{,}58\right)$ und reduziertem Hb $\left(\dfrac{\varepsilon'}{\varepsilon} = 0{,}76\right)$ vor, dann muß der Quotient des Gemisches einen Wert haben, der zwischen 1,58 und 0,76 liegt. Näheres hierüber siehe in der Arbeit von Hüfner (Engelm. Arch. f. Physiol. 1900) sowie bei Bürker (Tigerstedts Handb. d. physiol. Method. 2).

Der Hämophotograph von Gärtner.

Dieser Apparat basiert auf der Tatsache, daß Hb-Lösungen in besonders hohem Maße diejenigen Strahlen des Sonnenlichts absorbieren, die photographisch

stark wirksam sind. Die Hb-Bestimmung wird bei dieser Methode in der Weise
ausgeführt, daß unter eine in einem gläsernen Behälter befindliche Blutlösung
von einer bestimmten Schichtdicke ein Streifen photographischen Papiers gebracht wird und der Apparat für eine bestimmte Zeit dem Tageslicht ausgesetzt
wird. Die Intensität der erfolgenden Schwärzung, die das Papier unter der Blutschicht zeigt, wird bestimmt durch Vergleich mit einem sog. photographischen
Keil; derselbe wird von einem Glasdiapositiv einer photographischen Platte gebildet, die in einer von dem einen zum anderen Ende sukzessive abnehmenden
Intensität geschwärzt ist. Da sich bei der Belichtung auch unter dem Keil
photographisches Papier befindet, so hat man nach beendigter Exposition
die Möglichkeit, durch Vergleich der Farbennuance des unter der Blutprobe
befindlichen Papiers mit den verschiedenen Farbenabstufungen des unter
dem Keil belichteten Papiers an der Hand einer empirisch geeichten Skala
festzustellen, welchem Hb-Gehalt die beobachtete Farbe des Papiers entspricht.

Das Gärtnersche Verfahren hat zweifellos theoretisches Interesse. Praktisch
leidet es an einer gewissen Umständlichkeit in der Handhabung, auch ist stets
Tageslicht erforderlich. In seiner Genauigkeit kommt es nach denUntersuchungen
von Tollens ungefähr den Leistungen des Miescherschen Hämometers gleich.
Von Vorteil dürfte die Anwendung der Methode gegenüber den kolorimetrischen
Verfahren in dem besonderen Fall sein, wo der Untersucher ein farbenunempfind-
liches Auge (Rotblindheit) besitzt[1]).

Bestimmung des Eisens im Blut.

Da das Hämoglobin Eisen enthält (auf 1 Molekül Hb 1 Atom Fe), so hat
man auch die quantitative Eisenbestimmung dazu benutzt, den Hämoglobingehalt einer Blutprobe zu bestimmen. Voraussetzung ist dabei, daß das Serum
hämoglobinfrei ist (vgl. Socin, Zeitschr. f. physiol. Chemie 15, 136. 1891) und
auch sonst kein Eisen enthält. Unter pathologischen Verhältnissen, wo diese
Bedingung nicht erfüllt ist, würde die Hämometrie auf dem Wege der Eisenbestimmung zu fehlerhaften Resultaten führen[2]). Im übrigen aber zeichnet
sich der Eisengehalt des Hämoglobins, wie speziell Butterfield gezeigt
hat, durch seine große Konstanz aus: dies gilt auch insbesondere unter pathologischen Bedingungen, speziell bei Blutkrankheiten des Menschen und auch
hinsichtlich der verschiedenen Tierarten. Das Eisen des Hämoglobins stellt
daher nicht, wie Bohr (Skand. Arch. f. Physiol. 3. 1892) seinerzeit angab,
eine veränderliche Größe dar.

Die Technik der Eisenbestimmung im Blute ist recht kompliziert und setzt
ausreichende Kenntnis in der Ausführung chemischer Analysen voraus.

Da das Eisen im Hämoglobin nicht mittels der gewöhnlichen Eisenreaktion
nachweisbar ist, sondern sich in komplizierter Bindung findet, so muß zunächst
der quantitativen Analyse eine Veraschung des Blutes bzw. des rein dargestellten
Hämoglobins vorausgehen.

Die Eigenschaft der Eisensalze mit Rhodankalium eine intensiv rote Färbung
zu bilden, wurde wiederholt zum quantitativen Nachweis von Eisen benutzt.

---

[1]) Im Zusammenhang hiermit ist zu erwähnen, daß Plesch den Vorschlag machte,
die Lichtempfindlichkeit des Selens zur Hb-Bestimmung zu verwerten. Bisher hat
die Anregung eine praktische Verwertung nicht gefunden.

[2]) Es sei hier insbesondere auf die Arbeit von Fowell hingewiesen, der nachwies,
daß der gesamte Fe-Gehalt des Blutes stets größer ist als es dem Hämoglobingehalt
entspricht.

Verfahren von Jolles.

Für klinische Zwecke hatte Jolles eine derartige Methode beschrieben, bei der man mit Hilfe eines „Ferrometer" genannten Apparates angeblich hinreichend genaue Werte erhalten sollte.

Bei diesem Verfahren werden 0,05 ccm Blut mittels Pipette abgemessen, in einen Platintiegel geblasen und die Pipette mit Wasser ausgespült, das ebenfalls in den Tiegel kommt. Hierauf wird das Blut eingedampft und verascht. Zu der Asche setzt man 0,1 gepulvertes wasserfreies saures schwefelsaures Kalium, schmilzt die Masse und erhitzt etwa 1—2 Minuten bis zur Erstarrung derselben. Man löst hierauf die Schmelze in 10 ccm heißem destillierten Wasser, setzt zu der Lösung 1 ccm verdünnte Salzsäure (1 : 3) und 4 ccm einer 7,5 proz. Rhodanammoniumlösung, so daß das Volumen der ganzen Lösung 15 ccm beträgt. Das bei der Veraschung entstandene Eisenoxyd wird dabei in rotes Rhodaneisen übergeführt. Die kolorimetrische Vergleichung geschieht mit einer Eisenlösung von bekanntem Gehalt (0,0005 Fe auf 1 ccm Lösung) in einem besonderen hierfür angegebenen Kolorimeter.

Der Apparat (Firma C. Reichert, Wien) besteht aus zwei genau gleichkalibrierten Glaszylindern, die an ihrem unteren Ende mit plangeschliffenen Glasplatten verschlossen sind. Beide Zylinder sind von einem Blechmantel umgeben, der das Licht von der Seite fernhält. Im unteren Teile des Instruments befindet sich nach Art eines Mikroskopspiegels eine Gipsplatte, die das Licht so reflektiert, daß es die beiden Zylinder in ihrer Längsachse von unten nach oben passiert. Bei der Bestimmung sieht der Untersucher von oben durch die Zylinder und stellt fest, ob die beiden rotgefärbten Flüssigkeitssäulen die gleiche Farbnuance zeigen. Sind die beiden Farben ungleich, so läßt man aus einem an dem Vergleichsrohr seitlich angebrachten Hahn von der Vergleichslösung so viel Flüssigkeit abfließen, daß Farbengleichheit eintritt. Hierauf liest man an der Skala des Vergleichszylinders den Stand der Flüssigkeit ab und berechnet auf einer dem Apparate beigegebenen Tabelle den Eisengehalt des untersuchten Blutes.

Später hat Jolles eine Modifikation seines Apparates angegeben, die eine Kombination des Ferrometers mit dem Fleischl - Miescherschen Hämometer (s. oben) darstellt, wobei die Farbnuancen der Rhodaneisenlösung mit denen des Rubinglaskeiles verglichen werden.

Die von Jolles angegebene Rhodanmethode leidet an einem schweren prinzipiellen Fehler, der darin besteht, daß bei der Rhodaneisenreaktion, wie Krüß gezeigt hat, ein leicht zersetzliches Doppelsalz entsteht, dessen Farbe von dem Dissoziationsgrad abhängig ist. Auch Schwenkenbecher kommt mittels spektrophotometrischer Untersuchungen zu dem Ergebnis, daß die Intensität der Farbe der Eisenrhodanverbindung nicht proportional dem Eisengehalt der Lösung ist. Die Zersetzung des Rhodaneisens geht so schnell vor sich, daß man sie mit dem Spektrophotometer schon während der schnell ausgeführten Untersuchung verfolgen kann. Damit wird der Wert der mit dieser Methode vorgenommenen Bestimmungen hinfällig.

Bestimmung des Eisens nach Autenrieth-Funk.

Es handelt sich, wie bei dem Verfahren von Jolles um eine kolorimetrische Methode unter Anwendung der Rhodanreaktion. Als Kolorimeter dient das im Kapitel Hämometrie beschriebene Keilkolorimeter von Autenrieth - Königsberger.

Um die Empfindlichkeit der Eisenrhodanprobe zu steigern, bedienen sich die Verfasser eines Ätherextraktes der mit Salzsäure und Rhodankalium versetzten Eisenoxydsalzlösung. Das in den Äther übergehende Eisenrhodanid färbt diese je nach der Eisenmenge verschieden stark rot.

Für die Bestimmung erforderlich sind eine kleine Platinschale, eisenfreies Kaliumbisulfat, eisenfreie $\frac{N}{2}$-Salzsäure (0,91 proz. HCl), 10 proz. Rhodankaliumlösung, reiner Äther, ein 25—30 ccm fassender enger Meßzylinder mit gut eingeriebenem Glasstöpsel von etwa 18 cm Höhe und 1,5 bis 1,6 cm Lumen, das Autenriethsche Kolorimeter mit Glasstöpselküvette und schließlich, wenn man den Kolorimeterkeil selbst eichen will, reiner Eisenammoniakalaun.

Man beginnt mit der Eichung des Keils und der Anlegung einer „Eisenkurve". Man stellt sich zu diesem Zweck zunächst eine konzentrierte Eisenalaunlösung her und verdünnt dieselbe für die Eichung auf das 10fache. Es werden 0,4306 g Eisenammoniakalaun sehr genau abgewogen und unter Zusatz von etwas verdünnter Salzsäure in 1 l Wasser gelöst, sodann werden 10 ccm dieser Lösung in einem Meßkolben von 100 ccm mit $\frac{N}{2}$-HCl bis zur Marke aufgefüllt. 1 ccm dieser letzteren Lösung enthält 0,005 mg Eisen. Es werden nun wechselnde Mengen dieser Lösung (1, 2, 3 ccm usw.) mit einer Bürette genau abgemessen, jedesmal in den oben erwähnten Meßzylinder gebracht, mit $\frac{N}{2}$-HCl auf 6 ccm verdünnt, hierauf 6 ccm Rhodankaliumlösung sowie 10 ccm Äther hinzugefügt und kurze Zeit geschüttelt. Einen Teil der völlig klaren Ätherlösung gießt man in die Glasstöpselküvette und verschiebt nun den Glaskeil, der die Standardlösung enthält, solange, bis Farbengleichheit besteht. Alsdann trägt man auf Koordinatenpapier den abgelesenen Skalenteil auf die Ordinatenachse, die Eisenmenge, die dem Skalenteil entspricht, auf die Abszissenachse auf und wiederholt dies unter Variierung der Konzentration des Eisenalauns. Die gefundenen Punkte werden zu der Eisenkurve vereinigt.

Um die Eisenbestimmung im Blut nach dieser Methode vorzunehmen, bringt man 25 cmm Blut (bzw. 50 cmm bei eisenarmem Blut), die mit einer Kapillarpipette abgemessen werden, in eine reine Platinschale, spült die Pipette mehrmals mit Wasser aus, bringt auch das Spülwasser in die Schale und verdampft zur Trockene. Alsdann glüht man den Inhalt der Platinschale bei kleiner Flamme (wobei Verluste durch Aufblähung des Trockenrückstandes zu verhüten sind), bis alle Kohleteilchen verschwunden sind, setzt 0,5 Kaliumbisulfat hinzu, erhitzt anfangs gelinde, später stärker und zwar solange, bis alles überschüssige Bisulfat zersetzt ist und keine weißen Dämpfe von SO_3 mehr entweichen. Man läßt nun erkalten und löst unter leichtem Erwärmen den Rückstand in etwas $\frac{N}{2}$-HCl, bringt die Lösung quantitativ in den Meßzylinder, spült mehrmals mit HCl nach, führt auch dieses in den Meßzylinder über und füllt schließlich das Volumen mit HCl bis auf 6 ccm auf; hierauf werden, wie oben beschrieben, 6 ccm Rhodanlösung und 10 ccm Äther hinzugefügt, kräftig geschüttelt und der klare Ätherauszug in den Glasstöpseltrog gegossen. Nachdem durch Verschieben des Keils Übereinstimmung der Farben erreicht ist, liest man aus der Eichungskurve ab, welcher Eisengehalt in 10 ccm Äther (d. h. 25 cmm Blut) dem abgelesenen Skalenteil entspricht.

Die Verfasser loben die große Einfachheit der Methode, die, wenn der Eisenkeil einmal geeicht und die Eichungskurve angelegt ist, nur wenige Minuten erfordert. Über Kontrollbestimmungen mit anderen Methoden, z. B. dem Neumannschen Verfahren, wird nichts berichtet. Man wird bei der Methode das Bedenken nicht unterdrücken können, daß bezüglich der Standardfarbe des Keils, wenn sie aus der beschriebenen Eisenlösung besteht, die gleichen Einwände gelten, die bei der Methode von Jolles geltend gemacht wurden.

Nun werden außerdem von der Firma, die den Apparat herstellt (Hellige, Freiburg i. B.) besonders geeichte Eisenkeile hergestellt, die an Stelle des unbeständigen Rhodaneisens eine andere optisch angeblich gleichwertige Lösung enthalten, die sich durch große Haltbarkeit auszeichnen soll. Wie bei dem Hb-Kolorimeter fehlen auch hier Angaben über die Zusammensetzung dieser Vergleichsflüssigkeit. Die Methode krankt wiederum an dem Fehler, daß nicht identische Körper kolorimetrisch verglichen werden. Die Verfasser gelangen denn auch mit ihrem Verfahren zu dem Resultat, daß bei anämischem Blut Hb- und Fe-Gehalt nicht parallel gehen (vgl. die Fußnote 2 Seite 45).

Eisenbestimmung auf dem Wege der feuchten Veraschung.

Um einwandfreie Resultate zu erhalten, hält man sich am besten an die von Butterfield erprobte Methode, die sich der von Neumann angegebenen Veraschung auf feuchtem Wege bedient. Statt der jodometrischen Methode wendet Butterfield die Titration mit Permanganatlösung an.

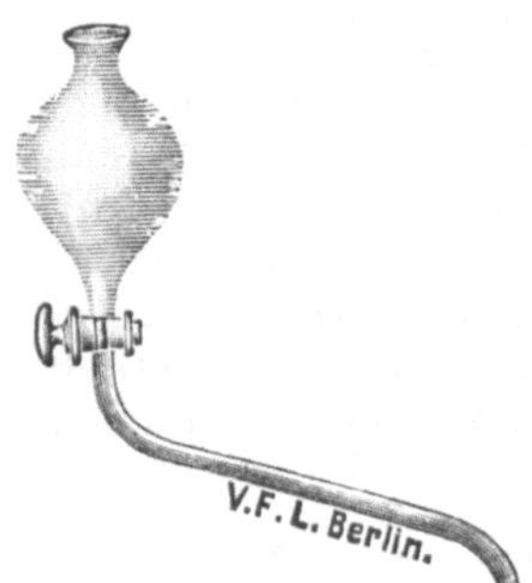

Abb. 26. Tropftrichter.

Die Veraschung nach Neumann geschieht in einem schiefliegenden Rundkolben aus Jenenser Glas von etwa $^1/_2$—$^3/_4$ l Inhalt. Über dem Kolben befindet sich ein Tropftrichter mit Hahn (Abb. 26), der mit dem Säuregemisch (gleiche Teile konzentrierter Schwefelsäure und konzentrierter Salpetersäure, spez. Gew. 1,4) beschickt ist. Das Abflußrohr des Trichters ist zweimal fast rechtwinklig gebogen; es wird dadurch vermieden, daß der Hahn des Trichters direkt den Säuredämpfen ausgesetzt wird, wodurch er sich spontan lockern würde. Zu vermeiden sind Stative aus Eisen wegen der Gefahr, daß kleinste Eisenpartikel in den Kolben gelangen. In den Kolben läßt man aus einer Pipette 5—10 ccm Blut[1]) genau abgemessen fließen und setzt nach Nachspülen der Pipette mit Wasser, das ebenfalls in den Kolben kommt, etwa 10 ccm Säuregemisch hinzu und erwärmt mit mäßiger Flamme. Wenn die Entwicklung der Nitrosodämpfe nachläßt, läßt man aus dem Trichter etwas Säure nachfließen, bis wiederum die Entwicklung der braunen Dämpfe nachgelassen hat und so fort. Zur Feststellung, ob die Oxydation beendet ist, unterbricht man den Zufluß der Säure, erhitzt bis zum Verschwinden der braunen Dämpfe und sieht zu, ob sich die Flüssigkeit beim Erhitzen noch dunkler färbt. Ist dies der Fall, so muß mit dem Zusatz von Säure und dem Erhitzen fortgefahren werden, bis schließlich nach Aufhören des Säurezuflusses und nach Verjagen der Dämpfe die Flüssigkeit farblos bzw. hellgelb geworden ist. Man läßt nun erkalten und fügt dann zu der Mischung die dreifache Menge Wasser hinzu. Nun kocht man nochmals 5 bis 10 Minuten, wobei wiederum braune Dämpfe (Zersetzung der Nitrosylschwefelsäure) entweichen.

Nach dem Abkühlen wird die Lösung mit 20 ccm des zur Fällung des Eisens dienenden Zinkreagens versetzt. Das letztere wird in der Weise dargestellt, daß man ca. 25 g Zinksulfat und ca. 100 g Natriumphosphat jedes für sich in Wasser

---

[1]) Nach den Angaben Neumanns ist die für die Fe-Analyse zu veraschende Substanzmenge so zu bemessen, daß sie 2—3 mg Eisen enthält, was 5—10 g Blut entspricht. Ist sehr wenig Eisen vorhanden, so empfiehlt er, genau abgemessene 10 ccm Eisenchloridlösung (20 ccm Freseniussche Eisenchloridlösung mit 2 ccm konz. HCl versetzt und auf 1 l aufgefüllt) = 2 mg Fe vor dem Zusetzen des Zinkreagens hinzuzufügen. Bei der Titration des Fe wird natürlich die zugesetzte Eisenchloridlösung in Abrechnung gebracht.

löst und die Lösungen in einem Liter-Meßkolben mischt. Der entstandene Niederschlag von Zinkphosphat wird durch Zusatz von verdünnter Schwefelsäure gerade gelöst und die Lösung sodann auf 1 l aufgefüllt. Selbstverständlich müssen alle Reagenzien absolut eisenfrei sein. Es wird nun nach Zusatz des Zinkreagens mit Ammoniak neutralisiert und der entstandene Niederschlag in einem kleinen Überschuß von Ammoniak gerade gelöst. Zu der Lösung werden einige Platintetraeder gegeben, um gleichmäßiges Sieden zu erreichen. Die Lösung wird dann langsam bis zum Sieden erhitzt und eine halbe Stunde, evtl. länger in flottem Sieden gehalten. Die Platintetraeder verhindern gänzlich das Stoßen und Hochschleudern der Flüssigkeit, das sonst nach der Abscheidung des kristallinischen Zinkammoniumphosphats häufig eintritt. Die überstehende Flüssigkeit wird, während sie noch heiß ist, von dem Niederschlag abfiltriert und der Niederschlag dreimal mit heißem Wasser gewaschen. Hierbei darf das Filtrat nach dem Ansäuern mit Salzsäure keine Rhodanreaktion geben. Der Niederschlag wird dann in verdünnter Schwefelsäure gelöst, in eine große Platinschale übergeführt und mit Zink reduziert. Die vollständige Reduktion von 10 mg Eisen nimmt selbst bei Anwendung von chemisch reinem Zink, das von verdünnter Schwefelsäure allein so gut wie gar nicht angegriffen wird, in der Platinschale bloß 3 Stunden in Anspruch. Die reduzierte Lösung wird dann durch Glaswolle, die mit Schwefelsäure gewaschen ist, filtriert und mit etwa $\frac{N}{100}$-Permanganat aus einer Gay-Lussacschen Bürette titriert. Das Permanganat wird vor jeder Titration gegen Thiosulfat von bekanntem Titer eingestellt. Der Titer des Thiosulfats muß wiederholt mit $\frac{N}{100}$-Kaliumbichromat kontrolliert werden. Das Kaliumbichromat ist ein dreimal umkristallisiertes Präparat, das durch Erhitzen auf eine Temperatur, die einige Grade unter dem Schmelzpunkt liegt, getrocknet worden ist.

Die von Butterfield empfohlene Permanganattitration hat vor der jodometrischen Methode, wie sie Neumann anwendete, große Vorzüge. Es ist nämlich die Reaktion, die der jodometrischen Bestimmung zugrunde liegt, umkehrbar und man muß daher die Bedingungen sehr genau einhalten, bei denen die Reaktion nach der einen Seite vollständig verläuft. Vor allem spielt hierbei die Azidität der Lösung, die Temperatur und die Art der Titration des Endpunktes eine Rolle.

Bürker (Archiv f. d. ges. Physiol. **105**, 515) empfiehlt für die Neumannsche Methode gewisse Vorsichtsmaßregeln, die hier erwähnt seien. Um das Springen des Veraschungskolbens beim Erhitzen auf dem Baboblech zu verhindern, setzt er ihn nicht direkt auf die Tonröhren des Bleches, sondern bringt ihn etwas über dem Blech schwebend an. Über der Kolbenöffnung schwebt ein Trichter mit umgebogenem Fortsatz als Schirm, um das Hineinfallen von Teilchen im Abzug, die durch die starken Säuredämpfe mobil gemacht werden, zu verhindern. Ferner empfiehlt er zur Vermeidung des Substanzverlustes durch starkes Stoßen beim Kochen der Aschelösung Luft, die vorher eine Waschflasche passiert hat, in feinen Blasen durch eine Kapillare durchzupressen. Die gleiche Maßregel bewährt sich besonders beim Kochen der mit Zinkreagens und Ammoniak versetzten Lösung. Unter verschiedenen Jodkaliumpräparaten (B. wendet die jodometrische Methode an) erwies sich z. B. Jodkalium puriss. von Kahlbaum, Berlin, als unbrauchbar, da die Lösung sich nach Zusatz von verdünnter H_2SO_4 nach kurzer Zeit gelb färbte, während das Präparat von Gehe, Dresden, sich tauglich zeigte. Schließlich kontrolliert B. mit dem Thermometer, daß bei der ersten Erwärmung der mit Jodkalium und Stärkelösung versetzten Eisenlösung die Temperatur von 55° nicht überschritten wird. Beim Titrieren wird der Kolben mit der Eisenlösung vor einem Papierschirm mit einem gleich großen anderen Kolben verglichen, der destilliertes Wasser und einige Kubikzentimeter Stärkelösung enthält.

Die für die Eisenbestimmung erforderliche Blutmenge darf selbstverständlich nicht zu klein sein, da sonst, namentlich wenn aus dem Eisenwert der Hämoglobingehalt berechnet werden soll, durch Multiplikation erhebliche Fehler entstehen können.

Der Eisengehalt des Hämoglobins beträgt 0,336% abgerundet 0,34%.

Zählung der geformten Elemente des Blutes (Hämozytometrie).

Allgemeines: Um die absolute Zahl der geformten Elemente des Blutes, der Erythrozyten, Leukozyten und Blutplättchen in der Raumeinheit zu bestimmen, bedarf es gewisser Maßnahmen, die im allgemeinen einen zweifachen Zweck verfolgen.

Einmal lassen sich derartige Bestimmungen nicht direkt am unverdünnten Blut vornehmen, da hierbei die außerordentlich große Zahl der zu zählenden Elemente in der Volumeneinheit einer genauen Bestimmung hinderlich sein würde. Es muß also das Blut zunächst in genau bestimmten Mengenverhältnissen verdünnt werden.

Zweitens soll gleichzeitig mit dieser Verdünnung eine Konservierung der geformten Elemente erreicht werden, so daß ihr charakteristisches Aussehen gewahrt bleibt oder durch besondere Kunstgriffe stärker hervorgehoben wird. Hierzu gehört z. B. die Anwendung von sublimathaltigen Flüssigkeiten bei der Zählung der Erythrozyten, ferner von Essigsäure, um die Erythrozyten unsichtbar zu machen, oder der Zusatz von Farbstoffen, um die Leukozyten deutlich hervortreten zu lassen usw.

Abgesehen von diesen, allen neueren Zählungsmethoden gemeinsamen Prinzipien weichen die technischen Einzelheiten der verschiedenen Methoden erheblich voneinander ab.

So erfolgt die Vermischung des Blutes mit der Verdünnungsflüssigkeit entweder in ein und derselben Pipette, indem dieselbe zuerst mit Blut und hierauf mit der Mischflüssigkeit gefüllt wird. Oder es werden bei anderen Methoden Blut- und Mischflüssigkeit mit getrennten Pipetten abgemessen und dann beide in einem besonderen Mischgefäß untereinander vermengt.

Auch die Instrumente, mit denen die Zählung der Blutkörperchen erfolgt, zeigen bei den verschiedenen Methoden weitgehende Verschiedenheiten. Bei den jetzt üblichen Methoden ist meist eine sog. Zählkammer in Gebrauch, d. h. ein auf einem Objektträger angebrachter spaltförmiger Hohlraum von genau bekanntem Volumen, wobei eine im Gesichtsfeld sichtbare Teilung eine genaue Zählung der in der Kammer vorhandenen Zellen gestattet. Bei anderen Methoden wird auf eine solche Kammer verzichtet und das Blut einfach auf eine Fläche von bekannter Größe ausgebreitet.

Es kann hier nicht unsere Aufgabe sein, eine eingehende historische Entwicklung der Technik der Blutkörperchenzählung zu geben. Von den älteren Methoden beschränken wir uns darauf, kurz diejenigen zu beschreiben, die der jetzt üblichen Technik als Grundlage dienten und ihre Vorläufer darstellen. Auch an dieser Stelle sei übrigens auf die sorgfältige Darstellung Bürkers in Tigerstedts Handbuch, Band II, verwiesen.

Zählung der Erythrozyten.

Sieht man von den allerersten Versuchen der Blutkörperchenzählung von Vierordt, Welcker u. a. ab, so beansprucht die von Potain im Jahre 1867 angegebene Zählmethode besonderes Interesse, da der hierbei angegebene Verdünnungsmodus mit Hilfe einer speziell hierfür konstruierten Pipette, dem sog. Mélangeur, allen späteren ähnlichen Methoden als Vorbild gedient hat.

Nach der Beschreibung von Malassez wird die Verdünnung des Blutes von Potain mit einer Glaspipette vorgenommen, die aus einem kapillaren und einem ampullenartig erweiterten Teil besteht. Die Dimensionen beider Abschnitte der Pipetten sind so bemessen, daß der Rauminhalt der Ampulle das 100fache desjenigen der Kapillare bildet. Die Pipette trägt Marken, bis zu denen das Blut bzw. die Mischflüssigkeit aufzusaugen ist, so daß eine genau abgemessene Verdünnung des Blutes möglich ist. Das Aufsaugen geschieht mittels eines an die Pipette angesteckten Gummischlauchs mit Mundstück. Ein kleines in die Ampulle eingeschmolzenes Glaskügelchen bezweckt die gründliche Vermischung des Blutes mit der Verdünnungsflüssigkeit. Als letztere dient eine Lösung von Natriumsulfat in verdünnter Glyzerinlösung.

Die Zählung geschieht in der Weise, daß von der Blutmischung kleine, genau abgemessene Mengen in Form kleiner Tropfen in eine feuchte Kammer gebracht werden und der Gehalt jedes Tropfens an Blutkörperchen durch Auszählen desselben mittels einer im Okular befindlichen Quadrierung erfolgt. Die Abmessung des Tropfens wird durch eine kleine Skala ermöglicht, die an dem unteren Ende des kapillaren Teiles der Pipette angebracht ist. Da die Größe der zur Zählung verwendeten Flüssigkeitsmenge bekannt ist, so läßt sich die absolute Erythrozytenzahl auf Grund der durch Zählung ermittelten Zellenzahl berechnen.

Die Schwäche der Methode liegt in der Art der Abmessung der Blutmischung und ihrer Verwendung in Tropfenform für die Auszählung. Es muß dabei notwendigerweise zu gröberen Ungenauigkeiten kommen. Gegen die Anwendung des Mélangeurs ist nichts einzuwenden. Seine Form ist die gleiche wie die der meisten später angewendeten Zählpipetten.

Zählmethode von Malassez (1. Methode).

Malassez bedient sich eines Potainschen Mélangeurs, der eine Verdünnung im Verhältnis von 1: 100 und 1: 200 erlaubt. Die Verdünnungsflüssigkeit ist ein Gemisch von 1 Teil Gummilösung und 3 Teilen einer Lösung von NaCl und Natriumsulfat.

Die Zählung nimmt er in einer besonders konstruierten Kapillare (compteglobules à capillaire artificiel) vor, die mit dem verdünnten Blut gefüllt wird. Die Kapillare ist eine auf einem Objektträger befestigte Thermometerröhre mit ovalem Lumen. Zur Füllung derselben wird ein Tropfen des verdünnten Blutes an das eine offene Ende der Kapillare gebracht. Infolge Kapillarität dringt das Blut in das Lumen des Röhrchens ein und füllt es alsbald vollständig aus. Man betrachtet dann die in dieser Weise gefüllte Kapillare unter dem Mikroskop unter Anwendung eines Okulars, das eine Quadrierung trägt, die die Zählung der Blutkörperchen erlaubt. Eine neben der Kapillare auf dem Objektträger angebrachte Skala gestattet eine Ablesung des dem betreffenden Teil der Kapillare entsprechenden Volumens.

Zählapparat von Hayem-Nachet.

Die von Hayem - Nachet angegebene Blutkörperchenzählmethode bildet insofern die Grundlage der meisten späteren Zählverfahren, als hier zum erstenmal eine sog. Zählkammer Anwendung findet. Bemerkenswert ferner ist die Anwendung eines Objektmikrometers an Stelle des Okularmikrometers zur Auszählung der Blutkörperchen in einem bestimmten Flüssigkeitsvolumen.

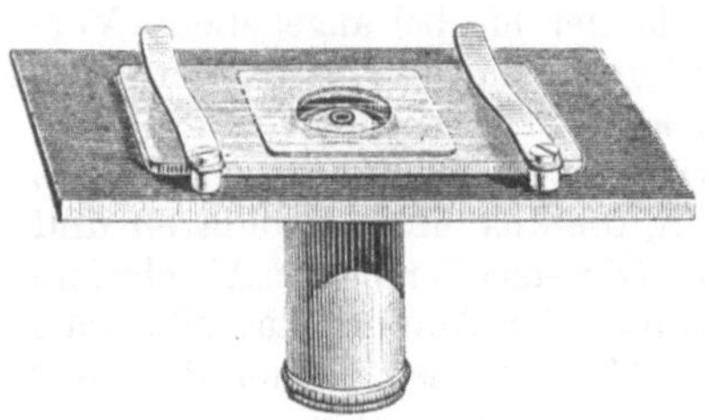

Abb. 27. Objektträger mit Zählnetz nach Hayem-Nachet.

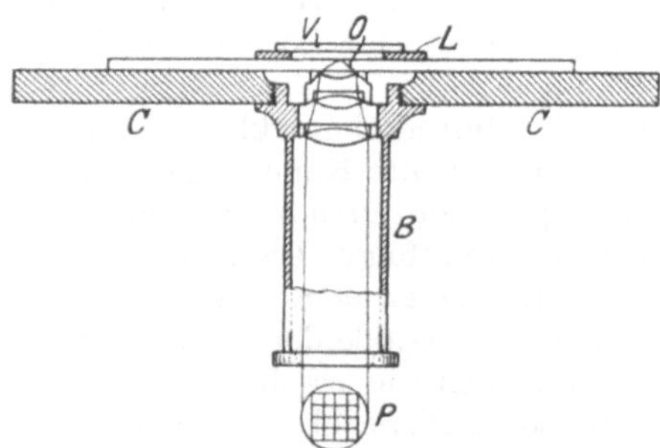

Abb. 28. Schnitt durch denselben.

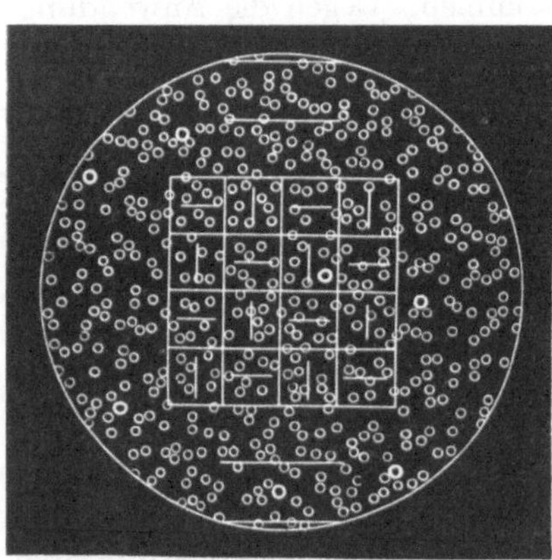

Abb. 29.
Zählnetz nach Hayem-Nachet.

Da die Methode noch heute vielfach, namentlich in Frankreich angewendet wird und das später zu beschreibende Sahlische Zählverfahren sich an dieselbe eng anlehnt, so sei der Hayem-Nachetsche Zählapparat hier im einzelnen geschildert.

Die Hayemsche Zählkammer besteht aus einem gläsernen plangeschliffenen Objektträger, auf den ein ebenfalls plangeschliffenes kleines Glasplättchen aufgekittet ist, das einen kreisrunden Ausschnitt von ca. 1 cm Durchmesser trägt. Wird auf letzteres ein Deckglas aufgelegt, so entsteht eine kleine allseits geschlossene Kammer von genau $^1/_5$ mm Höhe.

Wird ein Tropfen Flüssigkeit in diese Kammer gebracht, so wird die Flüssigkeit nach Bedecken mit dem Deckglas, falls sie nicht in zu großer Menge vorhanden ist, eine oben und unten von parallelen Flächen begrenzte Schicht bilden, die an allen Punkten die gleiche Dicke hat. Notwendig hierfür ist, daß nur so viel Flüssigkeit in die Kammer gelangt, daß der Tropfen von einem Ring von Luft umgeben ist. Andernfalls ist zu befürchten, daß die Flüssigkeit das Deckglas hochhebt und die erforderliche Kammerhöhe nicht mehr gewahrt ist.

Die Auszählung der Kammer geschieht in dem älteren Verfahren von Hayem mit einem speziell hierfür gebauten Zählokular; dieses enthält eine Quadrierung, die aus einem großen, 16 kleine Quadrate enthaltenden Quadrat besteht. Die kleinen Quadrate enthalten zur leichteren Orientierung abwechselnd horizontale und vertikale Linien, die nicht ganz an die Grenzen der Quadrate heranreichen. Der objektive Flächenwert der Quadrierung wird bei bestimmter Einstellung des Mikroskoptubus mittels eines Objektmikrometers ein für allemal festgelegt.

Bei der neueren Konstruktion von Hayem-Nachet wird das Zählnetz durch eine besondere unter dem Objekttisch befindliche Einrichtung in das Gesichtsfeld projiziert (Abb. 27—29). Es ist dies eine auf Glas photographierte Quadrierung, die durch ein System von Linsen und mit Hilfe des Beleuchtungsspiegels des Mikroskopes in die Zählebene als reelles Bild geworfen wird. Das Zählnetz und die Linsen sind in einem objektivartigen Metallrohr untergebracht, das an die Unterfläche des Objektisches geschraubt wird. Bei dieser Einrichtung hat im Gegensatz zum Okularzählnetz der Flächenwert der Quadrierung natürlich stets dieselbe Größe, die von der Beschaffenheit des Okulars und der Tubuslänge des Mikroskops unabhängig ist. Diese Einrichtung hat zugleich den Vorteil, daß man sie an jedem beliebigen Mikroskop anbringen kann.

Als Verdünnungsflüssigkeit benutzt Hayem nach dem Vorgange von Pacini[1]) eine sublimathaltige Lösung, die seitdem fast ausschließlich von allen Forschern für die Erythrozytenzählung angewendet wurde (allgemein als „Hayemsche Lösung" bezeichnet). Sie hat folgende Zusammensetzung:

Aqua dest. 200,0
Chlornatr. pur.   1,0
Natr. sulfat. pur.   5,0
Merkurichlorid   0,5

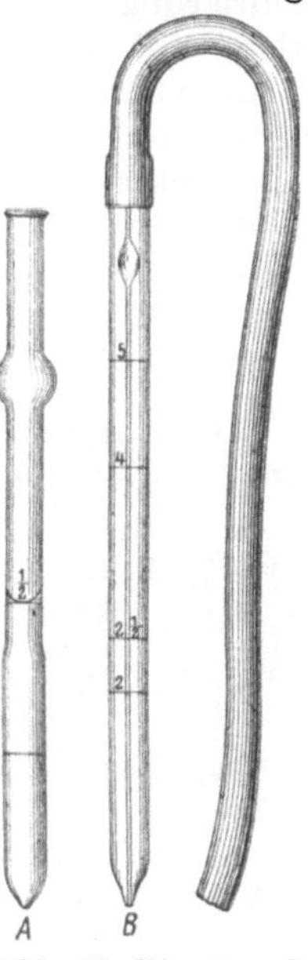

Abb. 30. Pipetten des Zählapparates nach Hayem - Nachet.

Wird das Blut mit dieser Lösung im Verhältnis von etwa 1:100 verdünnt, so werden dadurch sämtliche rote Blutkörperchen, wie Hayem fand, konserviert, wobei eine Art Koagulation stattfindet. Die konservierende Wirkung kommt dabei in gleicher Weise bei normalem wie bei pathologischem Blut zur Geltung.

Die Abmessung des Blutes und der Verdünnungsflüssigkeit geschieht hier getrennt mit zwei verschiedenen Pipetten (s. Abb. 30). Die Vermischung des Blutes mit der Verdünnungsflüssigkeit erfolgt in einem kleinen Gläschen mit Hilfe eines kleinen Glasspatels. Man mißt mit der einen Pipette 500 cmm Verdünnungsflüssigkeit, mit der anderen, einer Kapillarpipette, 2 cmm Blut ab. Da beim Ausfließen der Flüssigkeit aus der weiten Pipette infolge Benetzung der Wand ein Verlust von 4 cmm entsteht, so stehen in Wirklichkeit nur 496 cmm zur Verfügung. Das Verdünnungsverhältnis ist demnach 2:496 oder 1:248.

Von der Blutmischung wird ein kleiner Tropfen in die Mitte der Zählkammer übertragen und das Deckglas sofort auf die Kammer gedeckt. Um ein gründliches Haften des letzteren zu bewirken, wird es mit einer Spur Speichel an der Unterfläche angefeuchtet und fest auf die Unterlage gedrückt.

Bei Anwendung der Okularquadrierung wird eine Tubuseinstellung des Mikroskops gewählt, bei der die Seitenlänge des großen Quadrates $^{1}/_{5}$ mm entspricht, so daß der Flächenwert $^{1}/_{25}$ und der Rauminhalt des innerhalb des großen Quadrates gelegenen Kammerraumes $^{1}/_{125}$ cmm beträgt. Bei Anwendung des Nachetschen Objektnetzes gelten die gleichen Werte.

Es ist demnach die Zahl der in einem großen Quadrate gezählten Erythrozyten mit $125 \cdot 248 = 31\,000$ zu multiplizieren. Im allgemeinen genügt es, 5—6 große Quadrate auszuzählen und aus ihnen das Mittel zu nehmen. Anstatt der Multiplikation mit dem genannten Faktor kann man sich der im Hayemschen Lehrbuch angegebenen Tabelle bedienen, aus der man die der jeweilig in einem großen Quadrat gefundenen Blutkörperchenzahl entsprechende Zahl der Erythrozyten in 1 cmm direkt entnimmt.

Die Firma Nachet-Paris liefert übrigens ein besonders kleines Mikroskop mit dem Hayemschen Zählapparat (Microscope hématimétrique portatif, Preis 185 Fr.)

---

[1]) Die Pacinische Lösung selbst erwies sich in den Untersuchungen Hayems (Arch. de phys. et path. 5) als wenig geeignet, da sie eine Agglutination der Erythrozyten herbeiführt.

Hämacytometer von Gowers.

Diese Methode möge deshalb hier Erwähnung finden, weil das Prinzip der Gowersschen Zählkammer in den zahlreichen später konstruierten Zählkammern vielfach Anwendung gefunden hat.

Die Zählkammer besteht aus einem gläsernen Objektträger mit in der Mitte gelegener Kammer, die wie bei der Hayemschen Zählkammer mit einem Deckglas bedeckt wird. Der prinzipielle Unterschied gegenüber der Hayemschen Kammer besteht darin, daß hier zum erstenmal die zur Zählung notwendige Quadrierung in Form eines Objektmikrometers in den Boden der Zählkammer verlegt wird. Damit stellt der Gowerssche Apparat den Vorgänger aller späteren Zählkammern mit Netzteilung dar. Neu ist auch an dem Apparat die Anwendung von zwei federnden Klammern, die dazu dienen, das Deckglas auf die Kammer aufzudrücken. Die Federn sind auf einer Metallplatte befestigt, die als Unterlage des Objektträgers dient. Der Fixation des Deckglases mittels Federn begegnen wir später bei den Zählapparaten von Alferow, Bürker usw.

Zählapparat von Thoma-Zeiß.

Dieser Apparat, der wegen seiner bequemen und sicheren Handhabung lange Zeit der gebräuchlichste war und sich auch jetzt noch großer Beliebtheit

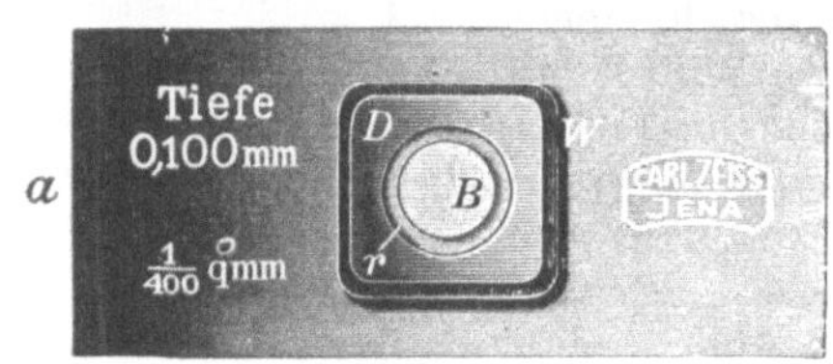

Abb. 31 a.
Zählkammer von Thoma-Zeiß.

erfreut, stellt keine eigentlich neuartige Konstruktion dar, sondern vereinigt in sich lediglich die Vorzüge verschiedener seiner Vorgänger, indem bei ihm das Prinzip der Hayemschen Zählkammer mit dem der Gowersschen Netzkammer und der Potainschen Mischpipette kombiniert ist und auf die präzise Ausführung der einzelnen Teile besonderer Wert gelegt ist.

Die Zählkammer (Abb. 31 a u. b) besteht aus einem ca. 2—3 mm dicken geschliffenen Objektträger a. In der Mitte desselben ist eine dünne sorg-

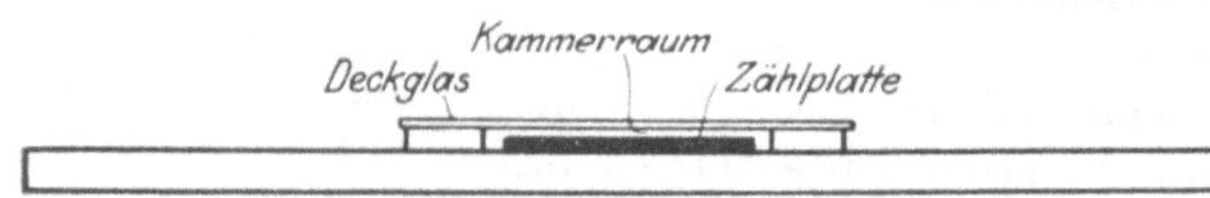

Abb. 31 b. Durchschnitt durch die Zählkammer.

fältig polierte Glasplatte W auf den Objektträger mit Kanadabalsam aufgekittet. Dieselbe trägt in der Mitte einen kreisrunden Ausschnitt von 11 mm Durchmesser. Innerhalb dieses Ausschnittes ist eine zweite, runde Glasplatte B auf den Objektträger gekittet, die eine Scheibe von 5 mm Durchmesser bildet. Es ist dies die sog. Zählplatte. Infolge seines geringeren Durchmessers ist das zentrale Zählplättchen von der äußeren Platte durch eine ringförmige Rinne r getrennt, deren Boden durch den Objektträger gebildet wird. Da ferner die Zählplatte eine genau um 0,1 mm geringere Dicke als die von ihr durch die Rinne getrennte äußere Platte hat, so entsteht, wenn man auf die letztere ein Deckglas D auflegt, zwischen diesem und der Zählplatte ein spaltförmiger Raum von 0,1 mm Höhe, die Kammer[1]).

Der Boden der Zählkammer, der von der zentral gelegenen Zählplatte gebildet wird, trägt die eingravierte Thomasche Netzteilung. Dieselbe besteht

---

[1]) In der Abb. 31 b, die die Kammer im Profil zeigt, ist aus didaktischen Gründen die Höhendifferenz zwischen Zählplatte und äußerer Platte, durch die die Kammer entsteht, absichtlich übertrieben dargestellt. Das Deckglas hat im allgemeinen eine Dicke von 0,4 mm.

(Abb. 32) aus einem System von zahlreichen senkrecht aufeinander gezogenen geraden Linien. Durch die Kreuzung derselben entsteht eine quadratische Fläche von 1 qmm. Diese Fläche ist durch die Linien in 400 kleine gleichgroße Quadrate

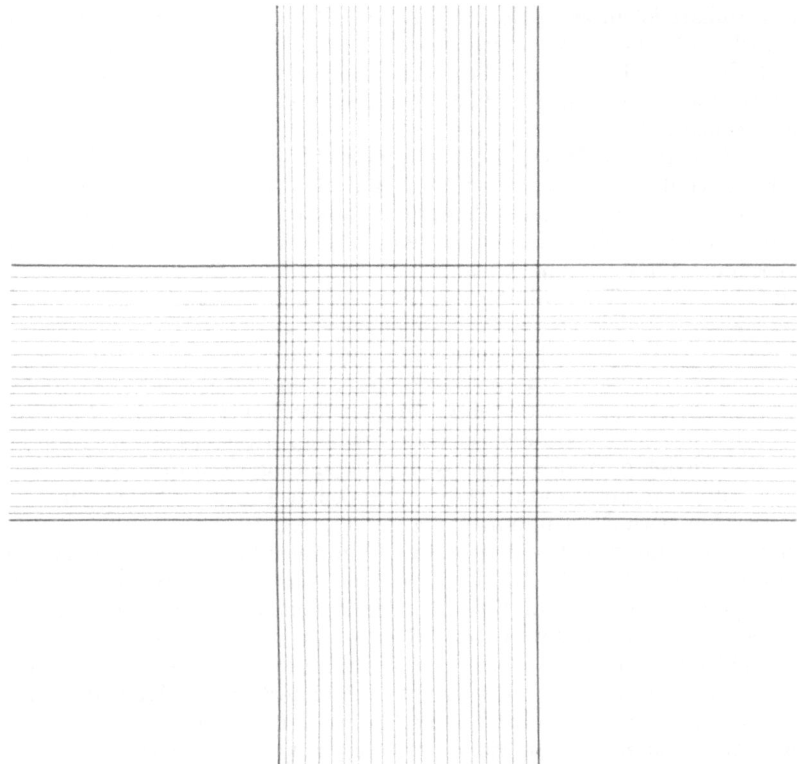

Abb. 32. Netzteilung von Thoma-Zeiß.

zerlegt, deren jedes eine Seitenlänge von $^1/_{20}$ mm besitzt, daher eine Fläche von $^1/_{400}$ qmm darstellt. Zur leichteren Orientierung ist sowohl an den horizontalen wie vertikalen Linien jede fünfte Quadratreihe durch eine in ihrer Mitte durchge-

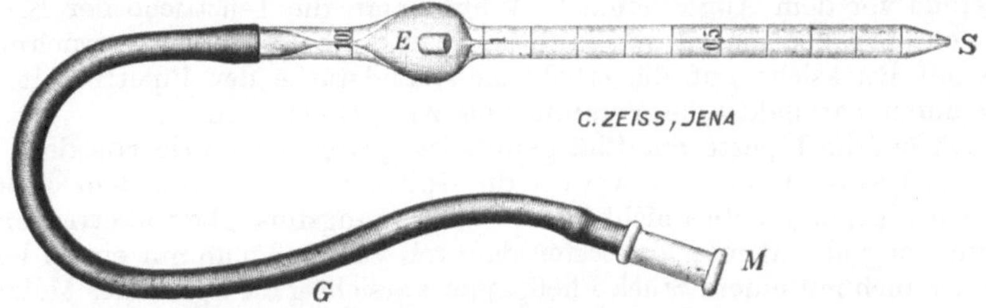

Abb. 33. Mélangeur für Erythrozytenzählung nach Thoma-Zeiß.

zogene gerade Linie nochmals geteilt. Der Rauminhalt, der bei der Kammerhöhe von 0,1 mm sich über jedem kleinen Quadrat erhebt, beträgt demnach $^1/_{4000}$ cmm.

Der Schüttelmischer nach Thoma-Zeiß (Abb. 33) ist eine Nachbildung des Potainschen Mélangeurs, er besteht aus einem kapillaren Teil und einer bauchigen

Erweiterung, der Ampulle, an die sich wiederum ein zunächst kapillarer, weiter oben sich erweiternder Rohransatz anschließt, auf den ein Gummischlauch zum Ansaugen der Flüssigkeit gesteckt wird. Die Dimensionen von Ampulleninhalt und Kapillare sind so gewählt, daß letztere den hundertsten Teil der Ampulle faßt. Die Kapillare ist in zehn gleiche Teile geteilt; beim fünften Teilstrich findet sich die Marke 0,5, dicht unter der Ampulle liegt die Marke 1, dicht oberhalb derselben die Marke 101. Die Ampulle enthält, wie beim Potainschen Instrument, eine kleine Glasperle, die eine gründliche Vermischung von Blut und Verdünnungsflüssigkeit ermöglicht.

Als Verdünnungsflüssigkeit empfahl Thoma 3proz. Kochsalzlösung. Bei dieser Konzentration kommt es zwar zur Schrumpfung der Erythrozyten, gleichzeitig treten sie aber deutlich hervor, was die Zählung erleichtert. Man kann auch 0,9proz. Kochsalzlösung anwenden[1]). Am zweckmäßigsten ist die früher erwähnte Hayemsche Lösung (vergl. S. 53). Die Verdünnungsflüssigkeit muß frei von jeder Trübung sein, worauf man besonders bei Lösungen, die längere Zeit aufbewahrt wurden, zu achten hat.

Die Füllung der Pipette geht folgendermaßen vor sich. Zunächst überzeugt man sich davon, daß die Pipette tadellos sauber und absolut trocken ist, was man an dem Tanzen der Glasperle beim Schütteln der Pipette erkennt. Nachdem die Hautstelle, die für den Einstich ausersehen ist, sorgfältig mit Äther oder Benzin gereinigt und wieder getrocknet ist, wird eine mäßig tiefe Stichwunde gesetzt, aus der der Blutstropfen spontan, d. h. ohne jeden Druck austreten muß. Vorher hält man sich etwas Verdünnungsflüssigkeit in einem offenen Schälchen bereit.

Man nimmt nun das Mundstück des Gummischlauchs der Pipette in den Mund und berührt mit der Spitze derselben, die man mit der rechten Hand hält, den Blutstropfen, wobei man mit der linken Hand den zur Blutentnahme dienenden Finger oder das Ohrläppchen stützt. Man saugt nun behutsam Blut bis zur Marke 0,5 auf bzw. bis 1, wenn es sich um anämisches Blut handelt. Während des Aufsaugens darf man die Spitze der Pipette weder fest auf die Haut der Einstichstelle aufdrücken, da sonst dadurch die Öffnung der Kapillare verschlossen wird und trotz Saugen kein Blut in die Pipette eindringt, noch darf man die Spitze der Pipette von dem Blute abheben, weil sonst Luftblasen in die Kapillare eintreten. Die Länge des Gummischlauchs soll nicht zu kurz bemessen werden, damit man, während man das Blut ansaugt, genau den Stand der Blutsäule in dem kapillaren Teil verfolgen kann, um mit größter Genauigkeit den Blutmeniskus auf die gewünschte Marke einstellen zu können. Man soll hierbei die Pipette so vor das Auge halten, daß der Teilstrich, bis zu dem das Blut aufgesogen wird, sich gerade vor dem Auge befindet. Würde man die Teilstriche der Kapillare schief von oben betrachten und in dieser Weise die Einstellung vornehmen, so würde mit Rücksicht auf die erhebliche Wandstärke der Pipette mit einem Fehler durch parallaktische Verschiebung zu rechnen sein.

Nachdem die Pipette mit Blut gefüllt ist, entfernt man sie von dem Blutstropfen und säubert ohne Zeitverlust die Spitze derselben von dem außen anhaftenden Blut, damit dies nicht in die Verdünnungsflüssigkeit übertragen wird. Die Säuberung nimmt man am besten dadurch vor, daß man mit einem leinenen Tuch oder auch mit einem Stück Fließpapier vorsichtig die Spitze des Mélangeurs abwischt. Hierbei hat man aber darauf zu achten, daß man bei dieser Manipulation nicht etwa etwas Blut aus der Kapillare mit dem Tuch heraussaugt; andererseits bietet sich auf diese Weise die Möglichkeit, wenn der Meniskus der Blutsäule in der Kapillare eine Spur zu hoch steht, den Überschuß von Blut zu

---

[1]) Pappenheim wendet physiol. NaCl-Lösung an, der er zur Färbung der Leukozytenkerne etwas Methylviolett oder Neutralrot zusetzt.

entfernen, indem man für einen Augenblick mit der Spitze der Pipette auf das Tuch oder Fließpapier auftupft.

Selbstverständlich müssen alle diese Manipulationen möglichst schnell vorgenommen werden, da sonst infolge des feinen Kalibers der Pipette sehr leicht Gerinnung eintreten kann. Gerinnt das Blut in der Kapillare, so ist der Pipetteninhalt unbrauchbar, die Pipette muß dann zuerst sorgfältig gereinigt und wieder getrocknet werden, bis eine neue Bestimmung mit ihr gemacht werden kann. Das gleiche gilt, wenn während des Aufsaugens Luftblasen in die Blutsäule eingedrungen sind. Die Entfernung der Gerinnsel aus der Pipette ist wegen ihres feinen Volumens sehr schwierig. Die Reinigung der Pipette s. weiter unten.

Nachdem die Spitze der Pipette von Blut gesäubert ist, taucht man sie sofort, während man das Mundstück weiter im Munde behält, in das Schälchen mit Verdünnungsflüssigkeit und saugt dieselbe ohne Zeitverlust — immer unter Kontrolle des Auges — in die Pipette auf. Die Flüssigkeit steigt dann in die Ampulle hinein. Während sich letztere allmählich füllt, hat man hier ganz besonders darauf zu achten, daß sich keine Luftblasen entwickeln. Man vermeidet dies am besten dadurch, daß man die Pipette, während die Flüssigkeit in der Ampulle hochsteigt, leise um ihre Längsachse hin und her rotiert. Dies bewirkt, daß die Glasperle von Anfang an von allen Seiten mit Flüssigkeit benetzt wird, während im anderen Fall sich leicht etwas Luft zwischen Glasperle und Ampullenwand festsetzt und dann als Luftblase in der Flüssigkeit aufsteigt.

Man saugt solange Mischflüssigkeit auf, bis die Marke 101 erreicht ist. Hatte sich trotz der genannten Vorsichtsmaßregeln etwas Luft in der Ampulle in Form von kleinen Bläschen gebildet, so kann man versuchen, dieselben zu entfernen, um nicht die Füllung verwerfen zu müssen. Man hält zu diesem Zweck die Pipette vollständig vertikal, so daß die Luftblasen an die obere Spitze der Ampulle treten und kann hierauf versuchen, durch sehr vorsichtiges Saugen die Luft zu entfernen. Es darf dabei aber selbstverständlich nicht Flüssigkeit mit aufgesogen werden. Gelingt es auf diese Weise nicht, die Luftblasen zu entfernen, so muß die Füllung des Mélangeurs von neuem vorgenommen werden.

Ist die Pipette vorschriftsmäßig gefüllt, so wischt man wiederum die Spitze der Kapillare vorsichtig ab und bringt den Mélangeur in horizontale Lage. Hierauf verschließt man die obere und untere Öffnung desselben mit den Fingern, indem man die Spitze mit der Kuppe des Daumens, das obere Ende mit dem Gummischlauch, den man dabei abknickt, mittels Zeigefinger verschließt und nun durch kräftiges Schütteln eine gründliche Durchmischung des Ampulleninhalts bewirkt. Ist dies geschehen, so kommt die Füllung der Zählkammer an die Reihe.

Am meisten empfiehlt sich, die Kammer unmittelbar nach der Verdünnung des Blutes im Mélangeur zu füllen. Ist man indessen gezwungen, dies erst später auszuführen, so muß man damit rechnen, daß unterdessen, und wenn auch nur einige Minuten darüber vergangen sind, eine Sedimentierung der Blutzellen in der Ampulle eingetreten ist, so daß man nunmehr, bevor man die Kammer füllt, von neuem sehr gründlich die Pipette schütteln muß, da sonst völlig unbrauchbare Zählresultate unvermeidlich sind.

Auch die Füllung der Zählkammer bedarf großer Sorgfalt und einer gewissen Übung, da sich auch bei dieser Manipulation leicht erhebliche Fehler einschleichen können.

Zuerst wird die Zählkammer auf eine genau horizontale Tischfläche gelegt. Man bläst dann zunächst aus der gefüllten Pipette, die man unmittelbar vorher nochmals gründlich schüttelt, einige Tropfen Flüssigkeit, die für die Zählung nicht verwendet werden, heraus. Dies ist deshalb notwendig, weil beim Aufsaugen der Verdünnungsflüssigkeit in dem kapillaren Teil des Mélangeurs sich nur Mischflüssigkeit und kein Blut befindet. Nachdem man einige Tropfen aus der Pipette ausgeblasen hat und demnach sicher ist, daß die weiteren Tropfen tatsächlich Ampulleninhalt sind, bringt man hiervon einen Tropfen auf die Mitte der Zählplatte der Kammer und verschließt dieselbe sofort mit dem Deckglas.

Die Tropfengröße soll so gewählt werden, daß nach dem Aufdecken des Deckglases die ganze Zählfläche mit Flüssigkeit bedeckt ist, während in die Schutzrinne nur Spuren von Flüssigkeit übertreten dürfen. Genaue Vorschriften über die Größe des Tropfens lassen sich nicht geben, hier kann nur längere Übung lehren, eine wie große Flüssigkeitsmenge notwendig ist, um die Kammer richtig zu füllen. Das Deckglas setzt man am besten so auf die Kammer, daß man es zunächst mit der einen Kante schräg auf die Grundplatte W aufstützt und es, indem man es immer mehr senkt, schließlich auf den Tropfen fallen läßt. Es kommt nun darauf an, festzustellen, daß die Höhe der Flüssigkeit zwischen Zählplatte und Deckglas der Kammer wirklich 0,1 mm beträgt. Hiervon überzeugt man sich dadurch, daß wenn man das Deckglas nunmehr fest auf seiner Unterlage W aufdrückt, deutlich ringsherum um die Schutzrinne Newtonsche Farbenringe sichtbar werden und auch dann bestehen bleiben, wenn der Fingerdruck aufhört. Beim Aufdrücken des Deckglases muß man selbstverständlich vermeiden, auf den zentralen nicht unterstützten Teil desselben, der sich über der Zählplatte befindet, einen Druck auszuüben. Luftbläschen dürfen nicht in der Kammer vorhanden sein. Andernfalls muß die Kammer von neuem gefüllt werden.

Die Erzeugung der Farbenringe, die eine unerläßliche Bedingung für die richtige Füllung der Kammer bedeuten, stößt beim Anfänger auf Schwierigkeiten. Um sich die Sache zu erleichtern, kann man sich nach Türk eines Kunstgriffs bedienen, indem man vor dem Auflegen des Deckglases eine Spur Flüssigkeit aus der Pipette auf zwei gegenüberliegende Stellen der Grundplatte W bringt. Die Anwesenheit der Flüssigkeit bewirkt dann in ausgezeichneter Weise Kapillarattraktion mit schönen Newtonschen Ringen. Es muß allerdings die Vorbedingung hierfür erfüllt sein, daß die einander berührenden Glasflächen absolut frei von Staub sind. Ist die Kammer richtig gefüllt, so liegt das Deckglas so fest auf, daß man sie an dem vorspringenden Rande des Deckglases in die Höhe heben kann, ohne daß letzteres sich verschiebt oder gar ablöst. Schließlich ist noch zu betonen, daß die Füllung der Zählkammer schnell vor sich gehen muß, da sonst bereits die Blutkörperchen sich zu sedimentieren beginnen, bevor die Kammer verschlossen ist.

Ist die Kammer gefüllt, so muß man einige Minuten warten, bis man die Zählung vornimmt, damit sich sämtliche Zellen auf den Boden der Zählkammer gesenkt haben. Nach erfolgter Sedimentierung kann man eine richtig gefüllte Kammer ruhig transportieren und sie evtl. auch auf einen schiefstehenden Objekttisch des Mikroskopes legen, ohne daß eine Änderung der Verteilung der Blutkörperchen in der Kammer zu befürchten ist.

Man überzeugt sich nun zunächst, ob die Kammer gleichmäßig gefüllt ist, indem man bei schwacher Vergrößerung kontrolliert, ob in allen Teilen der Kammer annähernd gleichviel Zellen vorhanden sind. Dann erst nimmt man die eigentliche Zählung vor.

Für die Zählung, die mit ungefähr 200facher Vergrößerung vorzunehmen ist, eignet sich am besten Objektiv C oder D (Zeiß) mit Okular 2 oder 3 resp. Leitz Objektiv 5 mit Okular 3 sowie die Verwendung eines verschiebbaren Objekttisches. Man zählt in der Weise, daß man sich zunächst eine Ecke des Zählnetzes, z. B. die linke obere einstellt, und dort beginnend eine ganze horizontale Reihe von kleinen Quadraten, bei der Thomaschen Teilung also 20 nebeneinander auszählt. Man berücksichtigt dabei nur die Erythrozyten und überspringt die Leukozyten. Die Unterscheidung der beiden Zellarten ist bei der angegebenen Vergrößerung leicht, da die Erythrozyten deutlich gelblich gefärbt, die Leukozyten hingegen ungefärbt sind.

Wie bereits oben erwähnt, ist jedes fünfte kleine Quadrat in den Horizontalreihen durch eine durch die Mitte gezogene gerade Linie besonders markiert, um die Orientierung in der großen Zahl von kleinen Quadraten zu erleichtern. Nach Auszählung der obersten Reihe von Quadraten zählt man die zweite Horizontalreihe aus und so fort, bis man mindestens 10 Reihen = 200 kleine Quadrate durchgezählt hat.

Bei der Bestimmung der Zellenzahl in einem kleinen Quadrat hat man noch auf folgendes zu achten, um eine Doppelzählung von Zellen zu vermeiden. Es bezieht sich das auf diejenigen Blutkörperchen, die auf einer Grenzlinie eines Quadrates liegen. Dieselben darf man naturgemäß bei der Zählung immer nur einmal berücksichtigen. Man zählt daher von derartigen auf einer Grenzlinie gelagerten Zellen nur diejenigen, die auf der linken und auf der oberen Trennungslinie liegen, während die auf der rechten und unteren Linie befindlichen Zellen unberücksichtigt bleiben.

Hat man die Summe der in einer Horizontalreihe gelegenen Erythrozyten bestimmt und mehrere Reihen durchgezählt, so muß man sich davon überzeugen, daß die erhaltenen Summen einigermaßen untereinander übereinstimmen, was eine gleichmäßige Verteilung der Zellen im Zählnetz beweist. Ergeben sich größere Differenzen, so muß man befürchten, daß die Genauigkeit des Zählresultates eine sehr mangelhafte ist. In diesem Fall ist es notwendig, die Kammer von neuem zu füllen. Aus demselben Grunde ist es zu empfehlen, die oben genannten auszuzählenden 10 Quadratreihen nicht unmittelbar untereinander aus dem Zählnetz auszuwählen, sondern besser beispielsweise 5 Reihen aus dem oberen Teil und fünf aus dem unteren Teil des Zählnetzes herauszugreifen. Auf diese Weise werden weiter auseinanderliegende Teile der Zählfläche benutzt und eine größere Gewähr für ein genaues Resultat gewonnen.

Auf einen Punkt muß bei der Erythrozytenzählung noch besonders hingewiesen werden. Während bei normalem oder nicht schwer anämischem Blut die Erkennung der einzelnen Erythrozyten in der Kammer auf keine Schwierigkeiten stößt, liegt die Sache anders bei schweren Anämien, namentlich bei der perniziösen Anämie. Hier wechseln bekanntlich die Durchmesser der Erythrozyten ganz außerordentlich und neben pathologisch großen Formen kommen abnorm kleine, sog. Mikrozyten vor. Da dieselben außerdem oft in Form von Poikilozyten von der normalen Scheibenform abweichen, so besteht die Gefahr, daß der nicht aufmerksame Untersucher diese Gebilde bei der Erythrozytenzählung übersieht und dadurch zu niedrige Erythrozytenwerte erhält. In derartigen Fällen ist also mit besonderer Sorgfalt auch auf die kleinsten hämoglobinhaltigen Gebilde in den Zählquadraten zu achten.

Die Berechnung der Erythrozytenzahl im Kubikmillimeter geschieht folgendermaßen: Jedes kleine Quadrat hat eine Seitenlänge von $^1/_{20}$ mm, die Kammerhöhe beträgt 0,1 mm, es hat also jeder über einem kleinen Quadrat stehende Würfel einen Inhalt von $^1/_{4000}$ cmm. Da bei der vorhin beschriebenen Art der Auszählung der Inhalt von 200 kleinen Quadraten bestimmt wird und gewöhnlich die Verdünnung 1:200 beträgt, so ist die ermittelte Erythrozytenzahl mit 4000 bzw. bei einer Verdünnung 1:100 mit 2000 zu multiplizieren.

Ganz allgemein läßt sich folgende Formel für die Ermittelung der Zellenzahl in einem Kubikmillimeter aufstellen. Bezeichnet man mit x die Zahl der ausgezählten kleinen Quadrate, mit y die Zahl der in ihnen gefundenen Zellen, so ist der Inhalt der Kammer über einem einzelnen kleinen Quadrat

$$\left(\text{d. h. } \frac{1}{4000} \text{ cmm}\right) = \frac{y}{x} \text{ Zellen}; \text{ 1 cmm des Pipetteninhaltes enthält dann } \frac{y \cdot 4000}{x}.$$

Ist eine v-fache Verdünnung vorgenommen worden, so enthält 1 cmm Blut $\dfrac{y \cdot v \cdot 4000}{x}$ Zellen.

Die Reinigung der Mélangeure geschieht am besten mit Hilfe eines Gebläses oder einer Wasserstrahlpumpe. Zunächst wird der noch zurückgebliebene Rest der Blutmischung ausgeblasen und hierauf mit Wasser gründlich nachgespült. Das Wasser wird dann mit Alkohol und der Alkohol durch Äther entfernt, worauf nach kurzem Durchblasen von Luft die Pipette trocken ist. Dies erkennt man daran, daß die in die Ampulle eingeschmolzene Glasperle beim Bewegen der Pipette nicht an der Wand klebt, sondern frei im Innern auf und ab tanzt. Die erste Bedingung für eine einwandfreie Füllung einer Blutpipette ist, daß sie absolut trocken ist. Haben sich Gerinnsel in der Pipette, speziell im kapillaren Teil festgesetzt, so ist es unter Umständen sehr schwierig, die Pipette zu säubern und das Gerinsel herauszubefördern. Man kann versuchen, mit einem in die Kapillare eingeführten Roßhaar das geronnene Blut zu entfernen. Haftet geronnenes Blut an der Wand der Pipette, so empfiehlt es sich, sie mit Natronlauge oder mit konzentrierter Antiforminlösung zu füllen und über Nacht damit liegen zu lassen. Auch kann man die Gerinnsel durch künstliche Verdauung mit einer Lösung von 0,1 Pepsin in 100 ccm 1 proz. Salzsäure bei Zimmertemperatur oder im Brutschrank beseitigen.

Die Reinigung der Zählkammer erfolgt mit Wasser und einem faserfreien alten Leinenläppchen. Ein Zerkratzen der Zählfläche ist sorgfältig zu vermeiden. Die Anwendung von Alkohol und Äther zur Reinigung ist wegen des als Kitt benutzten Kanadabalsams nicht zulässig.

Fehlerquellen und Fehlergrenzen der Zählmethode nach Thoma-Zeiß.

Es bedarf keines besonderen Hinweises, daß es bei einer praktisch so eminent wichtigen Methode wie der Blutkörperchenzählung von der größten Bedeutung ist, sämtliche in der Methode begründeten Fehlerquellen, die vermeidbaren wie die unvermeidlichen zu kennen, sowie sich darüber im klaren zu sein, wie groß die Genauigkeit ist, die man von dem Zählresultat erwarten darf.

Unter den Fehlern der mit der Methode gewonnenen Resultate lassen sich von vornherein unterscheiden solche, die auf Konstruktionsfehlern des Apparates beruhen, ferner Fehler, die auf zufällige Unregelmäßigkeiten in der Verteilung der Blutzellen im Zählraum zurückzuführen sind, endlich Fehler, die auf Irrtümern, die der Untersucher beim Zählen der Zellen begeht, beruhen. Sieht man zunächst von der letztgenannten Art Fehler ab, die sich durch genügende Sorgfalt und Übung beim Zählen vermeiden lassen, so bedürfen die beiden ersten Fehlerquellen einer eingehenderen Erörterung.

Konstruktionsfehler des Zählapparates.

Was die durch fehlerhafte Konstruktion des Zählinstrumentariums hervorgerufenen Fehler anlangt, so ist zu unterscheiden zwischen Fehlern, die sich bei der Abmessung des Blutes und der Verdünnung desselben in der Mischpipette infolge mangelhafter Konstruktion derselben einstellen und solchen, die auf Konstruktionsfehlern der Zählkammer beruhen.

Mischpipette: Um das Volumenverhältnis zwischen dem kapillaren Teil der Mischpipette und der Ampulle exakt zu prüfen, bestimmt man nach dem Vorgang Abbes die Kapazität der beiden Abschnitte des Melangeurs durch

Wägung, wobei die Kapillare mit Quecksilber, die Ampulle dagegen mit Wasser gefüllt wird, weil die zum Mischen dienende Glasperle die exakte Ausfüllung des Raumes mit einer nicht adhärierenden Flüssigkeit verhindert.

Nach Abbe sowie Thoma sind die durch Abmessung der Flüssigkeit mit dem Mélangeur erzeugten Fehler nicht größer als 0,5%. Dies gilt natürlich nur für vorschriftsmäßig konstruierte Pipetten.

In praxi werden bisweilen Pipetten in den Handel gebracht, die infolge gewisser Mängel auf die angegebene Genauigkeit keinen Anspruch machen können. Vor allem ist hier auf eine fehlerhafte Anbringung der Skala der Kapillare hinzuweisen. Dies bezieht sich auf den Abstand des Teilstrichs 1 von der Ampulle (vgl. Abb. 34). Die Entfernung zwischen dem Teilstrich und dem Beginn der Ampulle soll möglichst gering sein (wie in I). Ist der Abstand größer (wie in II), so besteht die Gefahr, daß die zwischen Teilstrich und Beginn der Ampulle befindliche Flüssigkeit der Mischung in der Ampulle entzogen wird und dadurch die Verdünnung des Blutes einen groben Fehler erfährt. Bei der Anschaffung einer Pipette ist deshalb darauf zu achten, daß der Teilstrich sich dicht an der Ampulle befindet.

Ein weiterer Fehler, der sich auf die Konstruktion der Pipetten bezieht und auf den Bürker aufmerksam macht, besteht darin, daß das Kaliber der Kapillare an der Spitze ein zu feines ist. In diesem Fall kann es, worauf bereits Vierordt aufmerksam macht, beim Aufsaugen des Blutes zu einer Entmischung desselben kommen.

Ein weiterer Übelstand, der übrigens bei den jetzt in den Handel kommenden Pipetten fast stets vermieden ist, besteht darin, daß die Spitze der Pipette nicht poliert, sondern matt gehalten ist. Im letzteren Falle besteht die Gefahr, daß man eine Retraktion der Blutsäule in der Kapillare übersieht.

Schließlich ist auf eine Fehlermöglichkeit aufmerksam zu machen, die bei einer sehr kurzen Pipette besteht. Je kürzer die Abstände zwischen den einzelnen Skalenteilen sind, um so schwieriger läßt sich an der nicht exakt auf einen Teilstrich eingestellten Blutsäule eine Schätzung der Abweichung vornehmen. Andererseits darf die Meßkapillare nicht allzu lang sein, weil sonst infolge des sehr feinen Kalibers bei schnell gerinnendem Blut die Bildung von Gerinnseln schwer zu vermeiden ist.

Zählkammer: Von den Fehlern, die auf die Konstruktion der Zählkammer zu beziehen sind, kommen zunächst theoretisch Ungenauigkeiten in der Abmessung der Kammerhöhe sowie ferner Fehler in der Netzteilung des Kammerbodens in Betracht. Mit Rücksicht auf die geringe Höhe der Kammer würde eine Abweichung von 0,001 mm bereits einen Fehler von 1% bedeuten. Dagegen macht Abbe geltend, daß in der technischen Ausführung der Kammer eine Genauigkeit, die sich innerhalb dieser Fehlergrenze hält, bei Benutzung geeigneter Hilfsmittel noch mit Sicherheit zu erreichen ist. Inwieweit praktisch die Einhaltung der Kammerhöhe gewährleistet ist, wird weiter unten zu erörtern sein. Dort werden auch die Methoden besprochen, die zur exakten Bestimmung der Kammerhöhe dienen.

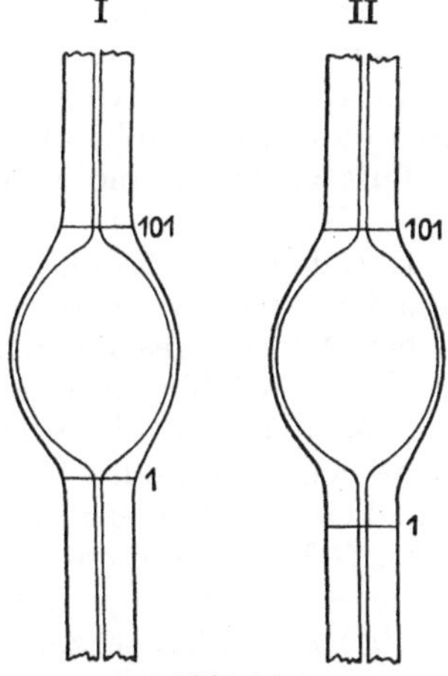

Abb. 34.
Richtig   Fehlerhaft
konstruierte Ampulle.

Die Teilung des Mikrometernetzes der Kammer ist nach den Ausführungen Abbes bei einigermaßen sorgfältiger Ausführung für den Zweck der Zählung der Blutzellen als völlig fehlerfrei anzusehen.

Dagegen macht Bürker (Tigerstedts Handbuch) auf einen Fehler aufmerksam, der mit der Quadrierung insofern zusammenhängt, als die zahlreichen auf einer kleinen Fläche zusammengedrängten in das Glas geritzten Linien des Zählnetzes die Gleichmäßigkeit in der Verteilung der Blutkörperchen beeinträchtigen können, da sie diesen gegenüber wie Gräben wirken und sie festhalten, so daß bei der Zählung zu hohe Werte erhalten werden.

Weiter hat man gegen die Zuverlässigkeit der Thoma - Zeißschen Kammer eine Reihe von Einwänden erhoben, die sich insofern gegen ihre Konstruktion richten, als letztere der Einwirkung verschiedener äußerer Faktoren Vorschub leisten soll. Unter diesen spielt in erster Linie die Frage der Abhängigkeit der Zählkammer, d. h. der Kammerhöhe vom atmosphärischen Luftdruck eine große Rolle. Gottstein wies als erster auf diese Fehlerquelle hin.

Gottstein nahm Zählungen der Thomaschen Kammer im pneumatischen Kabinett sowie in kleinen Glasrezipienten vor, in denen sich nach Belieben der Luftdruck steigern und vermindern ließ. Dabei machte er die Beobachtung, daß das Testobjekt (Hefezellen und Lykopodiumkörner) nach Eintritt der Luftdruckänderung eine beträchtliche Stellungsänderung in der Kammer zeigte. Nach Gottstein sind diese Exkursionen zum Teil so groß, daß sie zuweilen den Raum mehrerer Zählquadrate überschreiten. Die gleichen Veränderungen sah er an einer in die Zählkammer eingeschlossenen Luftblase, die bei Wechsel des Luftdruckes ihre Größe veränderte. Durch die Volumenänderung des Zählraumes infolge Änderung des atmosphärischen Druckes können daher nach Gottstein erhebliche Fehler zustande kommen.

Gleichzeitig wollte Gottstein noch eine weitere Fehlerquelle in der Abhängigkeit des Zählresultates von der Temperatur beobachtet haben. Wenn er eine 200fach verdünnte Blutmischung in einer Zählpipette herstellte und dann aus dieser Mischung je 2 Präparate bei verschiedenen Temperaturen (10 resp. 35—40°) herstellte, so zeigte die Zählkammer bei erhöhter Temperatur höhere Zahlenwerte (die Differenz betrug bis zu 8—12%).

Die Beobachtung Gottsteins über die Rolle des Luftdrucks gab Veranlassung zu einer längeren Debatte über diesen Punkt, an der sich vor allem Meißen, Schröder und Turban beteiligten.

Bekanntlich ist die ganze Diskussion mit der Frage identisch, ob die im Hochgebirge beobachtete Zunahme der Erythrozyten nur eine scheinbare, durch Fehler der Zählkammer verursachte ist, oder ob es sich tatsächlich um eine biologische Reaktion der blutbildenden Organe handelt.

Um die Zählkammer von dem Einfluß der Luftdruckveränderung unabhängig zu machen, konstruierten Meißen und Schröder die sog. Schlitzkammer, bei der der Kammerraum mit der äußeren Luft in Verbindung steht. Dies wird dadurch erreicht, daß an einer gewöhnlichen Thomaschen Zählkammer der Rand der Kammer, d. h. deren Grundplatte, auf der das Deckglas aufliegt, mit einer seichten, etwa $1/_2$ mm tiefen eingeschliffenen radiallaufenden Furche versehen wird. Auf diese Weise kommuniziert das Innere der Kammer dauernd mit der Außenluft.

Eine Nachprüfung der Meißenschen Schlitzkammer bewog Starcke zu einer weiteren Modifikation, die darin bestand, daß er gegenüber der einen radiären Furche noch eine zweite gleichartige Furche anbrachte. Mit dieser Kammer will der genannte Autor noch genauere Zählresultate erhalten haben.

Hierdurch wiederum veranlaßt, konstruierte dann Meißen schließlich eine Zählkammer mit 4 Furchen.

Auch das Auftreten der Newtonschen Farbstreifen veranlaßte Meißen zu der Auffassung, daß der in der geschlossenen Zählkammer herrschende Druck ein anderer sein müsse als außerhalb derselben, wobei er die willkürliche Annahme machte, daß das Erscheinen der Streifen beweise, daß das Deckglas mit einer gewissen Spannung aufliege in der Weise, daß es in der Mitte, wo es am nachgiebigsten ist, etwas tiefer stehe als am Rande, demnach ein wenig konkav sei. Diese Konkavität sollte durch die Kapillarattraktion der Flüssigkeit in der Kammer noch verstärkt werden. Schließlich hielt er eine etwaige Absorption von Sauerstoff der Kammerluft seitens der Blutmischung als weitere Ursache der Durchbiegung des Deckglases für möglich.

Im Gegensatz zu Gottstein und Meißen konnte Turban sowie C. F. Meyer die Abhängigkeit der Zählkammer vom Luftdruck nicht bestätigen. Turban hatte, um die Durchbiegung des Deckglases zu verhindern, u. a. dicke Deckgläser von 3,3 mm Stärke angewendet. Zudem hatten Schaumann und Rosenqvist in ihren Versuchen über den Einfluß der verdünnten Luft auf die blutbildenden Organe an Tieren zeigen können, daß die Abnahme des atmosphärischen Druckes eine Reizwirkung auf die hämatopoetischen Gewebe ausübt und zu einer Vermehrung der Erythrozyten führt.

Eine sehr sorgfältige kritische Prüfung dieser Fragen an der Hand genauer physikalischer Untersuchungen wurde dann von Gaule und seinem Schüler Brünings vorgenommen.

Anläßlich von Untersuchungen über die Blutbildung im Luftballon konnte Gaule zunächst einmal darlegen, daß die von Gottstein, Meißen und Schröder angewendete Beweisführung anfechtbar ist, da sie von unrichtigen Voraussetzungen ausgeht.

Um die Bedeutung des Luftdruckes für das Zählresultat im Wege exakter Prüfung aufzuklären, verfährt Gaule folgendermaßen: Er bringt einen Tropfen Quecksilber in die Zählkammer, verschließt sie mit dem Deckglas und stellt Zählkammer samt Mikroskop in eine luftdicht verschlossene Glasglocke, die evakuiert werden kann und die während des Versuchs die mikroskopische Betrachtung der Zählkammer gestattet. Es wird nun mit Hilfe eines Okularmikrometers die Größe der Grundfläche, die der Quecksilbertropfen bei normalem Atmosphärendruck einnimmt, genau ausgemessen und hierauf evakuiert. Bei Änderung des Volumens der Kammer müßte sich die Grundfläche des Tropfens entsprechend vergrößern bzw. verkleinern. Wurde bei den Versuchen die durch die Luftverdünnung erzeugte Temperaturerniedrigung berücksichtigt, so ließ sich bei Verminderung des Luftdruckes selbst um mehr als die Hälfte eine nennenswerte Verkleinerung der Grundfläche des Tropfens, d. h. eine Bewegung des Deckglases nicht nachweisen. Der Versuch mit dem nicht benetzenden Quecksilber sollte zugleich den durch Adhäsion etwa bedingten Fehler ausschließen. Den gleichen Versuch machte er mit einer benetzenden Flüssigkeit (Nigrosinlösung) sowie endlich mit einer verdünnten Blutmischung, wie sie zum Auszählen benutzt wird. Sowohl bei den benetzenden Flüssigkeiten wie beim Versuch mit Quecksilber konnte eine Abhängigkeit des Volumens der Zählkammer vom Luftdruck nicht sicher nachgewiesen werden.

Brünings prüft in seiner Kritik der oben genannten Theorien einmal die Frage, ob die Entstehung der Newtonschen Farbenstreifen eine Spannung des Deckglases beweise. Er stellt dabei zunächst gegenüber Meißen richtig, daß es sich nicht um Farben-„ringe" handelt, wie sie beispielsweise beim Aufpressen einer Konvexlinse auf eine plane Glasplatte zustande kommen,

sondern um farbige Streifen, deren Entstehung darauf zurückzuführen ist, daß
wenn zwei plane Glasflächen einander durch Druck genähert werden, auffallende
Lichtstrahlen, je nachdem sie an der oberen oder unteren Fläche reflektiert
werden, einen Phasenunterschied zeigen, der die Ursache für Interferenzerscheinungen bildet. Konzentrische Farbenringe entstehen dabei nicht, sondern nur
einzelne Streifen. Was weiter die Kapillarattraktion anlangt, die nach Meißen
eine fehlerhafte Durchbiegung des Deckglases mitverschuldet, so zeigt Brünings,
daß wenn überhaupt auf diesem Wege eine Durchbiegung möglich ist, dieselbe
bei geringerem Luftdruck einen größeren Betrag zeigen müßte als bei höherem,
da im ersteren Fall die eingeschlossene Kammerluft sich leichter komprimieren
lassen müßte. Es ist das das Gegenteil der Behauptungen Meißens.

Abgesehen hiervon sind auch die errechneten Unterschiede von Brünings
bezüglich der Durchbiegung so gering, daß sie keinen nennenswerten Einfluß
auf das Zählresultat ausüben können.

Brünings machte auch den Versuch, empirisch festzustellen, wie groß
der Betrag der Oberflächenspannung + Molekularattraktion ist, der
für die vermutete Durchbiegung des Deckglases in Betracht kommt.

Zu diesem Zwecke stellte er mittels einer Milligrammwage das Gewicht
fest, das notwendig war, um das Deckglas von einem mit einem Tropfen Blutmischung versehenen Objektträger abzuheben. Das hierbei ermittelte Gewicht
betrug 2,6 g (bei Ausschaltung der Oberflächenspannung durch Wahl eines
größeren Tropfens, der die Zählfläche etwas überragte, betrug die bloße Molekularattraktion nur 1,0 g). Es war nun zu prüfen, ob bereits durch solche Beträge
eine Durchbiegung des Deckglases verursacht wird. Hierzu bediente sich Brünings einer Meißenschen Schlitzkammer, die vollständig mit Quecksilber gefüllt war, so daß das Quecksilber nach Auflegen des Deckglases genau bis an
das innere Ende des Schlitzes reichte; genau auf die Mitte des Deckglases (Dicke
0,56 mm) wurde ein Glasstab gestellt, der am oberen Ende eine Wageschale
trug. Bei dieser Versuchseinrichtung ergab sich, daß die Belastung mit 100 g
eine Durchbiegung von nur 0,0005 mm bewirkt. Selbst bei Anwendung eines
besonders dünnen Deckglases von 0,18 mm Stärke bewirkte eine Belastung
von 20 g eine Durchbiegung von 0,0005, von 60 g eine solche von 0,005 mm.
Hiernach ist also auch ein derartig dünnes Deckglas brauchbar.

Daß ein Unterschied in der Kammerhöhe bestehen kann, je nachdem man
das Deckglas nur leicht auflegt oder fest, d. h. bis zum dauernden Vorhandensein
von Farbenstreifen aufdrückt, konnte Brünings ebenfalls nach der geschilderten
Methode mit Hilfe der mit Quecksilber gefüllten Schlitzkammer zeigen. Die
Differenz kann 0,01 bis 0,015 mm betragen, was einem Zählfehler von 9—13% entspricht. Es geht daraus die Berechtigung der Forderung hervor, beim Zudecken
der Kammer stets auf die Erzeugung der Newtonschen Farben bedacht zu sein.

Nachdem Brünings die von Gaule vorgenommenen Versuche (s. oben)
in vollem Umfange hatte bestätigen können, nahm er zur Vervollständigung
derselben noch vergleichende Zählungen in verschiedenen Meereshöhen vor
und zwar zählte er die gleiche Blutmischung in Zürich und kurz darauf auf
dem 500 m hohen Ütliberg; dabei wurden die Zählungen an mikrophotographischen Aufnahmen der Zählkammer vorgenommen. Es wurden gleichzeitig die
Thomasche und die Meißensche Schlitzkammer benutzt. Unter sorgfältiger
Beachtung aller Vorsichtsmaßregeln ließ sich nicht der geringste Unterschied
im Sinne einer Beeinflussung durch den Höhenwechsel oder hinsichtlich der
Wahl der Kammer nachweisen.

Brünings untersuchte dann noch die Ursache für die ungleichmäßige
Verteilung der Blutkörperchen in der Zählkammer. Diese Ungleichmäßigkeit

ist bekanntlich eine der wichtigsten Fehlerquellen des Verfahrens, die sich selbst bei sorgfältigster Zusammensetzung der Kammer und gewissenhafter Beobachtung der Zählregeln nicht völlig ausschließen läßt.

Brünings macht nun auf folgenden Gesichtspunkt aufmerksam: Wenn auf den Tropfen der Blutmischung auf der Zählplatte der Kammer das Deckglas gelegt wird, so wird dadurch der Tropfen in die Breite gedrückt, so daß seine Grundfläche etwa viermal so groß wird. Die in der Mitte des Tropfens befindlichen Blutkörperchen werden dabei keine Verschiebung nach der Seite erfahren, wohl dagegen die mehr am Rande des Tropfens gelegenen Blutkörperchen, die um den Betrag der Verbreiterung des Tropfens nach der Seite bewegt werden. Auf diese Weise muß sich eine ungleiche Verteilung der Blutzellen auf der Zählfläche ergeben und zwar in der Weise, daß die größte Dichte sich in der Mitte der Kammer befindet und nach der Peripherie zu abnimmt.

Noch ein zweites Moment ist und zwar in noch höherem Maße an der ungleichen Verteilung der Blutzellen nach den Untersuchungen Brünings schuld. Es ist das die Sedimentierung der Blutzellen in dem Tropfen während der Zusammensetzung der Kammer. Stellt man ein Glasröhrchen, das mit 1:200 verdünnter Blutmischung gefüllt ist, senkrecht auf, so sind nach Verlauf einer Stunde die obersten 2 cm Flüssigkeit klar geworden, woraus hervorgeht, daß sich ein Blutkörperchen in Hayemscher Lösung um ca. 20 mm pro Stunde senkt. Nimmt man nun an, daß der auf die Zählfläche der Kammer gebrachte Tropfen der Blutmischung etwa 0,5 mm hoch ist und daß das Deckglas nach 10 Sekunden auf den Tropfen gedrückt wird, so besteht der Tropfen vor diesem Moment aus 3 Schichten, und zwar sind diejenigen Blutkörperchen, die nicht mehr als 0,06 mm vom Boden entfernt waren, zu Boden gesunken. Die über ihnen befindliche mittlere Schicht von 0,38 mm Höhe zeigt normale Zusammensetzung, während die darüberstehenden obersten 0,06 mm von Blutkörperchen frei sind. Es hat somit die über dem Boden der Kammer stehende Blutmischung nach 10 Sekunden ungefähr 12% der Blutkörperchen verloren.

Dieser durch die Sedimentierung der Blutkörperchen entstehende Fehler addiert sich naturgemäß zu dem oben genannten Fehler der ungleichen Verschiebung, wobei zu berücksichtigen ist, daß die auf dem Boden der Kammer liegenden Zellen, wie man annehmen kann, an der späteren Bewegung nicht mehr teilnehmen. In eklatanter Form kann man sich nach Brünings von der Richtigkeit seiner Darlegungen überzeugen, wenn man die Zählkammer mit einem Tropfen einer 200fachen Blutverdünnung beschickt und mit dem Auflegen des Deckglases 30 Sekunden wartet. Betrachtet man dann die Kammer gegen einen schwach beleuchteten Hintergrund, so erblickt man einen getrübten Kreis, der die ursprüngliche Basis des Tropfens bildet und eine nur schwach getrübte periphere Zone an der Stelle der späteren Ausbreitung der Flüssigkeit. Auch wenn man nur 10 Sekunden bis zum Bedecken der Kammer vergehen läßt, was oft bei sorgfältigster Herstellung des Zählpräparates notwendig ist, kann man bereits mit bloßem Auge die ungleich verteilte Trübung erkennen. Bei mikroskopischer Betrachtung der Zählkammer entgehen dem Auge diese Ungleichheiten in der Verteilung der Blutkörperchen, weil die Übergänge von dichten zu weniger dichten Stellen im Verhältnis zur Kleinheit der einzelnen Gesichtsfelder unmerklich gering sind. Durch mikrophotographische Aufnahme des Kammerinhaltes kann man dagegen, wenn man die Aufnahmen der verschiedenen Bezirke der Zählfläche fortlaufend aneinander reiht, diese Unterschiede deutlicher sichtbar machen, wie das aus der der Brüningsschen Arbeit beigegebenen Tafel klar hervorgeht.

Brünings hat ausgehend von den beschriebenen Untersuchungen über die Fehlerquellen der Thoma - Zeißschen Methode einen auf anderen Prinzipien aufgebauten Zählapparat konstruiert, der die besprochene ungleiche Verteilung der Blutzellen vermeiden soll. Beschreibung des Apparates siehe Seite 79.

Liebreich glaubte in der Beziehung zwischen Tropfengröße der Blutmischung und Meereshöhe insofern eine etwaige Fehlerquelle für das Zählresultat gefunden zu haben, als dabei die Schwerkraft eine Rolle spiele. Nach den Angaben von Liebreich wiegt ein Tropfen Flüssigkeit, der in Meereshöhe das Gewicht von 50 mg hat, in 4000 m Höhe nur 49,96 mg. Diese Differenz ist an sich sehr gering, sie erlangt jedoch Bedeutung für die Frage der Oberflächenspannung, da nämlich der aus einer Kapillare austretende Flüssigkeitstropfen erst dann herabfällt, wenn die Wirkung der Schwerkraft diejenige der Oberflächenspannung übertrifft; so werden c. p. in größeren Höhen die herabfallenden Tropfen größer ausfallen als in der Ebene. Da nun der Effekt der Oberflächenspannung bei einem großen Tropfen kleiner ist, als bei einem kleinen und letztere auf die Art der Verteilung der suspendierten Blutkörperchen im Tropfen von Einfluß ist, so findet nach Liebreich bei einem größeren Tropfen eine stärkere Zurückdrängung der Blutkörperchen nach dem Zentrum zu statt als bei dem kleinen Tropfen. Praktisch würde dies zu hohe Blutkörperchenwerte bei der Zählung zur Folge haben, so daß Liebreich in den dargelegten Gründen eine Erklärung für die hohen Erythrozytenzahlen in größeren Höhenlagen sieht. Ähnliche Fehler, die sich aus der Wirkung der Oberflächenspannung erklären, nimmt er außerdem für die Übertragung verschieden großer Tropfen in die Zählkammer an.

Die von Liebreich geäußerten Bedenken wurden von Zuntz widerlegt, indem dieser darauf hinweist, daß die Abnahme der Schwerkraft in der Höhe zum Teil (und zwar zu $^4/_5$) kompensiert wird durch die gleichzeitige Abnahme der Luftdichte. Um nun festzustellen, inwieweit tatsächlich eine Änderung der Oberflächenspannung der Blutmischung auf das Zählresultat von Einfluß ist, untersuchte er die Wirkung einer mit Alkohol versetzten Verdünnungsflüssigkeit, wobei sich bei vergleichenden Untersuchungen eine Differenz nicht konstatieren ließ. In Versuchen ferner, wo die Zählung derselben Probe einmal so ausgeführt wurde, daß ein spontan abfallender großer Tropfen auf die Zählplatte gebracht wurde, zweitens so, daß die Zählkammer mit mehreren kleinsten Tropfen beschickt wurde, ergab sich ein Resultat, das innerhalb der Fehlergrenze gerade umgekehrt ausfiel, als die Ausführungen Liebreichs hatten erwarten lassen. Die Einwände Liebreichs erweisen sich demnach praktisch als bedeutungslos.

Auch Bürker widmete sich in einer ausführlichen Arbeit dem Studium der Fehlerquellen der Thomaschen Zählkammer, indem er sich gleichfalls exakter physikalischer Methoden bediente.

Was die Ungleichheit der Verteilung der Blutkörperchen in der Zählkammer anlangt, die sich geltend macht, wenn nicht sofort das Deckglas auf die Kammer aufgelegt wird, so konnte er zeigen, daß wenn die mit der gleichen Blutmischung beschickte Kammer das eine Mal sofort, das andere Mal erst nach einer Minute mit dem Deckglas bedeckt wurde, die entsprechenden Erythrozytenzahlen aus derselben Blutprobe für 1 cmm 8 800 000 resp. 21 600 000 waren.

Um derartige enorme Fehler zu vermeiden, empfiehlt Bürker ein Verfahren, bei dem die Kammer vor der Füllung mit der Blutmischung zusammengesetzt wird. Er schiebt das Deckglas so weit auf die leere Kammer (unter Erzeugung der Newtonschen Farbenstreifen), daß nur ein ganz kleines Segment des Kammerbodens nicht überdeckt ist. An diese Stelle bringt er den Tropfen der Blutmischung, der sich sofort zwischen Deckglas und Zählplatte der Kammer einsaugt. Es läßt sich feststellen, daß bei dieser Art der Zusammensetzung die Abweichungen in der Verteilung der Blutkörperchen noch geringer sind, als bei möglichst schneller Zusammensetzung der Kammer nach der früheren Methode.

Daß auch die Temperatur der Blutmischung für die Sedimentierungsgeschwindigkeit der Blutkörperchen von Bedeutung ist, zeigt die Feststellung Bürkers, daß in der gleichen Blutmischung die Senkung der Erythrozyten bei 21,3° doppelt so schnell vor sich geht als bei 4,3°. Bürker glaubt mit dieser Abhängigkeit von der Temperatur die von verschiedenen Beobachtern konstatierten beträchtlichen Abweichungen der Zählresultate im Hochgebirge, wo die Temperatur größere Schwankungen zeigt, zum Teil erklären zu können.

Die Erzeugung der Newtonschen Farbenstreifen beim Auflegen des Deckglases soll nach der ursprünglichen Vorschrift von Lyon und Thoma trocken vorgenommen werden und ein Eindringen von Flüssigkeit zwischen Deckglas und Kammerrand verhindert werden, damit nicht das Deckglas gehoben wird und dadurch die Kammerhöhe eine Änderung erfährt. Auch Reinert hält die Befeuchtung des Deckglases und der Ränder der Kammer für bedenklich, da dadurch der Zählraum eine unrichtige Tiefe erhalte. Im Gegensatz zu diesen Forschern kommt Bürker in Übereinstimmung mit Brünings zur Überzeugung, daß die Kammerhöhe die gleiche bleibt, unabhängig davon, ob die Farbenstreifen trocken oder feucht erzeugt werden, zumal die Kammerhöhe nur auf 0,001 mm genau sei.

Er konnte das sowohl, wie das bereits Reinert getan hatte, durch genaue Dickenmessung der geschlossenen Kammer mittels eines auf 0,001 mm genauen Sphärometers als auch in sehr exakter Weise mit einer optischen von Fizeau zur Bestimmung des Ausdehnungskoeffizienten fester Körper angegebenen Methode (betr. Fizeau - Abbesches Dilatometer vgl. die Arbeit von Pulfrich) zeigen.

Im wesentlichen beruht dies Verfahren auf folgendem: Läßt man monochromatisches, z. B. gelbes Na-Licht auf eine Zählkammer fallen, so finden an der unteren Fläche des Deckglases sowie an der Zählfläche Reflexionen statt. Die reflektierten Strahlen legen dabei verschiedene Wege zurück und erleiden dadurch meist einen Gangunterschied, der zu Interferenzerscheinungen führt. Infolgedessen werden abwechselnd dunkle und helle (gelbe) Interferenzstreifen auftreten. Bei Änderung der Schichtdicke beginnen die Streifen zu wandern, und zwar bildet die Zahl der an einem bestimmten Punkte vorbeigewanderten Streifen ein Maß für die Änderung der Schichtdicke in der Weise, daß der Dickenunterschied, der der Breite eines Interferenzstreifens entspricht, gleich $^1/_2$ λ des benutzten Lichtes, d. h. rund 0,0003 mm ist. Da sich $^1/_{10}$ der Streifenbreite gut schätzen läßt, so beträgt die Genauigkeit der Messung 0,00003 mm (wobei Temperatur und Luftdruck zu berücksichtigen sind).

Bürker wirft nun mit einem zentral durchbohrten Spiegel (Augenspiegel) gelbes Na-Licht auf die leere Kammer. Der der Durchbohrung entsprechende dunkle Fleck auf der Kammer dient als Marke, die entstehenden Interferenzstreifen werden aufgezeichnet. Wird nun an den Deckglasrand ein Tropfen Wasser gebracht, so saugt sich dieser zwischen Deckglas und Kammerrand ein, was eine Verschiebung der Farbenstreifen zur Folge hat. Dieselbe beträgt indessen weniger als eine Streifenbreite, so daß die Änderung der Schichtdicke weniger als 0,0003 mm beträgt. Sie ist daher praktisch zu vernachlässigen. Es ist demnach für die Kammerhöhe ohne Belang, ob die Newtonschen Farbenstreifen trocken oder feucht erzeugt werden. Auch konnte Bürker durch Dickenmessung der Kammer zeigen, daß auch die Breite der Streifen auf die Höhe

der Kammer keinen Einfluß hat. Ferner ergab sich, daß auch bezüglich der
Unterschiede der Newtonschen Farben verschiedener Ordnung eine praktisch
unwesentliche Änderung der Schichtdicke vorliegt (bei den Farben erster Ordnung, Schwarz und Braun, findet so gut wie vollständige Berührung statt,
während dies bei den grünen und roten Streifen dritter und vierter Ordnung nicht
der Fall ist).

Der von Gottstein (s. oben) behauptete Einfluß der Temperatur auf die
Höhe der Kammer wurde ebenfalls von Bürker mit seiner optischen Methode
näher geprüft. Auch hier ergab sich indessen, daß sich die Höhe sowohl der leeren
wie der gefüllten Kammer bei einer Erwärmung um 20° so wenig ändert, daß
eine Änderung des Zählresultates dabei nicht in Betracht kommt.

Schließlich wurde von Bürker auch die Frage der Abhängigkeit der Zählkammer vom Luftdruck nach dem gleichen Verfahren untersucht. Für die Prüfung
der Durchbiegbarkeit des Deckglases wandte Bürker Deckgläser von 0,188
und 0,623 mm Dicke an. Um das Verhalten der Farbenstreifen während der
Belastung des Deckglases beobachten zu können, benutzte er einen Apparat,
der im wesentlichen aus einem Metallhebel besteht, der an einer in Spitzen laufenden
Achse befestigt ist. Ein von dem Hebel ausgehender abwärts gerichteter dünner
Zapfen ruht mit seinem freien Ende auf der Mitte des Deckglases, das die Zählkammer bedeckt. Um einen meßbaren Druck auf das Deckglas auszuüben, legt
er auf ein kleines am Hebel befestigtes Plättchen Gewichte auf und kontrolliert
dabei das Verhalten der Interferenzstreifen. Es zeigte sich bei dem dünneren
Deckglas, daß eine Belastung mit 3,8 g bereits eine Verschiebung der Streifen
um 3 Streifenbreiten zur Folge hatte. Bei einem Druck von 5,7 g entspricht
die Verschiebung der Streifen einer Durchbiegung von 0,0012 mm. Es geht
daraus hervor, daß ein dünnes Deckglas schon bei geringerer Belastung eine
Durchbiegung zeigt, die nicht mehr als unwesentlich vernachlässigt werden kann.
Anders verhält sich das dicke Deckglas, das bei der gleichen Versuchsanordnung
eine Verschiebung der Interferenzstreifen um 1 Streifenbreite erst bei einer Gewichtsbelastung von 41,5 g (d. h. etwas mehr als das Vierfache des Atmosphären-
drucks auf 1 qmm Fläche) zeigte. Es geht daraus hervor, daß dicken Deckgläsern aus diesem Grunde entschieden der Vorzug zu geben ist.

Daß Brünings bei dünnen Deckgläsern eine bedeutend geringere Durchbiegung beobachtete, liegt nach Bürker daran, daß ersterer bei seinen Versuchen einmal außer acht ließ, daß die Zählkammer in Wirklichkeit nicht
hermetisch geschlossen ist und daß ferner in seiner Versuchsanordnung die Größe
der Druckfläche nicht angegeben ist.

Bürker wiederholte ferner die Versuche Gaules (s. oben) unter der Luft-
pumpe. Die unter den Rezipienten gebrachte Zählkammer wurde von außen
mit Na-Licht beleuchtet. Es war auf diesem Wege möglich, eine Bewegung der
Interferenzstreifen während der Luftdruckänderung zu verfolgen. Es zeigte
sich, daß beim Auspumpen der Luft die Streifen zu wandern beginnen und zwar
im Sinne einer Verkleinerung der Schichtdicke, d. h. das Deckglas wird angesaugt.
Bei ruckweiser Evakuierung setzen sich die Streifen jedesmal wieder in Bewegung,
um dann wieder an die alte Stelle zurückzugehen, wandern von neuem, kehren
wieder zurück usw. Der Versuch fällt im gleichen Sinne aus bei dicken wie bei
dünnen Deckgläsern, nur daß bei letzteren die Veränderungen bedeutend stärker
sind.

Aus diesen Versuchen läßt sich der Schluß ziehen, daß die Thomasche
Kammer nicht hermetisch, wie angegeben wurde, geschlossen ist, und zwar
auch dann nicht, wenn Interferenzstreifen erster und zweiter Ordnung vorhanden
sind. Ferner ergibt sich aus den Bürkerschen Versuchen, daß Änderungen der

Kammerhöhe nur dann stattfinden, wenn Luft rasch aus dem Kammerraum heraus- oder in ihn hineintritt. Daß tatsächlich Luft aus dem Kammerraum beim Evakuieren entweicht, konnte Bürker auch dadurch zeigen, daß er die zusammengesetzte Kammer in ein Gefäß mit Wasser versenkt unter die Luft-pumpe brachte. Bei Erniedrigung des Druckes steigen dann Luftbläschen aus der Kammer auf.

Da sich weiter zeigte, daß bei Erzeugung der Newtonschen Streifen auf feuchtem Wege der Ausgleich des Luftdruckes sich weniger prompt vollzieht, so ist nach Bürker der trockenen Erzeugung der Streifen der Vorzug zu geben. Auch durch direkte vergleichende Messung der Kammerhöhe derselben Kammer mittels Sphärometers in verschiedenen Höhenlagen (Friedrichshafen 410 m resp. Schatzalp 1865 m) ließ sich die Unabhängigkeit der Kammer vom Luftdruck beweisen. Die dabei gleichzeitig beobachtete Verschiebung der Newtonschen Streifen war ebenfalls so gering, daß auch hiernach eine praktisch wesentliche Änderung der Kammerhöhe ausgeschlossen werden konnte.

Es ist somit durch Bürker bewiesen, daß die Thomasche Zählkammer vom Luftdruck unabhängig ist. Sie verhält sich nicht, wie behauptet wurde, wie ein Aneroidbarometer, sondern sie ist eine Schlitzkammer. Nur rasche Luftdruckschwankungen verursachen vorübergehend eine Änderung der Kammer-höhe.

Unvermeidliche variable bei der Zählung entstehende Fehler.

Neben den in der Konstruktion des Apparates begründeten Fehlern kommen weiter gewisse unvermeidliche variable Fehler in Betracht, die auf den zufälligen Unregelmäßigkeiten in der Verteilung der Blutkörper-chen in der Zählkammer beruhen.

Zunächst hat Abbe auf dem Wege theoretischer Deduktionen die Gesetze dieser Abweichungen ermittelt und gezeigt, wie diese Variationen nach Möglich-keit einzuschränken sind. Ist n die Summe der Zahl der in einer bestimmten Blutprobe gezählten Blutkörperchen bei völlig gleichmäßiger Verteilung der-selben, so ist die Abweichung w, die unter sehr vielen Wiederholungen ebenso oft überschritten als nicht erreicht wird $= 0{,}674\,\sqrt{n}$. Drückt man diese „wahr-scheinliche Abweichung" als Bruchteil des vorausgesetzten Mittelwertes aus, so ist der auf diese Weise bestimmte Betrag der wahrscheinlichen relativen

$$\text{Abweichung} = \frac{0{,}674}{\sqrt{n}}.$$

Die Abbesche Formel läßt erkennen, daß der Untersucher in der Lage ist, die Größe des wahrscheinlichen Fehlers dadurch herabzusetzen, daß er eine möglichst große Zahl von Zählungen vornimmt, und zwar nimmt die Größe des wahrscheinlichen Fehlers in Prozenten des Mittelwertes ausgedrückt in demselben Verhältnis ab, in welchem die Quadratwurzel aus der dem abgezählten Volumen zukommenden Mittelzahl wächst. Ferner ergibt sich daraus, daß der in Pro-zenten ausgedrückte wahrscheinliche Fehler zweier an der gleichen Blutmischung ausgeführten Zählungen umgekehrt proportional der Quadratwurzel aus der Zahl der in beiden Fällen gezählten Zellen ist[1]).

---

[1]) Dieser Satz verliert seine Gültigkeit, wie auch Reinert gegenüber Lyon und Thoma betont, sobald es sich nicht mehr um ein und dieselbe Blutmischung handelt, weil dann zu dem wahrscheinlichen Fehler, der durch ungleiche Verteilung der Blutzellen zustande kommt, der variable Fehler hinzukommt, der sich bei der Entnahme, Abmessung und Verdünnung des Blutes einstellt. — Der von Abbe angegebene Fehler von 1% bei der Blutkörperchenzählung bezieht sich denn auch nur auf die Feststellung der Zellenzahl in der Kammer, nicht aber auf den ge-samten Akt der Zählung mit seinen verschiedenen Phasen.

Lyon und Thoma haben zur Ermittelung der variablen Fehler die Gauß-sche Methode der kleinsten Quadrate benutzt. Bezeichnet man mit W den wahrscheinlichen Fehler einer Zählung, so findet sich nach den Deduktionen von Gauß unter 1000 Beobachtungen

$$
\begin{array}{llll}
500\,\text{mal} & \text{Fehler zwischen} & 0 \text{ und} & W \\
323 \;\text{,,} & \text{,,} & \text{,,} \quad W \text{ ,,} & 2\,W \\
134 \;\text{,,} & \text{,,} & \text{,,} \quad 2\,W \text{ ,,} & 3\,W \\
36 \;\text{,,} & \text{,,} & \text{,,} \quad 3\,W \text{ ,,} & 4\,W \\
6 \;\text{,,} & \text{,,} & \text{,,} \quad 4\,W \text{ ,,} & 5\,W \\
1 \;\text{,,} & \text{,,} & \text{größer als } 5\,W.
\end{array}
$$

Werden weniger oder mehr als 1000 Beobachtungen gemacht, so erfahren die aufgeführten Zahlen eine proportionale Änderung. Das Vorzeichen blieb bei der Aufstellung der Zahlen unberücksichtigt, doch darf man annehmen, daß im Durchschnitt die Hälfte der in den angeführten Abstufungen enthaltenen Fehler positiv, die andere Hälfte negativ ist.

Die Gaußsche Methode sei in folgendem an einem praktischen Beispiel illustriert, das der Arbeit von Lyon und Thoma entnommen ist.

Bei der Auszählung eines Kammerpräparates mögen sich in 4 Vertikal-reihen von je 15 Feldern folgende Erythrozytenzahlen ergeben:

$$
\begin{aligned}
M_1 &= 218,\\
M_2 &= 224,\\
M_3 &= 245,\\
M_4 &= 209.
\end{aligned}
$$

Die Werte M_1, M_2, M_3 und M_4 stellen einzelne Beobachtungen dar. War die Verteilung der Erythrozyten eine absolut gleichmäßige, so ist der wahr-scheinlichste Wert N für eine Vertikalreihe gleich dem arithmetischen Mittel der einzelnen Beobachtungen, d. h.:

$$
N = \frac{M_1 + M_2 + M_3 + M_4 + \cdots}{S} \quad (S \text{ bezeichnet die Anzahl der Beobachtungen})
$$

$$
= \frac{218 + 224 + 245 + 209}{4} = 224\,.
$$

Die Abweichungen der einzelnen Beobachtungen von ihrem Mittelwert N sind dann

$$
\begin{aligned}
M_1 - N = x_1 &= 218 - 224 = -\;6,\\
M_2 - N = x_2 &= 224 - 224 = \quad 0,\\
M_3 - N = x_3 &= 245 - 224 = +\,21,\\
M_4 - N = x_4 &= 209 - 224 = -\,15.
\end{aligned}
$$

x_1, x_2, x_3 und x_4 bedeuten die Größe der einzelnen Abweichungen, wobei stets die Summe aller Abweichungen unter Berücksichtung ihres Vorzeichens $= 0$ ist.

Um den wahrscheinlichen Fehler der Beobachtungen zu finden, bildet man die Quadrate dieser Abweichungen und addiert dieselben. Für das vorstehende Beispiel ergibt sich:

$$
x_1^2 + x_2^2 + x_3^2 + x_4^2 = 36 + 0 + 441 + 225 = 702\,.
$$

Diese Summe teilt man durch eine Zahl, die um eine Einheit kleiner ist als die Zahl der Beobachtungen und zieht die Quadratwurzel aus dieser Größe.

$$
\sqrt{\frac{x_1^2 + x_2^2 + x_3^2 + x_4^2}{S - 1}} = \sqrt{\frac{702}{3}} = \sqrt{234}\,.
$$

Den wahrscheinlichen Fehler W der Beobachtungen ermittelt man schließlich durch Multiplikation dieser Quadratwurzel mit der Zahl 0,67 449. Es gilt demnach allgemein die Formel:

$$W = 0{,}67\,449 \sqrt{\frac{x_1^2 + x_2^2 + x_3^2 + x_4^2 + \cdots}{S-1}}.$$

Für das angeführte Beispiel ist $W = 10{,}31$, d. h. bei der Zählung von durchschnittlich 224 Zellen beträgt der wahrscheinliche Fehler 10,31 Zellen $= 4{,}60\%$.

Lyon und Thoma konnten empirisch durch zahlreiche Blutkörperchenzählungen die Richtigkeit der Abbeschen Deduktionen bestätigen, wie sich aus der nachfolgenden Tabelle ergibt:

Zahl der gezählten Zellen	Wahrscheinlicher Wert des Fehlers		
	nach Abbes theoretischen Deduktionen	nach dem Zählungs-Ergebnis von Lyon und Thoma	abgerundeter Wert
20 000	0,477%	0,495%	0,5%
5 000	0,954%	0,991%	1%
1 250	1,907%	1,983%	2%
200	4,769%	4,956%	5%

Lyon und Thoma haben dann noch zum Studium des wahrscheinlichen Wertes der variablen Fehler Zählungen an defibriniertem Tierblut vorgenommen, wobei für jedes Zählpräparat die einzelnen Operationen der Zählung, der Verdünnung des Blutes usw. gesondert vorgenommen wurden. Die Verdünnung war jedesmal 1:200.

Im ersten Versuch fanden sich in 24 Präparaten durchschnittlich in 100 Feldern 1141 Zellen; der wahrscheinliche Fehler betrug 20,75 Zellen oder 1,82%. Im zweiten Versuch wurden in 12 Präparaten im Durchschnitt 974 Zellen in je 100 Feldern gezählt. Der wahrscheinliche Fehler war 19,60 Zellen oder 2,01%. Im dritten Versuch betrug der wahrscheinliche Fehler bei Zählung von 934 Zellen in 12 Präparaten zu je 100 Feldern 25,34 Zellen, d. h. 2,71%.

Auch Reinert untersuchte eingehend die Fehlerquellen der Thomaschen Zählmethode. In einer Versuchsreihe wurde dabei der Anteil sämtlicher bei der Zählung überhaupt in Betracht kommender Fehler im Gesamtresultat festgestellt. Dabei ergab sich in 8 Versuchen mit zusammen 51 Zählungen von durchschnittlich 2665 Zellen ein mittlerer prozentischer Fehler von $\pm\,4{,}609\%$ und ein wahrscheinlicher prozentischer Fehler von $\pm\,3{,}1091\%$. Dieser Fehler von 3,1% verteilt sich in der Weise auf die einzelnen Operationen der Zählmethode, daß $\pm\,0{,}570\%$ auf Fehler in der Zählung der Zellen, $\pm\,0{,}566\%$ auf die ungleiche Verteilung der Zellen in der Zählkammer, $\pm\,1{,}35$ auf Fehler durch Mängel in der Abgrenzung des zur direkten Durchzählung bestimmten Mischungsquantums und $\pm\,0{,}616$ auf Fehler, die durch Schwankungen der Zellenzahl an verschiedenen Tagen und auf Fehler, die bei der Blutentnahme und Blutabmessung entstehen, entfallen. Der von der Größe der gezählten Zellenmenge unabhängige variable Fehler einer Blutkörperchenzählung nach Thoma - Zeiß ist demnach $= 1{,}35 + 0{,}616 = 1{,}97$, d. h. rund 2%. Diese Größe kann nach Reinert nur durch sehr lange Übung möglicherweise verkleinert werden.

Der wahrscheinliche Fehler einer vollständigen Blutkörperchenzählung unter sonst gleichen Bedingungen stellt sich nach Reinert folgendermaßen. Er ist bei Zählung von

$$
\begin{aligned}
70 \text{ Zellen (10 Quadrate)} &= 6{,}68 + 1{,}97 = \pm\,8{,}6\% \\
335 \quad\text{,,}\quad (50 \quad\text{,,}\quad) &= 3{,}63 + 1{,}97 = \pm\,5{,}6\% \\
628 \quad\text{,,}\quad (100 \quad\text{,,}\quad) &= 2{,}51 + 1{,}97 = \pm\,4{,}4\% \\
1325 \quad\text{,,}\quad (200 \quad\text{,,}\quad) &= 1{,}30 + 1{,}97 = \pm\,3{,}2\% \\
2665 \quad\text{,,}\quad (400 \quad\text{,,}\quad) &= \pm\,3{,}1\%.
\end{aligned}
$$

Reinert zieht aus dieser Tabelle den Schluß, daß die Zählung von 200 Feldern bei 200facher Verdünnung von normalem Blut ein dem erreichbaren Grad von Genauigkeit schon sehr nahekommendes Resultat zu liefern vermag. Bei Verminderung der Erythrozyten sind, um den gleichen Grad von Genauigkeit zu erzielen, 400 Felder zu zählen. Kommt es bei einer Zählung auf eine sehr große Genauigkeit an, so empfiehlt es sich 5000 Zellen zu zählen.

Verbesserungen der Thomaschen Mischpipette.

Die erste Verbesserung des Thomaschen Mélangeurs wurde von Miescher angegeben. Derselbe brachte an der Meßkapillare an Stelle der gewöhnlichen Zehntelteilung nur drei Hauptteilstriche an entsprechend den Verdünnungen 1 : 100, 1 : 150, 1 : 200. Außerdem ist ein kurzer Hilfsteilstrich (für den der Ampulle nächst gelegenen bloß unterhalb) vorhanden, der in einer solchen Entfernung vom Hauptstrich angebracht ist, daß dadurch genau $1/_{100}$ des gesamten Volumens der Kapillare abgegrenzt ist. Diese Einrichtung dient für den Fall, daß es nicht gelingt, die Blutsäule ohne großen Zeitverlust exakt auf einen Hauptteilstrich einzustellen. Hier erlauben dann die Hilfsteilstriche eine Schätzung der Abweichung mit einer Genauigkeit von $1/_{500}$ des Kapillarvolumens. Eine weitere Änderung bezweckt die Vermeidung der Unsicherheit im Ablesen infolge von Parallaxe an der dickwandigen Kapillare dadurch, daß statt der sonst üblichen Strichmarken die Hauptstriche in Form von Ringmarken beiderseits bis an die Grenze des Milchglasstreifens gezogen sind. Der richtige Stand der Blutsäule läßt sich hierdurch absolut sicher feststellen, indem man nach erfolgter Füllung der Pipette dieselbe etwas zwischen den Fingern dreht und die gegenüberliegenden Hälften der Ringmarken für das Auge zur Deckung bringt. Ferner ist das untere konische Ende der Pipette poliert, um den eventuell nicht unerheblichen Fehler durch Retraktion der Blutsäule im Augenblick der Ablesung besser kontrollieren zu können. Schließlich wurde das obere Ansatzstück der Pipette zur Erleichterung der Reinigung etwas weiter gemacht und die Mündung zugespitzt, um aus ihr evtl. statt aus der Kapillarmündung passende Tröpfchen für die Zählkammer entnehmen zu können.

Karcher, der mit der Miescherschen Pipette Blutkörperchenzählungen vornahm, fand mit dem neuen Melangeur einen wahrscheinlichen Fehler von 0,69% gegenüber 1,66% mit der Thomapipette und als größte Abweichung vom Mittel 2,03% gegenüber 3,75% mit dem alten Mélangeur.

Pipette mit automatischer Einstellung nach May.

Um eine exaktere Abmessung von Blut- und Mischflüssigkeit zu ermöglichen, hat May nach dem Vorbild der Cremerschen Harnpipette eine Pipette mit automatischer Einstellung angegeben (käuflich bei Instrumentenmacher Fuchs, München, Schillerstraße 26). Die Konstruktion des Apparates geht aus Abb. 35—37 hervor. Die Röhre A ist eine in eine Spitze ausgezogene Kapillare. Sie steht durch den doppelt durchbohrten Hahn I mit den Rohren B und C in Verbindung, B kommuniziert seinerseits durch den doppelt durchbohrten Hahn II mit den Rohren c und b. Das Rohr A dient zur Abmessung von Blut, das Rohr B zur Abmessung der Mischflüssigkeit.

Man versieht nun zunächst das Rohr b mit einem Gummischlauch mit Mundstück und beginnt mit der Aufsaugung von Mischflüssigkeit, indem man dieselbe bei der Hahnstellung Abb. 35 bis in das Rohr b saugt. Dann dreht man den Hahn II um 90° und hierauf den Hahn I um 180°; dadurch fließt die in A befindliche Verdünnungsflüssigkeit, die man nicht mehr braucht, aus der Kapillare aus. Um alle Flüssigkeit zu entfernen, bläst man durch den nunmehr auf C

gesetzten Schlauch Luft hindurch. Nun saugt man (Abb. 36) bei gleicher Hahnstellung Blut in die Kapillare A, bis dieses nach C gelangt, und dreht darauf den
Hahn I um 90°. Nachdem
man den Gummischlauch auf c
gesetzt hat, dreht man den
Hahn I um weitere 90°, so
daß nun B mit A kommuniziert (Abb. 37) und bläst den
Inhalt beider Rohre in ein
kleines Gläschen (dem Apparat beigegeben), das nun die
Blutmischung in dem ge-
wünschten genau abgemessenen Mengenverhältnis ent-
hält. Zur Füllung der Zählkammer entnimmt man von
der Mischung eine Probe mit
einer Pipette.

Die für die Erythrozyten-
zählung bestimmte Pipette ermöglicht eine 200 fache Ver-

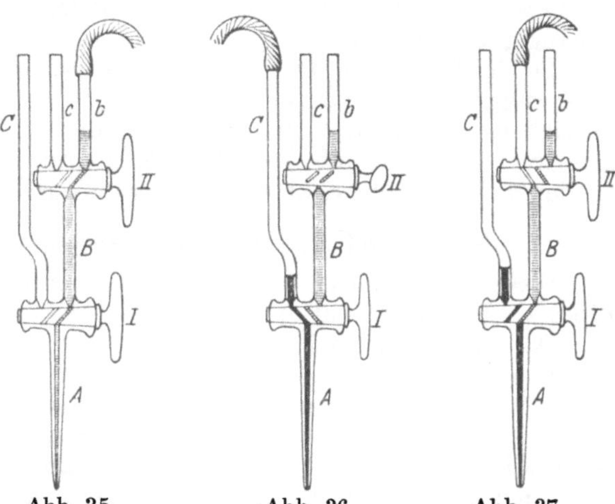

Abb. 35.　　　　Abb. 36.　　　　Abb. 37.
Pipette mit automatischer Einstellung nach May.

dünnung des Blutes; eine andere nach dem gleichen Prinzip gebaute Pipette
wurde von May für die Leukozytenzählung angegeben.

Eichung der Mayschen Pipette: Um die Pipette zu eichen, geht man
von der Hahnstellung der Abb. 35 aus und füllt die Pipette
anstatt mit Mischflüssigkeit mit Quecksilber bis über die
Hahnbohrung $II\,b$. Hierbei wird der Hahn I so gedreht,
daß eine Kommunikation mit C erfolgt. Das auslaufende
Quecksilber wird in einem gewogenen Wägegläschen aufgefangen; sein Gewicht entspricht dem Blutvolumen. Jetzt
werden die Hähne I und II so gedreht, daß das Quecksilber
in B und der Hahnbohrung, die von B nach A führt (also die
„Verdünnungsflüssigkeit") ausfließen kann und nun wiegt man
wiederum. Die Gewichtszunahme ergibt das Volumen der
Verdünnungsflüssigkeit. Um das Volumenverhältnis der Pipette
zu ermitteln, hat man nur das Gewicht des Gesamtquecksilbers
durch dasjenige des „Blutquecksilbers" zu dividieren.

Die Maysche Pipette hat den Vorzug großer Genauigkeit.
Dem steht der Nachteil gegenüber, daß sie schwerer zu reinigen
ist als der gewöhnliche Mélangeur, besonders dann, wenn es sich
um schnell gerinnendes Blut handelt, sowie daß sie leicht zerbrechlich ist. Fehler können dadurch entstehen, daß Blut in der
Hahnbohrung zurückbleibt.

Pipette von Galli.

Bei dem von Galli angegebenen Apparat erfolgt das Ansaugen des Blutes mit Hilfe eines Kolbens, der durch eine
Schraube bewegt wird. Wie sich aus der Abb. 38 ergibt, läßt
sich durch Drehung der Schraube f das Blut sehr langsam ansaugen. Das Köpfchen h dient zur Regulierung der Bewegung
des Kolbens d, indem es in dem Spalte i läuft, dessen Länge
so bemessen ist, daß beim vollständigen Durchlaufen des Spaltes

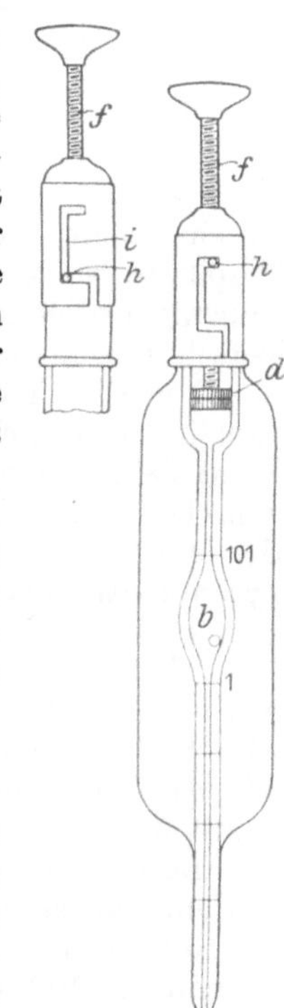

Abb. 38. Apparat
von Galli.

die Pipette genau bis zur Marke 101 gefüllt ist. Außerdem ist die Pipette noch
von einem gläsernen Mantel umgeben, der luftleer ist. Es wird damit bezweckt,
die Pipette von Temperatureinflüssen, speziell von der Wärme der Hand, unabhängig zu machen.

Bei der Füllung der Pipette macht man zunächst, um das Blut bis zur Marke 1
aufzusaugen, einige vorsichtige Drehungen der Schraube. Die Verdünnungsflüssigkeit saugt man nach, indem man den Kolben zunächst rasch so weit in
die Höhe zieht, daß die Ampulle gefüllt wird. Die Einstellung der Flüssigkeit
an der Marke 101 bewirkt man wiederum durch leichtes Drehen der Schraube.

Pipette von H. Hirschfeld und andere Präzisionspipetten.

Dieses Instrument ist eine vereinfachte Modifikation der Mayschen
Pipette. Die Konstruktion geht aus der Abb. 39 hervor.

Das Rohr A, das oben durch den doppelt durchbohrten Hahn B verschlossen
ist, dient zur Aufnahme des Blutes. Oberhalb des Hahnes befindet sich ein
U-förmiges Rohr, das aus den Schenkeln C und C_1 besteht. C_1 enthält die Ampulle,
die zur Aufnahme der Mischflüssigkeit bestimmt ist. Je nach der Stellung des
Hahnes kommuniziert entweder C oder C_1 mit A. In einer früher von Hirschfeld angegebenen Konstruktion der Pipette kommuniziert die Ampulle direkt
mit dem U-Rohr.

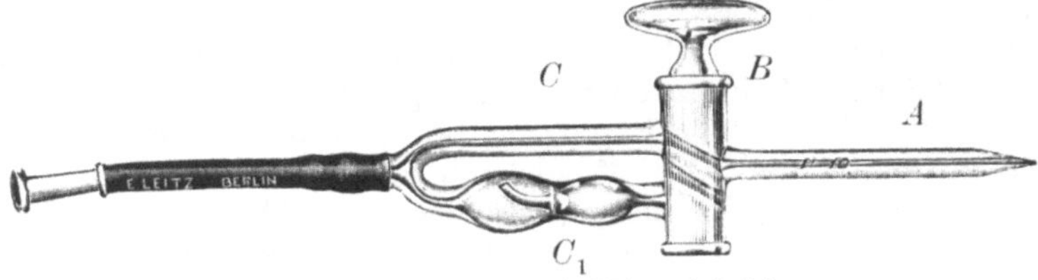

Abb. 39. Pipette nach Hirschfeld.

Bei der neuen Modifikation (Abb. 39) verjüngt sich die Ampulle nach oben
in ein leicht umgebogenes Kapillarrohr, das frei endigt. Das freie Ende der
Kapillare ist von dem oberen Teil des Rohres C_1 umgeben, das an dieser Stelle
bauchig erweitert ist und mit dem breiteren Abschnitt des Mischgefäßes fest
verschmolzen ist.

Um die Pipette zu füllen, beginnt man damit die Mischflüssigkeit aufzusaugen, nachdem man den Hahn so gestellt hat, daß A mit C_1 kommuniziert.
Wird Verdünnungsflüssigkeit in C_1 aufgezogen, so wird dieselbe aus dem Kapillarröhrchen dann abtropfen, sobald das ganze Mischgefäß gefüllt ist. Der Inhalt
des Mischgefäßes bis zur Mündung des Ablaufröhrchens beträgt bei der Erythrozytenpipette das 100fache, bei der Leukozytenpipette das 10fache des Inhaltes
von A. Wird nun der Hahn um 180° gedreht, so ist die gewünschte Menge Mischflüssigkeit genau abgemessen. Was darüber hinaus an Flüssigkeit aufgesogen
wurde, befindet sich in der bauchigen Erweiterung von C_1 neben dem Kapillarröhrchen. Nachdem durch Umdrehen des Hahns C mit A in Verbindung gesetzt
ist, bläst man aus A die dort befindliche Verdünnungsflüssigkeit heraus, reinigt
A mit Alkohol und Äther und saugt nun Blut in A auf, bis dasselbe in den Beginn
der Hahnbohrung zwischen A und C eingetreten ist. Wird nun der Hahn um 90°
gedreht, so ist das Blutquantum genau abgemessen. Es wird nun die Spitze
des Röhrchens A von dem anhaftenden Blut gesäubert und dann durch weiteres
Drehen des Hahnes A mit C_1 in Verbindung gebracht. Hierauf bläst man Blut
und Mischflüssigkeit in ein Schälchen, saugt mehreremals auf und bläst wieder
aus, um eine gründliche Mischung zu erreichen und entnimmt der Mischung einen

Tropfen für die Zählkammer. Man kann auch die Blutmischung in ein kleines mit Glasstöpsel versehenes Gläschen, das eine Glasperle enthält, bringen, wenn man die Zählung nicht sofort vornehmen will. Dies macht das Mikroskop am Krankenbett entbehrlich, da man auf diese Weise die Blutmischung nach Hause transportieren kann.

Um eine Verdünnung 1 : 200 bei den Erythrozyten bzw. 1 : 20 für die Leukozyten zu erhalten, füllt man nach Reinigung der Pipette von Blut die Ampulle zum zweiten Male mit Mischflüssigkeit und spritzt dieselbe in das die 100- bzw. 10fache Verdünnung schon enthaltene Gläschen. Auf diese Weise kann man sich jede beliebige Verdünnung herstellen.

Naturgemäß muß die Pipette sehr sorgfältig namentlich in der Hahnbohrung gereinigt werden. Um das aus dem Kapillarröhrchen in C_1 übergelaufene Mischflüssigkeit zu entfernen, setzt man den Gummischlauch mit Mundstück auf das Ende von A und bläst die Flüssigkeit bei nach unten gehaltenem U-Rohr aus.

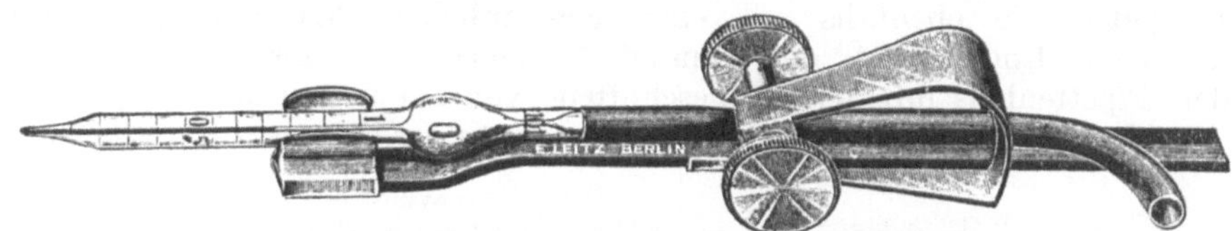

Abb. 40. Präzisionssauger nach Wieck.

Sehr einfach ist der von Wieck erdachte Präzisionssauger. Ein gewöhnlicher Mélangeur mit Gummischlauch ist auf einem schmalen Holzstab mittels Klammer festgeklemmt (Abb. 40). Letzterer trägt einen Metallbügel, der den Gummischlauch der Pipette gegen den Holzstab drückt. Der Bügel läßt sich längs des Holzstabes hin- und herschieben, die Verschiebung erfolgt mittels Schraube. Wird der Bügel nach oben bewegt, so entsteht in dem Schlauch eine Luftverdünnung, die Pipette saugt Flüssigkeit an. Bei umgekehrter Bewegung der Schraube wird ein etwaiger Überschuß von Flüssigkeit aus der Pipette ausgeblasen.

Der Präzisionssauger nach Hirt sei deshalb hier erwähnt, weil er nicht nur zum Aufsaugen von Blut für Zählungen, Hämoglobinbestimmungen usw., sondern auch für serologische Arbeiten zum Aspirieren von Flüssigkeiten in graduierten Pipetten in sehr exakter Weise geeignet ist.

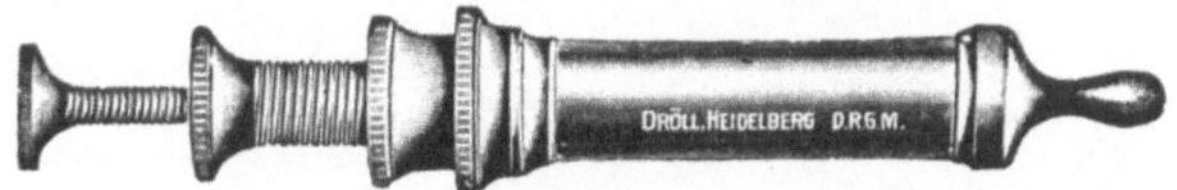

Abb. 41. Präzisionssauger nach Hirt.

Wie Abb. 41 zeigt, handelt es sich um ein spritzenartiges Instrument, das aus einem Metallzylinder besteht, in dem zwei ineinandergehende Kolben sich befinden, deren Kolbenstangen in einem Gewinde laufen. Der größere Kolben ist mit einem gröberen Gewinde versehen; er dient zum Ansaugen größerer Flüssigkeitsmengen. Der kleinere besitzt ein Mikrometergewinde und dient zur genauen Einstellung. Die Entleerung der Flüssigkeit erfolgt durch Zurückdrehen des großen Kolbens. Die Verbindung des Apparates mit einer Blutpipette geschieht mittelst des Gummischlauches der Pipette, der über das Ansatzstück der Spritze gezogen wird (Hersteller Firma Dröll, Heidelberg).

Portmann gab eine Konstruktion für eine Präzisionspipette an, bei der ebenfalls das Saugen mit dem Munde vermieden ist. An eine gewöhnliche

Pipette ist oben ein erweitertes Ansatzstück angeschmolzen (Abb. 42), das seitlich
eine Öffnung trägt und oben offen ist. Über das obere Ende des Ansatzstückes
ist ein oben geschlossener kleiner Glaszylinder geschoben, der vermittelst eines
Gummiringes luftdicht mit dem Ansatzrohr verbunden ist. Die Saug- resp.
Druckwirkung wird durch Hin- und Herschieben des Zylinders erzeugt, solange

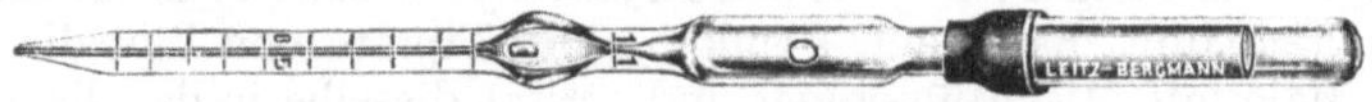

Abb. 42.   Pipette nach Portmann.

die seitliche Öffnung mit dem Finger verschlossen ist. Sobald man die Öffnung
lüftet, bleibt die Flüssigkeitssäule in der Pipette stehen. Eine ähnlich konstruierte
Pipette mit einem Gummihütchen statt des Zylinders wurde von Portmann
zur Blutabmessung für die Hb-Bestimmung angegeben.

Auf dem gleichen Prinzip beruht die von Pappenheim empfohlene Präzisionspipette, die ebenfalls aus einer gewöhnlichen Pipette besteht, über
deren oberes Ende statt des Gummischlauches eine unten geschlossene,
auf den Pipettenhals luftdicht aufgeschliffene verschiebbare Glashülse gestülpt
ist. Wird letztere in die Höhe gezogen, so entsteht in der Pipette Luftverdünnung,

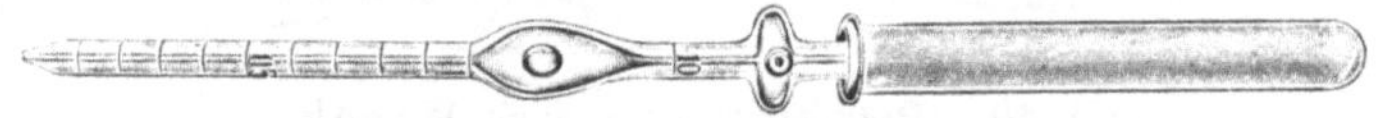

Abb. 43.   Pipette nach Pappenheim.

im gegengesetzten Falle wird Inhalt herausgepreßt. Bei einer neueren Modifikation (Abb. 43) hat Pappenheim ähnlich wie bei der Portmannschen
Pipette zwischen Ampulle und Ansatzrohr 2 seitliche Öffnungen angebracht,
die man beim Saugen mit den Fingerspitzen verschließt.

Übrigens hat Hirschfeld darauf hingewiesen, daß man in sehr einfacher
Weise eine exakte Ansaugung mit einer gewöhnlichen Pipette bewerkstelligen
kann, wenn man als Mundstück zum Saugen ein kleines Glasröhrchen anwendet,
in das man 1 bis 2 cm lang aufgerollte Watte bringt.

Roerdansz konstruierte eine Pipette, die sich ebenfalls an die Grundform
der Thoma-Zeißschen Pipette anlehnt. Es handelt sich auch hier um eine
Meßkapillare mit darüber befindlicher Ampulle. Nach dem Vorbild der Miescherschen Pipette sind an den Strichmarken 1,0 und 0,5 ober- und unterhalb

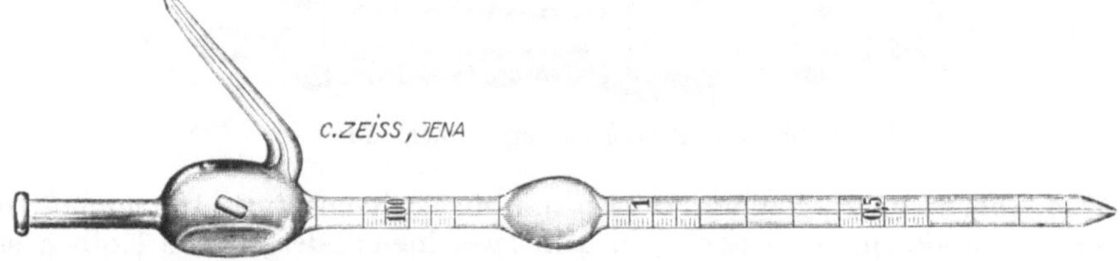

Abb. 44.   Pipette nach Roerdansz.

derselben fortlaufende Hilfsteilstriche, die Hundertstel Volumeneinheiten angeben,
angebracht. Die Ampulle geht nach oben in ein etwa 20 mm langes Kapillarrohr
über, das in der Mitte den Teilstrich 100 trägt; hier ist ebenfalls eine Hilfsteilung
angebracht. Die Kapillare geht oben in eine zweite Ampulle, den sog. Mischraum, über. Dieser ist ein oval geformter Hohlraum, der bei einer neuen (Abb. 44)
Modifikation der Pipette an seinem oberen Ende einen massiven Glasgriff trägt;
seitlich ist ein kurzes, in eine feine Spitze übergehendes Ausflußrohr angeschmolzen,

das gleichzeitig als Ansaugrohr dient. Die gegenüberliegende Wand des Mischraumes ist abgeflacht und als Standfläche gedacht. Eine in den Mischraum eingeschmolzene Glasperle ermöglicht wie bei den anderen Mischpipetten eine gründliche Durchmischung von Blut und Verdünnungsflüssigkeit.

Die Füllung der Pipette geschieht in der Weise, daß ein Gummischlauch mit Glasmundstück auf das Ansaugrohr gesteckt wird. Das Mundstück besteht aus einem unteren kugelförmigen Teil, in welchem wie bei den Giftpipetten eine kurze seitwärts gebogene Überlaufspitze von unten her mündet, und einem oberen halbkugelförmigen Teil, dem eigentlichen Mundstück. Es wird nun zuerst Blut bis zu einem bestimmten Teilstrich der Meßkapillare aufgesogen, hierauf Verdünnungsflüssigkeit bis zur Marke nachgesogen. Die Mischung nimmt man dadurch vor, daß man die Pipette mit der Spitze leicht nach oben neigt. Es fließt dann das Blut mit der Verdünnungsflüssigkeit aus der Ampulle in den Mischraum. Durch leichtes Schwenken der Pipette um ihre Längsachse erreicht man nach den Angaben von Roerdansz eine vollständige Mischung der beiden Flüssigkeiten. Die Übertragung der Blutmischung in die Zählkammer bewerkstelligt man dadurch, daß man zunächst in der angegebenen Weise die Flüssigkeit mischt, indem man die Pipette an dem Stiel hält und hierauf durch sofort hinterher erfolgendes sanftes Neigen der Pipette einen Tropfen Blutmischung durch das Ausflußrohr in die Zählkammer austreten läßt[1]).

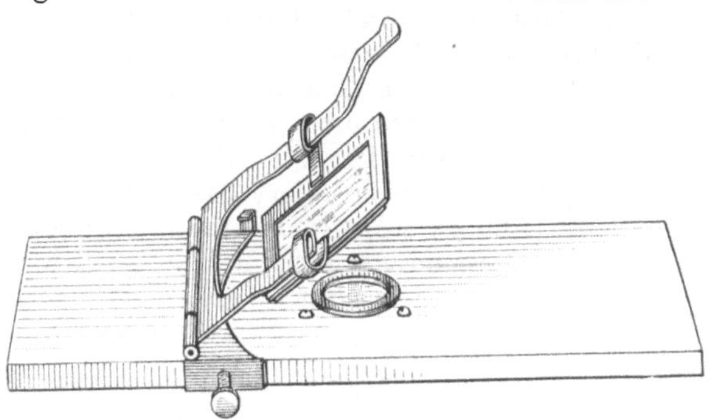

Abb. 45. Zählapparat nach Malassez.

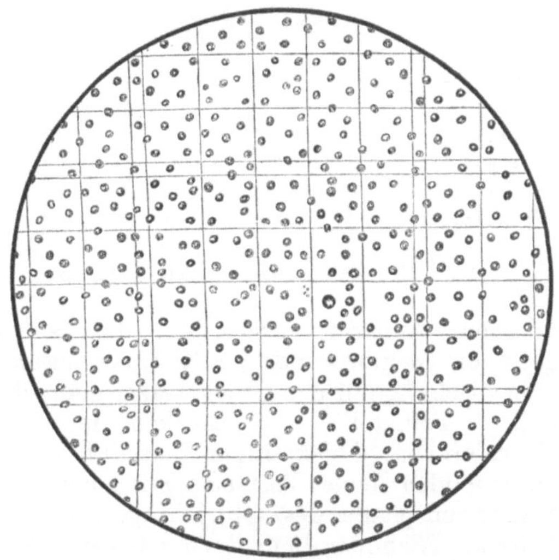

Abb. 46. Zählnetz nach Malassez.

Weitere Modifikationen in der Konstruktion der Mischpipetten sowie Neuerungen der Zählkammern sind weiter unten beschrieben (vgl. die Methoden von Bürker, Sahli usw.).

Zweite Zählmethode nach Malassez.

Im Gegensatz zu der ersten von Malassez angegebenen Methode (vgl. S. 51), bei der die Zählung des verdünnten Blutes in einer Kapillare erfolgt, gibt Malassez bei einer zweiten in Frankreich viel angewendeten Methode eine besondere Art von Zählkammer (compte-globules à chambre humide graduée) an, die hier beschrieben sei (Abb. 45 u. 46).

---

[1]) Näheres über die Einwände von Roerdansz gegenüber den früheren Zählpipetten sowie die Erwiderung von Bürker findet sich in Folia hämat. Bd. XVIII (Archiv) Heft 1 sowie Pflügers Archiv Bd. 149, S. 532.

Ein dicker Objektträger trägt auf der einen Seite in der Mitte eine zirkuläre Rinne von 1,5 mm Breite und ca. 1 mm Tiefe. Hierdurch ist eine kleine kreisförmige Platte von etwa 6—7 mm Durchmesser gegeben, die allseits von der Rinne umgeben ist. Dicht neben der Rinne, außerhalb von ihr, sind in gleichem Abstand voneinander drei Schräubchen in den Objektträger in der Weise eingezogen, daß ihre Spitzen, die aus dem Glase hervorragen, sämtlich die gleiche Länge besitzen. Durch Stellen mittels Schraubenziehers auf der Unterseite des Objektträgers läßt sich dies genau regulieren. Wird nun ein plangeschliffenes Deckglas auf die drei Schraubenspitzen aufgelegt, so entsteht zwischen Deckglas und der vorhin genannten kreisförmigen Platte ein spaltförmiger Raum, der als Zählkammer dient. Die Quadrierung für die Zählung ist auf die zentrale Platte des Objektträgers eingraviert. Sie besteht aus einer peripheren und einer zentralen Teilung (Abb. 46). Letztere ist für die Erythrozytenzählung bestimmt und besteht aus Gruppen von je 20, d. h. 4×5 kleinen Quadraten, das jedes eine Seitenlänge von $^{1}/_{20}$ mm besitzt. Jede Gruppe ist durch doppelte Linierung von den

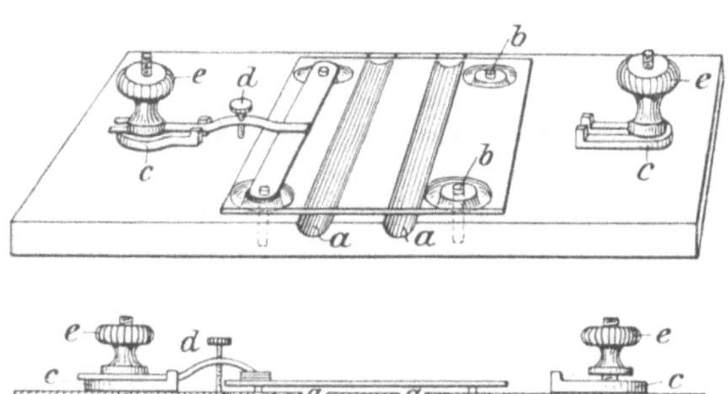

Nachbarquadraten deutlich abgegrenzt und stellt ein Rechteck von $^{1}/_{4}$ bzw. $^{1}/_{5}$ mm Seitenlänge, d. h. von $^{1}/_{20}$ qmm Fläche dar. Bei einer Kammerhöhe von $^{1}/_{5}$ mm ist daher der Inhalt der Kammer über einem solchen Rechteck $= ^{1}/_{100}$ cmm. Die periphere Teilung besteht aus den gleichen Rechtecken, die aber hier keine feinere Teilung in kleine Quadrate zeigen.

Abb. 47. Zählkammer nach Alferow.

Um ferner das exakte Aufliegen des Deckglases zu sichern, ist eine besondere Vorrichtung an dem Apparat vorgesehen, die es zugleich ermöglicht, mit möglichst geringem Zeitaufwand die Kammer zusammenzusetzen, nachdem ein Tropfen Blutmischung auf den Objektträger gebracht ist. Wie aus der Abbildung ersichtlich ist, befindet sich das Deckglas in einem Metallrahmen, der mit Hilfe eines Charniers am Objektträger befestigt ist. Mittels eines langen vom Rahmen ausgehenden Armes läßt sich mit einem Griff das Deckglas sicher auf die drei Schraubenspitzen des Objektträgers niederdrücken; eine seitlich angebrachte federnde Klammer dient dazu, das heruntergedrückte Deckglas in seiner Stellung festzuhalten.

Die Verdünnung des Blutes erfolgt mit dem Potainschen Mélangeur, die Verdünnungen sind 1 : 100 bis 1 : 500.

Zählmethode von Alferow.

Diese Methode, die von dem Autor 1884 beschrieben wurde, verdient insofern Interesse, als sie den ersten Versuch darstellt, eine Zählkammer zu konstruieren, die wie die spätere Bürkersche Kammer vor der Füllung mit der Zählmischung zusammengesetzt wird, und bei der die Füllung auf dem Wege der Kapillarität geschieht. Es soll dadurch, wie a. O. gezeigt wurde, eine ungleichmäßige Verteilung der Blutkörperchen auf der Zählfläche vermieden werden.

Die Zählkammer besteht wie aus Abb. 47 hervorgeht, aus einem dicken Objektträger, der zwei parallele Rinnen ($a\,a$) führt. Außerhalb von diesen Rinnen finden sich zu beiden Seiten derselben Schrauben, die die Fixierung eines Deckglases auf dem Objektträger bezwecken. Die Höhe der zwischen Objektträger und Deckglas befindlichen Kammer wird durch kleine in den Objektträger gekittete Glasstäbchen bestimmt. Das Deckglas wird durch Federn, die an Schrauben befestigt sind, aufgedrückt. Das Erscheinen von Newtonschen Ringen dient zur Kontrolle der richtigen Zusammensetzung der Kammer.

Ein Zählnetz besitzt die Kammer nicht. Alferow schlägt vor, das Bild der Zählkammer auf eine quadrierte Mattscheibe mit Hilfe einer mikrophotographischen Kamera zu werfen. Das hat nach seiner Ansicht den Vorteil, daß man die gezählten Zellen auf der Scheibe markieren kann und die Zählungsresultate nachträglich zu kontrollieren vermag.

Zählmethode nach Brünings.

Brünings kommt auf Grund seiner bei der Erörterung der Kritik der Thomaschen Zählkammer bereits erwähnten Überlegungen zum Ergebnis, daß die bei dieser Methode auftretenden Fehler der Blutkörperchenzählung, vor allem die ungleiche Zellverteilung in der Kammer, nur dadurch zu vermeiden sind, daß man das Prinzip der mit einem Deckglas verschlossenen Kammer fallen läßt. Dies läßt sich durch eine Verbindung von Mischpipette und Zählraum verwirklichen. In unvollkommener Form wurde ein derartiges Verfahren 30 Jahre früher bereits durch Malassez (s. S. 51) erdacht.

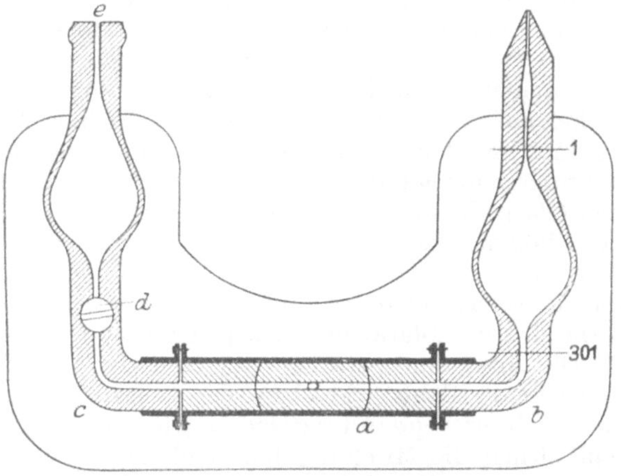

Der Brüningssche Apparat zeigt folgende Konstruktion (Abb. 48): Es handelt sich um eine zweimal rechtwinklig gebogene Pipette, deren mittlerer Schenkel zur Zählung dient. Dieser, das sog. Zählstück wird von einem etwa 4 cm langen Glasröhrchen (*a* in Abb. 49) gebildet, das eine Dicke von 8 mm und ein Lumen von 1 mm besitzt. Die Wand des Röhrchens trägt einen linsenförmigen Ausschliff (*b*), in den eine

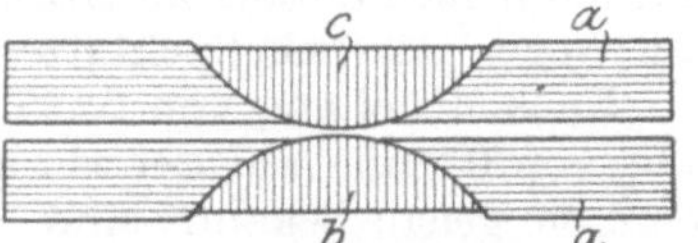

Abb. 48. Zählapparat nach Brünings.

Abb. 49. Zählstück im Apparat von Brünings.

genau zugepaßte Glaslinse in der Weise eingekittet ist, daß deren Scheitel ein wenig in das Lumen des Röhrchens hineinragt. Dieser Scheitel trägt eine kleine Facette, deren Fläche parallel zur unteren Fläche der Linse ist und deren Radius ca. 1,5 mm beträgt. Auf die Facette ist ein in 400 Quadrate geteilter Quadratmillimeter eingeritzt.

Ein zweiter Ausschliff befindet sich an dem Röhrchen genau gegenüber dem beschriebenen unteren, er trägt ebenfalls eine eingekittete Linse (*c*), die wiederum eine Facette trägt, die der ersten gegenübersteht, aber keine Netzteilung besitzt. Der Abstand zwischen beiden Facetten beträgt 0,2 mm. Auf diese Weise entsteht ein kapillarer zwischen beiden Facetten liegender kreisförmiger Raum, dessen

Durchmesser gleich dem der Kapillare und dessen Tiefe 0,2 mm ist. Die seitlich vorstehenden Teile der Linsen sind abgeschnitten. Als Kittsubstanz für die Linsen ist Schellack verwendet. Das Zählstück ist in ein Metallrohr gefaßt, dessen Enden vermittelst Flansch und Bajonettverschluß die Verbindung des Zählstücks einerseits mit der Mischpipette, andererseits mit dem mit einem Hahn versehenen Schlauchstück bewirken, wie aus Abb. 48 hervorgeht. In dieser ist a das Zählstück, b die Mischpipette, c das mit einem Gummischlauch zu armierende Schlauchstück, das mit einem zweiten Mischraum versehen ist und bei d einen Hahn trägt.

Die Mischpipette b dient zur Abmessung des Blutes und der Verdünnungsflüssigkeit. Ersteres wird bis zur Marke 1, letztere bis zum Strich 301 aufgesogen, sodaß man mit einer 300fachen Verdünnung arbeitet. Eine Glasperle ist nicht in die Ampulle eingeschmolzen. Die gründliche Vermischung wird hier auf eine gleich zu beschreibende Weise erreicht.

Der Apparat ist, wie in der Abb. 48 angedeutet, auf einer Metallplatte montiert, auf der er in horizontaler Lage mittels Zapfen und Klammer befestigt ist, so zwar, daß man ihn leicht mit einem Griff von ihr abheben kann. Beim Gebrauch entfernt man ihn von der Grundplatte, öffnet den Hahn, saugt Blut bis zum Strich 1 und sofort hinterher Verdünnungsflüssigkeit bis zur Marke 301. Die Mischung geschieht in der Weise, daß man bei vertikal gehaltenen Pipettenstücken das verdünnte Blut durch abwechselndes Saugen und Blasen 10 bis 20 mal aus einer Mischkammer in die andere treibt. Dies Verfahren, das eine vollständige Durchmischung gewährleistet, ist nach Brünings schonender als die Anwendung einer Glasperle, durch die es unter Umständen zur Zertrümmerung von Erythrozyten kommen kann. Nachdem die Mischung erfolgt ist, wird in einem Augenblick, wo beide Ampullen ungefähr halb gefüllt sind, der Hahn geschlossen und der Apparat sofort horizontal auf den Objekttisch gelegt. Nach wenigen Sekunden haben sich die Blutkörperchen gesenkt und die Zählung kann beginnen.

Die Anwendung stärker vergrößernder Systeme (etwa über 400) ist wegen der Dicke des Zählstückes bzw. der Linsen nicht möglich. Soll die gleiche Blutprobe mehrmals gezählt werden, so wird der Hahn d wieder geöffnet, von neuem 10 bis 20 mal die Mischung hin- und hergetrieben und wiederum eine Zählung vorgenommen. Die Reinigung des Apparates geschieht, indem man nach Entleerung der Blutmischung wiederholt mit Wasser durchspült und mit einem wenn möglich heißen Luftstrom trocknet. Die Anwendung von Alkohol-Äther verbietet sich wegen des Schellackkittes der Linsen.

Nach Mitteilung von Brünings stößt die exakte Herstellung der Kammerhöhe von 0,2 mm auf Schwierigkeiten, doch sind hierbei geringe Abweichungen, wenn sie genau bekannt sind, unbedenklich, da sie lediglich eine Änderung des Multiplikationsfaktors bei der Berechnung erfordern.

Als Beweis für die große Leistungsfähigkeit seines Apparates gibt Brünings an, daß er auf Grund mehrerer Serien von Zählungen bei Auszählung von 400 kleinen Quadraten einen wahrscheinlichen Fehler von nur $\pm$ 0,88% (bei der Thomaschen Kammer $\pm$ 7,2%) fand. Begnügt man sich mit einer Zählung von nur 200 Quadraten, so hat man mit einem wahrscheinlichen Fehler von $\pm$ 2,27% zu rechnen, mit der Aussicht, daß unter 2—3 Fällen das Resultat einmal um mehr als $\pm$ 4%, unter 5 Fällen einmal um mehr als $\pm$ 5% und erst unter 10 Fällen einmal um mehr als $\pm$ 6% von dem wirklichen Wert abweicht.

Zählmethode nach Bürker.

Bürker konstruierte eine neue Zählkammer und modifizierte auch das Verfahren der Mischung des Blutes mit der Verdünnungsflüssigkeit. Die

Bürkersche Kammer sucht die Mängel der Thomaschen Zählkammer zu vermeiden, indem sie vor allem zwei Fehler derselben vermeidet: 1. Die Schwierigkeit der tadellosen Zusammensetzung der Kammer und der genauen Einhaltung der vorgeschriebenen Kammerhöhe und 2. die Ungleichmäßigkeit in der Verteilung der Blutkörperchen auf der Zählfläche. Außerdem soll die Kammer unabhängig von den Schwankungen des Luftdrucks sein, was für bestimmte Versuchsbedingungen erforderlich ist.

Die richtige Zusammensetzung der Kammer wird bei dem Bürkerschen Prinzip dadurch garantiert, daß die Zählkammer vor der Füllung mit der Blutmischung zusammengesetzt wird und erst, nachdem das Auftreten der Newtonschen Farbenringe das fehlerfreie Aufliegen des Deckglases beweist, die Kammer mit der Zählmischung beschickt wird.

Die gleichmäßige Verteilung der Blutkörperchen in der Kammer wird in der Weise erreicht, daß man die Blutmischung auf dem Wege der Kapillarität in den Kammerspalt eindringen läßt. Es ist also das Prinzip der Bürkerschen Kammer das gleiche wie das von Alferow (Bürker konstruierte seine Kammer unabhängig von dem letztgenannten Autor). Dadurch daß der Kammerraum von der Außenluft nicht abgeschlossen ist, sind Störungen, die durch schnelle Luftdruckschwankungen verursacht sind und bei der Thomaschen Kammer evtl. zur Geltung kommen, ausgeschlossen.

Die Zählkammer (s. Abb. 51) besteht aus einem dicken gläsernen Objektträger als Grundplatte, die die aus zwei länglichen Teilen bestehenden Zählflächen trägt. Zwischen letzteren befindet sich eine 2 mm breite Rinne; die äußeren Enden der Zählfläche sind abgerundet. Zu beiden Seiten der Zählflächen, von diesen ebenfalls durch eine Rinne getrennt, liegt je eine auf die Grundplatte aufgekittete Stützplatte, deren Dicke diejenige der Zählplatte um ein geringes übertrifft. Ihre Höhe ist so gewählt, daß wenn ein Deckglas auf beide Stützplatten gelegt wird, wobei es die Zählfläche überbrückt, zwischen Deckglas und Zählfläche ein Raum von 0,1 mm Tiefe entsteht. Bei Anwendung des dem Apparat beigegebenen Deckglases ragen die beiden abgerundeten Enden der Zählflächen hervor.

Bei einer neueren Konstruktion der Kammer sind besondere Metallklammern vorhanden, die das exakte Aufdrücken des Deckglases auf die Stützflächen bewerkstelligen. Diese Klammern werden mittels Zapfen in Metallagern befestigt.

Auf die Anbringung eines Zählnetzes in der Kammer hatte Bürker ursprünglich verzichtet, da er befürchtete, die in das Glas geritzten Linien könnten nach Art von Gräben die Blutkörperchen festhalten und ihrer gleichmäßigen Verteilung entgegenwirken. Aus diesem Grunde nahm er die Auszählung zuerst mit Hilfe einer quadratischen Okularblende vor. Diese Blende hatte ungefähr 1 qmm Öffnung. Es wurde nun unter passender Verschiebung des Okulars ein auf der Grundplatte der Zählkammer neben der Zählplatte angebrachtes Objektmikrometer so eingestellt, daß 6 Teilstriche des in 0,01 mm geteilten Mikrometers genau die Öffnung des Okularquadrates begrenzen. Die Fläche des letzteren entspricht dann genau $\frac{1}{400}$ qmm und der Kammerinhalt an der ausgezählten Stelle $\frac{1}{4000}$ cmm. Es werden nun der Reihe nach sämtliche Teile der Zählkammer durch Verschieben derselben an der Blende vorbeigeführt und ausgezählt.

Später ging Bürker doch zur Anwendung eines in die Zählfläche eingeritzten Zählnetzes über. Abb. 50 gibt eine Abbildung des Netzes wieder. Jede der beiden Zählflächen besitzt eine Quadrierung von 9 qmm. Wie bei anderen ähnlichen Netzteilungen ist zur sicheren Orientierung die 1., 5., 9. und 13. in horizontaler und vertikaler Richtung verlaufende Quadratreihe durch doppelte Linienführung bezeichnet. Die Erythrozyten werden in kleinen Quadraten gezählt, deren Größe wie bei dem Thomaschen Zählnetz $\frac{1}{400}$ qmm ist. Diese kleinen Quadrate, von denen jede Quadrierung 169 enthält, sind voneinander durch die Breite von Rechtecken von $4 \times \frac{1}{400}$ qmm getrennt. Bei der Auszählung der Erythrozyten wird daher bei dieser Art von Netzteilung nicht wie bei den übrigen Kammern fortlaufend gezählt, da die Quadrate nicht einander direkt benachbart sind.

Das Deckglas hat eine Größe von 21×23 mm und ist 0,4 mm dick, seine langen Kanten sind abgerundet und poliert. Wie schon bemerkt, ragen die runden Ecken der Zählflächen ein wenig unter dem Deckglas hervor. Für den Fall, daß die Höhe der Zählkammer anstatt 0,1 mm 0,2 mm betragen soll, wird ein Deckglas benutzt, das mit einer entsprechenden Vertiefung versehen ist.

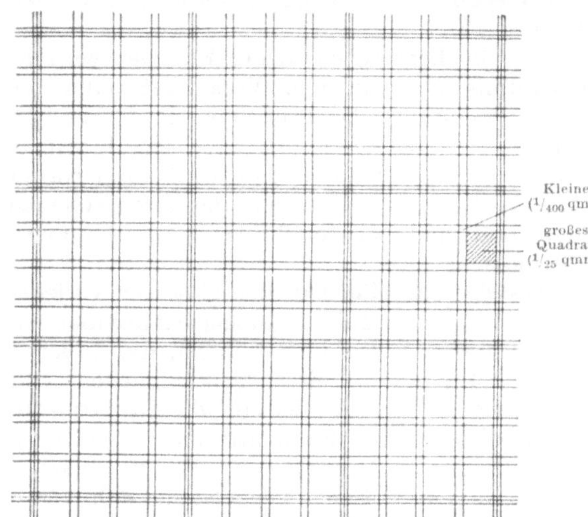

Abb. 50.   Zählnetz nach Bürker.

Auch für die Abmessung des Blutes und die Mischung mit der Verdünnungsflüssigkeit hat Bürker ein besonderes Verfahren angegeben, wobei er die Anwendung von Mischpipetten nach dem Potainschen Prinzip verwirft. Die Gründe, die er hierfür anführt, sind folgende.

Es ist leichter, Blut und Verdünnungsflüssigkeit getrennt exakt abzumessen. Auch ist es einfacher, beim Mißglücken einer dieser Abmessungen nur die eine zu wiederholen anstatt beider. Weiter muß nach seiner Meinung die Abmessung von Blut, wie sie für eine 200 fache Verdünnung notwendig ist, mit dem gewöhnlichen Melangeur ungenau ausfallen, da das Blut nur bis zur Marke 0,5 aufgesaugt wird. Bei einer Verdünnung 1:100 ist die Entfernung des Skalenpunktes 1 von der Ampulle von Bedeutung. Liegt dieser Punkt nicht genau am Beginn der Ampulle, wie es sein soll, sondern weiter entfernt von ihr, wie es nicht selten vorkommt, so vermag die Mischperle eine gründliche Vermischung des Blutes mit der in der Kapillare zwischen der Marke 1 und der Ampulle vorhandenen Flüssigkeit nicht zu bewirken. Bei mangelhafter Benetzung der Innenwand der Ampulle kann es leicht zur Bildung von Luftbläschen kommen, die die Genauigkeit der Bestimmung beeinträchtigen. Ein weiterer Mangel des Mélangeurs ist, daß man die Blutmischung nicht längere Zeit in ihm aufbewahren kann, um z. B. auch in den nächsten Tagen Kontrollzählungen vornehmen zu können. Endlich besteht beim Ausblasen des verdünnten Blutes aus der engen Kapillare die Gefahr der Entmischung, daneben ist die Übertragung des entleerten Tropfens in die Kammer wegen der Wahl der Größe des Tropfens und hinsichtlich der Vermeidung von Luftbläschen oft mit Schwierigkeiten verbunden.

Bürker hat daher eine besondere Pipette zur Abmessung des Blutes und eine zweite Pipette zur Abmessung der Verdünnungsflüssigkeit konstruiert (vgl. Abb. 51).

Die Blutpipette faßt 25 cmm, die Länge des kapillaren Meßraumes beträgt 80—90 mm. Infolgedessen wird der etwaige Fehler bei der Einstellung der

Blutsäule auf die Marke auf ein Minimum reduziert. Die Marke selbst ist, wie das schon Miescher empfohlen hatte, ringförmig; dies ermöglicht, den Meniskus der Blutsäule in die Ebene der Ringmarke einzustellen und dadurch die an der dickwandigen Kapillare auf Parallaxe beruhende Ungenauigkeit auszuschalten. Endlich ist die Spitze der Pipette poliert und nicht matt, um sicher entscheiden zu können, ob die Blutsäule wirklich bis zur Spitze reicht und keine Retraktion der ersteren stattgefunden hat.

Die Verdünnungsflüssigkeit wird mit einer Pipette abgemessen, die eine Ampulle trägt. Beide Teile der Pipette, die in die Ampulle übergehen, sind Kapillaren, von denen diejenige, die in die Mischflüssigkeit getaucht wird,

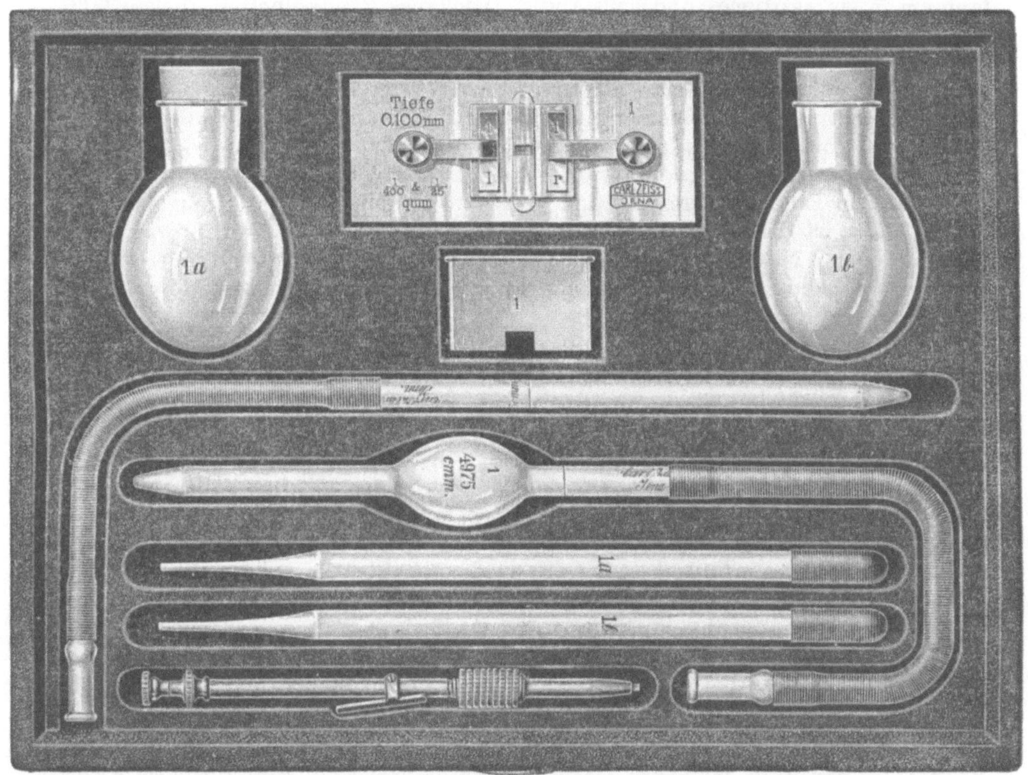

Abb. 51. Zählapparat nach Bürker.

eine polierte Spitze trägt. Die Kapillare oberhalb der Ampulle besitzt eine Ringmarke, über der die Kapillare sich etwas erweitert. Die Pipette ist eine Auslaufpipette. Bei Zimmertemperatur ist das Volumen der auslaufenden Flüssigkeit 4975 cmm. Da das abgemessene Blutvolumen 25 cmm beträgt, so ist die erfolgte Verdünnung 1:200.

Beide Pipetten werden mit Gummischlauch und Mundstück zum Saugen versehen.

Die Mischung des Blutes mit der Verdünnungsflüssigkeit geschieht in kleinen Glasbehältern in Form von Rundkölbchen (Abb. 51), an denen Ecken und Kanten möglichst vermieden sind. Sie bestehen aus einem kugligen und einem zylindrischen Teil, letzterer dient zur Aufnahme eines Stopfens aus nicht benetzbarem Material (sauberer bzw. paraffinierter Kork). Man stellt die Kölbchen vertikal auf, indem man sie auf kleine Glasschälchen oder ein Brett mit passenden Vertiefungen setzt.

Eine dritte Pipette dient zur Übertragung der Blutmischung in die Zählkammer. Diese Pipette besteht aus einem Glasrohr von etwa 5 mm Lumen und 0,5 mm Wandstärke; an dem einen Ende ist sie bis auf 1 mm Lumen in eine Spitze ausgezogen. Die ganze Länge der Pipette beträgt etwa 15 cm. Auf das nicht verjüngte Ende ist eine Gummikappe gezogen.

Die Zählung nimmt man nach Bürker in der Weise vor, daß man zunächst 4975 cmm Verdünnungsflüssigkeit (Hayemsche Lösung) mit der beschriebenen Pipette, die vollständig trocken sein muß, abmißt und dieselbe langsam in ein sauberes und vollständig trockenes Rundkölbchen fließen läßt. Um die Pipette vollständig zu entleeren, setzt man ihre Spitze ein wenig oberhalb des Flüssigkeitsniveaus auf die Innenwand des Glaskölbchens auf, bläst aus und tupft ab. Nachdem der letzte Rest von Flüssigkeit in das Kölbchen entleert ist, verschließt man dasselbe mit dem Stopfen und achtet von nun ab sorgfältig darauf, daß von der Flüssigkeit nichts an den Hals des Kolbens oder an den Stopfen gelangt, da ja dies Quantum Flüssigkeit der Vermischung mit dem hinzuzusetzenden Blut entgehen würde. Die Pipette soll die Flüssigkeit glatt auslaufen lassen; ist dies nicht der Fall, so reinigt man sie am besten in der Weise, daß man sie eine Nacht lang mit konzentrierter Schwefelsäure, der einige Kaliumbichromatkristalle zugesetzt sind, stehen läßt und sie am nächsten Morgen sorgfältig mit Wasser durchspült.

Nach der Abmessung der Verdünnungsflüssigkeit mißt man mit der anderen Pipette die erforderliche Blutmenge ab. Der erste aus der Stichwunde tretende Blutstropfen wird abgewischt, erst der zweite wird zur Blutentnahme verwendet. Man geht mit der Spitze der Pipette in die Mitte des Tropfens, wobei man die Pipette annähernd horizontal hält und saugt soviel Blut auf, daß der Meniskus der Blutsäule in die Ebene der Ringmarke oder etwas darüber fällt. Nachdem man die Spitze der Pipette außen seitlich, d. h. ohne die Öffnung zu berühren, sorgfältig abgewischt hat, prüft man, ob der obere Meniskus genau mit der Ringmarke zusammenfällt. Steht er etwas darüber hinaus, so bewirkt man seine exakte Einstellung dadurch, daß man die Öffnung der Pipette mit der gereinigten Fingerkuppe kurz berührt und dies evtl. wiederholt.

Nun wird das Blut in die Verdünnungsflüssigkeit übertragen. Man senkt behutsam die Spitze der Blutpipette in die am Boden des Kölbchens befindliche Mischflüssigkeit und bläst das Blut langsam aus. Es dürfen dabei keine Luftblasen erzeugt werden. Um die Blutpipette vollständig zu entleeren, saugt man mehreremal aus dem Kölbchen Verdünnungsflüssigkeit auf und bläst sie wieder aus.

Die gleichmäßige Vermischung des Blutes mit der Verdünnungsflüssigkeit geschieht dadurch, daß man das mit dem Stopfen verschlossene Kölbchen vorsichtig in Spiraltouren, ohne zu schütteln in der Richtung des Uhrzeigers und umgekehrt schwenkt und sorgfältig vermeidet, daß etwas von der Blutmischung an den Hals oder den Stopfen des Kolbens gelangen könnte. Damit ist die Mischung des Blutes vollendet, und das Kölbchen kann nun beliebig lange Zeit bis zur Entnahme einer Probe für die Zählung aufbewahrt werden.

Die Reinigung der Pipetten nimmt man in der Weise vor, daß man sie zuerst mehreremal mit Wasser ausspült und bei der Blutpipette darauf achtet, ob etwa etwas Fibrin sich im Innern derselben abgeschieden hat. Um dieses zu beseitigen, führt man das abgerundete Ende eines weichen nicht rostigen Drahtes (am besten Nickel) ein, spült wiederum mit Wasser nach und trocknet mit Ätheralkohol, wobei man sich, wie schon früher beschrieben, zum Durchsaugen von Luft statt des Mundes besser eines Gebläses oder einer Wasserstrahlpumpe bedient.

Der Überführung der Blutmischung in die Zählkammer hat eine sorgfältige Reinigung derselben vorauszugehen. Die Kammer wird auseinander genommen und die einzelnen Teile, namentlich die Zählfläche, mit einem faserfreien Leinewandlappen mit Wasser und Ätheralkohol getrocknet, desgleichen das Deckglas. Zu beachten ist, daß letzteres nach der Reinigung an den langen Kanten nicht mehr mit den Fingern berührt werden darf. Schließlich ist es zweckmäßig, die Zählkammer auf eine Unterlage von schwarzem Papier zu legen, um die feinsten Fäserchen zu erkennen, die noch zurückgeblieben sind. Man entfernt diese mit einem sauberen Haarpinsel.

Nun wird die Kammer zusammengesetzt. Man legt das Deckglas von der breiten Seite des Objektträgers her auf den Rand der Kammer und schiebt es mit den beiden Daumen, während beide Zeigefinger es gegen die Unterlage drücken, so herüber, daß überall zwischen Deckglas und Stützplatten des Objektträgers Newtonsche Streifen erster Ordnung (braune und schwarze) entstehen. Man hält das Deckglas unter Kontrolle der Streifen angedrückt und setzt währenddessen die Klammern zur Befestigung des Deckglases ein. Die Kammer kann nur dann als richtig zusammengesetzt gelten, wenn die Newtonschen Streifen dauernd sichtbar bleiben.

Man füllt die Kammer auf einer möglichst horizontalen Tischfläche. Die in dem Rundkölbchen befindliche Blutmischung wird zunächst nochmals sorgfältig gemischt, indem man das verschlossene Kölbchen, wie vorhin beschrieben, etwa 2 Minuten lang umschwenkt. Man entnimmt dann dem Kölbchen mittels der Übertragungspipette ohne Zeitverlust eine kleine Menge der Blutmischung und bringt sofort einen Tropfen auf den unter dem Deckglas vorspringenden Teil der einen Zählfläche der Kammer, worauf im Augenblick eine Füllung der Kammer erfolgt. Hierauf wird auch die andere Hälfte der Kammer gefüllt, indem man das Mischkölbchen wiederum 2 Minuten lang schwenkt und in der eben beschriebenen Weise mit einer zweiten Übertragungspipette die andere Zählfläche mit dem verdünnten Blut beschickt. Bei einer Kammerhöhe von 0,1 mm ist nach Ablauf von 1 Minute, bei einer solchen von 0,2 mm nach 2 Minuten die Sedimentierung der roten Blutkörperchen eine vollständige.

Bevor man die Auszählung beginnt, hat man sich von der gleichmäßigen Verteilung der Blutkörperchen auf der Zählfläche zu überzeugen. Bis zu einem gewissen Grade kann man bereits mit bloßem Auge mit Hilfe des Spiegels des Mikroskops bei weiter Blende Ungleichheiten in der Zellenverteilung erkennen. Betrachtet man nämlich die Zählfläche von oben her gegen einen im Spiegel erscheinenden dunklen Hintergrund, so bilden die Blutkörperchen eine gelbliche Trübung. Ist dieselbe ungleichmäßig über die Zählfläche verteilt, so muß dieser Teil der Kammer von neuem gefüllt werden.

Die Auszählung soll bei einer ungefähr 300fachen Vergrößerung erfolgen. Man beginnt links oben im Zählnetz und zählt die Erythrozyten in den kleinen Quadraten Transversalreihe für Transversalreihe durch, wobei man bezüglich der an den Grenzlinien der Quadrate liegenden Blutkörperchen in der gleichen Weise verfährt, wie dies früher bei der Thomaschen Kammer beschrieben wurde. Bürker bezieht bei der Zählung auf ein Quadrat sämtliche frei in dem Quadrat gelegenen Erythrozyten sowie diejenigen, die die obere und rechte Kante decken oder dieselbe von innen oder außen berühren.

In ähnlicher Weise geschieht die Auszählung, wenn man statt des Objektnetzmikrometers in der Zählkammer eine Okularblende benutzt.

Gezählt werden stets mindestens 80 kleine Quadrate (bei Verdünnung von Verdünnung 1 : 200 und $^1/_{10}$ mm Kammerhöhe) oder ein Vielfaches von 80, und zwar immer die Hälfte mit der einen Zählfläche, die andere Hälfte mit der anderen.

Die Berechnung der Erythrozytenzahl in Kubikmillimeter ist sehr einfach. Bei Auszählung von 80 kleinen Quadraten hat man die gefundene Summe, da jedes kleine Quadrat $= \frac{1}{4000}$ cmm ist und die Verdünnung 200 beträgt, mit 10 000 zu multiplizieren.

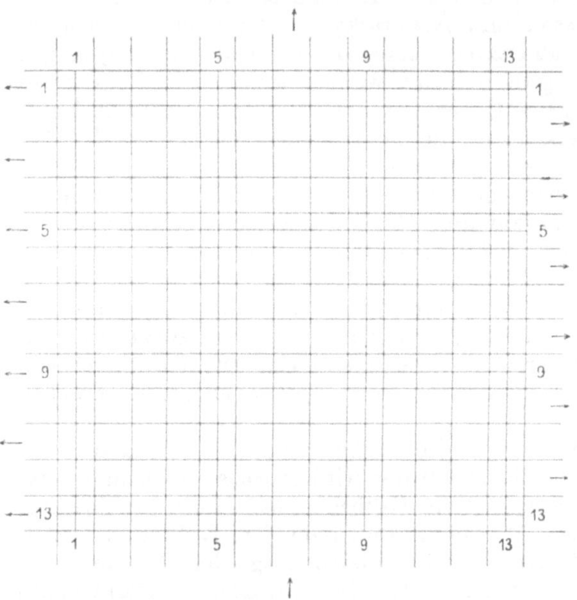

Will man bei der Zählung besonders minutiös verfahren, so kann man sich, um das doppelte Zählen ein und derselben Zelle zu vermeiden, eines von Bürker hierfür angegebenen auf Papier gedruckten Schemas, das die Kammereinteilung wiedergibt, bedienen (vgl. Abb. 52). In demselben sind nur diejenigen Quadrate abgebildet, in denen die Erythrozyten gezählt werden, während die Rechtecke und die großen Quadrate fortgelassen sind. Die Zahlen dienen zur Orientierung, die Pfeile bedeuten die Richtung, in der die Kammer verschoben wird, um die einzelnen Quadrate der Reihe nach einzustellen. (Die

Abb. 52.   Schema nach Bürker zum Einzeichnen des Zählresultates.

Schemata, auch für die Leukozytenzählung, sind bei der Druckerei von Laupp in Tübingen zu haben.)

Für den Fall, daß die mit der Blutmischung beschickte Kammer längere Zeit bis zur Beendigung der Zählung stehen muß, hat Bürker eine besondere feuchte Kammer angegeben, die über die Zählkammer gesetzt wird und eine Verdunstung der Zählmischung verhindert. Dieselbe wird aus einem 20 mm breiten, 122 mm langen Streifen von Zink- oder Nickelblech hergestellt, indem man den Streifen entsprechend der Form der Kammer dreimal rechtwinklig umbiegt und die vierte Ecke zusammenlötet (Abb. 53). An den beiden Längsseiten bringt man kleine Ausschnitte an, die den Klammern des Objektträgers Durchtritt gewähren. Man belegt nun die Innenfläche dieses Metallrahmens mit feuchten Fließpapierstreifen und stellt ihn so auf die Zählkammer, daß letztere den Boden der feuchten Kammer bildet. Man kann schließlich, wenn man gezwungen ist, die Zählung für längere Zeit zu unterbrechen, die feuchte Kammer außerdem von oben zudecken. Eine derartige feuchte Kammer wird dem Bürkerschen Zählapparat beigegeben.

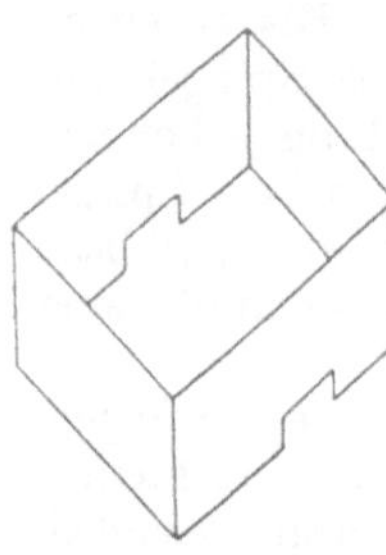

Abb. 53.   Feuchte Kammer für die Zählkammer nach Bürker.

Die Genauigkeit seiner Zählmethode hat Bürker zum Gegenstand eingehender experimenteller Untersuchungen gemacht. Was zunächst den Einfluß des Luftdruckes und im speziellen schnell eintretender Luftdruckschwankungen betrifft, was praktisch z. B. bei Untersuchungen im pneumatischen Kabinett in Betracht kommt, so konnte Bürker zeigen, daß seine Zählkammer durch dies Moment vollständig unbeeinflußt bleibt. Zum Nachweis hierfür benutzt er das früher bereits (vgl. Thomasche Zählkammer) erwähnte Prinzip des Fizeau - Abbeschen Dilatometers. Wird die Zählkammer mit dem Deckglas bedeckt unter dem Rezipienten einer Luftpumpe einer starken und schnell zunehmenden Luftdruckerniedrigung ausgesetzt, so zeigen die bei Beleuchtung mit monochromatischem Natriumlicht beobachteten Interferenzstreifen keine Verschiebung.

Auch der Einwand, daß das Deckglas eine Durchbiegung erleidet und eine Abnahme der Kammerhöhe zu befürchten sei, ließ sich experimentell widerlegen. Bürker wendet die gleiche Methode der Gewichtsbelastung an, die anläßlich der Kritik der Thomaschen Kammer früher Erwähnung fand. Es erwies sich, daß bei Anwendung dicker Deckgläser die Durchbiegung derselben nicht stärker ist als bei den früheren Zählkammern. Auch eine Annäherung des Deckglases infolge Kapillarattraktion findet nicht statt, da die Beobachtung ergibt, daß nach der Füllung der einen Kammerhälfte mit Flüssigkeit die Newtonschen Streifen der anderen Hälfte keinen Ortswechsel zeigen. Auch Änderungen der Temperatur innerhalb des untersuchten Intervalls von 10° ließen an den Interferenzerscheinungen eine Änderung nicht erkennen.

Was die Genauigkeit anlangt, mit der die Abmessung der Flüssigkeiten mit den Bürkerschen Pipetten möglich ist, so ergaben sich für die Abmessung der 4975 cmm Verdünnungsflüssigkeit als größte Abweichungen von dem Mittelwerte aus einer Reihe von Abmessungen 0,001 bis 0,02%. Dieser sehr geringe Fehler ist 100 mal kleiner als der Fehler der Zählresultate. Der Fehler bei der Abmessung der 25 cmm Blut beträgt höchstens 0,3%. Bei der Vermischung des Blutes mit der Verdünnungsflüssigkeit ist bis zu einem gewissen Grade mit einer Entmischung der Blutmischung aus dem Grunde zu rechnen, weil die angewendete Hayemsche Lösung eine nur geringe Dichte (1,015) besitzt. Der aus diesem Grunde von Bürker versuchte Zusatz von Glyzerin zu der Hayemschen Flüssigkeit zwecks Zunahme des spezifischen Gewichtes bewährte sich nicht. Praktisch kommt, wie seine Untersuchungen zeigten, der Fehler der Entmischung dann nicht in Betracht, wenn die Mischung von Blut und Verdünnungsflüssigkeit in der von Bürker angegebenen Form geübt wird, d. h. wenn das Schwenken der Kölbchen abwechselnd in entgegengesetzter Richtung erfolgt. Eine Entmischung in der Übertragungspipette wird im allgemeinen nicht in bedenklichem Maße entstehen, da das Lumen der Pipette weit ist. Versuche mit einer paraffinierten Übertragungspipette führten Bürker zu keinem befriedigenden Ergebnis. Das Eindringen der Blutmischung in den Kapillarraum der Kammer bedingt, wie Bürkers Untersuchungen lehrten, keineEntmischung, die Zellverteilung ist auf der Zählfläche die gleiche in nächster Nähe und weiter ab von der seitlichen Kammeröffnung. Dies gilt aber nur so lange, als die Kammerhöhe um ein Vielfaches größer ist als der Durchmesser der roten Blutkörperchen (bei den Erythrozyten des Menschen ist dies Verhältnis etwa 1:13); für größere Erythrozyten kommt evtl. eine Kammer von 0,2 mm Höhe in Frage.

Betreffs der Fehlergröße bei der Auszählung der roten Blutkörperchen kam Bürker zu nachstehendem Resultat: Wurden an einer konstanten Blutmischung von 200facher Verdünnung 7 Zählungen in je 80 Quadraten vorgenommen, so erwies sich der mittlere Fehler jeder einzelnen Zählung zu 5,9%, die maximalen Fehler zu + 4,5 und — 9,8%, der mittlere Fehler des Mittelwertes der 7 Zählungen zu 3,0%. Bei Auszählung von je 160 Quadraten betrug der

mittlere Fehler jeder einzelnen Zählung 3,4%, die maximalen Fehler + 4,7
und — 5,4%, der mittlere Fehler des Mittelwertes 1,3%. Bei 320 Quadraten
war der mittlere Fehler jeder einzelnen Zählung 1,8%, die maximalen Fehler
+ 2,1 und —1,9, der mittlere Fehler des Mittelwertes 0,7%. Eine Fehlerquelle
die sich der Untersuchung entzieht, falls man nur auf die Zählfläche einstellt,
ist das Haften einzelner Blutkörperchen an der Unterfläche des Deckglases,
die Zahl dieser Erythrozyten beträgt etwa 0,4%.

Bloch kam bei 8 Vergleichszählungen mit der Thomaschen resp. Bürkerschen Kammer zu dem Ergebnis, daß erstere regelmäßig um 10% höhere Werte
liefert[1]). Er bezieht dies auf die Thomasche Netzteilung, durch deren zahlreiche
Rinnen (Linien) die Erythrozyten festgehalten werden. Ich selbst bin mehr
geneigt, mit Rücksicht auf die früher dargelegten Untersuchungen von Brünings die zu hohen Werte der Thomaschen Zählkammer eher durch eine
fehlerhafte Zellanhäufung im Zentrum der Kammer unabhängig vom Zählnetz
zu erklären.

Der Bürkersche Zählapparat, die Zählkammer und die beschriebenen
Pipetten auch für die Leukozytenzählung werden zusammen in einem Etui
(Abb. 51) von den Firmen Zeiß-Jena und Leitz-Wetzlar geliefert.

Betreffs der Leukozytenzählung nach Bürker s. Seite 104.

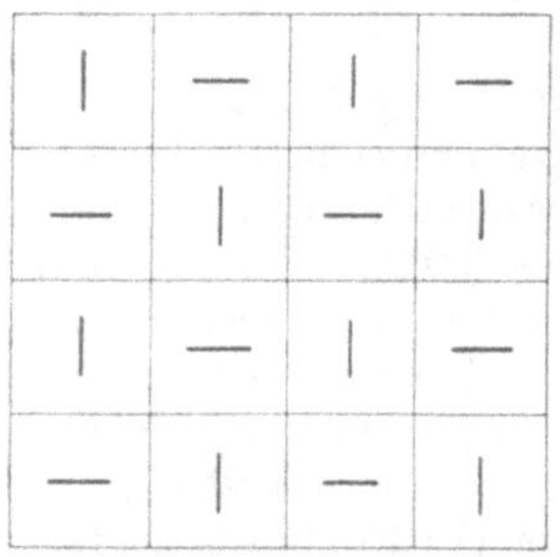

Abb. 54. Okular-Netzteilung
nach Hayem-Sahli.

Es sei zum Schluß nicht unterlassen, darauf hinzuweisen, daß es bei der Angabe der mit einer der verschiedenen Zählmethoden gefundenen Erythrozytenzahl infolge der früher besprochenen Grenzen der Genauigkeit nicht angängig ist, über die zweite Dezimale
hinauszugehen, da hierdurch eine Exaktheit der Methode vorgetäuscht wird, die sie nicht zu leisten vermag.

Zählmethode von Hayem-Sahli.

Es handelt sich hier um das Prinzip des früher
beschriebenen „Hématimètre" von Hayem-Nachet,
das Sahli auf Grund eigener Erfahrungen in bestimm-
ten Einzelheiten abänderte. Beibehalten wurde die Einrichtung des Hayemschen
Apparates insofern, als das Zählnetz nicht in die Kammer verlegt ist, sondern
sich außerhalb derselben am Mikroskop befindet. Und zwar ist es im Gegensatz
zur späteren Konstruktion von Hayem (s. Seite 51) nicht unter die Zählkammer verlegt, sondern findet sich nach Art der Okularmikrometer in dem
Okular des Mikroskops. Die Abmessung des Blutes und der Mischflüssigkeiten
wird in getrennten Pipetten vorgenommen, die Mischung erfolgt in besonderen
Gefäßen.

Sahli verfolgt bei der Vervollkommnung des Hayemschen Apparates
den Gedanken, ein Instrument zu schaffen, das dem Praktiker die Blutzählung
erleichtern soll. Auch ist dabei die Möglichkeit des Transportes der Blutmischung
ins Auge gefaßt.

Die einzelnen Bestandteile des bei E. Leitz-Wetzlar hergestellten Apparates
sind folgende:

Ein Zählokular bestehend aus einem Okular III mit eingeschraubtem Zählnetz nach Hayem, das in Abb. 54 abgebildet ist. Als Zähleinheit dient das
große Quadrat, das in 16 kleine Quadrate geteilt ist, letztere dienen nur zur

---

[1]) Auch v. Koranyi beobachtete bei Anwendung der Thomaschen Kammer auffallend
hohe Erythrozytenwerte, die eine Polyzythämie vortäuschten.

Orientierung. Die Teilungslinien erscheinen tief schwarz auf hellem Grund. Um eine scharfe Einstellung zu ermöglichen, läßt sich die Augenlinse des Okulars durch Ausziehen verschieben.

Anstatt der sonst üblichen Mélangeure sind verschiedene Pipetten zum Abmessen und besondere Mischtröge zum Verdünnen des Blutes vorhanden. Für die Abmessung der Verdünnungsflüssigkeit ist eine mit 2 Ampullen versehene Pipette (Abb. 55) vorgesehen, mit der sich 500 bzw. 250 cmm abmessen lassen. Die Pipette ist auf Ausguß geeicht, es werden dadurch die beim Ausblasen entstehenden Verluste vermieden.

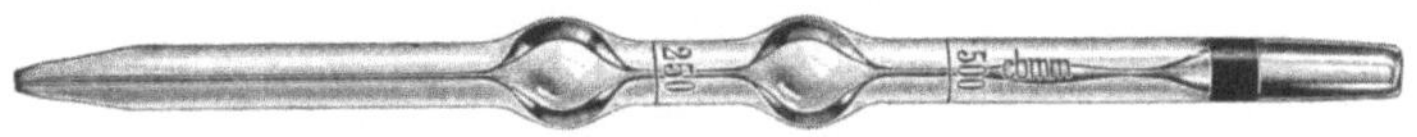

Abb. 55. Mischpipette nach Sahli.

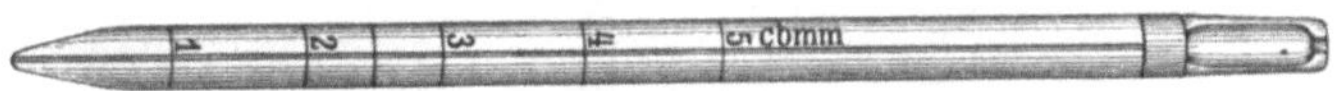

Abb. 56. Pipette zum Abmessen des Blutes nach Sahli.

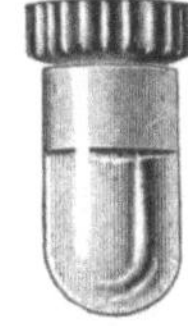

Abb. 57. Mischtrog nach Sahli.

Zur Abmessung des Blutes für die Erythrozytenzählung ist eine in Abb. 56 abgebildete mit einer roten Marke versehene Pipette bestimmt, welche Teilungen entsprechend 1, 2, 3, 4 und 5 cmm besitzt.

Ein kleiner Glastrog (Abb. 57) ebenfalls mit roter Marke bezeichnet, dient zur Mischung des Blutes mit der Verdünnungsflüssigkeit. Er läßt sich mit einem eingeschliffenen Glasstöpsel verschließen, so daß die Blutmischung ohne Verluste

Abb. 58. Spatel für die Mischung nach Sahli.

transportiert werden kann. Er kann mittels eines kleinen dazu gehörigen Metallfußes aufgestellt werden. Das Umrühren der Mischung geschieht durch einen besonderen kleinen Glasspatel (Abb. 58).

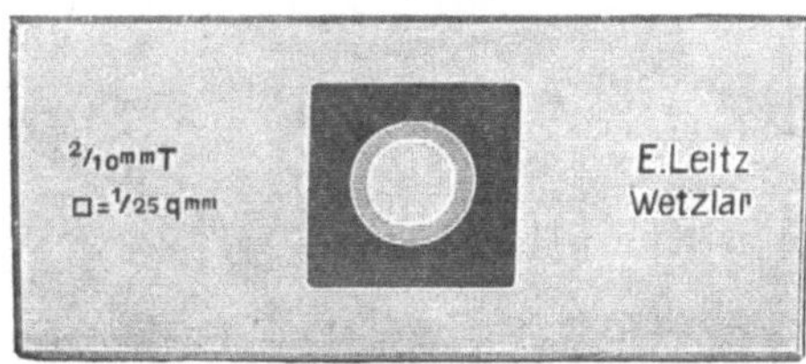

Abb. 59.

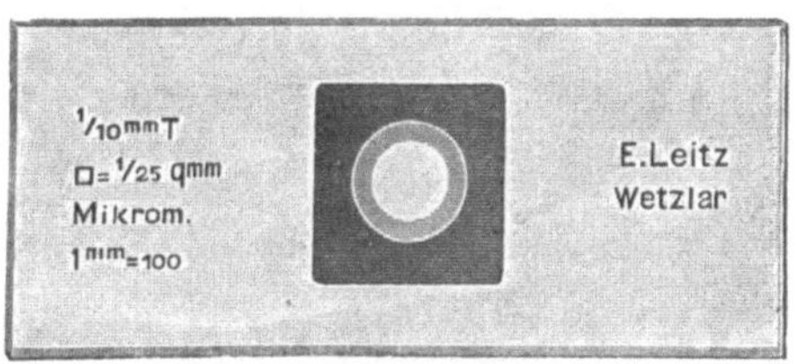

Abb. 60.

Zählkammern nach Sahli.

Zwei Zählkammern mit planparallelen Deckgläschen, von denen die eine $^1/_5$, die andere $^1/_{10}$ mm tief ist, nehmen das verdünnte Blut auf (Abb. 59 und 60). Sie unterscheiden sich von der gewöhnlichen Thomaschen Kammer dadurch, daß sie keine Netzteilung besitzen. Dagegen haben sie, wie Abb. 61 zeigt, am Boden ein Quadrat von $^1/_5$ mm Seitenlänge, das von drei konzentrischen Kreisen umgeben ist. Das Quadrat dient zur exakten Einstellung der Kammer unter dem Mikroskop, wobei dasselbe mit dem Quadrat des Okulars zusammenfallen muß. In der $^1/_{10}$ mm tiefen Kammer befindet sich außerdem ein Mikrometermaßstab bestehend aus einem in 100 Teile geteilten Millimeter.

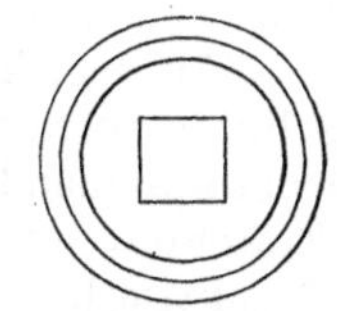

Abb. 61. Kammerboden der Sahlischen Zählkammer.

Das Okularnetzquadrat ist von Sahli so bemessen, daß bei einer Tubuslänge von 170 mm unter Verwendung des Leitzschen Objektiv 6 die Seite des
großen Okularquadrates mit der $^1/_5$ mm langen Seite des Quadrates der Zählkammer zusammenfällt, mithin die Fläche des Okularquadrates diejenige des
$^1/_{25}$ qmm großen Kammerquadrates genau deckt. Bei dieser Einstellung entspricht also der Flächeninhalt des Okularquadrates ebenfalls $^1/_{25}$ qmm. Von
der richtigen Einstellung der Tubuslänge kann man sich demnach dadurch überzeugen, daß man beide Quadrate zur Deckung bringt. Bei Mikroskopen mit
Objektivrevolver wird unter Berücksichtigung der Dicke des Revolveransatzes
die richtige Einstellung der Tubuslänge bei einem anderen Teilstrich als 170 mm
erfolgen.

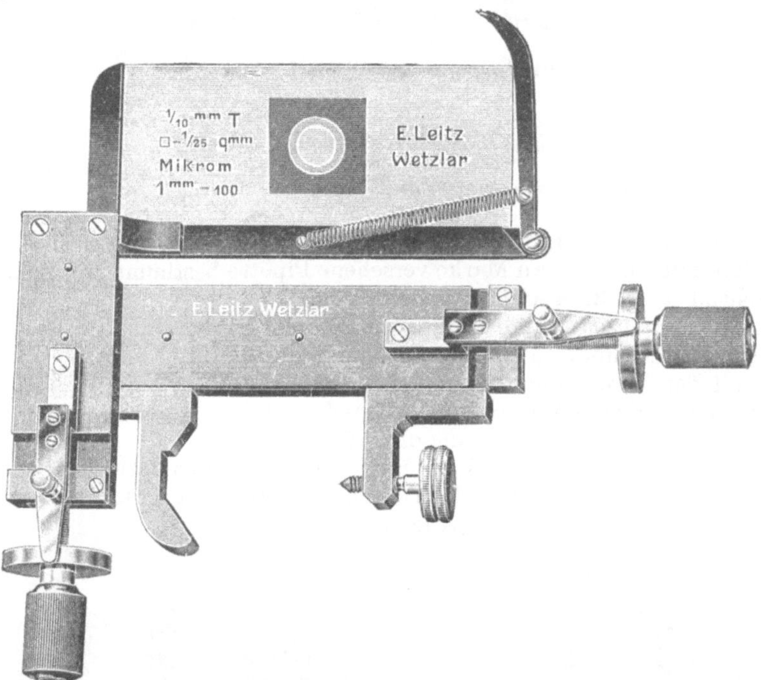

Abb. 62.   Kreuztisch nach Sahli.

Bei Anwendung der Kammer von $^1/_5$ mm Tiefe stellt daher der Inhalt der
Kammer über deren Quadrat $^1/_5 : ^1/_{25} = \frac{1}{125}$ cmm dar, während bei einer Kammertiefe von $^1/_{10}$ mm der entsprechende Kubus $= \frac{1}{250}$ cmm ist.

An Stelle der geschlossenen Thomaschen Kammer kann man nach Sahli
mit Vorteil auch hier die Bürkersche Zählkammer verwenden, die aber für
diesen Zweck ohne Teilung und in zwei verschiedenen Ausführungen zu $^1/_5$
resp. $^1/_{10}$ mm Tiefe hergestellt wird.

Als Objekttisch empfiehlt Sahli einen Kreuztisch mit automatischer Einschnappvorrichtung (Abb. 62), die eine blinde Verschiebung der Zählkammer in
zwei aufeinander senkrechten Richtungen um kleine Beträge erlaubt, wobei das
Einschnappen beim Drehen fühlbar ist. Durch Anwendung des verschiebbaren
Objekttisches wird bei Auszählung des Zählnetzes eine größere Sicherheit gewährleistet, doch ist diese Einrichtung entbehrlich.

Über die zur Zählung der Leukozyten dienende entsprechende Einrichtung
vgl. Seite 105.

Tabelle zur Bestimmung der Zahl der roten und weißen Blutkörperchen nach Hayem-Sahli.

	Rote Blutkörperchen							Weiße Blutkörperchen	
	Blut: 2 mm — Verdünnungsflüssigkeit: 500 cmm — Kammertiefe: 0,2 cmm — Multiplikations-Faktor $125 \cdot \frac{502}{2} = 31375$							Blut: 25 cmm. — Verdünnungsflüssigkeit: 500 cmm — Kammertiefe: 0,2 mm — Multiplikations-Faktor $125 \cdot \frac{525}{25} = 2625$	
Durchschnittl. Anzahl der Blutkörperchen in einem Quadrat	Anzahl der Blutkörperchen in 1 cmm	Durchschnittl. Anzahl der Blutkörperchen in einem Quadrat	Anzahl der Blutkörperchen in 1 cmm	Durchschnittl. Anzahl der Blutkörperchen in einem Quadrat	Anzahl der Blutkörperchen in 1 cmm	Durchschnittl. Anzahl der Blutkörperchen in einem Quadrat	Anzahl der Blutkörperchen in 1 cmm	Durchschnittl. Anzahl der Blutkörperchen in einem Quadrat	Anzahl der Blutkörperchen in 1 cmm
40	1255000	80	2510000	120	3765000	160	5002000	1,0	2625
41	1286375	81	2541375	121	3796375	161	5051375	1,1	2887
42	1317750	82	2572750	122	3827750	162	5082750	1,2	3150
43	1439125	83	2604125	123	3859125	163	5114125	1,3	3412
44	1380500	84	2635500	124	3890500	164	5145500	1,4	3675
45	1411875	85	2666875	125	3921875	165	5176875	1,5	3937
46	1443250	86	2698250	126	3953250	166	5208250	1,6	4200
47	1474625	87	2729615	127	3984625	167	5239625	1,7	4462
48	1506000	88	2761000	128	4016000	168	5271000	1,8	4725
49	1537375	89	2792375	129	4047375	169	5302375	1,9	4987
50	1568750	90	2823750	130	4078750	170	5333750	2,0	5250
51	1600125	91	2855125	131	4110125	171	5365125	2,1	5512
52	1631500	92	2886500	132	4141500	172	5396500	2,2	5775
53	1662875	93	2917875	133	4172875	173	5427875	2,3	6037
54	1694250	94	2949250	134	4204250	174	5459250	2,4	6300
55	1725625	95	2980625	135	4235625	175	5490625	2,5	6562
56	1757000	96	3012000	136	4267000	176	5522000	2,6	6825
57	1788375	97	3043375	137	4298375	177	5553375	2,7	7087
58	1819750	98	3074750	138	4229750	178	5584750	2,8	7350
59	1851125	99	3106125	139	4361125	179	5616125	2,9	7612
60	1882500	100	3137500	140	4392500	180	5647500	3,0	7875
61	1913875	101	3168875	141	4423875	181	5678875	3,1	8137
62	1945250	102	3200250	142	4455250	182	5710250	3,2	8400
63	1976625	103	3231625	143	4486625	183	5741625	3,3	8662
64	2008000	104	3263000	144	4518000	184	5773000	3,4	8925
65	2039375	105	3294375	145	4549375	185	5804375	3,5	9187
66	2070750	106	3325750	146	4580750	186	5835750	3,6	9450
67	2102125	107	3357125	147	4612125	187	5867125	3,7	9712
68	2133500	108	3388500	148	4643500	188	5898500	4,8	9975
69	2164875	109	3419875	149	4674875	189	5929875	3,9	10237
70	2196250	110	3451250	150	4706250	190	5961250	4,0	10500
71	2227625	111	3482625	151	4737625	191	5992625	4,1	10762
72	2259000	112	3514000	152	4769000	192	6024000	4,2	11025
73	2290375	113	3545375	153	4800375	193	6055375	4,3	11287
74	2321750	114	3576750	154	4831750	194	6086750	4,4	11550
75	2353125	115	3608125	155	4863125	195	6118125	4,5	11812
76	2384500	116	3639500	156	4894500	196	6149500	4,6	12075
77	2415875	117	3670875	157	4925875	197	6180875	4,7	12337
78	2447250	118	3702250	158	4957250	198	6212250	4,8	12600
79	2478625	119	3733625	159	4988625	199	6243625	4,9	12862
						200	6275000	5,0	13125

Die Ausführung der Erythrozytenzählung mit diesem Apparat geschieht in folgender Weise. Als Verdünnungsflüssigkeit wendet Sahli Hayemsche oder auch Toisonsche Flüssigkeit[1]) an, letztere um die Unterscheidung der Leukozyten (z. B. bei Leukämie) zu ermöglichen. Es wird zunächst Verdünnungsflüssigkeit mit der rotmarkierten Pipette und zwar 500 cmm abgemessen, die man in den Mischtrog (ohne Ausblasen) ausfließen läßt. Hierauf mißt man mit der rot bezeichneten Kapillarpipette Blut, im allgemeinen 2 cmm ab, bringt dieses in die Verdünnungsflüssigkeit und sorgt durch mehrfaches Auf- und Absaugen für quantitative Entleerung der Kapillare. Nun wird gründlich mit Hilfe des Glasspatels ungefähr 5 Minuten lang gemischt. Unmittelbar nach dem Mischen entnimmt man mit der Kapillarpipette oder einem anderen sauberen Kapillarröhrchen einen Tropfen und überträgt ihn mit den bekannten Kautelen in eine der oben beschriebenen Zählkammern. Nachdem die gefüllte Kammer etwa 1 Minute lang auf horizontaler Fläche gelegen hat und eine vollständige Sedimentierung der Blutkörperchen eingetreten ist, prüft man in der früher beschriebenen Weise, ob eine gleichmäßige Verteilung der Zellen in der Kammer stattgefunden hat. Ist dies der Fall, so legt man die Kammer auf den Objekttisch des Mikroskops. Der Tubus des letzteren muß so eingestellt sein, daß, wie oben gezeigt wurde, das Okularquadrat genau $\frac{1}{25}$ qmm entspricht. Um das Quadrat der Zählkammer einzustellen, muß man hierfür eine Kammer ohne Flüssigkeit verwenden, da sonst die feinen Linien derselben verdeckt werden.

Um genaue Resultate zu erhalten, muß man wenigstens 25 große Quadrate des Zähllokulars durchzählen und dann den mittleren Wert des einzelnen großen Quadrates feststellen.

Das Zählresultat, das sich bei Auszählung eines großen Quadrates ergibt, ist bei einer Kammer von $\frac{1}{5}$ mm Tiefe mit 125 sowie mit der Zahl der Verdünnung (2 : 502 oder 1 : 251 =) 251 zu multiplizieren, d. h. im ganzen mit 31 375, um die Erythrozytenzahl in 1 cmm zu erhalten. Bei einer Kammertiefe von $\frac{1}{10}$ mm ist der Multiplikationsfaktor doppelt so groß.

Eine bei Leitz erhältliche Tabelle (S. 91) ermöglicht es, an der Hand der gefundenen Durchschnittszahl die entsprechende Erythrozytenzahl im Kubikmillimeter direkt abzulesen. Man kann selbstverständlich aus ein und derselben Mischung des Mischtrogs mehrere Proben zur Zählung entnehmen, muß nur jedesmal vorher gründlich umrühren.

Zählmethode nach v. Grützner.

Das Wesen der Grütznerschen Methode besteht darin, daß eine nach dem Bürkerschen Prinzip konstruierte Zählkammer ohne Zählnetz angewendet wird und die Auszählung mit Hilfe einer Okularblende erfolgt.

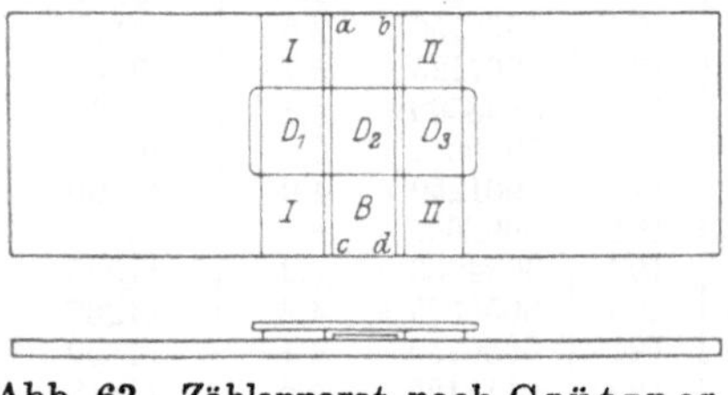

Die Zählkammer (s. Abb. 63) ist auf einem Objektträger von den gewöhnlichen Dimensionen montiert. In seiner Mitte ist eine dünne rechtwinklige Glasplatte $abcd$ aufgekittet; zu beiden Seiten derselben in einer Entfernung von mindestens 1 mm sind zwei Glasleisten $I\,I$ und $II\,II$ angebracht, deren Höhe diejenige der mittleren

Abb. 63. Zählapparat nach Grützner.

Platte genau um 0,1 mm übertrifft. Über die Glasleisten wird das Deckglas $D_1\,D_2\,D_3$ gelegt, das auf der Unterlage vermittelst zweier federnder Klammern

[1]) Aq. dest. 160,0, Glyzerin 30,0, Natr. sulfuric. 8,0, Methylviolett 5 B 0,025.

(die in der Abbildung fehlen) aufgedrückt wird. Es entsteht dadurch ein spaltförmiger Raum von 0,1 mm Höhe, die Zählkammer. Die richtige Lage des Deckglases wird durch das dauernde Vorhandensein von Newtonschen Farbstreifen angezeigt.

Die Verdünnung des Blutes nimmt Grützner nach dem Vorgang Bürkers unter Anwendung zweier getrennter Pipetten in einem kleinen Mischkolben vor und bringt von der Blutmischung einen kleinen Tropfen auf die mittlere Platte der Zählkammer bei B an den unteren Rand des Deckglases. Die Flüssigkeit dringt sofort in den Spaltraum ein, dabei darf sie jedoch nicht über den kleinen Graben rechts und links von der Zählplatte hinausgehen. War der Apparat vorher sorgfältig gereinigt, so sind die Erythrozyten vollständig gleichmäßig in der Kammer verteilt.

Es werden nun die verschiedenen Bezirke der Zählkammer mit einer Okularblende abgesucht. Die Blende (Abb. 64) besteht aus einer dünnen schwarz gefärbten Messingscheibe die genau den Okulartubus ausfüllt und drei gleich große, in der Richtung eines Radius nebeneinanderliegende Quadratausschnitte von je 1 mm Seitenlänge enthält. Das mittelste Quadrat ist 1 mm von der Mitte entfernt. Bei einer bestimmten Einstellung des Mikroskops (s. u.) schneidet jedes Quadrat genau $^1/_{400}$ qmm aus dem Gesichtsfeld der Kammer aus. Ist die Kammer mit der Blutmischung beschickt, so ist in jedem der drei Quadrate eine Anzahl Erythrozyten sichtbar. Man zählt nun zuerst die Blutkörperchen in dem dem Zentrum am nächsten gelegenen Quadrat, dreht dann das Okular im Sinne des Uhrzeigers so lange, bis alle in dem Quadrat zuerst gezählten Erythrozyten verschwunden sind, zählt von neuem, dreht das Okular weiter und so fort, bis das Okular um 360° gedreht und das Quadrat an seinen alten Platz zurückgekehrt ist. In dieser letzten Stellung werden die Erythrozyten nicht von neuem gezählt. Jetzt geht man zur Zählung der Blutkörperchen in

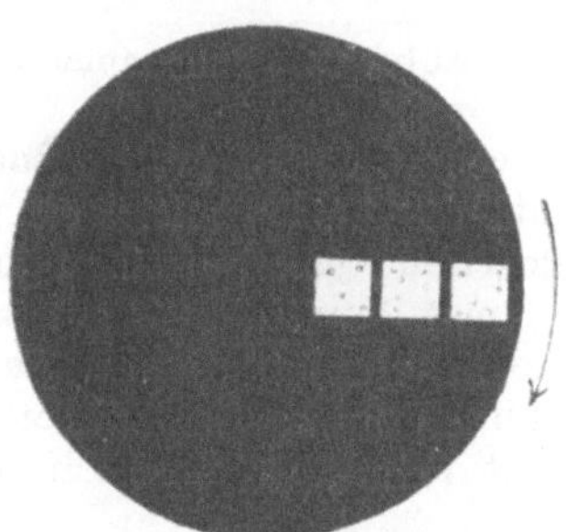

Abb. 64. Okularblende nach Grützner.

dem zweiten Quadrat über, wobei man wie vorher durch Drehen der Blende immer neue Blutkörperchen einstellt. Schließlich verfährt man mit dem dritten Quadrat in genau der gleichen Weise. Im ganzen werden so etwa 58 Quadrate gezählt. Nun wird die Zählkammer um etwa 0,5 mm verschoben, so daß in allen Quadraten neue Erythrozyten erscheinen, die nun in der gleichen Weise unter Drehung der Blende ausgezählt werden. Im allgemeinen empfiehlt sich, mindestens drei neue Einstellungen durch Verschieben des Objektträgers vorzunehmen und im ganzen nicht unter 150 Quadraten zu zählen. Die Zählung der halben Erythrozyten, d. h. solcher Blutkörperchen, die durch eine Seite eines Quadrats gerade halbiert werden, geschieht entweder so, daß man sie tatsächlich als halbe Erythrozyten zählt oder wenn sie an den dem Radius parallelen Seiten liegen, ist es gestattet, das Quadrat eine Spur nach der einen oder anderen Richtung zu drehen.

Die genaue Einstellung des Okulartubus in der Weise, daß jedes Quadrat genau $^1/_{400}$ qmm entspricht, nimmt Grützner in der Weise vor, daß er sich eines kleinen Maßstabes aus Glas bedient, auf dem 1 mm in 20 oder mehr gleiche Teile geteilt ist. Das Okular wird nun solange verschoben, bis die gegenüberliegenden Seiten des Quadrates mitten durch zwei Teilstriche des Objektmikrometers hindurchgehen, die um $^1/_{20}$ mm voneinander entfernt sind. Bei der Ausmessung empfiehlt sich, auf den Mikrometermaßstab das gleiche Deckglas aufzulegen, das später bei der Zählkammer benutzt wird.

Zählmethode nach Roerdansz.

Roerdansz bedient sich zur Verdünnung des Blutes der von ihm angegebenen Mischpipette (vgl. Seite 76). Die von ihm empfohlene Zählkammer hat folgende Konstruktion (Abb. 65):

Ein plangeschliffener Objektträger trägt drei parallele Glasleisten, die in der Längsrichtung des Objektträgers aufgekittet sind und absolut planparallele Ober- und Unterflächen besitzen. Die beiden äußeren Leisten sind genau 0,1 mm höher als die mittlere. Letztere ist bedeutend kürzer als die beiden anderen Leisten. Die mittlere Leiste trägt auf ihrer Oberfläche eine Netzteilung (in der Abb. 66 20fach vergrößert), die bei einer Länge von 10 mm und einer Breite von 2 mm in 20×8 größere Quadrate geteilt ist, deren Seiten 0,25 mm lang sind. Durch doppelte Linien sind je 16 dieser größeren Quadrate zu einem großen Quadrat von genau 1 qmm zusammengefaßt. Ferner sind die beiden mittelsten parallel zu den kürzeren Seiten des Objektträgers gelegenen Quadratreihen von 1 qmm Fläche in noch kleinere Quadrate von 0,05 mm Seitenlänge geteilt. Diese kleinsten Quadrate sind für die Erythrozytenzählung bestimmt. Sie sind so angeordnet, daß angrenzend am oberen und unteren Rande des Zählnetzes je 80 Quadrate zu einem Quadratkomplex vereinigt sind, während sich in der Mitte noch ein dritter Quadratkomplex befindet, der aus 180 kleinsten Quadraten besteht. Es sind auf diese Weise im ganzen 320 kleinste Quadrate vorhanden. Wie bei der Bürkerschen Kammer wird das Deckglas durch Federdruck auf

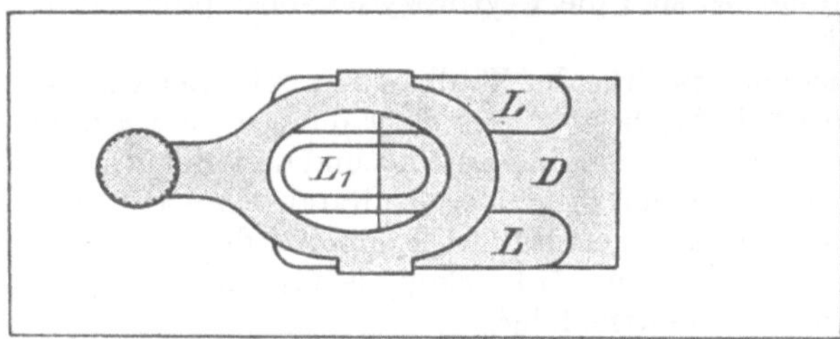

Abb. 65. Zählkammer nach Roerdansz.

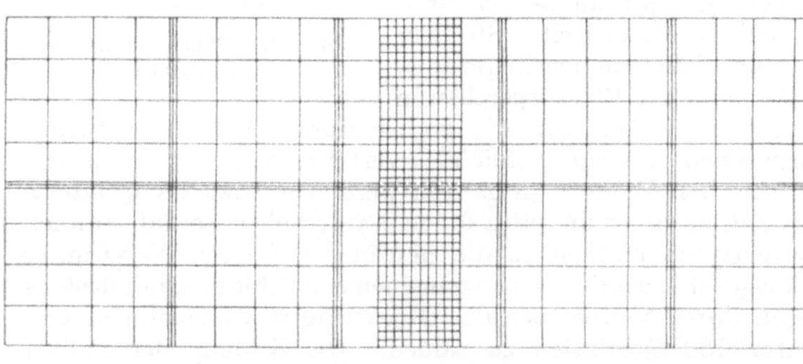

Abb. 66. Zählnetz nach Roerdansz.

die Unterlage aufgedrückt. Hierzu dient eine einarmige Blattfeder, die auf den Glasleisten aufruht und mittels eines Stiftes mit Schraube, der in einer Bohrung des Objektträgers steckt, befestigt ist (vgl. Abb. 65). Die Feder trägt einen ovalen Ausschnitt, dessen Längsdurchmesser ungefähr so lang wie die mittlere Glasleiste ist. Seitlich trägt sie zwei nach unten gebogene Führungskanten. Das Deckglas ist 0,4 mm stark und ist an der nach dem Federarm zu liegenden Kante nach unten in einem Winkel von 45% abgeschrägt. (In der Abb. 65 bedeutet das schraffierte Rechteck D das zur Hälfte über die Leisten geschobene Deckglas).

Die Füllung der Kammer geschieht dadurch, daß man nach sorgfältiger Reinigung derselben zunächst das Deckglas von der rechten Seite her unter .

sanftem Druck auf die beiden vorstehenden Außenleisten schiebt, bis es mit
seiner abgeschrägten Kante unter die Feder zu liegen kommt. Bei korrektem
Aufliegen des Deckglases müssen überall, wo sich die Glasflächen berühren,
Newtonsche Farbstreifen auftreten. Bevor das Deckglas weiter über die Kammer
geschoben wird, wird zunächst ein mäßig großer Tropfen Blutmischung aus der
Mischpipette (vgl. Seite 76) auf die mittlere Glasleiste seitlich vom Zählnetz
gebracht. Hierauf wird sofort das Deckglas über den Tropfen hinübergeschoben,
so daß letzterer zum Teil auf das Zählnetz zu liegen kommt. Nach einigen Minuten
beginnt man mit der Zählung. Zur Erleichterung der schnellen Berechnung der
Erythrozytenzahl hat Roerdansz Tabellen zusammengestellt, aus denen sich
die gesuchten Werte direkt ablesen lassen.

Roerdansz sieht in seiner neuen Kammer eine wesentliche Verbesserung
der bisherigen Zählkammern, und zwar sowohl wegen der Art der Beschickung
der Kammer mit der Blutmischung, wobei die seitliche Verschiebung des Tropfens
für die gleichmäßige Verteilung der Erythrozyten von Vorteil sein soll, als auch
hinsichtlich der Ausführung und Anordnung des Zählnetzes, das die Zählung
angeblich sehr erleichtert.

Da Nachuntersuchungen über die neue Kammer bisher nicht vorliegen und
auch mir selbst persönliche Erfahrungen über dieselbe nicht zu Gebote stehen,
so muß die Darstellung hier sich auf die Registrierung der neuen Methode beschränken. Doch sei bezüglich der Übertragung des Tropfens auf die Kammer
ein Bedenken ausgesprochen, das sich à priori erhebt. Es ist nicht einzusehen,
warum die Verschiebung des Tropfens durch das Deckglas ein besonderer Vorzug
der Methode zwecks gründlicher Durchmischung der Flüssigkeit sein soll.
Im Gegenteil läßt sich denken, daß es, da der Tropfen an einer anderen
Stelle deponiert wird, als er definitiv zur Ruhe kommt, bei nicht sehr schnellem
Arbeiten zu einem Fehler durch die Sedimentierung der Erythrozyten kommt,
deren Bedeutung bereits oben (vgl. Seite 65) eingehend gewürdigt wurde. Demgegenüber dürfte die von Bürker inaugurierte Methode, bei der das Deckglas
von vornherein fixiert wird und die Blutmischung lediglich durch Kapillarität
an die richtige Stelle befördert wird, entschieden den Vorzug haben.

Zählmethode nach Ellermann.

Es handelt sich hier um das gleiche Prinzip, das Ellermann und Erlandsen einige Jahre vorher schon für die Leukozytenzählung (s. Seite 106) angegeben hatten.

Das Blut sowie die Mischflüssigkeit werden mit getrennten Pipetten abgemessen, die Mischung erfolgt in besonderen kleinen Mischgefäßen, von denen
man sich eine größere Zahl vorrätig hält (vgl. S. 106). Die Zählung erfolgt in
einer der gebräuchlichen Zählkammern. Im einzelnen besteht der Apparat aus einem
Holzstativ mit einer Reihe kleiner zylindrischer Gläser, die mit einer Glasperle zum
Umschütteln und einem Gummistöpsel versehen sind, sowie mehreren Pipetten,
von denen eine zur Abmessung des Blutes (für die Erythrozytenzählung 10 cmm)
und die anderen zum Abmessen der Hayemschen Lösung (1990, 990 cmm usw.)
bestimmt sind.

Man füllt zunächst die entsprechende Menge Mischflüssigkeit in so viel
Mischgefäße, als man Bestimmungen vornehmen will, bringt das Stativ mit
den Gläsern an das Krankenbett und mischt dort das mit der Blutpipette entnommene Blutquantum mit der Verdünnungsflüssigkeit in den Mischgläsern,
die vorher mit dem Glasstift markiert sind. Selbstverständlich muß vor Entnahme einer neuen Blutprobe die Blutpipette jedesmal sorgfältig getrocknet

werden. Die Gläser werden verschlossen und ungefähr $^1/_2$ Minute tüchtig geschüttelt. Die Zählung kann sofort oder auch erst am folgenden Tage erfolgen. Unmittelbar vor der Zählung müssen die Mischgefäße wiederum gründlich geschüttelt werden. Die Übertragung der Blutmischung in die Zählkammer erfolgt mit Hilfe der Blutpipette, mit der man etwa 10 cmm entnimmt, der ausfließende Tropfen hat dann die richtige Größe zum Füllen der Kammer.

Bei der Untersuchung von 10 verschiedenen Proben eines Standard-Oxalatblutes fand Ellermann bei einer Verdünnung von 1:100 und bei Auszählung von 10 großen Feldern der Thomaschen Kammer als mittleren Fehler 3% der Mittelzahl[1]).

Zählmethode von Krotkow.

Die Modifikation von Krotkow bezieht sich auf die Art der Abmessung und Verdünnung des Blutes; die Zählung wird mit der Thoma - Zeißschen Zählkammer vorgenommen.

Die Verdünnungsflüssigkeit, die Krotkow anwendet, hat folgende Zusammensetzung:

$$\begin{array}{ll}
\text{Natr. sulfuric.} & 8{,}0 \\
\text{Natr. chlorat} & 1{,}0 \\
\text{Hydrarg. bichlor.} & 0{,}5 \\
\text{Glyzerin} & 30{,}0 \\
\text{Aqua dest.} & 180{,}0
\end{array}$$

Dieselbe wird in einem Pyknometerkölbchen abgemessen, das eine Kapazität von ca. 5 ccm besitzt. Das Kölbchen ist dickwandig, damit es von der Außentemperatur möglichst unabhängig ist. Über den Hals des Kolbens ist ein Gummiring gezogen, der zum Halten des Kolbens dient. Der Verschluß des Kolbens erfolgt mittels eines massiven gläsernen Stöpsels von konischer Form, der nicht eingeschliffen, sondern nur genau eingepaßt ist. Eine zentral durch den Stopfen geführte Kapillare ermöglicht das Ablaufen eines Überschusses von Flüssigkeit.

Die dem Apparat beigegebene Pipette ist eine enge Kapillare, die an einer Stelle eine spindelförmige Erweiterung trägt und einen ovalen Querschnitt zeigt. Die Pipette hat mehrere ringförmige Marken. Das Blut wird bis zu einer Marke aufgesogen, bei der das Volumen der Pipette genau $^1/_{199}$ des Kölbchens beträgt, und wird vorsichtig in die Verdünnungsflüssigkeit im Kolben ausgeblasen. Man erhält auf diese Weise eine Verdünnung von 1:200. Nun verschließt man das Kölbchen mit einem Gummistopfen und schüttelt es längere Zeit in spiralförmigen Touren, um eine gründliche Durchmischung zu bewirken, läßt hierauf, wie die Vorschrift lautet, das Kölbchen je nach dem spezifischen Gewicht der Verdünnungsflüssigkeit stets für ein und denselben Zeitraum von 15—30 Sekunden ruhig stehen, damit, wie Krotkow angibt, die im ersten Augenblick herrschende ungleiche Verteilung behoben wird. Nun wird die gleiche Pipette bis zu einer bestimmten Marke in die Blutverdünnung gesenkt und mit ihr ein bestimmtes Quantum Flüssigkeit aufgesogen und ein Tropfen in eine Thomasche Zählkammer übertragen.

Krotkow will mit seiner Methode sehr exakte Resultate erhalten haben, was er mit der Art der Abmessung und Verdünnung erklärt. Es ist aber wohl zu bezweifeln, ob die Anwendung des Pyknometerprinzips in der beschriebenen Form sich auch in der Hand des mit derlei Instrumenten weniger Vertrauten so bewährt, daß größere Ungenauigkeiten mit Sicherheit vermieden werden. Der Rat, nach Herstellung der Blutverdünnung dieselbe im Kolben

---

[1]) Methoden, mittels der die Blutkörperchenzahl an Trockenpräparaten bestimmt wird, wurden auch von Eichhorn und Laporte sowie von Geissler angegeben.

eine Zeitlang stehen zu lassen, erscheint keineswegs motiviert und birgt zweifellos die Gefahr in sich, daß in unberechenbarer Weise ein Sedimentieren der Blutkörperchen stattfindet, wodurch enorme Fehler entstehen können. Schließlich kann nach den früheren Darlegungen kein Zweifel darüber bestehen, daß die Thomasche Kammer im Vergleich zu den neueren Zählkammern, speziell der Bürkerschen, mit offensichtlichen Mängeln behaftet ist, die einen Ersatz durch letztere wünschenswert erscheinen lassen.

Die Zählung der Leukozyten.

Alle Methoden, die die Zählung der Leukozyten in der Raumeinheit bezwecken, haben einmal zu berücksichtigen, daß die Zahl der weißen Blutkörperchen im Vergleich zu der der roten erheblich geringer ist. Dementsprechend hat man im allgemeinen eine geringere Verdünnung des Blutes vorzunehmen, damit die Zahl der gezählten Zellen nicht zu klein ausfällt. Ferner sind die meisten neueren Methoden bestrebt, die Erythrozyten, die bei der Zählung stören würden, zu beseitigen. Dies geschieht dadurch, daß die roten Blutkörperchen durch Anwendung entsprechender Verdünnungsflüssigkeiten zwar nicht aufgelöst, aber unsichtbar gemacht werden. Eine Reihe von Methoden macht außerdem von der Eigenschaft der Kerne der Leukozyten, Farbstoffe aufzunehmen, Gebrauch, indem der Verdünnungsflüssigkeit ein Farbstoff zugesetzt wird, der die Leukozyten deutlich sichtbar macht.

Im allgemeinen lassen sich mit fast sämtlichen Methoden, die hier für die Zählung der Erythrozyten beschrieben wurden, unter Anwendung gewisser Modifikationen auch die Leukozyten zählen[1]).

So hat bereits Malassez mit dem compteglobules à capillare artificiel sowie mit dem compteglobules à chambre humide graduée die Zählung der Leukozyten vorgenommen. Hierbei wurden die Erythrozyten nicht unsichtbar gemacht.

Hayem zählt die Leukozyten mit dem Nachetschen Hématimètre, in dem er das Blut 100 mal

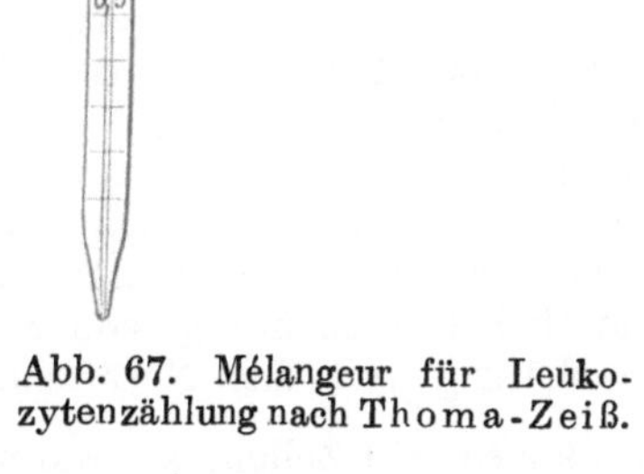

Abb. 67. Mélangeur für Leukozytenzählung nach Thoma-Zeiß.

verdünnt und eine größere Anzahl Quadrate mittels des Objektmikrometers auszählt.

In Deutschland wurde lange Zeit ausschließlich die von Thoma angegebene Zählmethode angewendet, die in genau der gleichen Weise wie für die Erythrozytenzählung ausgeführt wird.

Leukozytenzählung nach Thoma.

Als Mischgefäß dient wie bei der Erythrozytenzählung ein Mélangeur nach dem Vorbilde der Potainschen Pipette (Abb. 67). Sie unterscheidet sich von der

---

[1]) Eine der Voraussetzungen für den praktischen Wert der Leukozytenzählung ist die „Homogenität" des Blutes hinsichtlich der weißen Blutkörperchen. Die Lehre Kjer-Petersens von der Inhomogenität des Blutes wurde hinsichtlich der Leukozyten von A. v. Bonsdorff widerlegt.

Erythrozytenpipette nur durch das Verdünnungsverhältnis, das hier 1 : 10 ist. Der kapillare Teil ist auch hier in zehn gleiche Teile geteilt, in der Mitte findet sich die Marke 0,5, dicht unter der Ampulle der Teilstrich 1, dicht über derselben der Teilstrich 11. Bei der Auswahl der Pipetten sehe man darauf, daß die Meßkapillare nicht zu weit ist. In diesem Falle besteht die Gefahr, daß beim Aufsaugen der Verdünnungsflüssigkeit nicht alles Blut quantitativ in die Ampulle gelangt, sondern in Spuren im oberen Teil der Kapillare zurückbleibt, was natürlich beträchtliche Fehler bedingt. Als Verdünnungsflüssigkeit wird 0,3 proz. Essigsäure benutzt. Dieselbe macht die Erythrozyten unsichtbar, löst sie indessen nicht auf, wie Thoma behauptet. Daß die Erythrozyten nicht aufgelöst werden, geht daraus hervor, daß wenn man in der Blutmischung die Säure neutralisiert, die Erythrozyten wieder zum Vorschein kommen (Naegeli). Durch die Essigsäure treten gleichzeitig die Kerne der Leukozyten stärker hervor.

Man bringt unter den früher beschriebenen Kautelen einen Tropfen der Blutmischung in die Thoma - Zeißsche Zählkammer und zählt bei etwa 200facher Vergrößerung. Infolge der Verdünnung und wegen der geringen Zahl der Leukozyten in der Raumeinheit darf man sich jedoch nicht auf die Zählung der Zellen innerhalb der Quadrierung beschränken (in einem Gesichtsfeld finden sich normal nur 10—20 Zellen). Thoma empfiehlt daher, das ganze Gesichtsfeld des Mikroskops als Flächeneinheit zu wählen; man hat dabei durch Drehen der Mikrometerschraube des Mikroskops darauf zu achten, daß tatsächlich sämtliche Zellen sich auf den Boden der Kammer gesenkt haben. Vorher hat man die Oberfläche desjenigen Teils des Zählkammerbodens auszumessen, der sich in einem Gesichtsfeld befindet. Hierfür empfiehlt Thoma als Maßstab die Felderteilung der Quadrierung der Kammer zu benutzen, die für die Zählung selbst nicht gebraucht wird. Durch Verschieben des Mikroskoptubus ändert man so lange die Vergrößerung, bis der Durchmesser des Gesichtsfeldes genau ein ganzes Vielfaches der Teilung des Zählnetzes bildet. Bei gleichbleibender Dicke des Deckglases kann man die ermittelte Stellung des Tubus für das entsprechende Okular und Objektiv ein für allemal beibehalten und am Tubus markieren.

Für die Berechnung ergibt sich, wenn der Durchmesser des Gesichtsfeldes z. B. genau 11 Teilungen der Kammer entspricht, als Länge des Durchmessers $11 \times {}^1/_{20}$ mm (Seitenlänge jedes kleinen Quadrats $= {}^1/_{20}$ mm), daher für den Radius $^1/_2 \times 11 \times {}^1/_{20}$ mm und für die Fläche des Gesichtsfeldes $({}^{11}/_{40})^2 \times \pi$ qmm. Der Rauminhalt, der sich über dieser Fläche bei einer Tiefe von $^1/_{10}$ mm erhebt, ist dann $0,1 \times ({}^{11}/_{40})^2 \times \pi$ cmm. Setzt man diese Größe $= Q$ und erhielte man bei Durchzählung von z. B. 50 verschiedenen Gesichtsfeldern, die man unabhängig von der Netzteilung durch Verschieben der Kammer einstellt, im ganzen 950 Zellen, so wären in 1 cmm Blutmischung $\dfrac{950}{50 \times Q}$ Leukozyten, infolgedessen in dem Blute selbst, das 10fach verdünnt war, $\dfrac{950}{50 \times Q} \times 10 = 7998$ Leukozyten im Kubikmillimeter enthalten.

Bezeichnet man allgemein die Zahl der durchgezählten Gesichtsfelder mit m, die Zahl der in diesen gefundenen Leukozyten mit Z und das Verdünnungsverhältnis mit $1 : a$, so enthält das unverdünnte Blut in 1 cmm $\dfrac{a \times Z}{m \times Q}$ Leukozyten. Hierbei ist $Q = 0,1\, \pi\, R^2$. In dieser Formel ist R der Radius des Gesichtsfeldes in Millimetern; die Größe Q wird ein für allemal für das betreffende Mikroskop (s. o.) ausgerechnet.

Thoma hat bereits selbst den Einwand widerlegt, daß die Verwendung der 0,3 proz. Essigsäure zu einer teilweisen Zerstörung von Leukozyten Anlaß gebe, indem er vergleichende Zählungen unter Anwendung einer indifferenten Verdünnungsflüssigkeit (Kochsalzlösung) vornahm. Es ergab sich keinerlei Unterschied zu ungunsten der Essigsäure.

Eine Untersuchung der Größe der wahrscheinlichen Fehler der Mittelzahlen, die aus den Bestimmungen mehrerer Tage gewonnen wurden, ließ erkennen, daß die täglichen Schwankungen recht beträchtlich sind, und Thoma ist der Meinung, daß diese Schwankungen fast ausschließlich die wahrscheinlichen Fehler der Mittelzahlen bestimmen, so daß kein großer Unterschied besteht, ob 300 oder 1000 Zellen gezählt werden. Thoma hält es daher für genügend, wenn man sich bei der Feststellung der Leukozytenzahl mit der Zählung von 300—600 Zellen begnügt.

Statt der 0,3 proz. Essigsäure kann man auch eine 1 proz. Lösung verwenden. Selbstverständlich werden bei dieser Methode nicht nur die Leukozyten in der Kammer sichtbar gemacht, sondern ganz allgemein sämtliche einen Kern führenden Elemente des Blutes, so z. B. auch die Erythroblasten. Letztere werden, wenn sie bei der Leukozytenzählung mit gezählt werden, im allgemeinen infolge ihrer geringen Zahl keinen ins Gewicht fallenden Fehler bedingen. Will man ganz korrekt verfahren, so kann man, nachdem man im gefärbten Trockenpräparat das Zahlenverhältnis der Erythroblasten und Leukozyten festgestellt hat, erstere von der gefundenen Leukozytenzahl abziehen.

Handelt es sich um eine sehr starke Vermehrung der Leukozyten, wie bei der Leukämie, so empfiehlt es sich, um Fehler beim Auszählen der Kammer zu vermeiden, statt der 10fachen Verdünnung eine 100fache zu wählen, und zwar durch Anwendung der Erythrozytenpipette.

Reinert bemängelt an der Thomaschen Methode die Anwendung der Essigsäure als Verdünnungsflüssigkeit, da hierbei das mikroskopische Bild wenig übersichtlich sei, insbesondere sei eine Unterscheidung der Leukozyten von konglomerierten Blutplättchen oft nicht leicht, was eine rasche Zählung erschwert. Nach dem Vorgang von Löwit, der eine 1 proz. NaCl-Lösung mit einem Zusatz von etwas Gentianaviolett zur Färbung der Leukozytenkerne verwendete, empfiehlt Reinert eine Kombination der Thomaschen mit der Löwitschen Verdünnungsflüssigkeit, die er beide zu gleichen Teilen anwendet.

Auch Türk färbt die Leukozyten in der Kammer mit einem Anilinfarbstoff. Die sehr zweckmäßige Lösung, die zu empfehlen ist, hat folgende Zusammensetzung:

Acid. acet. glacial. 3,0
Aqua dest. 300,0
1 proz. Gentianaviolettlösung . . . . 2,0—3,0

Schließlich hat Pappenheim (Grundriß) für die Leukozytenzählung eine 5 proz. Essigsäure mit einem Zusatz von 0,025 bis 0,03 Methylgrün oder Vesuvin auf 250 ccm Säure empfohlen. Nach seiner Meinung ist die 0,3 bis 0,5 proz. Essigsäure zum Unsichtbarmachen der Erythrozyten zu schwach, da letztere durch dieselbe nicht völlig aufgelöst werden, so daß die Stromata übrigbleiben und Gerinnsel bilden, in denen die Leukozyten festgehalten werden. Dieser Auffassung vermag ich nicht beizupflichten, doch hat sich ihm die Anwendung einer stärkeren Säure in manchen Fällen bewährt, wo eine Pachydermie der Erythrozyten vorlag. Ist dieselbe jedoch stark ausgeprägt, so genügt auch eine Konzentration von 5% nicht, um die Erythrozyten unsichtbar zu machen.

Die Anwendung von farbstoffhaltigen Verdünnungsflüssigkeiten zur Differenzialzählung der Leukozyten in der Kammer siehe S. 108.

Eine Schwäche der Leukozytenzählung mit der Thomaschen Kammer besteht vor allem in der zu kleinen Ausdehnung der quadrierten Fläche. Es ging daher das Bestreben einer Reihe von Forschern dahin, Kammern mit einer größeren Zählfläche zu schaffen.

Zählkammern mit erweitertem Zählnetz.

Zählkammer von Zappert.

Hier ist die Erweiterung des Thomaschen Zählnetzes lediglich dadurch erreicht, daß (Abb. 68) das von der ursprünglichen Thomaschen Teilung gebildete Kreuz durch Umrandung mit vier geraden Linien zu einem großen Quadrat vervollständigt ist, und zwar ist je 1 mm von jeder Grenzlinie des Zählnetzes eine Parallele zu dieser gezogen. Das dadurch gebildete große Quadrat hat eine Seitenlänge von 3 mm, die Zählkammer ist daher 9 mal größer als die Thomasche Kammer und enthält außer der im Zentrum gelegenen feinen Netzteilung vier gleich große Quadrate, die sich aus Rechtecken von $^1/_{20}$ resp. $^4/_{40}$ mm Breite und 1 mm Höhe zusammensetzen, sowie vier große Eckquadrate, die nicht weiter geteilt sind.

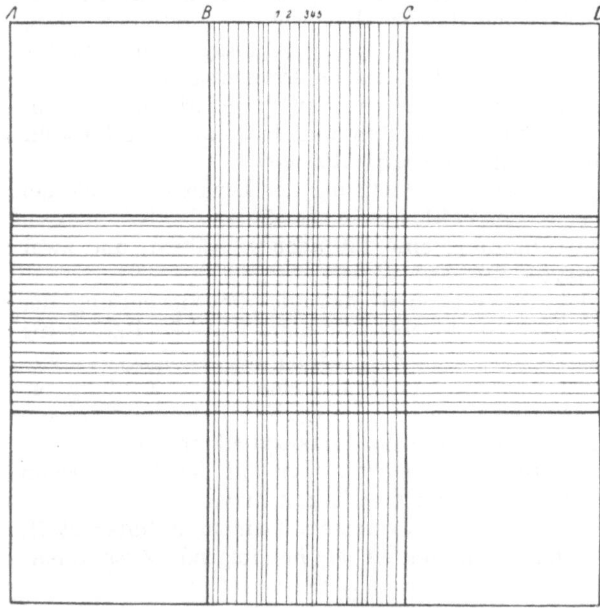

Abb. 68.   Zählkammer nach Zappert.

Zählkammer nach Elzholz.

Elzholz konstruierte eine Kammer (Abb. 69), die die Verbesserung der Zappertschen Zählkammer dadurch anstrebt, daß die vier großen Eckquadrate der Zappertschen Teilung durch ein System von längs verlaufenden Parallelen in eine Reihe von Rechtecken zerlegt werden, die eine Breite von $^1/_{20}$ resp. $^4/_{20}$ mm und eine Höhe von 1 mm haben. Die Netzteilung nach diesem Prinzip erleichtert schon erheblich die Auszählung der außerhalb der feinen Teilung gelegenen Zellen. Die Höhe der Kammer ist wie bei der Thoma-Zeißschen Zählkammer 0,1 mm.

Zählkammer von Friedländer.

Friedländer konstruierte speziell für die Leukozytenzählung eine Kammer, die eine Tiefe von 0,222 mm besitzt. Die Quadrierung besteht aus 16 × 16 Quadraten, deren Seitenlänge statt 0,05 wie bei der Thomaschen Kammer je 0,3 mm beträgt. Die Anordnung der Quadrate ist die gleiche geblieben, nur wurde die doppelte Konturierung jedes 5. Quadrats fortgelassen. Im ganzen sind also 256 Quadrate für die Zählung vorhanden. Die Berechnung geschieht nach der Formel $\dfrac{A \times Z}{M \times Q}$. M bedeutet die Zahl der Quadrate, Z die

Zahl der in ihnen gezählten Leukozyten, Q den Kubikinhalt der Kammer über einem Quadrat ($= 0,09 \times 0,222 = 0,0198$), A den Grad der Verdünnung.

Als Verdünnungsflüssigkeit benutzt Friedländer im Verhältnis 1 : 10 eine 1 proz. NaCl-Lösung, die mit Gentianaviolett ziemlich intensiv gefärbt ist und eine $^1/_3$ proz. Essigsäure.

Zählkammer von Türk.

Türk geht ebenfalls von der ursprünglichen Thomaschen Netzteilung aus, die er dadurch erweitert, daß er die von Zappert und Elzholz angegebene Vervollständigung des Zählkreuzes benutzt. Die Verbesserung der Elzholz-Kammer geschieht in der Weise, daß den senkrechten Teilungslinien derselben im Bereich der äußeren Quadrate ein zweites auf dem ersten senkrecht stehendes Liniensystem in der gleichen Anordnung hinzugefügt ist (Abb. 70). Um ferner die Grenze zwischen der feinen Teilung des zentral gelegenen Quadratmillimeters und der peripheren deutlich hervortreten zu lassen, läßt Türk beide Liniensysteme an jeder Seite vom Rande der großen Kammer her stets mit einer Rechteckreihe von $^1/_2$ mm Breite beginnen. Ferner ist der Rand der Kammerteilung, um ihn als solchen sofort erkennen zu können, dadurch besonders markiert, daß die äußerste Rechteckreihe an jeder Seite der Kammer durch eine in der Mitte gezogene Linie noch einmal

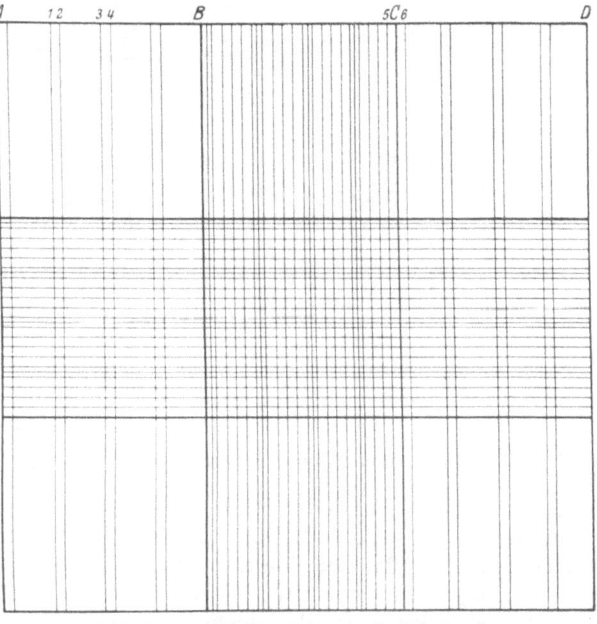

Abb. 69. Zählkammer nach Elzholz.

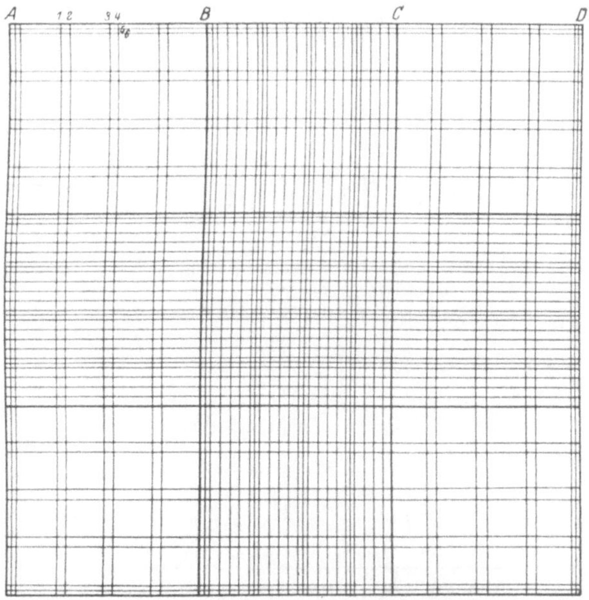

Abb. 70. Zählkammer nach Türk.

geteilt ist analog der Markierung jeder 5. Quadratreihe des alten Thomaschen Zählnetzes. Die Größe der ganzen Zählfläche beträgt auch hier 9 qmm. Bei der Leukozytenzählung benutzt Türk die ganze Kammer nur in den Fällen, wo eine Leukopenie besteht; im übrigen hält er es für genügend, etwa 5 qmm auszuzählen, indem außer der zentralen Teilung aus jedem Quadranten je 1 qmm benutzt wird, also z. B. die vier Eckquadrate, um etwaige Ungleichmäßigkeiten in der Verteilung möglichst auszugleichen.

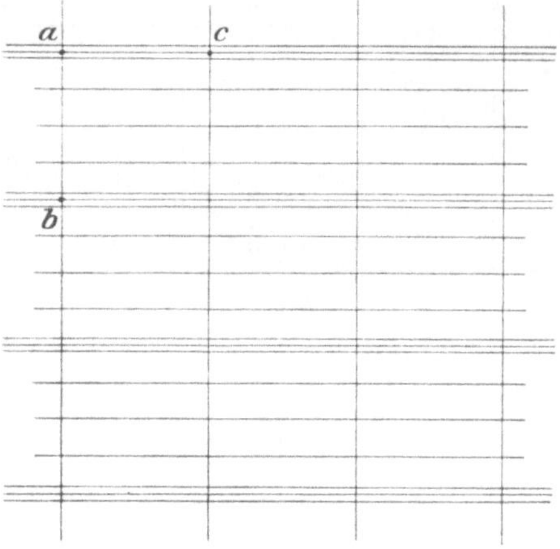

Türk fand mit seiner Kammer bei der Auszählung sowohl von 5 wie von 9 qmm einen mittleren Fehler von 1,2 bis höchsten 5,5 % und einen wahrscheinlichen Fehler von 0,8 bis höchstens 3,7 %.

Zählkammer von Breuer.

Auch hier beträgt die Zählfläche 9 qmm (Abb. 71). Die einzelnen Quadratmillimeter sind auf zwei gegenüberliegenden Seiten von einfachen Linien (in der Abbildung vertikal) begrenzt, während die senkrecht dazu verlaufenden Trennungslinien in einem kleinen willkürlich gewählten Abstand auf jeder Seite von je einer Nebenlinie begleitet sind. Diese Einrichtung bezweckt lediglich, an allen Teilen des Zählnetzes die Orientierung zu erleichtern. Bei der Zählung werden die Doppellinien nicht berücksichtigt, man zählt jedesmal von und bis zur mittleren Linie. Durch neun weitere gleich weit voneinander entfernte Linien (in der Abbildung horizontal) wird jeder der 9 qmm in vier Rechtecke von $^1/_4$ mm Höhe und 1 mm Breite geteilt. Die insgesamt 36 Rechtecke benutzt Breuer als Zählungseinheiten. Die Kammerhöhe ist 0,1 mm.

Abb. 71. Zählkammer nach Breuer.

Um mit der Kammer auch die Erythrozyten zählen zu können, hat Breuer in dem zentral gelegenen Quadratmillimeter das feine Thomasche Zählnetz eingezeichnet.

Zählkammer von O. Neubauer.

Diese Zählkammer (vgl. Abb. 72) besitzt eine ähnliche Quadrierung wie die Türksche Kammer; das Zählnetz umfaßt ebenfalls insgesamt 9 qmm, das mittlere Feld zeigt die alte Thomasche Teilung, die für die Erythrozytenzählung verwendet werden kann. Um den mittleren Quadratmillimeter gruppieren sich acht Felder, die wiederum je 1 qmm Größe besitzen. Die vier Eckfelder sind in je sechzehn kleinere Quadrate geteilt, die im Gegensatz zu der Türkschen

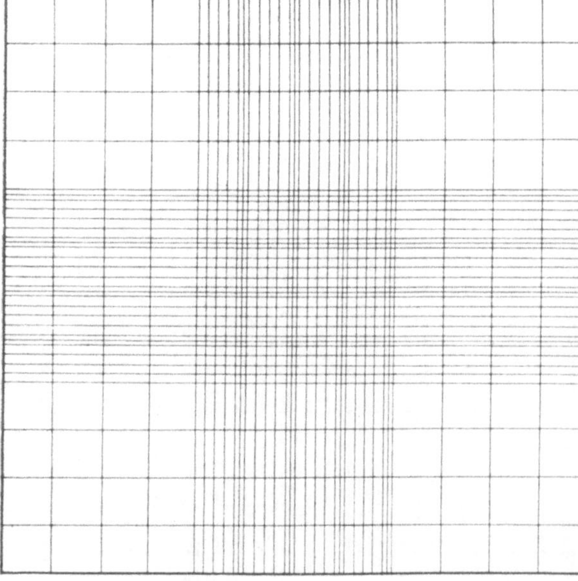

Abb. 72. Zählkammer nach Neubauer.

Netzteilung nicht durch doppelte, sondern durch einfache Linien begrenzt sind.
Die Höhe der Kammer beträgt wie bei den anderen Kammern 0,1 mm. Die
Neubauersche Netzteilung ist sehr übersichtlich und wird vielfach angewendet[1]).
(Hersteller: die Firmen Zeiß-Jena und Leitz-Wetzlar.)

Zählkammer von Dunger.

Die Dungersche Zählkammer (hergestellt von C. Zeiß, Jena) hat eine Netzteilung, die sich der Türkschen Teilung als Grundlage bedient. Sie unterscheidet
sich von ihr dadurch, daß sie um ein erhebliches Flächenstück noch erweitert
ist, wobei die Türk-Teilung die Mitte der Zählfläche einnimmt.

Die Einteilung der Kammer nach Dunger ist folgende (Abb. 73 stellt
eine 12,5fache Vergrößerung dar): Die 9 qmm der Türkschen Kammer sind
an den Außenseiten und
den vier Ecken von einem
Mantel von zusammen 16
einzelnen Quadratmilli-
metern umgeben, so daß
eine quadratische Fläche
von 25 qmm entsteht. Die
Einteilung dieser sechzehn
neuen Quadratmillimeter
ergibt sich durch Fort-
führen der Linien der
zentralgelegenen Teilung
von Türk. Die so ent-
standenen schmalen Strei-
fen werden ferner durch
ein System einfacher, je
0,25 mm voneinander ent-
fernter senkrechter und
wagerechter Linien weiter
geteilt, so daß jeder Quadratmillimeter des Man-
tels in 16 kleine Quadrate
von 0,25 mm Seitenlänge

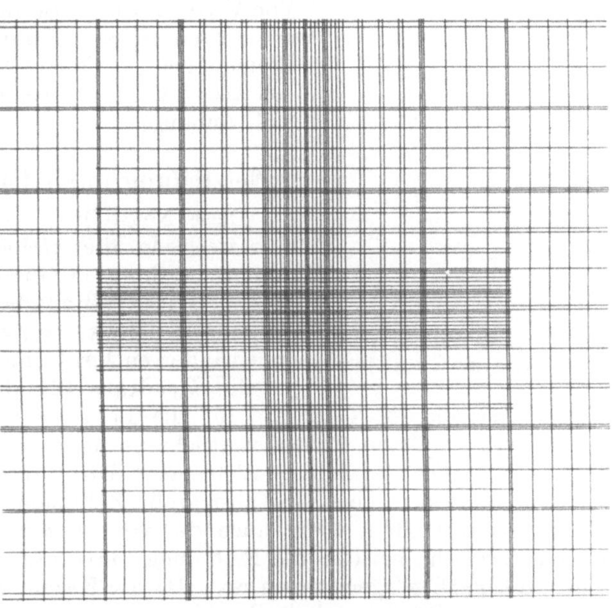

Abb. 73. Zählkammer nach Dunger.

geteilt ist. Es ist auf diese Weise jeder Quadratmillimeter der 25 qmm
großen Fläche mit einer besonderen von der des Nachbarquadrates abweichenden Teilung versehen, was die Orientierung erleichtert. Eine Verwechselung der inneren Türkschen Teilung mit der äußeren Mantelteilung
ist dadurch ausgeschlossen, daß die kleinen Quadrate der Türkschen Teilung
auf allen 4 Seiten von einer doppelten oder dreifachen Linie umrahmt sind,
während die Quadrate des Mantels mindestens auf einer Seite eine einfache
Grenzlinie besitzen. Die ganze Fläche von 25 qmm wird außen durch eine schmale
Doppellinie begrenzt. Eine weitere Vergrößerung der Zählfläche erfährt die
Kammer dadurch, daß die 25-qmm-Fläche wiederum von einem Mantel umgeben
ist, der im ganzen 24 qmm umfaßt. Diese äußeren 24 qmm unterscheiden sich
von der inneren Teilung dadurch, daß sie ausschließlich aus senkrecht stehenden
Rechtecken von 0,5 mm Länge und 0,25 mm Breite bestehen. Durch diese Rechtecke unterscheidet sich demnach die äußere von der inneren Teilung. Äußere
und innere Teilung zusammen stellen eine Fläche von 24 + 25, d. h. 49 qmm

---

[1]) Die Beschreibung der Kammer findet sich in der Arbeit Staeubli im Deutsch. Arch. f.
klin. Med. Bd. 85.

dar. Um die Zählfläche auf 50 qmm zu erweitern, ist oben und unten an der Zählfläche je ein Streifen von $^1/_{14}$ mm Höhe und 7 mm Länge hinzugefügt; so resultiert eine Fläche von $7 \times 7^1/_7$ qmm.

Da die Höhe der Kammer 0,1 mm ist, so ist ihr Inhalt 5 cmm.

Die ringförmige Rinne, die die Zählplatte umgibt, ist ein wenig breiter, als bei den übrigen Kammern, ferner ist der Objektträger, der die Zählplatte trägt, etwas dicker als bei den gewöhnlichen Zählkammern. Die Verschiebung der Kammer unter dem Mikroskop kann auch hier mit freier Hand geschehen, wenn auch die Anwendung des verschiebbaren Objekttisches wesentlich bequemer ist.

Für Blutuntersuchungen wird im allgemeinen die innere Zählfläche von 25 qmm vollständig genügen. Nur bei besonderen Fällen, speziell bei extremer Leukopenie wird auch die äußere Fläche für die Zählung in Betracht kommen.

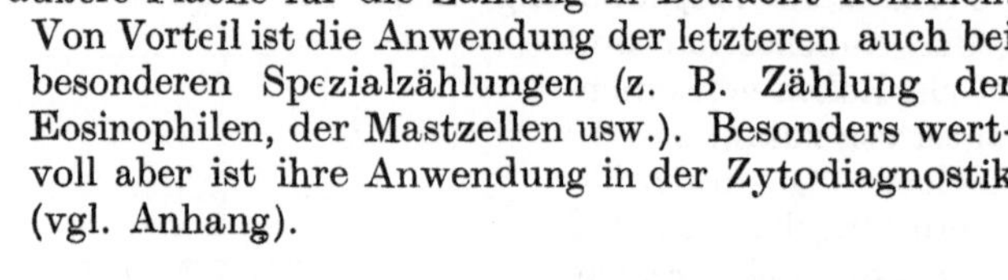

Von Vorteil ist die Anwendung der letzteren auch bei besonderen Spezialzählungen (z. B. Zählung der Eosinophilen, der Mastzellen usw.). Besonders wertvoll aber ist ihre Anwendung in der Zytodiagnostik (vgl. Anhang).

Netzteilung nach Pappenheim-Gorjajew.

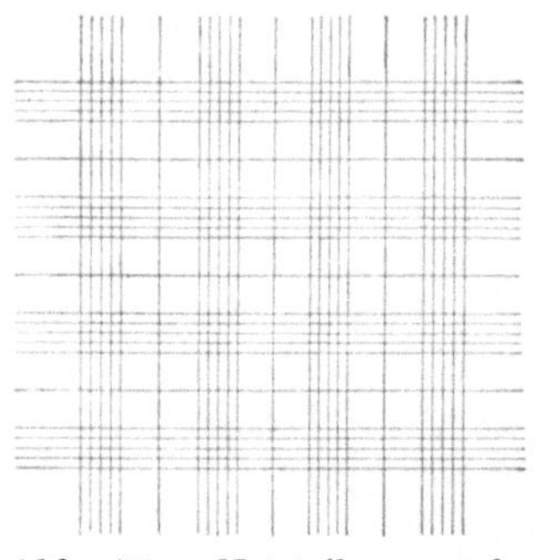

Abb. 74. Netzteilung nach Pappenheim-Gorjajew.

Diese Netzteilung ist in Abb. 74 abgebildet. Hier wechseln die kleinen für die Erythrozytenzählung bestimmten Quadrate in der Weise mit den großen Leukozytenquadraten ab, daß die ersteren stets um die Breite von zwei ungeteilten Quadraten voneinander entfernt sind. Im ganzen sind 16 feingeteilte Quadrate für die Erythrozyten- und 36 nicht weiter geteilte Quadrate für die Leukozytenzählung vorhanden, doch können in besonderen Fällen sämtliche vorhandenen Quadrate (= 100) ausgezählt werden. Die Netzteilung ist in einer Bürkerschen Kammer angebracht.

Dem Bestreben, eine möglichst große Zählfläche mit Übersichtlichkeit der Teilung zu verbinden, dient auch die vor kurzem beschriebene Zählkammer von Liebreich, bei der die Einteilung statt auf einem Quadrat auf einem langen Rechteck vorgenommen ist. Da die Kammertiefe nur $^1/_{40}$ mm beträgt, so enthält die Flächeneinheit der Kammer viermal weniger zu zählende Elemente als bei den gewöhnlichen Zählkammern, was die Anwendung eines weniger komplizierten Zählnetzes mit weniger Linien ermöglicht. Auch ist auf diese Weise die Anwendung der Immersion möglich. Die Zählkammer eignet sich daher u. a. auch zum Zählen der Blutplättchen und Parasiten.

Leukozytenzählung nach der Bürkerschen Methode.

Die Zählung wird im Prinzip genau nach der gleichen Methode wie die auf Seite 80 beschriebene Erythrozytenzählung vorgenommen.

Wegen des größeren Durchmessers der Leukozyten wendet Bürker eine größere Kammerhöhe an. Er erreicht dies an seiner Zählkammer (vgl. S. 81) dadurch, daß er ein Deckglas anwendet, daß einen 0,1 mm tiefen Einschliff trägt. Auf diese Weise ist die Höhe der Kammer auf 0,2 mm vergrößert, d. h. sie ist doppelt so groß wie bei der Zählung der roten Blutkörperchen.

Die Abmessung des Blutes geschieht mit der gleichen Pipette zu 25 cmm wie bei der Abmessung für die Erythrozytenzählung. Als Verdünnungsflüssigkeit benutzt Bürker $^1/_3$ proz. Essigsäure bzw. die Türksche Lösung (vgl. Seite 99). Die Abmessung der Mischflüssigkeit geschieht mit einer Pipette, die 475 cmm faßt. Die Mischung des Blutes mit der Verdünnungsflüssigkeit erfolgt wiederum in einem Rundkölbchen, das kleiner ist als das für die Erythrozytenzählung. Es resultiert eine 20fach verdünnte Blutmischung, von der dann mittels der früher erwähnten Übertragungspipette eine Probe in der gleichen Weise in die Zählkammer gebracht wird.

Die Zählung erfolgt in den großen Quadraten des Zählnetzes (vgl. Abb. 82), deren Fläche $^1/_{25}$ qmm beträgt; jede Zählfläche enthält 144 derartiger Quadrate, die voneinander durch Rechtecke von $^4/_{400}$ qmm getrennt sind.

Der Rauminhalt über einem großen Quadrat beträgt $^1/_{125}$ cmm, es empfiehlt sich daher, da die Verdünnung 1:20 ist, je 125 Quadrate in den beiden Abteilungen der Kammer zu zählen. Man hat dann nur nötig, die gefundene Gesamtzahl mit 10 zu multiplizieren, um die Leukozytenzahl in 1 cmm zu erhalten.

Soll eine sehr genaue Zählung vorgenommen werden, so füllt man die Kammer ein zweites Mal und zählt wieder beide Kammerabteilungen aus.' Handelt es sich um weniger genaue Zählungen, so genügt es nach Bürker, in jeder Abteilung je 62 bzw. 63 große Quadrate zu zählen und die Gesamtsumme mit 20 zu multiplizieren.

Bürker macht noch besonders darauf aufmerksam, daß man bei der Auszählung der Leukozyten die Neigung derselben, an der Unterfläche des Deckglases zu haften, berücksichtigen soll, indem man den Mikroskoptubus abwechselnd hoch und tief einstellt.

Auch hier hat Bürker ein Schema zum Eintragen des Zählergebnisses angegeben (Abb. 75). Dasselbe enthält nur die großen Quadrate des Zählnetzes ent-

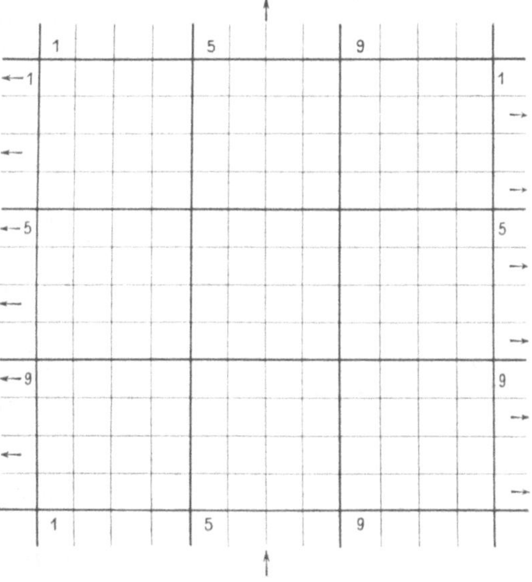

Abb. 75. Schema zum Eintragen der Leukozytenzahl nach Bürker.

sprechend $^1/_{25}$ qmm, während die dazwischen liegenden kleinen Quadrate und Rechtecke zu dünnen und dicken Strichen vereinigt sind. Es fassen auf diese Weise die dicken Striche Gruppen von je 16 großen Quadraten zusammen.

Leukozytenzählung nach Hayem-Sahli.

Das Verfahren ist genau das gleiche wie bei der Erythrozytenzählung (vgl. Seite 88). Als Mischflüssigkeit dient $^1/_3$ proz. Essigsäure oder die Türksche Flüssigkeit. Die Abmessung des Blutes (25 cmm) nimmt Sahli mit der weiß

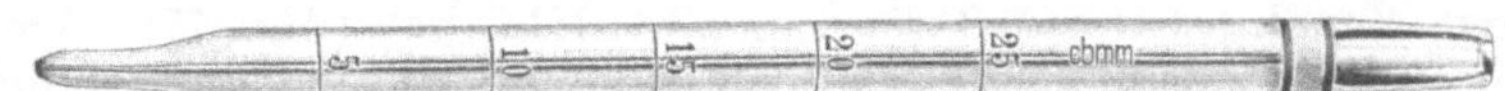

Abb. 76. Pipette zum Abmessen von Blut für die Leukozytenzählung nach Sahli.

markierten Blutpipette (Abb. 76) vor. Die Verdünnung mit 500 cmm Mischflüssigkeit erfolgt wiederum in einem Mischtrog (weiß markiert) wie oben beschrieben.

Nach Sahli soll man, um ein genaues Resultat zu erhalten, mindestens 300 Zellen zählen. Zu diesem Zweck zählt man eine größere Zahl von Zähleinheiten (große Quadrate) durch, wobei sich die Anwendung des verschiebbaren Objekttisches mit automatischer Einschnappvorrichtung empfiehlt. Man notiert die Leukozytenzahlen für jede Zähleinheit untereinander, bis die Summe mindestens 300 beträgt. Daraus berechnet man die Mittelzahl für eine Zähleinheit. Bei einer Kammertiefe von $^1/_5$ mm und der Verdünnung $25:525 = 1:21$ wird die gefundene Mittelzahl mit 2625 multipliziert bzw. der Wert aus der beigegebenen Tabelle (s. Seite 91) direkt abgelesen.

Leukozytenzählung nach Ellermann-Erlandsen.

Der Gedanke, der Ellermann und Erlandsen bei der Ausarbeitung ihrer neuen Methode leitete, war, bestimmte Mängel des Thomaschen Zählprinzips zu umgehen. Vor allem kam es ihnen darauf an, durch ihre Methode die Möglichkeit zu schaffen, eine größere Zahl von schnell hintereinanderfolgenden Zählungen von verschiedenen Blutproben vornehmen zu können, was bei den bisherigen Methoden dadurch erschwert ist, daß für jede Zählung eine besondere Zählpipette erforderlich ist. Sodann sollten alle die Fehlerquellen vermieden werden, die bei der Thomaschen Methode darauf zurückzuführen sind, daß Abmessung und Mischung des Blutes in demselben Mélangeur vorgenommen werden. Schließlich sollte die Methode noch den Vorteil bieten, die zur Auszählung bestimmten Blutproben ohne Gefahr für die Genauigkeit transportieren sowie eine beliebig lange Zeit bis zur Zählung aufbewahren zu können.

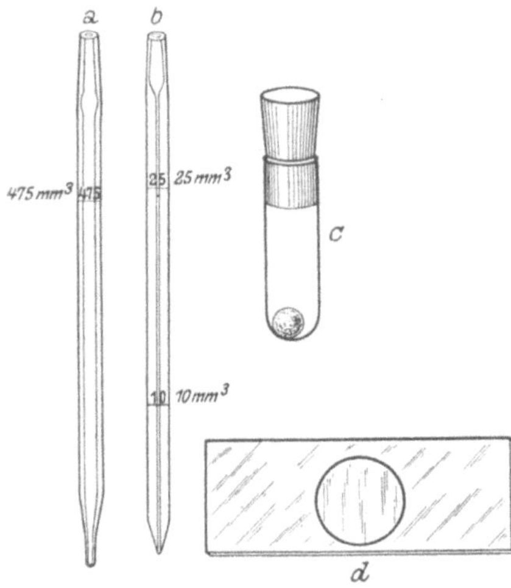

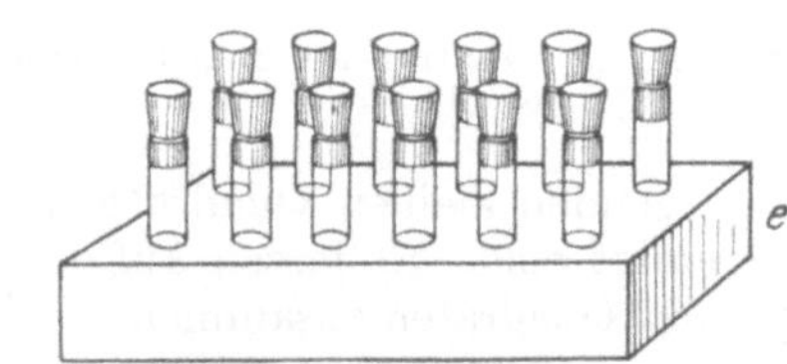

Abb. 77. Zählapparat nach Ellermann-Erlandsen.

Das Prinzip der Zählmethode von Ellermann und Erlandsen besteht darin, daß man die mit einer Pipette abgemessene Blutmenge in einem besonderen kleinen Gefäß mit der Verdünnungsflüssigkeit mischt und es darin bis zur Vornahme der Zählung aufbewahrt. Von dieser Mischung bringt man einen Tropfen auf ein genau bekanntes Flächenstück eines Objektträgers, fixiert und färbt ihn und bestimmt die Zellenzahl im Mikroskop, aus der sich dann die Zahl der Leukozyten in dem Kubikmillimeter durch einfache Rechnung ergibt.

Ausführung der Bestimmung: Erforderlich sind zwei Pipetten, ein bzw. mehrere Mischgefäße und die sog. „Zählfläche" (Abb. 77). Von den Pipetten dient die eine zum Aufsaugen der Verdünnungsflüssigkeit (a in der Abbildung), sie faßt 475 ($= 19 \times 25$) cmm. Die Verdünnungsflüssigkeit ist folgende Lösung:

$$\frac{n}{10} \text{ HCl} \qquad 45 \text{ ccm}$$

0,9 proz. NaCl   45 „

Formalin   10 „

Die Lösung darf nicht älter als einige Monate sein. Die Mischgefäße (c) sind, wie aus der Abbildung hervorgeht, kleine zylindrische Gläser, die mit einem Kautschukstopfen verschlossen werden und eine kleine Glaskugel enthalten. Für eine größere Zahl von Bestimmungen hält man eine ganze Anzahl von Mischgefäßen in einem Gestell bereit.

Man mißt 475 cmm Mischflüssigkeit ab und bringt in diese 25 cmm Blut, das man mit der anderen Pipette b aus einer blutenden Stichwunde aufsaugt und vorsichtig in die Lösung ausbläst. Man soll dabei darauf achten, daß der ausgeblasene Blutstropfen zunächst zu Boden sinkt, ohne sich sofort zu mischen. Man saugt dann mehrmals Verdünnungsflüssigkeit in die Pipette, um den letzten Rest von Blut herauszubringen, und bläst hierauf kräftig in die Flüssigkeit, um eine gleichmäßige Mischung des Blutes mit der Mischflüssigkeit herbeizuführen. Dann wird das Mischgefäß zugepfropft und umgeschüttelt, worauf man es längere Zeit stehen lassen kann, bis man die Zählung vornimmt. Die Fixierung der Zellen fällt nach den Verff. besser aus, wenn das Präparat erst am nächsten oder übernächsten Tage hergestellt wird.

Um die Zählung vorzunehmen, bedient man sich eines geschliffenen Objektträgers, der die „Zählfläche“ d trägt. Letztere ist in der Weise hergestellt, daß auf dem Objektträger ein Kreis von genau 2 cm Durchmesser eingeritzt ist. Statt dessen kann man mittels Gummistempels einen Kreis mit Glastinte in der angegebenen Größe auf den Objektträger drucken. Den Objektträger soll man vor dem Ausbreiten des Blutes mit etwas Eiweißglyzerin einreiben.

Das Ausbreiten der Blutlösung auf der Zählfläche erfolgt, nachdem man das Mischungsgefäß gründlich geschüttelt hat. Man saugt alsdann mit der Pipette b die Blutmischung auf, dieses Mal nur bis zur ersten Marke = 10 cmm. Die Pipette wird mit Filtrierpapier außen sorgfältig abgetrocknet und der Tropfen vorsichtig in der Mitte des Kreises der Zählfläche ausgeblasen. Die letzten kleinen Tropfen bläst man auf die trockene Fläche um den ersten Tropfen herum aus. Nun breitet man die Flüssigkeit mit Hilfe einer hakenförmig umgebogenen Platinnadel so gleichmäßig wie möglich und genau dem Begrenzungskreise folgend aus. Zum Trocknen legt man den Objektträger auf eine horizontale Fläche und läßt ihn an der Luft liegen. Das Präparat wird dann, nachdem es trocken geworden ist, vorsichtig über der Flamme fixiert und hierauf gefärbt.

Als Farblösung empfehlen die Verfasser:

1 proz. wässerige Methylenblaulösung,
0,2 proz. Natronlauge $\overline{\mathrm{aa}}$

Die beiden Flüssigkeiten werden vor dem Gebrauch gemischt. Man färbt eine Minute. Das Präparat wird dann abgespült und in Wasser gelegt, bis es eine schwach hellblaue Farbe zeigt. Dann wird es lufttrocken gemacht und in Zedernöl untersucht.

Die Zählung geschieht bei ungefähr 200 facher Vergrößerung. Es ist zweckmäßig, bei künstlichem Licht zu zählen. Die Größe des Gesichtsfeldes wird mittels Objektmikrometers ein für allemal für das betreffende Mikroskop und dessen Linsenkombination bestimmt. Wählt man als Durchmesser des Gesichtsfeldes 0,4 mm, so ergibt sich als Verhältnis zwischen der Größe des Gesichtsfeldes (a) und der Zählfläche (A):

$$\frac{a}{A} = \frac{0,04\,\pi}{100\,\pi}$$

$$= \frac{1}{2500}.$$

Zählt man 100 Gesichtsfelder und findet in ihnen p Leukozyten, so ist die Zahl der Leukozyten in 1 cmm unter Berücksichtigung der Größe des Tropfens (10 cmm) und der Verdünnung (1 : 20).

$$x = \frac{p \cdot 2500 \cdot 20}{100 \cdot 10}$$
$$= 50\,p\,.$$

Man hat demnach nur nötig, die in 100 Gesichtsfeldern gefundene Leukozytenzahl mit 50 zu multiplizieren, um die Zahl der Leukozyten in 1 cmm zu finden.

Die Leukozyten zeigen im Zählapparat tiefblau gefärbte Kerne, ihr Protoplasma ist schwach blau gefärbt, die Erythrozyten bilden ganz schwach gefärbte Schatten. Beim Zählen verfolgt man senkrecht aufeinander stehende Durchmesser der Zählfläche, evtl. unter Zuhilfenahme paralleler Sehnen. Unter normalen Verhältnissen entspricht die Summe p aus 100 Gesichtsfeldern einer Leukozytenzahl zwischen 100 und 200.

Bei der Zählung von 100 Gesichtsfeldern mit einem Gesamtinhalt von 150—200 Leukozyten beträgt der mittlere Fehler ungefähr 5%, bei Durchzählung von 200 Gesichtsfeldern in 2 Präparaten aus demselben Mischglas beträgt derselbe ca. 3,4%.

Man kann selbstverständlich statt der von den Autoren angegebenen Zählfläche auch eine Thomasche Zählkammer benutzen, in die man einen Tropfen aus dem Mischgefäß bringt.

Differentialzählung der Leukozyten in der Zählkammer.

Der Versuch, die Differentialzählung der Leukozyten in der Zählkammer mittels besonderer Färbung vorzunehmen, wurde zum erstenmal von Elzholz gemacht. Die Färbung der Zellen geschieht nach diesem Forscher in der Weise, daß das Blut in dem Mélangeur hintereinander mit zwei verschiedenen Farblösungen (Glyzerineosinlösung und Gentianaviolettlösung) gemischt wird. Eine derartige zweizeitige Füllung des Mélangeurs muß indessen von vornherein schwere Bedenken bezüglich der Genauigkeit der Füllung der Pipette erwecken. Die Methode hat sich daher nicht einzubürgern vermocht, um so weniger als andere bessere Methoden an ihre Stelle traten, bei denen das Blut in der Pipette nur mit einer Verdünnungsflüssigkeit in Berührung kommt. Die erste derartige Methode ist die

Kammerfärbung nach Zollikofer.

Man bedient sich hierbei zweier Stammlösungen von folgender Zusammensetzung:

Eosin W. G. 0,05
Formalinlösung konz. 1,0
Aq. dest. 100,0

und

Methylenblau B. X. 0,05
Formalinlösung konz. 1,0
Aq. dest. 100,0

Beide Lösungen werden filtriert und müssen getrennt aufbewahrt werden, weil sie vermischt nach einiger Zeit einen Niederschlag bilden. Wegen des Formalinzusatzes sollen sie in dunklen Gläsern aufbewahrt werden. Die Mischung erfolgt unmittelbar vor dem Gebrauch am Krankenbett. Man verwendet ungefähr gleiche Mengen von beiden Stammlösungen, doch muß man im einzelnen Falle das beste Mischungsverhältnis ausprobieren.

Es wird nun das Blut mit der Farblösung im Verhältnis 1:20 verdünnt und die Blutmischung etwa 5 Minuten der Einwirkung des Farbstoffes überlassen. Die Zählung nimmt Zollikofer in der Elzholzschen Kammer (S. 101) vor.

Die Färbung ist nicht sehr zuverlässig, die Erythrozyten werden oft durch das Formalin zum Teil nicht völlig unsichtbar gemacht. Unbequem ist auch das Ausprobieren des Mischungsverhältnisses der beiden Stammlösungen.

Riebes empfiehlt eine Modifikation der Kammerfärbung nach Zollikofer, die die Fehler des ursprünglichen Verfahrens zu vermeiden sucht. Vor allem soll diese Methode eine größere Sicherheit hinsichtlich des färberischen Resultates bieten. Insbesondere will Riebes eine bessere Färbung der Kerne neben deutlicher Färbung der neutrophilen Granula erreichen, indem er die von Zollikofer empfohlene Methylenblau- und Eosinlösung getrennt auf das Blut einwirken läßt. Als Farblösung benutzt er die von Zollikofer angegebenen Lösungen; zu der Methylenblaulösung werden drei Tropfen konzentrierten Formalins zugesetzt.

Zunächst wird nach dem Aufsaugen des Blutes bis zur Marke 1 eine bestimmte Menge der Methylenblaulösung in die Pipette aufgesogen. Hierzu markiert man an der Ampulle mittels eines Striches diejenige Stelle, an der der Inhalt etwa der Hälfte der Ampulle entspricht. Riebes saugt zu diesem Zweck 5mal Methylenblaulösung bis zur Marke 1 und einmal bis zum Strich 0,5, bläst den Kapillareninhalt jedesmal in ein Glasschälchen und saugt schließlich die ganze Menge Farbflüssigkeit in die Ampulle, an der er den Stand der Flüssigkeit bezeichnet.

Nachdem das Blut und die Methylenblaulösung aufgesogen sind, wird die Eosinlösung bis zur Marke 11 nachgesogen. Die Pipette wird 5 Minuten lang geschüttelt und ein Kammerpräparat hergestellt.

Es handelt sich demnach wiederum um eine zweizeitige Methode, die an den gleichen prinzipiellen Mängeln leidet, die bereits oben erörtert wurden.

Kammerfärbung nach Türk.

Diese sehr zweckmäßige Methode, die viel angewendet wird, wurde bereits Seite 99 bei der Besprechung der Zählung der absoluten Leukozytenzahl erwähnt.

Infolge der distinkten Kernfärbung ist eine Differenzierung der verschiedenen Formen der weißen Blutkörperchen recht gut möglich. Vor allem sind die polymorphkernigen Zellen von den Lymphozyten und den Mononukleären leicht zu unterscheiden. Das Protoplasma der Zellen ist im Gegensatz zum Kern meist nur schwach gefärbt. Was die Granulationen der Leukozyten betrifft, so läßt sich mit dieser Methode nur die basophile Körnung der Mastzellen darstellen. Die letzteren nehmen das Gentianaviolett sehr intensiv auf, so daß diese Zellart bei der Kammerfärbung viel stärker als die übrigen Zellen gefärbt erscheint. Die neutrophilen und eosinophilen Granulationen bleiben ungefärbt und können daher nicht sicher voneinander unterschieden werden. Immerhin besteht meist die Möglichkeit, wenigstens unter normalen Verhältnissen aus der Kernform zu erkennen, um welche von beiden Zellarten es sich handelt, da die Eosinophilen in der Regel einen größeren und plumperen, weniger scharf gefärbten und meist nur zweilappigen Kern besitzen. Dies Kriterium fällt natürlich fort, sobald im Blute zahlreiche unreife oder am Kern geschädigte neutrophile Leukozyten auftreten. Die großen Mononukleären unterscheiden sich von den Lymphozyten durch ihre beträchtliche Größe, ihr Kern ist im Vergleich zu dem der Lymphozyten weniger stark gefärbt und nicht so scharf gegen den Protoplasmaleib abgegrenzt, der letztere ist etwas stärker gefärbt und ziemlich breit.

Auf jeden Fall ermöglicht die Türksche Methode, innerhalb kurzer Zeit die absolute Zahl der Lymphozyten festzustellen und dies mit größerer Genauigkeit als im Trockenpräparat, wofern nicht viel pathologische Zellen im Blute vorhanden sind.

Man verfährt bei der Auszählung folgendermaßen. Zunächst beginnt man mit der Feststellung der Zahl der Polynukleären in der Kammer. Angenommen, man erhält die Zahl 720. Gleichzeitig notiert man die Anzahl der in geringerer Zahl vorkommenden Zellen, z. B. die Mastzellen, ihre Zahl sei 4. Nun wird die Kammer noch einmal auf ihren Gehalt an Lymphozyten durchgezählt. Die Zahl der letzteren sei 180. Betrug die Verdünnung in der Pipette 1:10 und war die Zählfläche 9 qmm, so ist hiernach die Gesamtzahl der Leukozyten 8000, die Gesamtzahl der Mastzellen ca. 40 = ca. 0,5%, diejenige der Lymphozyten ca. 2000 = 25%. Sind nun bei derartigen Zahlen die gr. Mononukleären und Eosinophilen nicht wesentlich verändert, so darf man annehmen, daß auch die Zahl der Neutrophilen normal ist. Es bedarf also in einem derartigen Fall, um ein Urteil über ein Blutbild zu erhalten, nicht einer besonders getrennten Zählung der Neutrophilen.

Differentialzählung der Leukozyten nach Schüffner.

Die von Schüffner empfohlene Methode stellt eine Verbesserung des Türkschen Verfahrens dar. Die Verdünnungsflüssigkeit ist eine karbolhaltige Lösung von alkalischem Methylenblau. Ihre Zusammensetzung ist folgende:

Lösung A. Kochsalz. 4,0
          Konzentrierte Karbolsäure 3,0
          Formalin. 1,0
          Borax 0,1
          Aqua dest.. 1000,0
Lösung B. 1 % Methylenblau, das durch Zusatz von Alkali
          (0,1% KOH) polychromatisch gemacht wurde.

Zum Gebrauch setzt man zu 10 ccm der Lösung A 1—2 Tropfen der Lösung B. Benutzt man Brunnenwasser statt destilliertes Wasser, so kann man den Borax fortlassen.

Schüffner vermeidet absichtlich, die Auflösung der Erythrozyten in der Kammer herbeizuführen, da seiner Auffassung nach bei den Methoden, die ein Unsichtbarmachen der Erythrozyten bezwecken, die Zellen durch Verquellung des Protoplasmas in ihrer Struktur leiden. Aus diesem Grund wird hier eine Lösung verwendet, die gerade an der Grenze der Isotonie liegt. Die Erythrozyten quellen ein wenig, was zum Teil auf die Anwesenheit der Karbolsäure zurückzuführen ist. Diese Quellung hat zur Folge, daß die Erythrozyten ihre Neigung zur Rollenbildung verlieren. Die Färbung selbst nimmt bei einer Außentemperatur von 27° (Schüffner arbeitete in den Tropen) etwa 10 Minuten in Anspruch. Schüffner schlägt vor, die Färbung im Brutofen vorzunehmen.

Bei der Färbung erscheinen die polynukleären Leukozyten mit hellblauem Protoplasma und deutlich hervortretendem, oft fast schwarzblau gefärbten Kern, dessen Polymorphie gut wahrnehmbar ist. Bei stärkerer Vergrößerung läßt sich die schwach lichtbrechende Körnung der Zellen erkennen. Die Lymphozyten zeigen bei dieser Färbung einen blaßblauen Kern mit sichtbaren Kernkörperchen und schmalem Protoplasmasaum, der noch blasser gefärbt ist. Einzelne Lymphozyten zeigen einen dunklen Kern. Die Eosinophilen sind an der starken Lichtbrechung ihrer Granula zu erkennen, wobei letztere, ohne selbst Farbe aufzunehmen, einen schmutzig blauen Glanz zeigen, der von dem gefärbten Kerne herrührt. Die Kernfärbung fällt bei den polynukleären Eosinophilen dunkel, bei den eosinophilen Myelozyten hellblau aus. Bei den Mastzellen treten vor allem die Granulationen sehr deutlich hervor, die Zelle erscheint als blauer, stark gefärbter Körnerhaufen mit einem Stich ins Violette, die Granulation ist erheblich feiner als bei den Eosinophilen, der Kern ist bei manchen Zellen ungefärbt. Die Myeloblasten haben einen blassen Kern mit großen Kernkörperchen und intensiv gefärbtem Protoplasma, das in Form eines ungleichmäßigen Reifes den Kern umgibt. Die Reizungsformen zeigen eine besonders intensive Färbung von Kern und Protoplasma, so daß beide voneinander kaum zu unterscheiden sind.

Für den Fall, daß infolge der intensiven Färbung die Netzteilung der Kammer verdeckt wird, empfiehlt Schüffner für die Auszählung die Anwendung der Ehrlichschen Okularblende (vergl. S. 370).

Differentialzählung der Leukozyten nach Dunzelt.

Dunzelt schlägt für die Differentialzählung der Leukozyten in der Zählkammer folgende Methode vor, die sich auch dem Verfasser in eigenen Untersuchungen als brauchbar erwies. Als Verdünnungsflüssigkeit wendet er eine Lösung an, die nach folgendem Rezept zusammengesetzt ist:

Stammlösung A:
Methylenblau medicinale Höchst . . . . 0,08 g
Aq. dest. ad . . . . 50,00 „
   Filtra!

Stammlösung B:
1 proz. wässerige Eosinlösung (Eosin extra 4 B Höchst) 5,0 „
Aceton. pur. medicinale. . . . . 30,0 „
Aq. dest. ad . . . . 100,0 „
   Filtra!

Man vermischt 20 ccm der Lösung A mit 40 ccm der Lösung B, schüttelt gut durch und filtriert nochmals. Das Filtrat ist die gebrauchsfertige Lösung. In dunkler Flasche und gut verschlossen aufbewahrt hält sie sich einige Wochen lang. Gebraucht man die Lösung seltener, so empfiehlt es sich, die Stammlösungen getrennt in dunklen Flaschen aufzubewahren und unmittelbar vor dem Gebrauch beide Lösungen A und B im Verhältnis von 1:2 zu mischen. Vor jedesmaligem Gebrauch ist die Farblösung zu schütteln und in ein Schälchen vor dem Aufsaugen zu filtrieren, um sie von störenden Niederschlägen zu befreien.

Zur Ausführung der Färbung saugt man mit der Leukozytenpipette Blut bis zur Marke 1 und zieht hierauf die Farblösung bis zur Marke 11 auf, schüttelt die Pipette einige Minuten und füllt hierauf eine Zählkammer in der gewöhnlichen Weise. Für den Erfolg der Färbung ist es von Wichtigkeit, daß die Pipette sowie die Zählkammer von Staubpartikeln absolut frei ist. Andernfalls beeinträchtigen die gefärbten Fäserchen die Klarheit des Bildes.

Als Zählkammern kommen naturgemäß vor allem solche in Betracht, die eine große Zählfläche besitzen, also die Kammer von Türk, Neubauer usw. Ist die Kammer gefüllt, so darf man bis zur Zählung nicht zu lange Zeit vergehen lassen, da nach Ablauf von ca. $\frac{1}{2}$ Stunde die Erythrozyten, die bis dahin unsichtbar waren, wieder sichtbar werden, was die Auszählung erschwert. Mit einem Zeißschen D-Objektiv und Okular 2 oder 4 erkennt man die Einzelheiten der gefärbten Zellen deutlich.

Ist die Färbung gut gelungen, so sind die Erythrozyten nicht sichtbar, die Verdünnungsflüssigkeit ist farblos, während die Leukozyten gefärbt sind,

und zwar in der Weise, daß man die verschiedenen Formen einschließlich der
pathologischen Zellen gut unterscheiden kann.

Die neutrophilen Leukozyten zeigen einen tiefblau gefärbten Kern, dessen
einzelne Teile deutlich sichtbar sind, das Protoplasma sieht nicht homogen aus,
sondern ist fein gekörnt, und zwar erscheinen die Granula nicht violett, sondern
grau. Die eosinophilen Leukozyten stellen im Präparat die größte Zellart der
normalen Zellen dar; der hellblau gefärbte Kern ist meist teilweise überdeckt
von den leuchtendrot bis dunkelrot gefärbten großen Granula, die den ganzen
Zelleib erfüllen. Die Mastzellen sind oft schwierig zu erkennen, da sie in ihrem
Aussehen variieren. Sie zeigen die Größe eines ε-Leukozyten mit plumpem
Kern. Die Granulation hat eine sehr verschiedene Größe innerhalb derselben Zelle;
große liegen neben ganz kleinen punktförmigen Körnern. Die Zahl der Körner
in einer Zelle ist erheblich geringer als die der Eosinophilen, der Farbenton der
Granula ist braunblau und eigentümlich glänzend. Einzelne Mastzellen zeigen
nur ganz spärliche oder gar keine Granula und besitzen analog der negativen
Färbung im Trockenpräparat an Stelle der Granula Vakuolen. Die Lymphozyten erscheinen als dunkelblaue Kugeln, an denen man bisweilen einen schmalen
Streifen Protoplasma erkennen kann. Riederformen und Vakuolenbildung ist
deutlich zu sehen. Die großen Mononukleären und die Übergangsformen kenn-
zeichnen sich durch ihre Größe, ihr Kern liegt meist zentral, ist ziemlich stark
blau gefärbt, wenn auch nicht so intensiv wie die Kerne der Lymphozyten;
der Zelleib ist hellblau, jedoch intensiver gefärbt als der Zelleib der Lymphozyten.

Unter den pathologischen Blutzellen fallen die Myelozyten durch ihre
Größe auf, ihr Kern ist groß, dunkelblau und oval oder ein wenig eingebuchtet,
im Protoplasma sind feine staubförmige Granulationen sichtbar. Die Myeloblasten sind meist gut zu erkennen, und zwar vermöge ihrer Größe und ihres
großen runden dunkelblauen Kerns, das Protoplasma ist homogen und deutlich
blau gefärbt. Die Normoblasten sind zunächst von den Lymphozyten kaum
zu unterscheiden, da das hämoglobinhaltige Protoplasma nicht zur Darstellung
kommt. Dunzelt schlägt vor, um sie zu identifizieren, das Präparat eine halbe
bis eine Stunde stehen zu lassen, es wird dann mit den übrigen Erythrozyten
auch der charakteristische Zelleib der Normoblasten sichtbar. Im Gegensatz
zu den letzteren fallen die Megaloblasten sofort durch ihr charakteristisches
Aussehen, vor allem durch ihre Größe auf; ihr Kern zeigt wie in Trockenpräparaten eine schaumige Beschaffenheit, der Zelleib hat einen graublauen
Farbenton.

Eosinophilenzählung in der Kammer.

Methode von Zappert.

Zappert wählt als Verdünnungsflüssigkeit eine Eosinosmiumsäurelösung;
als Zählkammer empfiehlt er eine Thoma-Zeißsche Kammer mit dem von
ihm erweiterten Zählnetz (vgl. Seite 100).

In ein Reagenzglas bringt man zu 5 ccm einer frisch bereiteten 1 proz.
wässerigen Osmiumsäurelösung 4—5 Tropfen einer filtrierten Eosinglyzerin-
lösung von folgender Zusammenstellung:

Aqua dest.
Glyzerin $\overline{\mathrm{aa}}$ 10,0
1% wässerige Eosinlösung 5,0

Man schüttelt die Flüssigkeit kräftig durch, sie bleibt dann für die Dauer
einer Stunde brauchbar. Die Blutverdünnung geschieht in dem Mélangeur für

rote Blutkörperchen; nachdem das Blut und die Mischflüssigkeit aufgesogen sind, schüttelt man die Pipette 1—2 Minuten, bläst die ersten Tropfen aus und füllt die Kammer.

In der Regel sind hier die Eosinophilen in der Kammer in so spärlicher Zahl vorhanden, daß man die Zählkammer mindestens 4—5 mal füllen muß, um eine für die Berechnung genügend große Zahl von Zellen zu erhalten.

Eine wesentliche Vervollkommnung stellt in dieser Hinsicht die Dungersche Zählmethode dar.

Kammerfärbung der Eosinophilen nach Dunger.

Eine rasche und sichere Methode, die absolute Zahl der Eosinophilen in der Kammer zu bestimmen, wurde von Dunger beschrieben. Die Verdünnungsflüssigkeit wird nach folgender Vorschrift hergestellt:

$$1\,^0/_0 \text{ wässerige Eosinlösung}$$
$$\text{Aceton aa} \ldots \ldots \ldots 10{,}0$$
$$\text{Aqua dest. ad} \ldots \ldots 100{,}0$$

Die Lösung ist gut verschlossen aufzubewahren; sie ist nicht sehr lange haltbar. Man verdünnt das Blut mit der Lösung in der Leukozytenpipette stets im Verhältnis 1 : 10 auch dann, wenn eine starke Vermehrung der Leukozyten besteht, schüttelt 3—5 Minuten lang und füllt die Zählkammer. Als solche soll nur eine Kammer mit großer Zählfläche von mindestens 9 qmm Fläche (nach Türk, Neubauer oder Bürker) angewendet werden. Die Zählung kann nach Füllung der Kammer sofort vorgenommen werden. Empfehlenswert ist eine möglichst helle Lichtquelle unter Anwendung einer engen Blende.

Man erkennt dann in dem hellroten Gesichtsfeld als einzig sichtbare Zellart die Eosinophilen, die als rundliche, aus glänzend rot gefärbten Körnern zusammengesetzte Kugeln sehr deutlich wahrnehmbar sind; der Kern ist von den Granula mehr oder weniger verdeckt. Alle anderen Leukozyten sind kaum sichtbar, das gleiche gilt von Lymphozyten und Mononukleären. Die Erythrozyten sind bis auf einzelne Exemplare unsichtbar.

Da bei dieser Färbung die Eosinophilen außerordentlich deutlich hervortreten, so besteht die Möglichkeit, die Zählung mit Hilfe von schwachen Vergrößerungen (etwa 150) auszuführen; dies hat den Vorteil, daß die Zählung sehr wenig Zeit in Anspruch nimmt. Bei Anwendung einer Zählkammer von 9 qmm Fläche schwankt die Zahl der unter normalen Verhältnissen vorhandenen Eosinophilen zwischen 9 und 20. Um die Genauigkeit der Zählung bei einer Herabsetzung der Eosinophilen zu vergrößern, hat Dunger neuerdings für derartige Zwecke eine beträchtlich vergrößerte Zählkammer angegeben (Beschreibung s. Seite 103).

Die Methode ist wegen ihrer Einfachheit und Zuverlässigkeit durchaus zu empfehlen (vgl. Galambos).

Zählung der Blutplättchen.

Eine Schätzung der Zahl der Blutplättchen ist bis zu einem gewissen Grade sowohl in einem frischen Blutpräparat wie in einem sorgfältig hergestellten Trockenpräparat möglich. Sieht man aber von Fällen extremer Verminderung oder Vermehrung ab, so sind alle derartige Schätzungen nur mit Vorsicht zu verwerten, da die Blutplättchen die Neigung haben, sich zu Haufen zusammenzuballen und dadurch wie infolge ihrer Kleinheit eine exakte Beurteilung ihrer jeweiligen Menge unmöglich machen (näheres siehe S. 366). Die eigentümliche Neigung zur Agglutination tritt besonders bei der gewöhnlichen Art der Herstellung von Trockenpräparaten in die Erscheinung.

Es hat nicht an Versuchen gefehlt, die Zahl der Blutplättchen in der Volumeneinheit durch eine exakte Methode analog der Blutkörperchenzählung festzustellen.

Um dem Übelstande der Agglutination zu begegnen, machte man den Versuch, das Blut mit konservierenden Flüssigkeiten zu versetzen, um die Plättchen voneinander zu isolieren oder das Zusammenkleben derselben von vornherein beim Austritt des Blutes aus der Stichwunde zu verhindern. Es wurden eine Reihe verschiedener Flüssigkeiten zur Verdünnung und Konservierung zu diesem Zwecke vorgeschlagen.

Unter den zahlreichen Zählungsmethoden, die für die Blutplättchen empfohlen wurden, lassen sich im allgemeinen zwei verschiedene Prinzipe unterscheiden. Bei der einen Art der Zählmethoden wird nach Verdünnung des Blutes in Mischpipetten die Zählung der Plättchen in einer Zählkammer nach Art der Blutkörperchenzählung vorgenommen. Bei einer anderen Gruppe von Methoden wird die Verhältniszahl zwischen der Zahl der Plättchen und der Zahl der Erythrozyten bzw. Leukozyten in Trockenpräparaten bestimmt; die absolute Plättchenzahl läßt sich dann nach Feststellung der absoluten Erythrozytenzahl berechnen.

Nachdem Hayem zum ersten Male eine Methode der Zählung der Plättchen angegeben hatte, wurde diese Methode von verschiedenen Seiten modifiziert.

Methode von Afanassiew.

Afanassiew empfiehlt hierfür eine Thomasche Zählkammer von $^1/_5$ mm Tiefe. Als Verdünnungsflüssigkeit dient folgende Lösung: Physiologische Kochsalzlösung wird mit 0,6% trockenem neutralen Pepton und etwas Methylviolett (1 pro 10 000 oder 20 000) versetzt. Nach Kochen und Filtrieren bewahrt man die Lösung in einem mit Wattebausch verschlossenen Kolben auf; die Lösung muß entweder durch Kochen steril gemacht werden oder mit einem Desinfektionsmittel (Sublimat, Phenol usw. in geringer Menge) versetzt werden. Die violette Flüssigkeit ist durchsichtig und reagiert neutral oder schwach sauer.

Um das Blut mit der Lösung zu verdünnen, saugt man aus einem frisch aus der Stichwunde quellenden Blutstropfen Blut in einen Erythrozytenmélangeur bis zur Marke 0,5 und verdünnt sofort mit der genannten Lösung bis zur Marke 101. Nach gründlichem Schütteln wird die Zählkammer gefüllt und darauf einige Zeit (5—10 Minuten) gewartet, bis die Plättchen, die sich nicht so schnell wie die Blutkörperchen senken, vollständig auf den Boden der Kammer gesetzt haben. Die Plättchen erscheinen blauviolett gefärbt. Es werden sämtliche großen Quadrate der Thomaschen Teilung oder 256 kleine Quadrate ausgezählt.

Tschistowitsch, der die Methode nachprüfte, empfiehlt, die Dauer des Verweilens der Blutmischung in der Pipette möglichst abzukürzen.

Methode von Laker.

Laker nimmt die Zählung der Plättchen in der Zählkammer unter gleichzeitiger Berücksichtigung der Erythrozytenzahl vor; es sind daher zwei getrennte Zählungen bei seiner Methode notwendig.

Zuerst wird die Zahl der roten Blutkörperchen in 1 cmm mittels der Thomaschen Zählkammer bestimmt. Dann mischt Laker einen weiteren Tropfen Blut unmittelbar, nachdem derselbe aus der Stichwunde getreten ist, mit einem größeren Tropfen Hayemscher Flüssigkeit; das Verdünnungsverhältnis soll etwa 1 : 100 sein, es sind dann die Erythrozyten und die Plättchen gut voneinander zu unterscheiden. Mit der Mischung wird eine Thomasche Kammer beschickt und hierauf in wiederholten Zählungen die Zahl der Erythrozyten und der Blutplättchen, die in ein und demselben Rauminhalt enthalten sind, bestimmt. Daraus läßt sich das Mittel des relativen Zahlenverhältnis zwischen Blutplättchen und Erythrozyten finden und auf Grund der bereits bekannten Erythrozytenzahl die absolute Plättchenzahl berechnen.

Bei Untersuchungen am Tier läßt Laker das Blut direkt aus der geöffneten Arterie in eine mit Konservierungsflüssigkeit gefüllte kleine Schale fließen. Bei genügender Übung läßt sich das richtige Mischungsverhältnis von Blut und Verdünnungsflüssigkeit bereits an der Färbung der Mischung erkennen.

Am Meerschweinchen fand Laker meist über 400 000 Blutplättchen im Kubikmillimeter.

Methode von Bizzozero.

Bizzozeros Methode der Plättchenzählung ist deshalb von Interesse, weil sie neuerdings von verschiedenen Untersuchern wieder angewendet wurde.

Zunächst wird die absolute Zahl der Erythrozyten im Kubikmillimeter bestimmt. Hierauf wird die für den Einstich gewählte Hautstelle sorgfältig gereinigt und mit einem Tropfen einer Lösung versehen, die aus einem Teil 1 proz. Osmiumsäurelösung und 3 Teilen 0,1 proz. Kochsalzlösung besteht. Es wird nun durch den Tropfen hindurch in die Haut eingestochen und das austretende Blut, das sich der Flüssigkeit mitteilt, mit dieser gründlich durch Umrühren mit einem Glasstäbchen vermischt. Von dieser Mischung wird dann ein Tropfen zwischen Objektträger und Deckglas gebracht, dessen Ränder mit Öl bestrichen sind. Man ermittelt nun das Verhältnis der Zahl der Erythrozyten und der Blutplättchen mittelst Immersion und quadratischer Blende und berechnet schließlich die absolute Plättchenzahl.

Nach einem anderen Vorschlage Bizzozeros benutzt man als Mischflüssigkeit eine 14 proz. Magnesiumsulfatlösung und verfährt im übrigen wie bei der anderen Methode.

Methode von Rabl.

Rabl empfiehlt, einen frisch aus der Stichwunde quellenden Blutstropfen zwischen 2 Deckgläschen auszubreiten und in dem mit der nachfolgenden Methode gefärbten Trockenpräparat das Zahlenverhältnis zwischen Leukozyten und Plättchen festzustellen; die absolute Plättchenzahl in der Volumeneinheit läßt sich dann aus diesem Verhältnis berechnen, wenn man gleichzeitig die Leukozytenzahl in der Zählkammer ermittelt. Rabl stellt Trockenpräparate her, in denen die Blutplättchen mit Hämatoxylin gefärbt werden. Die Rablsche Färbemethode ist identisch mit dem von Heidenhain angegebenen Verfahren zur Darstellung der Zentrosomen mit Eisenhämatoxylin.

Die Fixierung der lufttrockenen Präparate geschieht mittelst Sublimatlösung ($^3/_4$ proz. NaCl-Lösung mit Sublimat gesättigt). Andere Fixiermittel, wie z. B. Hitze sind ungeeignet. Die Fixation soll $^1/_4$ bis $^1/_2$ Stunde betragen, hierauf werden die Präparate gründlich in destilliertem Wasser gewaschen und kommen dann in die Eisensalzlösung. Hierzu dient entweder eine $1^1/_2$ proz. Eisenalaunlösung oder ein zur Hälfte mit Wasser verdünnter Liquor ferr. sulf. oxydat. oder offiz. Eisenchloridlösung ebenfalls zur Hälfte mit Wasser verdünnt. Letztere ist weniger günstig, da sie die Erythrozyten zum Quellen bringt. Man läßt die Präparate 1 Stunde lang in der Eisenlösung, spült mit destilliertem Wasser ab und färbt hierauf mit gesättigter wässeriger Hämatoxylinlösung, die vor dem Gebrauch frisch anzufertigen ist. Es färben sich darin sämtliche Bestandteile des Präparates blauschwarz. Die Differenzierung erfolgt in einer stark verdünnten Lösung desselben als Beize benutzten Eisensalzes. Das Präparat gibt den Farbstoff in schwarzen Wolken rasch ab, so daß es nach Ablauf von $^1/_4$ bis 1 Minute die gleiche graugelbe Farbe zeigt, die es vor der Färbung mit Hämatoxylin hatte. Das Eisensalz wird durch Waschen mit destilliertem Wasser entfernt, das Präparat wird getrocknet und kann sofort in Balsam eingeschlossen werden oder man kann außerdem noch eine Kontrastfärbung der Erythrozyten mit sauren Farben z. B. Pikrinsäure, Aurantia usw. vornehmen. Bei richtig ausgeführter Färbung erscheinen die Plättchen bei dieser Methode dunkelschwarzblau, auch die Kerne und zum Teil das Protoplasma der Leukozyten pflegen intensiv gefärbt zu sein, während die Erythrozyten ungefärbt sind bzw. bei der oben genannten Doppelfärbung die entsprechende Tinktion zeigen.

Methode von Brodie und Russell.

Diese Forscher wenden, um die Klebrigkeit der Blutplättchen aufzuheben, als Verdünnungsflüssigkeit eine Glyzerinlösung an. Sie erhielten gute Resultate mit einer Flüssigkeit, die aus gleichen Teilen mit Dahlia gesättigtem Glyzerin und 2proz. NaCl-Lösung besteht. Ferner bewährt sich nach ihnen ein geringer Zusatz von absolutem Alkohol. Das Rezept einer derartigen Lösung, bei der die Plättchen besonders deutlich sichtbar sein sollen, ist:

Glyzerin	25,0 ccm
Abs. Alkohol	12,5 „
Aqua dest.	62,5 „
Ammon. oxal.	1,0 g
NaCl	1,5 „

Von der Verdünnungsflüssigkeit wird etwas auf einen Objektträger gebracht und hierauf ein frisch aus der Wunde tretender Blutstropfen mit der Flüssigkeit gemischt. In dem aus dem verdünnten Blut hergestellten Präparat müssen die Blutplättchen gleichmäßig über die Gesichtsfelder verteilt sein. Präparate, in denen sie zu Haufen zusammengeballt sind, sind zu verwerfen. Es wird nun in den Präparaten das Verhältnis der Zahl der Plättchen zu der der Erythrozyten und ferner in der Zählkammer die absolute Zahl der Erythrozyten bestimmt; aus beiden wird die absolute Plättchenzahl berechnet.

Als normale Durchschnittszahl geben die Autoren 635 300 im Kubikmillimeter an.

Methode von van Emden.

van Emden bedient sich der von Prus modifizierten Flemmingschen Lösung als Verdünnungsflüssigkeit (1proz. Osmiumsäure 10 Teile, 0,1 proz. Chromsäure 10 Teile, Eisessig 1 Teil). Er saugt das Blut in eine Leukozytenpipette bis zum Teilstrich 3 oder 4 und füllt mit der Lösung nach. Da die Erythrozyten durch die Verdünnungsflüssigkeit unsichtbar werden, ist diese höhere Konzentration im Interesse der Genauigkeit der Bestimmung möglich.

Bei Tierblut empfiehlt der Forscher nach dem Vorgang von Hayem, zur Vermeidung der Agglutination der Plättchen die Pipette vorher in Eis zu kühlen. Er umgibt sie mit einem kurzen, mit einem durchbohrten Stöpsel versehenen Reagenzglas, das er in eine Kältmischung stellt. Die Pipette nimmt dann bald die niedere Temperatur an, ohne feucht zu werden.

Bei dieser Methode beobachtete van Emden einen maximalen Fehler von 9%. Der von ihm ermittelte Durchschnittswert der Plättchen in 1 cmm beträgt beim gesunden Menschen 245 000.

Methode von Determann.

Determann vermeidet die Anwendung des Mélangeurs, indem er wie Bizzozero u. a. die Vermischung des Blutes mit der Verdünnungsflüssigkeit unmittelbar nach Austritt des Blutstropfens an der Stichwunde selbst vornimmt. Er bringt nach Einstich in die Haut einen Tropfen der Konservierungsflüssigkeit auf die Stichwunde und vermischt das Blut mit der Flüssigkeit mit Hilfe eines Deckglases. Als Konservierungsflüssigkeit dient entweder 0,9 proz. NaCl-Lösung mit Zusatz von konzentrierter wässeriger gut filtrierter Methylviolettlösung (1 Tropfen auf 10 ccm Flüssigkeit) oder 1 proz. NaCl-Lösung mit 5 % Kaliumbichromatlösung. Ist der Blutstropfen sehr groß ausgefallen, so setzt Determann weitere Verdünnungsflüssigkeit auf dem Deckglas zu. Es wird dann in der Zählkammer das Verhältnis der Plättchen zu der Zahl der Erythrozyten und außerdem die absolute Zahl der Erythrozyten bestimmt.

Determann gibt an, daß er bei Gesunden das Verhältnis der Plättchenzahl zur Erythrozytenzahl zwischen 1 : 18 und 1 : 30 schwankend gefunden habe. Dazu ist zu bemerken, daß abgesehen davon, daß spätere Untersucher höhere Werte fanden, ein derartiges Zahlenverhältnis an sich bedeutungslos ist, da die Zahl der Plättchen derjenigen der Erythrozyten nicht parallel geht, sondern von ihr unabhängig ist.

Methode von Kemp und Calhoun.

Kemp und Calhoun wenden zur Zählung der Plättchen eine Flüssigkeit an, mit der das Blut gleichzeitig verdünnt, fixiert und gefärbt wird. Die Lösung enthält 10 ccm 40 proz. Formaldehyd und 150 ccm 1 proz. NaCl-Lösung mit einem Zusatz von Methylviolett oder Methylgrün.

Bei der Blutentnahme aus dem Finger entfernen die Autoren den ersten aus der Wunde austretenden Tropfen mit einem Tuch und setzen dem zweiten Tropfen mittels eines gut abgerundeten Glasstabes einen Tropfen der Verdünnungsflüssigkeit hinzu, mischen sorgfältig und übertragen mit Hilfe des Glasstabes einen Tropfen der Mischung in die Thomasche Zählkammer; oder sie bringen einen Blutstropfen in die in einem Uhrglas befindliche Verdünnungsflüssigkeit und übertragen hieraus die Mischung in die Kammer. Die Verdünnung ist derart zu wählen, daß in jedem kleinen Quadrat der Thomaschen Teilung etwa 1 bis 2 Plättchen liegen. Nach 5 Minuten stellt man in der Kammer das Verhältnis der Plättchenzahl zur Zahl der Erythrozyten und außerdem in einer besonderen Zählung die absolute Erythrozytenzahl fest.

Die Vorteile, die diese Methode nach der Ansicht von Kemp und Calhoun bietet, bestehen darin, daß die genannte Lösung die geformten Blutbestandteile gut fixiert, ohne daß es zur Agglutination kommt, sowie daß sie ein geringes spez. Gewicht hat, so daß die Plättchen schnell sedimentieren. Außerdem ist sie wegen des Formolgehaltes haltbar.

Die mit dieser Methode beim normalen Menschen gefundene Plättchenzahl, 862 000 beim Mann, 832 000 beim Weib, stellt die höchsten bisher beobachteten Werte dar.

Methode von Pratt.

Pratt wendet nach dem Vorgang Deetjens zur Isolierung der Blutplättchen eine Metaphosphatlösung an, die folgende Zusammensetzung hat:

Natr. metaphosphat (Merck) . . 2,0
Chlornatr. 0,9
Aqua dest.. 100,0

Von dieser Lösung überträgt er mittels einer Platinöse von etwa 3 mm Durchmesser einen Tropfen auf den aus der Stichwunde quellenden Blutstropfen. Das
Mischungsverhältnis soll einer etwa drei- oder mehrfachen Verdünnung des
Blutes entsprechen. Die Salz-Blutmischung wird auf einen Objektträger über
tragen, der mit Chromsäure und Alkohol sorgfältig gereinigt ist, und wird mit
einem Deckglas bedeckt. Die Blutschicht soll so dünn sein, daß die Erythrozyten isoliert nebeneinander liegen. Die Plättchen dürfen nicht agglutimiert
sein. Es sollen stets 2 Präparate angefertigt werden. Es wird nun sowohll das
Zahlenverhältnis der Plättchen zu den Erythrozyten in den frischen Präparaten,
und zwar am besten mittels einer Ehrlichschen Okularblende (s. S. 370) bestimmt, als auch eine Bestimmung der absoluten Erythrozytenzahl in der
Zählkammer vorgenommen und hieraus die Zahl der Plättchen in einem Kubikmillimeter festgestellt.

Pratt gibt als Normalzahl 469 000 an.

Methode von Helber.

Helber geht von der Voraussetzung aus, daß bei der Kammerzählung
der Plättchen die gewöhnliche Zählkammer von 0,1 mm Höhe zu tief ist, so daß
sich die Plättchen seiner Meinung nach in verschiedenen Höhen der Kammer
schwebend verteilen und in ihrer Gesamtheit nur durch fortwährendes Verstellen der Mikrometerschraube zu übersehen sind, wobei sich zeitweise die
Teilungsstriche der Kammer dem Auge entziehen. Einen weiteren Übelstand
erblickt er darin, daß die Dicke des gewöhnlichen Deckglases der Zählkammer
die Anwendung stärkerer Objektive unmöglich macht. Er wendet daher eine
flachere Zählkammer und dünnere Deckgläser an. Die Zählkammer von Helber
(Zeiß, Jena) ist nur 0,02 mm tief, das Deckglas 0,1 mm dick. Als Objektive
empfiehlt er die Wasserimmersion D und das Trockensystem E (Zeiß).
Mit letzteren und dem Kompensationsokular 6 sind die Plättchen deutlich
zu erkennen. Mit Kompensationsokular 12 (Vergrößerung 1080) lassen
sich die Plättchen von allen anderen Bestandteilen des Blutes gut unterscheiden.

Das Blut wird in eine sorgfältig gereinigte Leukozytenpipette (1: 30) bis
zur Marke 1,0 und hierauf eine 10proz. Natriummetaphosphatlösung bis zum
Teilstrich 31 aufgesogen. Nach gründlichem Schütteln der Pipette wird sofort
ein Tropfen des Inhaltes in die Zählkammer gebracht. Bedingung für das Gelingen der Zählung ist nach Helber, daß die Mischung deckfarben ist. Lackfarbene Lösungen sind unbrauchbar. Die Metaphosphatlösung muß alle 3 Tage
neu bereitet werden, da sie schnell verdirbt; vor dem Gebrauch wird sie filtriert

Bei richtiger Herstellung der Präparate liegen die Plättchen gleichmäßig
zwischen den roten Blutkörperchen verteilt als farblose Körperchen. Zu achten
ist auf etwaige Abschnürungsprodukte der Erythrozyten, die meist, wenigstens
im Beginn der Zählung, sich durch ihren Hämoglobingehalt verraten.

Helber findet mit seiner Methode beim normalen Menschen 200 000 bis
250 000 in 1 cmm.

Bürker (Tigerstedts Handbuch), der das Helbersche Verfahren einer
kritischen Prüfung unterwarf, sieht einen wesentlichen Fehler der Methode in der
geringen Kammertiefe, und zwar mit Rücksicht auf die Dimensionen der Blutzellen, unter denen die großen Mononukleären und Übergangszellen mit ihrem
Durchmesser an den Wert der Höhe der Kammer heranreichen. Dies muß
nach Bürker notwendigerweise zu einer ungleichmäßigen Verteilung der Blutkörperchen und damit auch der Plättchen führen.

Methode von Vallet.

Vallet zählt die Leukozyten in der Zählkammer und bestimmt in Trockenpräparaten das Zahlenverhältnis zwischen Plättchen und Leukozyten. Die Trockenpräparate stellt er in der folgenden Weise her. Auf die Haut des Daumenrückens, wo das Blut entnommen wird, bringt er einen Tropfen einer 1 proz. Osmiumsäurelösung und sticht durch den Tropfen hindurch in die Haut. Mittels einer in eine feine Spitze auslaufenden Pipette saugt er etwas von der Blutmischung auf und überträgt hiervon einen sehr kleinen Tropfen auf einen tadellos sauberen Objektträger, breitet ihn aus und läßt trocknen. Nach einer etwa halbstündigen Fixierung in absolutem Alkohol wird das Präparat in Giemsalösung (1 Tropfen Farblösung auf 1 ccm destilliertes Wasser) für 2 Stunden gefärbt, darauf gewaschen und getrocknet.

Nun nimmt man die Zählung der Plättchen und der Leukozyten im Präparat mit Hilfe der Immersion vor, wobei man je nach der Vergrößerung und der Dicke des Präparats 15—30 Gesichtsfelder durchmustert und stellt schließlich nach Ermittlung der Leukozytenzahl in der Zählkammer durch Berechnung die Plättchenzahl im Kubikmillimeter fest.

Methode von Aynaud.

Aynaud hält auf Grund sehr eingehender Studien alle diejenigen Methoden der Plättchenuntersuchung für fehlerhaft, bei denen das zu untersuchende Blut mit den Geweben in Berührung kommt. Er verwirft daher die Blutentnahme aus einer Hautwunde. Die von Aynaud in zahlreichen Untersuchungen an Tieren erprobte Methode bedient sich ausschließlich des durch Venenpunktion gewonnenen Blutes. Außerdem werden noch eine Reihe Kautelen beobachtet, um eine Veränderung der Blutplättchen durch Kontakt mit der Fremdkörperoberfläche sowie infolge von Temperaturänderung zu vermeiden.

Er wendet daher ausschließlich Kanülen bzw. Spritzen an, die sorgfältig mit Vaseline eingefettet resp. paraffiniert sind. Die ganze Untersuchung wird ferner bei Körpertemperatur vorgenommen, was durch Anwendung eines heizbaren Objekttisches erreicht wird.

Das Blut wird in der Spritze mit einer 10 proz. Lösung von Natrium citricum (1 Teil Lösung auf 9 Teile Blut) versetzt und hierauf mit den folgenden 2 Lösungen behandelt.

Die Lösung A besteht aus 80 ccm 0,8 proz. Kochsalzlösung und 20 ccm 10 proz. Natrium-citricum-Lösung. Die Lösung B besteht aus 80 ccm 0,8 proz. Kochsalzlösung und 20 ccm käuflicher Formollösung. Von der Lösung A bringt man 2 ccm in einen paraffinierten Becher und in diese einen Tropfen des Zitratblutes aus der Spritze. Hierauf fügt man zu dieser 2 ccm der Lösung B. Nach Umrühren bringt man einen Tropfen der Mischung in die Thomasche Zählkammer, in der man das Verhältnis der Zahl der Blutplättchen zu der der Erythrozyten bestimmt. Bei diesem Verfahren sind die Erythrozyten gut konserviert, die Blutplättchen erscheinen als sehr zarte abgerundete Scheibchen. Um sie deutlicher zu sehen, muß man stark abblenden. Da sie nur langsam in der Kammer sedimentieren, muß man bis zur Zählung 20—30 Minuten warten. Um einwandfreie Resultate zu erhalten, hat man sich jedesmal zu vergewissern, daß keine Agglutination der Plättchen in Zitratblut stattgefunden hat. Außerdem wird die absolute Zahl der Erythrozyten in der Zählkammer festgestellt und hieraus die Plättchenzahl berechnet. Aynaud findet bei normalen Hunden die Plättchenzahl schwankend zwischen 353 000 und 535 000.

Methode von Sahli.

Sahli (Klin. Untersuchungsmeth. 5. Aufl. 1909) wendet wie Bizzozero eine 14proz. Magnesiumsulfatlösung an, der er aber zur Färbung Methylviolett zusetzt und zwar in einer Menge, daß die Flüssigkeit in einem 10-ccm-Zylinder noch deutlich durchsichtig ist. Er bringt von dieser Lösung einen Tropfen auf die Haut und durchsticht dann mit einer Nadel durch den Tropfen die Haut, so daß das aus der Stichwunde tretende Blut sich sofort mit der Salzlösung mischt. Dann wird die Mischung mit einem Mélangeur für Erythrozyten aufgesogen und in einer Zählkammer das Verhältnis von Erythrozyten zu Blutplättchen bestimmt.

Methode von Wright und Kinnicut.

Wright und Kinnicut verdünnen das Blut in einem Erythrozytenmélangeur im Verhältnis 1 : 100 mit einer Brillantkresylblau-Zyankaliumlösung und benutzen die gewöhnliche Thomasche Zählkammer von 0,1 mm Tiefe. Die Verdünnungsflüssigkeit stellen sie aus 2 Stammlösungen für jede Bestimmung frisch her, und zwar aus einer wässerigen Lösung von Brillantkresylblau 1 : 300 (2 Teile) und einer Zyankaliumlösung 1 : 1400 (3 Teile). Die Mischung ist zu filtrieren und sofort nach der Zubereitung zu verwenden. Das Deckglas der Zählkammer ist besonders dünn und trägt eine zentrale Exkavation, wodurch die Erkennung der Plättchen erleichtert wird. Die Farblösung ist auf Eis aufzubewahren, die Zyankaliumlösung (chemisch rein) hält sich ungefähr 10 Tage.

Bei korrekter Ausführung der Methode sind die Erythrozyten nur als Schatten zu erkennen, die Leukozytenkerne dunkelblau, ihr Protoplasma hellblau. Die Plättchen erscheinen violett und sind gleichmäßig über die Zählfläche verteilt. Für exakte Zählungen müssen sämtliche 400 Quadrate bzw. je 200 in 2 Kammern ausgezählt werden. Die Durchschnittszahl, die die Autoren beim Menschen mit dieser Methode finden, beträgt 297 000.

Methode von Port und Akiyama.

Port und Akiyama nehmen die Zählung der Plättchen in der Zählkammer vor. Als Verdünnungsflüssigkeit dient eine Lösung, die 0,9% NaCl, 0,5% Gelatine und 0,1% Sublimat enthält, außerdem ist ihr eine kleine Menge verdünnter Eosinlösung zugesetzt. Diese soll durch Färbung der Erythrozyten letztere deutlicher machen und dadurch das Auffinden der Plättchen erleichtern.

Um das Ankleben der Plättchen an die Glaswand der Pipette zu verhindern, ziehen die Autoren zuerst etwas Verdünnungsflüssigkeit in der Pipette auf, hierauf wird eine kleine Menge Blut aufgesaugt und darauf wieder Verdünnungsflüssigkeit. Dann wird die Zählung der Erythrozyten und Plättchen in der Kammer vorgenommen. Im Durchschnitt fanden die Autoren auf 100 Erythrozyten ungefähr 5 Plättchen. Daneben wird eine gesonderte Zählung der Erythrozyten in der Zählkammer vorgenommen und aus der gefundenen Zahl die Plättchenzahl in 1 cmm berechnet.

Die mit dieser Technik bei normalen Individuen gefundene Zahl der Blutplättchen beträgt nach diesen Forschern 200 000 bis 300 000 im Kubikmillimeter.

Methode von Fonio.

Fonio, ein Schüler Sahlis, hat die von letzterem angegebene Methode weiter ausgearbeitet und empfiehlt die folgende Technik:

Die Haut der Fingerkuppe wird zunächst mit Äther gut gereinigt und hierauf getrocknet, damit der Tropfen der darauf zu gebenden Flüssigkeit gut geformt bleibt und nicht ausfließt. Man macht nun zunächst einen Einstich mit der Franckeschen Nadel, um Blut für die Erythrozytenzählung zu bekommen. Dann trocknet man die Haut der Fingerkuppe nochmals und tropft mittels feiner Glaspipette einen Tropfen 14proz. Magnesiumsulfatlösung auf die Einstichstelle. Das austretende Blut färbt den Tropfen rötlich. Nun durchmischt man das Blut mit der Salzlösung mittels eines Glasfadens, der an der Spitze mit einem feinen Knöpfchen versehen ist und vorher in Magnesiumsulfatlösung getaucht wurde, um ein Ankleben der Plättchen zu vermeiden. Dann stellt man von der Blutmischung, von der man mit der Kante eines geschliffenen Objektträgers etwas entnimmt, einen Ausstrich auf einem Objektträger her und läßt trocknen.

Man läßt das Trockenpräparat über Nacht stehen und färbt es dann mit Giemsalösung, nachdem man es vorher 3 Minuten lang mit Methylalkohol fixiert hat. Die Farblösung stellt man her, indem man 15 Tropfen Giemsalösung in 10 ccm lauwarmes destilliertes Wasser bringt. Die Färbung geschieht in einer Petrischale. Fonio schlägt vor, den Objektträger mit der Schichtseite nach unten auf zwei Zündhölzchen zu legen, so daß die Schicht in die Farblösung eintaucht. Man kann aber auch umgekehrt zuerst den Objektträger, die Schichtseite nach oben, in die Schale legen und hierauf die Farblösung darüber gießen. Man deckt nun die Schale zu und läßt die Lösung 3—4 Stunden stehen. Dann nimmt man das Präparat heraus und spült eine halbe Minute unter einem Wasserstrahl ab.

Das Präparat wird getrocknet und mit der Immersionslinse betrachtet. Zur Auszählung bedient man sich der quadratischen Okularblende von Ehrlich (vergl. S. 370), die man so einstellt, daß jedesmal etwa 20—30 Erythrozyten sichtbar sind. Die Einstellung richtet sich natürlich nach der Dicke des Präparates.

Man zählt nun eine größere Zahl von Gesichtsfeldern aus, indem man die in jedem Gesichtsfeld vorhandene Erythrozyten- und Blutplättchenzahl notiert. Hierbei verfährt man ebenso wie bei der Kammerzählung der Erythrozyten oder Leukozyten, d. h. man zählt die an zwei anstoßenden Grenzlinien z. B. der linken und unteren oder linken und oberen Grenze liegenden Erythrozyten und Blutkörperchen mit, während man die auf den anderen beiden Trennungslinien teilweise liegenden Erythrozyten und Blutplättchen bei der Zählung unberücksichtigt läßt. Auf diese Weise wird doppelte Zählung vermieden.

Das Einstellen neuer Gesichtsfelder soll so geschehen, daß man das Präparat am besten mittelst verschiebbaren Objekttisches in der Längsrichtung des Ausstriches verschiebt. Dabei werden auch die Gesichtsfelder ausgezählt, die keine Blutplättchen enthalten, während die Felder, in denen zu Haufen verklumpte Blutplättchen vorhanden sind, nicht mitgezählt werden dürfen. Im allgemeinen werden sich aber bei fehlerfreier Technik derartige Agglutinationen vermeiden lassen.

Bei den nach dieser Vorschrift behandelten Präparaten erscheinen die Blutplättchen deutlich gefärbt und sind daher gut erkennbar, so daß eine Verwechslung mit anderen Bestandteilen des Blutes ausgeschlossen ist. Sie stellen mehr oder weniger kreisrunde Gebilde von ca. $1/_3$—$1/_5$ Erythrozytendurchmesser dar und zeigen scharfe Begrenzung. Die Grundsubstanz derselben ist bei der Giemsafärbung farblos und enthält in verschieden großer Anzahl feinste Granula, die zum Teil, wenn sie sich an einer Stelle anhäufen, das Aussehen eines Kernes besitzen.

Um die Zählung der Erythrozyten, von denen man 1000 zählt, und die der Blutplättchen zu erleichtern, legt Fonio eine die gezählten Erythrozyten und

Plättchen enthaltene Tabelle an, von der nachstehend ein Beispiel wiedergegeben sei.

Er.	Pl.	Er.	Pl.	Er.	Pl.	Er.	Pl.		
18	3	25	3	21	1	28	3		
25	1	17	2	30	2	33	1	Erythrozyten:	
18	1	17	2	23		28	2	3 936 000	
26	2	23	1	24	2	38	2		
17	1	24	2	23	2	39	2	Erythr.	Plättchen
19	1	26	2	33	1	32			
22	2	18	1	27	1	30	1	224	16
24	2	20	1	23	2	24	2	212	18
27		18	2	23	1	32	2	255	13
28	2	24	2	28	1	25	2	309	17
224	16	212	18	225	13	309	17	1000	64

Kennt man durch vorherige Zählung der Erythrozyten deren Zahl in Kubikmillimeter, so ergibt sich aus einer einfachen Proportion die absolute Zahl der Blutplättchen in der Volumeneinheit:

$$64 : 1000 = x : 3\ 936\ 000$$

$$x = \frac{64 \cdot 3\ 936\ 000}{1000} = 251\ 904 \text{ Blutplättchen in 1 cmm.}$$

Fonio gibt als Normalwert für die Plättchen, die er mit seiner Methode an gesunden Männern erhielt, im Mittel 234 000 an, bei Schwankungen zwischen 130 000 und 350 000. Zahlen unter 130 000 und über 350 000 hält er für pathologisch. Bei Kontrollzählungen ergaben sich Differenzen von im Mittel 26 116 (= 11%). Das Verfahren von Fonio ist unter den zahlreichen Zählmethoden z. Zt. am meisten zu empfehlen.

Die zahlreichen Methoden der Blutplättchenzählung, die im vorstehenden beschrieben wurden, liefern, wie ein Vergleich der mit ihnen gewonnenen Normalwerte ergibt, Resultate, die voneinander ganz außerordentlich abweichen. Liegen doch die Grenzwerte, die von den verschiedenen Forschern ermittelt wurden, zwischen 200 000 und 800 000!

Es kann keinem Zweifel unterliegen, daß diese überaus großen Differenzen in Fehlern der Untersuchungsmethodik begründet sind. Vergegenwärtigt man sich das über die physikalischen Eigentümlichkeiten der Plättchen S. 366 Gesagte, so liegt die Annahme nahe, daß bei den meisten Methoden an der entnommenen Blutprobe auf dem Wege aus dem Blutgefäß zum Zählapparat mehr oder weniger große Verluste an Blutplättchen eintreten, die sich aus der eigentümlichen Klebrigkeit derselben und speziell ihrer Neigung an Glas zu haften, erklären. Auf diese Fehlerquelle hat zum erstenmal Schimmelbusch mit Nachdruck hingewiesen. Je mehr daher die zu untersuchende Blutprobe mit Glasinstrumenten wie Pipetten, Glasstäben usw. in Berührung kommt, desto größer muß die Gefahr des Plättchenverlustes werden. A priori werden daher diejenigen Methoden den Vorzug verdienen, die auf die Anwendung von Schüttelmischern usw. verzichten, bei denen also die Auszählung beispielsweise an einem Trockenpräparat erfolgt. Es ist allerdings zuzugeben, daß die bisher mit dieser Technik gewonnenen Resultate nicht die höchsten überhaupt gefundenen Werte darstellen.

Abgesehen von der Möglichkeit des Verlustes an Plättchen während der Herstellung des Zählpräparates kommt noch als weitere Quelle von Irrtümern das Vorhandensein von Plättchenfragmenten in Betracht, deren Erkennung keineswegs leicht ist. Ebenso können Farbstoffpräzipitate und andere Verunreinigungen des Präparates Blutplättchen vortäuschen und zu groben Fehlern bei der Zählung führen. Hiergegen schützt bis zu einem gewissen Grade die Anwendung stärkerer Vergrößerungen. Schließlich ist daran zu erinnern, daß bei denjenigen Methoden, die die absolute Plättchenzahl aus dem Zahlenverhältnis der Plättchen zu den Erythrozyten ableiten, der auf Rechnung der Erythrozytenzählung zu setzende Fehler zu dem Fehler der Plättchenzählung hinzukommt. Noch größer muß dieser Fehler naturgemäß dann werden, wenn statt der Erythrozytenzahl die Leukozytenzahl zur Ermittlung der Plättchenmenge verwendet wird.

Alles in allem wird man hiernach nicht behaupten dürfen, daß wir heute bereits über eine Zählmethode für Blutplättchen verfügen, die mit einer der gebräuchlichen Methoden der Erythrozyten- oder Leukozytenzählung an Zuverlässigkeit konkurrieren kann.

Bestimmung der Blutmenge.

Außer der Beurteilung des Gehaltes des Blutes an geformten Elementen, Hämoglobin usw. ist die Kenntnis der Gesamtblutmenge naturgemäß von der allergrößten Bedeutung. Kann doch über gewisse tagtäglich am Krankenbett sich einstellende Fragen auf dem Gebiete der Anämie, der Plethora usw. erst dann völlige Klarheit herrschen, wenn wir die Möglichkeit haben, uns über die Menge des Gesamtblutes ein Urteil zu bilden. Seit langem hat es denn auch nicht an Versuchen gefehlt, am lebenden Menschen die Gesamtblutmenge zu bestimmen. Leider kann man nicht behaupten, daß es bisher gelungen wäre, eine Methode ausfindig zu machen, die an Exaktheit wie an technischer Einfachheit den übrigen hämatologischen Untersuchungsmethoden an die Seite zu stellen ist.

Sieht man von der alten von Welcker angegebenen Entblutungsmethode ab, die sich nur am getöteten Tier ausführen läßt[1]), so kann man die übrigen Methoden der Blutmengenbestimmung in zwei Gruppen teilen.

---

[1]) Da die Welckersche Methode zurzeit das einzig wirklich exakte Verfahren zur Blutmengenbestimmung darstellt, so wird es bei Erprobung neuer Methoden im Tierexperiment vorläufig auch in Zukunft als die souveräne Kontrollmethode dienen müssen. Aus diesem Grunde sei hier die Methode für diejenigen, die mit ihr praktisch arbeiten wollen, wiedergegeben. Plesch, der das von verschiedenen Forschern vervollkommnete Verfahren weiter ausarbeitete, gibt folgende Beschreibung, die hier wörtlich wiedergegeben sei:

Das Tier wird auf ein gereinigtes Operationsbrett aufgebunden und auf einer Seite die Carotis und Jugularis frei präpariert. In beide Gefäße werden Glaskanülen zentral und distal vom Herzen eingebunden, die distalen Kanülen werden vor der Hand abgeklemmt. Aus der Carotis fängt man zunächst in einem mit Ammonoxalatpulver beschickten Gefäß etwas Blut auf, mit dem die später gewonnenen Blutproben verglichen werden. In die Vene wird aus einem zirka $1/2$ m über der Einflußstelle stehenden Gefäße eine 0,9 % NaCl-Lösung infundiert. Das Einfließen in die Vene und das Ausfließen aus der Carotis muß so reguliert sein, daß das Herz möglichst lange in Tätigkeit bleibt. Die abfließende Spülflüssigkeit wird in Glasgefäßen aufgefangen, in welchen ein die Gerinnung hemmendes Salz enthalten ist. Ist das Tier sehr geschwächt, so bindet man es los, wobei die Extremitäten passiv bewegt und der Bauch massiert wird. Bei Herzstillstand kann durch Herzmassage die Tätigkeit noch eine Zeit lang aufrecht erhalten werden. Hat das Herz zu schlagen aufgehört, so wird die Infusion mit einer Flüssigkeit fortgesetzt, welche 0,9 % NaCl und etwas Ammonoxalat enthält. Der Infusionsweg wird so geändert, daß die NaCl-Lösung von 1—$1^{1}/_{2}$ m Höhe in die distal und zentral eingebundene Kanüle der Carotis gleichzeitig einströmt. Die Waschflüssigkeit wird durch die Vene jugularis und durch einen zirka 40 cm langen in das rechte Herz eingeführten Katheter gesammelt. Die Spülung wird so lange fortgesetzt, bis die Flüssigkeit farblos zurückfließt. Der so gewonnenen Flüssigkeit kann man etwas Soda zusetzen. Die durch

Die große Mehrzahl der Methoden beruht auf dem Prinzip, dem kreisenden Blut eine abgemessene Menge einer bestimmten, im Blute sich nicht verändernden Substanz zuzusetzen und hierauf aus einer entnommenen Blutprobe die Verdünnung zu bestimmen, die die betreffende Substanz durch Vermischung mit dem Gesamtblute im Kreislauf erfahren hat (Infusionsmethoden, Kohlenoxyd- und NO-Methoden, Behrings Antitoxinmethode). Auf einem anderen Prinzip basiert eine neuerdings empfohlene Methode, die auf der Anwendung der Plethysmographie fußt.

Infusionsmethoden.

Es war Valentin, der zum erstenmal der Methodik der Blutmengenbestimmung eine neue Richtung durch seine Infusionsmethode gab. Zunächst bestimmte er in einer Blutprobe die Menge der Trockensubstanz des Blutes; dann injizierte er dem Tier eine abgemessene Menge destillierten Wassers und bestimmte in einer zweiten hinterher entnommenen Blutprobe wiederum den Trockenrückstand. Aus der gefundenen Differenz berechnete er die Blutmenge. Trotz ihrer Unvollkommenheit hat diese Methode prinzipielle Bedeutung dadurch erlangt, daß sie die Vorläuferin einer Reihe vollkommenerer Methoden ist.

Cohnstein und Zuntz bestimmten zunächst die Zahl der Erythrozyten, machten hierauf eine intravenöse Injektion einer bestimmten Menge physiologischer Kochsalzlösung und stellten nach der Injektion wiederum die Erythrozytenzahl fest. Die Differenz der Erythrozytenwerte vor und nach der Injektion ergab den Grad der Blutverdünnung und damit die Blutmenge.

Gaze filtrierte Flüssigkeit wird abgemessen und als Probe I untersucht. Bei der Ausspülung hat sich die Anwendung der künstlichen Atmung bewährt. Plesch bedient sich dabei des Maaßschen Apparates. Die schon farblos zurückfließende Spülflüssigkeit wird nach dem Einleiten der künstlichen Atmung wieder blutig, es ist durch dieses Hilfsmittel noch ein beträchtlicher Teil auszuspülen, der sonst nur durch Auslaugen zu gewinnen ist. Ist die Ausspülung beendigt, so wird das Fell des Tieres abgezogen. Es ist dabei darauf zu achten, daß die Hautgefäße nicht mit abpräpariert werden. Dann wird die Haut in Wasser ausgelaugt. Die Muskeln werden von den Knochen abgetrennt und mit den Organen zusammen zerschnitten und fein gewiegt. Die Galle, der Harnblaseninhalt, die Augen, der Darmkot, das Hirn und Rückenmark müssen fortgeworfen werden, da sie die kolorimetrische Bestimmung erschweren bezw. fälschen können. Die zerstückelte Masse kommt in einen Kübel Wasser und wird bei zeitweiligem Umrühren 24 Stunden stehen gelassen. Es ist zu empfehlen, dem Wasser ein desinfizierendes Mittel zuzusetzen, das aber das Hämaglobin nicht schädigen darf, z. B. das Toluol. Am andern Tage wird das Wasser abfiltriert und die Masse erst mit der Hand ausgepreßt, dann mit Quarzsand verrieben und unter Druck von 300 Atmosphären mit der Buchnerschen Presse ausgepreßt. Die bei dieser Etappe des Verfahrens gewonnene Flüssigkeit wird wiederum genau abgemessen und wird als Portion II untersucht. Das von Muskeln, Gehirn, Rückenmark und Augen befreite Knochenskelett wird zerkleinert, in einem Mörser zerstampft und in Wasser stehen gelassen. Nach 24 Stunden wird das Wasser abgegossen, die zurückgebliebene Masse ebenfalls mit Quarzsand verrieben und mit der Buchnerschen Presse ausgepreßt. Die so gewonnene Flüssigkeit wird als Portion III untersucht. Für die kolorimetrische Bestimmung ist es unbedingt notwendig, daß die Flüssigkeit klar ist. Schon geringe Trübungen können große Fehler geben und dies um so mehr, weil der Fehler, der bei der Bestimmung einer kleinen Probe entsteht, multipliziert wird. Das Klären der Flüssigkeit ist das schwierigste bei dem ganzen Verfahren. Die Portion I wird meist einer besonderen Klärung nicht bedürfen, um so mehr die Portion II und III infolge der Beimischung von Fett, Marksubstanz, Bakterien usw. Hans Meyer empfiehlt zur Klärung der Flüssigkeit Bariumchlorid und Natriumsulfat hinzuzusetzen und zu zentrifugieren. Plesch konnte damit keine klare Flüssigkeit gewinnen und empfiehlt statt dem Vergleichsblut wie der Spülflüssigkeit etwas Ammoniak hinzuzusetzen und zu filtrieren. Die durch den Ammoniakzusatz erzeugte Farbänderung ist nach P. in der Standardlösung und Vergleichsflüssigkeit gleich resp. dem Blutgehalt proportional. Den Hb-Gehalt der Lösungen stellt P. mit seinem Chromophotometer (s. Seite 128) fest.

Quincke versuchte die Blutmenge unter Zuhilfenahme der Transfusion zu bestimmen. Bei einer Nachprüfung dieser Methode an der Sahlischen Klinik ergab sich indessen, wie Naegeli (Lehrb. 2. Aufl.) berichtet, statt einer Vermehrung der Erythrozytenzahl eine Verminderung, die offenbar auf eine Retention von roten Blutkörperchen in inneren Organen zu beziehen ist.

Bei dieser Gelegenheit mag Erwähnung finden, daß Verfasser in Tierversuchen bemüht war, durch Injektion bestimmter Mengen von (z. B. mit Osmiumsäure) fixierten Erythrozyten der gleichen Tierart die Blutmenge zu bestimmen. Es ließen sich in der Tat wechselnde Mengen von derart präparierten Blutkörperchen im zirkulierenden Blute wiederfinden, jedoch waren die Resultate völlig schwankend, weil offenbar auch hierbei in erheblichem Maß die abgestorbenen Erythrozyten als Fremdkörper von verschiedenen Organen, hauptsächlich der Milz, festgehalten wurden.

Sander machte an Hunden intravenöse Infusionen mit 0,6 proz. NaCl-Lösung und bestimmte vorher und unmittelbar nachher die Erythrozytenzahl in der Volumeneinheit, auch führte er kolorimetrische Bestimmungen mit dem Hüfnerschen Spektrophotometer aus.

Methode von Kottmann.

Im Gegensatz zu Sander benutzt Kottmann statt der Blutkörperchenzählung die Hämatokritmethode (vergl. S. 185). Man erhält auf diesem Wege Aufschluß über das Mengenverhältnis von Plasma und Blutkörperchen, was bei der Blutkörperchenzählung nicht möglich ist. Einen weiteren Vorteil dieses Verfahrens sieht Kottmann in dem geringen für die Bestimmung erforderlichen Blutquantum sowie in der Einfachheit und der kurzen Zeitdauer der Bestimmung gegenüber anderen das Volumen der Blutkörperchen bestimmenden Methoden.

Der Ansatz zur Berechnung der Blutmenge ist folgender:

Vorhanden sei eine Mischung X, die aus zwei Komponenten besteht. Komponente I sei zu a Prozent, Komponente II zu b Prozent in der Mischung vertreten. Dann ist

$$\frac{a \cdot x}{100} + \frac{b \cdot x}{100} = x.$$

Setzt man der II. Komponente noch V Gewichtsteile hinzu, so ist das Volumen der neuen Mischung

$$= x + V.$$

Bezeichnet man ferner mit d die II. Komponente in der neuen Mischung, dann ist die Menge derselben

$$= \frac{d \cdot (x + V)}{100}.$$

Es ist nun die Differenz zwischen der vermehrten II. Komponente und der ursprünglichen II. Komponente = der Vermehrung überhaupt, d. h. = V; daher ist

$$\frac{d\,(x + V)}{100} - \frac{b\,x}{100} = V;$$

daraus folgt

$$x = \frac{V\,(100 - d)}{d - b}.$$

Für die Bestimmung der Blutmenge bedeutet X die gesuchte ursprüngliche Blutmenge, a den Prozentgehalt an Blutkörperchen vor der Infusion, b den

Prozentgehalt an Plasma vor der Infusion, d den Prozentgehalt an Plasma nach der Infusion, V das Volumen der infundierten NaCl-Lösung.

Es ist ohne weiteres klar, daß es für die Genauigkeit des Resultates von großer Bedeutung ist, für die Werte von V, d und b möglichst exakte Werte zu erhalten.

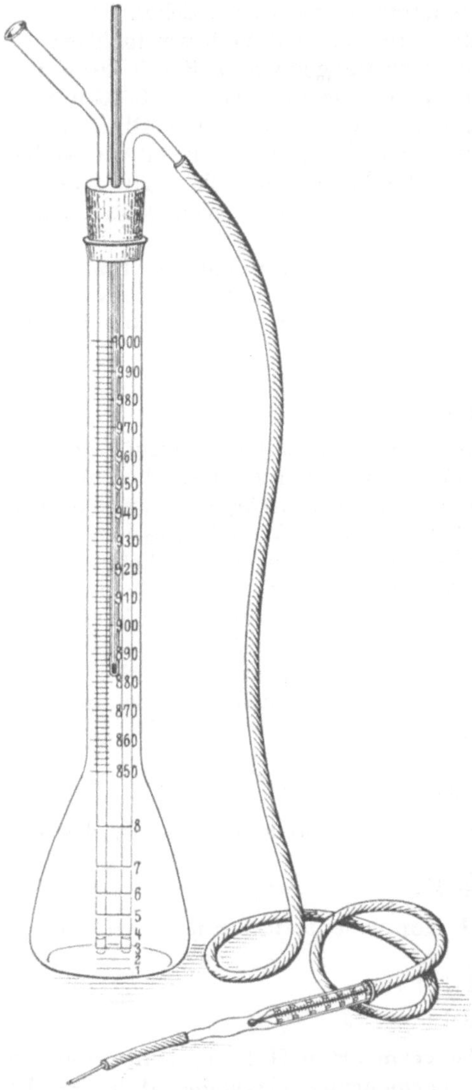

Der von Kottmann konstruierte Hämatokrit ist Seite 185 beschrieben. Dort sind auch die Änderungen angegeben, durch die sich der Apparat von den Instrumenten von Hedin, Köppe usw. unterscheidet. Insbesondere gestattet der Apparat infolge der feinen Skalenteilung die Ablesung von sehr geringen Differenzen, was deshalb notwendig ist, da bei den relativ kleinen Mengen infundierter Flüssigkeit die Differenzen im prozentischen Blutkörperchenvolumen vor und nach der Infusion sehr gering sind und sehr kleine Unterschiede in der Ablesung grobe Differenzen in der Berechnung der Blutmenge bewirken. Wie später ausgeführt ist, wendet Kottmann zur Verhinderung der Gerinnung Hirudin an. Er fängt den Blutstropfen direkt in einem mit einer Spur verriebenen Hirudins versehenen Schälchen auf.

Als Zentrifuge wird von Kottmann eine Wasserzentrifuge benutzt, die mit genügender Konstanz ca. 1400 Umdrehungen in der Minute macht. Die Ablesungen geschehen gewöhnlich nach 4 Stunden. Wenn auch nach mehrstündigem Zentrifugieren die abgelesenen Werte stets noch eine ganz geringe Abnahme zeigen, so hat das nach Kottmann für die Bestimmung der Blutmenge keine Bedeutung, da die Werte für a und b in der Formel in ihrer Abnahme parallel gehen.

Das Verfahren von Kottmann besteht im einzelnen darin, daß er 300 ccm physiologische NaCl-Lösung intravenös infundiert und zwar im Verlauf von

Abb. 78. Infusionsapparat nach Kottmann.

etwa 5 Minuten. Als Infusionsvorrichtung dient eine Literflasche, die im Prinzip der von Sahli angegebenen Infusionsflasche entspricht (Abb. 78). Gewisse Modifikationen bezwecken eine möglichst genaue Ablesung des Quantums der infundierten Flüssigkeit. Zu diesem Zweck ist die Flasche mit einem lang ausgezogenen Hals versehen, der eine Teilung trägt, so daß die letzten 150 ccm in einzelne Kubikzentimeter geteilt sind. Die steril gemachte Flasche wird mit steriler NaCl-Lösung gefüllt; dann läßt man soviel Kochsalzlösung ausfließen, bis alle Luft aus dem Schlauch entwichen ist und klemmt ihn mit einer Klammer ab. Das jetzt in der Flasche vorhandene Flüssigkeitsquantum läßt sich direkt ablesen, wenn man den Kautschukstöpsel der Flasche mit den beiden Röhren und dem Thermometer aus der Flüssigkeit heraushebt. Läßt man vor der Verbindung des Schlauches mit der Infusionsnadel noch etwas Flüssigkeit abfließen, so muß man dieselbe in einem Meßzylinder messen und die gefundene Menge von den vorher abgelesenen Werten abziehen. Um während der Infusion die Temperatur der einlaufenden Flüssigkeit genau kontrollieren zu können, ist zwischen die Infusionsnadel und den Gummischlauch ein gläsernes Verbindungsstück eingeschaltet, das ein kleines Thermometer enthält. So läßt sich während der Infusion die Temperatur dauernd ablesen. Die Ellenbogenvene braucht für die Infusion nicht frei präpariert zu werden. Als Infusionsnadel empfiehlt sich eine Platiniridiumnadel.

Zur Illustration der Methode sei hier ein Beispiel angeführt, das der Arbeit Kottmanns entnommen ist:

21 jähriger Mann, Körpergewicht 64 kg; die Hämatokritbestimmung vor der Infusion ergibt nach einer Zentrifugierdauer von 4 Std. 25 Min. 41,2% Blutkörperchen. Beginn der intravenösen Infusion einer 0,9 proz. NaCl-Lösung um $3^h 8'$, Ende derselben $3^h 10'$. Eingeflossene Menge 268 ccm. Entnahme der zweiten Blutprobe $3^h 15'$. Die Hämatokritbestimmung ergibt nach 4 Std. 32 Min. 39,2% Blutkörperchen. Die Werte, die in die Formel einzusetzen sind, sind $v = 268$, $b = 58,8$, $d = 60,8$. Die gesuchte Blutmenge ist demnach $= 5252$ ccm.

Oerum, der sich ebenfalls der Verdünnungsmethode bedient, berechnet die Blutmenge aus der Abnahme des Hämoglobingehaltes nach der Infusion. Das Verfahren muß, wie a priori zu sagen ist, mit einer großen Ungenauigkeit arbeiten, da hier die Fehlerbreite der Hämoglobinbestimmung für die Umrechnung auf die Gesamtblutmenge erheblich ins Gewicht fällt.

Kolorimetrische Methode nach Plesch.

Den Fehler, der der Oerumschen Methode anhaftet, hat Plesch auf folgende Weise zu vermeiden gesucht. Er bestimmt die Dilution des Blutes nicht aus der absoluten Verminderung der Hämoglobinkonzentration, sondern aus der relativen Abnahme der Färbekraft des Blutes nach der Injektion, wobei er sich eines von ihm hierfür konstruierten besonders empfindlichen Kolorimeters, des Chromophotometers bedient.

Die Technik der Blutmengenbestimmung nach Plesch gestaltet sich folgendermaßen:

Man wählt zur Infusion die Kubitalvene des einen Armes. Es wird nach gründlicher Desinfektion der Haut der Ellenbeuge eine Gummibinde am Oberarm angelegt, um eine Stauung hervorzurufen. In die gestaute Vene wird eine Kanülennadel mit der Spitze herzwärts eingeführt. Nach Lockerung der Binde werden, nachdem die Stauung vollständig geschwunden ist, zwei Blutproben entnommen, eine (2 ccm) in einem Reagenzglas mit etwas Ammoniumoxalat, und eine zweite (5—10 ccm) ohne Oxalat aufgefangen. Hierauf läßt man aus einem graduierten Gefäße mittels Schlauches körperwarme sterile Kochsalzlösung von 0,85% durch die Kanüle in die Vene einlaufen. Vorher ist kryoskopisch die Konzentration der Lösung festzustellen, wobei man sie auf $\delta = -0,56°$ einzustellen hat. Die Menge der Kochsalzlösung, die für die Untersuchung notwendig ist, wird von Plesch zu $^1/_2$% des Körpergewichtes angegeben, was bei Erwachsenen 400 ccm entspricht. Nach 3—4 Minuten kann man annehmen, daß eine vollständige Durchmischung des Blutes mit der Infusionsflüssigkeit stattgefunden hat und entnimmt nun wiederum Blut aus der Vene. Die Blutproben vor und nach der Injektion werden mit dem Chromophotometer auf ihre Färbekraft miteinander verglichen.

Das Chromophotometer von Plesch ist folgendermaßen konstruiert (Abb. 79):

Es ist ein Kolorimeter, bei dem der bei derartigen Instrumenten vielfach angewendete Lummer-Brodhunsche Würfel eine exakte Vergleichung von zwei Farben erlaubt. Auch hat hier das auch sonst wiederholt angewendete Prinzip der veränderlichen Flüssigkeitsschicht vermittels Tauchtrogeinrichtung Anwendung gefunden.

Im einzelnen besteht das Chromophotometer aus einem Stativ, auf dessen Grundplatte 1 sich eine Kammer 2 befindet, die an der vorderen Seite eine Milchglasplatte 3 trägt, durch die diffuses Licht in das Innere der Kammer eintreten

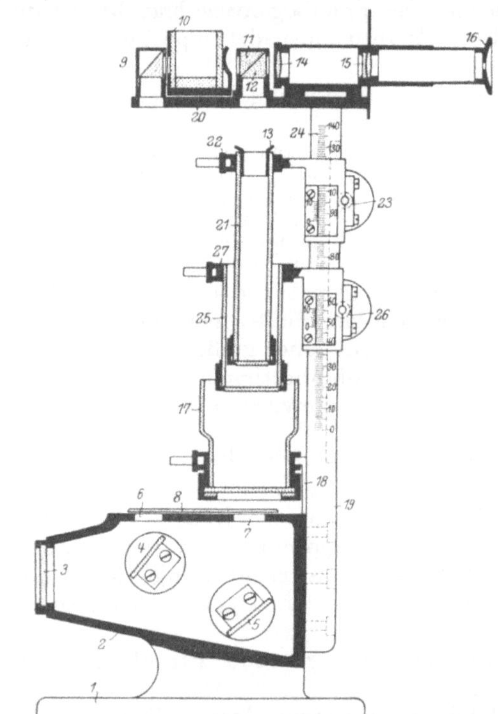

Abb. 79. Chromophotometer nach Plesch.

kann. In der Kammer sind hintereinander und in verschiedener Höhe zwei Spiegel 4 und 5 angebracht, die um 45° gegen die Richtung des eintretenden Lichtes geneigt stehen und die die eintretenden Strahlen in je einem Bündel nach oben an die Decke der Kammer werfen. Hier treten dieselben durch die beiden Öffnungen 6 und 7 heraus. Die von dem Spiegel 4 reflektierten Strahlen gelangen direkt zum oberen Teil des Apparates. Dieser besteht aus einem mit dem Stativ verbundenen Querbrett mit einer Öffnung, durch die die von unten kommenden Lichtstrahlen durchtreten können. Hierbei treffen sie auf die Fläche eines Prismas 9, das sie rechtwinklig reflektiert. Sie passieren nun einen Trog 10, der mit einer Testflüssigkeit gefüllt ist und treten mit der Farbe der Testflüssigkeit hierauf in einen Lummer-Brodhunschen Würfel 11 ein. Derselbe besteht aus zwei rechtwinkligen mit der Hypotenusenfläche aufeinander gekitteten Prismen, von denen das eine an seiner Hypotenusenfläche 12 in der Mitte eine kreisrunde mattgeätzte Fläche trägt. Die Strahlen, die auf die zentrale Partie fallen, werden senkrecht nach oben reflektiert, wogegen die Strahlen, die auf den seitlich zur Ätzung liegenden peripheren Teil der Hypotenusenfläche fallen, in gerader Richtung durch den Würfel verlaufen und in ein Fernrohr 14 treten; dort werden sie für den Beschauer als gefärbter heller Kreis sichtbar, dessen Mitte dunkel bleibt.

Die von dem Spiegel 5 in der Kammer 2 reflektierten Strahlen treten in die zu untersuchende Flüssigkeit, deren Schichtdicke sich verändern läßt. Dies wird auf folgendem Wege erreicht. Der vertikale Träger 19 des Stativs trägt an einem Bügel 18 ein zylindrisches Glasgefäß 17, das die auf ihre Konzentration zu prüfende Flüssigkeit aufnimmt. Oberhalb dieses Glases ist ein zweiter schmaler Glaszylinder 21 am Stativ derart angebracht, daß er durch einen Trieb mit Nonius am Ständer des Stativs auf und ab bewegt werden kann und sich somit mehr oder weniger tief in das Gefäß 17 hineinsenken läßt. Die Höhe des Standes des Zylinders 21 läßt sich an einer Skala 24 ablesen. Ist demnach im unteren Glaszylinder 17 die zu untersuchende Flüssigkeit enthalten, so kann man die Schichtdicke der von den Lichtstrahlen, die vom Spiegel 5 kommen, zu durchlaufenden Flüssigkeit nach Belieben variieren. Die durch die Flüssigkeit hindurchgegangenen Strahlen treten ebenfalls in den Lummer-Brodhunschen Würfel. An der Hypotenusenfläche der Prismen werden wiederum die Strahlen reflektiert, die auf die zentrale matte Ätzung fallen; sie werden im Fernrohr als helle Fläche innerhalb des hellen Kreises sichtbar, der von den oben beschriebenen Strahlen herrührt. Man wird nun auf Farbengleichheit im Fernrohr einstellen, indem man den Tauchzylinder 21 mittels des Triebes in wechselnde Höhe bringt. Da die Dicke S des Testtroges sowie die Konzentration C der Testflüssigkeit bekannt ist, und die Schichtdicke S_x am Nonius abgelesen werden kann, so ergibt sich die Konzentration C_x der zu untersuchenden Flüssigkeit aus folgender Gleichung

$$C_x : C = S : S_x,$$

daher

$$C_x = \frac{C \cdot S}{S_x}.$$

Für die Untersuchung der beiden Blutproben vor und nach der Kochsalzinfusion mittels Chromophotometers werden sie mit $1^0/_{00}$ Sodalösung gleichmäßig verdünnt, und zwar empfiehlt Plesch starke Verdünnung, da die Empfindlichkeit des Auges gegen Farbennuancen bei helleren Farben größer ist als bei dunkleren. Man wählt daher bei Blut mit annähernd normalem Hämoglobingehalt eine Verdünnung von 1 : 250, also z. B. 0,2 : 50 bei 20 mm Schichtdicke, während man bei Blut mit weniger Hämoglobin eine weniger starke Verdünnung nimmt. Die Blutprobe, die man vor der Infusion entnommen hat, benutzt man als Testlösung, mit der der Testtrog gefüllt wird. Das nach der Infusion entnommene Blut wird in den Zylinder 17 gegossen und dann die Schichtdicke der Lösung in diesem solange verändert, bis Farbengleichheit erreicht ist.

Bei der Berechnung, die auf Grund der obigen Formel zu geschehen hat, wird $C = 100$ angenommen, die Schichtdicke S ist eine konstante (Dicke des Testtroges), S_x die am Nonius des Apparates abgelesene Schichtdicke der Flüssigkeit. Die zu ermittelnde Blutmenge ergibt sich aus der Formel:

$$Bl = \frac{c \cdot b}{100 - b} + d.$$

Hierbei bedeutet Bl die Blutmenge, c die infundierte Menge der isotonischen Flüssigkeit, b die relative Abnahme der Färbekraft des Blutes nach der Infusion ($= C_x$ der vorigen Formel) und d die Menge des Blutes, welches vor der Infusion abgeflossen ist.

Plesch rühmt seinem Chromophotometer große Genauigkeit nach, durch die er allen anderen Apparaten überlegen sein soll; als Ablesungsfehler fand er bei eigenen Untersuchungen nur 0,5% und glaubt, daß auch ungeübte Beobachter nicht über 1% kommen dürften.

Bürker (Handb. d. physiol. Method. von Tigerstedt, Bd. 2) macht den Einwand, daß es aus physiologischen Gründen mit Rücksicht auf die Empfindlichkeit der Retina richtiger wäre, zwei nebeneinander gelegene Farbenfelder miteinander zu vergleichen anstatt zwei Felder, bei denen das eine vom anderen umschlossen wird. Demgegenüber ist jedoch daran zu erinnern, daß das Prinzip, das auf der Anwendung des Lummer - Brodhunschen Würfels beruht, bei den sog. Eintauchkolorimetern sich gut bewährt hat. Wichtiger erscheint der Einwand Bürkers, daß bei dem von Plesch vorgeschriebenen vorherigen Filtrieren der Blutlösung vom Filter in unberechenbarer Weise Farbstoff unter Umständen zurückgehalten werden kann und dadurch Fehler entstehen.

Was die Infusionsmethode in der angegebenen Form anbelangt, so ist ihre Gefahrlosigkeit auch bei Schwerkranken außer jedem Zweifel, um so mehr, als Kochsalzinfusionen ja oft genug am Krankenbett aus therapeutischen Gründen angewandt werden. Die auch bei strenger Durchführung der Asepsis zuweilen eintretende vorübergehende Temperatursteigerung im Anschluß an die Infusion dürfte sich, wie die Erfahrungen bei der Salvarsantherapie gelehrt haben, durch sehr sorgfältiges Destillieren des Wassers vermeiden lassen.

Eine wichtige Frage ist die, ob sich die Infusionsflüssigkeit in der angegebenen Zeit genügend gleichmäßig mit dem Blute vermischt. Die speziell hierauf gerichteten Untersuchungen von Plesch zeigten, daß die Verdünnungswerte, die er an verschiedenen hintereinander entnommenen Proben bestimmte, sehr nahe aneinanderlagen und daß das Abklingen der Verdünnung im Laufe des Versuchs ein gesetzmäßiges Verhalten zeigte.

A priori wird man bezweifeln dürfen, ob tatsächlich die infundierte Flüssigkeitsmenge quantitativ innerhalb des Gefäßsystems nach der Infusion während der Dauer des Versuches verbleibt. Plesch selbst legt in dieser Frage den Hauptwert auf die Isotonie der Lösung[1]). Es soll daher in jedem Fall durch die Kryoskopie des Blutes die osmotische Konzentration festgestellt werden. Wenn Plesch dagegen in Fällen von veränderter Konzentration des Serums, wie z. B. bei Urämie die gleiche 0,85 proz. Kochsalzlösung infundiert und nachträglich auf Grund der gefundenen Gefrierpunktsdepression eine Korrektur an den erhaltenen Werten für die Blutmenge vornimmt, so scheint dieses Vorgehen hinsichtlich Genauigkeit des Verfahrens nicht unbedenklich, da durch den Ausgleich der verschiedenen osmotischen Konzentrationen unübersehbare Verhältnisse geschaffen werden.

Auch sonst wird man sich theoretisch bezüglich der Methode gewissen Bedenken nicht verschließen können, insbesondere gegenüber der Frage, ob die Gefäßwände und speziell die Kapillaren für die Dauer des Versuchs als absolut undurchlässig gelten dürfen. Sehr beachtenswert erscheinen in diesem Zusammenhang die Beobachtungen, die Franz Müller[2]) in Untersuchungen mit A. Löwy an Hunden machte, bei denen sie zum Zwecke der Blutmengenbestimmung die Infusionsmethode anwendeten. Sie betonen, daß man die Infusion außerordentlich schnell vornehmen muß, um Fehler zu vermeiden. Unter Umständen begann der Übertritt von Flüssigkeit in die Gewebe bereits nach 3 Minuten; zum Teil war sogar schon nach 1 Minute Flüssigkeit aus der Blutbahn ausgetreten. F. Müller kommt daher zu dem nicht sehr ermutigenden Resultat, daß es im allgemeinen schwer zu beurteilen sei, welcher Wert bei mehreren Proben der tatsächlich vorhandenen Verdünnung entspreche.

Dieser Einwand muß besonders für pathologische Verhältnisse erhoben werden und speziell bei den hier besonders interessierenden oft mit vermehrter Durchlässigkeit der Gefäße einhergehenden Blutkrankheiten, zumal die bei dieser Methode in die Zirkulation auf einmal eingeführte Flüssigkeitsmenge einen Zuwachs von ca. 10% der Gesamtblutmenge bildet.

---

[1]) Aus diesem Grunde erscheint die von L. Nelson (Arch. f. exp. Path. u. Ther. Bd. 60) vorgeschlagene und an Kaninchen angewandte Methode, bei der als Infusionsflüssigkeit Blutserum verwendet wird, entschieden zweckmäßig.

[2]) Handb. d. bioch. Arbeitsmeth., hersg. v. Abderhalden, Bd. 3, S. 752.

Der Vorteil der **Plesch**schen Methode liegt in ihrer vollständigen Ungefährlichkeit und der relativen Einfachheit ihrer Handhabung.

Unterzieht man die verschiedenen hier beschriebenen Infusionsmethoden einer Kritik, so ist hervorzuheben, daß keine derselben einen ernsten Anspruch auf Genauigkeit zu erheben vermag. Daß die Anwendung einer nicht isotonischen Infusionsflüssigkeit zu den gröbsten Fehlern führen muß, ist heute selbstverständlich. Aber selbst bei Anwendung einer isotonischen Flüssigkeit, die genau auf die osmotische Konzentration des Blutes eingestellt ist, ist, wie wir durch Untersuchungen im Tierexperiment wissen, mit der außerordentlich großen Geschwindigkeit zu rechnen, mit der das Blut sich der infundierten Lösung wieder entledigt. Es sei hierbei insbesondere auf die schon erwähnten Beobachtungen von **Franz Müller** verwiesen. Außer dieser Fehlerquelle sind nun aber weiter noch die Ungenauigkeiten zu berücksichtigen, die bei der Berechnung der Verdünnung des Blutes unvermeidlich sind, da sowohl bei der Erythrozytenzählung wie bei der Hb-Bestimmung die den einzelnen Verfahren an sich anhaftenden Fehler bei der Umrechnung auf die Gesamtblutmenge eine Potenzierung erfahren, die den Wert der Resultate ganz erheblich beeinträchtigt. Die Anwendung des Hämatokriten dürfte in noch höherem Maß wegen der mangelnden Exaktheit der Methodik zu fehlerhaften Resultaten führen.

Inhalationsmethoden.

Gréhant und **Quinquaud** suchten auf einem anderen Wege die Blutmenge zu bestimmen. Sie verfuhren dabei in der Weise, daß sie Tiere eine bestimmte unschädliche Menge Kohlenoxyd einatmen ließen, hierauf die prozentische Sättigung des Hämoglobins mit CO bestimmten und hieraus die gesamte Hämoglobinmenge bzw. die Blutmenge ableiteten. Es wurde dabei das CO auf indirektem Wege aus dem Sauerstoffgehalt des arteriellen Blutes vor und nach der Inhalation festgestellt.

Eine wesentliche Verbesserung dieser Methode wurde von **Haldane** und **Smith** ersonnen, die dadurch das CO-Verfahren für klinische Zwecke brauchbar machten.

Verfahren von Haldane-Smith.

Das Prinzip dieses neuen Verfahrens besteht darin, daß die Versuchsperson wiederum eine bekannte Menge CO einatmet, so daß eine etwa 20—25 proz. Sättigung des Hämoglobins mit CO entsteht; die prozentuale Sättigung des Hämoglobins wird dann kolorimetrisch bestimmt. Diese Methode umgeht also die für den praktischen Gebrauch unbequeme Gasanalyse durch Auspumpen des Blutes.

Im einzelnen wird bei der Methode von **Haldane - Smith** folgendermaßen verfahren. Zunächst wird die Sauerstoffkapazität des zu untersuchenden Blutes (diese ist bekanntlich identisch mit der CO-Kapazität) kolorimetrisch durch Vergleich mit Ochsenblut von bekannter Sauerstoffkapazität festgestellt. Die letztere wird nach dem Verfahren von **Haldane** resp. **Hüfner - v. Zeynek** mit der Ferrizyanidmethode bestimmt. Bei dieser wird (siehe S. 286) aus dem lackfarben gemachten Blut durch Zusatz von Ferrizyanid der an das Hämoglobin gebundene Sauerstoff frei gemacht und der dadurch entstehende Gasdruck manometrisch bestimmt.

Nunmehr inhaliert die Versuchsperson eine abgemessene unschädliche CO-Menge. In einer nach einigen Minuten entnommenen Blutprobe wird dann

deren CO-Gehalt bestimmt. Hierzu dient die von Haldane angegebene Karmin-
titriermethode. Hierbei werden in eine Eprouvette (I) 5 ccm einer einprozentigen
Ochsenblutlösung, in eine andere (II) von gleichem Kaliber etwas von dem
CO-Blut gebracht und dies solange mit Wasser verdünnt, bis dieselbe Konzentration wie im ersten Röhrchen vorhanden ist. Nun wird das Röhrchen (I)
mit einer Karminlösung von bekanntem Gehalt versetzt[1]), bis die Farbe der
Lösung gleich derjenigen der CO-Blutlösung ist. Dann wird die letztere Lösung
durch Durchblasen mit Leuchtgas mit CO gesättigt und schließlich zur Lösung I
wiederum Karminlösung solange hinzugefügt, bis Farbengleichheit zwischen beiden
Röhrchen resultiert. Eine einfache Rechnung ergibt sodann auf Grund der
Menge der verbrauchten titrierten Karminlösung die prozentuale CO-Sättigung
des Blutes. Kennt man die Quantität des eingeatmeten CO und die prozentuale
Sättigung des Blutes, so läßt sich die Menge CO, die von der Gesamtblutmenge
hätte aufgenommen werden können, und damit die Gesamtblutmenge berechnen.

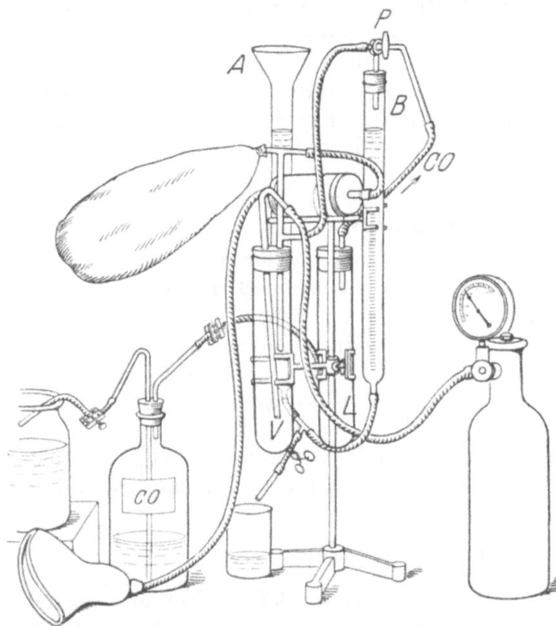

Abb. 80. Apparat zur Blutmengenbestimmung nach
Oerum.

Bei kritischer Nachprüfung dieser Methode kamen Oerum sowie Plesch zu der Überzeugung, daß das Originalverfahren von Haldane und Smith an gewissen technischen Mängeln leidet, die die Genauigkeit der Resultate nicht unwesentlich beeinträchtigen. So fand beispielsweise Douglas in Untersuchungen, bei denen er die Welckersche Methode als Kontrolle benutzte, für das CO-Verfahren immerhin Abweichungen von 15 % nach oben und 12 % nach unten.

Inhalationsapparate von Oerum sowie Zuntz und Plesch.

Was zunächst die Methodik der Inhalation des Kohlenoxyds betrifft, so gibt Oerum (Festschrift f. Hammarsten, Über die Methoden zur Hämoglobinbestimmung, Upsala 1906) eine Apparatur an, die den Vorzug besitzt, daß sie sich mit einfachen Hilfsmitteln zusammensetzen läßt (Abb. 80):

An einem Bürettenstativ befinden sich zwei Büretten *A* und *B,* von denen
B 100 ccm faßt. Unten sind sie durch einen mit Ablauf und Quetschhahn versehenen Gummischlauch miteinander verbunden. Die Bürette *B* ist durch einen
durchbohrten Kautschukstopfen verschlossen. In diesem steckt ein T-Rohr

---

[1]) Die Karminlösung wird folgendermaßen hergestellt: Man verreibt 1 g Karmin
in einer Reibschale mit einigen Tropfen Ammoniak und löst es dann in 100 ccm Glyzerin. Damit
erhält man eine haltbare Stammlösung, von der zum Gebrauch eine 1 proz. wässerige Lösung hergestellt wird, die nicht haltbar ist. 6 ccm dieser Lösung sollen zu 5 ccm einer 1 proz. Lösung
von Ochsenblut hinzugefügt genau die gleiche Farbe geben wie die völlig mit CO gesättigte
1 proz. Blutlösung.

mit einem Hahn, der eine T-Bohrung trägt. Der mittlere Schenkel des T-Rohres steckt im Stopfen, der zweite steht durch einen Schlauch mit einer Waschflasche und diese mit einer mit CO gefüllten Flasche in Verbindung. Der dritte Schenkel kommuniziert durch einen Schlauch mit einer anderen Waschflasche und diese mit einer Sauerstoffbombe. Beide Gase werden dann in einem Schlauch zu einem T-Rohr geleitet, dessen einer Schenkel mit einem aufblasbaren Ballon, z. B. einem Gummibeutel versehen ist, während der zweite zu einem am Stativ befindlichen Blechbehälter führt, der mit gekörntem Natronkalk beschickt ist und auf der anderen Seite einen Schlauch mit Maske oder Mundstück trägt. Man läßt nun eine bestimmte Menge CO in die Bürette eintreten, indem man aus dem Verbindungsrohr der beiden Büretten Wasser abfließen läßt. Hierauf treibt man durch Aufgießen von Wasser in die Bürette A bei gleichzeitiger Drehung des T-Hahnes eine abgemessene Menge CO in den Beutel, aus dem dann die Versuchsperson das Gas gleichzeitig mit Sauerstoff einatmet.

Die Bereitung des CO geschieht nach Oerum in der Weise, daß man 13 Teile ameisensaures Natron mit 10 Teilen konzentrierter Schwefelsäure vermischt, wobei in der Kälte vollständig reines Kohlenoxyd entsteht (und zwar bei den angegebenen Mengenverhältnissen 4 l CO).

Um das CO bei der Inhalation in die Lunge aus einem Apparat direkt und unverdünnt gelangen zu lassen, haben Zuntz und Plesch einen besonderen Atmungsapparat konstruiert. Die Versuchsperson atmet bei verschlossener Nase aus einem geschlossenen Luftkreislauf ein, wie er in Abb. 81 dargestellt ist. In diesem sind ein Inspirations- (J) und ein Expirationsventil (E), eine Absorptionsvorrichtung (A) für CO_2 sowie ein ca. 3 l fassender Gummisack (S) eingeschaltet. Zwischen dem Ventil J

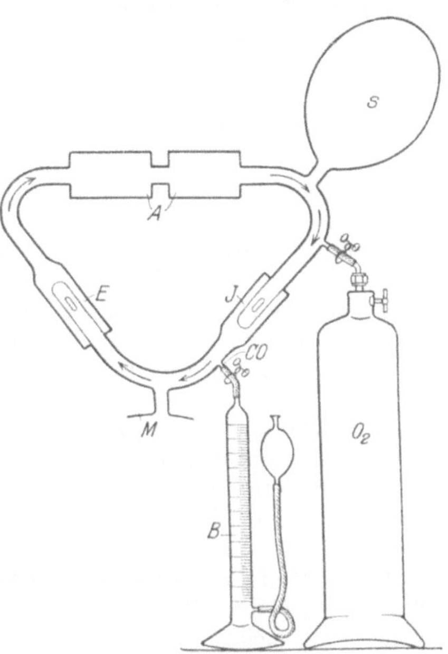

Abb. 81. Apparat nach Zuntz und Plesch.

und dem Sack S befindet sich die Zuleitung für Sauerstoff, zwischen J und dem Mundstück M eine Kommunikation mit einer Bürette, die eine abgemessene Menge CO enthält. Nach einer möglichst vollkommenen Exspiration macht die Versuchsperson 2—3 Atemzüge aus dem Sack, hierauf führt man langsam eine abgemessene CO-Menge (2—3$^1/_2$ ccm pro Kilogramm Körpergewicht) auf etwa 3 Minuten verteilt in den Stromkreis ein und läßt hierauf noch 3—4 Minuten weiter atmen, wobei der Sack S sich nicht ganz leeren darf, andernfalls man aus der Bombe mehr Sauerstoff zuströmen lassen muß. Während der Atmung aus dem Sack wird die Blutentnahme mittels Spritze aus der Vene vorgenommen.

Methode von Plesch.

Bezüglich der Titrierung, wie sie Haldane und Smith vorschlugen, bestehen Schwierigkeiten namentlich mit Rücksicht auf den Vergleich einer CO-Hämoglobinlösung mit einer Karminlösung, da sich niemals genau übereinstimmende Farbnuancen erzielen ließen. Ein zweiter Übelstand besteht darin, daß aus CO-Blut, das mit Wasser verdünnt wird, CO in unberechenbarer Menge an das Lösungswasser abgegeben wird, wodurch erhebliche Fehler entstehen können. Oerum sowohl wie Plesch schlagen deshalb vor, statt der Titrierung mit Karmin das mit CO vollständig gesättigte Blut zur Titration zu benutzen.

Plesch verfährt dabei in der Weise, daß er zunächst vor der CO-Inhalation eine Blutprobe entnimmt, von der ein Teil hundertfach mit 1 promilliger Sodalösung verdünnt wird, während der andere Teil mit CO gesättigt und hierauf ebenfalls 1 : 100 verdünnt wird. Nach der Inhalation wird wieder Blut entnommen und auch dieses 100 fach verdünnt. Bei dieser Anordnung bestehen für total und partiell gesättigtes Blut die gleichen Lösungsverhältnisse. Nun wird von der zweiten Lösung, die total gesättigt ist, soviel zur ersten, der CO-freien hinzugetan, bis Farbengleichheit mit der dritten Lösung, die partiell gesättigt ist, entsteht. Zur genauen Ausführung bedient sich Plesch wieder des schon beschriebenen Chromophotometers und zwar schlägt er zwei Modifikationen vor. Bei der ersten kommt in den Trog 17 (Abb. 79) 100 fach mit Soda verdünntes Blut, das nach der CO-Inhalation entnommen ist. In den Testtrog wird ebenfalls 100 fach verdünntes Blut und zwar eine abgemessene Menge gegossen, die vor der Inhalation entnommen wurde. Wird der Apparat nun wegen der gleichen Konzentration der Lösungen auf gleiche Schichtdicke eingestellt, so wird trotzdem zunächst keine Farbengleichheit vorhanden sein, weil im Testtrog Oxy-Hämoglobin, im Tauchtrog dagegen CO-Hämoglobin enthalten ist. Wenn man nun aus einer graduierten Bürette in den Testtrog eine mit CO gesättigte Blutlösung, die 100 fach verdünnt ist, fließen läßt, so tritt bei einem bestimmten Mischungsverhältnis Farbengleichheit zwischen Testtrog und Tauchtrog ein, und es läßt sich dann aus diesem Verhältnis der prozentuale Gehalt an CO des untersuchten Blutes direkt entnehmen.

Bei der zweiten Modifikation bedient sich Plesch einer Hilfsvorrichtung am Chromophotometer. Sie besteht in einem außer dem Tauchzylinder 21 vorhandenen zweiten konzentrisch zum ersten angebrachten Tauchzylinder 25, der einen größeren Durchmesser hat und ebenfalls mittels Schraubentriebes am Stativ auf und nieder bewegt werden kann. Wird nun in den Trog 17 und den Zylinder 25 je eine Flüssigkeit gebracht, so kann man durch Verstellen der Höhe der beiden Tauchzylinder 25 und 21 eine verschiedene Farbmischung erzielen. Bei der vorliegenden Untersuchung wird in den Zylinder 17 100 fach mit Sodalösung verdünntes Blut, das vor der CO-Inhalation entnommen ist, in den Zylinder 25 100 fach verdünntes Blut, das mit CO gesättigt ist und in den Testtrog 100 fach verdünntes (und zur Vermeidung der Verdunstung des CO mit Paraffinöl übergossenes) Blut, das nach der Inhalation entnommen, getan. Es wird nun der Zylinder 25 in der Höhe eingestellt, daß die Schichtdicke der im Tauchtrog 17 enthaltenen Blutlösung gleich der Dicke der Testlösung ist, da die Konzentration der Lösungen die gleiche ist. Schließlich wird der obere Tauchzylinder 21 soweit verschoben, bis die Mischfarbe aus den beiden Lösungen von Zylinder 17 und 25 die gleiche ist, wie die des Testtroges. Das Verhältnis der Schichtdicken der beiden Lösungen 17 und 25 ergibt dann direkt das Mischungsverhältnis von Oxy-Hämoglobin und CO-Hämoglobin in der nach der CO-Inhalation entnommenen Blutprobe.

Oerum schlägt ebenfalls vor, statt mit Karmin mit in unverdünntem Zustand CO-gesättigtem Blut zu titrieren. Hierbei werden die Verdünnungen mittels CO-gesättigten Wassers ausgeführt. Die Titrierung nimmt er mit einem Normaltropfenzähler vor. Die prozentische Sättigung ist leicht zu finden, indem man bei Farbengleichheit die Tropfenzahl notiert. Oerum empfiehlt zur Vergleichung der Farben die Anwendung gleichweiter Reagenzgläschen, die er in ein Sahlistativ stellt.

Eine besonders exakte Bestimmung kleinster CO-Mengen im Blut erlaubt die von Zuntz und Plesch mit Hilfe der Verbrennungsanalyse vorgenommene Methode[1]). Sie gibt aber nur in den Händen eines mit derartigen Analysen vertrauten Untersuchers zuverlässige Resultate.

Verbrennungsanalyse nach Zuntz-Plesch.

Um das CO (gleichzeitig mit O_2) aus einer Blutprobe zu entwickeln, bedient man sich bei dieser Methode einer Pipette, die stark bauchig erweitert ist (P in der Abb. 82) und ca. 15 ccm faßt. Das untere kapillare Ende derselben ist mit einem Gummischlauch und Quetschhahn verschlossen. Durch die obere Öffnung läßt man 1 ccm einer 0,5 proz. Ammoniaklösung und hierauf 1 ccm des frisch entnommenen Blutes einlaufen. Das Blut, das man in der Pipette vorsichtig schüttelt, wird durch das NH_3 lackfarben. Ist diese Umwandlung des Blutes vollzogen, so fügt man 1 ccm einer frisch bereiteten gesättigten Ferrizyankaliumlösung zu dem Blut und verschließt unmittelbar darauf die Pipette mit einem zweiten mit Quetschhahn versehenen Gummischlauch. Die Gasentwicklung, die man durch Schütteln der Pipette unterstützt, beginnt hierauf und dauert ungefähr eine Stunde. Die Beendigung der Gasbildung erkennt man an dem Schwinden des Schaumes. Man kann nun die Pipette eine Reihe von Stunden

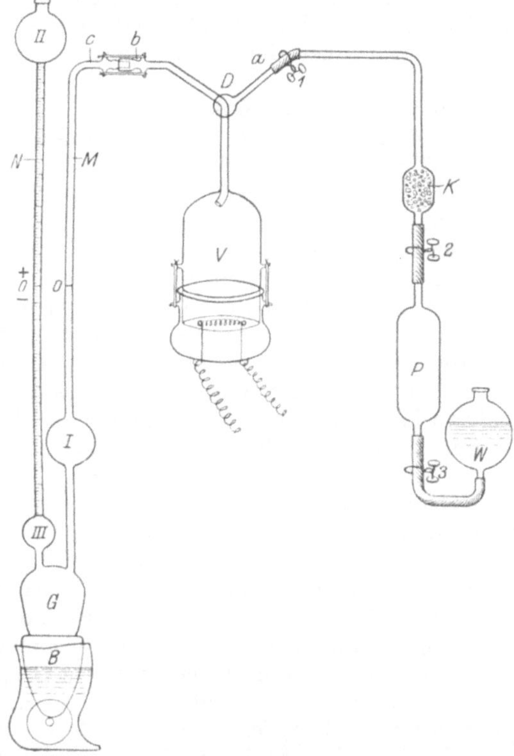

Abb. 82. Verbrennungsapparat nach Zuntz-Plesch.

in der Kälte stehen lassen oder auch sofort die Gasanalyse anschließen. Es ist übrigens dringend zu empfehlen, auf einmal gleich mehrere derartige Blutproben anzusetzen.

Die Analyse des aus der Blutprobe frei gewordenen CO geschieht in einem Verbrennungsapparat[2]) (s. Abb. 82), bei welchem ein glühender Platindraht mit dem Gas in Berührung kommt. Die nach der Verbrennung stattfindende Abnahme des Druckes wird mit einem Haldane-Barcroftschen Wassermanometer bestimmt. Als Verbrennungsgefäß dient eine etwa 30 ccm fassende Flasche V, die aus zwei aufeinandergeschliffenen Teilen besteht. Der untere

---

[1]) Plesch hat außerdem eine absorptiometrische Methode zur Bestimmung des Kohlenoxydgehaltes des Blutes angegeben. Sie ist beschrieben in den „Hämodynamischen Studien" von Plesch.

[2]) Firma Bleckmann & Burger, Berlin N, Auguststraße 3a.

Teil, in den die Platinspirale von 0,1 bis 0,2 mm Dicke (Zuleitungsdraht 0,8 bis 1,0 mm) eingeschmolzen ist, enthält Kalilauge. Wichtig ist hierbei, daß der Widerstand, d. h. die Länge der Spirale so bemessen ist, daß an den dickeren Zuleitungsdrähten in der Lauge keine Elektrolyse (Gasentwicklung) entsteht. Der obere Teil der Flasche trägt eine Kapillare, die mit einem kleinen umgebogenen Stück in das Innere der Flasche reicht und am anderen Ende einen Dreiweghahn D trägt, durch den sie abwechselnd mit den beiden Kapillaren a und b kommunizieren kann.

Um die Bestimmung vorzunehmen, gießt man in die untere Hälfte der Flasche 1—2 ccm einer 2 proz. Kalilauge, setzt die beiden Hälften mittels der schwach eingefetteten Schliffflächen aufeinander und sichert die Verbindung durch Gummiringe, die man über die an den beiden Flaschenhälften angebrachten Haken zieht.

Nun wird die Luft aus V entfernt, indem man a mit einer Wasserstrahlpumpe verbindet. Hierauf wird die Kapillare a mit der das CO-Blut enthaltenden Pipette P verbunden und der Quetschhahn 1 sowie der Dreiweghahn D geöffnet. Dann wird 1 wieder geschlossen und 2 geöffnet. Es tritt nun ein Teil des in der Entwicklungspipette enthaltenen Gases in die Kugel K, die zur Absorption des NH_3 mit H_2SO_4 befeuchtete Glasperlen enthält. Wird nun 2 geschlossen und 1 geöffnet, so tritt ein Teil des Gases in die Flasche V. Dieses Spiel wiederholt man mehreremal, bis man einen Ausgleich der Spannungen zwischen P und V annehmen kann; erst jetzt öffnet man alle Hähne zwischen P und V, um einen vollständigen Spannungsausgleich zu erreichen. Schließlich setzt man an den unteren mit dem Quetschhahn 3 verschlossenen Schlauch von P eine mit Wasser gefüllte Glaskugel W an, aus der man nach Öffnen von 3 Wasser in die Entwicklungspipette P treten läßt, um den Rest des Gases daraus nach V zu treiben. Auch hierbei soll man niemals alle Hähne auf einmal öffnen.

Nachdem nun alles Gas nach V getrieben ist, wird die Entwicklungspipette P abgenommen und V mit dem Manometer durch die Kapillare b mit Hilfe von zwei Schliffstücken $b\,c$ verbunden. Man hängt nun den Apparat in eine große Wasserwanne in der Weise, daß die Flasche V sich unter Wasser befindet, während das Manometer an der Außenwand der Wanne hängt. Man läßt dann nach einigen Minuten durch a reine atmosphärische Luft aus dem Freien (nicht Zimmerluft, die oft Spuren Leuchtgas enthält), in V eintreten, um Atmosphärendruck herzustellen und stellt hierauf durch Drehen von D eine Verbindung zwischen a und b her; ferner wird das Manometer auf den Nullpunkt eingestellt, wozu eine besondere Stellvorrichtung dient, die in einem am Manometergefäß G angebrachten Kautschuksäckchen besteht, dessen Volumen sich mittels Feder und Stellschraube regulieren läßt. Nach Einstellung des Nullpunktes verbindet man durch Drehen von D die Flasche V mit dem Manometer M und sorgt durch Umrühren des Wasserbades für eine gleichmäßige Temperatur des Wassers. Man wartet nun, bis das Manometer zur Ruhe gekommen ist und stellt es wiederum auf den Nullpunkt ein. Gleichzeitig ist außer diesem Apparat noch ein Thermobarometer in den Versuch zum Vergleich (siehe unten) einzustellen, das genau so wie der beschriebene Verbrennungsapparat konstruiert ist.

Nach Ablesung des stets wieder auf Null eingestellten Manometers sowie des Thermobarometers und des Thermometers in dem Wasserbade nimmt man die Verbrennung des CO vor, indem man durch die Platinspiralen des Verbrennungsapparates sowie des Thermobarometers einen elektrischen Strom schickt (Lichtstrom von 110 Volt mit Widerstand von 5 Glühlampen von 10—25 Kerzen oder Strom von 2 Akkumulatorenzellen oder zwei großen Bunsenelementen). Beim Erglühen des Drahtes bis fast zur Weißglut erfährt die Luft in V eine Ausdehnung, die ein Sinken des Flüssigkeitsniveaus des Manometers im Schenkel M bewirkt. Die in beiden Schenkeln angebrachten Kugeln dienen zur Aufnahme der verdrängten Flüssigkeit. Nach einer Dauer von ca. 20 Sekunden unterbricht man das Glühen, bis die Hauptmasse des Gases wieder nach V zurückgekehrt ist, was nach etwa 15 Sekunden erfolgt und schaltet von neuem den Strom ein, um wiederum 20 Sekunden zu glühen und wiederholt dies etwa 20 mal. Man wartet nun Temperaturausgleich ab und liest nach Einstellen in M auf den gleichen Nullpunkt wie zu Beginn ab, nachdem man durch vorsichtiges Schütteln der Lauge in V für vollkommene Absorption der CO_2 gesorgt hat. Um sicher zu gehen, wiederholt man nochmals das Glühen und kontrolliert dadurch, daß die Verbrennung beendigt ist.

Das Thermobarometer muß genau so wie der eigentliche Verbrennungsapparat beschaffen sein und ist gleichzeitig mit diesem zu erhitzen. Von Vorteil ist, wenn die Platinspiralen in allen Apparaten von gleicher Länge und gleichem Kaliber sind und die Verbrennungsgefäße V ungefähr den gleichen Inhalt haben. Dies ist deshalb von Bedeutung, weil beim Glühen der Spiralen auch ein Teil des Stickstoffes der Luft verbrennt, so daß sich im Laufe der Zeit in der Kalilauge etwas Salpetersäure findet. Sind nun alle Apparate, Verbrennungsapparat wie Thermobarometer vollständig gleich konstruiert, so kann der durch die Luftverbrennung entstehende Fehler vernachlässigt werden. Sehr wichtig ist, wie oben bereits betont, daß die zum Druckausgleich in das Verbrennungsgefäß eingelassene Luft frei von brennbaren Gasen ist, man wählt daher zweckmäßig Luft aus dem Freien. Erhebliche Fehler können ferner bei der Verbrennung dadurch entstehen, daß das Verbrennungsgefäß mit organischen Stoffen verunreinigt ist, die dann an der Verbrennung teilnehmen und dabei Gase entwickeln, die fälschlich auf Kohlenoxyd bezogen werden.

Für die Berechnung der CO-Menge muß man zunächst den Inhalt des Verbrennungsgefäßes V sowie der Röhren bis zum Nullpunkt des Manometers M kennen. Man bestimmt ihn zweckmäßig durch Wasserwägung. Bei der Verbrennung des CO verbinden sich 2 Volumina CO mit 1 Volumen O_2, die dabei entstehende CO_2 wird von der Kalilauge absorbiert. Die Abnahme des Gases ist daher mit $^2/_3$ zu multiplizieren, um die Menge des CO zu finden. Da nun, wie oben beschrieben, das Manometer in M stets auf den Nullpunkt eingestellt wird und dadurch der dem Gase zur Verfügung stehende Raum konstant bleibt, drückt sich die Änderung der Gasmenge ausschließlich durch den Druck aus. Da die Änderung der Temperatur und des atmosphärischen Luftdrucks in genau dem gleichen Maße auf die Manometer des Verbrennungsapparates wie des Thermobarometers wirken, so bedarf es nur einer Subtraktion der am Thermobarometer abgelesenen Druckänderung von der des Verbrennungsapparates, um die durch die CO-Verbrennung erzeugte Druckänderung zu erhalten.

Angenommen die so gefundene Druckänderung beträgt a mm und der Inhalt des Verbrennungsgefäßes einschließlich des lufthaltigen Manometerrohrs bis zum Nullstrich v ccm, die Anfangstemperatur des Wasserbades $t°$, so ist das auf 0°, 760 mm Hg und Trockenheit reduzierte

$$\text{Volumen des CO} = \frac{2\,v \cdot a}{3 \cdot 760 \cdot 13{,}65 \cdot (1 + 0{,}0367\,t)}$$

oder

$$\frac{v \cdot a}{15\,561\,(1 + 0{,}0367\,t)}.$$

Zur Erleichterung der Rechnung diene in der folgenden Tabelle (die aus der Arbeit von Zuntz und Plesch entnommen ist) der Wert von $\dfrac{1}{15\,561\,(1 + 0{,}0367\,t)}$ für die praktisch wichtigen Temperaturen zwischen 12 und 22°.

Temp. °C	Numerus	Logarithmus	Differenz für 1°
12	0,0000616	5,78927 —10	
13	0,0000613	5,78775	152
14	0,0000611	6,78623	152
15	0,0000609	5,78472	151
16	0,0000607	5,78321	151
17	0,0000605	5,78171	150
18	0,0000603	5,78021	150
19	0,0000601	5,77872	149
20	0,0000599	5,77723	149
21	0,0000597	5,77575	148
22	0,0000595	5,77427	148

Als Beispiel[1]) folge die CO-Berechnung in einer Blutprobe:

Kaliber des Verbrennungsgefäßes $a = 37,54$ ccm; Temperatur im Moment der Absperrung des Manometers und Thermobarometers $= 14,2°$.

Anfangsablesung am Thermobarometer . . . . $+ 3,0$ mm
    am Verbrennungsapparat . . . . $+ 4,8$ „
nach 10 maligem Glühen:
    am Thermobarometer . . . . $+ 35,2$ „
    am Verbrennungsapparat . . . . $—29,6$ „
nach abermals 10 maligem Glühen:
    am Thermobarometer . . . . $+ 46,1$ „
    am Verbrennungsapparat . . . : . . . . $—21,8$ „
nach abermals 10 maligem Glühen:
    am Thermobarometer . . . . $+ 49,2$ „
    am Verbrennungsapparat . . . . $—18,6$ „

Die durch die Verbrennung bewirkten Druckänderungen sind demnach:

Nach dem ersten   Glühen: $29,6 + 4,8 + (35,2—3,0) = 66,6$ mm
„ „ zweiten   „ $21,8 + 4,8 + (46,1—3,0) = 69,7$ „
„ „ dritten   „ $18,6 + 4,8 + (49,2—3,0) = 69,6$ „

Es war also nach dem zweiten Glühen die Verbrennung vollendet. Durch Einsetzen der Zahlenwerte in die Formel erhalten wir

$$\frac{37,54 \cdot 69,65}{0,0000611}$$

$$\log 37,54 = 1,57449$$
$$\log 69,65 = 1,84292$$

$\log \dfrac{1}{0,0000611}$ (s. Tabelle korrigiert für 0,2°)$\qquad = 5,78593 — 10$

$$9,20334 — 10$$

num. log $9,20334 = 0,160$ ccm CO in 1 ccm Blut, d. h. 16,0 Vol.-%.

Bei der Berechnung der Gesamtblutmenge aus dem Resultat der Kohlenoxydbestimmung des Blutes ist zu bedenken, daß von dem eingeatmeten Gas ein Rest in der Luft der Lungen und des Respirationskreises zurückbleibt. Derselbe ist jedoch nur sehr klein. In den Versuchen von Zuntz und Plesch ist das Hämoglobin des Blutes zu $1/4$ bis $1/3$ mit CO gesättigt. Dies entspricht nach Gréhant und Haldane einem Gehalt von 0,05% in der Atemluft. Nimmt man an, daß der Luftvorrat in den Lungen und dem Atemkreis bei der Untersuchung beim Menschen ca. 5 l beträgt, so beläuft sich der Rückstand auf $\dfrac{5000 \cdot 0,05}{100} = 2,5$ ccm CO. Von diesem rechnerisch ermittelten Wert wich das Resultat, das Zuntz und Plesch bei der Bestimmung des CO-Gehaltes der Luft des Atemsackes erhielten, nur unwesentlich ab.

---

[1]) Entnommen der Arbeit von Zuntz und Plesch.

Ferner ist mit einer Absorption des CO durch die Körperflüssigkeiten zu rechnen. Nimmt man den extremen Fall an, daß der gesamte Körper das gleiche Absorptionsvermögen für Kohlenoxyd wie Wasser hat, so würde der Betrag des aus einer CO-Atmosphäre von 0,05% absorbierten Gases bei einem Körpergewicht von 70 kg 0,64 ccm CO sein. Rechnet man diesen Betrag zu dem obigen Wert hinzu, so ergibt sich, daß im ganzen 3 ccm CO als nicht vom Blut aufgenommen bei der Bestimmung abzurechnen sind.

Zum Schluß sei hier aus der Arbeit der genannten Autoren ein Beispiel über die Blutmengenbestimmung am Menschen wiedergegeben:

Körpergewicht 65 kg; es werden in $6^{1}/_{2}$ Minuten zugeführt 183,2 ccm CO bei 17,7° C und 756 mm Hg = 167,2 ccm CO bei 0° und 760 mm. Bis zur Entnahme der Blutprobe aus der Armvene wurde noch 9 Minuten geatmet.

Bei der Verbrennungsanalyse betrug die Kontraktion in drei Analysen:

$$
\begin{array}{ll}
\text{a} & \dots \dots \dots \dots 20,2 \text{ mm} \\
\text{b} & \dots \dots \dots \dots 19,3 \text{ „} \\
\text{c} & \dots \dots \dots \dots 20,2 \text{ „} \\
\hline
\text{mittel} & \dots \dots \dots \dots 20,1 \text{ mm}
\end{array}
$$

Das Volumen des Gefäßes V betrug 37.54 ccm. Die verwendete Blutmenge war jedesmal 0,960 ccm, die Temperatur 18,1° in allen 3 Versuchen. Der Prozentgehalt des Blutes ergab sich nach der oben entwickelten Formel zu 4,737%. Die CO-Bestimmung der Atemluft ergab 0,027%; das Volumen der Atemwege war 4 l. Es war demnach unabsorbiert 1,08 ccm, in den Körpersäften ca. 0,3 ccm, demnach an Hb gebunden 165,8 ccm CO. Die Blutmenge ist daher $\dfrac{165,8 \cdot 100}{4,737} = 3500$ ccm $= 5,385\% = \dfrac{1}{18,6}$ des Körpergewichtes.

Fehlerquellen des CO-Verfahrens: Was die Brauchbarkeit der Kohlenoxydmethode betrifft, so lassen sich theoretisch vor allem zwei Einwände erheben. Erstens wäre es denkbar, was Wachholtz eingewendet hat, daß das CO im Körper nicht unverändert bleibt, sondern teilweise verbrannt wird. Daß diese Annahme nicht zu Recht besteht, ist u. a. von Haldane bewiesen worden.

Eine zweite Fehlerquelle könnte in einer Bindung des CO an andere Körper als an das in der Blutbahn befindliche Hämoglobin bestehen. Hierbei ist vor allem an das Muskelhämoglobin zu denken. Dieser Einwand ist um so weniger von der Hand zu weisen, als die CO-Methode verglichen mit den übrigen Methoden die niedrigsten Werte für die Blutmenge ergibt. Genaue Untersuchungen darüber, wie weit das Muskelhämoglobin die Bestimmung stört, liegen bis jetzt nicht vor. Zuntz und Plesch glauben, daß dieser Fehler nicht mehr als 1% des vom Blut-Hb aufgenommenen CO beträgt. Weiter ist zu berücksichtigen, daß, wie wir durch die Arbeiten von Wesche sowie Michel wissen, die Massenwirkung des Sauerstoffes gegenüber der Bindung des CO an das Hb unter Umständen insofern zur Geltung kommt, als der Sauerstoff evtl. sehr schnell das CO verdrängt.

Daß durch das CO keine Konzentrierung des Blutes stattfindet, was man aus gewissen Fällen von CO-Vergiftung annehmen könnte, hat Oerum durch Zählung der Erythrozyten und die Hämoglobinbestimmung festgestellt.

Schließlich sind von verschiedenen Seiten Zweifel darüber geäußert worden, ob die Einatmung von CO bis zu $^{1}/_{4}$-Sättigung des Hämoglobins stets als ein völlig gleichgültiger Eingriff zu betrachten sei (Kottmann u. a.). Schädigungen in Form von Vergiftungserscheinungen sind allerdings bisher nicht mitgeteilt worden. Immerhin wäre es denkbar, daß speziell schwer anämische Patienten, z. B. perniziöse Anämien in höherem Grade eine Empfindlichkeit gegen Kohlenoxyd besitzen und durch dieses Verfahren geschädigt werden.

Bezüglich der jüngst beschriebenen Stickoxydulmethode von Markoff, Müller und Zuntz, die auf dem gleichen Prinzip wie die CO-Methode beruht, sei auf die Originalarbeit der Autoren verwiesen.

Blutmengenbestimmung nach Abderhalden-Schmid.

Abderhalden und Julius Schmid haben eine Methode der Blutmengenbestimmung ausgearbeitet, die ebenfalls darauf beruht, daß in die Blutbahn ein unschädlicher und quantitativ nachweisbarer Körper eingeführt wird, der sich durch sein optisches Verhalten für einen derartigen Zweck eignet. In ihrem Bestreben, einen Körper mit möglichst hohem Drehungsvermögen zu finden, der in einer isotonischen Kochsalzlösung leicht löslich ist und, um größere Verdünnung zu vermeiden, in möglichst konzentrierter Form einführbar ist, ohne dabei toxisch zu wirken, verfielen sie auf das Dextrin.

Bei ihren bisher nur im Tierexperiment vorliegenden Versuchen konnten sie feststellen, daß eine Aufnahme des Dextrins seitens der Erythrozyten als etwaige Fehlerquelle nicht in Betracht kommt.

Die wesentlichste Fehlerquelle ist wie bei allen derartigen Bestimmungen auch hier das Verschwinden des Dextrins aus der Blutbahn. So hatte in den Untersuchungen der Forscher $2^3/_4$ Minuten nach der Injektion bereits ein beträchtlicher Teil des Dextrins das Blut verlassen. Es ist demnach eine Hauptbedingung des Verfahrens, daß die Blutentnahme nicht später als innerhalb einer Minute nach erfolgter Injektion vorgenommen wird. Die Injektion selbst muß auch möglichst rasch erfolgen und zwar soll die ganze Menge der injizierten Dextrinlösung innerhalb von 2 Kreisläufen, also 30—40 Sekunden, in die Blutbahn gebracht werden.

Im einzelnen werden zunächst 10 ccm Blut aus der Vene mit einer Spritze entnommen, in der sich 0,01 gepulvertes Ammoniumoxalat befindet. Dann wird mittels Hämatokrit der Anteil von Plasma und Erythrozyten bestimmt und hierauf das Drehungsvermögen des Plasmas im Polarisationsapparat (0,5 dm-Rohr) festgestellt. Dann erfolgt die Injektion einer sterilen 25 proz. Dextrinlösung in physiologischer NaCl-Lösung, worauf kurz darauf die zweite Blutentnahme, bei der wiederum das Drehungsvermögen des Plasmas bestimmt wird, erfolgt.

Untersuchungen mit dieser Methode am Menschen liegen bis jetzt nicht vor.

Behrings Antitoxin-Methode.

Der Gedanke, die Bestimmung der Blutmenge auf dem Wege der Injektion von Antikörpern in die Blutbahn auszuführen, findet sich zum erstenmal in der ersten Auflage der Ehrlich-Lazarusschen „Anämie" (Nothnagel, 1898, Seite 3) ausgesprochen, wo der Weg als aussichtsreich bezeichnet wird, nach Injektion eines „serotropen" Stoffes, z. B. einer Tetanusantitoxinlösung von bekannter Stärke aus einer danach entnommenen Blutprobe auf Grund der ermittelten Verdünnung des Antitoxins die Gesamtblutmenge zu berechnen.

Behring hat diesen Gedanken wiederaufgenommen und ihn zu einer praktisch durchführbaren Methode ausgearbeitet. Das Prinzip der Behringschen Blutmengenbestimmung beruht darauf, daß dem auf seine Blutmenge zu untersuchenden Individuum eine bestimmte Menge Tetanusantitoxin von bekanntem Gehalt intravenös injiziert wird und hierauf in einer durch Aderlaß gewonnenen Blutprobe die Verdünnung des Antitoxins dadurch festgestellt wird, daß man wechselnde Mengen antitoxinhaltigen Blutes zusammen mit einem Standardtetanustoxin Mäusen einspritzt und beobachtet, bei welchen Mengenverhältnissen die charakteristischen Krankheitserscheinungen am Tiere eintreten. Es wird also die Titration des Antitoxins in den Tierkörper verlegt.

Die Einzelheiten der Technik gestalten sich folgendermaßen[1]:

Man beginnt mit der intravenösen Injektion des Antitoxins. Als Antitoxin dient ein hochwertiges 7faches Tetanusheilserum, das man in abgemessenen Mengen von $2^6/_7$ ccm vom Behringwerk (Marburg a. d. Lahn) beziehen kann. Diese Menge entspricht 20 Antitoxineinheiten. Kurz vor der Injektion nimmt man eine leichte Stauung der Kubitalvene vor, wobei man jedoch darauf zu achten hat, daß die Stauung erst möglichst kurz vor der Injektion zustande kommt. Ist die Nadel der Spritze im Lumen der Vene, was man daran erkennt, daß Blut in die Spitze tritt, so ist sofort die Stauung durch Lösen der Stauungsbinde durch einen Gehilfen zu beseitigen. Nun spritzt man 2 ccm Antitoxin (= 14 Antitoxineinheiten) quantitativ aus der Spritze in die Vene. Selbstverständlich muß bei dieser Prozedur wie auch schon beim Aufsaugen des Antitoxins mit der Spritze aus dem Glase mit Sorgfalt darauf geachtet werden, daß kein Verlust von Antitoxin entsteht, da andernfalls beträchtliche Fehler bei der Bestimmung zu gewärtigen sind. Die Injektion wird ausnahmslos ohne jede Störung vertragen.

15 Minuten nach Beendigung des Injektion nimmt man die Blutentnahme vor, die man an der Vene der Ellenbeuge derselben oder der anderen Seite vornimmt. Das Blut wird in einem Glas aufgefangen, das zur Verhinderung der Gerinnung mit neutralem Natriumoxalat in Substanz versehen ist (0,2 auf 100 ccm Blut). Für die Blutmengenbestimmung genügen 10 ccm Blut.

Nunmehr wird die Titration des Antitoxingehaltes des Blutes vorgenommen, wobei man sich der von Behring angegebenen Mischmethode an weißen Mäusen bedient. Als Grundlage dient dabei folgende Überlegung. Erfahrungsgemäß beträgt nach früheren Untersuchungen die Blutmenge eines Menschen approximativ $^1/_{13}$ seines Körpergewichtes. Hat also der zu untersuchende Mensch ein Körpergewicht von z. B. 65 kg, so beträgt schätzungsweise seine Blutmenge ca. 5 l. Würden diesem Individuum 14 Antitoxineinheiten (AE) injiziert, so würde 1 AE in $^5/_{14}$ l Blut = 0,35 l enthalten sein. $^1/_{1000}$ AE wäre demnach in 0,35 ccm Blut enthalten. Es ist nun ein für allemal vereinbarungsgemäß festgelegt, daß $^1/_{1000}$ AE eine solche giftneutralisierende Wirkung besitzt, daß eine bekannte Tetanustoxinlösung mit ihm vermischt, den Tod einer Maus nach 4—5 Tagen zur Folge hat. Die dementsprechende Giftdosis, die mit L † bezeichnet wird, ist nicht konstant und muß wegen ihrer Veränderlichkeit, bevor man den Hauptversuch ansetzt, in einer besonderen Versuchsserie an Mäusen ausgewertet werden. Das vom Behringwerk erhältliche Tetanusgift ist auf seinen L † - Wert vorher geprüft, so daß sich in diesem Fall die Nachprüfung des Giftes in Reihenversuchen erübrigt und es hier nur einer Kontrolle des vom Behringwerk angegebenen Wertes bedarf.

Es wird die bekannte L † - Dosis Toxin mit den vorhingenannten 0,35 ccm Blut vermischt. Zugleich wird, um eine möglichst genaue Umgrenzung der Antitoxinmenge in dem Blute gleichzeitig in einem Versuche vorzunehmen, dieselbe Giftmenge mit zwei anderen Blutproben angesetzt, die um 0,05 ccm mehr und weniger differieren, also im gegebenen Beispiel mit 0,30 und 0,40. Da nun außer für diese 3 Proben noch jedesmal die Kontrolle der Giftdosis vorgenommen werden soll, so benötigt man für jeden Versuch gleichzeitig viermal die L † - Dosis Tetanusgift. Die dabei notwendigen Verdünnungen werden mit physiologischer Kochsalzlösung vorgenommen. Die Menge des einzuspritzenden Giftblutgemisches soll nun weiter höchstens 1,0 ccm betragen, da bei Injektion größerer Flüssigkeitsmengen die Mäuse Störungen aufweisen, die die Beurteilung

---

[1] Die für die Behringsche Blutmengenbestimmung erforderlichen Utensilien usw. werden von der Firma O. Kobe-Marburg a. L. zu diesem Zweck geliefert.

ihres Zustandes erschweren. Ferner ist bezüglich des Gewichtes der Tiere zu berücksichtigen, daß sie nicht leichter als 10 g sein dürfen, da sie sonst nicht ausgewachsen sind, und nicht schwerer als 25 g, da sie dann meist gravid und für die Untersuchung untauglich sind. Von Wichtigkeit ist ferner, daß die Mäuse entsprechend ihrem Gewicht genau die gleiche Flüssigkeitsmenge injiziert erhalten. Die folgende Tabelle gibt die den verschiedenen Gewichten entsprechenden Injektionsmengen, wobei auf 1 g Maus 0,025 ccm Flüssigkeit kommt.

Eine Maus von 10 g erhält 0,250 ccm,
,, ,, ,, 11 ,, ,, 0,275 ,,
,, ,, ,, 12 ,, ,, 0,30 ,,
,, ,, ,, 13 ,, ,, 0,325 ,,
,, ,, ,, 14 ,, ,, 0,350 ,,
,, ,, ,, 15 ,, ,, 0,375 ,,
,, ,, ,, 16 ,, ,, 0,40 ,,
,, ,, ,, 17 ,, ,, 0,425 ,,
,, ,, ,, 18 ,, ,, 0,450 ,,
,, ,, ., 19 ,, ,, 0,475 ,,
,, ,, ,, 20 ,, ,, 0,50 ,,

Von ausschlaggebender Bedeutung für die richtige Bewertung des Ausfalles der Proben ist die genaue Beobachtung der von Behring angegebenen Technik bezüglich der Injektion der Mäuse, da sonst im Krankheitsbilde der verschiedenen Tiere unübersehbare Differenzen auftreten, die eine richtige Beurteilung der Resultate illusorisch machen. Die Injektion des Giftblutgemisches soll subkutan und zwar rechts hinten in die rechte Weiche erfolgen. Man läßt sich hierzu die Maus zweckmäßig so halten, daß der Gehilfe mit der einen Hand den Kopf, mit der anderen den Schwanz hält. Man erfaßt nun mit Daumen und Zeigefinger der linken Hand die Hautfalte der rechten Schenkelbeuge, ohne die Muskulatur der Bauchdecken mitzufassen und führt die Nadel parallel zur Wirbelsäule des Tieres in die Falte in der Richtung nach dem rechten Hinterfuß. Selbstverständlich hat man darauf zu achten, daß man nicht etwa die Haut mit der Spitze der Nadel nochmals durchsticht und dadurch Flüssigkeit verliert. Eine vorschriftsmäßige Injektion erzeugt eine kleine Quaddel an der Stelle der Einspritzung. Durch leichtes Massieren dieser Stelle sorgt man für eine gleichmäßige Verteilung der Flüssigkeit.

Entwickelt sich bei einer injizierten Maus die Krankheit, d. h. der Tetanus, so kann man bei vorschriftsmäßig durchgeführter Injektion verschiedene Stadien unterscheiden, die mit solcher Regelmäßigkeit auftreten, daß Behring für die Beurteilung des Krankheitsgrades ein regelrechtes Schema angegeben hat, das eine genaue Abgrenzung der verschiedenen Stadien erlaubt. Da die Injektion stets in die rechte Bauchseite nach dem Hinterschenkel zu erfolgt, so hat man vor allem auf das Verhalten des rechten Hinterbeines der Maus, wenn sie sich in Bewegung setzt und ferner auf die rechtsseitige Bauchmuskulatur und die Rückenkurvatur bei der hochgehobenen Maus zu achten. Die tetanisch erkrankte Maus macht mit dem rechten nach hinten ausgestreckten Bein ruderförmige Bewegungen und wenn man sie an der Nackenhaut festhält, in die Höhe hebt und ruhig hängen läßt, so erkennt man, wie die Bauchmuskelkontraktur eine Ausbuchtung des Körpers mit der Konkavität nach der rechten Seite und Hautfaltenbildung nach dem rechten Hinterschenkel zu erzeugt. Selbst wenn jede tetanische Erkrankung des rechten Hinterbeines fehlt, so zeigt eine schwache Andeutung der Hautfaltenbildung bereits den Beginn einer Erkrankung an. Schreitet die Erkrankung vorwärts, so daß eine Kontraktur entsteht, welche auch die Beinmuskulatur ergreift, so wird dieser Zustand je nach dem Grade und der Dauer des lokalisiert bleibenden Tetanus mit „L ·", „L —" (Viertelstrich), „L ——" (Halbstrich),

„L ———“ (Ganzstrich) bezeichnet. Der allgemeine Gesundheitszustand, das Körpergewicht und die Lebhaftigkeit der Bewegungen werden bei den genannten Graden nicht besonders stark verändert. Stärker ausgeprägte, über weitere Muskelpartien sich ausdehnende, aber das Allgemeinbefinden nur wenig beeinträchtigende tetanische Erscheinungen werden mit dem Zeichen „L ════“ gekennzeichnet. (Abstufungen: „L ═══“, „L ════“ und „L ═════“.) Beim Fortschreiten bis zum allgemeinen Tetanus mit struppigem Aussehen und apathischem Zustand wird das Zeichen „L ═════“ angewendet; erfolgt der Tod nach ca. $4^1/_2$ Tagen, so ist der Grenzwert „L †“ erreicht.

Im Interesse der Übersichtlichkeit sei eine Tabelle über die verschiedenen Krankheitsstadien wiedergegeben, wie sie im Behringschen Institute bei den Blutmengenbestimmungen im Gebrauch ist.

Krankheitsgrade der mit Tetanusgift subkutan rechts hinten infizierten Mäuse:

?	= unsichere Krankheitserscheinungen.
·	= geringe Steifigkeit der Wirbelsäule oder Andeutung einer Hautfalte rechts.
—	= eines der beiden vorigen Symptome stärker oder beide vorigen Symptome zusammen.
——	= deutliche Steifheit der Wirbelsäule mit geringer Skoliose nach links und deutliche Hautfalte rechts.
———	= starke Steifheit der Wirbelsäule, starke Skoliose nach links, breite Hautfalte rechts.
═══	= sehr starke Steifheit der Wirbelsäule, maximale Skoliose nach links, breite Hautfalte rechts.
════	= wie ═══, außerdem Kurzatmigkeit, Unmöglichkeit, sich aus der Rückenlage aufzurichten, evtl. Verklebung der Augenlider.
═════	= wie ════, außerdem Lähmung von mindestens drei Extremitäten.
══════	= wie ═════, außerdem fast völlige Lähmung aller Extremitäten (Agone).

$$
\left.
\begin{array}{l}
\text{L} \cdot \\
\text{L} - \\
\text{L} \text{——} \\
\text{L} \text{———} \\
\text{L} \text{════} \\
\text{L} \text{═════} \\
\text{L} \text{══════} \\
\text{L} \text{═══════}
\end{array}
\right\} = \text{Vergiftungsgrad, der auf der Höhe der Erkrankung den mit dem entsprechenden Zeichen versehenen Krankheitsgrad erreicht.}
$$

L † = Tod nach $4^1/_2$ (wenigstens 4 bis höchstens 5) Tagen.

Es mag auf den ersten Blick erstaunlich erscheinen, daß man sich bei dieser Methode zur Feststellung von Zahlenwerten innerhalb enger Grenzen einer Bestimmung bedient, die mit Rücksicht auf das dabei verwendete Tierreagens zunächst Zweifel bezüglich der Genauigkeit der Abgrenzung verschiedener Krankheitsstadien voneinander erwecken muß. Demgegenüber möchte ich auf Grund meiner eigenen im Behringschen Institut ausgeführten Untersuchungen betonen, daß man in der Tat, eine gewisse Übung vorausgesetzt, bald dahin gelangt, mit großer Sicherheit die in der Tabelle angegebenen verschiedenen Stadien zu erkennen und abzugrenzen, was u. a. daraus hervorgeht, daß bei der Kontrolle seitens verschiedener Untersucher von diesen dieselben Tabellenwerte im einzelnen Fall angegeben werden.

Der Krankheitsverlauf der Mäuse läßt erkennen, welche von den verschiedenen injizierten Blutmengen der gesuchten Blutmenge am nächsten kommt. Man wird, falls letztere z. B. der höchsten injizierten Blutmenge am nächsten kommt, eine zweite Versuchsreihe in der Weise ansetzen, daß man die hierbei verwendeten Blutmengen enger aufeinander folgen läßt, z. B. in einem Abstand von je 0,02 ccm. Hierbei verwendet man als Giftdosis statt der L † - Dosis die Krankdosis (L—). Die Wahl dieser Dosis, die nach Zusatz von $^1/_{1000}$ AE gerade noch imstande ist, leichte Krankheitserscheinungen auszulösen und deren Größe ebenfalls im Behringwerk bestimmt wird oder in einer Reihenuntersuchung ermittelt werden muß, hat den Vorteil, daß die Beobachtung sich auf eine längere Zeit (etwa 8—10 Tage) erstreckt und dadurch der Vergleich mit der Kontrollmaus genauer ausfällt.

Angenommen, es hätte sich ergeben. daß 0,43 ccm Blut $^1/_{1000}$ AE enthalten, dann enthält 1 ccm $^1/_{430}$ AE; nun wurden 14 AE injiziert. Infolgedessen

$$x : 14 = 1 : \frac{1}{430},$$

also die Gesamtblutmenge $x = 14 \times 430$
$$= 6020 \text{ ccm.}$$

A priori wird man zunächst gegen die Zuverlässigkeit der Behringschen Methode einige Bedenken äußern dürfen. In erster Linie ist hier daran zu erinnern, daß Ransom seinerzeit im Behringschen Institut bei Untersuchungen über das Verhalten des Tetanusantitoxins nach intravenöser Injektion beim Hunde schon während der ersten Viertelstunde in der Lymphe nicht unerhebliche Mengen Antitoxin finden konnte, was demnach beweisen würde, daß das Hauptpostulat der Methode, daß der zur Blutmengenbestimmung verwendete Körper quantitativ für die Zeit des Versuchs in der Blutbahn bleibt, nicht erfüllt ist.

Dem gegenüber weist Behring allerdings darauf hin, daß der in den Ransomschen Untersuchungen bewiesene Übertritt von Antitoxin in die Lymphe für die Zwecke der Blutmengenbestimmung nicht ins Gewicht falle, da die Menge des in der Lymphe auf diese Weise nachweisbaren Antitoxins im Vergleich zu dem im Blute befindlichen dennoch sehr gering sei. Nach seiner Berechnung würde nämlich der Verlust an Antitoxin den 200. Teil der Gesamtmenge kaum erreichen. Andererseits hält er es für ausgeschlossen, daß noch andere Flüssigkeiten außer der Lymphe Antitoxin enthalten. Er teilt z. B. mit, daß bei Untersuchungen an einem hydrozephalischen Kind die Zerebrospinalflüssigkeit nach intravenöser Antitoxininjektion sowohl kurze wie längere Zeit nach der Injektion antitoxinfrei gefunden wurde.

Anders verhält es sich mit pathologischen Flüssigkeiten wie Transsudaten und Exsudaten, in die geringe Mengen Antitoxin übergehen können, wobei in entzündlichen Exsudaten ungefähr ebensoviel Antitoxin vorhanden ist, als ihrem Eiweißgehalt entspricht.

Daß übrigens bei der Diffusion von Antitoxin in die Lymphe die Herkunft des Antitoxins, d. h. die Frage, ob homologes oder heterologes Antitoxin injiziert wird, keine Rolle spielt, wurde ebenfalls durch Ransom gezeigt, der die Beobachtung machte, daß antitoxisches Hundeserum einem Hunde injiziert sogar rascher in die Lymphe übertrat als Pferdeserum.

Kämmerer und Waldmann untersuchten die Ödemflüssigkeit von Nephritikern nach intravenösen Antitoxininjektionen und konnten in der blutfreien Flüssigkeit nach 30 Minuten kein Antitoxin nachweisen.

Eine andere theoretisch denkbare Fehlerquelle wäre in der Adsorption des Antitoxins durch die geformten Elemente des Blutes zu suchen. Um diesen Einwand zu entkräften, stellten Kämmerer und Waldmann aus defibriniertem Pferdeblut, das zentrifugiert wurde, verschiedene Blutproben her, die sich durch ihren Gehalt an Blutkörperchen voneinander unterschieden. Es ergab sich, daß bei Zusatz gleicher Antitoxinmengen zu gleichen Blutmengen die gleichen Antitoxinmengen wieder gefunden wurden, unabhängig von der Zahl der Erythrozyten. Bei pathologischer Vermehrung der Leukozyten wie hauptsächlich bei Leukämien, scheint indessen nach den Untersuchungen der genannten Forscher die Möglichkeit eines gewissen Antitoxinverlustes gegeben zu sein. Dies bezieht sich allerdings offenbar nur auf den Fall, daß die Leukozyten Gelegenheit haben, längere Zeit auf das Antitoxin zu wirken, z. B. nach mehrtägiger Aufbewahrung des Blutes vor Anstellung des Versuches. Sie raten daher, in einem derartigen Falle die Prüfung des Blutes sofort vorzunehmen und hierbei eine größere Versuchsreihe mit kleineren Intervallen der Blutmengen anzusetzen.

Ein sehr bedeutsamer Nachteil, der der Behringschen Methode anhaftet, ist zweifellos der, daß die Untersuchung am selben Individuum sich nicht wiederholen läßt und zwar wegen des Eintrittes der Überempfindlichkeit. Wenn nämlich auch beim Menschen eine erneute Injektion von Antitoxin nicht in dem Maße wie bei kleinen Laboratoriumstieren die Gefahr der Anaphylaxie heraufbeschwört, so ist doch immerhin mit der Möglichkeit zu rechnen, daß bei wiederholter Einverleibung von Serum gleicher Art der Organismus die Fähigkeit erlangt, das Antitoxin parenteral schneller abzubauen, so daß eine zweite Blutmengenbestimmung niedrigere Werte ergeben würde. Aus diesem Grunde muß, bevor man bei einem Patienten zur Blutmengenbestimmung schreitet, festgestellt sein, daß vorher keine Serumbehandlung stattgefunden hat.

Die mit der Behringschen Methode gefundenen Werte für die Blutmenge sollen am Schluß dieses Kapitels mit den Resultaten der anderen Methoden zusammengestellt werden.

Plethysmographische Methode nach Morawitz.

Die Methode von Morawitz ist prinzipiell von den bisher beschriebenen Verfahren der Blutmengenbestimmung verschieden. Bei ihr wird nicht die Gesamtblutmenge des Körpers, sondern das Blutvolumen eines Körperteils und zwar des Armes mit Hilfe des Plethysmographen bestimmt und aus dem Verhältnis des gefundenen Volumens zum Körpergewicht ein Wert berechnet, der nach Morawitz der Gesamtblutmenge proportional ist und daher als Vergleichswert praktisch brauchbar ist.

Morawitz gibt hierfür folgende Methode an:

Der eine Arm wird senkrecht genau eine Minute lang in die Höhe gehalten und darauf schnell ein gewöhnlicher Gasschlauch mit mäßiger Kraft in zwei den Arm umgebenden Touren angelegt. Die beiden Schlauchenden werden durch eine breite Klemme mit starker Feder fixiert. Um die Haut gegen den Druck des Schlauches zu schützen, wird an die Stelle, wo der Schlauch liegt, eine in mehreren Touren locker angelegte Leinenbinde um den Arm gelegt. Die Arterie läßt sich vollständig komprimieren, ohne daß dabei durch zu festes Anziehen des Schlauches Schmerzen entstehen. Der anämisierte Arm kommt dann sofort in den Plethysmographen.

Der von Morawitz benutzte Apparat nimmt eine Wassermenge von ca. 3 l auf, die eine Temperatur von 34° haben soll. Eine Vorrichtung, um die Temperatur dabei konstant zu erhalten, wird von ihm mit Rücksicht auf die kurze Dauer des Versuchs nicht für notwendig erachtet. Der Abschluß des Armes geschieht durch eine konisch geformte aufblasbare Gummimanschette, deren breiteres Ende über den Plethysmographen gezogen und dort fest gebunden wird. Von großer Wichtigkeit ist es dabei, darauf zu achten, daß durch die Manschette keine Kompression der Gefäße entsteht, weil sonst durch die Stauung die Bestimmung fehlerhaft werden würde. Wichtig ist ferner, daß für die Hand im Plethysmographen eine Handhabe in Form einer Querstange vorgesehen ist, da es sonst für die Versuchsperson unmöglich ist, während der Dauer der Untersuchung die Hand ruhig zu halten. Aus demselben Grunde ist für den Oberarm oberhalb der Binde eine Armstütze anzubringen, die aber wiederum in keiner Weise die Zirkulation behindern darf.

Die Schreibvorrichtung, die mittels Schwimmers die durch Hebelübertragung stark verkleinerten Ausschläge der Volumenänderung auf ein Kymographion überträgt, gibt naturgemäß auch alle kleinsten Bewegungen wieder, die die Versuchsperson, während der Apparat schreibt, vollführt. Ist der Arm gut gestützt, so werden gewisse z. B. mit der Atmung in Verbindung stehende Bewegungen, leichter unterdrückt werden können, als bei unzureichender Unterstützung. Die Hauptschwierigkeit bei der Untersuchung liegt darin, den Patienten dazu zu bringen, daß er während des Lösens der Binde den Arm absolut ruhig hält, weil in diesem Augenblick eine Bewegung die Untersuchung vollständig zunichte macht. Morawitz selbst bezeichnet dies als den heikelsten Punkt der ganzen Methode.

Nachdem der Apparat einige Zeit eine dem Volumen des blutleeren Armes entsprechende Nullinie geschrieben hat, steigt im Moment, in dem der Schlauch gelöst wird und das Blut in den Arm schießt, die Kurve fast im rechten Winkel an. Je nachdem nun zunächst eine reaktive Hyperämie eintritt oder nicht, wird die Kurve nach anfänglichem Gipfel oder ohne einen solchen für einige Minuten einen ungefähr horizontalen Verlauf nehmen.

Für die Berechnung wird zunächst die Ordinatenhöhe der beiden Kurven vor und nach Lösen des Schlauches in Millimetern bestimmt und aus deren Differenz die Blutmenge in Kubikzentimetern auf Grund der vorherigen Eichung des Apparates berechnet. Die Zahl der Kubikzentimeter dividiert durch das Armvolumen und mit 100 multipliziert, ergibt den Gehalt des Armes an Blut in Volumenprozenten.

Es ist nun weiter notwendig, um Vergleichswerte zu erhalten, eine Korrektur vorzunehmen, die das Verhältnis des Körpergewichtes (p) zum Armvolumen (v) berücksichtigt. Die diesem Verhältnis entsprechende Zahl G darf nach Morawitz als der Gesamtblutmenge proportional angesehen werden. Er stellt dabei folgende Gleichung auf:

b (d. h. die im Arm vorhandene Blutmenge): $G = v : p$,

$$G = \frac{b \cdot p}{v}.$$

Der Wert G ist zweckmäßig noch mit einer Konstanten zu versehen, und zwar, da G beim normalen Menschen zu etwa 2600 gefunden wurde, ist für die Konstante $1/26$ einzusetzen, so daß also die Formel heißt:

$$G = \frac{b \cdot p}{v \cdot 26}$$

Die Methode, die bisher keine Nachprüfung gefunden hat, vermag naturgemäß keine Auskunft über die wirkliche Blutmenge zu geben. Sie liefert vielmehr, wie Morawitz selbst betont, nur Vergleichswerte und orientiert eher über die Blutverteilung in einem bestimmten Körperbezirk.

Von vornherein erheben sich hinsichtlich der Bewertung der plethysmographischen Methode eine ganze Reihe gewichtiger Bedenken, die Morawitz zum Teil bereits selbst zu entkräften versucht hat.

In erster Linie wird man sich fragen müssen, inwieweit es berechtigt ist, anzunehmen, daß einer bestimmten Muskelmasse stets die gleiche Blutmenge entspricht und ob nicht vielmehr beim gleichen Individuum zu verschiedenen Zeiten und erst recht bei verschiedenen Individuen mit starker oder schwacher Inanspruchnahme ihrer Muskeln große Differenzen möglich sind. Morawitz fand denn auch, daß unter gewissen extremen Bedingungen, wie sehr starker Abmagerung sowie großem Fettgehalt bei gering entwickelter

Muskulatur die Methode nicht anwendbar ist. Ferner gibt er an, daß bei anämischen Patienten die Blutmenge im Arme an verschiedenen Tagen viel größere Schwankungen aufweist, als man sie beim Gesunden findet.

Im übrigen zeigen die Morawitzschen Untersuchungen an normalen Individuen recht konstante Zahlen, wobei die G-Werte ungefähr dem Körpergewicht parallel gehen. Als Durchschnittswert für die Volumenprozente ergibt sich die Zahl 4.

Es wäre zweifellos wünschenswert, wenn die genannte Methode an einem größeren pathologischen Material durchgeprüft und womöglich mit einer der anderen Blutmengenbestimmungsmethoden verglichen würde.

Resultate der Blutmengenbestimmung nach den verschiedenen Methoden.

Vergleicht man die mit den verschiedenen beschriebenen Methoden gewonnenen Resultate, so ergeben sich Werte für die Blutmenge, die voneinander nicht unerheblich abweichen.

Während nach der Methode Welckers die Blutmenge etwa $^1/_{13}$ des Körpergewichtes beträgt und Kottmann mit seiner Hämatokritmethode auf $\frac{1}{11,5}$ bis $\frac{1}{12,5}$ kam, ergeben die Kohlenoxydmethode einerseits und Behrings Antitoxinbestimmung andererseits Werte, die unter sich und von den erstgenannten Zahlen merklich verschieden sind. Dazu kommt, daß sogar ein und dieselbe Methode in den Händen verschiedener Untersucher zu verschiedenen Resultaten führte. Während z. B. L. Smith mit der CO-Methode bei Männern im Durchschnitt 4,6% gegenüber 5,3% bei Frauen findet, berechnet Oerum umgekehrt 5,2 für Männer und 4,6% für Frauen. Plesch kommt zum Ergebnis, daß ein wesentlicher Unterschied der Blutmenge zwischen Mann und Weib nicht existiert; nach seinen Untersuchungen beträgt die Blutmenge des normalen Menschen 5,3% = $^1/_{19}$ des Körpergewichtes. Erich Müller fand mit der CO-Methode nach Zuntz-Plesch bei Kindern von 6—12 Jahren $\frac{1}{14,8}$ des Körpergewichtes. Zum Teil stehen die mit der CO-Methode bei Blutkrankheiten gewonnenen Werte, über die in der Literatur berichtet wird, in krassem Widerspruch zu unseren sonstigen Kenntnissen von diesen Krankheiten (so angeblich Vermehrung der Blutmenge bei pernic. Anämie u. a. m.).

Wieder andere Werte ergeben sich mit der Behringschen Antitoxinmethode und auch hier differieren die Werte, die von verschiedenen Untersuchern festgestellt wurden. Fries (Frauenklinik Marburg) gibt als Durchschnittswert bei gesunden Erwachsenen beiderlei Geschlechtes 7,9% = $\frac{1}{12,5}$ des Körpergewichtes an, während Kämmerer und Waldmann 9,8% = $\frac{1}{10,2}$ des Körpergewichtes fanden. Ratner (Klinik Basel) fand für die Behringsche Methode, die er mit dem Welckerschen Verfahren kontrollierte, erheblich von diesem abweichende und zwar zum Teil zu hohe Zahlen. Wurde die Blutmenge nach Welcker zu 100 angenommen, so ergaben sich für die Behringsche Methode Werte zwischen 78,27 und 133,23 und als Mittelzahl 106,54.

Man erkennt aus dieser Gegenüberstellung der mit verschiedenen Methoden gefundenen Zahlen die eine Tatsache, daß die Frage der Blutmengenbestimmung

vorläufig noch einer definitiven Lösung harrt. Vor der Hand wird es im gegebenen
Falle zweckmäßig sein, sich bei der Bestimmung der Blutmenge nicht auf eine
Methode zu beschränken. Allerdings wird dadurch die Untersuchung wesentlich
erschwert, was um so mehr ins Gewicht fällt, als jede einzelne Bestimmung
schon ohnehin einen nicht unerheblichen Aufwand an Mühe und Zeit verlangt.

Viskosimetrie.

Die Viskosimetrie stellt sich zur Aufgabe, die Viskosität einer Flüssigkeit
oder deren innere Reibung, d. h. den Widerstand der einzelnen Flüssigkeitsteilchen untereinander gegenüber der Bewegung festzustellen. Die Bestimmung
der Viscosität besitzt in der Hämatologie mehr als ein rein theoretisches Interesse und hat sich in der klinischen Blutuntersuchung bereits einen festen
Platz erobert.

Das Ergebnis der Viskositätsmessung einer Flüssigkeit kann auf zweierlei
Weise ausgedrückt werden. Die absolute Ausdrucksweise, wie sie in der Physik
üblich ist, benutzt als Maßstab das Grammzentimetersekundensystem und gibt
die Viskosität in Dynen an, während die relative, deren man sich bei den klinischen Untersuchungen bedient, ausdrückt, um wieviel die untersuchte Flüssigkeit zähflüssiger als destilliertes Wasser ist.

Zur Bestimmung der relativen Viskosität sind eine Reihe verschiedener
Apparate konstruiert worden. Zum Teil handelt es sich um komplizierte Instrumente, bei denen z. B. mit Hilfe einer Feder (Robert-Tissot) oder eines
Uhrwerks (Kottmanns Koaguloviskosimeter) ein Metallkörper in dem zu untersuchenden Blut rotiert und aus dem Grade des Widerstandes, den dieser hierbei
findet, die Größe der Viskosität erkennen läßt. Einfacher und darum leichter
zu handhaben sind diejenigen Apparate, deren Prinzip auf dem Poiseuilleschen
Gesetz fußt.

Das Gesetz von Poiseuille sagt aus, daß die Durchflußgeschwindigkeit
resp. Durchflußmenge einer Flüssigkeit in einer Kapillare der Viskosität der
Flüssigkeit umgekehrt proportional und dem treibenden Druck direkt proportional
ist. Bezeichnet man die Viskosität zweier verschiedener Flüssigkeiten mit η
resp. η_1, die entsprechenden Durchflußvolumen mit V und V_1 und die entsprechenden Durchflußzeiten mit T und T_1, so ergibt sich die Formel:

$$\eta : \eta_1 = V_1 \cdot T : V \cdot T_1.$$

Bei Bestimmung der relativen Viskosität ist η (Wasser) $= 1$. Es ist dann

$$\eta_1 = \frac{V \cdot T_1}{V_1 \cdot T}.$$

Je nach der Art des angewendeten Apparates ist, wie z. B. bei Hirsch
und Beck sowie Determann $V = V_1$; hier vergleicht man also die Durchflußzeiten; im anderen Fall ist $T = T_1$ (Heß, Münzer-Bloch), hier werden
demnach die Durchflußvolumina verglichen.

Von großer praktischer Bedeutung für die Viskosimetrie ist übrigens die
Tatsache, daß Zusatz von Oxalat zur Hemmung der Gerinnung die Viskosität
in unkontrollierbarer Weise ändert und daher große Fehler bewirkt, wogegen
Hirudin die Viskosität nicht beeinflußt.

Es sollen hier zunächst einige Apparate zur Viskositätsbestimmung beschrieben werden, die eine ausgedehntere Anwendung gefunden haben.

Viskosimeter von Hirsch und Beck.

Der Apparat von Hirsch und Beck (Abb. 83) besteht aus einer U-förmig gebogenen Kapillare, die an einem Stativ senkrecht befestigt ist und in einem Wasserbade von 38° steht.

Mittels Druckes, der durch ein Gebläse erzeugt wird und dessen Größe an einem Manometer abgelesen werden kann, wird das Blut, das aus einer Vene entnommen wird, durch die Kapillare durchgetrieben und die Zeit gemessen, die vergeht, bis das Blut von einer Marke zur anderen fließt. Die hierfür erforderliche Blutmenge ist ca. 0,5 ccm.

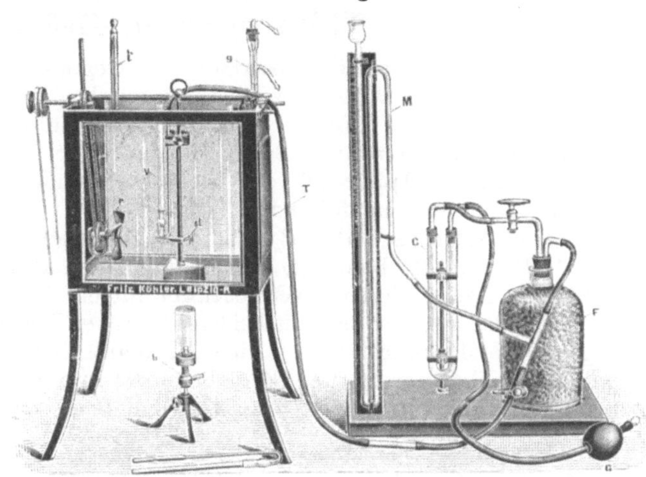

Abb. 83. Viskosimeter von Hirsch und Beck.

Viskosimeter von Determann (älteres Modell).

Determanns Viskosimeter (Abb. 84) besteht aus einer Kapillare (*cd*), die an beiden Enden je eine genau gleich große Erweiterung (*e*) von 0,1 ccm trägt, sodaß der Apparat eine Sanduhrform hat. Die Kapillare ist ihrer ganzen Länge nach von einem weiteren Glasgefäß (*b*) umgeben, das mit Wasser gefüllt als Mantel dient. Zur Kontrolle der erforderlichen Temperatur (20°) ist der Mantel mit einem Thermometer (*a*) armiert. Das Mantelgefäß ist vermittels einer queren Achse auf zwei Gabeln drehbar an einem Stativ angebracht, so daß der ganze Apparat sich wie eine Sanduhr um 180° drehen läßt.

Bei der Benutzung des Apparates wird zunächst zur Vermeidung der Gerinnung auf die Einstichstelle der Haut oder bei Blutentnahme aus der Vene auf den Glasstöpsel der Spritze eine Spur Hirudin gelegt. Dann saugt man vorsichtig mit dem Ansatzstück des Apparates (*e* in der Abbildung) das frisch ausgetretene Blut bis zum Ende der einen Ampulle (Marke *b*). Die hierfür nötige Blutmenge beträgt 0,1 ccm. Es wird dann der Apparat auf die Gabel des Stativs gesetzt, so daß er senkrecht steht. Nun wird die Durchflußzeit des Blutes von der oberen Ampulle durch die Kapillare mit der Stoppuhr bestimmt und hierauf der Apparat um 180° gedreht, worauf der Versuch von der anderen Seite wiederholt wird. Da das Blut gegen Gerinnung geschützt ist, kann man diese Wiederholung durch weitere Umdrehung des Apparates beliebig oft wiederholen. Die Durchflußzeit des Blutes verglichen mit Wasser bei 20° dient zu Berechnung. Die Reduktion der

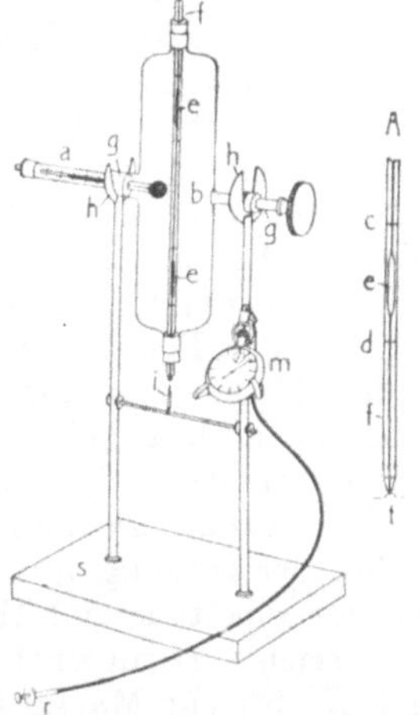

Abb. 84. Viskosimeter von Determann (ält. Modell).

Temperaturabweichungen (der Zimmertemperatur auf 20°) erfolgt mittels einer experimentell festgelegten Kurventafel, die den Verlauf des Temperaturkoeffizienten der verschieden dicken Blutarten anzeigt.

Viskosimeter von Heß.

Das Viskosimeter von Heß bestimmt im Gegensatz zu den beiden vorigen Apparaten nicht die Durchflußzeit, sondern das Durchflußvolumen des zu untersuchenden Blutes. Ferner bedient es sich nicht der Schwerkraft wie Determann, sondern wendet Saugkraft mit Hilfe eines Ballons an.

Der Heßsche Apparat[1]), der in einem handlichen Etui untergebracht ist, besteht (Abb. 85) aus folgenden Teilen[2]).

Auf einer Milchglasplatte P sind zwei graduierte Glasröhrchen als „Meßröhrchen" M_1 und M_2 befestigt, die an dem einen Ende mit einem T-Rohr T in Verbindung stehen, dessen einer Schenkel mittels Schlauch mit einem Gummiballon verbunden ist, der also mit beiden Röhrchen kommuniziert. Am anderen Ende gehen die Meßröhrchen in je eine Kapillare K_1 und K_2 über, die demnach ein feineres Kaliber als M_1 und M_2 haben. K_1 und K_2 stoßen ihrerseits an ein drittes Röhrchenpaar G resp. E an. Während G an K_1 fest angeschmolzen ist,

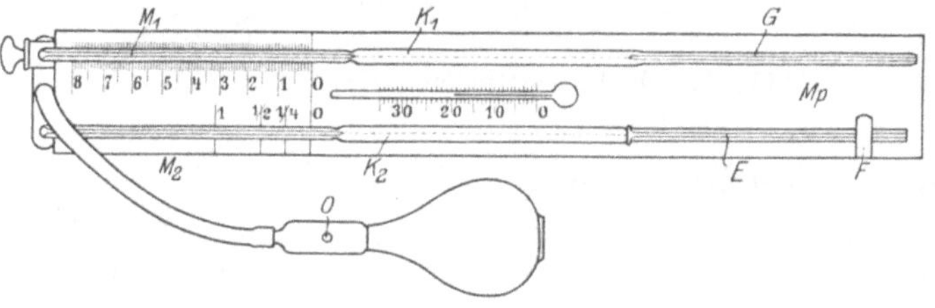

Abb. 85. Viskosimeter von Heß.

besteht zwischen E und K_2 keine feste Verbindung; es läßt sich vielmehr das abnehmbare Stück E an K_2 durch die konische bzw. leicht trichterförmige Gestalt der Rohrenden adaptieren, wobei es durch eine Feder F in seiner Lage gehalten wird und andererseits jederzeit leicht ausgewechselt werden kann. Ein Vorrat derartiger Ersatzröhrchen E von genau gleichem Kaliber ist dem Apparate beigegeben.

An der Stelle, wo M_1 in das T-Rohr mündet, befindet sich ein Hahn H, der eine Absperrung von M_1 gegen das T-Rohr und den Ballon erlaubt. Ist M_1 verschlossen, so steht der Ballon nur mit M_2 in Verbindung. Außer den genannten Röhrchen trägt die Platte des Apparates noch ein Thermometer. Der Gummischlauch besitzt, kurz bevor er in den Ballon übergeht, eine seitliche Ventilöffnung O, durch die er mit der Außenluft in Verbindung steht.

Bei der Benutzung des Apparates wird zunächst der Hahn H geöffnet, so daß M_1 mit dem T-Rohr kommuniziert. Alsdann bringt man mit Hilfe einer dem Apparat beigegebenen Pipette an die Mündung des Röhrchens G destilliertes Wasser, das dadurch in dasselbe eintritt, daß man den Gummiballon, den man in der linken Hand haltend, bei geöffnetem Ventil zusammengedrückt hat, nach Verschluß der Öffnung mit dem Finger sich wieder ausdehnen läßt. Man läßt nun aus der Pipette soviel Wasser in G eintreten, bis es die Verbindungsstelle mit K_1 erreicht. Dann entfernt man die Pipette und saugt die Wassersäule aus G und K_1 bis zur Marke 0 des Meßröhrchens M_1. Hierauf unterbricht man die Saugwirkung und verschließt den Hahn H. Dieser erste Akt braucht nicht bei jeder Bestimmung von neuem vorgenommen zu werden, da man das Wasser

---

[1]) Der Apparat wird hergestellt von der Firma E. E. Büchi, Bern, Spitalgasse 34.
[2]) Heß hat außerdem einen Laboratoriumsapparat konstruiert, der zum Konstanterhalten der Temperatur mit einem Wassermantel versehen ist.

in dem Vergleichsröhrchen ohne Nachteil für die folgenden Bestimmungen im Apparate belassen kann.

Der zweite Akt, die Beschickung des Apparates mit Blut beginnt damit, daß man nach erfolgtem Einstich ein bereitgehaltenes Röhrchen E mit seinem glatt abgeschnittenen Ende (das andere ist trichterförmig) mit dem ausgetretenen Blutstropfen in Berührung bringt. Man hat dabei darauf zu achten, daß man das Röhrchen mit den Fingern nur nahe dem glatten Ende berührt, da hier eine Erwärmung ohne Nachteil für die Untersuchung ist. Infolge der Kapillarität tritt das Blut von selbst in das Röhrchen hinein. Nachdem sich ungefähr drei Viertel seines Inhalts gefüllt hat, entfernt man es von dem Blutstropfen und läßt das Blut in der Kapillare, indem man sie vertikal hält, bis zu ihrem anderen Ende vordringen. Nun bringt man dieses mit seiner trichterförmigen Erweiterung in Kontakt mit der Kapillare K_2 und sichert die Verbindung zwischen beiden dadurch, daß man E mit der Feder F festklemmt. Um das Blut mittels Ballon in K_2 zu treiben, verfährt man genau so wie vorher beim Wasser. Man saugt das Blut durch die Kapillare K_2 in M_2 bis zur Marke 0 der zugehörigen Skala. Damit ist der Apparat zur Bestimmung bereit. Man öffnet nun den Hahn H, wodurch der Ballon gleichzeitig mit der Wasser- und Blutkapillare in Verbindung tritt, so daß beide Flüssigkeiten gleichzeitig seiner saugenden Wirkung gehorchen. Man saugt solange, bis das Blut in M_2 genau bis zur Marke 1 vorgedrungen ist und unterbricht dann das Saugen. Man liest nun den Stand des Wassers an der Skala in M_1 ab und hat in der abgelesenen Zahl unmittelbar den Viskositätsgrad des untersuchten Blutes.

Für den Fall, daß es sich um ein Blut mit sehr hoher Viskosität handelt, bei welchem evtl. die Skalenteilung der Wasserkapillare nicht ausreichen würde, oder auch falls bei einer Untersuchung sehr wenig Blut zur Verfügung steht, ist die Skala für die Blutkapillare M_2 noch mit den Teilstrichen $^1/_2$ und $^1/_4$ versehen, bis zu denen das Blut dann statt bis zur Marke 1 gesogen wird. Die an der Wasserskala abgelesenen Werte sind dann in diesem Fall natürlich mit 2 resp. 4 zu multiplizieren. Übrigens ist der Apparat mit einem starken und einem schwachen Gummiballon ausgerüstet, je nachdem man es mit einem dickflüssigeren oder sehr dünnflüssigen Blute zu tun hat.

Nach beendigter Ablesung hat man mit großer Sorgfalt die Reinigung des Apparates vorzunehmen. Zu diesem Zweck wird zuerst Hahn H verschlossen und E entfernt. Dann treibt man unter Druck mit dem Ballon nach Verschließen von O das Blut aus M_2 und K_2 heraus in ein vor die Mündung von K_2 gelegtes Leinwandläppchen, saugt hiernach aus einer Pipette des Apparates konzentrierte Ammoniaklösung in K_2 und M_2 bis über die Marke 1 hinaus, preßt es wieder aus und wiederholt dies. Schließlich läßt man Ammoniak in K_2 und M_2, verschließt K_2 mit einer kleinen Gummikappe und läßt es mit Ammoniak bzw. Wasser in seinen Röhrchen bis zur nächsten Benutzung stehen. Das nächste Mal hat man dann nur nötig, das Ammoniak nach abgenommener Gummikappe aus K_2 herauszupressen und das vordere Ende der Wassersäule in M_1 auf 0 einzustellen.

Was die Temperatur anbelangt, bei der die Untersuchungen vorgenommen werden, so soll sie nach Heß möglichst zwischen 17 und 23° liegen, was in einem Krankenzimmer leicht zu erreichen ist. Innerhalb dieser Grenzen bedarf es keiner besonderer Temperaturkorrekturen. Bei 20° als mittlerer Zimmertemperatur ergab sich als höchster Fehler 3%, der demnach für die praktische Anwendung des Apparates am Krankenbett vernachlässigt werden kann. Handelt es sich um beträchtliche Abweichungen von der genannten Temperatur, so kann man an den abgelesenen Werten dadurch eine Korrektur anbringen, daß bei Tempe-

raturen über 20° soviel Prozent des gefundenen Wertes zu diesem hinzugezählt
werden, als die Temperatur Grade über 20 beträgt, und umgekehrt subtrahiert
werden bei Temperaturen unter 20°[1]).

Als Normalwerte ergeben sich nach Heß für Männer 4,74, für Frauen
4,40.

Kagan (Sahlische Klinik) hat in eingehenden kritischen Untersuchungen
die Fehlerquellen des Heßschen Instrumentes geprüft. Sie unterscheidet als
solche die Inkonstanz des Druckes, der durch Kompression des Ballons erzeugt
wird, ferner die Möglichkeit der Schleuderwirkung bei zu schnellem Loslassen
des Ballons, die etwaige chemische Wirkung des von der Reinigung zurück-
bleibenden Ammoniaks auf das Blut sowie endlich die Inkonstanz der Temperatur.
Hinsichtlich des letzten Punktes kommt K. in Bestätigung der Heßschen Untersuchungen zum Ergebnis, daß man bei den geringen Temperaturschwankungen,
wie sie im Krankenzimmer herrschen, eine Temperaturkorrektur unterlassen
kann. Auch bezüglich der Beimischung von Spuren von Ammoniak sieht K.
keine Gefährdung der Genauigkeit der Methode. Was die Inkonstanz des
Saugdrucks anlangt, so ergeben sich bei Anwendung von maximaler bezw.
minimaler Saugwirkung in der Tat nicht unerhebliche Differenzen, sodaß man
insbesondere beim plötzlichen Loslassen des Ballons mit einer Schleuderwirkung
rechnen muß. K. hat dann durch Vergleichsbestimmungen mit dem Ostwaldschen Instrument gefunden, daß man mit dem Heßschen Apparat
nur dann übereinstimmende Werte erhält, wenn die Saugkraft des Gummiballs so bemessen wird, daß beim Ansaugen
das Wasser der Kapillare M_1 sich in $2^1/_2$ Sekunden um einen
großen Teilstrich (z. B. von Zahl 1 bis Zahl 2) vorwärts-
bewegt.

Neues Viskosimeter nach Determann.

Dieses Instrument (Abb. 86 u. 87) stellt eine Kombination des früheren Apparates von Determann (siehe
oben) mit dem Viskosimeter von Heß dar.

In einem länglichen Wassermantel (s. Abb. 86) befinden
sich zwei gleiche Glasröhrchen. Jedes von beiden besteht
wie bei dem früheren Apparat aus einem mittleren kapillaren
Teil und an beiden Enden aus einem etwas weiteren
(ca. 0,5 mm Weite) Ansatzstück. Sämtliche Teile der beiden
Röhrchen sind entsprechend möglichst gleich kalibriert.
Die auf der einen Seite des kapillaren Abschnittes gelegenen
Ansatzröhrchen sind mit einer Skala versehen.

Der Apparat wird nun in der Weise benutzt, daß bei
einer Manteltemperatur von ungefähr 20° in das Ansatzrohr
des einen Röhrchens destilliertes Wasser, in das andere Blut,
beides in gleicher Menge bis zum Beginn der Kapillare gefüllt
wird. Man stellt den Apparat horizontal und sorgt durch
Neigen einer Seite und Zuhalten des Endes eines der
beiden Röhrchen mit dem Finger dafür, daß die Flüssigkeitssäulen beider auf den Punkt O eingestellt werden. Dann wird
der Apparat schnell in die vertikale Stellung gebracht und
darin solange gehalten, bis das Blut die Marke 1 erreicht,

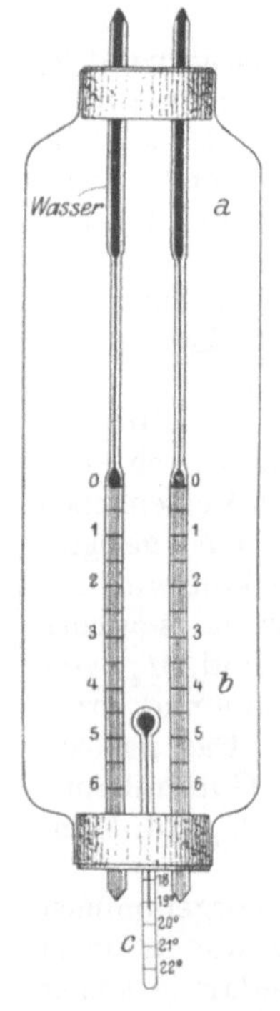

Abb. 86. Deter-
manns Viskosi-
meter (neues Mod.)

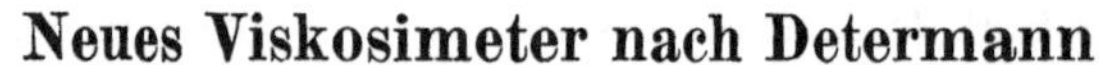

---

[1]) In jüngster Zeit hat Heß für Serumuntersuchungen ein besonderes Viskosimeter
konstruiert, das eine genauere Ablesung der 2. Dezimale erlaubt (Firma Büchi, Bern).

worauf man den Apparat sofort wieder horizontal hält. Die Zahl, bei der das Wasser angelangt ist, gibt dann die relative Viskosität des untersuchten Blutes an. Die neue Modifikation Determanns lehnt sich also in gewisser Weise an das Prinzip von Heß an, von dem er nur die Anwendung des Saugdruckes nicht übernimmt.

Viskosimeter von Münzer und Bloch.

Münzer und Bloch haben ebenfalls eine Modifikation des Apparates von Hess angegeben. Im wesentlichen wenden sie feinere Kapillaren an, die ca. nur 0,03 mm Durchmesser haben und wie bei dem Instrument

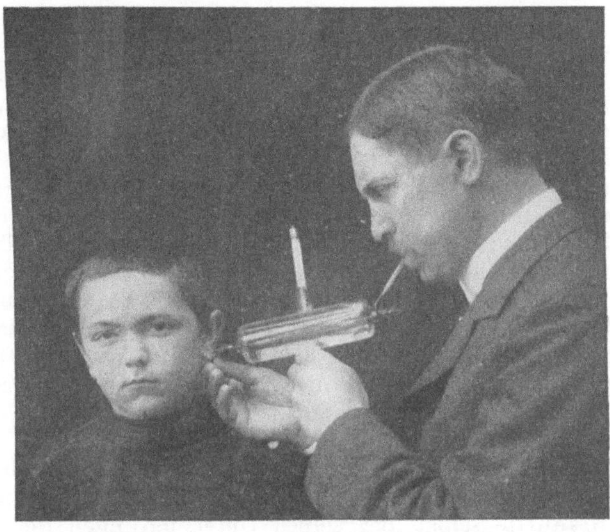

Abb. 87.

von Determann von einem Wassermantel umgeben sind, der für Temperaturkonstanz sorgt (Abb. 88).

Bezüglich des Koaguloviskosimeters von Kottmann vergl. Seite 163.

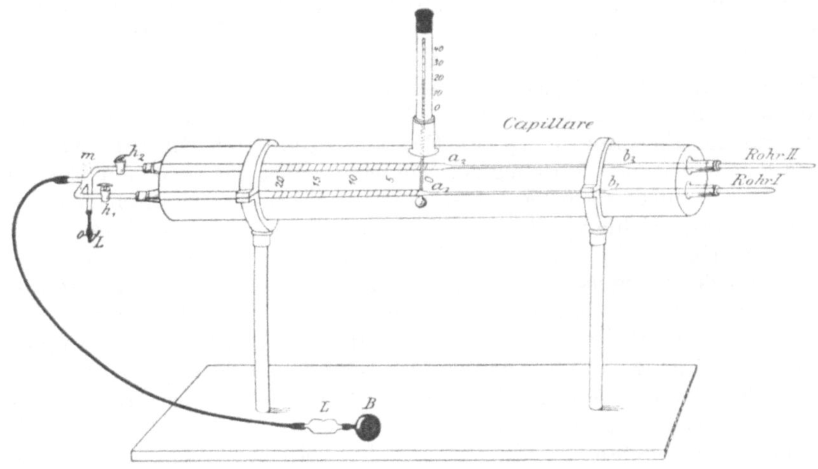

Abb. 88. Viskosimeter von Münzer und Bloch.

Kritik der verschiedenen Viskosimeter.

Die Tatsache, daß die hier genannten Apparate unter bestimmten extremen Verhältnissen, z. B. bei beträchtlich gesteigerter Viskosität erhebliche Differenzen ihrer Resultate zeigen, legt den Gedanken nahe, daß der eine oder andere unter ihnen an gewissen prinzipiellen Mängeln leiden muß, die in seiner Konstruktion begründet sind. Die Frage läuft in erster Linie darauf hinaus, welche Art von Triebkraft für die Vorwärtsbewegung der Flüssigkeit im Viskosimeter als einwandfrei gelten darf, die Anwendung der Schwerkraft im Apparate Determanns oder die Verwendung eines besonderen Druckes durch Gummiballon wie in den Instrumenten von Hirsch und Beck, Heß und Münzer-Bloch.

Dieser Punkt hat zu einer Kontroverse zwischen Determann und Heß geführt. Determann (vgl. seine Monogr.) hat gegen das Heßsche Verfahren den Einwand erhoben, daß es mit Fehlerquellen arbeite, die sein Apparat, der als alleinige Triebkraft die eigene Schwere der Flüssigkeit benutzt, vermeidet, und zwar liege der Nachteil bei Heß und Münzer-Bloch darin, daß der angewendete Saugdruck eine unkontrollierbare Größe ist. Durch sie wird seiner Meinung nach die physikalische Erscheinung der Turbulenz in Kraft treten, und infolge der Wirbelbewegungen der Flüssigkeit eine ungleichmäßige Beeinflussung der Durchflußgeschwindigkeit für Blut und Wasser entstehen. Da die Turbulenz sich in höherem Maß bei dünnflüssigen Körpern geltend macht, so zeigen, wie er glaubt, die Viskosimeter, die mit Druck arbeiten, zu niedrige Werte an und dieser Fehler trete um so mehr in Erscheinung, je visköser die Flüssigkeit ist. Es sei hier auf die Untersuchungen von Kagan (S. 152) verwiesen.

Heß erblickt im Determannschen Prinzip eine Reihe von prinzipiellen Fehlern und hält seine Schlußfolgerungen für irrig. Er weist darauf hin, daß Poiseuille selbst bei seinen Untersuchungen die Gültigkeit seines Gesetzes für Wasser bis zu einem treibenden Druck von 250 mm Quecksilber nachgewiesen habe, während Heß selbst nur bis 65 Hg ging; überhaupt gelte das Poiseuillesche Gesetz nur für große Druckdifferenzen. Von dem Vorhandensein einer Turbulenz konnte er sich in speziell hierauf gerichteten experimentellen Untersuchungen nicht überzeugen. Als einen weiteren Fehler des Determannschen Verfahrens betrachtet er die Anwendung von Hirudin, das eine Sedimentierung des Blutes bewirke, die ihrerseits zu einer Verzögerung des Durchflusses durch die Kapillare führen müsse.

Münzer und Bloch lehnen ebenfalls den Determannschen Apparat ab und zwar auf Grund folgender Überlegungen. Nach ihren Untersuchungen kommt zwar der Sedimentierung der Erythrozyten durch Hirudin, wie es Heß annimmt, keine störende Wirkung zu. Dagegen sehen sie wie dieser in dem sehr geringen Druck, unter dem die Flüssigkeit im Determannschen Apparat abläuft, eine wichtige Fehlerquelle. Sie konnten feststellen, daß in einem derartigen Apparat der Ablauf der Flüssigkeit in der Kapillare immer langsamer wird, je mehr Flüssigkeit abgelaufen ist, was sie darauf zurückführen, daß der Druck, unter dem die Flüssigkeit steht, immer geringer wird, sodaß bei den letzten Spuren der Flüssigkeit der das Abfließen bewirkende Druck eine so geringe Kraft darstellt, daß ihm gegenüber die bei verschiedenen Kapillaren verschiedene Kraft der Kapillarität entschieden ins Gewicht fällt. Es kommt hinzu, daß nach ihrer Beobachtung in der Kapillare oberhalb der oberen Ampulle ständig feine Flüssigkeitsteilchen in die Ampulle herabfließen, die von Zeit zu Zeit das Lumen füllen, dann plötzlich platzen, in die Höhe zu steigen scheinen und dabei sicher eine hemmende Wirkung auf den Abfluß der Flüssigkeit aus der Ampulle in die mittlere Kapillare ausüben. Endlich fanden sie beim Vergleich mehrerer Determannscher Viskosimeter nicht völlig übereinstimmende Werte.

Schon a priori wird man sich übrigens, wie auch Naegeli ausführt, hinsichtlich der extrem hohen Werte (über 20), die Determann in einzelnen Fällen findet, sagen müssen, daß sie mit Rücksicht auf rein hämodynamische Gesichtspunkte unmöglich der Wirklichkeit entsprechen können.

Nach den bisher vorliegenden Erfahrungen wird es sich nach der vorstehenden Darlegung empfehlen, für klinische Zwecke den Heßschen Apparat zu benutzen, der neben seinen sonstigen Vorzügen den Vorteil großer Handlichkeit besitzt, die ihn für den Gebrauch am Krankenbett besonders geeignet macht.

Bestimmung des Gerinnungsvermögens des Blutes.

Die Feststellung des Gerinnungsvermögens des Blutes kann auf verschiedene Weise vorgenommen werden. Die große Mehrzahl der angegebenen Methoden sind sog. „Zeitmethoden", d. h. man bestimmt mit ihnen die Zeitdauer, die von der Blutentnahme an gerechnet vergeht, bis die ersten Zeichen der Gerinnung eintreten. Andere Methoden dienen dazu, festzustellen, welche Mengen von Gerinnungsprodukten i. e. Fibrin innerhalb einer gewissen Zeitdauer gebildet werden.

Die große Zahl der nach den verschiedensten Prinzipien ersonnenen Methoden läßt erkennen, daß es bis jetzt nicht gelungen ist, eine nach allen Richtungen einwandfreie Methode der Gerinnungsbestimmung ausfindig zu machen, wie denn auch die mit den verschiedenen Methoden gefundenen Normalwerte untereinander erheblich differieren.

Von größter Bedeutung für den Verlauf der Gerinnung ist die Vorbehandlung des Blutes bzw. die Art der Blutentnahme. Die Gewinnung von Blut durch Einstich in die Haut, wie es gewöhnlich geschieht, leidet an einem prinzipiellen Übelstand, der schon wiederholt erwähnt wurde, nämlich der Vermischung des Blutes mit Gewebsaft. Da Gewebsaft reichliche Mengen von gerinnungsfördernden Stoffen enthält, so werden bereits Spuren genügen, um eine Beschleunigung der Gerinnung zu bewirken und damit falsche Verhältnisse vorzutäuschen. Ist man gezwungen, Kapillarblut aus einer Hautwunde für die Untersuchung zu verwenden, so wird man speziell bei Gerinnungsbestimmungen mit besonderer Sorgfalt vermeiden, daß durch Drücken und Quetschen der Wunde Gewebsflüssigkeit dem Blut beigemischt wird; man muß durch Anlegen einer tieferen und größeren Stichwunde für lebhaftes Hervorquellen von Blut sorgen. Daß im Vergleich mit dieser Art der Blutgewinnung die Verwendung von Venen- bzw. Arterienblut große Vorzüge besitzt, liegt auf der Hand.

Kommt es auf sehr exakte Bestimmungen an, so ist diese Form der Blutentnahme die Methode der Wahl. Sie ist um so mehr zu empfehlen, als sie selbst bei hämophilen Zuständen, wie die Erfahrung lehrte (Sahli), absolut ungefährlich ist und beliebig oft wiederholt werden kann.

Entnimmt man das Blut aus der Vene, so hat man dabei zu berücksichtigen, daß bei länger dauernder Stauung ein höherer Kohlensäuregehalt das Gerinnungsvermögen des Blutes herabsetzt. Man wird aus diesem Grunde die Stauung erst unmittelbar vor der Blutentnahme vornehmen oder versuchen, ohne Stauung eine genügende Menge Blut aus der Vene zu entnehmen, was bisweilen gelingt.

Von großem Einfluß auf den Eintritt der Gerinnung ist die Berührung des Blutes mit Fremdkörpern, die namentlich, wenn sie eine rauhe Oberfläche haben, auf den Eintritt der Gerinnung beschleunigend wirken. Dies Moment kommt z. B. in Betracht, wenn man eine Kanüle verwendet, deren Innenfläche nach längerem Gebrauch rostig geworden ist. Aus diesem Grunde empfiehlt es sich bei besonderen Fällen, das Lumen der Kanüle, die man für die Venenpunktion benutzt, mit geschmolzenem Paraffin zu überziehen.

Weiter ist der zeitliche Ablauf des Gerinnungsprozesses in erheblichem Maß von der Temperatur abhängig. Dies geht aus dem vorstehenden Diagramm, das aus einer Arbeit Bürkers (Arch. f. d. ges. Physiol. Bd. 149) stammt, hervor. Es ist daher bei allen Gerinnungsbestimmungen auf die Temperatur ein besonderes Augenmerk zu richten und in den Protokollen anzugeben, bei welcher Temperatur die Beobachtungen gemacht wurden. Desgleichen ist es, was sich aus dem oben Gesagten ergibt, unbedingt erforderlich, daß man in Mitteilungen über Gerinnungsbestimmungen die Methode, mit der die Untersuchung gemacht wurde, angibt, da sich nur unter dieser Bedingung ein zuverlässiges Urteil gewinnen läßt.

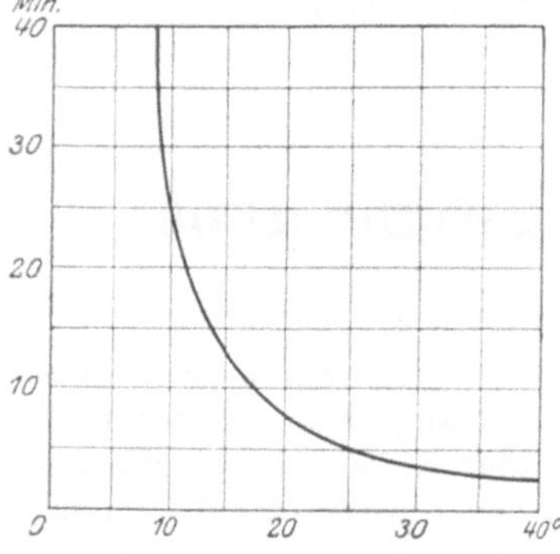

Abb. 89. Kurve zur Veranschaulichung der Abhängigkeit der Blutgerinnung von der Temperatur nach Bürker.

Aus der großen Zahl von Methoden, die zur Untersuchung der Blutgerinnung angegeben wurden, seien die folgenden näher beschrieben.

Methode nach Vierordt.

Bei der von Vierordt angegebenen Methode fängt man einen genügend großen Blutstropfen mit einer reinen 5 cm langen Glaskapillare von 1 mm Durchmesser auf, sodaß eine etwa 0,5 cm lange Blutsäule entsteht, und notiert die Zeit des Blutaustrittes aus der Stichwunde. Man bringt nun in die Kapillare von der anderen Seite ein mindestens 10 cm langes weißes Pferdehaar hinein, das man mit Alkohol und Äther entfettet hat. Man darf dasselbe nur an einem Ende, welches mit dem Blute nicht in Berührung kommt, anfassen. Ebenso darf man die Kapillare nicht an den Teilen mit der Hand berühren, die mit Blut gefüllt ist, um eine störende Erwärmung zu vermeiden.

Alle 30 Sekunden wird nun das Haar um $^1/_2$ cm durch die Blutsäule aus der Kapillare herausgeschoben. Solange noch keine Gerinnung eingetreten ist, bleibt der durch das Blut gezogene Teil des Haares weiß. Beginnt die Gerinnung, so überzieht sich das Haar mit rötlichen Blutgerinnseln. Nach vollendeter Gerinnung bleiben keine neuen Gerinnsel an dem Haar haften, so daß die weiter herausgezogenen Teile wieder weiß bleiben. Vierordt fand mit dieser Methode als mittleren Wert der Gerinnungszeit (Beendigung der Gerinnung) 9 Minuten.

Der Einfachheit der Vierordtschen Methode stehen eine Reihe von Mängeln gegenüber. Eine Schwäche des Verfahrens beruht darin, daß auf den für den Verlauf der Gerinnung so sehr wichtigen Temperaturfaktor keine Rücksicht genommen wird. Es ist aus diesem Grunde notwendig, stets auch bei einer normalen Person unter denselben Bedingungen gleichzeitig Bestimmungen zum Vergleiche zu machen.

Modifikation der Vierordtschen Methode von Kottmann-Lidsky.

Diese Methode stellt eine Verbesserung des alten Vierordtschen Verfahrens dar, indem dabei für Temperaturkonstanz gesorgt wird.

Der Apparat (Abb. 90) besteht aus einer großen Glaseprouvette 11, die vermittels eines Korkstopfens wasserdicht in eine horizontal liegende Thermosflasche eingeschlossen ist; letztere ist mit Wasser von 15° gefüllt. In die Eprouvette, die demnach als temperierter Luftmantel dient, wird der Metallstab 1 geschoben, wobei der Kork 8 das Glasrohr nach außen abschließt. An dem Metallstab ist mittels Klammer die Vierordtsche Kapillare 4 angebracht, durch die ein Pferdehaar 6 hindurchgeht, dem außerdem das Rohr 5 als Führung dient. Ein in dem Kork befestigtes Thermometer gestattet die dauernde Kontrolle der Temperatur. Nachdem nun die Kapillare mit Blut gefüllt ist, zieht man von Zeit zu Zeit den Metallstab mit Hilfe des Griffes 9 ohne Erschütterung horizontal hervor, bis die mit Blut gefüllte Kapillare sichtbar wird. Indem man nun sukzessive das Pferdehaar hervorzieht, bestimmt man wie bei der ursprünglichen Methode von Vierordt Beginn und Ende der Gerinnung. Sobald man die Kapillare besichtigt hat, schiebt man den Metallstab sofort wieder in den Luftmantel zurück, hierbei dient die Auftreibung 10 des Metallstabes als Zapfen zum Verschluß der Korköffnung und verhindert so den Wärmeverlust.

Methode von Wright.

Bei dieser Methode, die besonders in England und Amerika viel in Gebrauch ist, werden eine Reihe genau gleich kalibrierter Glaskapillaren mit Blut gefüllt, worauf man nach einer bestimmten Zeit das Blut aus den Röhrchen auf Fließpapier ausbläst. Ist das Blut bereits vollständig geronnen, so läßt es sich nicht mehr aus den Kapillaren ausblasen; ist die Gerinnung noch unvollständig, so lassen sich auf dem Fließpapier kleine Gerinnsel nachweisen.

Das von Wright Koagulometer genannte Instrument besteht aus einem Metallzylinder, der mit temperiertem Wasser gefüllt wird und von einem dicht anschließenden Mantel aus Flanell umgeben ist. Letzterer nimmt eine Reihe von Kapillaren auf, die auf diese Weise sämtlich um den Zylinder herumgruppiert sind. Die Kapillaren haben einen Durchmesser von 0,25 mm.

Später verzichtete Wright selbst auf das Koagulometer und begnügte sich damit, die mit Blut gefüllten Kapillaren in ein Wasserbad zu stellen.

Eine Schwierigkeit des Verfahrens liegt in der Notwendigkeit, absolut gleichweite Kapillaren zu erhalten, sowie ferner in dem Umstande, daß das Blut in so feinen Kapillaren sehr schnell gerinnt.

Um vollständig gleichmäßige Kapillaren herzustellen, verfährt man nach Wright folgendermaßen:

Man zieht ein gewöhnliches Glasrohr in eine dünne spitz zulaufende Kapillare aus und schmilzt das Ende derselben ab. Sodann werden mittels einer 5 cmm-Pipette

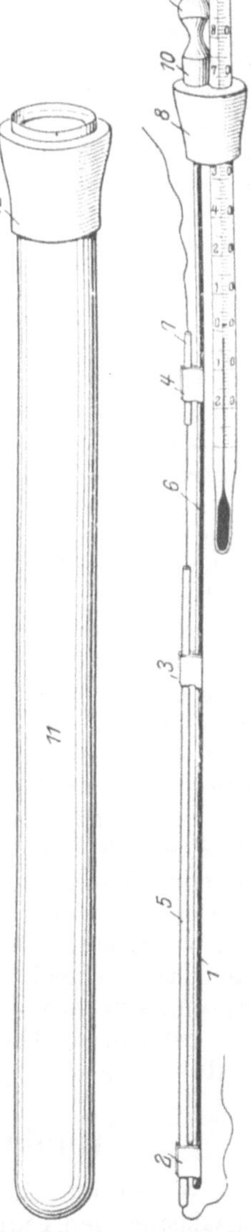

Abb. 90. Apparat nach Kottmann - Lidsky.

mit Gummikappe 5 cmm Quecksilber abgemessen und in die weite Öffnung des
ausgezogenen Glasrohres gebracht. Nunmehr zieht man das feine Ende des
Glasrohres zu einer feinen Kapillare aus und bricht dieselbe in der Mitte durch.
Man bringt nun das Quecksilber an diejenige Stelle der Kapillare, wo die Länge
der Quecksilbersäule 5 cm beträgt, an dieser Stelle hat die Kapillare ein Lumen
von 0,25 mm. Läßt sich an der Kapillare an keinem Punkte eine Länge der
Quecksilbersäule von 5 cm finden, so darf man die Kapillare für die Bestimmung
nicht verwenden. Im anderen Fall macht man an den beiden Enden der Quecksilbersäule mit dem Diamanten eine Marke und treibt nun die Quecksilbersäule
etwa 2 cm an die weite Öffnung des Rohres heran, worauf man die Kapillare
an der äußeren Marke der beiden vorher geritzten Marken abbricht. Vorher muß
man die Öffnung der Pipette an dem fein ausgezogenen Ende abbrechen. Das
Quecksilber bringt man in das nächste zu eichende Glasrohr.

Methode von Sabrazès.

Diese Methode beruht ebenfalls auf der Anwendung von Kapillaren, die mit
Blut gefüllt werden. Die Kapillaren haben einen Durchmesser von 1 mm. Da
sie später zerbrochen werden sollen, werden sie vorher mit einer Glasfeile an
mehreren Stellen eingekerbt. Um bei der Bestimmung für Temperaturkonstanz
zu sorgen, benutzt Sabrazès eine große mit Glassturz versehene Schale mit
doppeltem Boden, der untere Teil derselben wird mit Wasser von 18,5° gefüllt.
Im Sommer muß die Konstanz der Temperatur evtl. durch Eisstückchen erreicht
werden.

Die mit Blut gefüllten Kapillaren werden zusammen mit einem Thermometer
horizontal auf ein kleines Gestell gelegt, das auf dem oberen Boden der Kammer
steht, die dann mit der Glasglocke bedeckt wird. Unter Kontrolle der Temperatur
wartet man kurze Zeit und prüft dann, indem man die Glaskammer vorsichtig
neigt, ob das Blut in den Kapillaren sich noch verschiebt oder ob es unbeweglich
geworden ist. Ist letzteres eingetreten, so nimmt man zunächst diejenige Kapillare
heraus, die man zuerst gefüllt hat, und zerbricht sie an der vorher geritzten Stelle.
Als Beweis für die eingetretene Gerinnung erkennt man einen Fibrinfaden, der
zwischen den beiden Bruchenden der Kapillare sich befindet. Nun achtet man
darauf, ob in der zweiten Kapillare beim Neigen der Glaskammer die Blutsäule
sich verschiebt. Je nachdem ob auch hier bereits Gerinnung eingetreten ist
oder das Blut noch flüssig ist, kann man beurteilen, welches die Gerinnungszeit
ist, und evtl. bei einem wiederholten Versuch sich hiernach richten.

Bei dieser Methode beträgt die Gerinnungszeit unter normalen Verhältnissen
9—10 Minuten.

Hohlperlenkapillarmethode von W. Schultz.

W. Schultz hat ein Kapillarverfahren vorgeschlagen, bei dem das Blut
in Glasröhrchen aufgefangen wird, die aus einer Reihe von einzelnen Gliedern
bestehen, die nach bestimmten Zeitabschnitten abgebrochen und in physiologische
Kochsalzlösung geworfen werden, wobei man erkennt, in welchen Gliedern das
Blut geronnen und in welchen es noch dünnflüssig ist.

Das Schultzsche Gerinnungsröhrchen (Abb. 91) besteht aus einem Glasrohr,
das mit seinem einen Ende in eine Reihe von etwa 12 kugelförmigen Auftreibungen
übergeht, die wie eine Perlenschnur dicht aneinandergereiht sind und in einen
kurzen glatten Stiel auslaufen. Die Auftreibungen sollen möglichst gleichen
Inhalt haben und die zwischen zwei Kugeln befindlichen Verbindungsstücke

möglichst kurz und von derselben Weite wie der Anfangsteil des Rohres sein. Sind die Zwischenstücke zu weit, so können beim Abbrechen der Hohlperlen Gerinnsel der nächstfolgenden Kapillarabschnitte dabei mit herausgerissen werden und diese zur Bestimmung unbrauchbar werden. Um das Abbrechen der Hohlperlen zu erleichtern, sind die Verbindungsstücke an einer Seite angefeilt.

Für die Gerinnungsbestimmung sind nur einige Tropfen Blut notwendig. Man läßt das Blut in die Gerinnungsröhrchen eintreten, indem man das mit den Hohlperlen versehene Ende voll laufen läßt, und hält 12 Reagenzgläser mit je 1 ccm physiologischer Kochsalzlösung bereit. Nunmehr bricht man nach der Uhr in Abständen von $^1/_2$, 1 oder 2 Minuten je eine Hohlperle ab und wirft

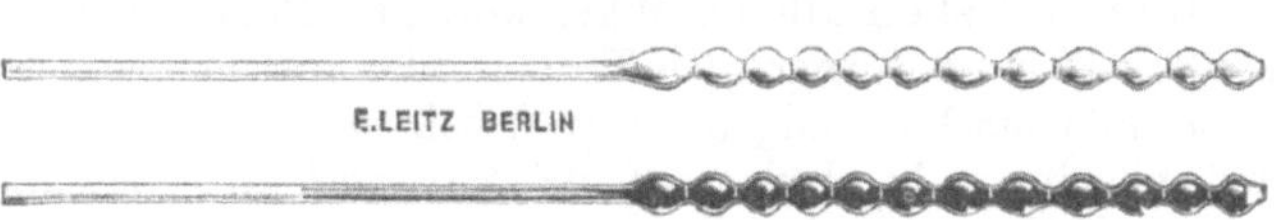

Abb. 91.   Hohlperlenkapillaren nach S c h u l t z.

sie in ein numeriertes Reagenzglas. Wenn man nun die verschiedenen Reagenzgläser mit den Hohlperlen schüttelt, so kann man beobachten, daß je nach dem Grade des Gerinnungsprozesses in den zu verschiedenen Zeiten abgebrochenen Hohlperlen verschieden große Mengen Blut aus den Perlen in die Kochsalzlösung austreten. Während aus den zuerst in die Lösung geworfenen Hohlperlen noch alles Blut ungeronnen in die Lösung übertritt, werden sich bei den nächsten Proben gleichzeitig mit den Erythrozyten einige kleinste Gerinnsel der Lösung beimengen. In den weiteren Stadien sind die Gerinnsel bereits so groß, daß sie die Hohlperle nicht mehr zu verlassen vermögen, während noch ein gewisser Teil Erythrozyten in das Wasser austritt und dieses färbt, während schließlich im Endstadium die ganze Hohlperle mit Gerinnsel ausgefüllt bleibt und nur noch Spuren von roten Blutkörperchen austreten.

Methode von Brodie und Russell (Modifikation von Boggs).

Bei dieser Methode verfährt man folgendermaßen: Ein Tropfen Blut wird in eine feuchte Kammer gebracht und von einem Luftstrom angeblasen. Durch ein Mikroskop beobachtet man, wie lange die Oberfläche des Tropfens durch den Luftstrom in Bewegung gehalten wird. Hört dieselbe auf, so zeigt dies den Beginn der Gerinnung an.

Die bei dieser Methode verwendete Kammer ist etwa 1 cm hoch, 3 cm breit und nach unten mit einer Glasplatte verschlossen. Als Deckel dient ein gläserner Konus, der in der Mitte eine kleine Öffnung besitzt. In diese wird ein Tropfen Blut gebracht. Seitlich ist die Kammer von einem Rohrstutzen durchbohrt, dessen Mündung genau dem in der Öffnung des Konus hängenden Tropfen gegenübersteht. Es wird nun durch die seitliche

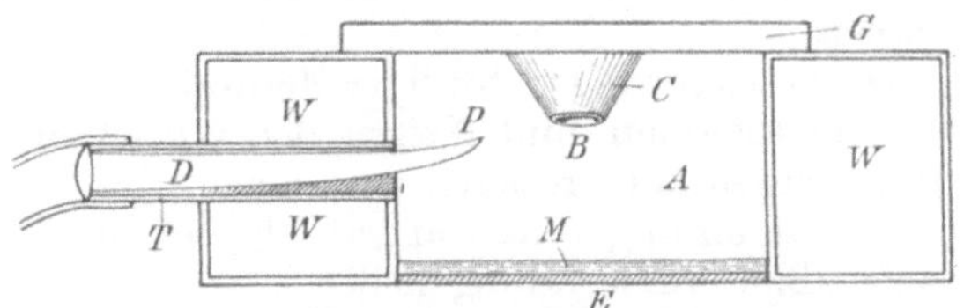

Abb. 92.   Apparat von B r o d i e und R u s s e l l.

Öffnung mit einem Gebläse Luft gegen den Blutstropfen geblasen und im Mikroskop beobachtet, wie lange in dem Tropfen Bewegung der Erythrozyten zu konstatieren ist.

Die Methode leidet an zahlreichen Fehlerquellen. Unvermeidlich ist u. a., daß die Randpartien des Tropfens frühzeitig eintrocknen, wodurch erhebliche

Fehler entstehen. Ferner ist durch den Umstand, daß Luft von außen in die Kammer geblasen wird, ein Arbeiten bei Temperaturkonstanz nicht möglich. So kommt es, daß eine Reihe von Untersuchern, die sich dieser Methode bedienten, zu sehr verschiedenen Resultaten hinsichtlich der normalen Gerinnungszeit gelangten. (Murphy u. Good, Boston med. and surg. Journ. 1904, S. 45 und Pratt, Journ. of med. Research 1903, S. 120 u. a.)

Methode von Schwab.

Hier wird ebenfalls im Mikroskop der Beginn der Gerinnung festgestellt, indem das Blut im hängenden Tropfen daraufhin beobachtet wird, wann sich die ersten Fibrinfäden zeigen. Der frisch aus der Wunde tretende Blutstropfen wird mit einem Deckglas aufgefangen und auf einen hohlgeschliffenen Objektträger gelegt.

Schwab fand bei normalen Individuen eine Gerinnungszeit von 5 bis 6 Minuten. Es ist klar, daß diese Methode nur den einen Vorteil großer Einfachheit für sich hat, während sie gegen sehr bedenkliche Fehler — keine konstante Temperatur, Gefahr der Austrocknung besonders der Randpartien — nicht geschützt ist.

Methode von Morawitz und Bierich.

Diese Methode zeichnet sich durch große Einfachheit in der Handhabung aus. Man gewinnt das Blut nicht durch Einstich in die Haut, sondern durch Venenpunktion, wodurch, wie bereits in der Einleitung zu diesem Kapitel ausgeführt wurde, eine sehr wichtige Fehlerquelle ausgeschaltet ist. Ebenso bedeutet es einen Vorteil, daß zu jedem Versuch größere Blutmengen verwendet werden.

Man entnimmt mittels sorgfältig gereinigter und vor allem von Alkali freier Spritze 10 cc Blut aus der gestauten Vene. Hiervon werden je 5 cc Blut in kleine Wiegegläser von gleicher Größe gebracht. Da man die Bestimmung im allgemeinen bei 20° vornimmt, muß man dafür sorgen, daß die Gläschen schon vorher auf die richtige Temperatur erwärmt sind. Die mit Blut gefüllten Wiegegläser werden in eine mit Thermometer versehene feuchte Kammer gestellt, die man evtl. zum Teil mit temperiertem Wasser füllt. Um den Verlauf des Versuchs zu kontrollieren, öffnet man von Zeit zu Zeit, etwa alle zwei Minuten die Kammer und stellt durch Neigen der Wiegegläschen fest, ob die Gerinnung beginnt. Dies verrät sich zuerst dadurch, daß die Glaswand sich mit einem feinen rötlichen Beschlag überzieht und dann in den weiteren Stadien die Beweglichkeit des Blutes beim Neigen abnimmt. Ist das Blut vollständig geronnen, so ist die Oberfläche erstarrt und das Blut folgt nicht mehr den Bewegungen des Gläschens.

Die Verfasser legen bei ihrer Methode Wert darauf, daß alle Manipulationen, das Herausnehmen und Neigen der Gläschen usw. möglichst gleichmäßig erfolgen. Wegen der größeren Blutmenge, die bei dieser Methode verwendet wird, sind die Gerinnungszeiten andere als bei den Methoden, bei denen nur wenige Tropfen Blut Verwendung finden.

Morawitz und Bierich geben als Normalzeit 15—20 Minuten an. Unterschiede im zeitlichen Verlauf der Gerinnung dürfen nach dieser Methode nur dann als von der Norm abweichend angesehen werden, wenn sie 20% übersteigen.

Morawitz macht selbst auf einige Fehler des Verfahrens aufmerksam. Er rechnet hierzu den wechselnden Gehalt des Stauungsblutes an Kohlensäure (siehe Einleitung), die unter Umständen auf die Gerinnung verzögernd einwirkt. Ferner kommen seiner Meinung nach Differenzen durch ungenügende

Übereinstimmung bei der Kontrolle der Gerinnung zustande, indem die Gläschen mit Blut in dem einen Falle stärker bewegt werden als in dem anderen. Endlich liegt eine Schwäche des Verfahrens, auf die Morawitz hinweist, darin, daß der Eintritt der Gerinnung sich nicht durch ein zeitlich genau präzisierbares Moment zu erkennen gibt, sondern sich auf mehrere Minuten erstreckt. Morawitz empfiehlt daher, als Kriterium den Zeitpunkt der Erstarrung der Oberfläche des Blutes zu wählen. Im übrigen gibt er den Rat, zur Kontrolle seiner Methode die Bestimmung mit einem anderen Verfahren, bei dem nur kleine Blutmengen verwendet werden, zu kombinieren und nur bei gleichsinnigen Resultaten beider Methoden das Ergebnis als bindend anzusehen.

Methode von Bürker.

Bürker gab folgende Methode zur Bestimmung der Blutgerinnungszeit an. In die Höhlung eines hohlgeschliffenen Objektträgers, der auf einem drehbaren Tischchen liegt, bringt man einen Tropfen ausgekochten destillierten Wassers und in dieses einen Tropfen Blut, das man durch Einstich in die sorgfältig gereinigte Fingerkuppe erhält, wobei das Blut möglichst wenig mit der Haut in Berührung kommen darf. Man bestimmt mit der Stoppuhr den Zeitpunkt, wo das Blut in den Hohlschliff gebracht wird und fährt hierauf mit einem vorne mit Knopf versehenen Glasstabe in Abständen von einer halben Minute durch das Blut hindurch, und zwar von dem einen Rande des Hohlschliffes zum anderen. Jedesmal bevor man wieder in derselben Richtung den Glasstab durch das Blut führt, soll das Tischchen um 90° gedreht und der Glasstab von neuem gereinigt und getrocknet werden.

Man achtet nun darauf, wann der erste Fibrinfaden an dem Glasstab hängen bleibt. Diesen Zeitpunkt notiert man als Beginn der Gerinnung. Die jedesmalige Drehung des Objektträgers bezweckt, daß eine Ansammlung von Blutkörperchen an ein und derselben Stelle vermieden wird. Der Wasserzusatz soll ein vorzeitiges Eintrocknen des Blutes verhindern. Auf den Verlauf der Gerinnung hat er keinen Einfluß[1]).

Neuerdings hat Bürker einen neuen Apparat zur Gerinnungsbestimmung empfohlen, der in besonders sorgfältiger Weise für die Erhaltung konstanter Temperatur während der Untersuchung sorgt (Archiv f. d. ges. Physiol. 118, 1907). Der Apparat (Hersteller Mechaniker Albrecht, Tübingen) ist folgendermaßen konstruiert (Abb. 93 bis 95).

Ein quadratischer Objektträger mit Hohlschliff wird auf einen Konus von Kupferblech gelegt. Der Kupferkonus sitzt einer entsprechend geformten Hartgummischeibe auf. Im Grunde der konischen Vertiefung hat die Hartgummiplatte eine viereckige Öffnung, so daß dort das Kupferblech sichtbar ist. In den viereckigen Ausschnitt kommt der quadratische Objektträger mit der Höhlung nach oben, er liegt also unmittelbar auf der Kupferplatte. Auf den Objektträger wird eine viereckige Hartgummiplatte mit runder zentraler Öffnung gelegt, so daß der Hohlschliff freibleibt. Letzterer wird schließlich mit einem besonderen Hartgummideckel zugedeckt.

Diese Anordnung hat den Vorteil, daß der mit Blut beschickte Objektträger nach unten an einen guten Wärmeleiter, nämlich die Kupferplatte anstößt, während er nach den übrigen Seiten mit schlechten Wärmeleitern umgeben ist.

Die Temperaturkonstanz des Apparates wird dadurch erreicht, daß der Kupferkonus in Wasser eintaucht, das sich in einem größeren zylindrischen

---

[1]) Zugleich ermöglicht der Wasserzusatz das Studium des Einflusses wasserlöslicher Stoffe auf die Blutgerinnung.

Messingbehälter von ca. 1 l Inhalt befindet. Auf den oberen Rand dieses Gefäßes paßt die Hartgummischeibe vermittels einer Rinne an ihrer Unterfläche. Durch einen seitlich angebrachten Griff kann die Scheibe um eine vertikale Achse gedreht werden, wobei drei an der unteren Fläche der Scheibe befindliche Schaufeln (Abb. 94) das Wasser durchrühren. Nach außen ist der Wasserbehälter mit einer Filzschicht isoliert, oben ist er durch die Hartgummischeibe verschlossen, also vor Abkühlung gut geschützt. Ein Thermometer, das durch die Hartgummiplatte gesteckt ist, dient zur Kontrolle der Temperatur des Wassers. Da das Gefäß auf einem Dreifuß montiert ist, kann man einen kleinen Brenner darunterstellen und das Wasser auf die gewünschte Temperatur bringen. Man macht die Bestimmung im allgemeinen bei 25° C.

Gerinnungsapparat von Bürker.

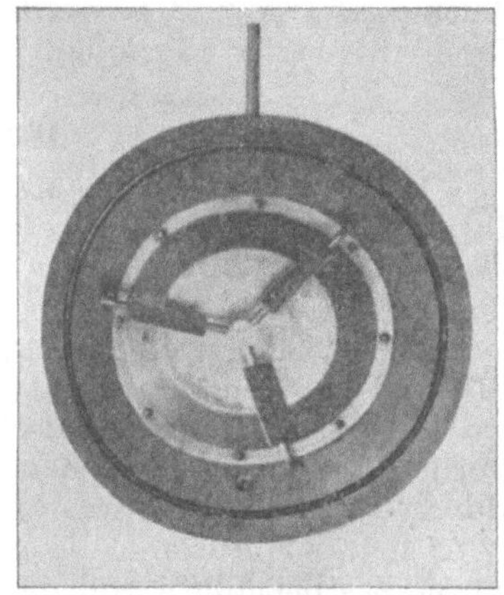

Abb. 94.
Ansicht des Deckels von unten.

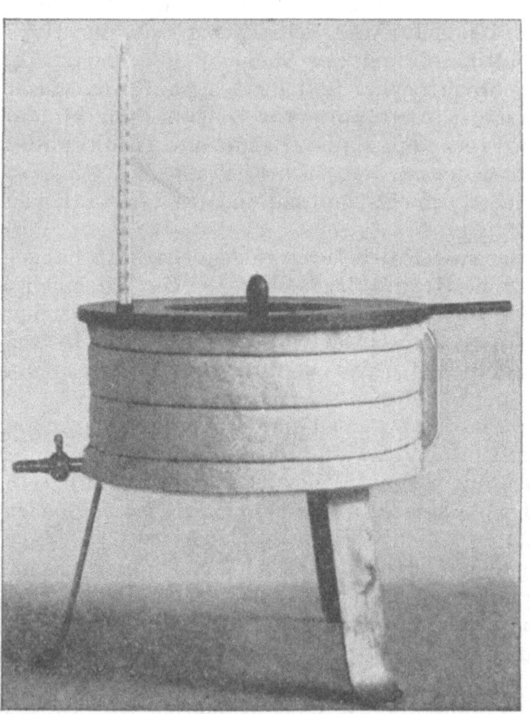

Abb. 93.   Gesamtansicht.

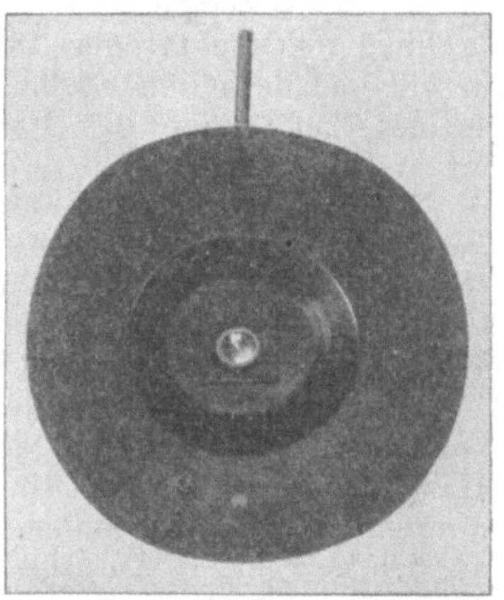

Abb. 95.   Ansicht von oben.

Ausführung der Bestimmung: Es wird zunächst das Gefäß des Apparates mit Wasser gefüllt und dies auf eine Temperatur von 25° gebracht. Die Temperaturkonstanz wird durch einen kleinen Gasbrenner erhalten. Hierauf wird der Objektträger sorgfältig mit Wasser, Alkohol und Äther gereinigt und mit einem feinen leinenen Tuch, das schon öfter gewaschen wurde, abgetrocknet. Schließlich beseitigt man mit einem feinen Haarpinsel die kleinsten Fäserchen, die in dem Hohlschliff zurückgeblieben sind. Hierauf wird in den Hohlschliff ein Tropfen ausgekochten destillierten Wassers gebracht, das sich in einer Mariotteschen

Bürette mit konstantem Ausfluß befindet. Um Kohlensäure aus dem Wasser fernzuhalten, ist ein Röhrchen mit Natronkalk vorgelegt. Man legt nun den Objektträger mit dem Wassertropfen auf den Kupferkonus und wartet einige Zeit, damit das Wasser die Temperatur von 25° annimmt. Hierauf läßt man aus einer frisch gesetzten Stichwunde der Fingerkuppe einen Blutstropfen in den Hohlschliff fallen, deckt sofort den Deckel auf und notiert diesen Zeitpunkt. Als Glasstab, der von Zeit zu Zeit durch das Blut gezogen wird, dient ein Stab, der ca. 0,5 cm dick und ca. 18 cm lang ist; er ist von 13—18 cm in einen dünnen Faden ausgezogen, der an der Spitze ca. 0,2 bis 0,3 mm dick ist und an der Spitze abgerundet ist. Um letzteres zu erreichen, hält man die Spitze einen Augenblick in eine leuchtende Gasflamme.

Der Glasstab muß jedesmal, bevor man ihn von neuem durch das Blut hindurchführt, gereinigt werden. Dies geschieht mit Alkohol und Äther, das Abtrocknen erfolgt mit einem Leinentuch.

30 Sekunden nach Ansetzen des Versuchs dreht man die Hartgummischeibe an der Handhabe um 90°, hebt hierauf den kleinen Deckel von dem Hohlschliff und fährt mit dem Glasstab in die Mitte des Blutwassertropfens, beschreibt in diesem 5 Spiraltouren von der Mitte zur Peripherie, wobei man vermeidet, den Tropfen zu verbreitern. Nachdem man sich überzeugt hat, daß an dem Glasstabe noch kein Fibrinfaden haftet, bedeckt man den Hohlschliff wieder mit dem Deckel und wiederholt nach weiteren 30 Sekunden das Spiel von neuem, nachdem man jedesmal vor der Untersuchung den Deckel des Apparates um 90° gedreht hat, bis man den ersten Fibrinfaden konstatiert. Diesen Zeitpunkt notiert man wieder, woraus sich dann die Gerinnungszeit ergibt.

Koaguloviskosimeter von Kottmann.

Dieser komplizierte von Kottmann angegebene Apparat bezweckt, wie der Name besagt, neben der Bestimmung der Gerinnung auch eine Bestimmung der Viskosität des Blutes, und zwar soll sich speziell der zeitliche Ablauf des Gerinnungsprozesses mit dem Apparat genau verfolgen lassen, sodaß Kottmann sogar von einer kurvenmäßigen Darstellung des Vorganges spricht. Das Prinzip der Methode besteht in folgendem:

Ein Gefäß, das mit der auf ihr Gerinnungsvermögen zu prüfenden Flüssigkeit gefüllt ist, wird vermittels Uhrwerks um eine vertikale Achse in Umdrehung versetzt. Eine ebenfalls um eine vertikale Achse drehbare Schaufel taucht in die Flüssigkeit ein, ist aber von dem Antrieb, der das Gefäß in Rotation versetzt, unabhängig. Macht nun das Gefäß mit der Flüssigkeit Umdrehungen, so wird die Schaufel durch die rotierende Flüssigkeit eine gewisse Ablenkung erfahren, deren Größe von der Viskosität der Flüssigkeit abhängig ist. Da mit dem Beginn der Gerinnung die Viskosität stark ansteigt, so kann man angeblich auch den Verlauf der Gerinnung mit dem Apparat kontrollieren. Der Apparat besteht aus folgenden einzelnen Teilen (vgl. Abb. 96 I—VI). Ein Nickelgefäß A von 1 cm Durchmesser wird mit der zu untersuchenden Flüssigkeit gefüllt und hierauf mit der Metallhülse B durch Verschraubung wasserdicht verschlossen. Die Hülse B ist auf ein vertikales Metallrohr geschoben, das durch ein am Apparat befindliches Uhrwerk in Rotation versetzt wird. Da die Hülse B mit dem Gefäß A fest verbunden ist, so wird auch das letztere in rotierende Bewegung versetzt. Die Tourenzahl des Motors läßt sich nach Wunsch variieren.

Eine Thermosflasche mit Wasser von bestimmter Temperatur ist an dem Apparat in der Weise angebracht, daß das mit der Hülse verschlossene Gefäß A in das Wasser eintaucht und dadurch bei konstanter Temperatur gehalten wird.

Weiter taucht in das Gefäß A eine vertikale stählerne Achse D, die genau zentriert ist und an ihrem unteren Ende eine kleine silberne Schaufel C trägt. Oben ist die Achse mittels Zapfensteinlager O und Bügel E so befestigt, daß sie sehr leicht in Rotation versetzt werden kann; am oberen Ende trägt sie einen Zeiger K, der auf einem Zifferblatt spielt. Ferner ist die Achse mit dem Ende einer feinen Spiralfeder verbunden, deren anderes Ende an einem festen Punkt fixiert ist. Es ist damit für die Bewegungen der Achse mit der Schaufel ein Widerstand gegeben, der verhindert, daß die letztere frei mit der Flüssigkeit, in die sie eintaucht, mitrotieren kann. Wenn demnach das Gefäß A durch das Uhrwerk in Rotation versetzt wird, so wird die

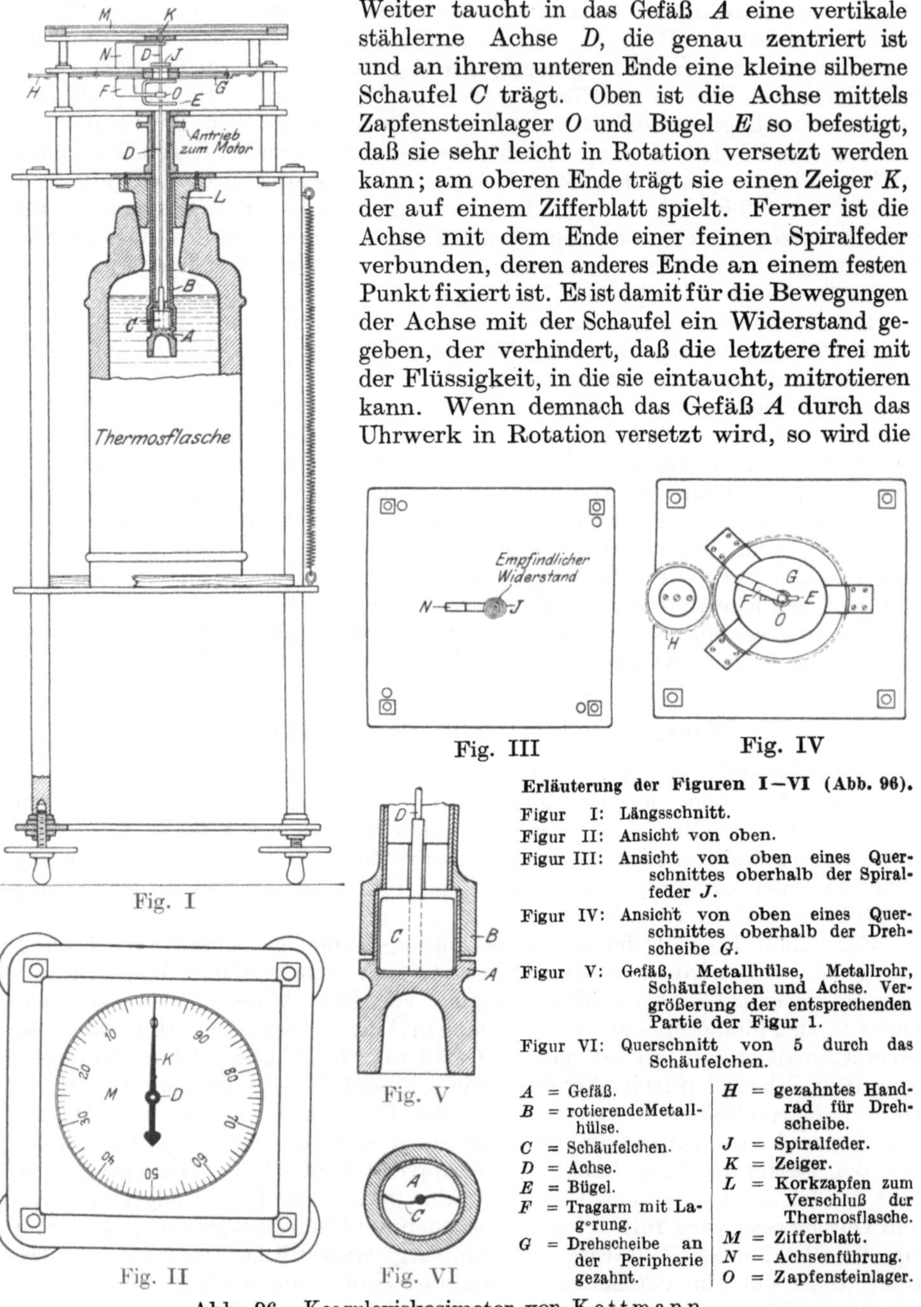

Erläuterung der Figuren I—VI (Abb. 96).

Figur I: Längsschnitt.

Figur II: Ansicht von oben.

Figur III: Ansicht von oben eines Querschnittes oberhalb der Spiralfeder J.

Figur IV: Ansicht von oben eines Querschnittes oberhalb der Drehscheibe G.

Figur V: Gefäß, Metallhülse, Metallrohr, Schäufelchen und Achse. Vergrößerung der entsprechenden Partie der Figur 1.

Figur VI: Querschnitt von 5 durch das Schäufelchen.

A = Gefäß.
B = rotierende Metallhülse.
C = Schäufelchen.
D = Achse.
E = Bügel.
F = Tragarm mit Lagerung.
G = Drehscheibe an der Peripherie gezahnt.
H = gezahntes Handrad für Drehscheibe.
J = Spiralfeder.
K = Zeiger.
L = Korkzapfen zum Verschluß der Thermosflasche.
M = Zifferblatt.
N = Achsenführung.
O = Zapfensteinlager.

Abb. 96. Koaguloviskosimeter von Kottmann.

Achse D eine gewisse Ablenkung zeigen, die um so größer ist, je visköser die untersuchte Flüssigkeit ist bzw. je weiter der Gerinnungsvorgang vorgeschritten ist. Der Grad der Ablenkung wird in vergrößertem Maßstab auf dem Zifferblatt, das in 100 gleiche Teile geteilt ist, aus dem Stand des Zeigers ersichtlich. Für eine gerinnende Flüssigkeit kann man demnach mit dem Apparat nach Ansicht Kottmanns in jedem Augenblick den Grad der Gerinnung unmittelbar zahlenmäßig feststellen.

Als Tourenzahl für Bestimmungen der Blutgerinnung empfiehlt Kottmann 12—15 in der Minute. Der Zeiger des Apparates kann infolge des für die Lagerung der Achse notwendigen Tragarmes F mit dem Bügel E stets nur eine Umdrehung bis 90 statt bis 100 ausführen. Es wurde daher bei dem ersten Modell des Apparates eine besondere Vorrichtung konstruiert, um eine Verschiebung des Tragarmes F zu ermöglichen. Für Untersuchungen am Blut genügt indessen die Ablesung bis 90° vollständig, da bei diesem Stande des Zeigers die

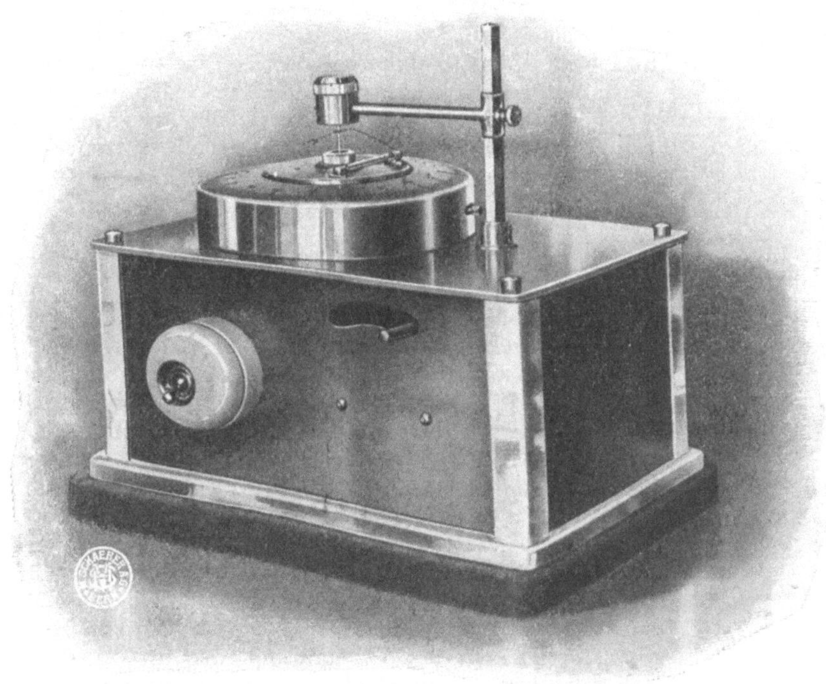

Abb. 97. Koaguloviskosimeter von Kottmann (neuestes Modell).

Gerinnung vollendet ist. Um den Apparat noch empfindlicher zu machen, hat Kottmann neben der Schaufel noch einen zylinderförmigen Ansatz anfertigen lassen, bei dem die innere Reibung der Flüssigkeit noch mehr zur Geltung kommt.

Vor jeder Bestimmung müssen alle mit dem Blut in Berührung kommenden Teile sehr sorgfältig gereinigt und getrocknet werden. Das Blut muß mittels Venenpunktion gewonnen werden. Hierbei soll man, um die Berührung des Blutes mit Fremdkörpern möglichst zu vermeiden, dasselbe direkt aus der Kanüle in das Gefäß des Apparates laufen lassen.

Von dem Apparat werden zwei Modelle, ein größeres und ein kleineres hergestellt. Abb. 97 stellt das neueste Modell des Apparates dar (Firma M. Schaerer A.-G., Bern).

Erfahrungen von anderer Seite mit dem Kottmannschen Instrument liegen bisher nicht vor. Jedoch ist hier auf die theoretischen Erörterungen

Sahlis in seinem Lehrbuch (6. Auflage) hinzuweisen, in denen er infolge sehr beachtenswerter Bedenken zu einer ablehnenden Beurteilung des Kottmann- schen Apparat gelangt. Sahli macht darauf aufmerksam, daß einmal infolge der Drehung des Blutes gegen das Schäufelchen eine Beeinflussung der Ge- rinnung im Sinne einer Defibrinierung erfolge; ferner sei der Umstand zu be- rücksichtigen, daß von dem Augenblick an, wo Fibrinfäden auftreten, kein homogenes Gemisch mehr vorhanden ist, dessen innere Reibung festgestellt wird, sondern ein unübersehbares heterogenes System besteht, in welchem mit zunehmender Gerinnung die Oberflächenreibung gegenüber der Viskosität in den Vordergrund tritt, wobei außerdem übrigens die letztere dadurch, daß Blut- körperchen in größerer Menge von dem Fibrin festgehalten werden, noch eine Abnahme erfährt. Schließlich ist nach Sahli in Betracht zu ziehen, daß wegen der sehr gründlichen Durchmischung des Blutes infolge dauernder Rotation im Vergleich zur Untersuchung am ruhenden Blut eine nicht unwesentliche Beschleunigung der Gerinnung zu erwarten ist. Hiernach wird man mit Sahli in der mit Kottmanns Apparat gewonnenen Kurve keineswegs den wahren Ausdruck für den zeitlichen Verlauf der Gerinnung erblicken dürfen.

Gerinnungsbestimmung nach Duke.

Das Verfahren stellt eine Modifikation der von Milian angegebenen Methode dar.

Ein Objektträger trägt zwei aufgekittete runde Glasplättchen von 5 mm Durchmesser. Nachdem die letzteren gründlich gesäubert und getrocknet sind, bringt man von dem durch Einstich gewonnenen Blut je einen frischen Tropfen auf die Plättchen, während der Objektträger horizontal auf dem Tisch liegt.

Die Größe des Tropfens ist so zu bemessen, daß das Plättchen von dem Tropfen vollständig eingenommen wird, ohne daß jedoch Blut seitlich herabfließt. Nun wird der so mit Blut beschickte Objektträger verkehrt, d. h. mit dem Blut nach unten auf ein Glasgefäß, das Wasser von 40° enthält und seinerseits in einem Wasser- bade von 40° steht, gelegt und mit einem Schwamm oder einem Stück Verbandstoff, der in warmes Wasser getaucht ist, zugedeckt. Nach Ablauf von 5 Minuten wird der Objektträger in Zwischenräumen von je einer Minute herausgenommen und in vertikale Stellung ge- bracht. Man kontrolliert nun das Verhalten des Kontours

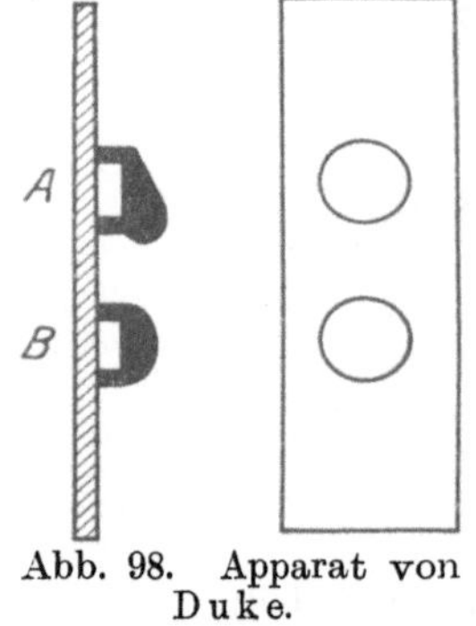

Abb. 98. Apparat von Duke.

des Blutstropfen, der, solange das Blut flüssig ist und noch keine Gerinnung eingetreten ist, eine Form wie in der Abb. 98 *A* zeigt, d. h. von dem Plättchen herabhängt. Sobald das Blut geronnen ist, verrät sich dies daran, daß der Tropfen nunmehr Kugelgestalt wie in *B* annimmt. Nach Duke ist dieser Zeit- punkt normalerweise nach 6—9 Minuten erreicht, bei pathologischen Fällen ist die Zeit bis auf 40 Minuten verlängert.

Man kann nach Duke mit seinem Instrument auch vergleichende Unter- suchungen vornehmen, indem man das eine Glasplättchen mit Blut einer ge- sunden Person, das andere mit pathologischem Blut beschickt.

Der Apparat wird von der Firma Zeiß (Jena) hergestellt.

Wie der Autor des Verfahrens selbst zugibt, liegt eine Schwäche der Methode darin, daß die wechselnde Größe der angewendeten Bluttropfen eine Fehler- quelle bedingen kann, indem bei zu kleinen Tropfen der Eintritt der Gerinnung beschleunigt wird, bei zu großen Tropfen der Austritt von Serum die exakte Bestimmung erschwert. Die Wahl der richtigen Tropfengröße ist Sache der Übung.

Sahli sieht Bedenken in der Verwendung der hohen Temperatur und des Wasserdampfes, zumal bei jedesmaligem Herausnehmen des Objektträgers diese Bedingung sich in unkontrollierbarer Weise ändert. Er empfiehlt daher statt dessen den Versuch bei Zimmertemperatur vorzunehmen und den Objektträger in ein verschlossenes mit feuchtem Fließpapier versehenes Becherglas zu legen.

Thrombometer von Fuld.

Das Prinzip dieses Instrumentes (Abb. 99) besteht darin, daß in einem kleinen Glasröhrchen, das mit dem zu untersuchenden Blut gefüllt wird, eine kleine Metallkugel hin und her bewegt wird, bis bei Eintritt der Gerinnung die Bewegungen der Kugel durch das erstarrende Blut gehemmt werden.

Ein kleines U-förmig gebogenes Glasröhrchen, dessen einer Schenkel ein wenig trichterförmig erweitert ist, enthält eine kleine frei bewegliche Schrotkugel. Das Röhrchen ist durch einen Halter am oberen Ende des Pendels eines Metronoms angebracht. Es wird dadurch nach Einschaltung des Uhrwerks gezwungen, die Schwingungen des Pendels im Sekundentakt mitzumachen. Eine auf das oben abgestumpfte Metronomgehäuse aufgesetzte Glasschale dient zur Aufnahme von temperiertem Wasser, in das der unten mit Blut gefüllte Teil des Röhrchens bei der Pendelbewegung eintaucht.

Es wird nun vor der Benutzung des Apparates das U-Röhrchen zunächst sorgfältig gereinigt und getrocknet. Dann läßt man einen frisch aus der Wunde tretenden Blutstropfen durch die trichterförmige Erweiterung in das Glasröhrchen eintreten, wobei man durch eine kurze schleudernde

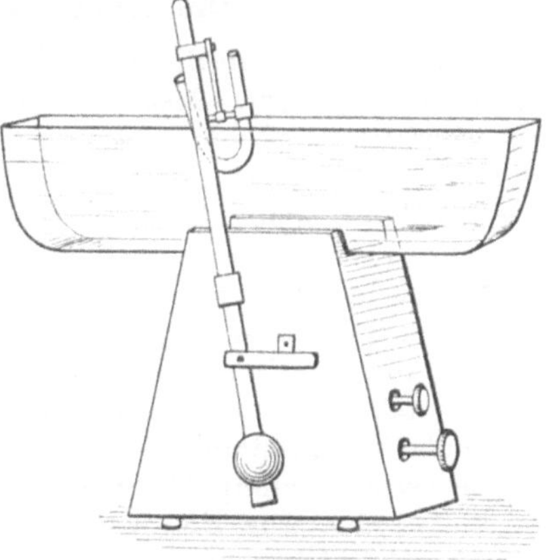

Abb. 99.   Thrombometer von Fuld.

Bewegung das Blut in den horizontalen Teil des U-Rohres befördert. Hierauf läßt man durch den schmalen Schenkel des Rohres, das man vertikal hält, die Schrotkugel ins Blut fallen, verschließt das eine Ende mit einem Stopfen und befestigt möglichst schnell das Röhrchen an dem Ende des Pendels. Vorher hat man die Glasschale mit Wasser von 37° gefüllt. Für Konstanz der Temperatur bei länger dauernden Versuchen kann man dadurch Sorge tragen, daß man unter das eine Ende der Glasschale ein Nachtlicht stellt.

Durch die Bewegungen des Pendels verschieben sich die Blutsäule und die Schrotkugel gegeneinander, indem die Kugel das Blut durcheilt. Der Moment, bei welchem die Bewegungen der Kugel aufhören, gibt den Beginn der Gerinnung zu erkennen. Man stellt nun sofort das Uhrwerk durch eine besondere Arretiervorrichtung ab und notiert den Zeitpunkt des Eintritts der Gerinnung mit der Sekundenuhr. Als Beginn der Bestimmung rechnet man den Augenblick, in welchem das Blut aus der Stichwunde austritt.

Hersteller des Apparates Firma E. Geisler & Co., Berlin W 30, Hohenstaufenstraße 51.

Methode von Sahli.

Sahli (Lehrb. d. klin. Unters. 6. Aufl.) bringt mehrere Tropfen (0,5—1 cc) Blut in die Höhlung eines gewöhnlichen Schröpfkopfs von höchstens 3 cm Durchmesser, ohne die Seitenwände zu benetzen, und bedeckt vorsichtig, ohne die Oberfläche des Blutes zu zerstören, dasselbe mit Hilfe einer feinen Pipette seitlich und an der Oberfläche mit Olivenöl oder Paraffinum liquidum. Man läßt die Probe bei Zimmertemperatur oder im Thermostaten stehen und prüft alle Minute durch vorsichtiges Neigen des Glases, ob Gerinnung eintritt, was zunächst durch die deutlich erkennbare Zähflüssigkeit des Blutes sich verrät. Die Gerinnung gilt als vollendet, wenn das Blut sich beim Neigen des Glases nicht mehr bewegt. Sahli sieht einen Vorteil seiner Methode darin, daß hier infolge Anwendung der Ölschicht eine feuchte Kammer nicht notwendig ist und daß andrerseits das Vorhandensein des Öls den Eintritt der Gerinnung nicht verhindert, da das Blut am Boden des Schröpfkopfs mit dem Glase und nicht mit Öl in Berührung ist.

Das Koagulovimeter von Fonio.

Fonio hat neuerdings ein Verfahren ausgearbeitet, mit welchem er die sog. Gerinnungsvalenz des Blutes feststellt, worunter er die Fähigkeit desselben versteht, eine bestimmte meßbare Gerinnungshemmung zu überwinden.

Das Wesen seiner Methode besteht darin, daß er gleiche Mengen des zu untersuchenden Blutes mit Magnesiumsulfatlösung von verschiedener Konzentration mischt und nach Ablauf einer bestimmten Zeit prüft, wo Gerinnung eingetreten ist und wo nicht.

Das von Fonio als Koagulovimeter bezeichnete Instrument (Büchi, Bern) besteht im wesentlichen aus einer Reihe von Glasschälchen, die zur Aufnahme der verschiedenen Blut-$MgSO_4$-Mischungen dienen, ebensoviel Fläschchen für die verschiedenen $MgSO_4$-Konzentrationen, einem Mischtrog zur Mischung des Blutes, das aus der Vene entnommen wird, mit 0,75% $MgSO_4$-Lösung, mehreren Pipetten usw.

Je 0,2 cc der Blutmischung aus dem Mischtrog werden mittels Pipetten in die einzelnen Schälchen übertragen, die vorher mit je 0,05 cc der verschiedenen $MgSO_4$-Konzentrationen beschickt sind. Die 18 verschiedenen Abstufungen sind: 0, 0,5, 1, 1,5, 2, 2,5, 3, 3,5, 4, 4,5, 5, 5,5, 6, 7, 8, 9, 10, 11, 12%. Nach gründlicher Durchmischung der Schälchen läßt man sie zugedeckt 2 Stunden bei Zimmertemperatur stehen und liest hierauf das Resultat ab. Man beginnt bei 0% und kippt jedes Schälchen um. Die letzte Probe mit vollständiger Gerinnung, d. h. mit großem am Glasschälchen klebendem Gerinnsel gibt den letzten Grad der durch die Gerinnungshemmung eben noch unbehinderten Gerinnung an, welche als „Valenz" = V bezeichnet wird. Bei steigender Salzkonzentration wird das Gerinnsel immer kleiner, doch ist es noch als festes gut kontrahiertes Koagulum mit dunkelrotem aus Erythrozyten bestehenden Zentrum zu erkennen. Den letzten Grad desselben in der Reihe bezeichnet F. als „kleine Valenz" = v. Schließlich gießt man den Inhalt der Schälchen der Reihe nach in Wasser und kontrolliert dabei nochmals die Beschaffenheit der Gerinnsel.

Fonio drückt das erhaltene Resultat durch die V bezw. v entsprechende Salzkonzentration zahlenmäßig aus.

Quantitative Bestimmung der Fibringeneratoren.

Während bei den bisher beschriebenen Methoden die Zeit bestimmt wird, innerhalb der die Gerinnung des Blutes eintritt, kann man sich andererseits auch dadurch ein Urteil über das Gerinnungsvermögen eines Blutes bilden, daß man die Menge der für den Gerinnungsprozeß notwendigen Fibringeneratoren bestimmt, indem man einmal die Menge des im Plasma vorhandenen Fibrinogens und in einer anderen Versuchsreihe den Gehalt an Gerinnungsferment (Thrombin) feststellt.

Für klinische Zwecke hat Wohlgemuth eine recht einfache Methode angegeben (Biochem. Zeitschr. 25, 1910 und Grundriß der Fermentmethoden 1913).

Quantitative Bestimmung des Gerinnungsfermentes: Wohlgemuth empfiehlt hierfür folgende Reihenmethode. Man läßt absteigende Mengen Fibrinferment auf gleiche Mengen Fibrinogen einwirken und prüft, bei welcher Verdünnung der Fermentlösung noch eine Gerinnselbildung zu konstatieren ist.

Die für diese Methode notwendigen Lösungen sind eine Fermentlösung (d. h. frisches Blutserum) und eine Fibrinogenlösung. Letztere wird nach dem Vorgang von A. Schmidt dargestellt, indem man 3 Teile frisches Blut mit 1 Teil 28 proz. gekühlter Magnesiumsulfatlösung mischt, kräftig schüttelt und hierauf die Blutkörperchen scharf abzentrifugiert. Das erhaltene Salzplasma kann man ohne Schaden wochenlang im Eisschrank aufbewahren. Für die Bestimmung nimmt man nicht das reine Salzplasma, sondern eine Verdünnung 1:10 (1 proz. NaCl-Lösung).

Numerierung der Gläschen	Fermentverteilung		Absolute Fermentmengen	Fibrinogen-lösung 1:10	Resultat	
	Verteilung der NaCl-Lösung	Verteilung des Fibrinferments				
1	0,0 ccm	1,0 ccm	1,0 ccm	2,0 ccm	(kompl.)	++++
2	1,0 ,,	1,0 ,,	0,5 ,,	2,0 ,,	(kompl.)	++++
3	1,0 ,,	1,0 ,,	0,25 ,,	2,0 ,,	(kompl.)	++++
4	1,0 ,,		0,125 ,,	2,0 ,,	(kompl.)	++++
5	1,0 ,,	und so fort	0,062 ,,	2,0 ,,	(fast kompl.)	+++
6	1,0 ,,	jedesmal	0,031 ,,	2,0 ,,	(partiell)	++
7	1,0 ,,	1cc von der	0,016 ,,	2,0 ,,	(partiell)	++
8	1,0 ,,	Mischung in	0,008 ,,	2,0 ,,	(etwas)	+
9	1,0 ,,	das folgende	0,004 ,,	2,0 ,,	(etwas)	+
10	1,0 ,,	Gläschen	0,002 ,,	2,0 ,,	(negativ)	—
Kontrolle	1,0 ,,	0,0 ,,	0,0 ,,	2,0 ,,	(negativ)	—

Der Versuch wird dann in folgender Weise angesetzt. Man nummeriert elf saubere Reagenzgläser und bringt in die Röhrchen 2—11 je 1 ccm kalkfreier NaCl-Lösung. Von der Kalkfreiheit des Kochsalzes überzeugt man sich am besten dadurch, daß man zu einer konzentrierten Lösung desselben 2 proz. Natriumoxalat hinzufügt, wobei kein Niederschlag entstehen darf. Hierauf kommt in Röhrchen 1 1 ccm Serum und die gleiche Menge in Röhrchen 2, von der Mischung des Röhrchens 2 1 ccm in Röhrchen 3 usf., so daß jedes folgende Reagenzglas die Hälfte Serum des vorhergehenden enthält. In Reagenzglas 11 (Kontrolle) kommt kein Serum. Nun fügt man in jedes Röhrchen (1—11) je 2 ccm der 1:10 verdünnten Salzplasmalösung, schüttelt die Reagenzgläser und stellt sie mit Wattepropfen verschlossen in einem Gestell in den Eisschrank. Nach 24 Stunden liest man das Gerinnungsresultat ab, indem man die einzelnen Gläser, ohne sie stark zu schütteln, behutsam neigt und feststellt, wo Gerinnung eingetreten ist. Die verschiedenen Grade der Gerinnung (vollständiges Erstarren, teilweise Gerinnung, kleinste Gerinnselbildung oder Fehlen der letzteren) werden von Wohlgemuth mit 1—4 Kreuzen resp. mit — markiert. Das Röhrchen, das die geringste Fermentmenge enthält und dabei noch ein deutliches Gerinsel zeigt, wird als unterste Grenze angesehen und dient als Maßstab für den Fermentgehalt der untersuchten Lösung. Vorstehende Tabelle gibt einen Überblick über die Bestimmung.

Wohlgemuth berechnet nun noch aus den gewonnenen Resultaten den Gehalt der verwendeten Lösung an Fermenteinheiten. Er setzt diejenige Fermentmenge, die noch gerade imstande ist, ein Gerinnsel zu bilden = 1 und berechnet, wieviel solcher Einheiten in 1 ccm Fermentlösung enthalten sind.

In dem in der Tabelle wiedergegebenen Fall würde 0,004 die genannte Grenze bilden und eine Fibrinfermenteinheit entsprechen. Es würde also 1 ccm der Lösung $\frac{1,0}{0,004}$ = 250 Einheiten (Ff) entsprechen. Als Normalwerte gibt Wohlgemuth für den Menschen Ff im Serum = 62,5 — 250, für Hundeserum 125 bis 250, für Kaninchenserum 31,5 bis 125 an. Wohlgemuth macht noch darauf aufmerksam, daß sämtliche für die Bestimmung notwendigen Utensilien (Gläser und Pipetten) sehr sorgfältig zu säubern, am besten zu sterilisieren sind. Im Salzplasma kann bei längerem Stehen im Eisschrank ein Bodensatz entstehen. Da derselbe den Versuch evtl. stört, so soll man vor der Benutzung das Plasma filtrieren. Man kann das Plasma solange brauchen, als es in den Kontrollröhrchen mit 1 ccm NaCl-Lösung nach 24 Stunden keine Gerinnung zeigt. Aus diesem Grunde darf man aber niemals ohne Kontrolle arbeiten.

Quantitative Bestimmung des Fibrinogens: Für die quantitative Bestimmung des Fibrinogens sind verschiedene Methoden empfohlen worden. Sie beruhen zum Teil darauf, daß das Fibrinogen ausgesalzen oder durch Säuren ausgefällt wird und das Gewicht des getrockneten Niederschlages bestimmt wird. (Näheres hierüber siehe Wohlgemuth, Grundriß der Fermentmethoden 1913.) Diese Methoden sind ziemlich umständlich und eignen sich wenig für eine klinische Untersuchung. Bezüglich des sehr einfachen refraktometrischen Verfahrens sei auf S. 203 verwiesen.

Wohlgemuth hat auch hier ein Reihenverfahren empfohlen, das in gleicher Weise, wie die oben beschriebene Fermentmethode sich durch große Einfachheit auszeichnet.

Es werden bei diesem Verfahren fallende Mengen Fibrinogen mit gleichen Mengen Fibrinferment zusammengebracht und wieder die kleinste Fibrinogenmenge bestimmt, bei der sich noch Gerinnselbildung nachweisen läßt.

Die Fibrinogenlösung wird wie oben durch Vermischen von 3 Teilen frischem Blut mit 1 Teil 28 proz. Magnesiumsulfatlösung und nachherigem Zentrifugieren erhalten. Als Fermentlösung gebraucht man frisches Blutserum, das mit 1 proz. kalkfreier NaCl-Lösung 1 : 10 verdünnt ist. Man bringt nun wieder in eine Gläserserie vom zweiten Glas ab je 1 ccm NaCl-Lösung, ferner in Röhrchen 1 und 2 je 1 ccm Salzplasmalösung und in die folgenden je 1 ccm der Mischung des vorhergehenden Glases, so daß das folgende Reagenzglas immer die Hälfte Fibrinogen von dem vorhergehenden enthält. Schließlich wird in jedes Glas je 1 ccm des 1 : 10 verdünnten Serums gebracht, umgeschüttelt und das Gläschen für 24 Stunden in den Brutschrank gestellt.

Bei Prüfung des Resultates ergibt sich, daß in den ersten beiden Röhrchen meist keine Gerinnung erfolgt ist, weil der hohe Salzgehalt des Magnesiumplasmas in diesem Gläschen die Gerinnung hindert. In den folgenden ist dann der Gerinnungsprozeß in abnehmender Stärke wahrnehmbar, wovon man sich wiederum durch vorsichtiges Neigen der Röhrchen überzeugt.

Die Berechnung des Gehaltes an Fibrinogen nimmt Wohlgemuth in analoger Weise wie bei der Fermentbestimmung vor. Menschenplasma enthält nach ihm normalerweise 62,5 bis 250 Fg (Fibrinogen)-Einheiten, Kaninchenplasma 16 bis 62,5, Hundeplasma 62,5 bis 250.

Bezüglich der Technik des Verfahrens nach Wohlgemuth sei hinzugefügt, daß man selbstverständlich, um Serum und Plasma zu sparen, die Mengenverhältnisse der Originalmethode ändern kann, indem man z. B. in jedes Röhrchen nur 0,5 NaCl-Lösung und dementsprechend auch nur 0,5 Serum (bei der Fermentbestimmung) bzw. 1,0 statt 2,0 Fibrinogenlösung nimmt und in gleicher Weise bei der Fibrinogenbestimmung die Volumina auf die Hälfte herabsetzt. Zweckmäßig ist es ferner besonders bei derartigen geringen Flüssigkeitsmengen, kleine Eprouvetten, wie sie bei serologischen Versuchen gebraucht werden, zu verwenden.

Gegen die von Wohlgemuth angewendete Art der Berechnung der Ferment- bzw. Fibrinogenmenge läßt sich der Einwand erheben, wie das schon von anderer Seite (Stromberg) geschah, daß sie den Anschein erweckt, als handele es sich um eine wirkliche rechnerische Feststellung von absoluten Werten, während tatsächlich die verschiedenen Zahlen nur relative Vergleichswerte darstellen. Es ist daher korrekter, sich bei den Resultaten auf die Angabe der vorgenommenen Verdünnung (1, $^1/_2$, $^1/_4$) zu beschränken.

Was nun den Wert der Wohlgemuthschen Reihenmethode anlangt, so ist auf folgendes hinzuweisen. Soweit sie den Fermentgehalt quantitativ zu bestimmen sucht, bezieht sich diese Bestimmung nur auf den Thrombingehalt des Serums, aber nicht auf den des Gesamtblutes (vgl. Stromberg). Es ist aber natürlich keineswegs gesagt, daß sich stets ein gleicher Bruchteil des Fermentes im Serum findet, so daß man damit auch keine relativen Werte erhält. Es mögen namentlich unter pathologischen Verhältnissen die vom Fibrin absorbierten Fermentmengen recht wechselnd sein. Eine weitere Fehlerquelle der Methode, die sich der Kontrolle entzieht, ist die Möglichkeit der Umwandlung des Thrombins in das unwirksame Metathrombin. Endlich ist mit der Möglichkeit zu rechnen, daß während der Dauer des Versuches es nachträglich zu einem Fibrinschwund, einer Fibrinolyse kommen kann, die auch ihrerseits das Resultat der quantitativen Bestimmung in Frage stellt. Erschwerend wirkt bei diesen verschiedenen Fehlermöglichkeiten, wie bereits gesagt, der Umstand, daß ihre Variationsbreite unter pathologischen Bedingungen möglicherweise eine wesentliche andere als in der Norm ist.

Auf Grund dieser Überlegungen wird man jedenfalls die Wohlgemuthsche Reihenmethode nicht als alleiniges Verfahren zur Beurteilung des Gerinnungsvermögens eines Blutes verwenden dürfen.

Es ist hier noch zu erwähnen, daß man auch dem Verhalten des geronnenen Blutes hinsichtlich der Retraktion des Gerinnsels seine Aufmerksamkeit zuwendete, zumal der Grad dieses Phänomens der Gerinnungszeit nicht parallel geht. Die hierfür bis jetzt angewendete Technik (Hayem) besteht einfach darin, daß man einige Kubikzentimeter Blut in einem Reagenzglas der spontanen Gerinnung überläßt und darauf feststellt, in welchem Maß und in welcher Zeit das Gerinnsel sich in der Glaswand retrahiert. Hier bedarf es noch erheblicher Verbesserung der Technik, wenn mit ihr exakte und untereinander vergleichbare Resultate erzielt werden sollen.

Endlich ist hier der Bestimmung der Blutungszeit nach Duke zu gedenken, die sich in einfacher Form in der Weise ausführen läßt, daß man das aus einer Stichwunde am Ohrläppchen austretende Blut in regelmäßigen

Zeitabständen von je $^1/_2$ Minute mit Fließpapier abtupft und den Zeitpunkt feststellt, bei welchem der letzte Tropfen sich mit Papier abnehmen läßt. Die Zeit vom Beginn des Austritts des ersten Tropfens aus der Wunde bis zu dem letztgenannten Punkt stellt die Blutungszeit dar.

Resistenzprüfung der Erythrozyten.

Die bei der Untersuchung der Resistenz praktisch in Frage kommenden Schädlichkeiten können verschiedener Art sein, während das Kriterium der Schädigung stets das gleiche ist und in Austritt von Hämoglobin aus den Blutkörperchen, d. h. in Hämolyse besteht. Wenn hiernach die bei der Resistenzprüfung sich abspielenden Vorgänge vom praktischen Gesichtspunkte aus äußerst einfach erscheinen, so liegen die Dinge bei näherer Prüfung doch verwickelter.

Hamburger (Osmotischer Druck und Ionenlehre 1, S. 359) hat zuerst darauf hingewiesen, daß die Resistenz der Erythrozyten als eine Funktion verschiedener Faktoren aufzufassen ist und also etwas komplexes darstellt. Die Erklärung hierfür hat man nach Hamburger in der Struktur der Erythrozyten zu suchen, die keine homogenen Gebilde sind, sondern mindestens aus drei verschiedenen Elementen aufgebaut sein müssen: dem Stroma, der intrazellulären hämoglobinhaltigen Flüssigkeit und der äußeren protoplasmatischen Hülle. A priori läßt sich daher denken, daß das den Erythrozyten schädigende Agens je nach seiner Natur an verschiedenen dieser Elemente seinen Angriffspunkt findet. Praktisch findet diese Annahme dadurch eine Bestätigung, daß man oft bei Untersuchungen eines pathologischen Blutes die Beobachtung macht, daß die Resistenz gegenüber einer bestimmten Schädigung sich anders verhält als gegenüber einem anderen Agens. Hieraus ergibt sich zugleich die Notwendigkeit, sich bei praktisch-klinischen Untersuchungen der Resistenz nicht auf die Untersuchung eines einzelnen die Blutkörperchen schädigenden Agens zu beschränken, sondern den Versuch durch Anwendung verschiedener physikalisch-chemisch differenter Agenzien zu variieren. Praktisch kommt für die Resistenzprüfung in erster Linie die Untersuchung mit hypotonischen Salzlösungen (osmotische Prüfung) in Betracht.

Die Resistenzprüfung gegenüber osmotischer Schädigung.

Diese Methode beruht auf der Tatsache, daß jede Zelle in einer hypotonischen Salzlösung geschädigt wird, was am Erythrozyten durch Austritt von Hämoglobin zu erkennen ist. Mikroskopisch erscheinen die roten Blutkörperchen weniger gut gefärbt oder werden bei höheren Graden der Schädigung infolge der vollständigen Auslaugung des Farbstoffes unsichtbar.

Die osmotische Methode besteht darin, daß man gleiche Quanten Blut in Salzlösungen von verschiedener Konzentration bringt und bestimmt, in welcher Lösung Hämolyse auftritt. Für osmotische Resistenzbestimmungen wurden eine ganze Reihe von sowohl mikroskopischen wie makroskopischen Methoden angegeben.

Zählmethode.

Bei dieser mikroskopischen Methode wird durch Zählung der Erythrozyten in der Raumeinheit festgestellt, wieviel von ihnen nach Versetzen des Blutes mit einer hypotonischen Salzlösung von bekannter Konzentration der Auflösung entgehen.

Bei der Zählmethode, die zuerst von Malassez und Chanel, später von Janowsky u. a. angewendet wurde, wird nach dem letztgenannten Autor zunächst die Zahl der Erythrozyten im Kubikmillimeter festgestellt, hierauf wird mittels Mischpipette das Blut mit einer 0,4proz. Na Cl-Lösung im Verhältnis 1 : 200 verdünnt und nach Ablauf von 5 Minuten konstatiert, ein wie großer Teil der Erythrozyten in der Salzlösung unsichtbar geworden ist. Nach Lang, einem Schüler Janowskys, ist es hierbei empfehlenswert, außer der 0,4proz. noch eine 0,35proz. sowie eine 0,3proz. Lösung zur Prüfung zu verwenden.

Ähnlich verfährt Landois. Er mischt einen Tropfen Blut, den er in einem Mélangeur bis zur Marke 1 aufzieht, in einem hohlgeschliffenen Objektträger mit der gleichen Menge einer vorher abgemessenen 3proz. NaCl-Lösung. Nachdem die Blutlösung gut umgerührt ist, läßt man aus dem Schüttelmischer destilliertes Wasser zufließen und kontrolliert unter dem Mikroskop, bei welcher Verdünnung die Erythrozyten unsichtbar werden.

Was den praktischen Wert dieser Zählmethoden anlangt, so dürfen sie heute von den makroskopischen Methoden sämtlich als überholt angesehen werden. Bei der Methode von Landois ist ohne weiteres klar, daß durch das Hinzufließen von destilliertem Wasser Verhältnisse geschaffen werden, die bezüglich der Salzkonzentration keineswegs an allen Punkten der Blutlösung gleichartig sind. Es werden vielmehr diejenigen Erythrozyten, die zuerst mit dem Wasser in Berührung kommen, am schnellsten und in höherem Maße als die anderen Austritt von Blutfarbstoff zeigen, das Resultat wird daher nicht die tatsächliche Resistenz wiedergeben.

Aber auch die übrigen mikroskopischen Methoden leiden an erheblichen Mängeln, die ihre praktische Brauchbarkeit in Frage stellen. Da die Prüfung der Resistenz gegenüber mehreren Salzlösungen verschiedener Konzentration vorgenommen werden muß, so hat man dementsprechend ebensoviel Pipetten zu füllen und Kammern auszuzählen, außer der Feststellung der normalen Erythrozytenzahl, was einen ganz erheblichen Aufwand von Zeit bedeutet. Schließlich ist zu bedenken, daß bei der mikroskopischen Betrachtung der Erythrozyten zwischen den vollkommen intakten Formen und den völlig ausgelaugten Blutzellen keineswegs eine scharfe Grenze, sondern vielmehr zahlreiche Übergänge von den weniger gut gefärbten zu den blassen, eben noch sichtbaren Erythrozytenschatten existieren, so daß es im einzelnen schwer fällt, mit Bestimmtheit zu sagen, wo man die Grenze ziehen soll.

Gegenüber den mikroskopischen Zählmethoden haben sich die makroskopischen Methoden erheblich besser bewährt. Im Gegensatz zu den ersteren werden sie als sogenannte „Blutkörperchenmethode" bezeichnet.

Die ursprüngliche Methode von Hamburger, die durch v. Limbeck in der Klinik angewendet wurde, besteht darin, daß man in eine Reihe von 11 bis 16 Reagenzröhrchen je 10 ccm Salzlösung bringt, deren Konzentrationsgrad um je 0,01proz. fällt (0,6 bis 0,3%). Man bringt in jedes Gläschen je 0,5 ccm Blut, schüttelt gründlich und läßt die Röhrchen 24 Stunden stehen. Es setzt sich eine klare Schicht ab, die in den Röhrchen, deren Salzkonzentration unter 0,5% liegt, mehr oder weniger durch Hämoglobin gefärbt ist[1].

Man bezeichnet die niedrigste Salzkonzentration, bei der noch keine Hämolyse nachweisbar ist, nach v. Limbeck als Minimumresistenz.

Viola untersucht die Resistenz an einer Serie von NaCl-Lösungen, die sich untereinander um je 0,02% unterscheiden (von 0,20—0,68%). In Gläschen

---

[1] Um geringste Spuren gelösten Hämoglobins bei diesen und den folgenden Methoden nachzuweisen, kann man sich des Spektroskops bedienen.

von 8 cm Länge und 1 cm Durchmesser werden je 8 ccm Salzlösung gebracht. In jedes Glas kommen 2 Tropfen Blut, das mittels Spritze durch Venenpunktion gewonnen ist und vorher nicht defibriniert wird. Nach gründlicher Durchmischung des Blutes mit der Salzlösung in jedem Glas wird festgestellt, in welchem Gläschen Hämolyse zu beobachten ist. Das Resultat wird zu verschiedenen Zeiten notiert, das erstemal unmittelbar nach Anstellen des Versuches, das zweitemal nach drei Stunden und schließlich nach Zentrifugieren der Röhrchen.

Bei einer bestimmten Verdünnung werden sämtliche Erythrozyten gelöst. Dasjenige Glas, das die unmittelbar vorhergehende Salzkonzentration enthält, in welcher also nicht sämtliche Blutkörperchen gelöst sind, stellt die sogenannte Maximumresistenz dar. Außer dieser stellt Viola ebenfalls eine Minimumresistenz und drittens eine mittlere Resistenz fest; letztere liegt zwischen Maximum- und Minimumresistenz.

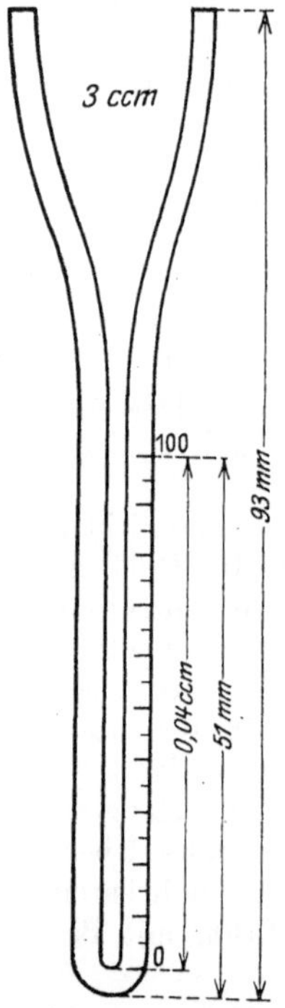

Hamburgers Blutkörperchenmethode.

Einer der Gesichtspunkte, die Hamburger bei der Ausarbeitung dieser Methode bestimmte, war der Wunsch, eine einheitliche Methode zu schaffen, deren Bedingungen sich von allen Untersuchern genau reproduzieren lassen und die daher gut vergleichbare Resultate liefert[1]).

Hamburger benutzt statt der gewöhnlichen Eprouvetten Trichterröhrchen (Abb. 100), die eine Länge von 93 mm haben und deren Röhre eine in 100 gleiche Teile geteilte Kapillare ist, die unten zugeschmolzen ist. Die Kapillare hat eine Länge von 50 mm und faßt genau 0,04 ccm, der Trichter 3 ccm. Sämtliche Trichterröhrchen besitzen die gleiche Größe, insbesondere haben sie sämtlich genau den gleichen Inhalt.

Die Reinigung der Trichterröhrchen läßt sich trotz des blinden Endes der Kapillare leicht bewerkstelligen, wenn man sich nach Hamburger eines feinen Fischbeinstäbchens bedient, mit dem man den Bodensatz in der Kapillare aufrührt und ihn mit der Flüssigkeit im Trichter vermischt, diese abgießt, sie durch neue ersetzt, wieder aufrührt und so fort, bis der ganze Bodensatz aus der Kapillare ausgewaschen ist. Hierauf reinigt man das Rohr mit Chromsäure, entfernt diese mit destilliertem Wasser und trocknet schließlich, indem man die Feuchtigkeit durch Zentrifugieren (der Trichter kommt an die Peripherie, die Kapillare ist nach dem Zentrum gerichtet) ausschleudert.

Zur Anstellung des Versuchs mißt man mit einer genauen Kapillarpipette, die dem Apparat von Hamburger beigegeben ist, 0,05 ccm Blut ab, bringt dies in den Trichter des Röhrchens, fügt 2 ccm Salzlösung hinzu und rührt mit Hilfe eines Fischbeinstäbchens um (Verdünnung 1 : 40). In das andere Röhrchen kommt die gleiche Blutmenge und das gleiche Volumen Salzlösung, deren Konzentration man je nach dem Versuch variiert. Im allgemeinen unterscheiden sich die einzelnen Röhrchen um je 0,01%. Nachdem alle Trichterröhrchen in der beschriebenen Weise mit Blut und Salzlösung beschickt sind, läßt man sie

Abb. 100. Trichterröhrchen nach Hamburger.

---

[1]) Dieser sehr berechtigte Wunsch nach Einheitlichkeit der Methodik der Resistenzbestimmungen sollte sich vor allem auch auf die Zeitdauer des einzelnen Versuchs beziehen. In dieser Hinsicht verfahren die einzelnen Untersucher ganz verschieden.

eine Viertelstunde ruhig stehen und bringt sie alsdann in eine Zentrifuge. Bei einer mittleren Umdrehungsgeschwindigkeit von etwa 1500 Touren in der Minute haben sich die Blutkörperchen in ca. 5 Minuten vollständig im kapillaren Teil gesetzt, so daß die Flüssigkeit im Trichterteil frei von Erythrozyten ist. Um nun festzustellen, in welchen Röhrchen ein Austritt von Hämoglobin erfolgt ist, bringt man sämtliche in einem Gestell stehenden Röhrchen vor einen weißen Hintergrund und kann dann an der Färbung der Flüssigkeit im Trichter ohne Schwierigkeit erkennen, bei welcher Konzentration eine Hämolyse eintritt.

Will man die ohnehin schon kleine Blutmenge von $12 \times 0,05 = 0,6$ ccm noch verringern, so kann man nach dem Vorschlage Hamburgers die Wirkung der verschiedenen Salzkonzentrationen an einem einzigen Trichterröhrchen untersuchen, indem man jedesmal nach dem Zentrifugieren die Flüssigkeit aus dem Trichter abgießt und sie durch eine neue Lösung von anderer Konzentration ersetzt, den Bodensatz der Erythrozyten aufrührt, wieder zentrifugiert und die Erneuerung der Salzlösung solange fortsetzt, bis man eine Verdünnung gefunden hat, bei der die Flüssigkeit im Trichter eine eben sichtbare rötliche Färbung zeigt.

Sämtliche für die beschriebene Methode notwendigen Geräte mit einem Satz von 12 Trichterröhrchen nach den Angaben von Hamburger sind in einem handlichen Etui in der Kunstglasbläserei Amsterdam, Spuistraat 303, zu haben.

Methode von Ribierre.

Ribierre geht von einer 0,6 oder 0,5 proz. NaCl-Lösung aus, von der er eine fallende Tropfenzahl in eine Reihe von Gläschen bringt, mit Aqua dest. stets auf das gleiche Volumen bringt und jedes Gläschen mit einem Tropfen Blut beschickt. In das erste Gläschen kommen so 48 Tropfen 0,5 proz. NaCl-Lösung $+$ 2 Tropfen Aqua dest. ($= 0,48\%$), in das zweite 46 Tropfen Salzlösung $+$ 4 Tropfen Aqua dest. ($= 0,46\%$) und so fort in der Weise, daß je 2 Röhrchen stets um $0,02\%$ differieren. Hierbei werden die zwischen 0,48 und 0,28 liegenden Verdünnungen geprüft. Von dem zu untersuchenden Blut wird je ein Tropfen in jede Lösung gebracht, so daß im allgemeinen die Blutmenge ungefähr $^1/_{50}$ der Salzlösung beträgt. Die 11 Gläschen werden mit Gummistopfen verschlossen, geschüttelt, 5 Minuten ruhig stehen gelassen, alsdann zentrifugiert und wiederum abgelesen. In der Regel stimmen beide Resultate genau überein. Bei Blut von verminderter Resistenz geht man von einer höheren Salzkonzentration aus, z. B. von einer 0,7 proz. NaCl-Lösung, bei der man dann das Flüssigkeitsvolumen in jeder Eprouvette auf 70 Tropfen bemißt (also z. B. 68 Tropfen NaCl-Lösung $+$ 2 Tropfen Aqua dest. Es ist dann die Konzentration $= \frac{68}{70} \cdot 0,7 = 0,68\%$).

Eine Modifikation dieser Methode, die weniger Blut erfordert und weniger Zeit in Anspruch nimmt, besteht nach Ribierre darin, daß man nur ein einziges Gläschen benutzt, das man mit 40 Tropfen 0,5 proz. NaCl-Lösung und 5 Tropfen Blut beschickt. Nach Umschütteln wird zentrifugiert und hierauf untersucht, ob bereits Hämolyse nachweisbar ist. Ist dies nicht der Fall, so fügt man einen Tropfen Aqua dest. hinzu, zentrifugiert wieder usw. Diese Methode ist nicht ganz so exakt, weil nicht das gleiche Flüssigkeitsvolumen eingehalten wird und im Anfang die Konzentration der Blutlösung eine höhere ist.

Bei normalem Blut liegt die Grenze der Minimumresistenz bei $0,44\%$ NaCl-Lösung.

Roth bedient sich ebenfalls der französischen Methode, unter Anwendung gewisser Modifikationen. Die erforderlichen Salzverdünnungen werden mit

Hilfe einer eigens hierfür konstruierten Tropfpipette hergestellt. Eine 50 cm
lange Pipette, in deren Mitte eine große Glaskugel eingeblasen ist und deren
Mündung spitz ausgezogen ist, trägt oberhalb der Kugel einen Glashahn und
am oberen Ansatz einen Gummiballon zum Ansaugen, ferner oberhalb des
Glashahns ein kurzes seitliches Ansatzrohr, ebenfalls mit Glashahn, der beim
Abtropfenlassen Luftzufuhr ermöglicht. Nachdem die verschiedenen Eprouvetten mit der entsprechenden Tropfenzahl einer 0,6% NaCl-Lösung beschickt
sind, werden in jedes Röhrchen je 20 cmm Blut gebracht. Hierzu verwendet
Roth die Pipette des Sahlischen Hämometers, wobei es sich nach Ottiker
empfiehlt, das Blut nicht mit dem Munde auszublasen (vergl. S. 178), sondern
stattdessen ein kleines Gebläse anzuwenden. Nach kräftigem Durchschütteln
läßt man die Röhrchen eine halbe bis eine Stunde stehen und zentrifugiert
hierauf. Dann wird das Resultat abgelesen. Bezüglich der Feststellung der
Maximumresistenz ist zu beachten, daß auch bei totaler Hämolyse stets noch
ein geringer Bodensatz übrig bleibt, der aus Fibrin, Blutschatten, Leukozyten
usw. besteht und bei bloßer makroskopischer Betrachtung den Anschein unvollkommener Hämolyse erweckt. Roth fordert daher mit Recht die mikroskopische Kontrolle zum Nachweise hämoglobinhaltiger Erythrozyten.

Methode von G. Lang.

Bei dieser Methode wird die zu untersuchende Blutprobe so lange mit einer
hypotonischen Salzlösung verdünnt, bis die Blutlösung durchsichtig geworden
ist und eine darunter befindliche Schriftprobe sich lesen läßt.

Zur Herstellung der Mischung benutzt Lang kleine Glasbehälter von qua-
dratischem Querschnitt und genau planparallelen Seitenwänden, von denen jede
1 cm breit und 3 cm hoch ist, der Inhalt des Gläschens beträgt ca. 3 ccm. Die
erforderliche Blutmenge wird mit einer Kapillarpipette abgemessen. Zur Verwendung kommen eine 0,2proz. und eine 0,4proz. NaCl-Lösung, von denen jede
sich in einer Bürette befindet, die die Ablesung von 0,05 ccm erlaubt. Man bringt
zunächst 0,5 ccm der 0,4proz. Lösung in das Mischgefäß und mißt hierauf ein
bestimmtes Quantum (siehe unten) Blut ab, vermischt es mit der Salzlösung,
wobei man gleichzeitig die unter dem Mischgefäß befindliche Schriftprobe (feinste
Schrift) betrachtet. Wenn, wie in der Regel, bei dieser Verdünnung die Schrift
nicht erkennbar ist, läßt man unter Umrühren aus der anderen Bürette langsam
0,2proz. NaCl-Lösung zufließen. Wenn der Zeitpunkt gekommen ist, wo sich
die Lösung so weit aufhellt, daß die Schriftprobe sich erkennen läßt, liest man
an beiden Büretten ab, wieviel von beiden Lösungen verbraucht wurde, und erhält
dann durch einfache Rechnung den Konzentrationsgrad der im Mischgefäß enthaltenen Salzlösung. Dieses ist der gesuchte Resistenzgrad.

Was die Menge des verwendeten Blutes anlangt, so macht der genannte
Forscher mit Recht darauf aufmerksam, daß es ein methodischer Fehler wäre,
stets das gleiche Quantum anzuwenden ungeachtet der Mengen der in der Volumeneinheit enthaltenen roten Blutkörperchen. Die Aufhellung der Blutlösung
wird im allgemeinen um so rascher vor sich gehen, je weniger Erythrozyten im
Kubikmillimeter enthalten sind und es wird dann eine zu niedrige Resistenz
gefunden werden. Es kommt demnach nicht auf die verwendete Blutmenge,
sondern auf die vorhandene Erythrozytenzahl an. Man wird daher im einzelnen
Fall die abzumessende Blutmenge so wählen, daß stets dieselbe Zahl Blut
körperchen vorhanden ist (den normalen Verhältnissen entsprechend in 5 cmm
25 Millionen). Einer Resistenzbestimmung hat daher eine Erythrozytenzählung
vorauszugehen. Es sind für die verschiedenen Blutarten mehrere Pipetten

notwendig, die die Abmessung verschiedener Blutmengen gestatten. Die bei verschiedenen Blutmengen in Betracht kommenden verschieden großen Plasmamengen, die der Salzlösung beigemischt werden, bedingen keinen praktisch ins Gewicht fallenden Fehler.

Ein Übelstand der Methode, auf den Lang selbst hinweist, ist, daß man stets mit gleicher Ausflußgeschwindigkeit der Büretten arbeiten muß. Läßt man diese Vorsichtsmaßregel außer acht, so wird bei raschem Zufließen die Hämolyse langsamer erfolgen, die erforderliche Menge der 0,2 proz. Lösung wird daher größer sein als im umgekehrten Fall.

Resistenzbestimmung nach v. Liebermann und v. Fillinger.

v. Liebermann und v. Fillinger empfehlen eine Methode, die einen zahlenmäßigen Ausdruck für das Verhältnis der resistenten zu den nichtresistenten Erythrozyten ermöglicht.

Die Forscher schütteln einen Tropfen frischen nicht defibrinierten Blutes (etwa 0,05 ccm) 2 Minuten lang in 5 ccm einer 0,5 proz. NaCl-Lösung, setzen hierauf weitere 5 ccm einer 1,5 proz. NaCl-Lösung hinzu und zentrifugieren scharf. Normales Blut zeigt unter diesen Bedingungen keine Hämolyse oder nur geringste Spuren. Um bei einem Blut mit verminderter Resistenz zu erfahren, ein wie großer Teil der Erythrozyten gelöst ist, bestimmen sie den Resistenzquotienten (RQ) in der Weise, daß sie das Sediment der nichtgelösten Erythrozyten in destilliertem Wasser auflösen und den Hämoglobingehalt dieser Lösung mit demjenigen der bei dem ersten Versuch angewendeten Salzlösung vergleichen. Zu diesem Zweck wird nach dem Zentrifugieren, wenn Hb-Austritt konstatiert ist, die Salzlösung vom Blutkörperchensatz abgegossen und dieselbe durch 10 ccm Aqua dest. ersetzt. Diese löst sämtliche übrig gebliebenen Erythrozyten. Nun wird eine relative Hb-Bestimmung beider Lösungen vorgenommen.

Hierfür sind erforderlich 2 in Kubikzentimeter geteilte Meßzylinder zu 10 ccm, 2 Tropfgläser und ein Stück schwarzes Papier mit einem etwa 8 cm langen horizontalen ca. 1 cm hohen rechteckigen Schlitz. In den einen der beiden Zylinder bringt man etwa 5 ccm von der schwächer gefärbten der beiden Lösungen (in den meisten Fällen die Salzlösung), in den anderen gießt man von der stärker gefärbten Lösung (meist die Aqua-dest.-Lösung des Bodensatzes) eine genau abgemessene Menge, deren Volumen geringer als das der ersten sein muß, also z. B. 1, 2 oder 3 ccm. Nun bringt man zu dieser unter Umrühren so lange Wasser in halben Kubikzentimetern, bis Farbengleichheit mit dem Vergleichsröhrchen eintritt, wobei man zum Zwecke genauer Ablesung jedesmal das schwarze Papier mit dem Schlitz vor beide Meßzylinder hält. Dividiert man nun die Zahl der abgelesenen Kubikzentimeter, bis zu denen man auffüllen mußte, um Gleichheit der Farben zu erzielen, durch das ursprüngliche Volumen der Lösung, so erhält man den Resistenzquotienten.

Es sei z. B. die Aqua dest.-Lösung des Erythrozytensedimentes stärker gefärbt als die Salzlösung, und man sei ausgegangen von 2 ccm der ersteren, dieselbe mußte bis zur Farbengleichheit auf 3,5 ccm verdünnt werden. Dann ist $RQ = \frac{3,5}{2} = 1,75$. In diesem Fall verhält sich also die Zahl der resistenten zu den nicht resistenten Erythrozyten wie 1,75 : 1. Ist $RQ = 1$, so bedeutet dies, daß 50 % der Erythrozyten eine verminderte Resistenz besitzen; $RQ = \infty$ heißt, daß in der Salzlösung überhaupt keine Hämolyse stattfand. In diesem Fall fällt natürlich die kolorimetrische Bestimmung fort. Besteht eine sehr starke Herabsetznug der Resistenz, so wird man im Gegensatz zu dem vorhin erwähnten Beispiel umgekehrt die abgegossene Salzlösung so lange verdünnen, bis ihre Farbe mit der Aqua dest.-Lösung übereinstimmt.

Ich möchte auf Grund eigener Erfahrung mit dieser Methode für die kolorimetrische Bestimmung das Sahlische Hämometer empfehlen, bei welchem das Teströhrchen durch eine zweite graduierte Eprouvette zu ersetzen ist.

E. Schaeffer macht auf Grund von Untersuchungen nach der Methode von Liebermann-Fillinger auf zwei Fehlerquellen bei den Resistenz-Bestimmungen aufmerksam.

Wie Hamburger zuerst zeigte, tritt unter der Einwirkung von Kohlensäure auf die Erythrozyten eine Wasseraufnahme der letzteren ein und hiermit eine Verringerung der Resistenz. Innerhalb der Blutgefäße des Lebenden wird diese Resistenzverminderung in den Venen gegenüber dem Kapillarblut nicht zur Geltung kommen, da der hierfür notwendige Kohlensäureüberschuß fehlt. Anders liegt die Frage, wie Schaeffer zeigt, bei Resistenzuntersuchungen in vitro, wenn in die Blut-Salzlösung künstlich Kohlensäure geleitet wird. Das kommt z. B. in Betracht, wenn man beim Einblasen des Blutes in die Salzlösung mit dem Munde die Erythrozyten der CO_2 der Expirationsluft aussetzt. Hier kann dann nach dem genannten Autor Hämolyse bei Salzkonzentrationen beobachtet werden, bei denen ohne Durchblasen sich noch keine Zeichen von Hämoglobinaustritt erkennen lassen.

Das Ausblasen des Blutes mit dem Munde ist daher bei diesen Untersuchungen zu vermeiden.

Ein weiteres Moment, dessen Berücksichtigung Schaeffer bei den Resistenz-Untersuchungen fordert, ist die Kontrolle der Temperatur, bei der die Resistenz geprüft wird. Er konnte nämlich die Beobachtung machen, daß letztere bei Zunahme der Temperatur bis 43° wächst. So kann z. B. ein Blut, das bei Zimmertemperatur eine deutliche Resistenzverminderung zeigt, bei Körpertemperatur untersucht ein normales Verhalten zeigen.

Man soll daher Blut, das bei Zimmertemperatur in 0,5 proz. NaCl-Lösung Hämolyse zeigt, auch bei etwa 40° auf seine Resistenz untersuchen.

Weiteres über die Bedeutung der Temperatur bei Resistenzbestimmungen siehe unten.

Hamburger macht den Vorschlag, die Resistenz der Erythrozyten gegenüber Salzlösungen nicht durch die Zahl, die die Konzentration der Lösung angibt, in welcher die Hämolyse beginnt, auszudrücken, sondern durch deren reziproken Wert, weil auf diese Weise besonders deutlich zum Ausdruck kommt, daß die Resistenz um so größer ist, je niedriger die Salzkonzentration ist, die die Erythrozyten vertragen, ohne Farbstoff abzugeben.

Nach Hamburger ist es ferner empfehlenswert, den Begriff der Resistenzbreite anzuwenden. Hierunter ist das zahlenmäßig ausgedrückte Intervall zu verstehen zwischen den Verdünnungsgraden, die der Maximum- und der Minimumresistenz entsprechen.

Bei den bisher aufgeführten Methoden wurde frisches undefibriniertes Blut verwendet. Es hat sich indessen gezeigt, daß das Blutplasma bzw. das Serum gegenüber verschiedenen schädigenden Agenzien eine schützende Rolle spielt, so daß bei Versuchen, in denen von Serum befreite, d. h. gewaschene Erythrozyten angewendet werden, bereits eine geringere Dosis des betreffenden Agens genügt, um Hämolyse herbeizuführen. Um daher den Einfluß des Serums auszuschalten, muß man die Erythrozyten waschen. Zu diesem Zwecke wird zunächst ein etwas größeres Quantum Blut in einem Kölbchen mit Glasperlen geschüttelt und nach Ausfallen des Fibrins das Blut durch einen Papierfilter gegossen. Das filtrierte Blut wird dann mit dem mehrfachen Volumen isotonischer NaCl-Lösung versetzt, zentrifugiert, die darüberstehende Flüssigkeit abgegossen, durch neue isotonische Lösung ersetzt, aufgerührt, wieder zentrifugiert und dies zweimal wiederholt, so daß schließlich die letzten Reste von Serum beseitigt sind. Alsdann bereitet man sich aus dem Blutkörperchenbodensatz und der isotonischen Salzlösung eine annähernd 5 proz. Suspension.

Es ist noch nachzutragen, daß bei jeder Resistenzuntersuchung hinsichtlich der verwendeten Utensilien genau die gleiche peinliche Sorgfalt beobachtet werden muß wie beispielsweise bei serologischen Untersuchungen. So müssen die verwendeten Reagenzgläser steril sein, ferner ist bei frischen, noch nicht häufig in Gebrauch gewesenen Gläsern mit dem Gehalt des Glases an Alkali zu rechnen, das unter Umständen hämolysierend wirkt. Man wird daher derartige Gläser vorher ausdämpfen (vgl. Abschnitt über Leitfähigkeitsbestimmung S. 240). Selbstverständlich müssen ferner die für die Lösungen angewendeten Salze chemisch absolut rein sein. Der Verschluß der Röhrchen geschieht mit sterilisierten Gummistopfen.

Ferner ist bei der Blutentnahme sorgfältig jegliche Verunreinigung des Blutes mit hämolytisch wirkenden Bestandteilen der Haut, Schweiß usw. zu vermeiden.

Von Bedeutung ist weiter die Tatsache, daß unter Umständen bei ein und demselben Individuum die Resistenz der Erythrozyten in einem bestimmten Gefäßgebiet des Körpers unter gewissen Bedingungen ein anderes Verhalten zeigt als in anderen Gebieten. v. Stejskal konnte bei Patienten mit hämolytischen Ikterus zeigen, daß in den Zwischenzeiten der Krankheit das Blut, das durch Venenpunktion aus dem mittels Esmarchscher Binde gestauten Arm entnommen wird, eine deutliche Erythrolyse erkennen läßt, während das Blut des anderen nicht gestauten Armes dieses Phänomen nicht zeigt. Diese Erscheinung kann, wenn sie außer acht gelassen wird, zu Fehlern in der Beurteilung eines Versuches führen; andererseits ist sie geradezu diagnostisch verwertbar.

Untersuchung der Resistenz gegenüber anderen Agentien.

Neben der Resistenzprüfung gegenüber osmotischer Schädigung spielt weiter die Untersuchung mit hämolysierend wirkenden Giften eine wichtige Rolle; sie bildet für die erstere Methode insofern eine bedeutsame Ergänzung, als die Resultate beider Methoden keineswegs parallel zu gehen brauchen. Für diese Prüfung kommt eine große Zahl von Agenzien in Frage. Unter ihnen seien genannt das Saponin, Seifen, speziell das ölsaure Natron, taurocholsaures Natron, Vibriolysin, Arachnolysin, Cobragift, bakterielle Hämolysine wie das Staphylolysin, Immunhämolysin, verdünnte Essigsäure usw. Diese Substanzen sind zum Teil schon bei außerordentlich starker Verdünnung wirksam (so z. B. das Saponin bei 1 : 50 000 bis 1 : 200 000). Sie werden in 0,9 proz. NaCl-Lösung als Lösungen bzw. Emulsionen angewendet und wie bei der osmotischen Resistenzprüfung in fallenden Mengen in einer Reihe der Reagenzgläsern zu den gleichen Quanten Blut zugesetzt und sämtliche Gläser mit NaCl-Lösung auf das gleiche Volumen aufgefüllt[1]). Bei dieser Art von Resistenzbestimmung ist es, von besonderen Fällen abgesehen, notwendig, die Erythrozyten, wie oben erwähnt, vom Serum durch mehrmaliges Auswaschen zu befreien.

Auch das Verhalten der roten Blutkörperchen gegenüber mechanischer Schädigung wurde zur Beurteilung der Resistenz herangezogen. Eine derartige

---

[1]) Roth bringt in je 1 Reagenzglas 0,01, 0,02, 0,03 bis 2,0 mgr. Saponin + physiol. NaCl-Lösung ad 6 cc und dazu je 0,1 cc Blut bezw. 0,1 der 100% der Blutkörperchenaufschwemmung, läßt 24 Stunden bei Zimmertemperatur stehen und zentrifugiert.

Untersuchung wird etwa in der Weise ausgeführt, daß man eine Aufschwemmung des zu untersuchenden Blutes in isotonischer NaCl-Lösung mit Glasperlen mittels einer Schüttelmaschine z. B. eine Stunde lang schüttelt, hierauf zentrifugiert und untersucht, ob die Flüssigkeit hämolytisch geworden ist. Von Wert können naturgemäß solche Untersuchungen nur dann sein, wenn gleichzeitig Kontrollbestimmungen an Normalblut vorgenommen werden, bei denen genau die gleichen Bedingungen (gleiche Flüssigkeitsmengen, die gleiche Dauer des Schüttelns, die gleiche Zahl von Glasperlen usw.) eingehalten werden.

Schließlich kann die Untersuchung gegenüber thermischer Schädigung wichtige Aufschlüsse über die Resistenzveränderung der Erythrozyten geben. Es kommt hier einmal die Abkühlung des Blutes in Betracht, wie z. B. durch Aufenthalt des Blutes in einem Gefäß während mehrerer Stunden in Eiswasser oder umgekehrt durch Erwärmen des Blutes über Körpertemperatur. Sehr wichtig kann ferner die Prüfung der Einwirkung von Temperaturschwankungen sein, indem man die Erythrozyten z. B. zuerst in Eiswasser eine Zeitlang abkühlt und sie hierauf einer Temperatur von 53° unterwirft. Hierbei kann dann, wie das bei der paroxysmalen Hämoglobinurie beobachtet wurde, eine erhöhte Vulnerabilität der Erythrozyten zutage treten.

Es sei noch darauf hingewiesen, daß es unter Umständen von Nutzen ist, in ein und demselben Versuch gleichzeitig zwei verschiedene Agenzien auf die Erythrozyten einwirken zu lassen, wobei dann eventuell eine sonst verdeckte stärkere Lädierbarkeit der Blutkörperchen sich konstatieren läßt. So hat sich z. B. gezeigt, daß die Essigsäurehämolyse unter Umständen schon bei geringerer Konzentration erfolgt, wenn vorher die Blutkörperchenaufschwemmung abwechselnd erwärmt und abgekühlt wird (Meyer u. Emmerich).

Bestimmung des Volumens der Blutkörperchen und des Serums.

Die Kenntnis von dem relativen Volumen der Blutkörperchen und des Plasmas hat theoretisch wie praktisch eine große Bedeutung. Abgesehen davon, daß sie Einblick in die als Poly- und Oligoplasmie bezeichneten Zustände gewährt, die auf anderem Wege nicht geklärt werden können, ist die Ermittlung des Blutkörperchenvolumens auch dort von Wert, wo auf Grund der Zählung der Erythrozyten und der Feststellung des Hämoglobingehaltes auf den Farbstoffgehalt des einzelnen roten Blutkörperchens geschlossen wird. Der hierbei als Maß dienende Färbeindex des Blutes, der bei der Beurteilung anämischer Zustände bekanntlich eine große Rolle spielt, hat streng genommen nur so lange Gültigkeit, als das Volumen der Blutkörperchen von der Norm nicht abweicht. Nun ist es aber gerade von den schweren Anämien, bei denen dem Färbeindex besonderer Wert beigelegt wird, bekannt, daß eine mehr oder weniger ausgesprochene Größenverschiedenheit der roten Blutkörperchen häufig vorkommt. Um sich, in derartigen Fällen über den Hämoglobingehalt des einzelnen Erythrozyten ein Urteil zu bilden, müßte man zunächst das Volumen der Blutkörperchen in der Raumeinheit kennen. Gleiches gilt von den Blutkrankheiten, bei denen wie z. B. bei der Chlorose mit einer Quellung der Erythrozyten zu rechnen ist. Hat somit die Volumbestimmung zweifellos auch für rein klinische Fragestellungen großen Wert, so wäre es doch andererseits eine irrige Auffassung, wollte man andere Untersuchungsmethoden wie z. B. die Erythrozytenzählung durch sie ersetzen, da sie tatsächlich etwas anderes feststellt, als es z. B. die Zählung der Zellen bezweckt. Immerhin kann sie in manchen Fällen eine Ergänzung der letzteren bilden und dann unter Umständen eine Inkongruenz zwischen Erythrozytenzahl und Volumen aufdecken (z. B. in Fällen, in denen viel Mikrozyten vorhanden sind).

Zur Feststellung des Blutkörperchenvolumens wurde eine größere Zahl von Methoden, die auf verschiedenem Prinzip beruhen, angegeben.

Direkte Methoden.

Sedimentiermethode.

Man überläßt das mit einer Spur Natrium-Oxalat versetzte Blut der spontanen Sedimentierung und stellt nach einiger Zeit die Höhe der Blutkörperchenschicht bzw. des Plasmas fest.

Nach Biernacki, der dies Verfahren als erster anwendete, entnimmt man einige Kubikzentimeter Blut durch Venenpunktion, versetzt es mit 0,2 proz. Natr.-Oxalat in Pulver (für 1 ccm Blut 0,002 g) und läßt es 24—48 Stunden in einem kleinen graduierten Zylinder stehen. Nach Ablauf dieser Zeit wird das Sedimentvolumen gemessen, nachdem man sich davon überzeugt hat, daß ein weiteres Sinken der Blutkörperchensäule nicht stattfindet. Biernacki legt dabei nicht allein dem abgelesenen Blutkörperchenvolumen, sondern auch der Geschwindigkeit, mit der letzteres seine definitive Höhe annimmt, besonderen Wert bei (vgl. S. 8).

Grawitz hat die Methode Biernackis in Form seines Blutvoluminimeters zu verbessern versucht, bei welchem nur wenige Tropfen Blut zur Bestimmung genügen. Der Apparat besteht aus einem kleinen Kasten, der mehrere zylindrische Glasröhrchen enthält. Bevor eines der Röhrchen mit Blut beschickt wird, wird es mehrmals in ein mit pulverförmigem Natr.-Oxalat gefülltes Gefäß hineingesteckt, es bleiben dann im Inneren des Röhrchens einige feine Oxalatkristalle zurück. Man bringt nun aus einer Stichwunde mehrere Blutstropfen in das Röhrchen, so daß etwa $^3/_4$ desselben von dem Blut eingenommen werden. Jetzt steckt man das Ende des Röhrchens, in welches das Blut eingetreten war, in eine mit Wachs gefüllte kleine Metallhülse und stellt es vertikal in eines der Stecklöcher auf der oberen Platte des Kastens. Nach 24stündigem Stehen ist eine Sedimentierung der Blutsäule eingetreten, worauf man die Höhe von Blutkörperchen- und Plasmasäule feststellt. Hierfür ist auf dem Deckel des Kastens ein vertikal stehender Rahmen mit einer in der Höhe verschiebbaren Skala angebracht. Nun wird das in der Hülse steckende Röhrchen an den Rahmen gestellt, die Skala so lange verschoben, bis der Nullpunkt an der Grenze zwischen Oxalatschicht am Boden und der Erythrozytenschicht liegt, und nun an der Skala die Höhe der Erythrozytenschicht und diejenige des darüberstehenden Plasmas abgelesen. Dann berechnet man die entsprechenden Prozentzahlen.

Die Resultate, die mit Hilfe der genannten Sedimentierungsverfahren gewonnen werden, können hinsichtlich ihrer Genauigkeit einer kritischen Prüfung nicht standhalten. Beim Menschenblut dauert im übrigen die spontane Sedimentierung sehr lange. Es können daher Zersetzungen zustande kommen. Für wissenschaftliche Untersuchungen kommen diese Methoden nicht in Betracht, und auch für die praktische Untersuchung am Krankenbett sind sie durch die folgenden Methoden überholt.

Der Gedanke, das Volumen der Blutkörperchen mit Hilfe der Zentrifugalkraft zu ermitteln, stammt von Blix, auf dessen Veranlassung Hedin sein Hämatokrit genanntes Instrument konstruierte. Wird Blut zentrifugiert, so sammeln sich die geformten Teile desselben zu einer kompakten Säule, deren Höhe ein Maß für ihr Volumen ist. Der größte Teil der Säule wird durch die Erythrozyten gebildet, darüber setzt sich eine aus Leukozyten bestehende niedrige Schicht ab, deren Höhe von der Zahl der weißen Blutkörperchen abhängt.

Hämatokritverfahren.

Hämatokrit von Hedin.

Der Hämatokrit von Hedin (Abb. 101) ist folgendermaßen konstruiert: Für die Aufnahme der Blutprobe dienen kleine Thermometerröhrchen von 35 mm Länge, 3—4 mm Dicke und etwa 0,5 mm lichter Weite. Die Röhrchen besitzen eine in 100 gleiche Teile geteilte Skala. Das eine Ende der Röhrchen ist spitz zugeschliffen. Zur Befestigung der Kapillaren an der Zentrifuge dient ein aus zwei symmetrischen Hälften bestehender Metallrahmen, der in seiner Mitte eine bajonettartige Befestigungsvorrichtung zum Aufsetzen auf die Welle der Zentrifuge trägt. Die beiden Hälften des Metallrahmens sind durchbrochen. Der Ausschnitt ist nach Länge und Breite so bemessen, daß die Kapillare gerade hineinpaßt. Um einen wasserdichten Verschluß der Kapillarenenden zu ermöglichen, tragen die beiden Schenkel des Rahmens an beiden Enden Metallhülsen mit Gummiplättchen, gegen die die Mündungen der Kapillaren sich

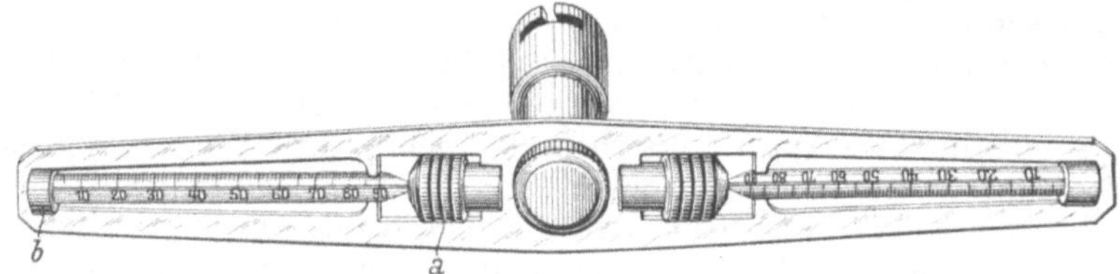

Abb. 101. Hämatokrit nach Hedin.

anlegen. Zur Fixierung dient außerdem eine Spiralfeder im Inneren der der Achse benachbarten Hülse. Die Feder drückt die Hämotokritkapillare gegen das andere Gummiplättchen am äußeren Ende des Rahmens.

Als Verdünnungsflüssigkeit benutzte Hedin ursprünglich Müllersche Flüssigkeit, später empfahl er 0,9 proz. NaCl-Lösung mit Zusatz von 0,1% Natr.-Oxalat. Die Mischung des Blutes nimmt er, nachdem das Blut mit einer kleinen Pipette entnommen ist, in einen kleinen Tiegel vor und saugt dann die Blutmischung in die Hämatokritröhrchen auf. Das Ausschleudern geschieht mit einer Zentrifuge, deren Achse eine Vorrichtung zur Befestigung des Hämatokritrahmens besitzt. Mit einer Zentrifuge von 6000 Touren in der Minute erhielt Hedin bereits nach fünf Minuten brauchbare Resultate; jedoch empfiehlt er so lange zu zentrifugieren (etwa 7—9 Minuten), bis die Erythrozytensäule innerhalb einer Minute keine Verringerung ihrer Höhe mehr erkennen läßt.

Nachprüfungen des Hämatokriten von Hedin ergaben erhebliche Ungenauigkeiten und Schwankungen in den Resultaten (Daland, Gärtner). Auch erwies sich der Apparat technisch insofern als unzulänglich, als der Verschluß der Gummiplättchen bei längerem Gebrauch undicht wurde. Dies veranlaßte Gärtner den Hedinschen Hämatokrit zu modifizieren.

Modifikation von Gärtner.

Der Gärtnersche Apparat besteht aus einer Kapillarpipette, die 0,02 ccm faßt und zum Abmessen des Blutes bestimmt ist. Das Blut wird aus der Pipette in eine Bürette gebracht, die aus einer etwa 50 mm langen Thermometerröhre besteht, an deren oberes Ende ein kleiner Glastrichter angeschmolzen ist. Das untere Ende der Bürette wird durch eine kleine aufgeschraubte Kautschukkappe verschlossen. Eine an der Bürette befindliche Skala ist in 100 gleiche Teile geteilt, das Fassungsvermögen der Bürette beträgt von der Bodenplatte bis zum obersten Teilstrich 100 genau 0,02 ccm, ist also gleich demjenigen der Pipette. Als Verdünnungsflüssigkeit dient 2,5 proz. Kal.-bichrom.-Lösung. Mit dieser wird die Pipette mehrmals durchgespült, um etwaige Blutreste in die Bürette überzuführen. Gärtner setzt zu dem Blut eine größere Menge Verdünnungsflüssigkeit, da nach seiner Meinung die Menge der zugesetzten Flüssigkeit innerhalb weiter Grenzen auf die Resultate keinen Einfluß ausübt. Nach gründlicher Durchmischung von Blut und Flüssigkeit mittels eines Neusilberdrahtes zentrifugiert er in einer Kreiselzentrifuge.

Auch dieser Apparat leidet abgesehen von prinzipiellen Mängeln, die weiter unten erörtert werden sollen, an dem Übelstand, daß sein Verschluß bei längerem Gebrauch undicht wird, so daß Verluste an Flüssigkeit eintreten (Friedheim).

Modifikation von Koeppe.

Koeppe hat den Hedinschen Apparat ebenfalls verbessert und seine Handhabung vereinfacht. Der Koeppesche Apparat hat folgende Konstruktion (s. Abb. 102—104).

Ein 7 cm langes in 100 gleiche Teile geteiltes Pipettenrohr *(a)* trägt an seinem einen Ende angeschmolzen eine kleine trichterartige Erweiterung. Der Verschluß der beiden Enden erfolgt durch zwei Metallplatten *(b* und *c)*, die durch einen federnden Bügel *(d)* miteinander beweglich verbunden sind, die Platten werden dadurch fest an die beiden Öffnungen der Pipette gepreßt und diese dadurch gleichzeitig festgeklemmt. Beide Platten tragen zur Dichtung Gummiplättchen, die Fußplatte außerdem noch eine Korkscheibe. Um die Pipette zu füllen, zieht man über das mit dem Trichter versehene Ende ein Stück Gummischlauch, das man mit einer Pravazschen Spritze verbindet. Hält man die Spritze

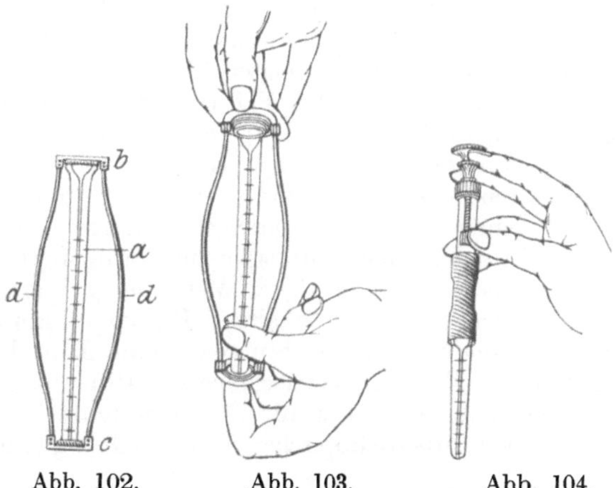

Abb. 102. Abb. 103. Abb. 104.
Hämatokrit von Koeppe.

in einen frisch aus der Stichwunde quellenden Tropfen und zieht den Stempel der Spritze ein wenig in die Höhe, so steigt das Blut bis zu einer beliebigenl Höhe herauf. Es wird nun sofort die Spitze der Pipette sorgfältig außen von Blut gereinigt und unmittelbar hinterher eine 2,5 proz. Kalium-bichrom.-Lösung nachgesogen. Die Flüssigkeit mischt sich in dem Trichter der Pipette. Man nimmt dann die Pipette in die linke Hand und drückt die untere Verschlußplatte gegen die untere Öffnung der Pipette. Mit der rechten Hand entfernt man die Spritze und den Schlauch und führt einen blanken Draht in die Pipette, den man hin und her bewegt und die Flüssigkeit dadurch durchmischt. Dann verschließt man das obere Ende der Pipette, indem man die obere Verschlußplatte herüberschiebt. Die Pipette wird nun in einer Holzhülse in eine Zentrifuge gebracht und zentrifugiert. Die Erythrozyten sammeln sich zu einer roten Säule an, deren Höhe anfangs abnimmt, um schließlich bei längerem Zentrifugieren konstant zu bleiben. War das Blut bis zu n Teilstrichen aufgesogen und reicht nach dem Zentrifugieren die Blutkörperchensäule bis zum Teilstrich m, so bilden die Erythrozyten $\frac{100\,m}{n}\,\%$ des Gesamtvolumens der untersuchten Blutprobe.

Um die Anwendung der Salzlösung zu vermeiden, hat dann Koeppe später die Versuchsanordnung in der Weise modifiziert, daß er zur Verhinderung der Gerinnung die Innenwand der Hämatokritpipette mit Öl überzog. Er saugt mit dem sorgfältig gereinigten und getrockneten Röhrchen zunächst etwas Zedernöl und sofort hinterher Blut auf und zentrifugiert ohne besondere Zusatzflüssigkeit. Durch das Zentrifugieren steigt das Öl, das bis dahin an den Wänden haftet, herauf und schwimmt infolge seines niederen spezifischen Gewichtes auf dem Blut. Erythrozyten, Plasma und Öl bilden dann drei voneinander deutlich abgegrenzte Schichten, die eine genaue Ablesung erlauben. Die Technik in der Anwendung der Ölpipette setzt Geschick und Übung voraus, häufig kommt es trotz des Öles zur Gerinnung.

Neuerdings kam Koeppe zum Ergebnis, daß man bei Anwendung seines Hämatokriten auf möglichst hohe Umdrehungszahl der Zentrifuge bedacht sein müsse, da man sonst im einzelnen Falle nicht entscheiden könne, wieviel Plasma zwischen den einzelnen Erythrozyten im Sediment eingeschlossen bleibt. Bei Anwendung einer Thileniusschen Zentrifuge mit einer Tourenzahl von über 5000 in der Minute wird nun nach seiner Ansicht dieses Ziel erreicht. Wird das Blut mit einer derartigen hochtourigen Zentrifuge ohne irgendeinen Zusatz (ohne Öl) in sorgfältig gereinigten Pipetten zentrifugiert, so ist es möglich, Erythrozyten und Plasma, ohne daß es zur Gerinnung kommt, zu trennen. Dabei zeigt es sich, daß die Blutkörperchenschicht lackfarben wird. Die Erklärung für diese Erscheinung ist nach Koeppe darin zu erblicken, daß infolge des Zentrifugierens die Erythrozyten so dicht aneinander gedrängt sind, daß sich zwischen ihnen nicht die geringste Menge Flüssigkeit mehr befindet. Das Lackfarbenwerden der Blutkörperchensäule sieht Koeppe demnach als Beweis dafür an, daß es nach dieser Methode gelingt, das absolute Volumen der roten Blutkörperchen zu erhalten. Koeppe konnte übrigens zeigen, daß das durch Zentrifugieren lackfarben gewordene Blut keinerlei nachweisbare Schädigung erfährt. Wurde das lackfarbene Blut nach dem Zentrifugieren aus der Pipette ausgeblasen, so wurde es von neuem deckfarben und die Erythrozyten zeigten bei der mikroskopischen Untersuchung wieder ein völlig normales Verhalten.

Verfahren von Hamburger.

Hamburger empfiehlt folgendes Verfahren. In ein kleines dickwandiges, an dem einen Ende zugeschmolzenes Glasröhrchen, dessen anderes Ende mit einem Stopfen verschlossen werden kann und dessen Fassungsvermögen 0,5 bis 1,0 ccm ist, bringt man kleine Glasstückchen und füllt das Gläschen bis oben mit dem zu untersuchenden Blut. Dann schüttelt man das Gläschen, nachdem man es verschlossen hat, etwa $^1/_2$ Stunde lang, um das Blut zu defibrinieren. Das Röhrchen soll vollständig mit Blut gefüllt sein, es wird dadurch beim Schütteln die Bildung von Schaum vermieden. Nachdem das Blut defibriniert ist, filtriert man es durch ein ganz kleines Filter. Von dem Filtrat, das völlig frei

von Fibrin sein muß, mißt man mit einer Kapillarpipette 0,06 ccm ab und führt
dieses Quantum in das von H. angegebene Trichterröhrchen (vgl. Seite 174)
über. Man zentrifugiert so lange, bis das Sedimentvolumen konstant wird. Reicht
dann das Sediment z. B. bis zum Teilstrich 75, so wäre das Volumen der Blutkörperchen $\frac{75}{100} \cdot 0,04 = 0,03$ ccm. Also ist das Volumen, da die Blutmenge,
von der ausgegangen wurde, 0,06 ccm betrug, 50%.

Da durch das Schütteln des Blutes mit Glasscherben gelegentlich Erythrozyten zerstört werden, so färbt sich das Serum bisweilen rot. Dies hat aber nach
Hamburger nichts auf sich, da es sich nur um ganz vereinzelte rote Blutkörperchen handelt, die dabei zugrunde gehen und die daher auf das Resultat
keinen Einfluß hat. Ebenso verursacht der Zerfall einzelner Leukozyten beim
Defibrinieren keinen Fehler. Das Röhrchen, in dem das Blut geschüttelt wird,
sowie die Pipette und das Trichterröhrchen müssen selbstverständlich vollständig
trocken sein. Bei der Füllung des Trichterröhrchens soll man das Blut aus der
Pipette langsam ausfließen lassen, man vermeidet dadurch, daß etwas von dem
Blut im Lumen hängen bleibt.

Das Hamburgersche Verfahren hat zweifellos den Vorzug großer Einfachheit; ein Vorteil ist das Fehlen eines besonderen Verschlußmechanismus des
Röhrchens, der an den übrigen Instrumenten bei dem Gebrauch oft Schwierigkeiten verursacht.

Kottmanns Präzisionshämatokrit.

Kottmann konstruierte für besondere Zwecke (Blutmengenbestimmung,
siehe S. 125) ein von ihm als Präzisionshämatokrit (s. Abb. 105—107) bezeich-
netes Instrument[1]. Er änderte einmal die Einstellung des Hämatokritröhrchens,
das bei den früheren Apparaten eine nur bis auf 1% genaue Ablesung erlaubte.
Bei seinem Instrument (Abb. 105) stellen die Zwischenräume zwischen zwei

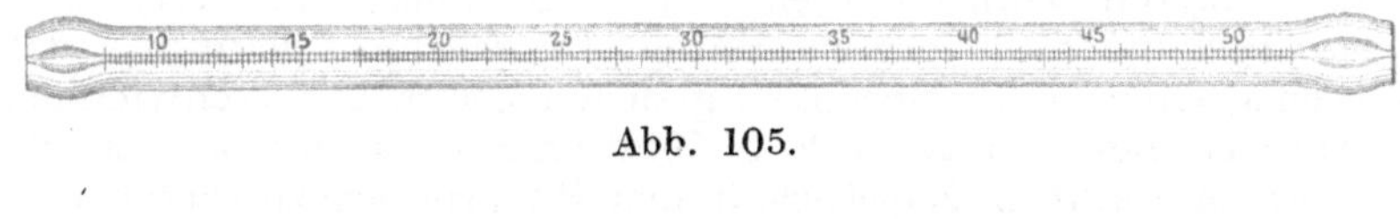

Abb. 105.

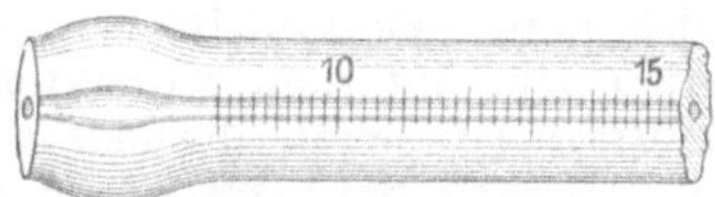

Abb. 106.
Hämatokritröhrchen nach Kottmann.

Teilstrichen 0,2% des Gesamtinhaltes des Röhrchens dar, während sie bei den
bisherigen Hämatokriten einem ganzen Prozent entsprechen. Dadurch ist die
direkte Ablesung auf das fünffache gesteigert. Mit der Lupe kann man noch
0,05% schätzungsweise ablesen. Um die Länge des Röhrchens infolge dieser Einteilung nicht allzu groß zu bemessen, hat Kottmann die Skala auf ein mittleres
Volumen, zwischen 8 und 52%, wie es in der Mehrzahl der Fälle praktisch in
Betracht kommt, beschränkt. Für pathologisches Blut ließ er einen doppelten
Satz von Röhrchen anfertigen mit einer Einteilung von 0—45% resp. 25—70%.
Das Blut, das sich außerhalb der Skala befindet, findet Raum in der ampullen-
artigen Erweiterung an den beiden Enden des Röhrchens; auf diese Weise wird
ebenfalls die Länge des Röhrchens verkürzt. Die lichte Weite der Kapillare

---

[1]) Hergestellt vom Optiker Büchi, Bern.

beträgt 0,5 mm, die Länge 12,5 cm, der Inhalt ist 0,092 ccm. Die zweite Änderung trägt dem Übelstande der früheren Instrumente Rechnung, deren Verschluß mittels Feder bzw. Verschraubung an Präzision zu wünschen übrig ließ. In dem Kottmannschen Apparat wird die Kapillare in der Weise in dem Hämatokritrahmen (Abb. 107) befestigt, daß am äußeren Ende desselben eine Schraube a die Kapillare gegen ein mit einem Gummiplättchen versehenes Widerlager b drückt. Durch Anziehen der Schraube wird das Röhrchen so fest eingespannt, daß ein Ausfließen von Flüssigkeit ausgeschlossen ist.

Um die Gerinnung zu verhüten, setzt Kottmann eine Spur Hirudin dem Blut zu, das auf die physikalischen und chemischen Eigenschaften des Blutes ohne Einfluß ist.

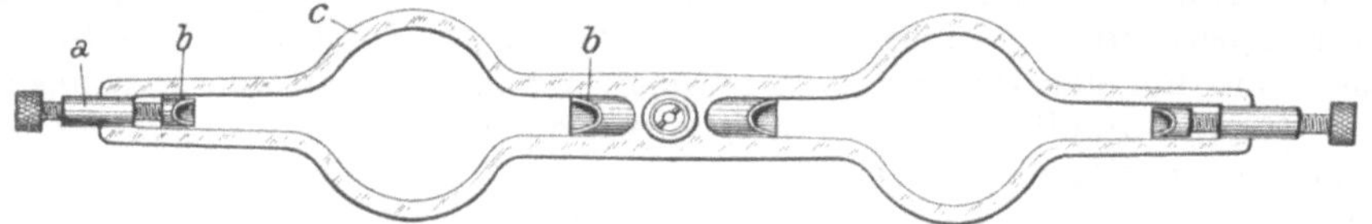

Abb. 107.   Zentrifugenrahmen für den Hämatokrit von Kottmann.

Die kritische Prüfung der Zentrifugiermethoden ergibt, daß ihnen sämtlich verschiedene grundsätzliche Mängel anhaften, die die Richtigkeit ihrer Resultate in Zweifel ziehen. Sieht man von der Verwendung von Salzlösungen bei den früheren Methoden ab, die an sich schon erhebliche Fehler bedingen müssen, so kommt weiter die Frage in Betracht, inwieweit überhaupt die Möglichkeit besteht, durch Zentrifugieren das wahre Volumen der Blutkörperchen zu ermitteln. Zunächst besteht da der bereits von Koeppe erhobene Einwand, daß bei geringer Umdrehungsgeschwindigkeit der Zentrifuge eine im einzelnen Falle unberechenbare Menge Plasma in den Zwischenräumen zwischen den einzelnen Erythrozyten zurückgehalten wird. Allerdings hat Eijkman bei seiner sehr eingehenden Prüfung des Hämatokritverfahrens gefunden, daß man bei Anwendung einer bestimmten stets gleichen Zentrifugiergeschwindigkeit (in seinen Untersuchungen waren es 2600 Umdrehungen in der Minute) den auf Rechnung der im Sediment zurückgehaltenen Plasmamenge zu setzenden Fehler als eine Konstante behandeln dürfe. Er multipliziert daher die Volumenwerte, die er mit dem Hämatokrit erhält, mit dem Korrektionsfaktor 0,9025 (den er aus dem Vergleich mit der Bleibtreuschen Methode ermittelte.) Dieser Fehler wird zweifellos durch die Steigerung der Tourenzahl der Zentrifuge bis zum Lackfarbenwerden der Blutkörperchen beseitigt.

Hier bestehen aber wiederum Bedenken, ob nicht infolge des starken Druckes, mit welchem die Erythrozyten dabei zusammengepreßt werden, die Gestalt der letzteren eine Deformierung erleidet und dabei von ihnen etwas Flüssigkeit an das darüberstehende Plasma abgegeben wird, so daß das gefundene Volumen der Erythrozyten zu niedrig, das des Plasmas zu hoch ausfällt. Koeppe hat allerdings diesen Einwand zu entkräften gesucht durch den Hinweis, daß die Membran der Erythrozyten als semipermeable Wand nur dann Wasser durchlasse, wenn ein Druck von etwa sieben Atmosphären auf ihr laste. Wenn demnach nach dieser Überlegung der erhobene Einwand unerheblich zu sein scheint, so wird man immerhin die Möglichkeit einer gewissen Kompression der Blutkörperchen nicht völlig von der Hand weisen können

Bei der Verwendung von Venenblut kommt für die direkte Volumbestimmung außerdem der auf die CO_2 zu beziehende Fehler der Größenzunahme der Erythrozyten in Betracht.

Neben diesen direkten Methoden zur Bestimmung des Blutkörperchenvolumens wurden Methoden angegeben, die die Mängel der Hämatokrit-Methode auf indirektem Wege zu vermeiden suchen.

Indirekte Methoden.

Methoden von M. u. L. Bleibtreu.

Die Methode von M. u. L. Bleibtreu geht von folgender Überlegung aus: Wenn man das Gesamtblut, dessen Blutkörperchenvolumen man ermitteln will, mit einer bestimmten Menge einer indifferenten Flüssigkeit mischt, so kann man, wenn man vor und nach der Verdünnung den Gehalt des Serums an einem seiner Bestandteile z. B. Stickstoff bestimmt, aus der durch die Verdünnung erfolgten Änderung der Konzentration dieses Bestandteiles die Menge des ursprünglich vorhandenen Serums und hieraus das Volumen der Blutkörperchen berechnen.

Die Forscher benutzten als Verdünnungsflüssigkeit ursprünglich eine 0,6 proz. NaCl-Lösung und bestimmten den Stickstoffgehalt der Serumsalzmischungen nach Kjeldahl.

Die Berechnung geschieht in folgender Weise: Wenn man die Blutmenge, die man für die Mischung verwendet, mit b bezeichnet, ferner das zu dem Blut hinzugefügte Volumen Salzlösung mit s und wenn x den echten Bruch darstellt, mit dem man b multiplizieren muß, um das darin enthaltene Flüssigkeitsvolumen zu erhalten, so beträgt das Volumen der in der Mischung enthaltenen Flüssigkeit $bx + s$. Ein bestimmtes Volumen, das man von dieser aus Serum und Salzlösung bestehenden Mischung für die Analyse abhebt, wird dann ein Serumvolumen $= \dfrac{bx}{bx + s}$ enthalten. Hebt man z. B. a ccm von der Mischung ab, so ist die in diesem Quantum enthaltene Menge Serum $= a \cdot \dfrac{bx}{bx + s}$.

Man stellt sich nun mit dem Blut und der Salzlösung zwei Mischungen her, in denen s verschiedene Werte besitzt und bestimmt jedesmal im gleichen Volumen a der von Blutkörperchen freien Mischung den Stickstoffgehalt. Ist n der gefundene Wert für den Stickstoffgehalt der Probe, so sind in a ccm Serum demnach $n \dfrac{bx + s}{bx}$ g Stickstoff enthalten. Bezeichnet man ferner mit dem Index 1 und 2 die der ersten bzw. zweiten Mischung entsprechenden Werte, so ergibt sich:

a ccm Serum enthalten $n_1 \dfrac{b_1 x + s_1}{b_1 x}$ g Stickstoff, sowie ferner

a ccm Serum enthalten $n_2 \dfrac{b_2 x + s_2}{b_2 x}$ g Stickstoff.

Daher ist

$$n_1 \frac{b_1 x + s_1}{b_1 x} = n_2 \frac{b_2 x + s_2}{b_2 x}.$$

Daraus folgt

$$x (n_1 - n_2) = n_2 \cdot \frac{s_2}{b_2} - n_1 \cdot \frac{s_1}{b_1}$$

sowie

$$x = \frac{1}{n_1 - n_2} \left(n_2 \cdot \frac{s_2}{b_2} - n_1 \cdot \frac{s_1}{b_1} \right).$$

Dient als erste Probe unverdünntes Serum (also $s = 0$), so vereinfacht sich die Formel. Ist n der Eiweißgehalt des nicht verdünnten Serums und bezeichnet der Index 1 die entsprechenden Zahlen der verdünnten Mischung, so ist

$$x\,(n - n_1) = n_1\,\frac{s_1}{b_1}$$

und

$$x = \frac{n_1}{n - n_1} \cdot \frac{s_1}{b_1}\,.$$

Man kann auf diesem Wege mittels der beiden vorstehenden Gleichungen auf Grund des gefundenen Stickstoffgehaltes von zwei Mischungen das relative Volumen x der Blutflüssigkeit ermitteln und aus diesem Wert das Volumen der Blutkörperchen ($= 1 - x$) berechnen.

M. u. L. Bleibtreu haben dann noch eine zweite Methode zur Ermittlung des Blutkörperchen-Volumens angegeben, die ebenfalls in einem Mischungsverfahren besteht, bei dem aber statt der Stickstoffbestimmung der Mischungen die Bestimmung des spezifischen Gewichtes der letzteren vorgenommen wird. Hier wird also aus der Veränderung der Dichte der Flüssigkeiten bei Zusatz verschiedener Mengen Salzlösung auf das Serumvolumen des unverdünnten Blutes geschlossen.

b bedeutet wiederum das Quantum defibrinierten Blutes, von dem ausgegangen wird, s das Volumen der zugesetzten Salzlösung, S das spezifische Gewicht der Mischung des Blutes mit der Salzlösung nach dem Sedimentieren der Blutkörperchen, S_0 das spezifische Gewicht des Serums, K dasjenige der Salzlösung und x wie oben den echten Bruch, mit dem b zu multiplizieren ist, um die darin enthaltene Flüssigkeit zu ermitteln. Es ergibt sich dann folgendes:

1 Volumen Serummischung enthält $\dfrac{bx}{s + bx}$ Volumen Serum und $\dfrac{s}{s + bx}$ Volumen Salzlösung. Das spezifische Gewicht des ersten Bestandteiles

$$= \frac{bx}{s + bx} \cdot S_0\,,$$

dasjenige des zweiten Bestandteiles

$$= \frac{s}{s + bx} \cdot K\,.$$

Infolgedessen ist das spezifische Gewicht der Salzserummischung

$$S = \frac{bx}{s + bx} \cdot S_0 + \frac{s}{s + bx}\,K\,.$$

Hieraus ergibt sich

$$x = \frac{s}{b} \cdot \frac{S - K}{S_0 - S}\,.$$

Werden zwei Mischungen (also nicht das unverdünnte Serum S_0) angewendet, so berechnet man x nach der Formel

$$x = \frac{(S_2 - K)\,\dfrac{s_2}{b_2} - (S_1 - K)\,\dfrac{s_1}{b_1}}{S_1 - S_2}\,.$$

Die Kritik der beiden Bleibtreuschen Methoden hat sich zunächst mit der Frage zu befassen, ob die Grundbedingung für die Exaktheit der Resultate, d. h. das völlige Intaktbleiben der Blutkörperchen nach Zusatz der Verdünnungsflüssigkeit erfüllt ist. Denn es müssen sowohl die Resultate der Stickstoffbestimmung wie die des spezifischen Gewichtes fehlerhaft werden, sobald die Zusatzflüssigkeit sich nicht als indifferent erweist und demnach mit einem Austritt von festen Bestandteilen aus dem Inneren der Erythrozyten zu rechnen ist. In der Tat haben Hamburger sowie namentlich Eijkman bei einer eingehenden Nachprüfung der Bleibtreuschen Methodik zuerst darauf hingewiesen, daß die von den Autoren angewendete 0,6 proz. NaCl-Lösung als hypotonische Salzlösung zu falschen Resultaten führen müsse, indem die Blutkörperchen aus der Salzlösung Wasser aufnehmen und die Flüssigkeit umgekehrt Wasser verliert. Infolgedessen wird der Eiweißgehalt und das spezifische Gewicht der Verdünnungsflüssigkeit zu hoch und das Volumen der Blutkörperchen zu niedrig gefunden werden, trotzdem die Erythrozyten infolge der Wasseraufnahmequellen. Außerdem hält es Hamburger nicht für ausgeschlossen, daß auch in isotonischen Salzlösungen ein Austritt von Eiweiß in die Salzlösung stattfindet.

Später hat M. Bleibtreu diesen Fehler selbst vermieden, durch Anwendung einer dem jeweilig untersuchten Blut isotonischen Salzlösung. Eine Schwäche der Methode besteht ferner darin, daß wie Bleibtreu selbst zugibt, bereits sehr kleine Fehler bei der Stickstoffbestimmung in erheblichem Maße die Exaktheit der Resultate beeinträchtigen. Nach seiner eigenen Angabe darf bei Anwendung von 5 ccm Flüssigkeit für die Bestimmung der Fehler des Eiweißgehaltes dieses Quantums zwei Einheiten in der dritten Dezimale nicht übersteigen.

Eine Fehlerquelle der Methode, die schon ihren Erfindern Schwierigkeiten bereitete, ist weiter die durch das Defibrinieren des Blutes erfolgende unberechenbare Änderung seiner Zusammensetzung. Diesem Übelstande ließe sich durch Anwendung von nativem Blut, dessen Gerinnung durch Hirudin gehemmt ist, begegnen. Die hierfür erforderliche minimale Menge Hirudin würde weder für die Bestimmung des N-Gehaltes noch derjenigen des spezifischen Gewichtes fehlerhaft ins Gewicht fallen.

Methode von Grawitz.

E. Grawitz arbeitete eine Methode aus, bei der er aus dem spezifischen Gewicht des Gesamtblutes und dem seiner Komponenten das Volumen der Blutkörperchen berechnete.

An dem durch Venenpunktion gewonnenen Blut wird zunächst das spezifische Gewicht bestimmt. Ein zweites Quantum von einigen Kubikzentimetern wird zentrifugiert und das spezifische Gewicht des Serums festgestellt. Drittens wird von dem Blutkörperchensediment, das mit einer Pipette aufgesogen wird, wiederum das spezifische Gewicht ermittelt.

Das spezifische Gewicht des Gesamtblutes sei D_1, das des Serums D_2, das des Blutkörperchensatzes D_3. Für die Ermittlung der Serummenge in Prozenten (x) ergibt sich dann die Formel

$$x = \frac{100\,(D_3 - D_1)}{D_3 - D_2}.$$

Es liegt auf der Hand, daß man auf diesem Wege genaue Resultate nicht erwarten darf. Es kommen dabei die gleichen Überlegungen in Frage, die bereits bei Besprechung der Hämatokritverfahren dargelegt wurden. Im allgemeinen wird die Größe D_3 stets zu klein ausfallen, da eine vollständig exakte Trennung der Blutkörperchen vom Serum technisch unmöglich ist.

Bestimmung des Blutkörperchenvolumens aus der elektrischen Leitfähigkeit.

Zu den indirekten Methoden gehört weiter ein Verfahren, das das Volumen der Blutkörperchen aus dem Verhalten der elektrischen Leitfähigkeit des Blutes bestimmt.

Nach den Untersuchungen von Stewart, Bugarszky und Tangl, Roth sowie Oker-Blom leiten die roten Blutkörperchen den elektrischen Strom in nur sehr geringem Maße, so daß die elektrische Leitfähigkeit des Blutes fast ausschließlich an das Serum gebunden ist. Auch ist anzunehmen, daß der geringe Rest von Leitfähigkeit, den das Blutkörperchensediment nach dem Zentrifugieren von Blut zeigt (Bugarszky und Tangl), ebenfalls auf die Gegenwart von Spuren Serum zu beziehen ist, das nicht vollständig aus dem Sediment zu entfernen ist.

Aus diesem Verhalten des Blutes ergibt sich die Möglichkeit, auf dem Wege der elektrischen Leitfähigkeit das Serumvolumen einer Blutprobe kennen zu lernen. Denn, wie aus dem soeben Gesagten hervorgeht, wird ein Blut um so besser den elektrischen Strom leiten, je mehr Serum es in der Volumeneinheit enthält. Es ist allerdings die Leitfähigkeit des Gesamtblutes dem relativen Serumvolumen entgegen früheren Annahmen (Roth) nicht direkt proportional, sondern die Verhältnisse liegen dadurch komplizierter, daß, wie namentlich die Untersuchungen von Oker-Blom zeigten, die Leitfähigkeit eines Elektrolyten durch die Anwesenheit nicht leitender suspendierter Körperchen eine Herabsetzung erfährt.

Zur Berechnung des Blutkörpervolumens aus der Leitfähigkeit sind von den genannten Forschern verschiedene Formeln angegeben worden. Nach Stewart sind die Volumenprozente des Serums

$$ p = \frac{\lambda_b}{\lambda_s} \left(180 - \lambda_b - \sqrt{\lambda_b} \right) . $$

wo λ_b die Leitfähigkeit des Gesamtblutes, λ_s diejenige des Serums in reziproken Ohm bedeutet.

Oker-Blom fand, daß zwischen der Leitfähigkeit des Lösungsmittels und derjenigen des Gesamtpräparates (das die Suspension enthält) ein Verhältnis besteht, das ausschließlich von dem relativen Volumen des Lösungsmittels und demjenigen des darin enthaltenen nicht leitenden Körpers abhängt, dagegen von dem absoluten Wert der Leitfähigkeit des Lösungsmittels wie von der Größe der suspendierten Teilchen unabhängig ist. Es ist demnach das Verhältnis $\frac{\lambda_b}{\lambda_s}$ bei gleicher Erythrozytenzahl eine Konstante.

Man bestimmt nun nach Oker-Blom das Blutkörperchenvolumen in der Weise, daß man die Werte des Quotienten $\frac{\lambda_b}{\lambda_s}$ in ein Koordinatensystem als Abszissen und die zugehörigen Blutkörperchenvolumina als Ordinaten einträgt. Es ergibt sich dann eine stetige Kurve, die die direkte Ablesung des gesuchten Körperchenvolumens im einzelnen Fall ermöglicht.

P. Fraenckel prüfte diese Methode nach und modifizierte die Oker-Blomsche Kurve in der vorstehenden Form (Abb. 108). Beim Vergleich mit Hilfe der verbesserten Bleibtreuschen Methode fand er gute Übereinstimmung mit dieser. Immerhin bedarf die Methode noch genaueren Studiums, wie aus den Darlegungen Hoebers (Oppenheimers Handb. d. Biochemie 1909, II$_2$)) hervorgeht.

Die für die Methode erforderliche Blutmenge beträgt 15—20 ccm. Bei der Messung der Leitfähigkeit (Methodik siehe S. 237) ist hier besonders darauf zu achten, daß bei Untersuchung des Gesamtblutes die Blutkörperchen in dem Widerstandsgefäß nicht zu schnell sedimentieren, da die Leitfähigkeit in dem Maße zunimmt, als die Erythrozyten sich zu Boden senken. Es ist daher die Durchmischung des Blutes besonders sorgfältig zu handhaben, da hiervon die Genauigkeit der Resultate in hohem Maße abhängt.

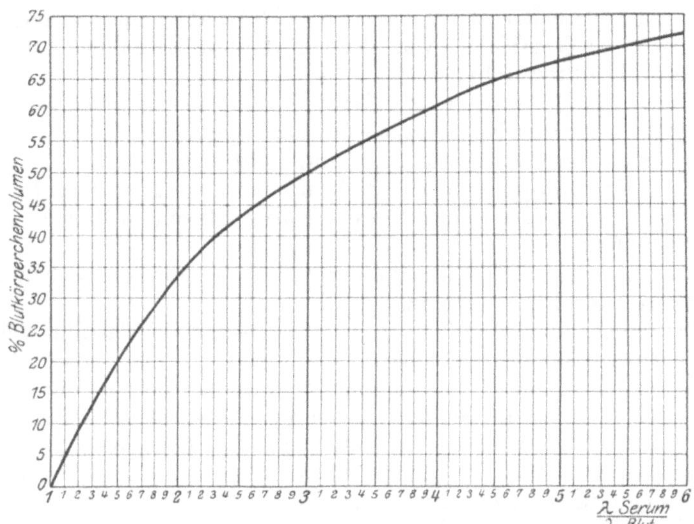

Abb. 108. Oker-Blomsche Kurve modifiziert nach Fraenckel.

Refraktometrische Methoden.

Methode von Koranyi und Bence.

Auf refraktometrischem Wege haben v. Koranyi und Bence das Blutkörperchenvolumen festzustellen gesucht. Bei dieser Methode wird zunächst der Brechungsexponent des unverdünnten Serums und hierauf derjenige des mit einer bestimmten Menge physiologischer Kochsalzlösung verdünnten Serums einer Blutprobe bestimmt. Es handelt sich hier also um das gleiche Verfahren, wie bei der Bleibtreuschen Methode, nur daß an die Stelle der Stickstoffbestimmung die Eiweißbestimmung mittels Refraktometers tritt (Methode S. 203).

Wird der Brechungsexponent des unverdünnten Serums mit R, das Volumen desselben mit S, das Volumen der zugesetzten NaCl-Lösung mit K und der Brechungsexponent der letzteren mit R_k bezeichnet, dann ist der Brechungsexponent der Verdünnungsmischung

$$R_x = \frac{RS + R_k K}{S + K};$$

daher ist

$$S = \frac{K(R_x - R_k)}{R - R_x}.$$

Da die rechte Seite der Gleichung nur bekannte Größen enthält, so läßt sich S, d. h. das Serumvolumen ohne weiteres berechnen.

Die Verfasser empfehlen, drei bis vier verschiedene Verdünnungen des Serums mit NaCl-Lösung vorzunehmen. Das Blut wird entweder defibriniert oder mit Hirudin ungerinnbar gemacht. Nach gründlicher Vermischung wird zentrifugiert. Beim Zentrifugieren soll man nach den Erfahrungen der Verfasser das Serum mit einem Tropfen Paraffinöl überschichten, um eine Verdunstung zu verhüten, die bei der Bestimmung Fehler verursachen würde.

Methode von Naegeli-Alder.

Auch Naegeli (Alder) bestimmt das Volumen mit Hilfe des Refraktometers. Hierbei wird sowohl die Refraktion des Hirudinplasmas wie diejenige eines Gemisches von gleichen Teilen Hirudinblut und 0,9% iger Kochsalzlösung untersucht.

Naegeli benutzt zur Herstellung einer genauen Mischung die bei der Beschreibung der Erythrozytenzählung nach Hayem-Sahli genannte Pipette (vgl. S. 89) mit zwei Ampullen und geht des weiteren folgendermaßen vor:

1. Gewinnung von Hirudinblut nach warmem Handbad aus der Fingerkuppe in einem Ausscheideröhrchen unter leichtem Mischen der hineinfallenden Bluttropfen.

2. Ansaugen des Hirudinblutes bis zur Marke zwischen beiden Ampullen. Reinigen der Pipettenspitze.

3. Ansaugen von 0,9% iger NaCl-Lösung, bis das Blut die Marke hinter der zweiten Ampulle erreicht hat.

Sorgfältig beachten, daß das Ansaugen sofort mit Eintauchen der Pipette in die NaCl-Lösung beginnt. Nachher Abwischen der Pipettenspitze.

4. Ausblasen beider Ampullen in ein Uhrglas und zweimaliges Wiederansaugen und Mischen und Hineinbringen in ein kleines Ausscheideröhrchen (Eisschrank). Sedimentierung über Nacht oder Zentrifugieren 1 bis 3 Min. bei geringer Umdrehungszahl.

Ist am folgenden Tage das reine Plasma noch trübe infolge von Blutplättchen, so ist abzupipettieren und zu zentrifugieren.

Wenn R_p die Refraktion des reinen Plasmas, R_k diejenige der physiologischen Kochsalzlösung (ca. 19) und R_m die Refraktion der Mischungen zu gleichen Teilen ist, dann ergibt sich die Formel:

$$\text{Formelemente} = 100 - \frac{100 \, (R_m - R_k)}{R_p - R_m}$$

Da der Wert von R_k ein für allemal bekannt ist, so besteht die Untersuchung in zwei Refraktionsbestimmungen.

Die Resultate zeichnen sich durch große Genauigkeit aus. Naegeli beobachtete eine Fehlerbreite von 0,5 bis 1%.

Der Vorteil der refraktometrischen Bestimmung liegt in der sehr geringen Blutmenge, die für die Untersuchung erforderlich ist, und in der einfachen Methodik, die überdies nur sehr wenig Zeit in Anspruch nimmt.

Viskosimetrische Methoden.

Methode von Ulmer.

Auch die Viskosimetrie wurde zur Feststellung des Blutkörperchenvolumens herangezogen. Heß hat durch Ulmer eine auf viskosimetrischem Prinzip beruhende Methode ausarbeiten lassen, die auf folgendem Gedankengang beruht.

Wird eine Flüssigkeit, die eine bestimmte Viskosität besitzt, verdünnt, so nimmt ihre Viskosität ab, und zwar ist diese Abnahme eine gesetzmäßige, so daß man aus dem jeweiligen Viskositätswert auf die entsprechende Konzentration der Lösung schließen kann. Kennt man den Betrag, um den die Viskosität der ursprünglichen Lösung durch Zusatz einer bekannten Menge Verdünnungsflüssigkeit herabgesetzt ist, so kann man aus der Abnahme der Konzentration das Anfangsvolumen der Lösung berechnen.

Ulmer hat verschiedene Modifikationen der auf diesem Prinzip aufgebauten Volumbestimmung beschrieben. Seine Untersuchungen beziehen sich auf Pferdeblut (vgl. Abb. 109 u. 110).

Bei der ersten Modifikation wird das Serum zuerst durch eine indifferente isotonische Lösung und zwar Gummilösung ohne Änderung des Volumens des Gesamtblutes ersetzt und diese hierauf mit einem bestimmten Quantum physiologischer NaCl-Lösung verdünnt (Substitutionsmethode).

Die Versuchsanordnung sei an einem aus der Ulmerschen Arbeit entnommenen Beispiel erläutert: 5 ccm Blut, das durch Venenpunktion gewonnen ist und zur Vermeidung der Gerinnung mit Hirudin versetzt ist, wird in einem engen graduierten Röhrchen zentrifugiert und hierauf das Plasma, das sich abgesetzt hat, abgehoben. Man ersetzt letzteres durch 0,95 proz. NaCl-Lösung, die man genau bis zum Anfangsvolumen des Blutes auffüllt. Man mischt gründlich durch und zentrifugiert von neuem. Dann wird wiederum die über den Blutkörperchen stehende Flüssigkeit abgehebert und zum zweitenmal NaCl-Lösung bis zum Anfangsvolumen aufgefüllt; dadurch ist alles Plasma durch die Salzlösung ersetzt. Nun fügt man genau 5 ccm einer isotonischen Gummilösung hinzu, deren Viskosität $\eta_1 = 5{,}0$ ist (42,4 ccm einer Gummistammlösung von 11,7 Gewichtsprozent Gummi arab., die mit 7,6 ccm einer 0,95 proz. NaCl-Lösung verdünnt ist). Man sorgt für gründliche Vermischung der Gummilösung mit der NaCl-Blutkörperchensuspension und zentrifugiert. Von der sich abscheidenden Gummisalzlösung entnimmt man eine Probe und stellt deren

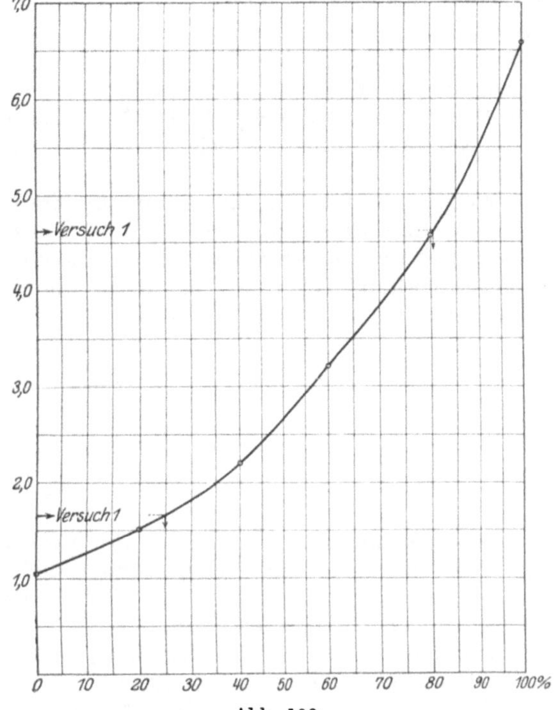

Abb. 109.
Viskositätskurve einer Gummilösung $\eta = 6.58$.
Abszisse: Gehalt an Gummistammlösung in %.
Ordinate: Viskositätskoeffizient.

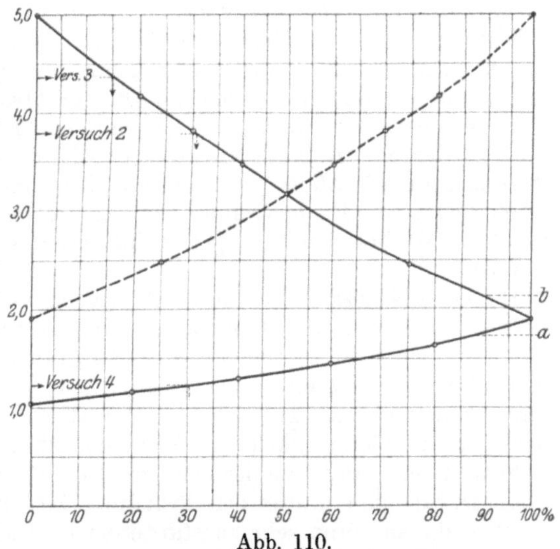

Abb. 110.
Viskositätskurve von Pferdeserum ($\eta = 1.91$).
a) Verdünnung mit 0,95 % NaCl-Lösung.
b) Verdichtung mit Gummilösung ($\eta = 6.0$).
Abszisse: Gehalt der Mischung an Serum.
Ordinate: Viskosität der Mischung.

Viskosität (η_2) fest. Man liest nun aus einer Kurve, in der die Ordinaten die verschiedenen Viskositätswerte und die Abszissen die entsprechenden Konzentrationen der Gummilösung darstellen, die den beiden Viskositätswerten η_1 und η_2 zugehörigen Konzentrationen x_1 und x_2 ab (x_1 ist in diesem Fall = 84,8%). Zur Berechnung der Menge K der NaCl-Lösung, die mit 5 ccm Gummilösung vermischt wurde und die gleich der gesuchten Plasmamenge ist, dient folgender Ansatz.

Es seien K das gesuchte Quantum NaCl-Lösung und G das abgemessene Volumen Gummilösung. Dann ist das Verdünnungsvolumen $= G + K$. Dasselbe enthält das gleiche Volumen Gummilösung wie das abgemessene Volumen G. Demnach verhalten sich die Volumina G und $G + K$ wie die umgekehrten Werte ihrer Konzentrationen. Daher ist

$$\frac{G}{G + K} = \frac{x_2}{x_1}$$

und

$$K = \frac{G\,(x_1 - x_2)}{x_2}$$

Da die Menge Blut, von der bei der Bestimmung ausgegangen wurde, 5 ccm war, so ist das Blutkörperchenvolumen gleich $5 - K$. Um das letztere in Prozenten zu erhalten, ist dieser Wert mit 20 zu multiplizieren.

Es sei z. B. in einem Fall $x_1 = 84,8\%$, x_2 (d. h. die der Viskosität η_2 der Mischung entsprechende Konzentration) $= 58,6\%$, $G = 5$. Dann ist $K = 2,23$, infolgedessen das Körperchenvolumen $(5 - K) = 2,77$ oder in Prozenten $= 55,5\%$.

Ulmer hat noch zwei andere Modifikationen angegeben. Bei der einen (Verdichtungsmethode) wird zu der Blutprobe unmittelbar Gummilösung zugesetzt und aus dem Viskositätswert der Serum-Gummimischung auf Grund einer „Serumverdichtungskurve" das Serumvolumen berechnet. Hierfür ist eine größere Menge Blut erforderlich, da man zunächst den Verlauf der Serumverdichtungskurve feststellen muß. Bei einer dritten Modifikation (Verdünnungsmethode) wird das Körperchenvolumen ohne Zuhilfenahme einer Gummilösung dadurch bestimmt, daß die abgemessene Blutmenge mit einem abgemessenen Quantum physiologischer NaCl-Lösung verdünnt wird und die Viskosität der Serum-NaCl-Mischung ermittelt wird. Auch hier besteht wie bei der Verdichtungsmethode der Nachteil, daß eine größere Blutmenge erforderlich ist, um zuerst die Plasmaverdünnungskurve festzulegen, abgesehen davon, daß diese dritte Methode weniger genau infolge des flacheren Verlaufes der Plasmakurve ist.

Die Zuverlässigkeit der Resultate dieser viskosimetrischen Verfahren hängt in erster Linie von der Genauigkeit der Abmessungen der Flüssigkeiten ab. Ulmer empfiehlt deswegen, besonders sorgfältig gearbeitete Meßgefäße (Zylinder und graduierte Spritzen) anzuwenden. Zur Viskosimetrie soll ein mit Wassermantel konstruierter Heßscher Laboratoriumsapparat angewendet werden. Ferner ist die Genauigkeit der Viskositätskurven der Gummilösung bzw. der Mischungen selbstverständlich von größter Bedeutung. Von den Zusatzflüssigkeiten erwies sich unter den löslichen Kolloiden Gummilösung als die geeignetste, da sie eine sehr konstante Viskosität besitzt und den Erythrozyten gegenüber völlig indifferent ist.

Mit Hilfe dieser Methode will Ulmer das Blutkörperchenvolumen unter den günstigsten Bedingungen (Substitutions- und Verdichtungsmethode) mit einer Fehlerbreite von 0,9% ermittelt haben.

Methode von Alder-Naegeli.

Alder (Naegeli) hat die Ulmersche Methode einer eingehenden Kritik unterworfen, wobei sich ergab, daß das Verfahren aus mehrfachen Gründen nicht als tauglich angesehen werden kann. U. a. entstehen bei der Substitutionsmethode Fehler dadurch, daß stets etwas Serum im Blut zurück-bleibt. Eine Schwierigkeit liegt nach Alder ferner darin, daß es nicht mög-lich ist, die feinen Unterschiede, wie sie bei den Plasma-NaCl-Mischungen in Betracht kommen, exakt zu bestimmen. Der für die Ulmersche Methode erforderlichen Aufstellung von Normalkurven für die Viskosität des Plasmas ist endlich der später (vergl. S. 211) noch genauer zu er-läuternde Umstand hinder-lich, daß Plasmen mit entsprechender Viskosität, aber verschiedenem Eiweiß-gehalt nicht gleiche Kurven zeigen.

Somit ist die Ulmersche Methode mit einer erheb-lichen Ungenauigkeit be-haftet. Dagegen hat Alder ein neues, sehr einfaches vis-kosimetrisches Verfahren zur Volumenbestimmung angegeben, das nachstehend beschrieben sei.

Er entnimmt Blut aus Kapillare oder Vene, ver-setzt es mit Hirudin, läßt sedimentieren, pipettiert alsdann das Plasma ab und verwendet dieses zur Ver-dünnung einer anderen Menge des gleichen Blutes. Von den verschiedenen Mischungen stellt er so-wohl das Volumen (mit

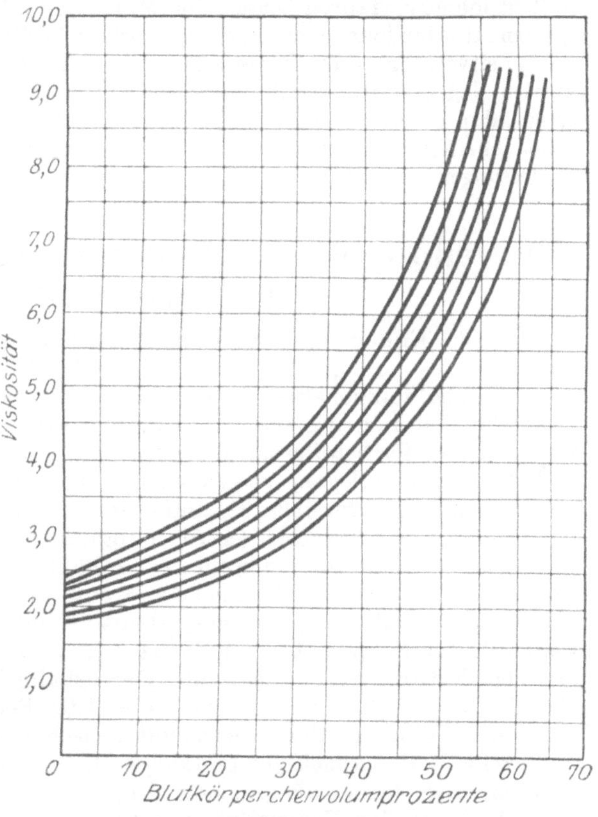

Abb. 111. Kurve der Blutkörperchenvolumenprozente nach Alder.

Hilfe der S. 192 beschriebenen Refraktionsmethode) wie die Viskosität fest und trägt die erhaltenen Werte in ein Koordinatensystem ein. Es ergibt sich für sämtliche Kurven die gleiche Art des Verlaufes im Sinne einer Parabel; sie ver-laufen alle parallel. Auf diese Weise ist es möglich, Kurven, die sich bei Mischung von andersviskösen Plasmen mit Blutkörperchen ergeben würden, durch Kon-struktion zu ermitteln. Die in Abb. 111 wiedergegebenen von Alder bestimmten Kurven entsprechen Plasmen, die um 0,1 differieren. An der Hand dieses Diagramms sind wir in die Lage versetzt, in jedem praktisch vorkommenden Falle aus den zwei bekannten Größen, der Viskosität des Gesamtblutes und derjenigen des Plasmas, die dritte unbekannte Größe, das Blutkörperchenvolumen abzulesen.

Die Methode beschränkt sich demnach darauf, zunächst an einem aus der Fingerbeere nach warmem Handbad entnommenen Blutstropfen die Viskosität η

13*

zu bestimmen, hierauf noch etwa 1—2 cmm Blut in einem Ausscheideröhrchen mit etwas Hirudin aufzufangen und nach Sedimentierung oder Zentrifugieren bei geringer Tourenzahl η_1 des abgeschiedenen Plasmas zu bestimmen. Der Volumenwert ist dann der Tabelle zu entnehmen.

Kontrolluntersuchungen mit der Naegeli-Alderschen Refraktionsmethode ergaben Differenzen von ± 2—3 Volumenprozenten.

Überblicken wir die hier beschriebenen Methoden der Volumbestimmung hinsichtlich ihrer Zuverlässigkeit, so ist hervorzuheben, daß wir in den Sedimentier- und Zentrifugierverfahren heute keine Methoden erblicken können, die nur halbwegs den erforderlichen Grad von Genauigkeit besitzen. Die elektrische Methode, die das Leitvermögen des Blutes verwertet, bedarf noch weiterer Prüfung. Wohl bedeuten dagegen die refraktometrischen und viskosimetrischen Methoden der letzten Jahre einen erheblichen Fortschritt, der neben der Einfachheit der technischen Ausführung vor allem in einer wesentlichen Steigerung der Genauigkeit der Messungen beruht[1]).

Feststellung des Volumenindex (Volumenquotient) der Erythrozyten.

Wie in der Einleitung dieses Kapitels gezeigt wurde, ist es für die Beurteilung eines Blutbildes von großem Wert, neben der Kenntnis der Erythrozytenzahl und des Hämoglobingehaltes bzw. des daraus berechneten Färbeindex das durchschnittliche Volumen des einzelnen Erythrozyten zu kennen, da erst dann ein Schluß auf den Farbstoffgehalt des einzelnen Blutkörperchens möglich ist.

Von dieser Überlegung ausgehend hat Jos. A. Capps den Begriff des sog. Volumenindex aufgestellt. Er untersucht zunächst mit dem Hämatokrit das Volumen der Blutkörperchen (er zentrifugiert ohne Zusatzflüssigkeit) und bestimmt ferner die Erythrozytenzahl in der Zählkammer. Dann berechnet er aus dem gefundenen Hämatokritvolumen die entsprechende Prozentzahl der Norm, wobei er letztere als 50% annimmt, ebenso stellt er für die Erythrozyten die Prozentzahl der Norm fest und dividiert nun die gefundene Volumenprozentzahl durch die Erythrozyten-Prozentzahl. Der erhaltene Quotient ist der Volumenindex des Blutes. Er ist normalerweise $= 1{,}0$. Bei zehn normalen Fällen fand Capps den Volumenindex schwankend zwischen 0,96 und 1,05.

Es sei z. B. das abgelesene Blutkörperchenvolumen 45%, das bedeutet 90% der Norm; es sei ferner die gefundene Erythrozytenzahl 3,750000 d. h. 75% der Norm. Dann ist der Volumenindex $= \frac{90}{75} = 1{,}2$.

Sahli schlägt für die Bezeichnung Volumindex den Ausdruck Volumquotient oder Volumwert der Erythrozyten vor.

Untersuchung auf Autoagglutination der Erythrozyten.

In manchen Fällen, so bei der Transfusion arteigenen Blutes, ferner bei gewissen Erkrankungen (Trypanosomiasis) ist es von Interesse, zu untersuchen, ob die roten Blutkörperchen durch das eigene bezw. arteigene Serum agglutiniert werden.

---

[1]) Die exakte chemische Methode zur Bestimmung der Menge des Plasmas und der Blutkörperchen, die von Hoppe-Seyler (Handbuch d. physiol. u. patholog. chem. Analyse) angegeben wurde, ist für klinische Untersuchungen zu kompliziert und zeitraubend.

Die Technik nach Widal sowie Roth ist folgende: Man stellt sich eine 100% ige Erythrozytenaufschwemmung her und bringt von dieser 0,05 ccm in ein Uhrglas, fügt hierauf 0,5 ccm Blutserum hinzu und stellt die Probe in einen Brutschrank. Nach 5 bis höchstens 20 Minuten kann man den positiven Ausfall der Reaktion daran erkennen, daß die roten Blutkörperchen auf dem Boden des Glases zusammengeballt erscheinen, während das darüberstehende Serum vollständig klar ist und es trotz energischen Schüttelns nicht gelingt, die zusammengeballten Erythrozyten wieder gleichmäßig zu verteilen. Außerdem ist eine Kontrolle in der Weise notwendig, daß man eine zweite Schale mit den gleichen Erythrozyten unter Zusatz einer entsprechenden Menge physiologischer Kochsalzlösung ansetzt.

Bestimmung des spezifischen Gewichtes von Blut, Plasma und Serum.

Für die Ermittlung der Blutdichte kommen zwei verschiedene Verfahren in Betracht, die aräometrische und die pyknometrische Methode.

Aräometrische Methode.

Handelt es sich um größere Mengen Blut, wie sie z. B. durch Aderlaß gewonnen werden, so ist die Feststellung des spezifischen Gewichtes mit Hilfe des Aräometers äußerst einfach und gibt bei Anwendung eines genauen Instrumentes recht exakte Werte.

In der Mehrzahl der Fälle wird jedoch eine für dieses Verfahren notwendige Blutmenge nicht vorhanden sein. Man bedient sich alsdann einer indirekten aräometrischen Methode, die zuerst von Ch. Roy und Lloyd Jones angegeben wurde.

Das physikalische Prinzip, auf welchem diese Methode beruht, ist die Tatsache, daß das spezifische Gewicht eines Körpers, der in einer Flüssigkeit schwebt (d. h. weder untersinkt noch auf der Oberfläche schwimmt) das gleiche sein muß wie dasjenige der Flüssigkeit. Kennt man das spezifische Gewicht der letzteren, so ergibt sich ohne weiteres die Dichte des untersuchten Körpers.

Die von den genannten Autoren angewendete Methodik bediente sich verschiedener Mischungen von Glyzerin und Wasser von ansteigendem spezifischen Gewicht; in jede wird ein Tropfen Blut gebracht und festgestellt, in welcher Mischung derselbe schwebt. Ein Nachteil der Methode besteht in der Notwendigkeit, unter Umständen eine größere Anzahl von Blutstropfen dem Patienten zu entnehmen; auch erwies sich die Glyzerinwassermischung als nicht sehr geeignet, da die Blutstropfen sich nicht lange in der Flüssigkeit isoliert halten und bald eine Vermischung des Blutes mit derselben stattfindet.

In eine praktisch gut brauchbare Form wurde die vorstehende Methode durch Hammerschlag gebracht. Er ersetzte die Glyzerinmischung durch ein Gemisch von Chloroform und Benzol. Das spezifische Gewicht des Chloroforms ist 1,485, dasjenige des Benzols 0,88. Aus beiden läßt sich durch Mischen entsprechender Mengen eine Flüssigkeit herstellen, deren Dichte derjenigen eines beliebigen Blutes entspricht.

Die Versuchsanordnung nach Hammerschlag ist folgende: Man bereitet sich ein Gemisch von Chloroform und Benzol in der Weise, daß das spezifische Gewicht von vornherein etwa zwischen 1,050 und 1,060 liegt. Es gehören dazu etwa 1 Teil Chloroform und 2,5—3 Teile Benzol. Die Mischung befindet sich in einem Becherglas. Man läßt nun einen frischen Blutstropfen, den man durch Einstich gewonnen hat, aus geringer Höhe in die Flüssigkeit fallen. Zweckmäßig ist es, das Blut nicht direkt aus der Hautwunde in die Mischung zu bringen; man saugt besser eine kleine Menge mit einer Glaskapillare auf (z. B. mit der Pipette des Hämometers) und bläst den Tropfen aus. Eine Vermischung des Blutes mit der Flüssigkeit findet nicht statt, der Tropfen behält seine Kugelform. Man schüttelt nun das Glas behutsam oder rührt die Lösung vorsichtig mit einem reinen Glasstab um.

Je nach dem Verhältnis der spezifischen Gewichte von Blut und Flüssigkeit wird nun der Tropfen entweder schwimmen oder zu Boden sinken. Steigt der Tropfen in die Höhe, so ist das spezifische Gewicht der Mischung zu niedrig. Man gießt dann unter Umschwenken des Glases eine geringe Menge Chloroform hinzu. Ist umgekehrt der Tropfen im Begriff, zu Boden zu sinken, so fügt man schnell Benzol hinzu, bis der Tropfen aufzusteigen beginnt. Das richtige Mischungsverhältnis ist erreicht, wenn nach Umrühren der Mischung der Tropfen sich in der Flüssigkeit schwebend erhält. Ist dies der Fall, so wird das spezifische Gewicht der Mischung bestimmt. Man gießt dann letztere in einen Aräometerzylinder, wobei man vermeiden muß, daß das Blut in den Zylinder gelangt. Zu diesem Zweck filtriert man das Gemisch durch ein Papierfilter, in dessen Spitze man einen kleinen Konus aus festem Papier, Leinewand oder ähnlichem gebracht hat. Das spezifische Gewicht der Mischung stellt man mit einem Aräometer fest.

Die Gefahr der Verdunstung der Chloroform-Benzolmischung (oder vielmehr der ungleich raschen Verdunstung der beiden Flüssigkeiten) ist bei schnellem Arbeiten praktisch zu vernachlässigen. In diesem Fall ist auch eine Veränderung der Zusammensetzung des Blutes, vor allem Wasserentziehung, die ein Schwererwerden des Tropfens bedingen würde, kaum zu befürchten. Auch die Frage der Temperatur, bei der die Bestimmung gemacht wird, ist ohne Bedeutung.

Das Umrühren der Flüssigkeit muß mit Vorsicht geschehen, da das Blut sich sonst in feinste Tröpfchen zerteilt; dieselbe Erscheinung tritt ein, wenn man den Tropfen aus zu großer Höhe in die Flüssigkeit fallen läßt, oder wenn man einen zu großen Tropfen für die Bestimmung wählt. Wenn der Tropfen sich in mehrere kleine Tröpfchen teilt, die eine verschiedene Höhenlage in der Mischung einnehmen, so ist die Untersuchung zu verwerfen.

Die Mischung kann, wenn sie in einer dunklen Flasche aufbewahrt wird, bei späteren Untersuchungen wieder verwendet werden. Man muß jedoch verhüten, daß sie mit Staub verunreinigt wird, da sonst die Staubpartikelchen sich bei der Bestimmung an dem Blutstropfen festsetzen und sein Gewicht verändern.

Die Methode von Hammerschlag hat den Vorteil, daß sie sehr einfach zu handhaben ist und keine besonderen Hilfsmittel erfordert, so daß sie sich unmittelbar am Krankenbett anwenden läßt.

Eijkman hat für besonders genaue aräometrische Untersuchungen die Methode Hammerschlags verbessert. Er kommt zu dem Schluß, daß man bei Befolgung der Hammerschlagschen Methode notwendigerweise stets ein etwas zu hohes spezifisches Gewicht finden müsse, da selbst nach sehr sorgfältiger Durchmischung der Flüssigkeit es sich nicht vermeiden lasse, daß die unteren Flüssigkeitsschichten schwerer seien als die oberen, in erstere aber sinkt der Aräometerkörper ein. Den Beweis für diese Annahme erblickt er in der Tatsache, daß wenn man in dem Chloroform-Benzolgemisch mehrere Tropfen hereinbringt, deren spezifisches Gewicht nur wenig voneinander differiert, die Tropfen in verschiedenen Höhen der Mischung schwebend zur Ruhe kommen. Der einzelne Tropfen zeigt dann durch den Ort, an dem er sich befindet, das spezifische Gewicht der Flüssigkeit an dieser Stelle an.

Diese Erscheinung benutzt Eijkman für seine Modifikation. Er stellt sich eine Reihe von Salzlösungen her, deren spezifische Gewichte um nur sehr geringe Beträge (z. B. je 0,0002) sich voneinander unterscheiden. Diese Lösungen lassen sich bequem aus zwei verschieden starken Salzlösungen durch Variation des Mischungsverhältnisses herstellen. Um die verschiedenen Konzentrationen voneinander zu unterscheiden, werden die Lösungen mit Spuren verschiedener Anilinfarben gefärbt. Man bringt nun zunächst den Blutstropfen in die Chloroform-Benzolmischung und stellt das spezifische Gewicht der Mischung durch Hinzugießen von Chloroform bzw. Benzol so ein, daß der Tropfen schwebt; alsdann bringt man von den verschiedenen Salzlösungen je einen Tropfen in die Mischung und stellt fest, welcher Tropfen von den Salzlösungen schwebend dieselbe Höhe wie der Blutstropfen einnimmt. Das gesuchte spezifische Gewicht des Blutes ist dann gleich demjenigen der Salzlösung dieses Tropfens.

Pyknometrische Methode.

Die pyknometrische Methode beruht auf dem physikalischen Satz, daß die Gewichte gleicher Volumina verschiedener Flüssigkeiten sich wie deren spezifische Gewichte verhalten. Voraussetzung ist hierbei, daß gleiche Temperatur eingehalten wird. Die Untersuchung mittels Pyknometers darf als sehr exakt gelten.

Stehen mehrere Kubikzentimeter Blut für die Bestimmung zur Verfügung, so benutzt man am besten die Ostwaldsche Form des Sprengelschen Pyknometers, das in der nebenstehenden Abbildung (Abb. 112) dargestellt ist. Der Untersuchung der Blutprobe hat eine Eichung des Pyknometers mit destilliertem Wasser vorauszugehen. Nachdem das Pyknometer mit peinlicher Sorgfalt gesäubert und mit Alkohol und Äther getrocknet ist, wird es mit destilliertem Wasser von einer bestimmten Temperatur (z. B. Zimmertemperatur von 15°) gefüllt; eine Berührung des Gefäßes mit der Hand darf hierbei nicht stattfinden. Das Gewicht des gefüllten Pyknometers

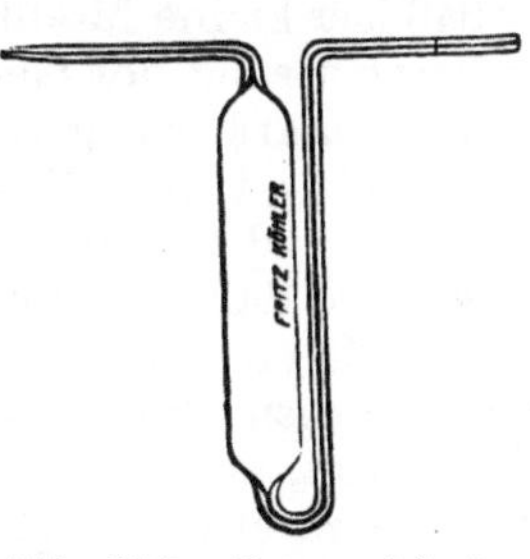

Abb. 112. Ostwaldsches Pyknometer.

wird mit einer analytischen Wage bis auf 0,1 mg genau festgestellt. Dann wird es entleert, wieder sorgfältig getrocknet, mit Blut von derselben Temperatur exakt gefüllt und wieder gewogen. Das gefundene Gewicht dividiert durch das Gewicht des mit Wasser gefüllten Pyknometers ergibt das spezifische Gewicht des Blutes.

Die kapillarpyknometrische Methode von Schmaltz ermöglicht die Bestimmung des spezifischen Gewichtes an sehr kleinen Blutmengen. Schmaltz verwendet 12 cm lange, 1,5 mm weite, an beiden Seiten offene Glaskapillaren, deren Enden gut geglättet sind. Beide Enden sind noch feiner ausgezogen und nur etwa $^2/_3$ mm weit, es soll dadurch vermieden werden, daß das aufgesogene Blut wieder ausfließt. Ein derartiges Röhrchen faßt ca. 0,1 ccm. Zweckmäßig ist es, wie Grawitz vorgeschlagen hat, das Fassungsvermögen der Kapillare im Interesse der Genauigkeit mindestens zu verdoppeln.

Die Kapillare wird mit destilliertem Wasser sorgfältig gereinigt und mit Alkohol und Äther getrocknet. Dies geschieht zweckmäßig mittels Gebläse oder einer Saugpumpe, während das Durchblasen mit dem Munde einen Beschlag von Wasserdampf im Inneren erzeugen würde. Nach der Trocknung bringt man die Kapillare, die man nur mit einer Pinzette berührt, auf eine chemische Wage und bestimmt ihr Gewicht bis 0,1 mg genau. Dann wird die Kapillare mit destilliertem Wasser von einer bestimmten Temperatur gewogen, hierbei ist darauf zu achten, daß die Kapillare außen vollständig trocken ist. Die Differenz der Gewichte der leeren und der mit Wasser gefüllten Kapillare ergibt das Gewicht des Wassers. Die Kapillare wird dann entleert, sorgfältig getrocknet und mit Blut beschickt. Zu diesem Zweck hält man das eine Ende der Kapillare in den aus der Stichwunde hervorquellenden Blutstropfen, das Blut steigt, besonders wenn man das Röhrchen geneigt hält, in dasselbe von selbst hinein. Man säubert sorgfältig die Kapillare außen von etwa daran haftendem Blut und bestimmt das Gewicht der mit Blut gefüllten Kapillare. Das gesuchte spezifische Gewicht ergibt sich ohne weiteres aus den gefundenen Größen.

Die Methode ist, wenn sie mit den beschriebenen Kautelen angewendet wird, sehr genau.

Die Glaskapillaren sind nach dem Gebrauch sofort sorgfältig zu reinigen und mit konzentrierter Natronlauge durchzuspülen. Da infolge der wiederholten Säuberung der Kapillare durch Lauge eine Abnutzung des Glases stattfindet, so ist von Zeit zu Zeit das Gewicht der leeren Kapillare von neuem zu bestimmen.

Bestimmung des spezifischen Gewichtes des Plasmas und Serums.

Die Methoden sind dieselben wie bei den Untersuchungen des Gesamtblutes, nur daß hier kleine Modifikationen hinsichtlich der Gewinnung des Serums sowie der Verhinderung der Gerinnung bei Anwendung von Plasma notwendig werden.

Hammerschlag gibt folgendes Verfahren an: Eine Kapillare von ca. $^3/_4$ cm Länge und 1—2 mm Weite taucht man in eine 3 proz. Lösung von Kaliumoxalat. Nach Hin- und Herschwenken des Röhrchens wird die Oxalatlösung wieder ausgeblasen, so daß nur Spuren von ihr an der Innenwand der Kapillare zurückbleiben. Nun füllt man dieselbe mit Blut, indem man das eine Ende der Kapillare in den frischen Blutstropfen taucht und sie etwas senkt. Während das Blut in ihr aufsteigt, achtet man darauf, daß keine Luftblasen eindringen. Wenn die Kapillare zu etwa $^2/_3$ gefüllt ist, verschließt man beide Enden mit Wachs und stellt sie senkrecht hin. Nach einigen Sekunden haben sich die Erythrozyten gesenkt und das darüber stehende Plasma ist völlig ungefärbt. Um es von der Blutkörperchenschicht zu trennen, macht man etwas oberhalb der Grenze zwischen beiden mit einer Feile eine kleine Rinne in das Glas und bricht es an dieser Stelle durch. Von dem das Plasma enthaltenen Teil der Kapillare wird dann das Wachs am Ende entfernt bzw. ein kleines Stückchen des Glases mit der Feile abgetrennt und der ausfließende Plasmatropfen wie bei der oben für das Gesamtblut beschriebenen Bestimmung in die Chloroform-Benzolmischung gebracht.

Die Beimischung von Oxalat bedingt, wie Hammerschlag hervorhebt, keinen Fehler bei der Bestimmung. Man kann natürlich auch durch Zusatz von einer Spur Hirudin die Gerinnung hemmen und hat dann den Vorteil, mit trockenen Kapillaren zu arbeiten.

Statt der Originalmethode von Hammerschlag kann man auch hier die oben beschriebene Modifikation von Eijkman anwenden. Auch kann man sich, wenn etwas größere Mengen Plasma vorhanden sind, der Schmaltzschen kapillarpyknometrischen Methode bedienen.

Da nach den Untersuchungen von Hammerschlag das spezifische Gewicht des Plasmas von dem des Serums nur um einen sehr geringen Wert differiert, so kann man sich praktisch auf die Untersuchung des Serums beschränken.

Das spezifische Gewicht des Gesamtblutes liegt unter normalen Verhältnissen bei Männern zwischen 1055 und 1060, bei Frauen zwischen 1050 und 1056; dasjenige des Serums bzw. Plasmas schwankt normalerweise zwischen 1029 und 1032.

Bestimmung des Trockenrückstandes.

Die Ermittlung des Trockenrückstandes gibt Aufschluß über den Wasser gehalt des Blutes. Letzterer zeichnet sich beim normalen Menschen durch große Konstanz aus, während er unter pathologischen Bedingungen erhebliche Schwankungen zeigen kann. Aus diesem Grunde stellt die Feststellung des Trockenrückstandes eine wichtige Ergänzung der übrigen Untersuchungsmethoden des Blutes dar und zwar um so mehr, als es sich hier um eine äußerst exakte Methode handelt.

Man bestimmt das Gewicht des in einem kleinen Gefäß aufgefangenen frischen Blutes, trocknet das Blut und wägt nach der Trocknung von neuem. Aus der Gewichtsdifferenz ergibt sich der Trockenrückstand des Blutes.

Was zunächst die Methode der Trocknung betrifft, so haben bereits Becquerel und Rodier nachgewiesen, daß das Trocknen des Blutes im Heizschrank bei 110° zu verwerfen ist, da das Blut in diesem Fall so stark hygroskopisch wird, daß es unmittelbar nach der Herausnahme aus dem Schrank Wasser anzuziehen beginnt.

Stintzing und Gumprecht trocknen das Blut bei niederer Temperatur (65—70°) während der Dauer von 24 Stunden, wenn sie auch schon nach ungefähr 6 Stunden in ihren Versuchen Gewichtskonstanz erreichen.

Nach Grawitz ist die Trocknung im Exsikkator noch zuverlässiger.

Die Blutentnahme hat mit ganz besonderer Sorgfalt zu geschehen, da die geringste Änderung der Konzentration des Blutes durch Übertritt von Gewebssaft, z. B. infolge von Stauung, sofort erhebliche Fehler bedingen würde. Es kommt sowohl Venenblut wie Kapillarblut in Betracht.

Entnimmt man das Blut aus der Vene, so muß dies, wie gesagt, ohne jede Stauung geschehen. Man kann zwar für den Augenblick, wo man die Kanüle in die Vene einsticht, dieselbe durch manuelle Kompression, um sie deutlich sichtbar zu machen, ein wenig stauen; während der Entnahme des Blutes aber darf eine Kompression nicht stattfinden. Dringend zu empfehlen ist eine Kontrolle darüber, daß tatsächlich während der Entnahme des Blutes keine Änderung in seiner Zusammensetzung stattgefunden hat. Dies geschieht durch Feststellung der Viskosität vor und nach der für die Bestimmung des Trockenrückstandes erfolgenden Blutentnahme. Es müssen sich dabei genau gleiche Werte ergeben.

Bei Verwendung von Kapillarblut benutzt man die Fingerkuppe oder das Ohrläppchen zum Einstich. Zur Erzielung einer kräftigen Durchblutung der Finger läßt man den Patienten die Hand eine Zeitlang in heißes Wasser tauchen. Man macht mit der Nadel einen tiefen Einstich, so daß das Blut in schnell aufeinanderfolgenden Tropfen aus der Wunde tritt. Auch hier kontrolliert man die Zusammensetzung des Blutes mittels Viskosimeters.

Das Blut wird in Wiegegläschen aufgefangen und getrocknet. Als Dimensionen der Gläschen sind etwa 3 cm Durchmesser und 2,5 cm Höhe zu empfehlen (Schultz). Vor allem achte man darauf, daß der Durchmesser nicht zu gering bemessen ist, da sonst die Trocknung infolge der dickeren Blutschicht entsprechend langsamer vor sich geht. Der Deckel muß tadellos schließen. Macht man mehrere Bestimmungen gleichzeitig, so sollen Deckel und Glas mit derselben Nummer versehen werden. Nachdem das Wiegegläschen sorgfältig mit Alkohol und Äther gereinigt ist, kommt es offen für eine Stunde in den Trockenschrank bei 110°. Von jetzt ab wird es nicht mehr mit den Fingern berührt, sondern nur mit Pinzetten gehalten. Aus dem Trockenschrank kommt es in noch heißem Zustand in einen Exsikkator, in dem es Zimmertemperatur annimmt. Auf diese Weise wird verhindert, daß es sich beim Abkühlen mit Wasserdampf aus der Luft beschlägt. Dann bestimmt man das Gewicht des leeren mit dem Deckel versehenen Wiegegläschen. Hierzu benutzt man eine genaue chemische Wage und stellt das Gewicht bis auf 0,1 mg genau fest. Im Gehäuse der Wage steht ein Behälter mit kristallisiertem Chlorkalzium zum Trockenhalten der Luft.

Beim Beschicken des Wiegegläschens mit Blut vermeide man, daß das Gefäß von außen mit herabtropfenden Blut beschmutzt wird, da beim Abwischen desselben das Zurückbleiben kleiner Reste schwer zu vermeiden ist und dadurch Wiegefehler entstehen.

Das Quantum des zu verwendenden Blutes soll so bemessen sein, daß sich eine dünne Schicht auf dem Boden ausbreitet. 0,2—0,5 g ist eine vollständig ausreichende Menge. Wie schon erwähnt, soll die Blutschicht möglichst dünn sein, damit die Austrocknung rasch vor sich geht. Bei einer dickeren Blutschicht besteht die Gefahr, daß nach Eintritt der Gerinnung das am Boden befindliche Blut kein Wasser mehr abgibt.

Unmittelbar, nachdem man das Blut in das Wiegeglas gebracht hat, verschließt man es sorgfältig mit dem Deckel, der absolut luftdicht schließen muß, was man an dem Auftreten von Newtonschen Ringen erkennt. Dann stellt man das Gewicht des feuchten Blutes fest. Nun kommt das Glas, von dem man im letzten Augenblick den Deckel abnimmt, in den Exsikkator, der mit Schwefelsäure beschickt ist (besser als mit Chlorkalzium, das unter Umständen Staub bildet, der namentlich beim Einlassen der Luft aufgewirbelt wird und sich auf dem Wiegeglase niederschlägt).

Man läßt das Blut so lange im Exsikkator stehen, bis es vollständig trocken geworden ist und eine glasharte Masse bildet, die in Stücken vom Boden abspringt. Hierfür sind im allgemeinen mindestens drei Tage erforderlich; meist, besonders für exakte wissenschaftliche Untersuchungen ist jedoch eine erheblich längere Zeit notwendig (Chiarolanza), etwa 8 Tage.

Ist die Trocknung beendet, so nimmt man das Gläschen aus dem Exsikkator heraus, verschließt es sofort mit dem Deckel und bestimmt von neuem sein Gewicht. Um sicher zu sein, daß die Trocknung eine vollständige ist, kann man es nach der Wägung nochmals für 24 Stunden in den Exsikkator bringen und hierauf feststellen, ob Gewichtskonstanz besteht.

Die Differenz aus dem Gewicht des feuchten und des getrockneten Blutes ergibt den Wassergehalt des Blutes bzw. den Trockenrückstand. Zu empfehlen ist, zur Kontrolle zwei Bestimmungen von demselben Blut gleichzeitig vorzunehmen.

In gleicher Weise läßt sich der Trockenrückstand des Serums bestimmen. Bei der Gewinnung des Serums ist darauf zu achten, daß keinerlei Wasserverlust durch Verdunstung entsteht. Die Trocknung des Serums erfordert etwas kürzere Zeit als die des Blutes.

Wölfing wendet bei der Bestimmung des Serum-Trockenrückstandes die Austrocknung mittels des Vakuumexsikkators an. Er entnimmt 20—30 Tropfen Blut mit der Hohlnadel aus einer Vene und zentrifugiert sofort so lange, bis sich das Serum abgesetzt hat. Dann überträgt er dasselbe mit Hilfe einer spitz zulaufenden Pipette in ein Platinschälchen von ca. 150 mg Fassungsvermögen (Platin ist nicht hygroskopisch). Etwas Serum und zwar nicht weniger als 100 mg werden nun mit der Torsionswage genau abgewogen und das Serum in dem Schälchen in einen Exsikkator gebracht, der an eine Wasserstrahlpumpe angeschlossen ist. Nach 8—9 Stunden spätestens ist die Austrocknung vollendet, worauf von neuem gewogen wird.

Man hat auch von den durch Zentrifugieren isolierten Erythrozyten den Trockenrückstand zu bestimmen gesucht. Doch sind die auf diesem Wege gewonnenen Resultate mit Vorsicht aufzunehmen, da es technisch unmöglich ist, vom Plasma völlig befreite Blutkörperchen im Zentrifugat zu erhalten.

Was die Bedeutung der Trockenrückstandsbestimmung des Blutes im allgemeinen betrifft, so sollte man, wie Naegeli mit Recht fordert, soweit es sich um Feststellung des Wassergehaltes des Blutes handelt, das mit dieser Methode gewonnene Ergebnis mindestens noch durch die Bestimmung des Eiweißgehaltes des Serums mit dem Refraktrometer ergänzen, wie denn überhaupt dieser Forscher darauf hinweist, daß heute die beste Bestimmungsmethode einer Hydrämie die Eiweißbestimmung mittels Refraktometers ist. Natürlich bedarf es zur Klärung des Falles außerdem einer exakten Feststellung der Erythrozytenzahl und des Hb-Wertes, um zu wissen, ob eine beobachtete Ände ung des Trockenrückstandes eine absolute oder nur eine relative infolge von Veränderung des Wassergehaltes des Blutes ist.

Unter normalen Verhältnissen beträgt der Trockenrückstand des Gesamtblutes 21,0 bis 22,5%, der des Serums 10,0 bis 10,5%. Für die Erythrozyten fand Biernacki beim gesunden Menschen einen Trockenrückstand von 28 bis 30%.

Eiweißbestimmung im Serum und Plasma.

Die Bestimmung des Eiweißes im Serum bzw. Plasma läßt sich zunächst auf chemischem Wege ausführen. Man bedient sich hierfür am besten der N-Bestimmung nach Kjeldahl. Hierüber ist Näheres in den Lehrbüchern für klinische Chemie zu finden. Oder man fällt die Eiweißkörper nach einem der zahlreichen Verfahren der physiologischen Chemie aus und bestimmt durch Wägen den exakt getrockneten Niederschlag. Bei diesen Methoden ist aber stets eine größere durch Venenpunktion gewonnene Blutmenge notwendig, wodurch sich die gerade für derartige Untersuchungen erwünschte Vornahme von Reihenuntersuchungen verbietet.

Ein sehr einfaches Verfahren, das den Vorteil besitzt, nur sehr geringe Mengen von Kapillarblut zu verlangen, ist die jüngst von Bang empfohlene Mikromethode, die aber bisher eine ausgedehntere Nachprüfung nicht erfahren hat. Es sei auf die Monographie von Bang verwiesen.

Alle diese Methoden sind indessen in ihrer praktischen Bedeutung in den Hintergrund gedrängt worden bzw. werden nur noch zu Kontrolluntersuchungen herangezogen, seitdem wir in der refraktometrischen Untersuchungsmethode ein Verfahren besitzen, das sowohl an Genauigkeit wie an Einfachheit der Technik allen übrigen bisherigen Methoden überlegen ist und überdies nur ganz geringe Blutmengen erfordert. Die refraktometrische Methode ist daher heute als die souveräne Methode der Eiweißbestimmung zu bezeichnen.

Refraktometrische Eiweißbestimmung.

Die Verwendung des Refraktometers zur Untersuchung von Körperflüssigkeiten wurde zuerst von Strubell beschrieben, der das Brechungsvermögen des Blutserums zunächst als Funktion seiner osmotischen Konzentration ansah. E. Reiß) wies sodann nach, daß nicht die osmotische Konzentration als vielmehr der Eiweißgehalt einer tierischen Flüssigkeit ihr Brechungsvermögen bestimmt und zeigte, daß man aus dem Grade der Refraktion auf den Eiweißgehalt einer Flüssigkeit schließen könne. Auch Strauß und Chajes bedienten sich der Refraktionsbestimmung zur Feststellung des Eiweißgehaltes des Blutserums; ihnen folgten eine Reihe anderer Forscher[1]).

Prinzip der Methode: Tritt ein Lichtstrahl von einem in ein anderes Medium, das eine größere Dichte besitzt, so erfährt der Strahl, falls er nicht senkrecht auf der Trennungsfläche der beiden Medien auffällt, eine Ablenkung seiner Richtung, und zwar nähert er sich beim Eintritt in das dichtere Medium dem Einfallslot. Nach dem Snelliusschen Gesetz besteht ein konstantes Verhältnis zwischen dem Sinus des Einfallswinkels und dem Sinus des Brechungswinkels in dem Sinne, daß dasselbe bei gleichen Medien und unter sonst gleichen Bedingungen stets denselben Wert besitzt; man nennt diesen den Brechungsindex. Hiernach wird der Brechungswinkel um so größer sein, je größer der Einfallswinkel ist. Beträgt der Einfallswinkel 90°, d. h. streift der Lichtstrahl die Oberfläche des dichteren Mediums, so entspricht dem der größtmögliche Brechungswinkel. Wird der Einfallswinkel noch größer, so heißt das, daß der einfallende Lichtstrahl sich im dichteren Medium befindet und von diesem aus auf die Trennungsfläche gegen das dünnere Medium auftrifft. In diesem Fall kommt es nicht zum Austritt des Lichtstrahles in das dünnere Medium, sondern er wird von der Trennungsfläche in das dichtere Medium zurückgeworfen, es findet totale Reflexion statt. Auch wenn der Einfallswinkel weiter wächst, bleibt die totale Reflexion so lange bestehen, bis der Winkel des einfallenden Lichtstrahles sich soweit vergrößert hat, daß seine Richtung in die Lage desjenigen Strahles fällt, der bei streifendem Licht — Einfallswinkel = 90° — umgekehrt aus dem dünneren in das dichtere Medium tritt. Derjenige Brechungswinkel, dem der streifende Lichtstrahl, also ein Einfallswinkel von 90°, entspricht, heißt Grenzwinkel der totalen Reflexion. Derselbe kann, da er eine Funktion des Brechungsindex ist, statt dieses zur Refraktionsbestimmung benutzt werden. Tatsächlich gründet sich die Konstruktion der zu besprechenden Refraktometer auf der Bestimmung des Grenzwinkels der totalen Reflektion.

Da bei der Lichtbrechung die Temperatur und die Dispersion des Lichtes eine wichtige Rolle spielen, so sind beide Faktoren bei refraktometrischen Bestimmungen mit in Rechnung zu ziehen. Mit Rücksicht auf den ersten Faktor nimmt man die Messungen stets bei derselben Temperatur vor. Bezüglich der Dispersion besteht bei den für medizinische Zwecke gebauten Refraktometern eine Vorrichtung, die die Achromatisierung des Lichtes ermöglicht.

Für klinische Untersuchungen kommen hauptsächlich zwei Apparate in Betracht: das Abbesche und das Pulfrichsche Refraktometer.

Das Refraktometer nach Abbe mit heizbaren Prismen.

Der Apparat besteht im wesentlichen aus folgenden Teilen: einem Doppelprisma, einem Fernrohr und einem mit dem Fernrohr verbundenen Sektor zur Ablesung des Brechungsindex. Das Doppelprisma wird gebildet von zwei gleichen, je in eine Metallfassung eingekitteten Flintprismen vom Brechungsindex $n_D = 1{,}75$. Die zu untersuchende Flüssigkeit (einige Tropfen) kommt als dünne, etwa 0,15 mm dicke Schicht zwischen die einander zugewandten Flächen der Prismen. Von den beiden Prismen dient das eine dem Fernrohr abgewandte (aufklappbare bzw. abnehmbare) Prisma nur zur Beleuchtung, während in dem zweiten Prisma die Grenzlinie zwischen hell und dunkel entsteht. Das Doppelprisma wird mittels einer Alhidade so lange gedreht, bis das durch einen Spiegel gegen die Prismen geworfene Licht parallel zu deren aufeinanderliegenden Flächen fällt und dadurch das Gesichtsfeld des Fernrohres in eine helle und dunkle Hälfte geteilt

---

[1]) Zusammenfassende Darstellung von E. Reiß und Literatur in Ergebnisse der inneren Med. u. Kinderheilk. Bd. 10, 1913.

wird. Die Trennungslinie der beiden Hälften ist die gesuchte Grenzlinie. Dieselbe erscheint infolge der Dispersion zunächst als farbiger Saum. Um diesen Übelstand zu beseitigen, ist in das Fernrohr ein Kompensator eingebaut, der aus zwei gleichen für die D-Linie geradsichtigen Amici-Prismen besteht, die in entgegengesetzter Richtung übereinander angeordnet sind und mittels einer Schraube in entgegengesetztem Sinn gedreht werden können. Die entgegengesetzt gleichen Dispersionen heben sich bei einer bestimmten Stellung der Stellschraube auf und die Grenzlinie erscheint farblos. Durch Drehung des Doppelprismas gegen das Fernrohr wird sodann die Grenzlinie in den Schnittpunkt eines im Fernrohr befindlichen Fadenkreuzes gebracht. Nunmehr wird mittels einer an der Alhidade angebrachten Lupe die Lage des Indexstriches an der Teilung des Sektors abgelesen. Die Ablesung liefert direkt den Brechungsindex ohne weitere Berechnung mit einer Genauigkeit von etwa zwei Einheiten der vierten Dezimale.

Um bei der Untersuchung eine gleichmäßige Temperatur der zu prüfenden Flüssigkeit zu gewährleisten, ist der Abbesche Apparat mit einer besonderen Heizvorrichtung versehen, die in einem das Doppelprisma umgebenden doppelwandigen Metallgehäuse besteht, durch das warmes Wasser geleitet wird. Zur Erzielung einer gleichmäßigen Temperatur des Warmwasserstromes wird das Gehäuse des Refraktometers durch Schlauchleitung mit einer Heizspirale und einem Wasserdruckregulator verbunden.

Die etwas schwierig und umständlich zu handhabende Temperaturregulierung bildet einen wesentlichen Nachteil des Abbeschen Apparates.

Das Eintauchrefraktometer von Pulfrich

(modifiziert nach E. Reiß) ist der für klinische Zwecke bei weitem praktischste und am meisten gebrauchte Apparat.

Auch dies Refraktometer (vgl. Abb. 113 u. 114) enthält zwei Prismen, ein Hauptprisma P_1, das mit dem darüber befindlichen Fernrohr fest verbunden ist und ein abnehmbares Hilfsprisma (P_2). Das Hilfsprisma, das mit seiner mattgeschliffenen Hypotenusenfläche auf diejenige des Hauptprismas aufgepaßt ist, hat nur den Zweck, die Verwendung kleinster Flüssigkeitsmengen zur Refraktionsbestimmung zu ermöglichen, indem wie beim Abbeschen Refraktometer die zu untersuchende Flüssigkeit in kapillarer Schicht zwischen die beiden Prismen gebracht wird. Die aufeinander gelegten Prismen werden durch ein übergestülptes Bechergefäß (M) aneinander fixiert, wobei nach Angabe von E. Reiß durch Anbringung einer besonderen Federung das Hilfsprisma, nachdem es in den Becher geschoben ist, nur einen ganz geringen Spielraum hat. Der die beiden Prismen

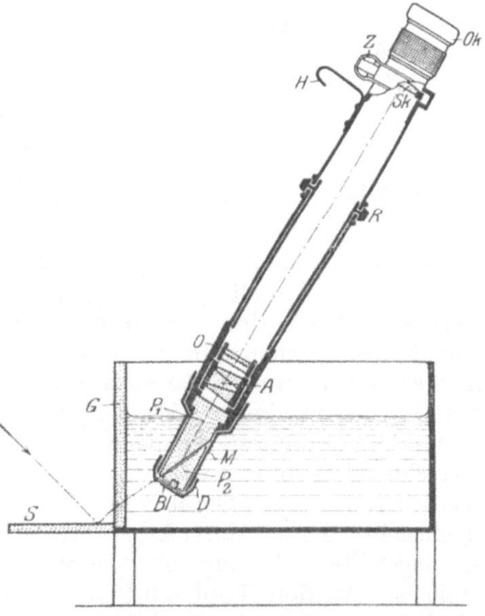

Abb. 113.   Eintauchrefraktometer nach Pulfrich-Reiß.

zusammenhaltende Becher trägt unten ein gläsernes Fenster als Deckel (D), durch den das Licht eintritt und zwar parallel zur Prismenfläche in die zu untersuchende Substanz. Der Becher selbst, der aus einem Metallmantel besteht, wird mittels Bajonettverschluß an dem unteren Ende des Fernrohres befestigt, ebenso ermöglicht ein Bajonettverschluß die Befestigung des Deckels am Becher. Das Fernrohr enthält, wie das Instrument von Abbe oberhalb der Prismen einen Kompensator (A), der wie bei dem anderen Apparat aus zwei Amiciprismen besteht, die die Achromatisierung des Lichtes bezwecken und durch einen am Fernrohrschaft befindlichen Ring gedreht werden können. Oberhalb des Kompensators befindet sich das Objektiv (O) des Fernrohres. Dicht unter dem Okular (Ok) desselben ist eine durchsichtige Skala (Sk) angebracht, die eine Einteilung von 1—100 trägt und sich durch eine Mikrometerschraube (Z) verschieben läßt. Die Lage der auf dieser Skala sichtbaren Schattengrenzlinie dient als Maß für den Brechungsindex der untersuchten Substanz. Die ganzen Skalenteile werden ohne weiteres von der Skala abgelesen; zur Feststellung der Zehntelskalenteile dient die in zehn gleiche Teile geteilte Mikrometerschraube. Durch Drehung derselben verschiebt man die Skala gegen die Grenzlinie, bis diese sich mit dem vorher abgelesenen ganzen Skalenteil deckt. Am Index der Mikrometertrommel liest man dann die Zehntelskalenteile ab, die zu den ganzen Skalenteilen hinzuzurechnen sind. Bei Anwendung von destilliertem Wasser von 17,5° liegt die Schattengrenze der Apparate der Firma Carl Zeiß genau auf dem Teilstrich 15 der Skala.

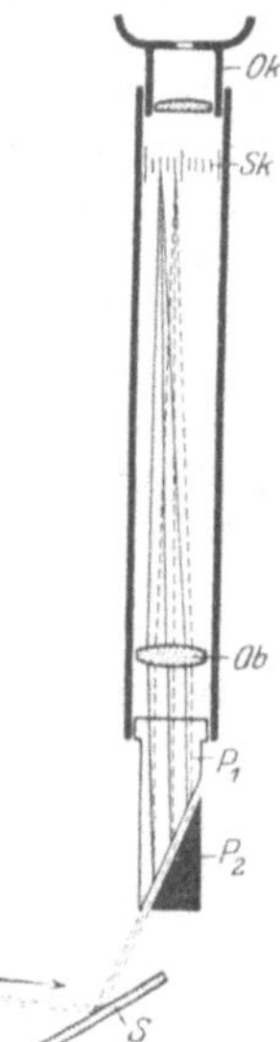

Abb. 114. Schema des Strahlenganges im Eintauchrefraktometer.

Die Zeichnung (Abb. 114) soll den Gang der Lichtstrahlen im Refraktometer schematisch erläutern. Die von einem Spiegel S aufgefangenen Strahlen treten zwischen den beiden Prismen P_1 und P_2 streifend in die kapillare Flüssigkeitsschicht und erfahren hier eine Ablenkung, indem sie ins Hauptprisma P_1 eintreten. Der Winkel, den sie hierbei bilden, ist der Grenzwinkel der totalen Reflexion. Derjenige Teil der Skala, der in das Bereich dieses Winkels fällt, erscheint hell, während der übrige Teil dunkel bleibt. Die Lage der Grenzlinie zwischen hell und dunkel wird an der Skala bestimmt.

Die bei dem Pulfrichschen Apparat anzuwendende Temperiervorrichtung eignet sich wegen ihrer Einfachheit am besten in der von E. Reiß empfohlenen Form, wie sie zuerst von Loewe angegeben wurde. Sie besteht aus einem mit seitlichem Überlauf versehenen möglichst großen, mit Filz umkleideten Topf, der mit Wasser von etwa 17,5° gefüllt wird. Zur Kontrolle der Temperatur dient ein in Zehntelgrade geteiltes Thermometer. Durch Zugießen von warmem oder kaltem Wasser erzielt man die gewünschte Temperaturhöhe. Man kann sich übrigens eines besonderen hierfür konstruierten Einfüllrohres bedienen, das dann dauernd im Topf steht; es besteht aus einem senkrechten Fallrohr mit Trichter und einem horizontalen Rohrring, der dicht über dem Boden des Gefäßes sich befindet und mit einer Reihe von Löchern versehen ist. Diese Vorrichtung ermöglicht die augenblickliche Mischung des neu eingefüllten Wassers mit dem bereits vorhandenen, so daß Umrühren überflüssig ist. An den Topf wird ein Halter angeschraubt, in dessen Bügel das Refraktometer eingehängt wird. Am unteren Ende des Halters ist ein Spiegel angebracht, der verstellbar ist und dazu dient, das Licht in den Apparat zu werfen.

Ausführung der Untersuchung: Bei der Blutentnahme verfährt man im allgemeinen nach denselben Prinzipien, die früher auseinandergesetzt wurden. Die für die Refraktionsbestimmung notwendige Blutmenge ist etwas größer als das für die Zählung der Blutkörperchen und die Hämoglobinbestimmung erforderliche Quantum. Hiernach hat man sich bezüglich der Größe des Einstiches in die Haut zu richten. Zum Auffangen des Blutes folgt man am besten dem Rat von E. Reiß, der sich einer U-förmig gebogenen Glaskapillare bedient, deren Schenkel ca. 12 cm lang und deren lichte Weite etwa 2—3 mm beträgt. Da für die Untersuchung die Röhrchen nur halb gefüllt werden, so braucht man nur ungefähr 0,5 ccm Blut. Um das Röhrchen mit Blut zu füllen, bringt man die eine Spitze der U-Kapillare, die man horizontal hält, mit dem frisch aus der Stichwunde quellenden Blutstropfen in Berührung. Das Blut tritt dann infolge der Kapillarität in den einen Schenkel des U-Rohres hinein. Man hat dabei darauf zu achten, daß sich keine Luftblasen bilden, ebenso darf der Blutstropfen an der Stichstelle nicht gerinnen, weil sich sonst die Gerinnung in die Kapillare fortsetzt. Es ist daher dafür zu sorgen, daß das Blut aus der Wunde genügend nachfließt. Ist der eine Schenkel mit Blut gefüllt, so stellt man das U-Rohr senkrecht hin, damit sich das Blut gleichmäßig in den beiden Schenkeln verteilt. Nach einigen Minuten bringt man das Rohr in eine Zentrifuge, um eine Trennung von Serum und Blutkuchen zu erreichen. Statt dessen genügt es aber auch, wenn man das Blut mehrere Stunden an einem kühlen Ort stehen läßt. Übrigens kann man nach Reiß das Blut mehrere Tage lang bis zur Bestimmung aufbewahren, ohne fehlerhafte Resultate befürchten zu müssen. Für diesen Fall ist es ratsam, die Enden der Kapillare zuzuschmelzen. Um das Serum aus der Kapillare zu entnehmen, feilt man beide Schenkel des Röhrchens an der Grenze zwischen Serum und Blutkuchen oberflächlich an, wischt mit einem Tuch den Glasstaub ab und bricht nun beide Schenkel gleichzeitig ab, sie enthalten das abgesetzte Serum. Hierauf ist es empfehlenswert, das Serum aus beiden Kapillarschenkeln in einem zu vereinigen, indem man es aus dem einen in den anderen übergießt.

Bevor man das Refraktometer mit dem zu untersuchenden Serum beschickt, überzeugt man sich davon, daß die Prismenflächen absolut sauber sind, weil andernfalls die Genauigkeit der Ablesung eine Beeinträchtigung erfährt. Zu diesem Zweck säubert man die Glasflächen am besten mit einem weichen Lappen. Da die Prismen aus weichem Glase bestehen, so sind sie sorgfältig vor Zerkratzen mit scharfen Gegenständen zu schützen. Man nimmt nun das Refraktometer so in die linke Hand, daß die Hypotenusenfläche des Hauptprismas nach oben sieht und horizontal steht. Nun läßt man aus dem mit der rechten Hand gehaltenen Serumröhrchen einige Tropfen auf die Prismenfläche fallen und deckt die Hypotenusenfläche des Hilfsprismas darauf, wobei man darauf achtet, daß sich so viel Serum zwischen den beiden Prismen befindet, daß die Berührungsfläche in ihrer ganzen Ausdehnung mit demselben bedeckt ist, weil sonst eine Vermeidung der Schärfe der Grenzlinie zu befürchten ist. Nun wird der Becher über beide Prismen geschoben, mittels Bajonettverschluß am Fernrohr befestigt und in der gleichen Weise der Deckel des Bechers an diesen fixiert. Bevor man den Apparat ins Temperierbad senkt, überzeugt man sich davon, daß dieses die vorgeschriebene Temperatur von 17,5° hat. Für Temperaturkonstanz sorgt man in der oben beschriebenen Weise. Das Temperierbad soll so weit mit Wasser gefüllt sein, daß das in den Halter eingehängte Refraktometer mit dem größten Teil des Bechers in das Wasser eintaucht, während der Bajonettverschluß des Bechers über Wasser bleiben muß, damit nicht etwa Wasser zwischen die Prismen eindringen kann.

Als Lichtquelle dient entweder diffuses Tageslicht oder künstliche Beleuchtung, wobei man darauf achten muß, daß die Intensität des Lichtes nicht gar zu groß ist, weil sonst der Unterschied zwischen dem hellen und dunklen Teil des Gesichtsfeldes nicht mit wünschenswerter Schärfe zum Ausdruck kommt.

Bevor man eine Ablesung des Standes der Schattengrenze vornimmt, ist so lange zu warten, bis man annehmen kann, daß das zu untersuchende Serum die Temperatur des Temperierbades angenommen hat, was nach ungefähr zehn Minuten eintritt. Ist die Temperatur des Serums noch in Veränderung begriffen, so bemerkt man das daran, daß die Schattengrenze nicht an einem Punkte der Skala feststeht, sondern noch wandert. Die Grenzlinie muß durchaus scharf erscheinen; gelingt es nicht, eine scharfe Trennung zwischen Hell und Dunkel zu erhalten, was bisweilen vorkommt, so besteht zwischen beiden noch ein nicht völlig dunkler Streifen; es muß dann als Schattengrenze diejenige gelten, die den völlig dunklen Teil begrenzt. Bevor man den Stand der Grenzlinie abliest, ist jedesmal die Mikrometerschraube auf Null zu stellen. Fällt die Schattengrenze zwischen zwei Skalenteile, so wird sie vermittels der Mikrometerschraube auf den niedrigeren der beiden Skalenteile verschoben. Man notiert nun diesen Skalenteil und rechnet die an der Mikrometertrommel abgelesenen Zehntel bzw. geschätzten Hundertstel dazu. Man nimmt dann eine ganze Reihe von Ablesungen vor und berechnet aus diesen das Mittel.

Da die Richtigkeit der Ablesungen davon abhängt, daß die Skala richtig justiert ist, d. h. daß die Schattengrenzlinie für destilliertes Wasser bei 17,5° genau bei Skalenteil 15 steht, ist es ratsam, von Zeit zu Zeit den Apparat mit destilliertem Wasser zu prüfen. Ist die Grenze hierfür verschoben, so ist eine Neujustierung der Skala vorzunehmen. Zu diesem Zweck umfaßt man mit Daumen und Zeigefinger der linken Hand das Okularende des am Bügel hängenden Refraktometers, stellt die Mikrometerschraube auf Null und dreht die vernickelte gerändete Mutter im Sinne der zunehmenden Trommelteile, wodurch sie gelöst wird. Durch Drehen an der vernickelten gerändeten Stellschraube bringt man die Grenzlinie genau auf den Skalenteil 15. Nun hält man mit dem Daumen und Zeigefinger der linken Hand die Trommel, die Scheibe und den Index fest und zieht mit der rechten die Mutter wieder fest an, ohne daß sich die Stellung der Trommel zu ihrem Index ändert. Schließlich prüft man die neue Justierung durch wiederholte Ablesungen.

Nach Ablesung der Skalenteile sucht man in der folgenden Tabelle den entsprechenden Brechungsindex auf. Es ist nämlich unzulässig, sich auf eine Angabe der gefundenen Skalenteile als Ausdruck der Refraktion zu beschränken, da die Intervalle an verschiedenen Teilen der Skala verschiedenen Brechungswerten entsprechen. Da es bei der refraktometrischen Untersuchung des Serums auf die Bestimmung des Eiweißgehaltes ankommt, so hat E. Reiß für diesen Zwecke eine besondere Tabelle[1]) (siehe diese) zusammengestellt, die eine direkte Ablesung der Eiweißprozente auf Grund der abgelesenen Skalenteile des Pulfrichschen Apparates erlaubt.

Die Tabelle gibt die Eiweißprozente von fünf zu fünf Skalenteilen an, die dazwischenliegenden Skalenteile und deren Bruchteile werden wie in den Logarithmentafeln berechnet.

Ergibt sich z. B. als Mittelwert der abgelesenen Skalenteile bei einem Blutserum der Skalenteil 49,1, so findet man in der Tabelle den Eiweißwert notiert, der 45 entspricht. Zwischen 45 und 50 entspricht ein Skalenteil 0,218% Eiweiß. Die Berechnung geschieht demnach folgendermaßen:

Es entsprechen   45 Skalenteile   5,03% Eiweiß,
,,   ,,   4,1   ,, $0,218 \times 4,1 = 0,8938\%$,,
,,   ,,   daher 49,1   ,,   5,9238, also   5,9%   ,,

---

[1]) Die Tabelle ist der mehrfach erwähnten Arbeit von E. Reiss (Ergebn. d. inn. Med. Bd. X) entnommen.

Tabelle für die Umrechnung der Skalenteile des Eintauch-
Refraktometers in Brechungsindizes n_D und umgekehrt.

Skalenteil	$n_D = 1,3$			Skalenteil	$n_D = 1,3$		
—5	2539			50	4650		
—4	2579			51	4687		
—3	2618			52	4724		
—2	2657			53	4761		
—1	2696		**40**	54	4798		**37**
0	2736			55	4836		
1	2775	1	4,0	56	4873	1	3,7
2	2814	2	8,0	57	4910	2	7,4
3	2854	3	12,0	58	4947	3	11,1
4	2893	4	16,0	59	4984	4	14,8
5	2932	5	20,0	60	5021	5	18,5
6	2971	6	24,0	61	5058	6	22,2
7	3010	7	28,0	62	5095	7	25,9
8	3049	8	32,0	63	5132	8	29,6
9	3087	9	36,0	64	5169	9	33,3
10	3126			65	5205		
11	3165			66	5242		
12	3204			67	5279		
13	3242			68	5316		
14	3281			69	5352		
15	3320			70	5388		
16	3358			71	5425		
17	3397			72	5461		
18	3435		**39**	73	5497		**36**
19	3474			74	5533		
20	3513	1	3,9	75	5569	1	3,6
21	3551	2	7,8	76	5606	2	7,2
22	3590	3	11,7	77	5642	3	10,8
23	3628	4	15,6	78	5678	4	14,4
24	3667	5	19,5	79	5714	5	18,0
25	3705	6	23,4	80	5750	6	21,6
26	3743	7	27,3	81	5786	7	25,2
27	3781	8	31,2	82	5822	8	28,8
28	3820	9	35,1	83	5858	9	32,4
29	3858			84	5894		
30	3896			85	5930		
31	3934			86	5966		
32	3972			87	6002		
33	4010			88	6038		
34	4048			89	6074		
35	4086			90	6109		
36	4124		**38**	91	6145		**35**
37	4162			92	6181		
38	4199	1	3,8	93	6217	1	3,5
39	4237	2	7,6	94	6252	2	7,0
40	4275	3	11,4	95	6287	3	10,5
41	4313	4	15,2	96	6323	4	14,0
42	4350	5	19,0	97	6359	5	17,5
43	4388	6	22,8	98	6394	6	21,0
44	4426	7	26,6	99	6429	7	24,5
45	4463	8	30,4	100	6464	8	28,0
46	4500	9	34,2	101	6500	9	31,5
47	4537			102	6535		
48	4575			103	6570		
49	4612			104	6605		
50	4650			105	6640		

Tabelle zur direkten Umrechnung der Skalenteile des Eintauch-Refraktometers bei 17,5° C in Eiweißprozente.

Brechungsindizes zu nebenstehenden Skalenteilen	Blutserum		
	n_D für destilliertes Wasser 1,33320 n_D für die Nichteiweißkörper 0,00277 n_D für 1 Prozent Eiweiß 0,00172		
	Skalenteil	Eiweiß in Prozent	Differenz von Eiweiß für 1 Skalenteil
1,33896	30	1,74	
			0,220
1,34086	35	2,84	
			0,220
1,34275	40	3,94	
			0,218
1,34463	45	5,03	
			0,218
1,34650	50	6,12	
			0,216
1,34836	55	7,20	
			0,216
1,35021	60	8,28	
			0,214
1,35205	65	9,35	
			0,212
1,35388	70	10,41	

Hierbei wird man sich mit der Angabe der ersten Dezimale begnügen, da die weiteren Dezimalen außerhalb der Grenze der Genauigkeit liegen.

Die relative Fehlergröße der refraktometrischen Eiweißbestimmung des Serums beträgt nach Reiß ungefähr höchstens $0,3\%$ Eiweiß, d. h. etwa $3—5\%$ des Wertes. Bei Reihenuntersuchungen bei ein und demselben Individuum nimmt die Genauigkeit der Bestimmung noch erheblich zu.

Gegenüber der Kjeldahl-Methode gibt die refraktometrische Untersuchung nach Reiß etwas höhere Werte.

An dieser Stelle ist daran zu erinnern, daß bei Untersuchungen von Plasma die Gerinnung nur durch Hirudin, nicht aber durch Oxalat bewirkt werden darf, da dieses wie auch bei der Viskosimetrie die Resultate in unkontrollierbarer Form ändert. Eine Frage, die zwar nicht mehr zur Technik der Refraktometrie gehört, dennoch aber hier berührt werden muß, da ihre Erörterung für die Beurteilung der Methode von Wert ist, ist die, inwieweit die Refraktionswerte tatsächlich auf das Eiweiß des Serums zu beziehen sind und welche Rolle hierbei die Nichteiweißkörper des Serums spielen. Da ist in erster Linie festzustellen, daß die Eiweißkörper des Serums im allgemeinen ca. 83% aller festen Bestandteile des Blutserums bilden, also an Menge gegenüber den übrigen Bestandteilen stark überwiegen. Hierzu kommt weiter, daß der Brechungsindex des Eiweißes relativ groß ist im Vergleich zu den übrigen Serumbestandteilen. Eine Verschiebung der einzelnen Eiweißkörper untereinander, also vor allem zwischen Albumin und Globulin, spielt für den Refraktometerwert keine Rolle. Vielmehr hat sich entgegen der Annahme von Schorer gezeigt, daß die einzelnen Komponenten des Plasmaeiweiß (Albumin, Globulin, Fibrinogen) sich hinsichtlich der Lichtbrechung rein additiv verhalten (Reiß). Was die nichteiweißartigen Bestandteile des Serums anbelangt, so wird man sich zunächst vor alimentärer Einschwemmung derartiger Körper (Lipoide, Zucker usw.) dadurch schützen, daß man, wie oben ausgeführt wurde, die Blutentnahme ausnahmslos nur am nüchternen Menschen vornimmt, sowie daß die betreffende Versuchsperson nach Möglichkeit Muskelruhe beobachtet; es werden daher die Untersuchungen zweckmäßig morgens im Bett nach dem Erwachen gemacht. Unter gewissen pathologischen Bedingungen, so vor allem bei Niereninsuffizienz kann bei einer beträchtlichen Retention harnfähiger Stoffe dadurch der Wert der refraktometrischen Eiweißbestimmung beeinträchtigt werden. Bei Urämie muß man, wie Reiß betont, auf die refraktometrische Untersuchung des Blutserums verzichten. Unter allen übrigen normalen und pathologischen Bedingungen dagegen kann man die Schwankungen der nicht eiweißartigen Bestandteile des Serums ohne Bedenken vernachlässigen.

Unter normalen Verhältnissen liegt der Brechungsindex des menschlichen Blutserums beim Erwachenen zwischen 1,34802 und 1,35145; das entspricht einem Eiweißgehalt von 7—9%. Bei Säuglingen beträgt der Eiweißgehalt des Serums etwa zwischen 5,6 und 6,6% (E. Reiß).

Eiweißbestimmung auf viskosimetrischem Wege.

Rohrer hat unter Naegelis Leitung gefunden, daß auf die Viskosität des Serums in erster Linie die Kolloide, d. h. also die Eiweißkörper einen maßgebenden Einfluß ausüben, wogegen die Nichteiweißkörper nur eine untergeordnete Rolle spielen. Eine Lösung von 0,085 g NaCl, 0,015 g Traubenzucker und 0,005 g Harnstoff in 10 ccm Aqua dest., d. h. eine Lösung, deren Konzentration an Nichteiweißkörpern derjenigen des Blutserums entspricht, besitzt nach Rohrer eine Viskosität von 1,015, wogegen diejenige des Blutserums 1,60 bis 1,90 beträgt. Es ist mithin der Einfluß der Eiweißkörper im Serum auf die Viskosität 40 bis 60 mal größer als der der Nichteiweißkörper. Schließlich hat Rohrer zeigen können, daß es durch die Anwesenheit der Nichteiweißkörper zu keiner Beeinflussung der Viskosität der Serumeiweißkörper kommt, da die den Hauptanteil der Blutsalze bildenden Alkalihalogenide überhaupt eine sehr geringe Wirkung und diese erst in höheren Konzentrationen entfalten.

Man kann somit auf viskosimetrischem Wege Eiweißbestimmungen vornehmen und erhält approximative Werte, die zur Klärung mancher klinischen Fragen genügen. Das ist namentlich dort von Bedeutung, wo ein teures Refraktometer nicht zur Verfügung steht. Auch ist die Methode ungleich einfacher und weniger zeitraubend. Ein Nachteil liegt in der weiter unten genauer zu würdigenden Tatsache, daß die beiden Haupteiweißkörper des Serums, das Albumin und das Globulin in ihrer Einwirkung auf die Viskosität ein divergentes Verhalten insofern zeigen, als das Globulin bei steigender Konzentration die Viskosität in höherem Maße ändert als das Albumin.

In folgendem sei eine Tabelle wiedergegeben, die ich der neuesten Auflage des Naegelischen Lehrbuches entnehme und die die den verschiedenen Eiweißprozenten entsprechenden Viskositätszahlen enthält:

$$
\begin{array}{llll}
5\ \% & \text{Eiweiß} & = \eta & 1,43 \\
5,5\% & ,, & = \eta & 1,46 \\
6\ \% & ,, & = \eta & 1,51 \\
6,5\% & ,, & = \eta & 1,56 \\
7\ \% & ,, & = \eta & 1,61 \\
7,5\% & ,, & = \eta & 1,67 \\
8\ \% & ,, & = \eta & 1,72 \\
8,5\% & ,, & = \eta & 1,78 \\
9\ \% & ,, & = \eta & 1,84 \\
9,5\% & ,, & = \eta & 1,90 \\
\end{array}
$$

Als Instrument empfiehlt sich hier das früher erwähnte Serumviskosimeter von Heß. Einer Temperaturkorrektur der gefundenen η-Werte bedarf es nicht.

Bestimmung des Mischungsverhältnisses der verschiedenen Eiweißkörper in Plasma und Serum.

Die quantitative Analyse der verschiedenen im Blutplasma enthaltenen Eiweißkörper ließ sich bisher nur mittelst umständlicher Methoden bewerkstelligen. Man konnte nur durch Ausfällung bzw. Aussalzung die prozentuale Zusammensetzung an Albumin, Globulin und Fibrinogen ermitteln. Seit kurzem sind wir in der Lage, durch ein sehr exaktes Verfahren innerhalb kürzester Zeit das gewünschte Resultat zu erhalten, ohne auf komplizierte chemische Analysen rekurrieren zu müssen.

Es ist ein Verdienst Naegelis und seiner Schule, in jüngster Zeit darauf hingewiesen zu haben, daß es auf sehr einfache Weise gelingt, das Mischungsverhältnis speziell von Albumin und Globulin dadurch zu ermitteln, daß man das Resultat der refraktometrischen Untersuchung mit demjenigen der viskosimetrischen Prüfung kombiniert.

Nach den Untersuchungen von Rohrer sowie Alder, Schülern Naegelis, besteht nämlich, wie bereits oben erwähnt wurde, im Gegensatz zum refraktometrischen Verhalten der beiden genannten Eiweißkörper, deren Einfluß auf die Lichtbrechung sich einfach addiert, bezüglich der Viskosität ein anderes Verhältnis von Albumin und Globulin, da letzteres die Viskosität bei steigenden Mengen in viel stärkerem Maße beeinflußt als Albumin, und zwar hat sich in den Untersuchungen Rohrers gezeigt, daß Globulinlösungen bei gleichem Brechungszuwachs eine fast doppelt so große Viskositätszunahme zeigen.

Ordnet man die verschiedenen Refraktionsbzw. Viskositätswerte von Albumin- resp. Globulinlösungen in ein Koordinatensystem, in welchem die Abszisse die Viskositätswerte (η), die Ordinate die Refraktionswerte (R) in Einheiten des Pulfrichschen Apparates darstellen, so erhält man Kurven, die

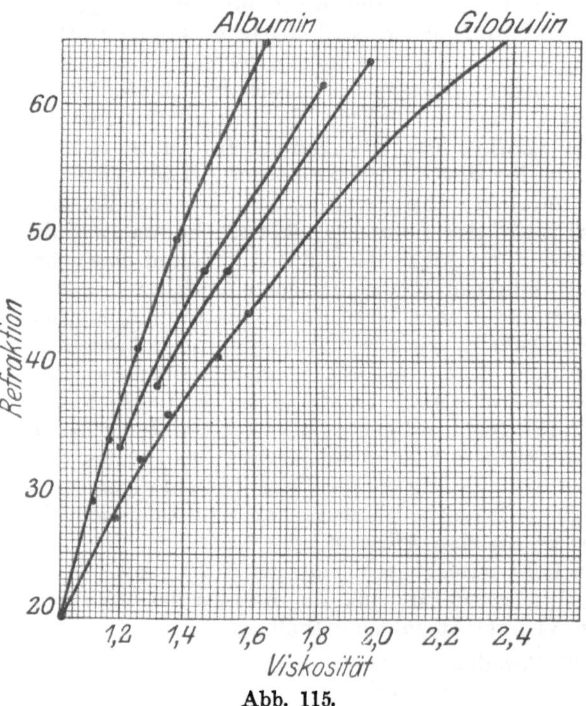

Abb. 115.

heiten des Pulfrichschen Apparates darstellen, so erhält man Kurven, die leicht konvex nach der R-Achse hin sich im Rη-Punkt des Lösungsmittels schneiden, wobei die Globulinkurve gegenüber der Albuminkurve bedeutend nach rechts gegen die höheren η-Werte hin verschoben ist, wie die Tabelle Fig. 115 zeigt (Rohrer). Mischt man ferner Albumin und Globulin von wenig verschiedener Refraktion miteinander, so leiten nach Rohrer die R- und η-Eigenschaften der Mischungen kontinuierlich und proportional dem Mischungsverhältnis von dem Rη-Punkt der Albuminlösung zu dem entsprechenden Globulin-Rη-Punkt über. Es liegen daher die Rη-Punkte der Mischungen in einer geraden Linie, die die Punkte der Albumin- und Globulinkurve, die den zur Mischung verwendeten Reinlösungen entsprechen, verbindet. Bezüglich weiterer Einzelheiten sei auf die Originalarbeit Rohrers verwiesen.

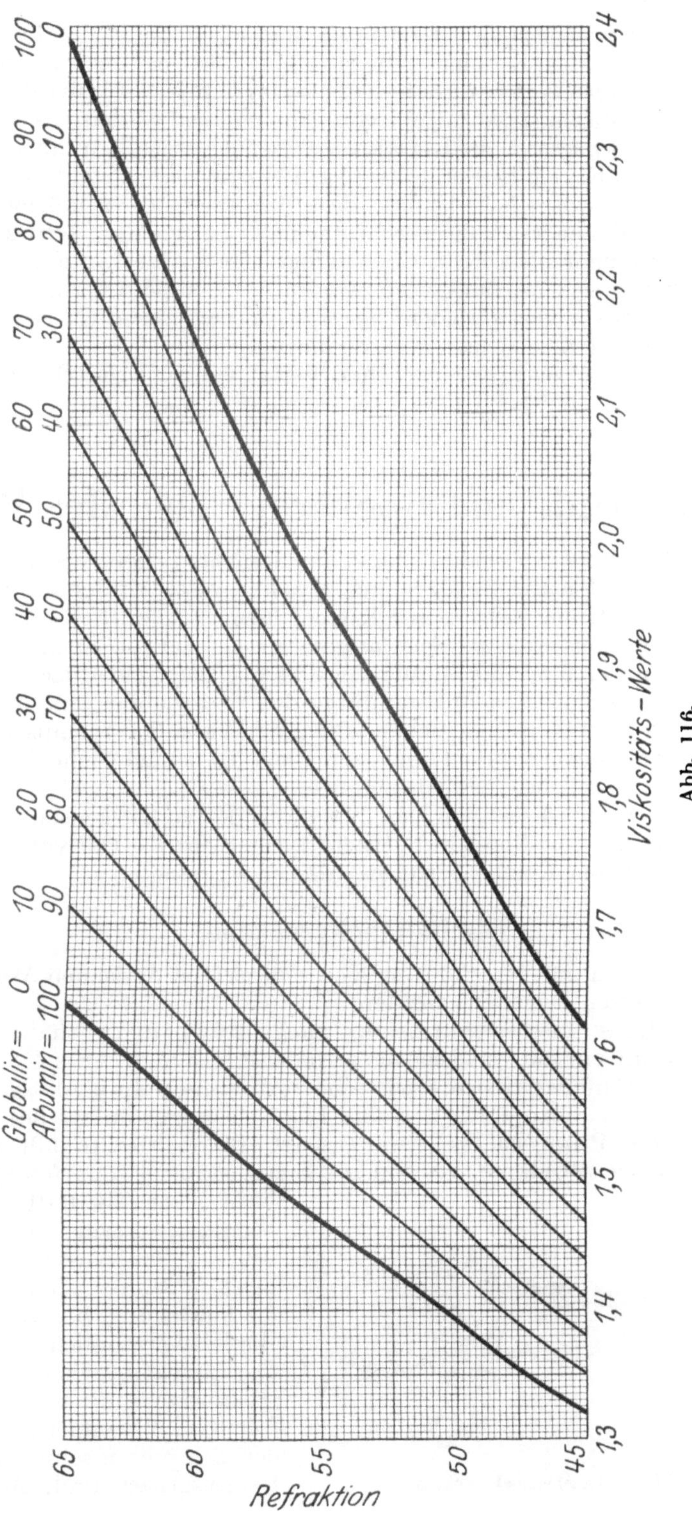

Abb. 116.

Durch die Untersuchungen R o h r e r s sind wir mithin in die Lage versetzt, nach Feststellung des R- und η-Wertes eines Serums und Aufsuchen des $R\eta$-Punktes in der R o h r e r schen Tabelle (vgl. Abb. 116) aus dieser direkt das prozentuale Mischungsverhältnis von Albumin und Globulin abzulesen.

Schließlich ermöglicht die Refraktometrie auch noch die quantitative Analyse des dritten Eiweiß-Bestandteils des Plasmas, des F i b r i n o g e n s. Es wurde hier schon wiederholt betont, daß das Brechungsvermögen eines Gemisches verschiedener Eiweißkörper einfach die Summe der Refraktionen der einzelnen Komponenten darstellt. Daher hat man zur Bestimmung des Fibrinogens nur nötig, das Brechungsvermögen des mit Hirudin versetzten Plasmas und dasjenige des entsprechenden Serums zu bestimmen (N a e g e l i). Die Differenz entspricht dem Gehalt an Fibrinogen.

Bezüglich des W o h l g e m u t h schen Verfahrens zur Ermittlung des Fibrinogens verweise ich auf Seite 170.

Spektroskopie und Spektrographie des Blutes.

Der Blutfarbstoff sowie zahlreiche seiner Derivate zeigen, wie man seit den Forschungen von H o p p e - S e y l e r und S t o k e s weiß, ein charakteristisches Verhalten im Spektrum. Jeder dieser Körper besitzt bekanntlich ein ihm eigentümliches Absorptionsspektrum. Seit langem spielt daher die Spektroskopie des Blutes sowohl in der Frage des Blutnachweises überhaupt als auch für die Identifizierung der verschiedenen Abkömmlinge des Hämoglobins eine große Rolle. Hierbei kommt dem Verfahren neben der Einfachheit der technischen Handhabung die große Zuverlässigkeit und vor allem die beträchtliche Empfindlichkeit der spektroskopischen Methode zugute.

Handelt es sich lediglich um den Nachweis des Vorhandenseins von Blutfarbstoff oder der für die Klinik in Betracht kommenden Hb-Derivate, so reichen für den Gebrauch am Krankenbette die kleinen sogenannten

Taschenspektroskope

aus, wie sie jetzt in guter Ausführung von den meisten optischen Werkstätten zu niedrigen Preisen hergestellt werden.

Ein derartiges Taschenspektroskop nach B r o w n i n g enthält in einem kleinen Metallrohr ein sog. geradsichtiges Amici-Prisma, d. h. eine Kombination von Crown- und Flintglasprismen sowie eine achromatische Lupenlinse. Letztere entwirft von einem Spalt, durch den das Licht eindringt, ein weißes virtuelles Bild, von dem das Prisma ein Spektrum erzeugt. Die Spaltbreite läßt sich durch Drehen eines Ringes regulieren. Sie soll zur Erzeugung eines scharfen Spektrums nicht mehr als 0,01—0,02 mm betragen. Ferner erlaubt ein Auszug, den Abstand zwischen Spalt und Linse zu ändern, um die Einstellung für verschiedene Augen zu ermöglichen. Sehr bequem im Gebrauch sind Taschenspektroskope mit einer aus zwei federnden Klammern bestehenden Befestigungseinrichtung für Reagenzgläser (vgl. Abb. 117).

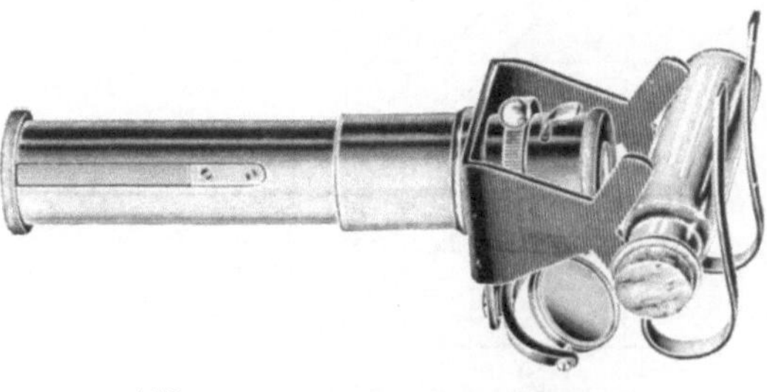

Abb. 117.   Taschenspektroskop.

Um die Möglichkeit zu haben, das Absorptionsspektrum einer Lösung gleichzeitig mit dem unveränderten Spektrum der Lichtquelle zu betrachten, werden Taschenspektroskope mit Vergleichsprismen hergestellt. Hier ist der Spalt in zwei Hälften geteilt, durch die eine Hälfte geht das Licht, das vorher die Lösung passierte, durch die andere wird Licht von der Seite her durch einen kleinen Spiegel und das Vergleichsprisma in den Apparat geworfen.

Schließlich sind Handspektroskope mit **Wellenlängenskala** zu erwähnen, die eine genaue Bestimmung der Absorptionsstreifen im Spektrum nach Wellenlängen (λ) erlauben. Abb. 118 gibt ein derartiges Instrument von Zeiß wieder. Die Erläuterung ergibt sich aus den beigesetzten Bezeichnungen.

Vielfach besteht das Bedürfnis, zwei verschiedene Absorptionsspektren gleichzeitig zu untersuchen. Diesen Zwecken dienen die sog. Vergleichsspektroskope.

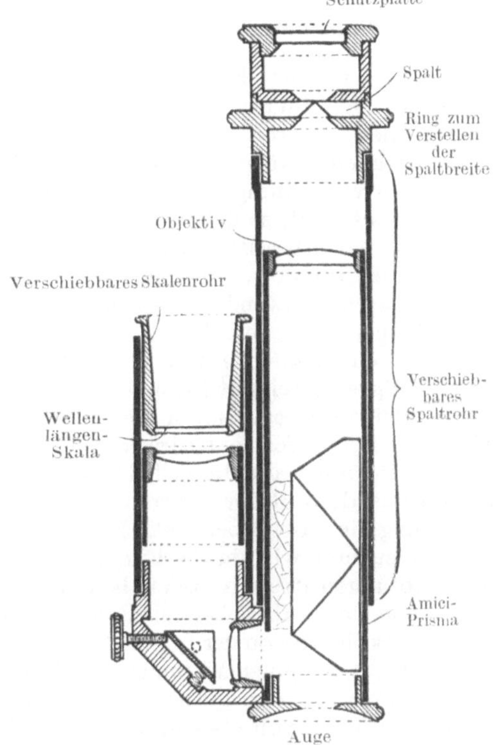

Abb. 118. Handspektroskop mit Wellenlängenskala.

Das Vergleichsspektroskop von Bürker

darf unter diesen Instrumenten als besonders zweckentsprechend gelten. Der Bürkersche Apparat hat folgende Konstruktion: Ein kleines geradsichtiges Spektroskop nach Art der gebräuchlichen Handspektroskope (vgl. Abb. 119 und 120) ist mit einem sog. Albrechtschen Würfel K (vgl. das Hüfnersche Spektrophotometer) fest verbunden, der in der Weise vor dem Kollimatorspalt angebracht ist, daß seine unmittelbar vor dem Spalt befindliche Kante senkrecht auf der Richtung des Spaltes steht. Letzterer wird auf diese Weise in zwei gleiche Hälften geteilt. Der Glaskörper befindet sich in einer an dem Spaltrohr befindlichen Messinghülse, welche

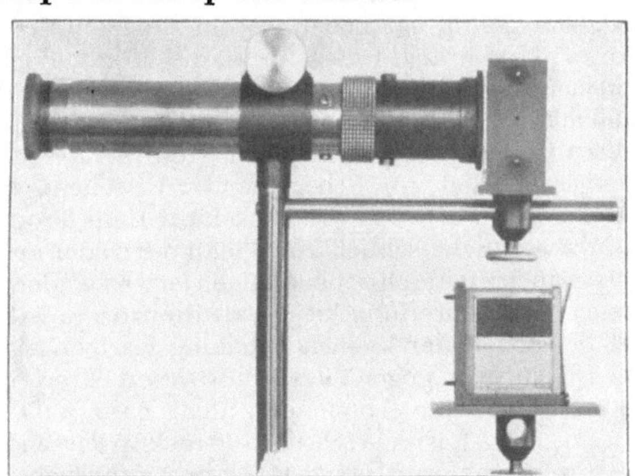

Abb. 119.   Vergleichsspektroskop von Bürker.

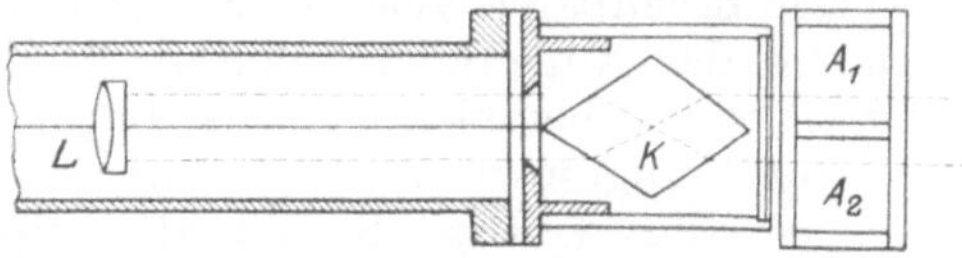

Abb. 120. Strahlengang im Vergleichsspektroskop.

nach der Lichtquelle hin durch eine planparallele Glasplatte verschlossen ist. Lichtstrahlen, die durch den oberen Teil der Glasplatte gehen, werden durch den Albrechtschen Körper nach unten abgelenkt und treffen die untere Hälfte des Kollimatorspaltes, während umgekehrt die unten eintretenden Strahlen den oberen Teil des Spaltes beleuchten. Die Anwendung des Albrechtschen Körpers ermöglicht, daß die Spektralbilder der beiden Spalthälften vollständig übereinstimmen und voneinander durch eine ganz feine Linie getrennt sind, so daß eine sehr genaue Vergleichung beider Spektren möglich ist. Zu beachten ist dabei, daß beide Spektren bei Anwendung einer gleichmäßigen Lichtquelle absolut gleiche Helligkeit zeigen, ein Vorzug, den dieser Apparat durch Anwendung des Albrechtschen Körpers gegenüber anderen Vergleichsspektroskopen besitzt. Die zu spektroskopierenden Flüssigkeiten kommen in einen kleinen Absorptionstrog aus Glas, der durch eine Scheidewand in zwei Hälften geteilt ist (A_1 und A_2 in der schemat. Abb. 120). Der Trog paßt in einen kleinen Metallrahmen und wird mittels Glasplatte verschlossen, die mit Hilfe einer Feder fest aufgedrückt wird. Der Trog wird in der Weise gefüllt, daß man zunächst die Deckelfeder bei Seite drückt, die Deckplatte abnimmt und den aus dem Rahmen herausgenommenen Trog vertikal aufstellt, so daß die Öffnung sich oben befindet. Man gießt nun von den beiden Lösungen, die man untersuchen will, in die beiden Abteilungen des Troges (bzw. in die eine nur das Lösungsmittel), bis sich in beiden ein leicht konvexer Flüssigkeitsmeniskus bildet, ohne daß Flüssigkeit über den äußeren Rand, herübertritt und schiebt nun die Deckplatte von der Breitseite des Troges her behutsam über die Öffnung, wobei es nicht zu einer Mischung der Flüssigkeiten kommen darf. Man drückt die Deckplatte mit den Fingern der einen Hand fest auf, während man mit der anderen den Trog von etwa nebenbei herabgeflossener Flüssigkeit reinigt, stellt dann den Trog in der Weise in den Rahmen, daß die Feder die Deckplatte fest aufdrückt. Die Schichtdicke beträgt 1 cm.

Der Metallrahmen wird auf einer an dem Stativ befestigten Grundplatte mittels kleiner Zapfen aufgesteckt. Die Befestigung ist in zwei Stellungen möglich, sowohl mit vertikaler wie mit horizontaler Richtung der Scheidewand des Troges. Man hat auf diese Weise die Möglichkeit die Spektren der beiden Trogabteilungen nach Wunsch nebeneinander oder übereinander zu betrachten und muß nur dementsprechend den Kollimatorspalt und den Albrechtschen Körper drehen, und zwar hat der Spalt stets senkrecht, die Vorderkante des Würfels dagegen parallel zur Scheidewand zu stehen.

Für den Fall, daß der Deckel auf dem Trog nach längerem Gebrauch nicht mehr wasserdicht schließt, muß man entweder auf eine Betrachtung der Spektren übereinander verzichten oder einen etwas anders konstruierten Trog anwenden, dessen obere Abteilung kleiner als die untere ist. Man stellt diesen Trog so auf, daß der Boden der kleinen Abteilung horizontal der ebenso verlaufenden Kante des Glaskörpers gegenübersteht. Diesen Trog wendet man offen ohne Deckel an und füllt beide Abteilungen nicht ganz auf.

Mit dem Bürkerschen Spektroskop lassen sich auch die im violetten Teil des Spektrums auftretenden Absorptionserscheinungen deutlich wahrnehmen, die sonst der Beobachtung mit dem Auge häufig Schwierigkeiten bereiten. Um den weniger brechbaren Teil des Spektrums bei dieser Untersuchung auszuschalten und das Auge für das violette Ende empfindlicher zu machen, ist dem Apparat ein stark blauviolettes Glas beigegeben, das in die Okularblende des Spektroskops eingesetzt werden kann. Bei Anwendung dieses Hilfsmittels erweist sich die violette Region des Spektrums des Sonnenlichtes und anderer an violetten Strahlen reichen Lichtquellen erheblich verlängert. —

Über die Verwendung des Bürkerschen Apparates zur Spektrographie siehe
unten.

Der Apparat ist auf einem Stativ befestigt und kann in gefülltem Zustand
zu Demonstrationszwecken herumgereicht werden. Hervorzuheben gegenüber ähnlichen Apparaten ist sein geringer Preis (M. 65.—). Hersteller des
Instrumentes ist der Universitätsmechaniker Albrecht in Tübingen.

Bei Spektroskopen mit Wellenlängenskala ist letztere vor dem Gebrauch
zu justieren. Dies geschieht durch Einstellen auf die Fraunhofersche D-Linie,
die durch Natriumlicht erzeugt wird. Dieses erhält man dadurch, daß man z. B.
in die Flamme eines Bunsenbrenners eine Platinöse mit Kochsalzkristallen hält
oder den Docht einer Spiritusflamme mit etwas NaCl-Lösung betupft und die
Flamme im dunklen Zimmer mit dem Spektroskop betrachtet. Die im Spektrum
erscheinende helle Linie entspricht der Wellenlänge $589\mu\mu$. Hiernach lassen sich
die anderen Fraunhoferschen Linien an der Hand der Skala leicht fixieren.
C entspricht 656, E 527, F 486, G 431 $\mu\mu$.

Was die Methodik der spektroskopischen Prüfung auf das Vorhandensein
von Blutfarbstoff im Tierkörper in einem gegebenen Falle anlangt, so ist die
einfachste, aber nur unter bestimmten Verhältnissen anwendbare Art des Nach-
weises die spektroskopische Betrachtung eines uneröffneten Gefäßbezirkes, der
mittels starker Lichtquelle beleuchtet wird. Bei Tieren und auch beim Menschen ist es ein leichtes, in dem Ohr, das man vor eine elektrische Glühlampe
bei Abblendung störender seitlicher Beleuchtung bringt, bereits mit einem gewöhnlichen Taschenspektroskop das charakteristische Blutspektrum nachzuweisen. Schon Valentin berichtet, daß er bei Betrachtung der Haut seiner
Finger mit dem Spektroskop bei guter Beleuchtung mindestens den ersten Streifen,
bisweilen beide im Spektrum erkennen konnte. Auch Veränderungen des Blutes,
soweit sie spektroskopisch gut charakterisiert sind, lassen sich auf diese bequeme
unblutige Weise feststellen. Rost, Franz und Heise konnten auf diese Weise
bei der Durchleuchtung einer mit Anilin vergifteten Katze Methämoglobin nachweisen.

Hiervon abgesehen wird man naturgemäß in der Regel die spektroskopischen
Untersuchungen in vitro ausführen. In Betracht kommen genuines Blut,
ferner Blutserum und die verschiedensten normalen und pathologischen Körperflüssigkeiten, in denen man Blutfarbstoff oder eines seiner Derivate nachweisen
will. In der forensischen Medizin kommen dann noch außerdem die mannig-
faltigsten Substrate für den spektroskopischen Blutnachweis in Frage. Der
Nachweis von Urobilin kann an dieser Stelle entsprechend dem Rahmen dieser
Methodik keine Berücksichtigung finden.

Handelt es sich um genuines Blut, so muß dasselbe für die spektroskopische
Untersuchung zunächst erheblich verdünnt werden. Die Verdünnung kann mit
gewöhnlichem destillierten Wasser geschehen, da hierdurch eine Veränderung
des Blutfarbstoffes nicht eintritt. Die Deutlichkeit der Absorptionserscheinungen hängt u. a. von der Schichtdicke der untersuchten Lösung ab. Bei der
Untersuchung in Reagenzgläsern der gewöhnlichen Dimensionen, wie sie in der
Klinik zu geschehen pflegt, ist eine Verdünnung von 1:100 bis 1:200 für den
Nachweis der beiden charakteristischen Oxyhämoglobinstreifen zu empfehlen.
Es muß hierbei jedoch sogleich hinzugefügt werden, daß es schon bei der gewöhnlichen Spektroskopie ein grundsätzlicher Feh'er ist, sich bei der Prüfung des
spektralen Verhaltens irgendeiner Lösung auf eine einzige Verdünnung zu beschränken. Es kann dies unter Umständen zu ernsten Fehlern Anlaß geben,
die nicht in der Methode an sich begründet sind. Der Grund hierfür liegt darin,

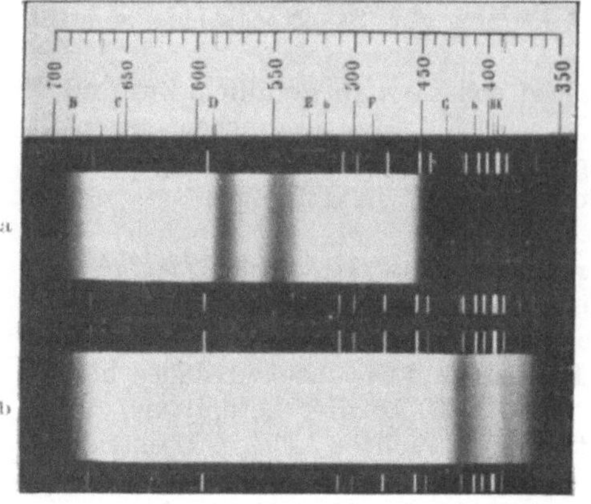

Abb. 121. [1]) Oxyhämoglobin in verschiedener Verdünnung (Blutlösung a) 1:100 u. b) 1:1000).

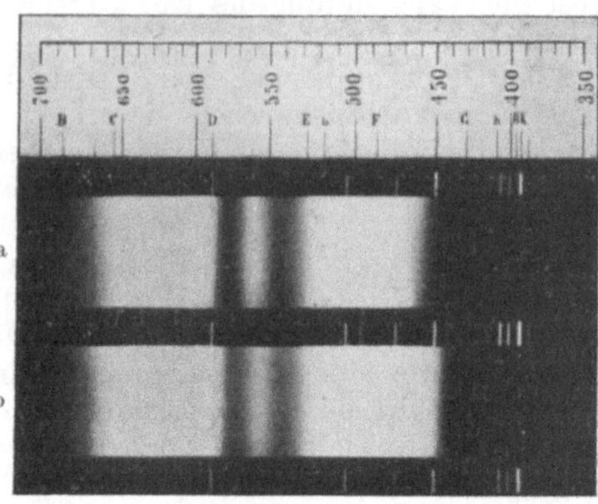

Abb. 122. a) Oxyhämoglobinlösung 1:100; b) Kohlenoxyd-Hb-Lösung 1:100.

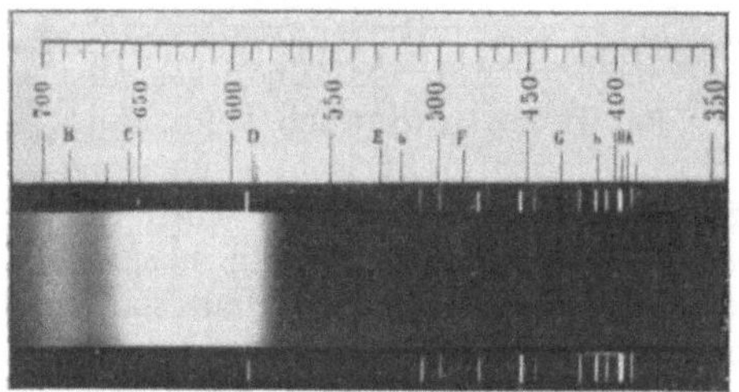

Abb. 123. Saures Hämatin 1:30 (1% HCl-haltiges Blut).

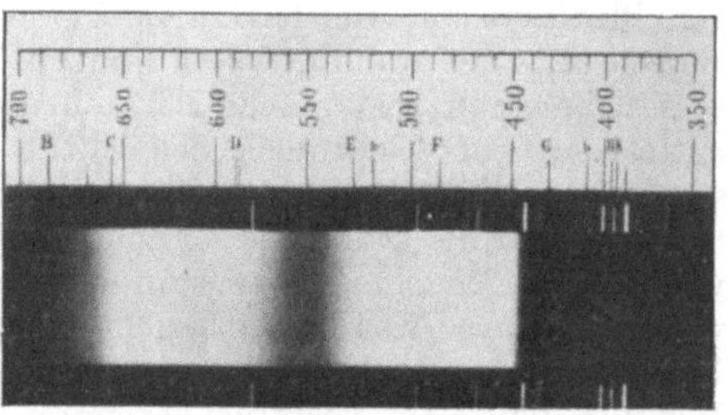

Abb. 124. Reduziertes Hämoglobin (Schwefelammon).

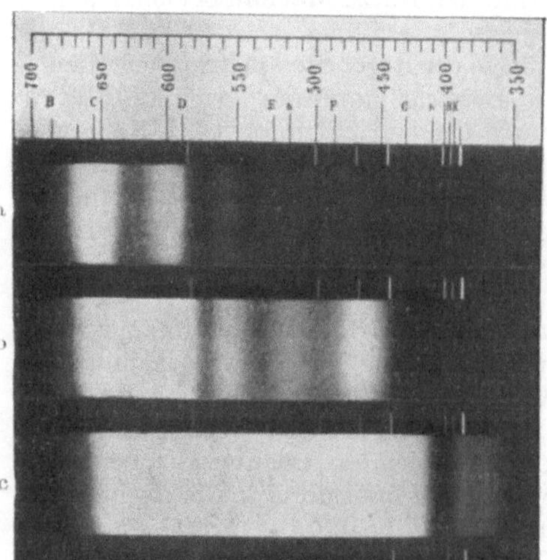

Abb. 125. Methämoglobinblutlösung a) 1:50; b) 1:100; c) 1:1500.

daß die Auslöschungserscheinungen, die ein bestimmter Körper im Spektrum erzeugt, je nach der angewendeten Konzentration eine sehr verschiedene Intensität besitzen. Daher kommt es, daß häufig bei einer bestimmten Verdünnung gewisse Absorptionsstreifen vorhanden sind, die bei einer anders gewählten Konzentration unsichtbar bleiben, während umgekehrt bei dieser wieder neue Absorptionserscheinungen wahrnehmbar werden, die vorher nicht zu beobachten waren. Da es nun zur Charakterisierung eines Körpers in spektraler Beziehung darauf ankommt, nicht nur die gesamte Zahl der in den verschiedenen Spektralregionen gelegenen Absorptionsbänder, sondern auch ihren genauen Sitz und ihre Aus-

[1]) Die vorstehenden Spektrophotogramme (Abb. 121 bis 128) sind der Arbeit von Rost, Franz und Heise über Photographie der Blutspektren (Arbeiten a. d. Kaiserl. Gesundheitsamt Bd. XXXII, Verlag Springer) entnommen.

Blutspektren

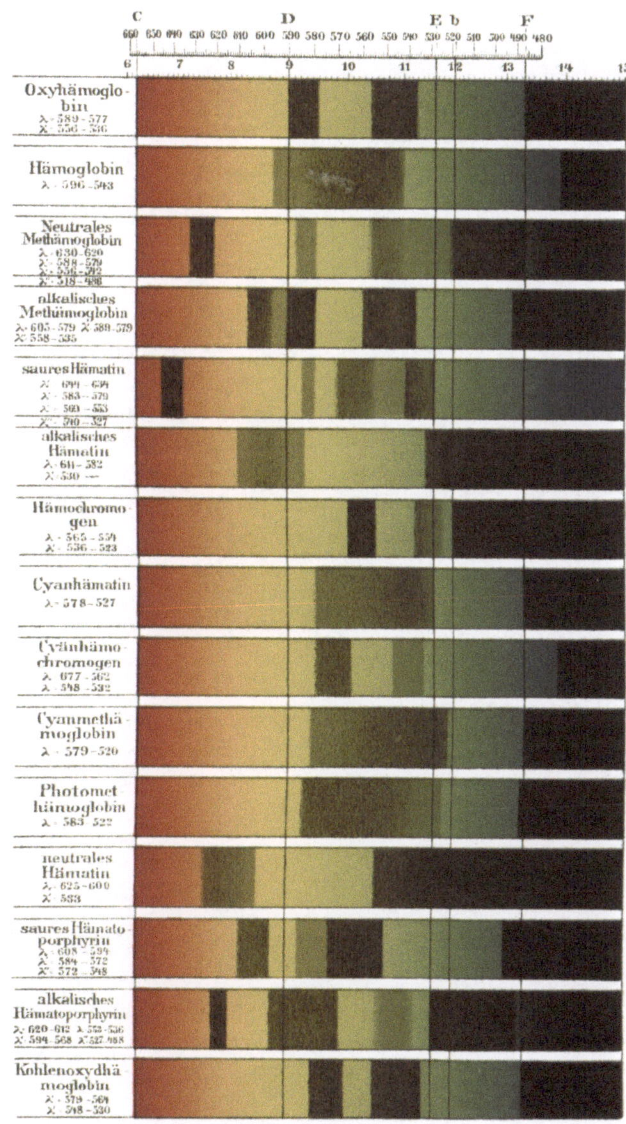

(Entnommen aus Leers, Die forensische Blutuntersuchung.)

Verlag von Julius Springer in Berlin.

dehnung möglichst exakt zu definieren, so wird man die Bedingungen, die letzteres ermöglichen, d. h. (bei gleicher Schichtdicke) die Konzentration der Lösung so lange variieren, bis man die jeweilige für die verschiedenen Streifen des Spektrums optimale Verdünnung erreicht hat.

Der Wert der Untersuchung bei verschiedener Konzentration zeigt sich schon bei der Spektroskopie des gewöhnlichen Oxyhämoglobins. Während hier bei einer Verdünnung von etwa 1:50 bis ungefähr 1:200 die bekannten beiden Streifen im Gelbgrün sichtbar sind, ändert sich das Bild, wenn man weiter verdünnt (Abb. 121). Die beiden Streifen werden undeutlich und verschwinden schließlich bei zunehmender Verdünnung, während nun in dem bis dahin total ausgelöschten violetten Teil ein neues Absorptionsband zum Vorschein kommt, das ebenfalls für das Blutspektrum charakteristisch ist. Man erkennt es besonders deutlich bei Anwendung eines stark violettblauen Glases, das bereits bei Besprechung des Bürkerschen Vergleichsspektroskops erwähnt wurde. Besonders deutlich wird dieser sog. Soretsche Streifen ($\lambda = 415\,\mu\mu$), wenn man eine Lichtquelle anwendet, die reich an violetten Strahlen ist, wie direktes Sonnenlicht, ferner die Nernstlampe, sowie Zirkonlicht (Bürker) oder gewöhnliches Gasglühlicht.

Das gleiche gilt z. B. auch für das Methämoglobin, bei dem sich die einzelnen charakteristischen Banden auch nicht sämtlich gleichzeitig bei ein und derselben Verdünnung darstellen lassen, sondern nur sukzessive durch Wechsel der Konzentration. In dem gleichen Maße gilt selbstverständlich die Regel, stets bei verschiedener Verdünnung zu untersuchen, in den Fällen, wo man mit einem Gemisch verschiedener Hämo-

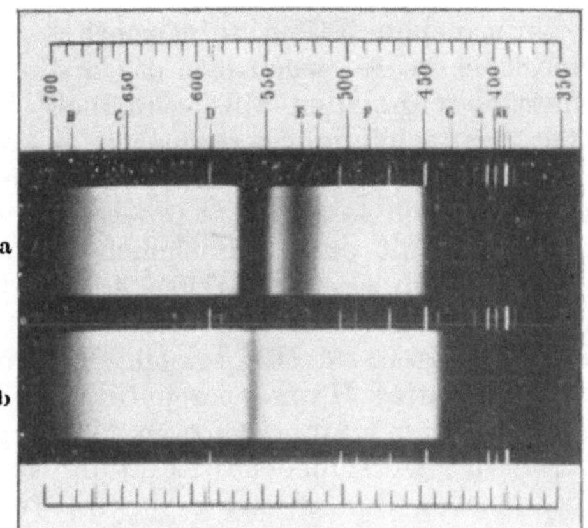

Abb. 126. Hämochromogen
a) 1:100;   b) 1:300.

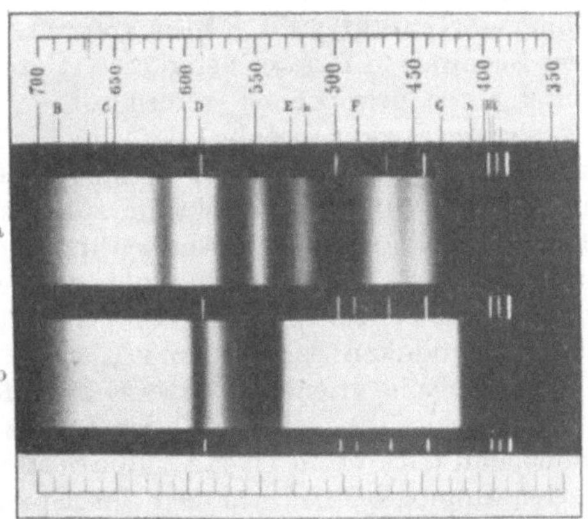

Abb. 127. Hämatoporphyrin gelöst
a) in Ammoniak;   b) in Schwefelsäure.

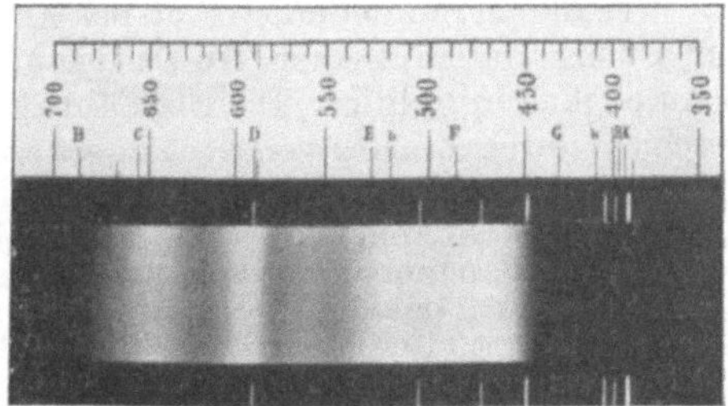

Abb. 128. Sulfhämoglobin.

globinderivate mit differenten spektralen Eigenschaften rechnen muß. Dieser Fall ist beim Menschen eigentlich immer gegeben, da selbst bei den schwersten Blutalterationen, beispielsweise bei Vergiftungen, stets neben dem pathologischen Hb-Derivat unverändertes Hämoglobin vorhanden ist. Zur Illustration des Gesagten sei auf die reproduzierten Photogramme verwiesen.

In manchen Fällen, so namentlich bei der Untersuchung auf Kohlenoxydhämoglobin ist es, wenn man das Spektrum mit dem des unveränderten Blutfarbstoffes vergleichen will, unerläßlich, beide Spektra gleichzeitig und zwar unter genau gleichen Bedingungen zu beobachten. In einem Vergleichsspektroskop (siehe oben) betrachtet, zeigen dann solche Spektra noch deutlich erkennbare, wenn auch sehr geringe Differenzen, die bei einer hintereinander erfolgenden Betrachtung mit einem gewöhnlichen Spektroskop der Beobachtung entgehen.

Außer dem Oxyhämoglobin zeigen folgende Derivate des Blutfarbstoffes charakteristische Spektren: reduziertes Hämoglobin, Kohlenoxydhämoglobin, Hämochromogen, Methämoglobin, Fluormethämoglobin (E. Rost), Sulfhämoglobin, Hämatin, Hämatoporphyrin, NO-Hämoglobin, Zyan-Hämoglobin, Zyan-Hämatin, Zyan-Hämochromogen. Zum großen Teil kommen übrigens diesen Körpern bei verschiedener Reaktion verschiedene Spektren zu[1]). Die Verschiedenheiten der einzelnen Spektra bei wechselnder Konzentration wurden schon hervorgehoben. Bezüglich des Oxyhämoglobins sei, weil es von großer praktischer Bedeutung ist, noch darauf hingewiesen, daß das Vorhandensein des bereits erwähnten Streifens im Violett es ermöglicht, den Nachweis von Blut spektroskopisch auch da noch sicher zu liefern, wo bei sehr starker Verdünnung (1 : 1000) die beiden anderen Streifen nicht mehr vorhanden sind. Der Nachweis in noch stärkeren Verdünnungen mittels Photographie wird weiter unten besprochen werden.

Bei der Spektralanalyse der verschiedenen Umwandlungsprodukte des Blutfarbstoffes ist es noch von Bedeutung, daß nicht nur jedem der einzelnen Körper ein ihm eigentümliches Spektrum zukommt, sondern daß bei Substanzen, deren ähnliche spektrale Eigenschaften ihre Identifizierung unter Umständen erschweren, durch Überführung in andere Derivate Körper entstehen, deren vollständig verschiedenes spektrales Verhalten Aufschluß darüber gibt, um welche Ausgangsprodukte es sich handelt.

Ein Beispiel hierfür ist das CO-Hb, dessen beide Streifen im Gelbgrün denen des O_2-Hb sehr ähnlich sind. Durch Zusatz eines Reduktionsmittels, z. B. Schwefelammonium tritt beim O_2-Hb an die Stelle der beiden Bänder das eine des reduzierten Hämoglobins, während das Spektrum des CO-Hb unverändert bleibt. In gleicher Weise lassen sich die ähnlichen Spektren des sauren Hämatins und des Met-Hb durch Anwendung eines Reduktionsmittels voneinander leicht unterscheiden[2]).

Um die verschiedenen Blutspektren kennen zu lernen, empfiehlt es sich, zur Übung die einzelnen Hb-Derivate künstlich darzustellen, was ohne Schwierigkeiten gelingt. Die Überführung von Oxyhämoglobin in reduziertes Hb geschieht durch Zusatz von Stokesschem Reagens (weinsaures Eisenammoniak[3])

---

[1]) Von den Abkömmlingen des Hämoglobin, die sehr ähnliche zweistreifige Spektren liefern, sind zu nennen: Oxyhämoglobin, Kohlenoxydhämoglobin, Stickoxydhämoglobin, alkalisches Methämoglobin, Kohlenoxydhämochromogen und Zyanhämochromogen; diejenigen mit einem Streifen: reduziertes Hämoglobin, Zyanhämoglobin und Zyanhämatin; mit 4 Streifen: neutrales und schwachsaures Methämoglobin, saures Hämatin in alkoholischer und ätherischer Lösung und alkalisches Hämatoporphyrin (Bürker).

[2]) Von großer praktischer Bedeutung ist ferner die Tatsache, daß während manche Hb-Derivate bei einer bestimmten starken Verdünnung kein charakteristisches Spektrum mehr liefern, andere aus ihnen dargestellte Verbindungen bei der gleichen Konzentration noch leicht erkennbare spektrale Eigenschaften zeigen. Vor allem gilt dies für das Hämochromogen, das noch mit Sicherheit spektralanalytisch in Verdünnungen nachweisbar ist, bei denen der schwache Streifen des alkalischen Hämatins längst verschwunden ist.

[3]) Man löst etwa 1 g Ferrosulfat und 15,0 Weinsäure in 15 ccm Aqua dest. und macht mit Ammoniak die Lösung alkalisch, sie ist dunkelgrün gefärbt. Man muß sie stets frisch bereiten. Als Reagens dienen 5 Tropfen der Lösung in 10 ccm Aqua dest.

oder mittels 50 proz. Hydrazinhydratlösung; CO-Hb entsteht durch Einleiten von Leuchtgas in Blut; Hämatin durch Lösen von Blut in verdünnter Salzsäure oder Lauge; Hämochromogen durch Zusatz von Stokesschem Reagens zu einer Hämatinlösung; Met-Hb durch Zusatz von verdünntem Ferrizyankalium zu einer Oxyhämoglobinlösung; Fluor-Met-Hb erhält man durch Zusatz von etwas Fluornatrium zu einer Met-Hb-Lösung, Hämatoporphyrin entsteht durch Lösen von einigen Tropfen Blut in konzentrierter Schwefelsäure, Sulf-Hb durch Einleiten von H_2S in Blutlösung; es bildet sich auch beim Zusatz des als Reduktionsmittel häufig angewendeten Schwefelammonium. Die Zyanverbindungen entstehen durch Einwirkung kleiner Mengen Blausäure auf Methämoglobin bzw. Hämatin.

Spektroskopische Untersuchungen des Serums bezwecken einmal den Nachweis von Hämoglobin in demselben, was z. B. bei der paroxysmalen Hämoglobinurie in Frage kommt, falls hier nicht schon bei der Betrachtung mit dem unbewaffneten Auge die Rotfärbung des Blutserums zu erkennen ist.

Ferner kommt die Untersuchung auf besondere Serumfarbstoffe in Betracht, wie sie namentlich bei schweren Anämien, speziell bei der perniziösen Anämie vorkommen und auf die erst jüngst die Aufmerksamkeit von Naegeli gelenkt wurde. Hier wird man das spektrale Verhalten mit Rücksicht auf die geringere Konzentration dieser Stoffe zunächst am unverdünnten Serum prüfen. Auch kann, da es sich dabei um Auslöschung des blauen und violetten Abschnittes des Spektrums handelt, wiederum die Verwendung eines blauvioletten Glases von Vorteil sein.

Mikrospektroskopie.

Stehen nur sehr kleine Mengen des zu spektroskopierenden Materiales zur Verfügung, so kann man die Spektroskopie unter Zuhilfenahme des Mikroskopes ausführen. Zu diesem Zwecke wurden besondere Mikrospektralapparate gebaut.

Der gebräuchlichste Mikrospektralapparat ist der von Abbe. Er besteht aus einem sog. Spektralokular (Firma Zeiß, Jena, Leitz, Wetzlar), das an Stelle eines gewöhnlichen Okulars an einem beliebigen Mikroskop in den Tubus geschoben werden kann. Die Konstruktion des Spektralokulars ergibt sich im Längsschnitt aus Abb. 129. Den wesentlichen Bestandteil desselben bildet ein gerad-

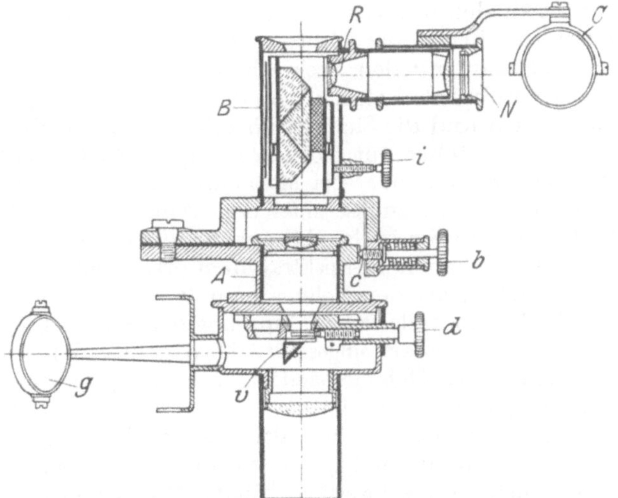

Abb. 129.   Spektralokular von Abbe.

sichtiges Amici-Prisma von großer Dispersion, das in der Hülse B untergebracht ist. Seitlich mündet in B das Skalenrohr RN, das bei N auf einer Glasscheibe eine Wellenlängenskala trägt, die die Ablesung der Wellenlängen in Bruchteilen von Mikren erlaubt. Die Beleuchtung der Skala geschieht durch den seitlichen Spiegel C. Die obere Prismenfläche reflektiert die Skala und wirft ihr Bild in die Ebene des Spektrums. Bei richtiger Einstellung fällt die D-Linie mit dem Teilstrich 589 der Skala zusammen. Zum Zwecke der genauen Justierung dient die Schraube i, deren Betätigung eine Verschiebung des durch eine Feder vertikal gehaltenen Prismas erlaubt.

Der für die Erzeugung des Spektrums erforderliche Kollimatorspalt befindet sich in dem Raum A zwischen der Augen- und der Kollektivlinse des Okulars. Die beiden Schneiden des Spaltes lassen sich symmetrisch vermittels der Schraube d in der Weise gegeneinander bewegen, daß bei jeder Stellung derselben die Mitte des Spaltes mit der Mitte des Gesichtsfeldes zusammenfällt. Mittels einer Blende, die durch eine Schraube gestellt wird, läßt sich die eine Hälfte des Spaltes und damit die Höhe des Spektrums begrenzen. Ferner kann mit Hilfe eines kleinen Hebels ein kleines Vergleichsprisma v vor der anderen Hälfte des Spaltes je nach Bedarf ein- und ausgeschaltet werden. Das Licht für das letztere wird durch eine seitliche Öffnung von A mittels eines kleinen Spiegels g in das Gehäuse geworfen. Vor der seitlichen Öffnung befindet sich eine Vorrichtung, die die Anbringung eines kleinen Reagenzglases oder eines Objektträgers mit dem zum Vergleich dienenden Material ermöglicht. Die das Prisma enthaltende Hülse B kann bei Seite gedreht werden, wenn man das Okular zur gewöhnlichen mikroskopischen Untersuchung benutzt. Für die Spektroskopie wird es in genau zentrische Stellung über das Okular gebracht, wobei die Spitze des Stiftes b bei c in eine Kerbe einschnappt.

Als Beleuchtungsquelle des Mikrospektralapparates empfiehlt sich am meisten Sonnenlicht. Man läßt dasselbe auf eine Mattscheibe vor dem Spiegel des Mikroskopes fallen. Auch zerstreutes Tageslicht oder die sonst bei der Spektroskopie genannten Lichtquellen sind anwendbar. Besondere Sorgfalt ist darauf zu legen, daß alles seitliche Licht vom Mikroskop ferngehalten wird. Aus diesem Grunde ist es zweckmäßig, vor dem Mikroskop einen Schirm aus Pappe aufzustellen, der unten in der Höhe des Spiegels des Mikroskopes eine Öffnung für den Durchtritt des Lichtes enthält.

Bevor man mit dem Spektralokular die eigentliche spektroskopische Untersuchung vornimmt, hat man sich davon zu überzeugen, daß der Spalt bzw. die Spektrallinien und die Skala gleichzeitig scharf sichtbar sind. Zu diesem Zwecke stellt man zunächst mit möglichst engem Spalte bei Sonnenlicht die Fraunhoferschen Linien oder bei monochromatischem Licht die Spektrallinien ein, indem man die Augenlinse unter dem Amiciprisma entsprechend verstellt. Nun wird das Skalenrohr in der Hülse verschoben, bis die Skala ebenfalls scharf und ohne Parallaxe gegen die Spektrallinien erscheint. Dann wird das Prismenrohr B bei Seite geklappt, der Kollimatorspalt maximal geöffnet und das zu untersuchende Objekt, falls es nicht eine Lösung ist, wie bei der gewöhnlichen Mikroskopie möglichst scharf eingestellt. Man achtet dabei darauf, daß, wenn es sich um ein längliches Gebilde handelt, sein Längsdurchmesser in die Richtung des Kollimatorspaltes fällt. Ist dies geschehen, so ist dafür zu sorgen, daß der Zwischenraum zwischen den Spaltbacken vollständig durch das zu untersuchende Objekt ausgefüllt ist und auch oben und unten kein störendes weißes Licht, das die Untersuchung erschwert, eindringt. Man verengert deshalb den Spalt seitlich soweit als nötig und verkürzt ihn von unten durch die Schraube H, von oben her durch Einschalten des Vergleichsprismas. Erst dann wird der Aufsatz B auf das Okular gesetzt. Das so erhaltene Absorptionsspektrum ist naturgemäß entsprechend der geringen Höhe des Spaltes sehr schmal, doch lassen sich die gesuchten Absorptionserscheinungen an geeigneten Objekten bei einiger Übung deutlich erkennen.

Für die mikrospektroskopische Untersuchung von Flüssigkeiten bringt
man z. B. einen größeren Tropfen derselben auf einen Objektträger, hierbei kann
man sich die Untersuchung unter Umständen dadurch erleichtern, daß man sich
von der Flüssigkeit eine keilförmige Schicht herstellt, indem man sie zwischen
den Objektträger und ein Deckglas bringt, unter dessen eine Kante man einen
kleinen Holzsplitter oder ein Stückchen Karton legt. Als Objektiv wählt man
ein ganz schwaches System oder untersucht ohne Objektiv. Bei Flüssigkeiten,
die feste Teile suspendiert enthalten, darf man nicht scharf auf dieselben einstellen,
weil das Spektrum sonst infolge der ungleichmäßigen Beleuchtung Störungen
zeigt und Längsstreifen in demselben auftreten.

Spektrographie.

Wenn auch die Untersuchung des Blutes mit Hülfe eines gewöhnlichen
Handspektroskops schon in vielen Fällen genügt, um Aufschluß über seine spektralen Eigenschaften in großen Grundzügen zu geben, so besteht doch zur Klärung vieler Fragen die Notwendigkeit, an Stelle der Beobachtung eines Spektrums
mit dem Auge seine objektive Fixierung treten zu lassen. Dies geschieht in der
Weise, daß man das Spektrum photographiert, indem man am Spektroskop das
Beobachtungsrohr durch eine photographische Kamera ersetzt. Ein derartiger
Apparat heißt Spektrograph. Der Vorteil der Anwendung der Photographie in
der Spektroskopie ist mannigfacher Art.

Abgesehen von dem Vorteil objektiver Darstellung überhaupt ist dadurch
die Möglichkeit gegeben, eine größere Reihe von Spektren miteinander zu vergleichen und auf diese Weise noch sehr geringe Unterschiede zwischen den einzelnen Spektren zu konstatieren. Die photographische Methode ermöglicht
ferner die Fixierung zartester Schattennuancen sowie unbestimmter und für das
Auge nur unsicher wahrnehmbarer Übergänge zwischen dunkleren und helleren
Teilen des Spektrums. In den für das menschliche Auge nur schwer unterscheid-
baren oder überhaupt nicht mehr wahrzunehmenden violetten und ultravioletten
Regionen läßt die Photographie noch Absorptionserscheinungen erkennen, die
für die Kenntnis der spektralen Eigentümlichkeiten eines Körpers von größter
Bedeutung sind. So gelingt es beispielsweise auf diesem Wege, in Blutlösungen
den oben erwähnten Soretschen Streifen im Violett noch in einer außerordentlich starken Verdünnung (1 : 5000, nach Lewin, Miethe und Stenger sogar
1 : 40 000) darzustellen und dadurch den Blutnachweis erheblich zu verfeinern[1]).

Was die für die Spektrographie des Blutes erforderliche Apparatur betrifft,
so ist zunächst hervorzuheben, daß man schon mit Hülfe eines gewöhnlichen
guten Taschenspektroskops und einer photographischen Kamera, deren Objektiv
lichtdicht mit der ersteren verbunden ist, gute Spektrophotogramme erzielen
kann, Bürker benutzt das oben erwähnte Vergleichsspektroskop auch zur Spektrographie. Zu diesem Zweck wird die Okularblende des Spektroskops abge-
schraubt und letzteres vermittels eines ausziehbaren Verbindungsstückes aus
zwei Messinghülsen mit dem Objektiv eines photographischen Apparates verbunden.

Für alle genaueren Untersuchungen, bei denen es u. a. darauf ankommt,
exakte Wellenlängenmessungen vorzunehmen, sowie mehrere Spektren genau
untereinander abzubilden, kommen speziell hierfür konstruierte Spektrographen

---

[1]) Wie Bürker (Kongreß f. inn. Med. 1912) mitteilte, ist es Stoll gelungen, durch
Anwendung des an violetten und ultravioletten Strahlen reichen Eisenlichtes (Bogenlampe
mit Eisenstäben statt Kohlenstäben) mit Hilfe des Vergleichsspektroskops von Bürker
Hämoglobin noch in einer Verdünnung von 1 : 60 000 nachzuweisen.

in Frage. Hier sei über die Apparate nur so viel gesagt, als für das Verständnis derselben notwendig erscheint. Im übrigen sei auf die entsprechenden neueren Spezialabhandlungen hingewiesen (Lewin, Miethe und Stenger, ferner Rost, Franz und Heise, Abderhaldens Biochem. Arbeitsmethoden VI).

Die bisher üblichen Spektrographen zerfallen in zwei verschiedene Kategorien, die Prismen- und die Gitterspektrographen. Beide finden bei der Blutspektrographie Verwendung. Sie unterscheiden sich wesentlich voneinander mit Rücksicht auf die Art des erzeugten Spektrums. Der Unterschied zwischen einem Prismen- und einem Gitterspektrum beruht auf folgender Tatsache. Das durch ein Prisma erzeugte Spektrum hat bekanntlich die Eigentümlichkeit, daß die Strahlen verschiedener Wellenlänge eine verschieden starke Ablenkung erfahren; die dem roten Spektrumende angehörenden Strahlen werden am wenigsten, die Strahlen des violetten Endes am stärksten abgelenkt. Infolge dieser ungleichen Dispersion ist der violette Teil des Prismenspektrums stark in die Länge gezogen, wo hingegen der rote Teil umgekehrt auf einen relativ kleinen Raum zusammengedrängt ist. Gleiche Abstände in den einzelnen Spektralregionen entsprechen infolge der verschieden starken Brechung der Farben nicht gleichen Differenzen in Wellenlängen, es ist vielmehr die Ablenkung der Strahlen dem Quadrate ihrer Wellenlänge umgekehrt proportional. Da nun der Grad der Dispersion der verschiedenen Prismenapparate untereinander erhebliche Unterschiede zeigt, so ergibt sich hieraus, daß der Vergleich der mit verschiedenen Spektrographen gewonnenen Photogramme auf Schwierigkeiten stößt.

Das Spektrum der Gitterspektrographen ist ein Beugungsspektrum. Die grundsätzliche Verschiedenheit des letzteren gegenüber einem Prismenspektrum besteht darin, daß hier die Dispersion der Farben der Wellenlänge derselben direkt proportional ist. Im Gitterspektrogramm entsprechen daher in allen Farbenregionen gleiche Abstände genau den gleichen Unterschieden an Wellenlängen.

Aus dem Dargelegten geht hervor, daß wenn man ein Prismenspektrum und ein Gitterspektrum, die beide bei gleicher Gesamtdispersion wie Brennweite erzeugt sind, übereinanderstehend betrachtet, charakteristische Unterschiede sich ergeben, die nach obigem ohne weiteres verständlich werden. Während im Prismenspektrum das rote Ende kürzer, das violette länger ist, zeigt das Gitterspektrum genau das umgekehrte Verhalten. Hieraus ergeben sich für die Frage, welcher Art von Apparaten für die Untersuchung im einzelnen Fall der Vorzug zu geben ist, die notwendigen Anhaltspunkte. Wenn ein Absorptionsspektrum an einer Stelle nur ein schwaches, nicht sehr deutlich abgegrenztes Band enthält, so wird dasselbe weniger gut wahrnehmbar in einem stark in die Länge gezogenen als in einem zusammengedrängten Teil des Spektrums sein. Demnach wird das Absorptionsspektrum ein und desselben Körpers ein verschiedenes Aussehen je nach der Art des benutzten Spektrographen haben. Praktisch ergibt sich hieraus, daß wenn ein derartiger Absorptionsstreifen im violetten Abschnitt liegt, er sich deutlicher mit dem Gitterspektrographen wird abbilden lassen, während umgekehrt eine im Rot liegende schwache Verdunkelung sich besser mit Hilfe des Prismenspektrographen darstellen läßt.

Daß der Gitterspektrograph neuerdings häufiger als der Prismenspektrograph angewendet wird, liegt an der bereits erwähnten Eigenschaft des ersteren, ein sog. Normalspektrum zu liefern, das an allen seinen Punkten eine gleichmäßige Dispersion besitzt. Letzteres hat den großen Vorteil, daß man für die genaue Ortsbestimmung eines Absorptionsstreifens im Spektrogramm nur nötig hat, für zwei beliebige Stellen des Spektrums die Wellenlänge festzustellen und sodann durch einfache mikrometrische Ausmessung die Wellenlänge, die dem

Ort des untersuchten Absorptionsstreifens zukommt, zu ermitteln. Am Prismen-spektrogramm ist eine derartige Ortsbestimmung bedeutend umständlicher. Hier hat man zunächst auf Millimeterpapier eine Wellenlängenkurve an der Hand der Wellenlängenskala anzulegen und ermittelt dann aus dieser Kurve die gewünschte Wellenlänge.

Was die Spektrographen im einzelnen betrifft, so sei noch folgendes bemerkt. Als Prismenspektrographen kommen hauptsächlich die gewöhnlichen großen Spektralapparate nach Kirchhoff-Bunsen (z. B. Firma Schmidt & Hänsch, Berlin S.: Zeiß, Jena) in Betracht, an welchen das Fernrohr durch einen photo-graphischen Apparat ersetzt ist. Die Einrichtung erlaubt, auf einer Platte durch einfache Verschiebung der Kassette eine größere Zahl von Spektren unter-einander aufzunehmen.

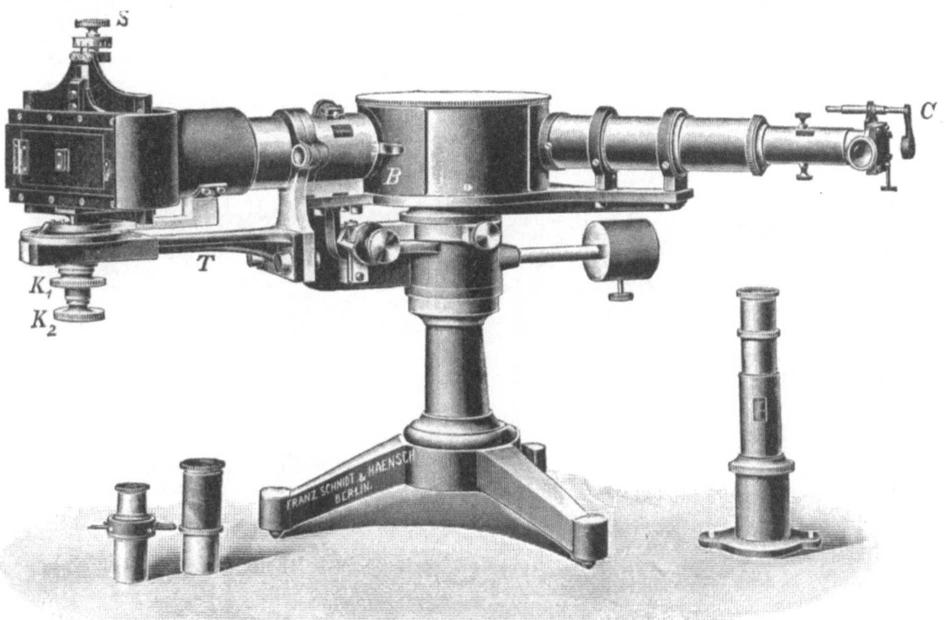

Abb. 130.   Quarzspektrograph.

Sollen auch diejenigen Teile des Spektrums photographiert werden, die sich auf das ultraviolette Gebiet erstrecken und daher mit der gewöhnlichen Flint-glasoptik nicht dargestellt werden können, so bedient man sich eines Quarz-spektrographen (vgl. Abb. 130) oder eines U-V-Glasspektrographen der Firma Zeiß, Jena.

In den Gitterspektrographen[1]) wird die Beugung des Lichtes mit Hilfe eines Rowlandschen Gitters erzeugt. Es wird hierbei kein Originalmetallgitter, sondern ein Abzug desselben auf Glas von Thorp (Chikago) benutzt, die übliche Furchenzahl beträgt 14 000—15 000 auf 1 englischen Zoll.

Speziell für Blutuntersuchungen geeignete Apparate wurden in letzter Zeit von Rost, Franz und Heise und von Schumm angegeben. Der Gitter-spektrograph von Schumm (Abb. 131) besitzt eine feste optische Bank und erlaubt die Anwendung von Gittern mit verschiedener Furchenzahl, so daß sich verschieden

---

[1]) Firma Zeiss (Jena), Schmidt & Haensch (Berlin SO, Prinzessinnenstraße), A. Krüss (Hamburg, Adolphsbrücke 7).

große Spektren abbilden lassen. Besonderes Gewicht ist darauf gelegt, daß
das optische System des Apparates infolge sehr stabiler Konstruktion
während der Aufnahme durch Erschütterungen der Nachbarschaft nicht in Mitleidenschaft gezogen wird.

Was die photographische Technik bei der Spektrographie anlangt; so
ist zunächst die Auswahl der Platten zu erwähnen. Da die chemische Wirksamkeit der Lichtstrahlen im violetten Teil des Spektrums am stärksten ist und nach
dem weniger brechbaren Spektrumende zu erheblich abnimmt, so hat man bei
der Spektrographie der ungleichen Empfindlichkeit der photographischen Platte
gegenüber den verschiedenen Strahlenarten Rechnung zu tragen. Die im blauen,
violetten und ultravioletten Gebiet gelegenen Teile des Spektrums lassen sich

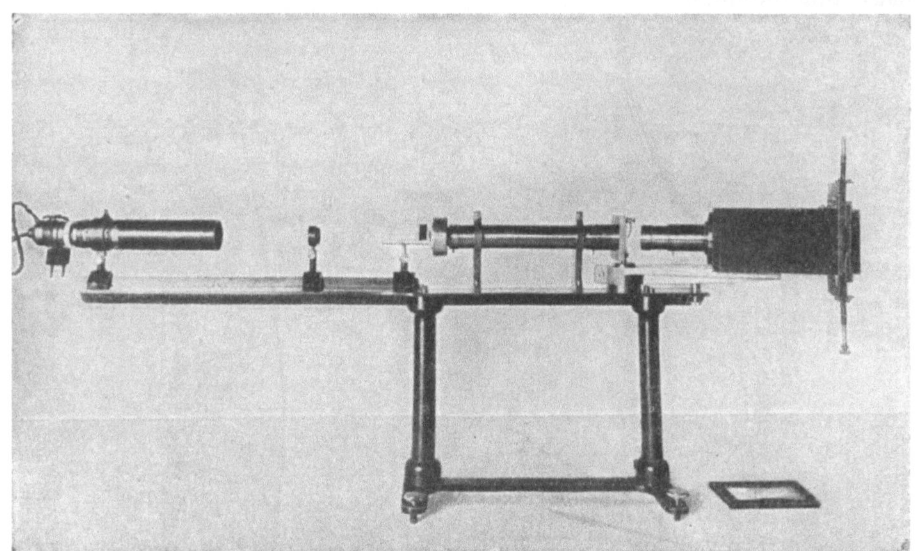

Abb. 131. Gitterspektrograph nach S c h u m m.

mit den gewöhnlichen Bromsilberplatten darstellen. Für die übrigen Spektralfarben muß man die Platten zunächst erst durch ein besonderes Verfahren, die
Sensibilisierung, präparieren.

Eine Universalplatte, die absolut „panchromatisch“ ist und die die in sämtlichen Abschnitten des Spektrums enthaltenen Strahlen vollständig gleichmäßig
wiedergibt, ist bis jetzt noch nicht gefunden. Daher kommt es, daß auch bei
den besten bisher hergestellten farbenempfindlichen Platten entsprechend einzelnen Spektralfarben Helligkeitsunterschiede (sog. Plattenminima) sich zeigen,
die man kennen muß, um sie nicht etwa mit Absorptionserscheinungen zu ver-
wechseln. Die Plattenminima treten besonders stark bei Apparaten mit geringer
Dispersion in die Erscheinung. Die Art der Sensibilisierung richtet sich im
Prinzip nach dem Abschnitt des Spektrums, der Gegenstand der speziellen Untersuchung ist. Im allgemeinen empfiehlt es sich nach den Erfahrungen von L e w i n,
M i e t h e und S t e n g e r sowie von R o s t, F r a n z und H e i s e sich die Platten
ad hoc selbst zu sensibilisieren. Als bester Sensibilisierungsfarbstoff erwies sich
nach den Erfahrungen der genannten Autoren das I s o k o l (Farben abrik Bayer
& Co., Elberfeld), das in der Gleichmäßigkeit seiner Empfindlichkeitskurve für
die verschiedenen Wellenlängen alle anderen Sensibilisatoren übertrifft. Als

Platten bewährten sich Perutzsche Perorthoplatten und Agfaplatten (Akt.-Ges. für Anilinfabr., Berlin). Das Isokolbad hat nach Rost, Franz und Heise zweckmäßig folgende Zusammensetzung: 5 ccm Isokollösung (1 Teil Isokol in 1000 Teilen 90 proz. Alkohol), 70 ccm Alkohol von 90%, 2 ccm Ammoniak (spezifisches Gewicht 0,96), 130 ccm Aqua dest. In dieser Lösung werden die Platten 4 Minuten lang bei völligem Lichtabschluß gebadet, hierauf 3 Minuten lang in dünnem Alkohol (70 ccm Alkohol von $90\% + 130{,}0$ Aqua dest.) gewaschen und bei Zimmertemperatur mit Hilfe eines Ventilators innerhalb einer halben Stunde (nicht länger) getrocknet. Die so präparierten Platten sind einige Tage haltbar.

Handelt es sich um spezielle Untersuchungen im roten Teil des Spektrums (z. B. der Streifen im Rot des sauren Hämatins) und können die übrigen Gebiete desselben vernachlässigt werden, so empfiehlt sich nach Rost, Franz und Heise die Pinacyanolplatte, deren Empfindlichkeit noch weiter in das rote Ende des Spektrums reicht und die in fertigem Zustand in den Handel kommt (Höchster Farbwerke).

Wegen der ungleichen Empfindlichkeit der photographischen Platten in den verschiedenen Spektralregionen ist es unbedingt erforderlich, neben der Aufnahme eines Absorptionsspektrums jedesmal gleichzeitig das kontinuierliche Spektrum der benutzten Lichtquelle (Auerlicht usw.) als Kontrollspektrum mit abzubilden.

Die genaue Ortsbestimmung der Absorptionserscheinungen geschieht nach Wellenlängen. Man kann dabei so verfahren, daß man gleichzeitig bei der Aufnahme des Spektrums eine Wellenlängenskala mitphotographiert. Bei Anwendung des Gitterspektrographen stößt dies auf Schwierigkeiten. Hier empfiehlt es sich mehr, entweder bei Verwendung von Sonnenlicht die Fraunhoferschen Linien des Kontrollspektrums als Anhalt zu benutzen oder bei Anwendung einer künstlichen Lichtquelle das Emissionsspektrum des Heliums unter Zuhilfenahme eines Vergleichsprismas zu verwenden. Hierzu benutzt man eine mit Helium gefüllte Geißlersche Röhre (Firma Götze, Leipzig), die mit einem kleinen Funkeninduktorium von 1—5 cm Funkenlänge betrieben wird und deren Spektrum aus einer Reihe von über den ganzen Spektralbereich (von 667,8—388,9) ausgedehnten hellen Linien besteht. Außerdem wird zur Vervollständigung des Heliumspektrums noch eine Wellenlängenskala in die Abzüge der Platten hineinkopiert (vgl. die Photogramme S. 218 u. 219). Zur genauen Ausmessung von Spektren im Negativ kann man sich auch eines sog. Meßmikroskops für Negative bedienen, wie es nach den Angaben von F. Löwe von der Firma Zeiß hergestellt wird. Voraussetzung ist dabei, daß gleichzeitig mit dem Absorptionsspektrum ein Linien- (z. B. Helium-) Spektrum photographiert wird.

Bei der Wiedergabe von Blutspektren ist es unerläßlich, in jedem Falle genaue Angaben darüber zu machen, unter welchen Bedingungen die Aufnahme vorgenommen wurde. Dies bezieht sich vor allem auf die Schichtdicke, die Verdünnung der Lösung, die Spaltweite des Apparates usw. Es ist dies nicht nur deshalb von Bedeutung, weil, wie wir gezeigt haben, bei verschiedenen Verdünnungen sich gänzlich verschiedene Spektralbilder ergeben können, sondern weil auch die gleichen Absorptionserscheinungen bei Änderung der Konzentration insofern ein verschiedenes Verhalten zeigen, als die seitlichen Grenzen der Absorptionsbanden variieren und bei konzentrierten Lösungen einen breiteren Raum einnehmen als bei starken Verdünnungen. Hieraus ergibt sich zugleich, daß die Ausdehnung der Streifen für einen bestimmten Körper keineswegs etwas fixes unveränderliches ist. Letzteres gilt nur für das Dunkelheitsmaximum jeder

Bande, das bei allen Konzentrationen stets die gleiche Lage im Spektrum einnimmt.

Bezüglich der neuerdings angestellten Untersuchungen über die photographische Bestimmung der Intensitätsverteilung im Blutspektrum sei auf die Arbeit von Heubner und Rosenberg in der Biochemischen Zeitschrift hingewiesen.

Bestimmung der Serumfarbe.

Die Technik der Untersuchung der Serumfarbe uefindet sich vorläufig in einem recht primitiven Anfangsstadium, obwohl die Forschung der letzten Jahre gelehrt hat, daß auch in praktisch-diagnostischer Beziehung die Farbe des Serums von Bedeutung ist. Sieht man von komplizierten chemischen Extraktionsverfahren ab, die als klinische Methoden nicht in Betracht kommen, so beschränkt sich die Untersuchung einmal lediglich auf die durch einfache Betrachtung des Serums erfolgende Feststellung der Farbe, was naturgemäß bei nicht sehr markanter Farbenänderung leicht zu fehlerhafter Beurteilung führen kann, da es sich um rein subjektive Schätzungen handelt und eine kolorimetrische Untersuchung zurzeit nicht möglich ist. Sodann kann man auf spektroskopischem Wege sich über die Serumfarbe orientieren und wird auf diese Weise bisweilen verwertbare Resultate erhalten, so z. B. die charakteristischen Absorptionsstreifen bei Anwesenheit von gelöstem Hämoglobin, ferner die Verdunkelung der rechten Hälfte des Spektrums durch die Serumfarbstoffe bei perniziöser Anämie usw.

Bestimmung der Gefrierpunktserniedrigung (Kryoskopie).

Theoretische Vorbemerkungen: Das Prinzip der Kryoskopie beruht auf der Tatsache, daß ganz allgemein eine Lösung einen um so niedrigeren Gefrierpunkt besitzt, je größer die Zahl der in ihr gelösten Moleküle ist. Die Differenz zwischen der Gefriertemperatur einer solchen Lösung und derjenigen des reinen Lösungsmittels (bei tierischen Flüssigkeiten Wasser) heißt die Gefrierpunktsdepression dieser Lösung. Nach dem Raoultschen Gesetz ist die Gefrierpunktsdepression einer wässerigen Lösung der Zahl der in der Volumeneinheit enthaltenen Moleküle, d. h. der molekularen Konzentration der Lösung proportional. Hierbei ist der chemische Charakter der gelösten Substanz ohne Bedeutung. Es werden demnach völlig differente Stoffe in Wasser gelöst in dieser Hinsicht das gleiche Verhalten zeigen, wenn in gleichen Raumteilen die gleiche Anzahl von Molekülen vorhanden ist. Mit anderen Worten, äquimolekulare Lösungen geben die gleiche Gefrierpunktserniedrigung. Nach van't Hoff unterliegen ferner in Lösungen die gelösten Stoffe den gleichen Gesetzen wie die Gase. In derselben Weise wie die Moleküle eines Gases zeigen auch die Moleküle einer Lösung die Tendenz, sich auf einen möglichst großen Raum auszubreiten und üben dadurch auf die Wand des Gefäßes, in welchem sie sich befinden, einen bestimmten Druck aus. Dieser, der osmotische Druck, ist wie der Druck eines Gases proportional den in der Volumeneinheit enthaltenen Molekülen, unabhängig dagegen von der chemischen Natur der letzteren. Da demnach der osmotische Druck einer Lösung genau wie die Gefrierpunktserniedrigung der molekularen Konzentration einer Lösung entspricht, so gibt die Bestimmung der Gefrierpunktsdepression einer Lösung zugleich Aufschluß über deren osmotischen Druck.

Einer Ergänzung bedürfen diese Ausführungen für den Fall, daß die gelösten Moleküle zum Teil Elektrolyte sind, wie das z. B. im Blutserum der Fall ist. Letztere sind teilweise in Ionen gespalten, und zwar nimmt die Ionendissoziation mit wachsender Verdünnung der Lösung zu. Die Ionen zeigen nun nach Arrhenius und van't Hoff hinsichtlich ihres osmotischen Druckes und dementsprechend bezüglich der Gefrierpunktserniedrigung genau das gleiche Verhalten wie die ungespaltenen Moleküle. Für Lösungen also, die Elektrolyte enthalten, gilt das Gesetz, daß ihr osmotischer Druck und ihre Gefrierpunktsdepression abhängig ist von der Zahl der gelösten Moleküle + Ionen. Da somit nur die Zahl und nicht der chemische Charakter der Moleküle und Ionen hierbei entscheidend ist, so werden in erster Linie diejenigen gelösten Stoffe in erheblichem Maße den osmotischen Druck einer Lösung bestimmen, deren Moleküle infolge ihrer Kleinheit in großer Anzahl in der Raumeinheit des Lösungsmittels gelöst sind; es kommen also in erster Linie die Kristalloide und unter diesen vor allem die Salze (letztere überdies wegen der Dissoziation in Ionen) in Betracht, während z. B. die Eiweißkörper und ihre nächsten Abbauprodukte wegen der Größe ihrer Moleküle hieran nur einen äußerst geringen Anteil haben. Die Kryoskopie des Blutes gibt demnach Aufschluß über den Gehalt des Blutes an Kristalloiden (hauptsächlich Elektrolyte, ein kleiner Teil Nicht-Elektrolyte).

Die Methode der Kryoskopie besteht im wesentlichen darin, daß man die zu untersuchende Flüssigkeit in einem Gefäß in eine Kältemischung bringt, deren Temperatur niedriger ist als der Gefrierpunkt der Lösung. Man läßt die Lösung so weit abkühlen, daß ihre Temperatur ein wenig unter ihren Gefrierpunkt sinkt und führt alsdann die Eisbildung der unterkühlten Lösung dadurch herbei, daß man in die Lösung eine kleine Menge des gefrorenen Lösungsmittels bringt. Es erfolgt dann schnell das Gefrieren, wobei durch Übergang des flüssigen in den festen Aggregatzustand Wärme frei wird; das Thermometer in der Lösung steigt daher an, um bei einem bestimmten Skalenpunkt stehen zu bleiben. Dies st der Gefrierpunkt der Lösung. Um seinen wirklichen Wert zu kennen, wird in der gleichen Weise auch für das Lösungsmittel der Gefrierpunkt bestimmt und schließlich aus beiden Werten der wahre Gefrierpunkt der zu prüfenden Flüssigkeit ermittelt.

Die Gefrierpunktsbestimmung ist eine Methode, die sich bei Beobachtung bestimmter Kautelen durch eine große Exaktheit auszeichnet. Speziell bei Blutuntersuchungen ist ein besonders hoher Grad von Genauigkeit zu fordern, weil die mit dem Kryoskop festzustellenden Abweichungen von der Norm sich innerhalb enger Grenzen abspielen.

Für klinische und biologische Untersuchungen wurde die Gefrierpunktsbestimmung durch Beckmann zu einer einfach zu handhabenden und präzisen Methodik ausgearbeitet, bei der die Bestimmung an relativ kleinen Flüssigkeitsmengen mit einer für diese Zwecke genügenden Genauigkeit nur einen geringen Zeitaufwand erfordert[1]).

Der Gefrierapparat von Beckmann (Abb. 132): Zur Aufnahme der zu prüfenden Flüssigkeit dient ein dickwandiges Reagenzglas von etwa 20 cm Länge

---

[1]) Die bei besonders genauen Untersuchungen angewendete sog. Präzisionskryoskopie, die eine kompliziertere Apparatur und eine größere Flüssigkeitsmenge erfordert, kommt für die hier zu besprechenden Bestimmungen im allgemeinen nicht in Betracht. Vgl. darüber Hamburger: Osmot. Druck und Ionenlehre und v. Koranyi-Richter: Physikalische Chemie u. Medizin.

und ca. 2,5 cm Durchmesser, das an seinem oberen Ende einen seitlichen Rohrstutzen trägt, der mit einem Stopfen verschlossen wird. Das sog. Gefrierrohr wird in ein etwas größeres starkwandiges Reagenzglas mittels durchbohrtem Kork bis zum Ansatz des Stutzens geschoben, so daß die Wandungen der beiden Gläser nirgends einander berühren. Auf diese Weise ist das Gefrierrohr von einem isolierenden nach außen geschlossenen Luftmantel umgeben. Das äußere Mantelrohr steht in der Kältemischung (Zusammensetzung siehe unten). Letztere befindet sich in einem größeren Glasgefäß, welches zur besseren Isolierung mit einem Filzmantel umgeben ist. Das Gefäß trägt einen Metalldeckel mit mehreren Öffnungen. Eine Öffnung in der Mitte hält das Mantelrohr mit dem Gefrierrohr. Ferner steht in der Kältemischung ein Thermometer, das eine genaue Ablesung der jeweiligen Temperatur der Mischung gestattet. Ein aus dickem Draht gebogener Rührer ermöglicht die gründliche Mischung des Kühlbades. Das Gefrierrohr trägt einen durchbohrten Stopfen, der das zum Ablesen der Gefriertemperatur bestimmte genaue Thermometer trägt.

Das Thermometer von Beckmann (Abb. 133) besitzt eine Skala, die nur wenige (5—6) Grad umfaßt. Jeder Grad ist in 100 Teile geteilt, es ist daher möglich, mit Hilfe einer Lupe (a in Abb. 132) noch 2 Tausendstel eines Grades sicher zu schätzen. Um das Thermometer zur Anwendung innerhalb weiterer Temperaturgrenzen geeignet zu machen, ist das obere Ende der Thermometerkapillare zu einem Reservoir erweitert, das zur Aufnahme von Quecksilber dient. Die Gestalt des Reservoirs geht aus der Abbildung hervor. Diese Einrichtung erlaubt, nach Bedarf verschieden große Quecksilbermengen in die Kapillare des Thermometers übertreten zu lassen. Auf diese Weise läßt sich das Thermometer bei sehr verschiedenen Temperaturen benutzen. Die Menge des aus dem Reservoir übergeführten Quecksilbers wählt man so, daß der Stand des Quecksilbermeniskus in der Kapillare, der dem Gefrierpunkt des destillierten Wassers entspricht, in den oberen Teil der Skala fällt, damit die

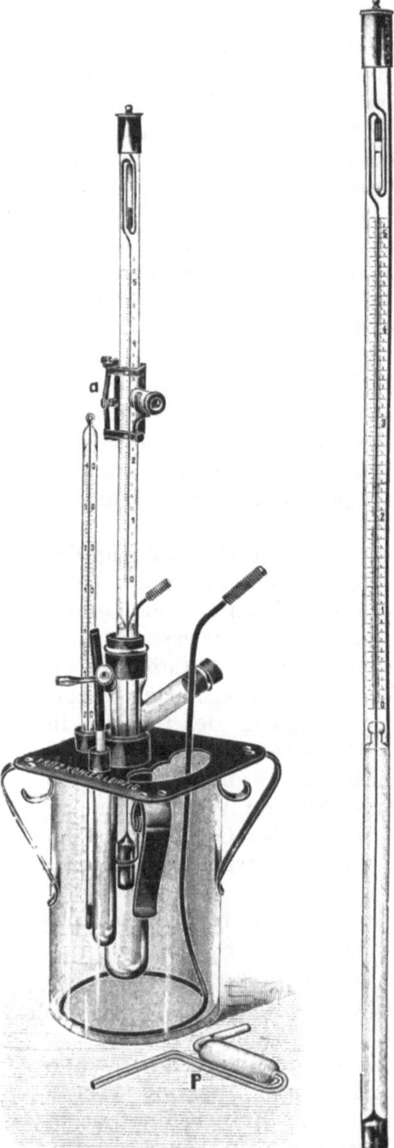

Abb. 132. Kryoskop

Abb. 133. Thermometer von Beckmann.

Temperatur, die dem zu erwartenden Gefrierpunkt entspricht, einschließlich der Unterkühlungstemperatur im Bereich der Skala bleibt. Ist zu wenig Quecksilber in der Thermometerkapillare vorhanden, so treibt man zunächst die Quecksilbersäule durch Erwärmen in der Hand herauf, bis sie im Anfangsteil des Reservoirs angelangt ist, dreht dann das Thermometer vorsichtig um, so daß sich das Reservoir unten befindet, und bewirkt durch leises Klopfen an dem letzteren ein Herabfließen von etwas Quecksilber, das sich dann mit dem aus der Kapillare aufgestiegenen Quecksilber verbindet. Nun bringt man das Thermometer durch Umkehren wieder in seine alte Lage und stellt fest, ob beim Eintauchen desselben in schmelzenden Schnee der Nullpunkt an die gewünschte Stelle fällt, wobei man durch Anklopfen an das Reservoir eine Trennung des Quecksilbers von der Reservemasse bewirkt. Sollte der Nullpunkt zu hoch liegen, so daß ein Teil des Quecksilbers aus der Kapillare zu

entfernen ist, so erwärmt man das Thermometer, bis das Quecksilber der Kapillare wiederum im Reservoir anlangt und sorgt durch Klopfen dafür, daß ein Teil des im oberen Teil des Reservoirs befindlichen Quecksilbers in dessen unteren Teil fällt. Ist einmal die Einstellung für eine bestimmte Skalenhöhe erfolgt, so genügt sie für alle späteren Untersuchungen.

Eine wesentliche Vereinfachung des Beckmannschen Apparates ist ein Thermometer mit festem Nullpunkt (Heidenhain). Dasselbe kann bei den hier in Frage kommenden Untersuchungen deshalb ohne Bedenken angewendet werden, weil es sich dabei stets nur um einen geringen Spielraum handelt, innerhalb dessen die abgelesenen Temperaturen sich bewegen. Bei diesem Thermometer befindet sich der Nullpunkt in der oberen Hälfte der Skala. Über die notwendige Feststellung der Lage des wirklichen Nullpunktes vgl. unten.

Für eine gründliche Durchmischung der Flüssigkeit im Gefrierrohr sorgt eine Rührvorrichtung. Diese besteht aus einem Glasstab, der

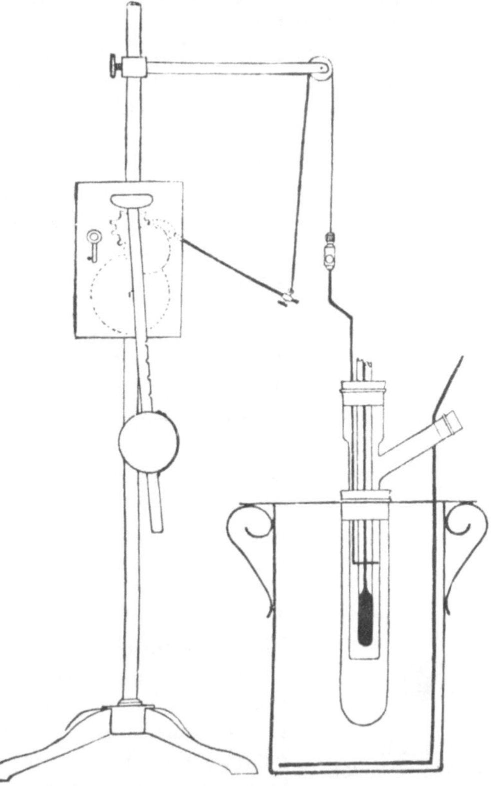

Abb. 134. Kryoskop mit mechanischer Rührvorrichtung.

durch eine Durchbohrung des Stopfens des Gefrierrohres gesteckt ist und an dessen unteres Ende ein Ring aus Platin (d. h. aus einem mit der Flüssigkeit nicht reagierenden Material) angeschmolzen ist, der so dimensioniert ist, daß er ohne die geringste Reibung, um Wärmebildung zu vermeiden, über die Quecksilberküvette des Thermometers geschoben werden kann und sich im Gefrierrohr ohne Friktion an dessen Wand auf und nieder bewegt. Zweckmäßig ist als Führung für den Stiel im Stopfen ein kleines Glasröhrchen, das etwas weiter als der Stiel ist. Im allgemeinen wird dieser Rührer mit der Hand betrieben. Da er mit großer Gleichmäßigkeit bewegt werden muß, wenn nicht Fehler bei der Bestimmung entstehen sollen, so wurden maschinelle Rührvorrichtungen angegeben, bei denen eine Ungleichmäßigkeit der Bewegung ausgeschlossen ist. Man hat z. B. den Rührer mit einem Uhrwerk verbunden, bei dem ein Hebelarm seine Bewegungen mittels Kette und Rolle auf den Stiel des Rührers überträgt (Abb. 134

F. Köhler, Leipzig). Eine andere von Beckmann angegebene Einrichtung bewirkt die Bewegung auf elektromagnetischem Wege (Abb. 135). Hier ist das Gefrierrohr von einem ringförmigen Elektromagneten (a) umgeben, der von einem Akkumulator gespeist und mittels Metronom abwechselnd erregt und unterbrochen wird. Der Magnet hebt einen im oberen Teil des Gefrierrohrs befindlichen emaillierten Ring (b) aus weichem Eisen, der mittels Platindrähten mit den zwei aus Platin bestehenden Rührringen (c) verbunden ist, in die Höhe und läßt ihn nach Stromunterbrechung wieder fallen.

Die mechanischen Rührwerke sind für die gewöhnlichen Bestimmungen nicht unbedingt erforderlich.

Schließlich ist noch der Impfstift zu erwähnen, der dazu dient, das Lösungsmittel in kleinen Mengen gefrieren zu lassen, das dann in Form kleiner Stücke in die unterkühlte Lösung gebracht wird. Hierzu dient eine Glasröhre, die mit dem einen Ende in einem Kork befestigt ist, der in ein Reagenzglas gesteckt wird; dies taucht durch eine Öffnung des Deckels des Kühlgefäßes in die Kältemischung. An das andere Ende des Röhrchens bringt man einen Wattebausch, der in Wasser getaucht wird. Das Wasser in der Watte gefriert schnell und man kann dann nach Belieben kleine Eiskristalle vom Impfstift abstäuben.

Bei Anwendung der elektromagnetischen Rührvorrichtung läßt sich der Ring des Rührers nicht genügend weit in die Höhe heben, um ihn mit dem Impfstift in Berührung zu bringen. Für diesen Fall empfiehlt Beckmann, kleine runde gläserne Stickperlen von etwa 2,5 bis 3 mm Durchmesser in einem starkwandigen Reagenzglas mit Wasser zu benetzen und die darüberstehende Flüssigkeit wieder abzugießen. Das in der Fadenöffnung zurückbleibende Wasser gefriert, wenn man das Reagenzglas in das Kältebad steckt. Zum Impfen löst man mittels Glasstäbchens einige gefrorene Perlen ab und bringt sie durch das Ansatzrohr in die Lösung im Gefrierrohr.

Ausführung der Gefrierpunktsbestimmung: Bevor man die Gefrierpunktsbestimmung der zu prüfenden Lösung vornimmt, ist es unerläßlich, den wahren Nullpunkt des Thermometers auch dann festzustellen, wenn letzteres einen festen Nullpunkt besitzt. Diese Maßnahme ist in jedem einzelnen Fall vor der Untersuchung notwendig, da der Nullpunkt sich unter der Einwirkung der verschiedensten Einflüsse wie Änderung des herrschenden Luftdrucks, Erschütterungen des Thermometers usw. fortwährend um kleine Beträge verschiebt. Man führt zu diesem Zweck eine Gefrierpunktsbestimmung an destilliertem Wasser (am besten sog. Leitfähigkeitswasser) aus und läßt eine zweite Wasserbestimmung auf die Untersuchung der Lösung folgen. Man berücksichtigt bei einer etwaigen Differenz beider Wasserwerte nur den letzten Wert (siehe unten). Es sei nochmals betont, daß die Nullpunktsbestimmung vor jeder Untersuchung täglich mindestens einmal vorzunehmen ist. Die Unterlassung dieser Kontrolle ist als ein grober methodischer Fehler anzusehen.

Das Kühlbad stellt man aus einer Mischung von Eis in Stücken (3 Teile) und Kochsalz (1 Teil) her und gibt zu der Mischung so viel Wasser, daß die Temperatur ca. — 2° bis — 2,5° (bei Blutuntersuchungen) erreicht, oder man füllt das Kühlgefäß mit Eisstücken und gibt 18 proz. Kochsalzlösung so lange dazu,

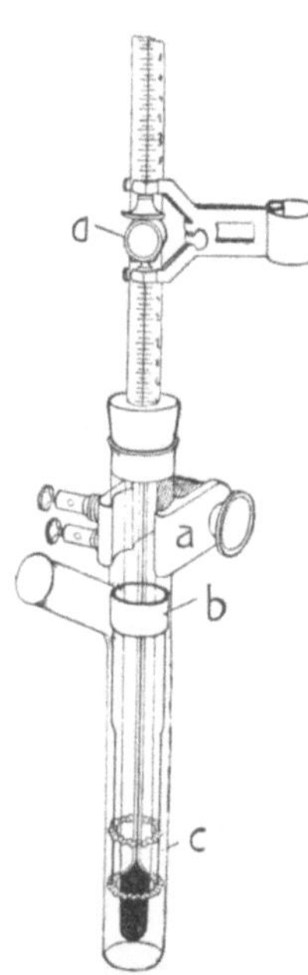

Abb. 135.
Kryoskop mit elektromagnetischem Rührwerk.

bis die genannte Temperatur erreicht ist. Fällt die Temperatur höher aus, so gießt man mehr Salzlösung hinzu, im umgekehrten Fall mehr Wasser. Für die hier zu besprechenden Untersuchungen von Blut und Serum soll die Temperatur des Kältebades nicht unter — 2,0° sinken[1]).

Die für die Bestimmung notwendige Flüssigkeitsmenge richtet sich im einzelnen nach den Dimensionen des Gefrierrohres, vor allem auch nach der Größe und Form der Quecksilberküvette des Thermometers. Es ist nämlich im Interesse der Genauigkeit der Messung auf jeden Fall notwendig, daß die Thermometerkugel nicht nur teilweise, sondern vollständig von der Flüssigkeit umgeben ist. Das erforderliche Flüssigkeitsquantum beträgt bei den gebräuchlichen Apparaten im allgemeinen ungefähr 10 ccm[2]). Über die Kryoskopie für besonders kleine Flüssigkeitsmengen siehe näheres unten. Es empfiehlt sich, an dem Gefrierrohr eine Strichmarke mittels Diamant anzubringen, bis zu der die Flüssigkeit jedesmal einzufüllen ist. Selbstverständlich ist es von der allergrößten Wichtigkeit, daß das Gefrierrohr vor jeder Bestimmung mit peinlicher Sorgfalt gereinigt und getrocknet wird.

Nachdem das Gefrierrohr mit der Flüssigkeit beschickt ist, wird das Thermometer in dem Stopfen befestigt. Man hat hierbei darauf zu achten, daß es, wie eben besprochen, genügend tief in die Flüssigkeit taucht und andererseits den Boden des Glases nicht berührt. Ferner soll es sich genau in der Mitte des Glases befinden, damit der Ring des Rührers freien Spielraum hat. Um Zeit zu ersparen, kann man das so vorbereitete Gefriergefäß zunächst vorkühlen, indem man es in kaltes Wasser oder auch in Eis für kurze Zeit stellt, dabei aber auf das Verhalten der Temperatur achtet und sobald, der Quecksilberfaden sich dem Nullpunkt zu nähern anfängt, das Gefrierrohr, nachdem man es sorgfältig abgetrocknet hat, in das Mantelrohr des Apparates bringt. Unter gleichmäßigem Auf- und Niederbewegen des Rührers (Beckmann empfiehlt ca. 15 Auf- und Abbewegungen in 10 Sekunden) sinkt die Temperatur unter den Nullpunkt und passiert weiter auch den Gefrierpunkt der Lösung. Die Flüssigkeit befindet sich nunmehr im Zustand der Unterkühlung. Man läßt das Quecksilber noch weiter sinken, bis die Temperatur etwa 0,5° bis höchstens 1° unter den zu erwartenden Gefrierpunkt gefallen ist. Nun führt man die Impfung der Lösung zum Zwecke des Gefrierens aus, indem man durch den seitlichen Rohransatz des Gefrierrohres nach Entfernen des Stopfens einige Eiskristalle mittels des Impfstiftes einführt und sie an dem heraufgehobenen Ring des Rührers anheftet. In dem gleichen Moment, wo das Eis mit der unterkühlten Flüssigkeit in Berührung kommt, tritt die Eisausscheidung ein, was sich am Thermometer durch das plötzliche Emporschnellen des Quecksilbers zeigt. Kurz vor Erreichen des Gefrierpunktes verlangsamt sich das Tempo; schließlich bleibt die Quecksilbersäule an einer bestimmten Stelle stehen, dies ist der Gefrierpunkt der Lösung. Mit der Bewegung des Rührers hat man während des Ansteigens des Thermometers sowie auch während der Ablesung der Gefriertemperatur absolut gleichmäßig fortzufahren, bis die Messung beendet ist. Man denke ferner bei der Ablesung des Thermometers an den sog. „toten Gang" der Quecksilbersäule, die bisweilen die Neigung hat, an der Glaswand der Thermometerkapillare hängen zu bleiben. Um dies zu vermeiden, beklopft man behutsam das Thermometer unmittelbar vor der Ablesung.

---

[1]) Anwendung von schneeförmiger Kohlensäure (Schlagintweit) oder Äther (Roethlisberger) ist für die Blutkryoskopie wegen der evtl. zu starken Unterkühlung nicht zu empfehlen.

[2]) Vgl. hierzu die Arbeiten von Friedenthal im Zentralbl. f. Physiol. Bd. XIII und XIV.

An die erste Messung soll man mindestens noch eine zweite Bestimmung anschließen, bei sehr genauen Untersuchungen evtl. noch eine dritte. Die Resultate der einzelnen Bestimmungen sollen nicht mehr als um einige Tausendstel Grad voneinander abweichen. Man zieht dann aus sämtlichen Ablesungen den Mittelwert.

Den wirklichen Gefrierpunkt der untersuchten Lösung, d. h. den Wert, bei dem der wahre Nullpunkt des Thermometers berücksichtigt ist, erhält man, indem man von dem Mittelwert der abgelesenen Temperaturen den am gleichen Tage bestimmten Gefrierpunkt des destillierten Wassers abzieht. War z. B. das Mittel der abgelesenen Gefriertemperaturen für die Lösung — 3,682° und der Gefrierpunkt des Wassers — 3,122°, so ist die Gefrierpunktdepression der untersuchten Flüssigkeit — 0,56. Bei Thermometern mit fixem Nullpunkt hat man natürlich, je nachdem ob der Gefrierpunkt des Wassers über oder unter dem Nullpunkt der Skala liegt, die Wassertemperatur zu der Temperatur der Flüssigkeit zu addieren oder von ihr zu subtrahieren.

Bei kryoskopischen Untersuchungen von Blut wird im allgemeinen die Gefrierpunktsbestimmung nur am Serum vorgenommen, da die Gesamtheit der für den osmotischen Druck des Blutes maßgebenden Stoffe, die Kristalloide, sich im Serum befindet. Verwendet man statt Serum Blut (das vorher defibriniert[1]) ist), so ist zu beachten, daß der Kohlensäuregehalt des Venenblutes, also z. B. des Aderlaßblutes in nicht unwesentlichem Maß den Wert von δ erhöht (etwa um 0,02°). v. Koranyi schlug daher vor, vor der Bestimmung einen Sauerstoffstrom durch das Blut durchgehen zu lassen. Geringe Mengen von Blut, die dem Serum beigemischt sind, ferner hämolytisches Serum bilden keine Fehlerquellen.

Da die für eine Bestimmung mit dem Beckmannschen Apparat notwendige Flüssigkeitsmenge ungefähr 10 ccm beträgt, so braucht man für die Kryoskopie des Serums ca. 30—40 ccm Vollblut. Bei Anwendung von weniger Flüssigkeit entstehen, wie bereits betont wurde, Fehler. Um nun auch mit erheblich kleineren Flüssigkeitsquanten Bestimmungen ausführen zu können, die Anspruch auf genügende Zuverlässigkeit haben, wurden von verschiedenen Seiten Modifikationen der Kryoskoptechnik vorgeschlagen.

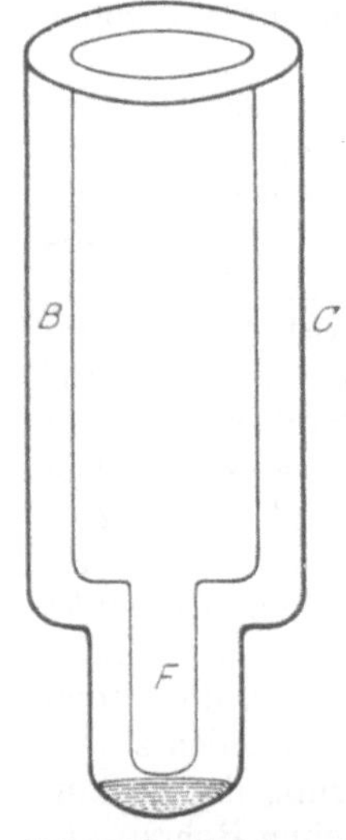

Abb. 136. Gefrierrohr des Kryoskop von Guye und Bogdan.

Guye und Bogdan konstruierten ein Kryoskop, bei welchem die geringe Flüssigkeitsmenge von 1,0 bis 1,5 ccm für die Bestimmung genügt. Sie erreichen dies, indem sie ein Thermometer mit sehr kurzem Quecksilbergefäß anwenden und auch dem Gefrierrohr sehr kleine Dimensionen geben. Letzteres hat folgende Gestalt (vgl. Abb. 136). Es besteht aus zwei zylindrischen Teilen, einem oberen weiteren Abschnitt B von 5 cm Länge und 1,5 cm Durchmesser und einem sich hieran anschließenden engeren Teil F von 6 mm Durchmesser und ca. 1,5 ccm Fassungsvermögen. Beide Teile sind von einem entsprechend geformten Mantelrohr C umgeben. Nur der untere Teil ist zur Aufnahme für die Flüssigkeit bestimmt.

---

[1]) Man kann das Blut direkt in das Gefrierrohr einfließen lassen und es mit dem Rührer defibrinieren. Geronnenes Blut nach Zerkleinerung zur Gefrierbestimmung zu benutzen ist bedenklich, da Ungleichheiten der Temperatur in den einzelnen Teilen der Gerinnselmasse kaum zu vermeiden sind.

Der seitliche Ansatz zum Impfen fehlt. Das von den Autoren angewendet Thermometer ist in Zwanzigstel Grade geteilt und erlaubt die Schätzung von $^1/_{100}°$.

R. Burian und Drucker verbesserten diesen Apparat vor allem dadurch daß sie ein Thermometer mit Fünfzigstel Grad-Teilung anwendeten. Dies erreichten sie dadurch, daß sie die Thermometerküvette bei gleicher Höhe etwas breiter machten; das Quecksilbergefäß hat eine Länge von 9 mm und einen Durchmesser von 7 mm. Der Umfang der Skala ist — 5° bis + 1°. Mit der Lupe läßt sich genau auf 0,002 bis 0,003° ablesen (vergl. Abb. 137, Thermometer und Apparat sind bei der Firma R. Götze, Leipzig, Nürnberger Straße 56 zu haben). Das Gefriergefäß hat hier im unteren Abschnitt einen Durchmesser von 14 mm, so daß zwischen Thermometerkugel und Gefäßwand ein Spielraum von 3,5 mm ringsum bleibt. Die Impfung geschieht durch Einführen der Impfkapillare durch eine Bohrung im Stopfen des Gefrierrohres. Im übrigen befolgen die Forscher die von Beckmann angegebene Technik. Die von ihnen erhaltenen Werte stimmen gut mit den Messungen an größeren Flüssigkeitsmengen überein.

Der Gefrierpunkt des Blutserums (δ) zeigt unter normalen Verhältnissen eine große Konstanz, er liegt zwischen —0,55° und —0,57°. Die Gefrierpunktsbestimmung des Blutes ist zur Entscheidung wichtiger Fragen für den Kliniker von großer Bedeutung, wobei die Einfachheit ihrer Technik zustatten kommt. Mit einem relativ geringen Zeitaufwand von etwa $^3/_4$ Stunden erhält man Aufschluß über etwa vorhandene Störungen im osmotischen Gleichgewicht des Körpers, deren Feststellung auf anderem Wege (Bestimmung des spezifischen Gewichtes des enteiweißten Serums) außerordentlich viel mühevoller und weniger genau ist.

Fehlerquellen der Methode. Mit Rücksicht auf die Exaktheit der Methode und wegen der erheblichen Fehler, die bei nicht peinlicher Beobachtung der Vorsichtsmaßregeln unvermeidlich sind, seien hier nochmals die verschiedenen Fehlerquellen im Zusammenhang dargestellt, um so mehr, als in zahlreichen die Technik der Kryoskopie behandelnden Beschreibungen in medizinischen Lehrbüchern immer wieder unrichtige methodische Angaben wiederkehren.

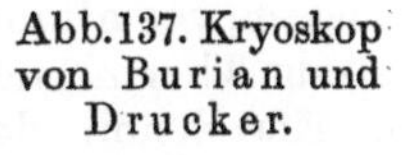

Abb. 137. Kryoskop von Burian und Drucker.

Zunächst sei ein Fehler erwähnt, der geeignet ist, die Genauigkeit der Bestimmungen bei Blut und Serum unter Umständen zu beeinträchtigen und der darin besteht, daß man die Messung nicht an frischen Serumproben, sondern an Serum, das längere Zeit gestanden hat, vornimmt. Hier sind dann evtl. bereits gewisse Veränderungen an den Serumeiweißkörpern im Sinne einer Autolyse vor sich gegangen, wodurch aus dem großen Eiweißmolekül zahlreiche kleinere Moleküle von Eiweißabbauprodukten entstehen, die infolge ihrer größeren Anzahl (vgl. Einleitung) den Gefrierpunkt wohl zu verändern imstande sind. Jedenfalls soll das Serum, wenn es nicht kurze Zeit nach der Blutentnahme verwendet wird, stets auf Eis aufbewahrt werden, um die Zersetzung zu hemmen.

Von Bedeutung ist die Temperatur der Kältemischung, die sich nach dem Gefrierpunkt der zu prüfenden Flüssigkeit zu richten hat. Sie darf bei Blutuntersuchungen nicht unter —2° sinken. Liegt die Temperatur des Kühlbades bedeutend tiefer als der zu erwartende Gefrierpunkt der Flüssigkeit, so fällt die Gefrierpunkterniedrigung zu tief aus (Nernst und Abegg). Dieser Fehler wird häufig begangen, zumal bei sehr niedriger Temperatur des Kältebades die Bestimmung erheblich weniger Zeit in Anspruch nimmt. Die Unterkühlung der zu untersuchenden Lösung darf ebenfalls eine gewisse Grenze nicht überschreiten. Die Temperatur soll nicht tiefer als 0,5° unter den zu erwartenden Gefrierpunkt sinken. Eine weitere Unterkühlung vermeidet man durch das oben beschriebene Impfen. Das hierbei erforderliche Einbringen von einigen Eiskristallen in die Lösung bedingt keinen Fehler bei der Ablesung der Temperatur. Denn das eingebrachte Eis hat keine Zeit zum Schmelzen; nur das Schmelzwasser würde eine Änderung der Konzentration herbeiführen. Ist die Lösung fehlerhafterweise zu stark unterkühlt, so ist die schließlich erfolgende Eisbildung eine so massige, daß hierbei ein großer Teil des Lösungsmittels plötzlich erstarrt und die übrig gebliebene Lösung durch Ausfrieren eine erheblich größere Konzentration besitzt als die ursprüngliche Lösung. Am Verhalten des Thermometers kann man dies daraus erkennen, daß der Quecksilberfaden, nachdem er bis zu einem bestimmten Punkte gestiegen ist, wieder um einen kleinen Betrag zu fallen beginnt, entsprechend der Veränderung der Konzentration der Lösung. Bei einer richtig durchgeführten Gefrierbestimmung soll die Ausscheidung des Eises zunächst nur in Form feinster Kristallnadeln erfolgen.

Die Bedeutung des gleichmäßigen Rührens wurde schon hervorgehoben und auf die evtl. entstehende Reibungswärme hingewiesen. Steht das Thermometer z. B. schief im Gefrierrohr, so kann es leicht durch Friktion des Ringes des Rührers an der Thermometerkugel zur Wärmebildung und dadurch zu fehlerhaften Resultaten kommen. Am zuverlässigsten ist eine maschinelle Rührvorrichtung. Das Quantum der für die Bestimmung erforderlichen Flüssigkeit muß so bemessen sein, daß die Thermometerkugel von der Flüssigkeit vollkommen bedeckt ist. Ist dies nicht der Fall, so entstehen grobe Fehler[1]). Unerläßlich ist die Anwendung des Luftmantels, wiewohl hierdurch die Bestimmung erheblich mehr Zeit als ohne denselben erfordert. Das Arbeiten ohne Luftmantel ist prinzipiell zu verwerfen.

Fehler in der Ablesung der Temperatur können auch auf Mängel des Thermometers beruhen. Thermometer, bei denen beim Sinken der Quecksilbersäule etwas Quecksilber im oberen Teil der Kapillare oder häufiger im oben erweiterten Teil derselben in Form kleinster Kügelchen hängen bleibt, sind selbstverständlich auszuschließen, desgleichen Thermometer, bei denen die Quecksilbersäule an einer Stelle abreißt. Es ist übrigens dringend zu empfehlen, die Thermometer vorher in der Physikalisch-technischen Reichsanstalt prüfen zu lassen, vor allem mit Rücksicht auf eine Skalenkorrektion bzw. zur Feststellung, daß die Thermometerkapillare in allen Teilen absolut gleich kalibriert ist, sowie zur Korrektion des „herausragenden Fadens", d. h. desjenigen Teils, der nicht in die Lösung taucht.

Die Notwendigkeit an jedem Tage, an dem Gefrierpunktsbestimmungen gemacht werden, den Nullpunkt des Thermometers durch Messung von destilliertem Wasser zu kontrollieren, wurde bereits betont. Es kommt vor, daß wenn ein und dieselbe Wasserprobe das zweite Mal zur Kontrollbestimmung benutzt wird, der bei dieser gefundene Gefrierpunkt etwas höher liegt, als das erste Mal. Dies ist dadurch verursacht, daß das Wasser bei der ersten Messung Kohlensäure enthielt, die beim Gefrieren entweicht und daher bei der zweiten Untersuchung fort-

---

[1]) Es ist natürlich nicht angängig, wenn eine zu geringe Serum- bzw. Blutmenge zur Kryoskopie zur Verfügung steht, dieselbe mit einem bestimmten Quantum destillierten Wassers zu verdünnen und etwa unter Berücksichtigung der Verdünnung den wirklichen Wert von δ berechnen zu wollen, da mit zunehmender Verdünnung die Dissoziation der im Serum enthaltenen Elektrolyte wächst, wodurch, wie in der Einleitung (S. 228) gezeigt wurde, der osmotische Druck in unberechenbarer Weise zunimmt.

fällt. Empfehlenswert ist nach Hamburger, zur eigenen Kontrolle auch die Gefrierpunktsbestimmung einer sehr genau hergestellten 1 proz. Kochsalzlösung, deren Gefrierpunkt — 0,589° beträgt.

Osmotische Konzentration: Da die Moleküle (+ Ionen) einer beliebigen in Lösung befindlichen wasserlöslichen Substanz, wie gezeigt wurde, eine Gefrierpunktsdepression bewirken, die nur von der Anzahl der Molekeln abhängig ist, so läßt sich ermitteln, wie groß die Depression ist, die einem einzigen Molekül entspricht, das in der Volumeneinheit gelöst ist. Die Gefrierpunktserniedrigung von 1 Grammolekül oder Gramion in 1 l Wasser gelöst beträgt —1,85°. Hat man demnach die Gefrierpunktsdepression einer Lösung festgestellt (= δ), so erhält man durch Division dieses Wertes durch die Zahl 1,85 den zahlenmäßigen Ausdruck für die molekulare Konzentration der Lösung, die, da außer den Molekülen auch Ionen vorhanden sind, als osmotische Konzentration (Hamburger) bezeichnet wird. Auf Blutserum angewendet, ergibt die Berechnung für $\frac{\delta}{1,85}$ den Wert 0,302, wovon nach Bugarszky und Tangl auf die Elektrolyte 0,229 fallen. Das heißt die molekulare Konzentration des Serums ist 0,302 normal. Diese Feststellung hat auch einen praktischen Wert, wenn es z. B. gilt, aus therapeutischen Gründen die Lösung einer Substanz in den Blutkreislauf zu infundieren. Hier läßt sich dann unter bestimmten Bedingungen die erforderliche Konzentration nach dem Vorstehenden berechnen. Die Lösung muß isotonisch sein, d. h. den gleichen Gefrierpunkt wie das Blut haben. Daraus folgt, daß ihre molekulare Konzentration 0,302 normal sein muß. Mit diesem Faktor hat man daher das Molekulargewicht der Substanz zu multiplizieren, um die Grammzahl zu erhalten, die in einem Liter destillierten Wassers gelöst die gewünschte Lösung darstellt. Diese Überlegungen gelten indessen nur für Lösungen, die nur einen einzigen Stoff gelöst enthalten, der außerdem zu den Nichtelektrolyten gehören muß. Eine isotonische Dextroselösung wäre demnach eine Lösung, die das Molekulargewicht der Dextrose $180,0 \times 0,302 = 54,36$ g im Liter enthält. Wie groß übrigens bei einstofflichen Lösungen von Elektrolyten die Rolle der Dissoziation ist, geht daraus hervor, daß, wollte man auch hier die obige Berechnung zur Feststellung der Isotonie verwenden, man z. B. für NaCl den Wert von 17,6 g pro Liter erhalten würde, während tatsächlich eine isotonische NaCl-Lösung bekanntlich nur 9,2 g im Liter enthält.

Die Bestimmung der elektrischen Leitfähigkeit.

Die Eigenschaft einer Flüssigkeit, den elektrischen Strom zu leiten, ist an die Gegenwart von in Ionen dissoziierten Elektrolyten geknüpft. Die Größe der Leitfähigkeit hängt unter sonst gleichen Bedingungen ausschließlich von der Ionenkonzentration der Lösung ab. Die Leitfähigkeitsbestimmung einer Flüssigkeit gibt demnach die Möglichkeit, den Gehalt an Elektrolyten, soweit dieselben in Ionen gespalten sind, zu messen.

Da die Leitfähigkeit der reziproke Wert des elektrischen Widerstandes ist, so ist die Ausführung einer Leitfähigkeitsbestimmung technisch identisch mit einer Widerstandsmessung.

Für die Messung der Leitfähigkeit von Flüssigkeiten bedient man sich nach dem Vorgang von Kohlrausch der Wechselstromtelephonmethode unter Verwendung der Wheatstoneschen Brücke.

Das **Prinzip** der **Wheatsto ne** schen Brücke geht aus der schematischen Abbildung 138 hervor. Der von der Stromquelle E ausgehende elektrische Strom teilt sich bei P und Q in zwei Zweige, ein Teil des Stromes nimmt den Weg PZQ, ein anderer den Weg PXQ. Die beiden Zweige sind durch den sog. Brückendraht ZX miteinander verbunden. Es erhellt ohne weiteres, daß wenn die beiden genannten Zweige PZQ und PXQ einen genau gleichen Widerstand besitzen, das in dem Brückenzweig eingeschaltete stromanzeigende Instrument G stromlos ist. Dies Verhalten ändert sich, wenn in einem der Zweige z. B. PZ der Widerstand wächst. Um auch dann wieder Stromlosigkeit der Brücke zu erreichen,

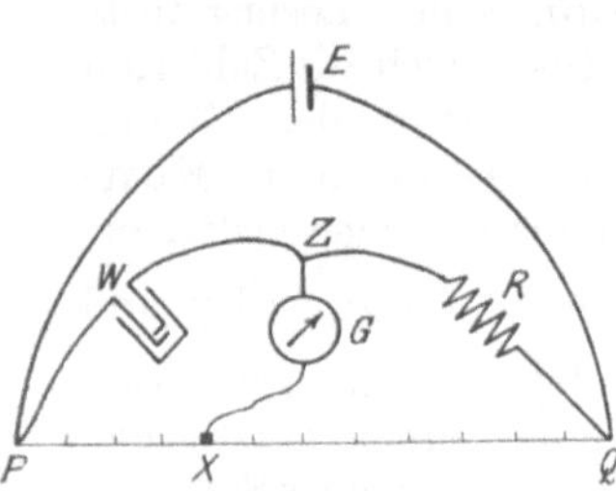

Abb. 138. Schema der Wheatsto ne schen Brücke.

hat man auch in den Zweig QZ einen entsprechenden Widerstand einzuschalten und muß ferner dafür sorgen, daß das Verhältnis der Widerstände der Strecken PX und QX das gleiche ist, wie das der Zweige PZ und QZ. Zu diesem Zweck ist in der **Wheatsto ne** schen Brücke die Strecke PQ durch einen 1000 mm langen, schlecht leitenden homogenen Draht aus Platiniridium dargestellt, der über einer Millimeterteilung ausgespannt ist. Der Punkt X liegt in der Schärfe einer Metallschneide, welche mit einem Schieber verbunden ist und mittels Klemmschraube mit dem Galvanometer G des Brückenzweiges in leitender Verbindung steht. Bei Vornahme einer Messung wird der Schieber so lange verschoben, bis das Meßinstrument keinen Ausschlag zeigt.

Bei einer Widerstandsbestimmung wird nun in den Zweig PZ der auf seinen Widerstand zu untersuchende Körper W und in den Zweig QZ ein Stöpselrheostat R eingeschaltet. Der Widerstand des zu messenden Körpers ergibt

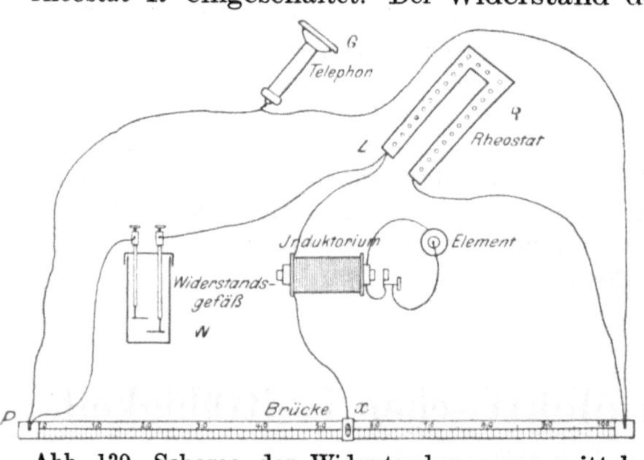

Abb. 139. Schema der Widerstandsmessung mittels Wechselstrom.

sich dann aus der Formel

$$\frac{W}{R} = \frac{PX}{QX}.$$

Bezeichnet man PX mit a, so ist

$$QX = 1000 - a$$

und

$$W = \frac{a}{1000 - a} \cdot R.$$

In dieser Formel ist R als Rheostatenwiderstand bekannt und das Verhältnis $\dfrac{a}{1000 - a}$ läßt sich direkt aus dem Stande des Schiebers auf der Skala berechnen[1]).

Für die hier zu besprechenden Untersuchungen kommen gewisse Modifikationen des gegebenen Schemas, das für feste Leiter gilt, in Betracht. Da nämlich bei Anwendung von Gleichstrom zur Widerstandsmessung von Lösungen Polarisation in der Flüssigkeit entstehen würde, benutzt man in derartigen Fällen Wechselstrom, der mittels Induktionsapparates erzeugt wird, und bedient sich zur Strommessung im Brückenzweig statt des Galvanometers eines Telephons. Es wird dann X so lange verschoben, bis das Telephon verstummt oder doch wenigstens ein Tonminimum zeigt. Die Versuchsanordnung ergibt sich aus der schematischen Abbildung 139.

---

[1]) Die Werte des Quotienten $\dfrac{a}{1000 - a}$ liest man in der Tabelle von **O b a ch** ab. Siehe dieselbe am Schluß dieses Abschnittes Seite 245.

Der Apparat für Leitfähigkeitsbestimmungen, wie er für die vorliegenden Zwecke gebraucht wird, ist folgendermaßen gebaut (Schematische Darstellung s. Abb. 140). Es ist zweckmäßig, wenn sämtliche Teile des Instrumentariums, abgesehen von dem Gefäß, das die zu untersuchende Flüssigkeit enthält, in kompendiöser Weise in einem Gehäuse untergebracht sind (vgl. z. B. den Apparat s. Abb. 141 von Fritz Köhler, Leipzig).

Der Kasten enthält als Stromquelle (St) ein Trockenelement bzw. Akkumulator mit Ausschaltvorrichtung für den Primärstrom, einen Induktionsapparat (J) mit Vorschaltwiderstand (VW), den sekundären Stromkreis (S) mit Steckkontakt, einen Stöpselwiderstand (W), bei dem durch Ziehen der verschiedenen Stöpsel verschiedene Widerstände eingeschaltet werden

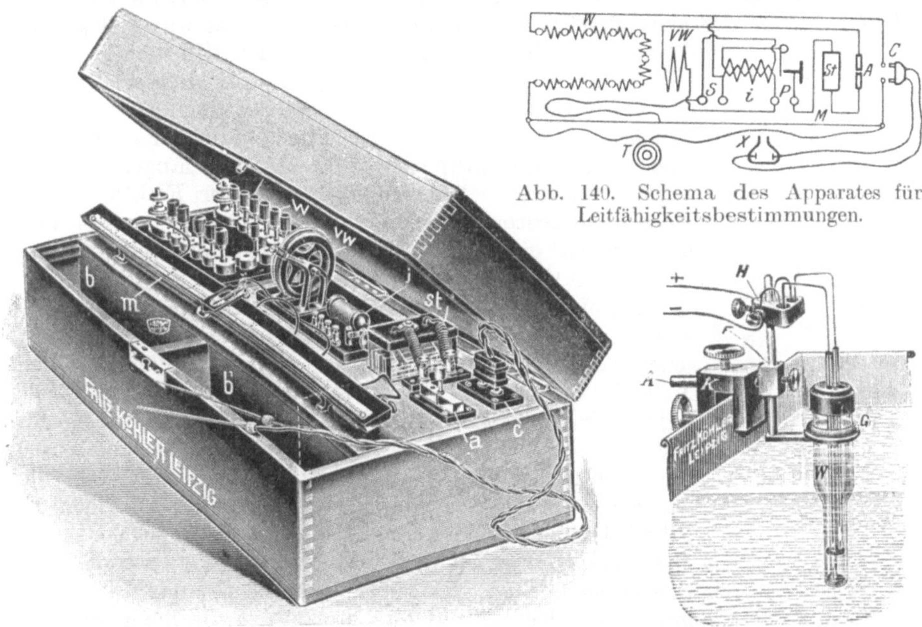

Abb. 140. Schema des Apparates für Leitfähigkeitsbestimmungen.

Abb. 141.
Apparat für Leitfähigkeitsbestimmungen.

Abb. 142. Widerstandsgefäß nach Hamburger.

können, ferner die Meßbrücke (M) mit Meßdraht und Skala, sowie der Kontaktschieber. Schließlich gehört zum Apparat noch ein Telephon mit Antiphon, letzteres wird zur besseren Wahrnehmung der leisen Telephontöne in das nicht beschäftigte Ohr gesteckt, sowie das Widerstandsgefäß.

Das Widerstandsgefäß, das sich speziell für Blut und Suspensionen eignet, ist folgendermaßen nach den Angaben von Hamburger konstruiert. Ein oben weites, unten engeres 12 cm hohes Glasgefäß (s. Abb. 142) mit einem Ebonitdeckel trägt die an letzterem mit Hilfe von Glasröhren befestigten Elektroden. Diese bestehen aus Platinplatten von 1 mm Dicke und 1 cm Durchmesser. Sie stehen in einem Abstand von 2 cm voneinander, die untere Elektrode ist nur 2 cm vom Boden des Gefäßes entfernt. Sie sind mit Hilfe von dicken Platinstäben in je einem Glasrohr befestigt, das zum Teil mit Quecksilber gefüllt ist, in dieses taucht als Zuleitungsdraht ein Kupferdraht ein. Die Entfernung der beiden Elektroden muß stets genau dieselbe bleiben, da Änderungen ihres Abstandes sofort eine Veränderung des Widerstandes des Gefäßes bewirken.

Es muß daher peinlich jede Verbiegung der Elektroden vermieden werden, ebenso darf es nicht zu einer Berührung der Elektroden mit der Glaswand kommen.

Um die Elektroden gebrauchsfertig zu machen, muß man sie platinieren. Das geschieht in der Weise, daß man sie zunächst gut in Salpetersäure und Alkohol oder Natronlauge und destilliertem Wasser reinigt und sie hierauf, ohne sie mit den Fingern zu berühren, in eine 3 proz. Platinchloridlösung mit einem Zusatz von 0,025% Bleiazetat bringt (nach Lummer-Kurlbaum); man läßt dann den Strom von zwei hintereinander geschalteten Akkumulatoren oder Chromsäureelementen durchgehen, wobei sich die als Kathode dienende Elektrode mit schwarzem Platinmohr überzieht. Der Strom muß wiederholt gewendet werden, damit beide Elektroden und zwar in gleichem Maße platiniert werden. Während der Strom eingeschaltet ist, soll die Gasentwicklung nur mäßig sein.

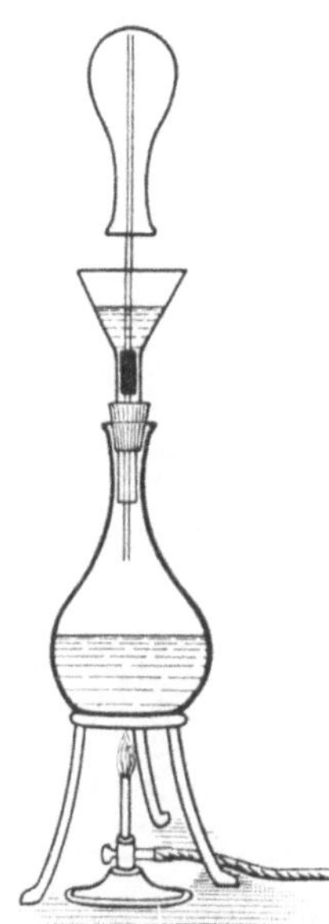

Abb. 143. Vorrichtung zum Ausdämpfen von Glas nach Abegg.

Im ganzen soll die Stromdauer 5—10 Minuten betragen. Um nach beendigter Platinierung die in dem Platinmohr etwa zurückgebliebene Lösung, die bei der späteren Leitfähigkeitsbestimmung Fehler bedingen würde, zu entfernen, wässert man die präparierten Elektroden längere Zeit in warmem Wasser. Die Aufbewahrung der Elektroden geschieht am besten unter Wasser. Ist dies nicht geschehen und sind sie eingetrocknet, so benetzt man sie zuerst mit Alkohol und spült sie hierauf mit Wasser ab.

Besonderer Kautelen bedarf es noch, um das Glas des Widerstandsgefäßes so zu säubern, daß es absolut frei von jenen Verunreinigungen wird, die bei der äußerst subtilen Methode der Leitfähigkeitsbestimmung leicht erhebliche Fehler verursachen können. Man hat hierbei vor allem mit der Löslichkeit des Glases im Wasser und der damit verbundenen Alkaliabgabe zu rechnen, die bei den verschiedenen Glassorten eine verschiedene ist und bei schon oft gebrauchten Gläsern geringer ist als bei neuen Gläsern. Besonders günstig ist in dieser Beziehung Jenenserglas. Um den Glasfehler zu vermeiden, soll man das Glas nach gründlicher Reinigung mit Chromsäuremischung, die man am besten einen Tag darin stehen läßt, ausdämpfen. Am besten eignet sich hierzu das Verfahren von Abegg (Hamburger, Osmot. Druck und Ionenlehre). Man erhitzt Wasser zum Sieden in einem Kolben, in dessen Hals mittels durchbohrtem Stopfen ein Trichter steckt (Abb. 143). Durch das Trichterrohr, das ebenfalls einen durchbohrten Stopfen trägt, geht eine an beiden Enden offene Glasröhre. Stülpt man nun über das obere Ende derselben das auszudämpfende Gefäß mit der Mündung nach unten, so strömt der aus dem Kolben durch das Rohr austretende Dampf in das Gefäß, aus dem das kondensierte Wasser in den Trichter herabtropft.

Fehlerquellen der Messung:

Das Leitungsvermögen der Elektrolyte ändert sich mit der Temperatur und zwar nimmt es im allgemeinen mit je 0,1° um 2⁰/₀₀ zu. Aus diesem Grunde ist die exakte Innehaltung einer bestimmten Temperatur während der Messung unbedingt notwendig. Man arbeitet meistens bei 18 oder 25°. Die Temperaturkonstanz wird am besten mit einem Ostwaldschen Thermostaten erreicht, in den das Widerstandsgefäß eingetaucht wird. Um ferner eine stärkere Erwär-

mung der Flüssigkeit durch den durchgehenden elektrischen Strom zu vermeiden, schließt man den Strom immer nur für kurze Zeit, was bei der
Einfachheit der Messung auf keine Schwierigkeiten stößt. Selbstverständlich ist bei der Angabe von Leitfähigkeitsbestimmungen stets die Temperatur
zu vermerken.

Eine weitere Fehlerquelle, die zwar nicht bei Untersuchungen von Blut
und Serum, wohl aber bei Salzlösungen, die man sich zum Zweck der Leitfähigkeitsbestimmung herstellt, zur Geltung kommt, ist die nicht einwandfreie Beschaffenheit des dabei verwendeten destillierten Wassers. Die Abgabe von
Alkali durch die Glasgefäße wurde bereits erwähnt. Man wendet aus diesem
Grunde Jenenser Glas oder Porzellangefäße oder Glasflaschen, die mit geschmolzenem Paraffin ausgegossen sind, an. Die Aufnahme von Kohlensäure, die aus
der Luft stammt, bedingt einen weiteren erheblichen Fehler. Die Berührung
des Wassers mit der Luft, namentlich in der Laboratoriumsatmosphäre ist daher
zu vermeiden. Man versieht aus diesem Grunde die Flaschen, die das für diese
Zwecke zu verwendende Wasser enthalten, mit einem Rohraufsatz mit
Natronkalk in gleicher Weise wie das für Flaschen mit Normallaugen usw.
üblich ist. Will man sich nicht der mühevollen Prozedur der Reinigung
des Wassers durch wiederholte Destillation unterziehen, so kann man
fertiges „Leitfähigkeitswasser" von Kahlbaum-Berlin beziehen, muß aber
natürlich bei der Entnahme aus dem Gefäß die angeführten Kautelen sorgfältig beobachten.

Übrigens kann man nach Arrhenius bei Anwendung von nicht ganz reinem
Wasser den dadurch bewirkten Fehler umgehen, indem man zunächst die Leit-
fähigkeit dieses Wassers feststellt und dieselbe von derjenigen der mit diesem
Wasser hergestellten Lösung abzieht.

Ausführung der Bestimmung.

Nachdem das Widerstandsgefäß in der angegebenen Weise vorbereitet
ist, füllt man es mit der zu untersuchenden Flüssigkeit, z. B. Blutserum,
wozu bei der beschriebenen Form des Gefäßes ca. 10 ccm erforderlich sind.
Es soll bei allen Messungen stets die gleiche Flüssigkeitsmenge benutzt werden.
Man versieht zu diesem Zweck das Leitfähigkeitsgefäß am besten mit einer
Marke. Man überzeugt sich, daß der Induktionsapparat richtig arbeitet und
reguliert den Vorschaltwiderstand so, daß er eine möglichst hohe Unter-
brechungszahl gibt, was man an dem sog. Mückenton des Unterbrechers erkennt. Während der Messung darf der Induktionsapparat nicht hörbar sein.
Hamburger schlägt deshalb vor, das Induktorium mittels zweier Gummischläuche auf ein Brettchen und dies auf eine Korkscheibe zu setzen, sowie
den Apparat mit zwei übereinander gestülpten Pappkästen zu bedecken.
Bei dem jetzt meistgebräuchlichen Apparat (siehe oben) schützt der Deckel
des Kastens davor, daß die Tonwahrnehmung am Telephon durch das Geräusch gestört wird. Man hat nun weiter im Rheostaten den notwendigen
Widerstand einzuschalten, den man so wählt, daß er ungefähr dem Widerstand
des Leitfähigkeitsgefäßes entspricht. Bei dieser Anordnung wird bei der Einstellung der Meßbrücke der Schleifkontakt annähernd auf die Mitte der Brücke
fallen, wodurch die Messung erheblich an Genauigkeit gewinnt. Man schaltet
dann das Widerstandsgefäß durch den Steckkontakt in den Stromkreis ein,
verschließt das eine Ohr mit dem Antiphon und legt dicht an das andere das
Telephon. Verschiebt man nun den Schieber der Meßbrücke, so findet man an
einer Stelle derselben zwar kein vollständiges Aufhören des Telephongeräusches,
wohl aber ein Tonminimum. Dasselbe entspricht allerdings nicht nur einem

einzigen Punkt des Meßdrahtes, doch lassen sich leicht zwei dicht nebeneinanderliegende etwa 0,5 bis 2 mm voneinander entfernte Punkte finden, jenseits derer
auf beiden Seiten in gleichem Maße ein Anschwellen des Telephontones stattfindet. Die Mitte zwischen den beiden Punkten ist der gesuchte Ort des Brücken-
drahtes. Bei genügender Übung läßt sich der gesuchte Punkt auf 0,2 bis 0,3 mm
genau bestimmen. Da nun 1 mm Verschiebung auf der Brücke einer Änderung
von 0,4% der Leitfähigkeit entspricht, so läßt sich demnach die Leitfähigkeit
bis 0,1% genau bestimmen.

Was die Wahl des Rheostatenwiderstandes (R) betrifft, so stöpselt man, wie
oben gesagt, zunächst einen Widerstand, der dem erwarteten Widerstand des
Leitfähigkeitsgefäßes annähernd entspricht und stellt die Brücke auf ein Tonminimum des Telephons ein. Liegt dann der gefundene Punkt des Meßdrahtes
weit von der Mitte ab, so wird man an zweiter Stelle einen etwas höheren und
drittens einen etwas geringeren Widerstand einschalten, bis das Tonminimum
mit einem Ort in der Nähe des Punktes 500 der Skala, d. h. deren Mitte zusammenfällt.

Hat man z. B. zunächst 200 Ω gestöpselt und liegt das Minimum bei 545,
so ergibt sich nach der obigen Formel als Widerstand

$$\frac{545}{1000 - 545} \cdot 200 = 239{,}56 \; \Omega \, .$$

Nun schalte man eine höhere Ω-Zahl, z. B. 240 ein. Liegt hier der Schieber
bei 499,25, so ist der Widerstand

$$\frac{499{,}25}{1000 - 499{,}25} \cdot 240 = 239{,}28 \; \Omega \, .$$

Wird schließlich bei einer dritten Bestimmung mit 239 Ω Widerstand der
Teilstrich 499,8 an der Brücke abgelesen, so ist der gesuchte Widerstand

$$\frac{499{,}8}{1000 - 499{,}8} \cdot 239 = 239{,}11 \; \Omega \, .$$

Von diesen drei Bestimmungen wird man nur die beiden letzten verwerten,
da sie genügend übereinstimmen und berechnet aus ihnen als Mittel den Wert
239,2 Ω.

Es ist nun aber zu berücksichtigen, daß dieser gefundene Wert nicht allein
von der Beschaffenheit der auf ihre Leitfähigkeit zu prüfenden Flüssigkeit
abhängt, sondern außerdem von den besonderen Eigenschaften des jeweils benutzten Widerstandsgefäßes, speziell von seinen Dimensionen, ferner von der
Größe der Elektroden usw. im einzelnen Fall abhängig ist. Es ist also der
ermittelte Leitfähigkeitswert keine absolute Zahl, da er nur so lange Bedeutung hat, als stets nur ein genau gleiches Widerstandsgefäß angewendet wird. Um die Faktoren, die durch die individuellen Eigenschaften
des Widerstandsgefäßes bedingt sind, zu eliminieren, bestimmt man den
Widerstand einer Lösung, deren Leitfähigkeit bekannt ist. Als derartige
„Normalflüssigkeiten" kommen Säuren oder Salzlösungen in Betracht (Tabelle
siehe bei Hamburger, Osmot. Druck und Ionenlehre, Teil I). Am meisten
üblich ist die Anwendung einer Chlorkaliumlösung, für die zahlreiche genaue
Bestimmungen vorliegen.

Spezifisches Leitvermögen einer $\frac{N}{10}$-KCl-Lösung zur Bestimmung der Widerstandskapazität (nach Kohlrausch, Holborn und Diesselhorst)[1].

10° . . . 0,00933	23	16° . . . 0,01072	23	21° . . . 0,01191	24
11° . . . 0,00956	23	17° . . . 0,01095	24	22° . . . 0,01215	24
12° . . . 0,00979	23	18° . . . 0,01119	24	23° . . . 0,01239	25
13° . . . 0,01002	23	19° . . . 0,01143	24	24° . . . 0,01264	24
14° . . . 0,01025	23	20° . . . 0,01167	24	25° . . . 0,01288	25
15° . . . 0,01048	24				

Die spezifische Leitfähigkeit einer $\frac{N}{10}$-KCl-Lösung (eine für diese Zwecke geeignete Lösung ist bei Kahlbaum, Berlin zu haben) ergibt sich aus vorstehender Tabelle. Mit Hilfe dieser Lösung stellt man zunächst fest, welchen Widerstand dieselbe in dem bei den Untersuchungen benutzten Widerstandsgefäß erzeugt. Man verfährt hierbei selbstverständlich genau so wie bei der vorhin beschriebenen Leitfähigkeitsbestimmung und nimmt aus mehreren Bestimmungen den Mittelwert. Man findet auf diesem Wege z. B. als Mittelwert von W 115,2. Das Produkt aus dieser Zahl und der spezifischen Leitfähigkeit der KCl-Lösung ist als sog. Widerstandskapazität (C) des verwendeten Widerstandsgefäßes von großer praktischer Bedeutung. Es ist in vorliegendem Fall $C_{15}° = 0,0105 \cdot 115,2 = 1,21$.

Vor der Anwendung eines neuen Widerstandsgefäßes ist daher zunächst seine Widerstandskapazität zu bestimmen. Erst nach Kenntnis von C darf man an die Bestimmung von anderen Lösungen mit dem gleichen unveränderten Widerstandsgefäß herangehen.

Der Wert für die Leitfähigkeit, den man erhält, wenn man die Widerstandskapazität des Gefäßes eliminiert und dessen Feststellung das eigentliche Ziel der Untersuchung ist, heißt die spezifische Leitfähigkeit der betreffenden Lösung (Bezeichnung K). War der Widerstand der untersuchten Lösung $= W$, so ist der spezifische Widerstand derse ben $= \frac{W}{C}$. Da die Leitfähigkeit eines Körpers den umgekehrten Wert seines Widerstandes darstellt, so ist die spezifische Leitfähigkeit

$$K = \frac{C}{W}.$$

Nun ist
$$W = R \cdot \frac{a}{1000 - a}.$$

Daher ist
$$K = \frac{C}{R \cdot \dfrac{a}{1000 - a}}.$$

Da C bei Verwendung ein und desselben Widerstandsgefäßes eine Konstante ist, hat man bei jeder einzelnen Bestimmung nur nötig, die Ohmzahl der eingeschalteten Widerstandes vom Rheostaten abzulesen, sowie den der Zahl a der Brückenskala entsprechenden Wert von $\frac{a}{1000-a}$ in der Tabelle von Obach (siehe S. 245) nachzusehen.

Als Einheitsmaß der Leitfähigkeit gilt jetzt das Leitvermögen eines Körpers, der bei einer Länge von 1 cm und einem Querschnitt von 1 qcm einen Widerstand von 1 Ohm besitzt. Die erhaltenen Werte werden in reziproken Ohm ausgedrückt. Die auf Grund der älteren Siemenseinheit berechneten Werte sind, um sie auf das neue Maß zu bringen, mit 1,063 zu multiplizieren.

---

[1] Zitiert nach Hamburger l. c.

Unter „molekularer Leitfähigkeit" (Λ) versteht man die Leitfähigkeit einer Lösung, in der ein Molekül der Substanz (ein Grammolekül) gelöst ist und bei der der Abstand der Elektroden 1 cm beträgt.

Die sog. „äquivalente Leitfähigkeit" (λ) ergibt sich aus der Molekularleitfähigkeit, indem man den Wert der letzteren durch die Valenzzahl (Äquivalentenzahl) des Moleküls dividiert. Es ist demnach z. B. für NaCl die äquivalente gleich der molekularen Leitfähigkeit, während bei $CaCl_2$ die erstere die Hälfte der letzteren beträgt. Für Blutserum, bei dem der den Leitfähigkeitswert überwiegend bestimmende Elektrolyt NaCl ist, kann man ohne wesentlichen Fehler beide Werte einander gleichsetzen. Es werden denn auch häufig in der Literatur die Begriffe „molekulare" und „äquivalente" Leitfähigkeit als gleichbedeutend angewendet.

Bei Untersuchungen an eiweißhaltigen Lösungen wie Blut und Serum ist mit der von Bugarszky und Tangl gefundenen Tatsache zu rechnen, daß die Dissoziation von Elektrolyten bei Anwesenheit von Kolloiden eine Herabsetzung erfährt. Die Verminderung der Leitfähigkeit beträgt für 1 g Eiweiß auf 100 Serum ca. 2,5%. Um daher den Leitfähigkeitswert zu erhalten, der dem tatsächlichen Gehalt an Elektrolyten entsprechen würde, hat man nach diesen Autoren den gefundenen Wert mit dem Korrektionsfaktor $\dfrac{100 + 2,5\,p}{100}$ zu multiplizieren, wobei p die Gewichtsprozent Eiweiß im Serum bedeutet. Es ist das die „korrigierte Leitfähigkeit" (Λ_c).

Endlich ist zu berücksichtigen, daß der Zerfall der Elektrolyten in Ionen im unverdünnten Serum kein vollständiger ist, sondern nur etwa $^3/_4$ der Gesamtmenge (zwischen 65 und 82%) beträgt, während bei Verdünnung des Serums mit Wasser eine weitere Dissoziation der Elektrolyte und dementsprechend eine Zunahme der Leitfähigkeit stattfindet, die bei einem bestimmten Verdünnungsgrad einen maximalen Wert erreicht, um bei weiterer Verdünnung wieder abzunehmen („maximale Leitfähigkeit" oder „Grenzleitvermögen", Bezeichnung: $\Lambda\infty$). Dividiert man den Wert der Leitfähigkeit des unverdünnten Serums durch die Zahl der Verdünnung des Serums, bei der die Leitfähigkeit den Maximalwert erreicht, so erhält man eine Zahl, die man als „physiologische Leitfähigkeit" (Oker-Blom) bezeichnet. Die Kenntnis der physiologischen Leitfähigkeit ermöglicht ein Urteil über den Dissoziationsgrad der Elektrolyte des Serums.

Einfluß der Verdünnung mit Wasser auf die physiologische Leitfähigkeit des Serums (nach Viola).

Verdünnung	Physiologische Leitfähigkeit (in rezipr. Ohm)
Unverdünntes Serum	$111,8 \cdot 10^{-8}$
1 Serum + 1 Wasser	125,61
1 „ + 3 „	141,76
1 „ + 7 „	151,06
1 „ + 15 „	154,02
1 „ + 31 „	162,62
1 „ + 63 „	160,98
1 „ + 127 „	164,26
1 „ + 255 „	158,41
1 „ + 511 „	152,57
1 „ + 1023 „	130,56

Einen approximativ zahlenmäßigen Ausdruck für das Verhältnis der tatsächlich vorhandenen Ionenzahl und der Ionenzahl, die vorhanden wäre, wenn eine vollständige Ionisierung der Elektrolyte bestände, bietet der Wert

$$\alpha = \frac{\varLambda}{\varLambda\infty}.$$

Dieser Wert entspricht dem Dissoziationskoeffizienten von Arrhenius. Es bedeutet hierbei $\varLambda$ die Leitfähigkeit der Lösung, in der α bestimmt werden soll, $\varLambda\infty$ die Leitfähigkeit derjenigen Verdünnung, bei der die Dissoziation eine vollständige ist. Der Wert von α liegt für Blutserum zwischen 0,65 und 0,82.

Bei Untersuchungen von Blut ist die Beobachtung von Oker-Blom zu beachten, daß bei Serum und Blut nach längerem Stehen die Leitfähigkeit zunimmt sowie ferner, daß auch die Art der Gewinnung des Serums hierbei von Wichtigkeit ist, indem Serum, das sich aus dem Blutkuchen abscheidet, eine größere Leitfähigkeit besitzt als Serum von defibriniertem Blut. Defibriniertes Blut selbst besitzt etwa die Hälfte der Leitfähigkeit des entsprechenden Serums.

Bezüglich der Änderung des Leitvermögens durch die Temperatur ist noch zu bemerken, daß nach Bugarszky und Tangl die Leitfähigkeit bei Temperaturzunahme pro 1° um 2,21% wächst.

Die Leitfähigkeit des menschlichen Blutserums beträgt bei 25° unter normalen Verhältnissen 106,18 bis $119{,}12 \cdot 10^{-8}$ reziproke Ohm, in pathologischen Fällen zwischen 98,29 und $142{,}01 \cdot 10^{-8}$.

Das Verhalten der Leitfähigkeit des Serums geht dem seines Gefrierpunktes nicht parallel.

$$\text{Tabelle nach Obach für die Werte von } \frac{a}{1000 - a}.\,[1)}$$

a	0	100	200	300	400	500	600	700	800	900
0	0,0000	0,1111	0,2500	0,4286	0,6667	1,0000	1,500	2,333	4,000	9,00
1	0,0010	0,1123	0,2516	0,4306	0,6694	1,0040	1,506	2,344	4,025	9,10
2	0,0020	0,1136	0,2531	0,4327	0,6722	1,0080	1,513	2,356	4,051	9,20
3	0,0030	0,1148	0,2547	0,4347	0,6750	1,0121	1,519	2,367	4,076	9,31
4	0,0040	0,1161	0,2563	0,4368	0,6779	1,0161	1,525	2,378	4,102	9,42
5	0,0050	0,1173	0,2579	0,4388	0,6807	1,0202	1,532	2,390	4,128	9,53
6	0,0060	0,1186	0,2594	0,4409	0,6835	1,0243	1,538	2,401	4,155	9,64
7	0,0070	0,1198	0,2610	0,4430	0,6863	1,0284	1,545	2,413	4,181	9,75
8	0,0081	0,1211	0,2626	0,4451	0,6892	1,0325	1,551	2,425	4,208	9,87
9	0,0091	0,1223	0,2642	0,4472	0,6921	1,0367	1,558	2,436	4,236	9,99
10	0,0101	0,1236	0,2658	0,4493	0,6949	1,0408	1,564	2,448	4,263	10,11
11	0,0111	0,1249	0,2674	0,4514	0,6978	1,0450	1,571	2,460	4,291	10,24
12	0,0121	0,1261	0,2690	0,4535	0,7007	1,0492	1,577	2,472	4,319	10,36
13	0,0132	0,1274	0,2706	0,4556	0,7036	1,0534	1,584	2,484	4,348	10,49
14	0,0142	0,1287	0,2723	0,4577	0,7065	1,0576	1,591	2,497	4,376	10,63
15	0,0152	0,1299	0,2739	0,4599	0,7094	1,0619	1,597	2,509	4,405	10,76
16	0,0163	0,1312	0,2755	0,4620	0,7123	1,0661	1,604	2,521	4,435	10,90
17	0,0173	0,1325	0,2771	0,4641	0,7153	1,0704	1,611	2 534	4,464	11,05
18	0,0183	0,1337	0,2788	0,4663	0,7182	1,0747	1,618	2,546	4,495	11,20
19	0,0194	0,1351	0,2804	0,4684	0,7212	1,0790	1,625	2,559	4,525	11,35

[1)} Beim Gebrauch der Tabelle sucht man die Hunderter von a in der oberen Horizontalreihe, die Zehner und Einer in der ersten Vertikalreihe. Den entsprechenden Quotienten, den man sucht, findet man an der Kreuzung beider Reihen. Ist z. B. $a = 611$, so ist der Quotient $\dfrac{a}{1000 - a}$ an der Kreuzung der mit 600 bezeichneten Vertikalkolumne und mit 11 bezeichneten Horizontalreihe zu suchen, d. h. er ist 1,571.

a	0	100	200	300	400	500	600	700	800	900
20	0,0204	0,1364	0,2820	0,4706	0,7241	1,0833	1,632	2,571	4,556	11,50
21	0,0215	0,1377	0,2837	0,4728	0,7271	1,0877	1,639	2,584	4,587	11,66
22	0,0225	0,1390	0,2853	0,4749	0,7301	1,0921	1,646	2,597	4,618	11,82
23	0,0235	0,1403	0,2870	0,4771	0,7331	1,0964	1,653	2,610	4,650	11,99
24	0,0246	0,1416	0,2887	0,4793	0,7361	1,1008	1,660	2,623	4,682	12,16
25	0,0256	0,1429	0,2903	0,4815	0,7391	1,1053	1,667	2,636	4,714	12,33
26	0,0267	0,1442	0,2920	0,4837	0,7422	1,1097	1,674	2,650	4,747	12,51
27	0,0277	0,1455	0,2937	0,4859	0,7452	1,1142	1,681	2,663	4,780	12,70
28	0,0288	0,1468	0,2953	0,4871	0,7483	1,1186	1,688	2,676	4,814	12,89
29	0,0299	0,1481	0,2970	0,4903	0,7513	1,1231	1,695	2,690	4,848	13,08
30	0,0309	0,1494	0,2907	0,4925	0,7544	1,1277	1,703	2,704	4,882	13,29
31	0,0320	0,1507	0,3004	0,4948	0,7575	1,1322	1,710	2,717	4,917	13,49
32	0,0331	0,1521	0,3021	0,4970	0,7606	1,1368	1,717	2,731	4,952	13,71
33	0,0341	0,1534	0,3038	0,4993	0,7637	1,1413	1,725	2,745	4,988	13,93
34	0,0352	0,1547	0,3055	0,5015	0,7668	1,1459	1,732	2,759	5,024	14,15
35	0,0363	0,1561	0,3072	0,5038	0,7699	1,1505	1,740	2,774	5,061	14,38
36	0,0378	0,1574	0,3089	0,5060	0,7731	1,1552	1,747	2,788	5,098	14,63
37	0,0384	0,1587	0,3106	0,5083	0,7762	1,1598	1,755	2,802	5,135	14,87
38	0,0395	0,1601	0,3123	0,5106	0,7794	1,1645	1,762	2,817	5,173	15,13
39	0,0406	0,1614	0,3141	0,5129	0,7825	1,1692	1,770	2,831	5,211	15,39
40	0,0417	0,1628	0,3158	0,5152	0,7857	1,1739	1,778	2,846	5,250	15,67
41	0,0428	0,1641	0,3175	0,5175	0,7889	1,1786	1,786	2,861	5,289	15,95
42	0,0438	0,1655	0,3193	0,5198	0,7921	1,1834	1,793	2,876	5,329	16,24
43	0,0449	0,1669	0,3210	0,5221	0,7953	0,1882	1,801	2,891	5,369	16,54
44	0,0460	0,1682	0,3228	0,5244	0,7986	1,1930	1,809	2,906	5,410	16,86
45	0,0471	0,1696	0,3245	0,5267	0,8018	1,1978	1,817	2,922	5,452	17,18
46	0,0482	0,1710	0,3263	0,5291	0,8051	1,2026	1,825	2,937	5,494	17,52
47	0,0493	0,1723	0,3280	0,5314	0,8083	1,2075	1,833	2,953	5,536	17,87
48	0,0504	0,1737	0,3298	0,5337	0,8116	1,2124	1,841	2,968	5,579	18,23
49	0,0515	0,1751	0,3316	0,5361	0,8149	1,2173	1,849	2,984	5,623	18,61
50	0,0526	0,1765	0,3333	0,5385	0,8182	1,2222	1,857	3,000	5,667	19,00
51	0,0537	0,1779	0,3351	0,5408	0,8215	1,2272	1,865	3,016	5,711	19,41
52	0,0549	0,1792	0,3369	0,5432	0,8248	1,2321	1,874	3,022	5,757	19,83
53	0,0560	0,1806	0,3387	0,5456	0,8282	1,2371	1,882	3,049	5,803	20,28
54	0,0571	0,1820	0,3405	0,5480	0,8315	1,2422	1,890	3,065	5,849	20,74
55	0,0582	0,1834	0,3423	0,5504	0,8349	1,2472	1,899	3,082	5,897	21,22
56	0,0593	0,1848	0,3441	0,5528	0,8382	1,2523	1,907	3,098	5,944	21,73
57	0,0604	0,1862	0,3459	0,5552	0,8416	1,2573	1,915	3,115	5,993	22,26
58	0,0616	0,1876	0,3477	0,5576	0,8450	1,2624	1,924	3,132	6,042	22,81
59	0,0627	0,1891	0,3495	0,5601	0,8484	1,2676	1,933	3,149	6,092	23,39
60	0,0638	0,1905	0,3514	0,5625	0,8519	1,2727	1,941	3,167	6,143	24,00
61	0,0650	0,1919	0,3532	0,5649	0,8553	1,2779	1,950	3,184	6,194	24,64
62	0,0661	0,1933	0,3550	0,5674	0,8587	1,2831	1,959	3,202	6,246	25,32
63	0,0672	0,1947	0,3569	0,5699	0,8622	1,2883	1,967	3,219	6,299	26,03
64	0,0684	0,1962	0,3587	0,5723	0,8657	1,2936	1,976	3,237	6,353	26,78
65	0,0695	0,1976	0,3605	0,5748	0,8692	1,2989	1,985	3,255	6,407	27,57
66	0,0707	0,1990	0,3624	0,5773	0,8727	1,3041	1,994	3,274	6,463	28,41
67	0,0718	0,2005	0,3643	0,5798	0,8762	1,3095	2,003	3,292	6,519	29,30
68	0,0730	0,2019	0,3661	0,5823	0,8797	1,3148	2,012	3,310	6,576	30,25
69	0,0741	0,2034	0,3680	0,5848	0,8832	1,3202	2,021	3,329	6,634	31,26
70	0,0753	0,2048	0,3699	0,5873	0,8868	1,3256	2,030	3,348	6,692	32,33
71	0,0764	0,2063	0,3717	0,5898	0,8904	1,3310	2,040	3,367	6,752	33,48
72	0,0776	0,2077	0,3736	0,5924	0,8939	1,3364	2,049	3,386	6,813	34,71
73	0,0787	0,2092	0,3755	0,5949	0,8975	1,3419	2,058	3,405	6,874	36,04
74	0,0799	0,2107	0,3774	0,5974	0,9011	1,3474	2,067	3,425	6,937	37,46
75	0,0811	0,2121	0,3793	0,6000	0,9048	1,3529	2,077	3,444	7,000	39,00
76	0,0823	0,2136	0,3812	0,6026	0,9084	1,3585	2,086	3,464	7,065	40,67
77	0,0834	0,2151	0,3831	0,6051	0,9120	1,3641	2,096	3,484	7,130	42,48
78	0,0846	0,2165	0,3850	0,6077	0,9157	1,3697	2,106	3,505	7,197	44,45
79	0,0858	0,2180	0,3870	0,6103	0,9194	1,3753	2,115	3,525	7,264	46,62

a	0	100	200	300	400	500	600	700	800	900
80	0,0870	0,2195	0,3889	0,6129	0,9231	1,3810	2,125	3,545	7,333	49,00
81	0,0881	0,2210	0,3908	0,6155	0,9268	1,3866	2,135	3,566	7,403	51,63
82	0,0893	0,2225	0,3928	0,6181	0,9305	1,3923	2,145	3,587	7,475	54,56
83	0,0905	0,2240	0,3947	0,6207	0,9342	1,3981	2,155	3,608	7,547	57,82
84	0,0917	0,2255	0,3966	0,6234	0,9380	1,4038	2,165	3,630	7,621	61,50
85	0,0929	0,2270	0,3986	0,6260	0,9417	1,4096	2,175	3,651	7,696	65,67
86	0,0941	0,2285	0,4006	0,6287	0,9455	1,4155	2,185	3,673	7,772	70,43
87	0,0953	0,2300	0,4025	0,6313	0,9493	1,4213	2,195	3,695	7,850	75,92
88	0,0965	0,2315	0,4045	0,6340	0,9531	1,4272	2,205	3,717	7,929	82,33
89	0,0977	0,2330	0,4065	0,6367	0,9569	1,4331	2,215	3,739	8,009	89,91
90	0,0989	0,2346	0,4085	0,6393	0,9608	1,4390	2,226	3,762	8,091	99,00
91	0,1001	0,2361	0,4104	0,6420	0,9646	1,4450	2,236	3,785	8,174	110,1
92	0,1013	0,2376	0,4124	0,6447	0,9685	1,4510	2,247	3,808	8,259	124,0
93	0,1025	0,2392	0,4144	0,6474	0,9724	1,4570	2,257	3,831	8,346	141,9
94	0,1038	0,2407	0,4164	0,6502	0,9763	1,4631	2,268	3,854	8,434	165,7
95	0,1050	0,2422	0,4184	0,6529	0,9802	1,4691	2,279	3,878	8,524	199,0
96	0,1062	0,2438	0,4205	0,6556	0,9841	1,4752	2,289	3,902	8,615	249,0
97	0,1074	0,2453	0,4225	0,6584	0,9881	1,4814	2,300	3,926	8,709	332,3
98	0,1086	0,2469	0,4245	0,6611	0,9920	1,4876	2,311	3,950	8,804	499,0
99	0,1099	0,2484	0,4265	0,6639	0,9966	1,4938	2,322	3,975	8,901	999,0
100	0,1111	0,2500	0,4286	0,6667	1,0000	1,5000	2,333	4,000	9,000	∞

Bestimmung der Reaktion des Blutes.

Die quantitative Bestimmung der Reaktion einer tierischen Flüssigkeit läßt sich mit Hilfe der Titration, d. h. auf maßanalytischem Wege bewerkstelligen. Hierbei stellt man bekanntlich fest, wieviel Säure bzw. Alkali zu der Flüssigkeit hinzugefügt werden muß, bis neutrale Reaktion eintritt. Dieser Punkt wird an der Veränderung des gleichzeitig anwesenden Farbindikators erkannt. Das Titrationsverfahren, das vor allem den Vorteil großer Einfachheit in der Ausführung für sich hat, war daher auch in der Physiologie lange Zeit die einzige Methode, mit der man die Reaktion tierischer Flüssigkeiten, so auch die des Blutes bestimmte. Ein Umschwung in der Bewertung der Methoden zur Bestimmung der Reaktion erfolgte durch die Fortschritte der physikalischen Chemie und der Erkenntnis von der Bedeutung der Ionenlehre für die Auffassung von dem Wesen der Reaktion einer Lösung.

Während sich die Titrationsmethoden auf die Feststellung der Menge einer in Lösung befindlichen sauren oder alkalischen Substanz beschränken, vermögen sie keinen Aufschluß über den Säure- oder Alkaleszenzgrad derselben zu geben, der aber für den Ablauf vieler chemischer Reaktionen von ausschlaggebender Bedeutung ist. So erscheinen bei der Titration starke und schwache Säuren sowie saure Salze untereinander völlig gleich, wenn sie in äquimolekularen Lösungen untersucht werden. Anders stellen sich diese Verhältnisse dar, wenn man eine Lösung auf die Menge der vorhandenen freien H- resp. OH-Ionen prüft. Erst bei dieser Art der Untersuchung gelingt es, sich ein Urteil über den oben erwähnten Grad der sauer bzw. alkalisch reagierenden Körper zu bilden und damit ein Bild über die chemische Aktivität der in der Lösung befindlichen Substanzen zu gewinnen. Man spricht daher bei den auf diesem Wege erhaltenen Resultaten von „aktueller" Reaktion.

Während die titrimetrisch bestimmte Reaktion des Blutes alkalisch ist, verhält sich dieselbe gemessen an der H- und OH-Ionenkonzentration nahezu neutral. Aus den dargelegten Gründen und wegen einer Reihe noch zu erörternder

Fehler, die den Titrationsmethoden anhaften, ist man dann im Laufe der letzten Dezennien dazu übergegangen, in der H-Ionenkonzentrationsbestimmung auch für die Untersuchung des Blutes die allein maßgebende Methode zu erblicken. Es kann indessen — unbeschadet der Resultate der physikalischen Chemie — kein Zweifel darüber bestehen, daß das Blut tatsächlich sich insofern wie eine alkalische Flüssigkeit verhält, als es bekanntlich, wie die Beobachtungen speziell über Azidose lehren, die Fähigkeit besitzt, beträchtliche Mengen von Säuren zu neutralisieren. So erklärt z. B. auch Magnus-Levy in v. Noordens Handbuch der Pathologie des Stoffwechsels, daß für die praktische Erörterung der meisten Fragen das Blut auch weiterhin als ein alkalisches Medium betrachtet werden müsse[1]). Wenn demnach auch auf der einen Seite die titrimetrischen Alkaleszenzbestimmungen des Blutes an prinzipiellen Mängeln leiden, so ist auf der anderen Seite nicht zu verkennen, daß die Bestimmung der aktuellen Reaktion, wenigstens mit der bisher üblichen Methodik, in der Klärung bestimmter Fragen der Pathologie die Antwort schuldig bleibt.

Man hat daher noch andere Wege eingeschlagen, das Säurebindungsvermögen des Blutes zu bestimmen. Ein Verfahren, das in dieser Hinsicht zuverlässige Resultate liefert, besteht in der Bestimmung des Kohlensäuregehaltes des Blutes, nachdem neuerdings insbesondere Henderson gezeigt hatte, daß die Konzentration des Natriumbikarbonats im Blute sich parallel mit der Konzentration derjenigen Substanzen bewegt, die fähig sind, Säuren zu neutralisieren, sodaß nach ihm eine nahe Beziehung zwischen dem Kohlensäuregehalt und dem physiologischen Neutralisationsvermögen des Blutes besteht.

Sehen wir schließlich von der Methode der quantitativen Analyse sämtlicher Mineralbestandteile des Blutes, die die Mineralalkaleszenz desselben darstellen, ab, weil dieser Weg zu umständlich ist und überdies sehr beträchtliche Blutmengen erfordert, so kommen im wesentlichen für die Bestimmung der Reaktion des Blutes drei verschiedene Wege in Betracht; die Titrationsmethode, die Kohlensäuremethode und die Bestimmung der H- und OH-Ionenkonzentration.

Titrationsverfahren.

Gegenüber Lackmus verhält sich das Blut alkalisch. Diese alkalische Reaktion ist durch die Anwesenheit des Natriumbikarbonats und der alkalisch reagierenden Phosphate des Natriums und der alkalischen Erden begründet. Neben diesen Substanzen kommen indessen noch andere säurebindende Körper in Betracht. So haben Loewy und Zuntz festgestellt, daß das Alkali des Blutes sich aus einem diffusiblen und einem nichtdiffusiblen Anteil zusammensetzt, von denen die letztere Komponente sich in größerer Menge in den Blutkörperchen, in kleinerer im Serum findet. Um auch die in den roten Blutkörperchen enthaltenen alkalischen Valenzen bei der Titration zu erfassen, darf man daher nach Loewy nicht mit deckfarbigem Blut arbeiten, sondern muß es zu diesem Zwecke vorher lackfarben machen. Hierzu benutzt Loewy eine Ammonoxalatlösung.

Methode von Loewy.

Loewy läßt das Blut (5 ccm) direkt in eine abgemessene Menge einer 0,25 proz. Lösung von oxalsaurem Ammon laufen, so daß auf 9 Teile der Lösung 1 Teil Blut kommt. Er benutzt ein 50 ccm fassendes Meßgefäß, dessen enger Hals

---

[1]) Vgl. die Bemerkungen über die Bestimmung der Reaktion an entgastem Blut S. 273.

zwischen 49,5 und 50,5 in $^1/_{10}$ ccm geteilt ist. Von der Lösung werden 45 ccm in das Meßgefäß gebracht, das Blut läßt man bis zu der kalibrierten Partie des Flaschenhalses einlaufen, so daß eine genaue Abmessung möglich ist. Die Titration geschieht mit $^1/_{25}$ n-Weinsäure (3 g Weinsäure auf 1000 Wasser) unter Benutzung von Lackmoidpapier, das vorher in konzentrierte Magnesiumsulfatlösung getaucht ist.

Normales Blut zeigt nach dieser Methode eine Alkaleszenz von 400—600 mg NaOH, nach S t r a u ß von 300—350 mg NaOH auf 100 cmm Blut.

Auf dem gleichen Prinzip beruht die Alkaleszenzbestimmung mit dem Blutalkalimeter von Engel. Engel bedient sich einer sehr geringen Blutmenge (0,06 ccm), macht das Blut mit Aqua dest. lackfarben und titriert mit $^1/_{75}$ n-Weinsäure.

Methode von F. Kraus.

Da nach den Untersuchungen von K r a u s ein großer Teil des Säurebindungsvermögens des Blutes mit der Anwesenheit der Eiweißkörper desselben verknüpft ist, so entfernt er vor der Titration des Blutes die letzteren durch Aussalzen mit Ammonsulfat. Das defibrinierte Blut wird mit 2—4 ccm säurefreiem Äther lackfarben gemacht und der Äther bei einer Temperatur von 40° wieder verjagt. Dann wird das Blut mit dem 4fachen Volumen gesättigter Ammonsulfatlösung versetzt, sofort filtriert und 20—30 ccm des etwa 10fach verdünnten Filtrates mit $^1/_4$ n-Schwefelsäure titriert. Als Indikator dient Methylorange.

Das S e r u m titriert K r a u s in der Weise, daß er eine abgemessene Menge desselben unmittelbar mit dem 4fachen Volumen Ammonsulfatlösung verdünnt, sofort filtriert und im übrigen genau so wie beim Gesamtblut verfährt

Methode von Salkowski.

S a l k o w s k i umgeht die direkte Titration des Blutes in der Weise, daß er das zu untersuchende Blut mit Ammonsulfat in Berührung bringt und die aus dem Ammonsalze durch das Alkali des Blutes in Freiheit gesetzte Menge Ammoniak titriert.

Man schüttet 20 g fein zerriebenes neutral reagierendes Ammonsulfat in das Glasschälchen des S c h l ö s i n gschen Apparates, bringt es durch Aufgießen von 20 ccm Wasser in Lösung und setzt genau abgemessene 10—25 ccm Blut hinzu. In das Säureschälchen des Apparates werden 10 ccm $^1/_{10}$ oder $^1/_4$ n-Säure gegossen. Nach 5—6 Tagen wird die Säure mit Lauge zurücktitriert. Die berechnete Differenz entspricht dem Alkaligehalt des Blutes.

Methode von Hamburger.

H a m b u r g e r bestimmt sowohl den diffusiblen wie den nichtdiffusiblen Anteil der Blutalkaleszenz. Zunächst wird das Gesamtalkali des Blutes bzw. Serums nach der Methode von L o e w y mit $^1/_{25}$ n-Weinsäure und Lackmoid titriert. Alsdann erfolgt die Titration des diffusiblen Alkalis in der Weise, daß Blut resp. Serum (100 ccm) mit der doppelten Menge 96proz. Alkohol versetzt wird. Hierdurch werden alle das nicht diffusible Alkali enthaltenen Substanzen, in erster Linie das Eiweiß niedergeschlagen. Der Niederschlag wird abfiltriert und mit Alkohol ausgewaschen. Waschflüssigkeit und ursprüngliches Filtrat werden vereint und auf dem Wasserbade unter Vertreibung des Alkohols eingeengt. Schließlich wird das Volumen der Flüssigkeit mit Wasser auf 100 ccm aufgefüllt. Die Titration erfolgt mit $^1/_{25}$ n-Weinsäure und Lackmoid. Durch Subtraktion des ermittelten diffusiblen Alkalis von der vorher gefundenen Gesamtalkaleszenz erhält man das nichtdiffusible Alkali.

Hamburger kam auf diesem Wege zu dem Ergebnis, daß der Gehalt an nicht diffusiblem Alkali in den roten Blutkörperchen erheblich größer als im Serum ist und daß ferner sowohl im Gesamtblut wie im Serum die Menge des nichtdiffusiblen Alkalis diejenige des diffusiblen bei weitem übertrifft.

Snapper empfiehlt als Indikator für die Alkaleszenzbestimmung des Serums Neutralrot an Stelle des Lackmoids, da nach den Untersuchungen von Sörensen Lackmoid zu den Indikatoren gehört, deren Umschlagspunkt durch Eiweiß beeinflußt wird. Snapper hält es hiernach für denkbar, daß bei zwei Sera von der gleichen Alkaleszenz, aber verschiedenem Eiweißgehalt bei der Titration mit Lackmoidpapier verschiedene Alkaliwerte erhalten werden. Als Stammlösung benutzt er eine konzentrierte Neutralrotlösung in 50 proz. Alkohol. Vor dem Gebrauch wird eine kleine Menge davon 10 fach mit 50 proz. Alkohol verdünnt und Filtrierpapier mit dieser Lösung tüchtig getränkt. Man trocknet das Papier $^1/_2$ Stunde im Brutschrank, dann ist es gebrauchsfertig.

Methode von Brandenburg.

Hier wird mittels Dialyse das diffusible von dem nicht diffusiblen Alkali getrennt.

Zuerst wird in einer Blutprobe die Gesamtalkaleszenz titriert. Zu diesem Zweck werden 5 ccm des aus der Armvene entnommenen Blutes durch Schlagen defibriniert, dann mit dem mehrfachen Volumen destillierten Wassers versetzt und dadurch lackfarben gemacht. Die Titration erfolgt mit $^1/_{25}$ n-Weinsäure. Als Indikator dient Lackmoidpapier, das vorher in eine konzentrierte wässerige Lösung von Magnesiumsulfat gelegt ist.

Für die Dialysierversuche verwendet Brandenburg 20 ccm Blut. Die mit dem Blut beschickten Pergamentschläuche stehen in physiologischer Kochsalzlösung, der wechselnde Mengen von Natronlauge zugesetzt sind. Es werden von jeder Blutprobe 2—3 Dialysen unter Verwendung verschieden stark alkalischer Außenflüssigkeit angesetzt. Die Alkalimenge der letzteren entspricht in der Volumeneinheit dem 4., 5. und 6. Teil des Blutalkalis. Nach Ablauf der Dialyse nach 24 Stunden wird die Außenflüssigkeit und das Blut im Dialysierschlauch titriert und mittels der gefundenen Zahlen das Verhältnis zwischen leicht diffusiblem und schwer diffusiblem Alkali ausgedrückt („Alkalispannung" des Blutes nach Brandenburg).

Alle die hier aufgeführten Titriermethoden leiden, abgesehen von den früher besprochenen prinzipiellen Fehlern, an einem Mangel, der darin besteht, daß stets Venenblut verwendet wird, das nach Stauung entnommen wird. Dadurch werden aber Bedingungen geschaffen, die nicht den wirklichen Verhältnissen im Körper entsprechen, da, wie wir namentlich durch die Arbeiten von Hamburger wissen, der Kohlensäuregehalt des Blutes von wesentlicher Bedeutung für die Ionenverteilung zwischen Erythrozyten und Plasma ist. Praktisch dürfte allerdings dieser Fehler bis zu einem gewissen Grade zu vernachlässigen sein, wenn man das Aderlaßblut, wie es tatsächlich bei den meisten hier beschriebenen Methoden geschieht, während des Defibrinierens ausgiebig mit der Luft in Berührung treten läßt, wodurch eine reichliche Sauerstoffaufnahme desselben ermöglicht wird.

Kohlensäuremethoden.

Die Untersuchung der Alkaleszenz des Blutes auf dem Umwege über Kohlensäurebestimmungen hat man zunächst in der Weise ausgeführt, daß man nach den Grundsätzen der Analyse der Blutgase den Kohlensäuregehalt einer Blutprobe bestimmte, indem man dieselbe mit der Blutgaspumpe evakuierte. Wir

gehen an dieser Stelle auf diese Methode nicht näher ein, da sich Ausführliches
hierüber im Kapitel S. 275 findet. Dies Verfahren ist jedoch recht kompliziert und
setzt neben dem Vorhandensein umfangreicher Apparate Übung und Erfahrung
in der Methode der Gasanalyse voraus.

Neuerdings hat Morawitz ein tonometrisches Verfahren angegeben, das
sich im Gegensatz zu früheren ähnlichen Methoden durch relative Einfachheit
auszeichnet.

Aerotonometrisches Verfahren von Morawitz.

Hier wird der Alkaleszenzgrad des Blutes in der Weise bestimmt, daß man
das Blut unter bestimmten Bedingungen mit einer Gasmischung von bekanntem
und konstantem Kohlensäuregehalt schüttelt und hierauf in einer abgemessenen
Blutprobe den Kohlensäuregehalt derselben bestimmt. Ähnliche tonometrische
Untersuchungen waren schon von anderer Seite, jedoch mit umständlicheren
Methoden vorgenommen worden.

Die Methode von Morawitz ist im einzelnen die folgende: 3—5 ccm frisch
aus dem Blutgefäß entnommenen Blutes werden in einer sauberen, trockenen
Porzellanschale aufgefangen und mit einigen
Körnchen Natriumoxalat zur Verhinderung der
Gerinnung versetzt. Entnimmt man das Blut
beim Menschen aus einer Vene, so wird das
Resultat durch mäßige Stauung nach Morawitz
nicht beeinflußt, wohl dagegen sollen Bewegungen, namentlich solche des Armes schädlich
sein. Bevor man das Blut in das Aerotonometer
überführt, wird dieses für die Bestimmung vorbereitet.

Das Aerotonometer ist im wesentlichen eine
Glasflasche, deren Form aus nebenstehenden
Abbildungen hervorgeht. Die Flasche, die aus
alkalifreiem Glase besteht, ist vor jeder Versuchsserie auszudämpfen (vergl. S. 240). Der als
Verschluß dienende Gummistopfen mit 3 facher
Durchbohrung trägt erstens ein luftdicht einge-
lassenes Thermometer, dessen Skala die Ablesung
von Temperaturen zwischen 35° und 45° erlaubt
(z. B. Fieberthermometer), außerdem zwei Neu-
silberkanülen, von denen die eine bis fast auf
den Boden der Flasche reicht, während die
andere kürzere in der Mitte derselben endet.
Am oberen Ende trägt jede der beiden Kanülen
einen exakt gearbeiteten luftdicht schließenden

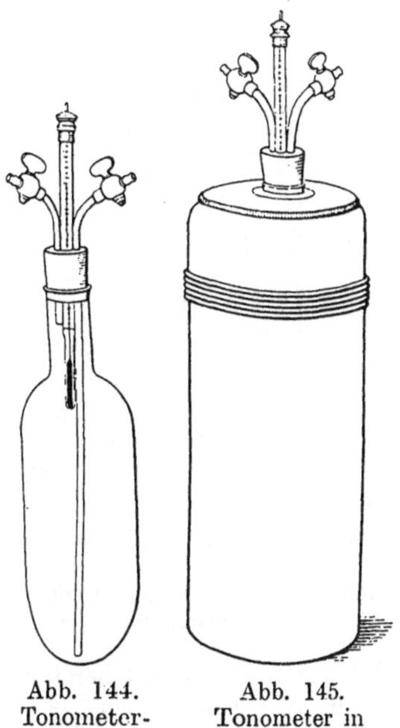

Abb. 144.
Tonometer-
gefäß.

Abb. 145.
Tonometer in
Thermosflasche.

Hahn. Man hat sich davon zu überzeugen, daß das Tonometer absolut luftdicht ist und insbesondere an den Hähnen und den Bohrungen des Stopfens
keine Luft durchläßt. Zur Kontrolle prüft man das Gefäß bei stark negativem
Druck auf seine Dichtigkeit.

Während des Versuches ist das Aerotonometer in einer Thermosflasche eingeschlossen, die mit Wasser von 38—39° gefüllt ist. Hierbei befinden sich nur
der Gummistopfen, die Thermometerskala und die beiden Hähne außerhalb der
Thermosflasche.

Bevor man das Tonometergefäß mit Blut beschickt, füllt man es mit der
kohlensäurehaltigen Gasmischung. Wie Abb. 146 zeigt, wird als Gasometer die

geeichte, 1400 ccm Luft fassende Gasflasche A benutzt. Sie kommuniziert mit der Glaskugel B, die Schwefelsäurewasser als Sperrflüssigkeit enthält. Die CO_2 entwickelt man aus einem Kippschen Apparat und reinigt sie durch Schwefelsäure. Die Abmessung der Kohlensäure erfolgt mit einer Hempelschen Bürette, dann führt man in der üblichen Weise die gewünschte Menge Gas quantitativ in das Gasometer über. Das erforderliche Quantum Luft, mit der die im Gasometer befindliche Kohlensäure vermischt werden soll, wird durch Senken der Kugel B in das Gasometer hineingesogen und durch Hin- und Herbewegen des Gasometers A für gleichmäßige Mischung der CO_2 mit der Luft gesorgt. Die auf diese Weise hergestellte Gasmischung ist haltbar, so daß sie für eine größere Zahl von Bestimmungen verwendet werden kann.

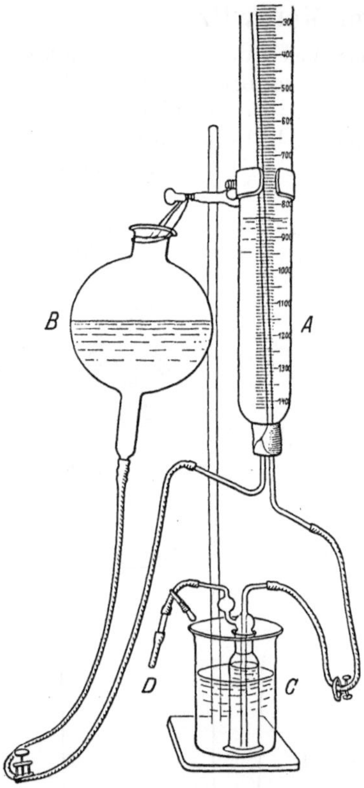

Nach dieser Vorbereitung nimmt man die Füllung des Tonometers mit dem Gasgemisch wie folgt vor. Zunächst stellt man in dem Tonometer ein Vakuum her. Zu diesem Zweck wird es mit einer Wasserstrahl- oder Handpumpe ausgepumpt. Das Vakuum muß stets die gleiche Höhe haben (z. B. 20 mm Hg). Alsdann wird das Tonometer, nachdem man es durch Drehen des Hahnes wieder geschlossen hat, mit der Gasmischung gefüllt.

Zunächst läßt man aus dem Gasometer, indem man die Kugel B anhebt, etwa 100 bis 200 ccm Gasmischung austreten, um sicher zu sein, daß alle Luft aus dem Apparat ausgetrieben ist. Hierauf verbindet man die eine der beiden Kanülen des evakuierten Tonometers mittels Druckschlauchs bei D mit dem Gasometer. Zwischen Gasometer und Tonometer ist eine kleine mit Wasser von 37° gefüllte Waschflasche eingeschaltet, die bezweckt, das Gasgemisch bei 37° mit Wasserdampf zu sättigen. Indem man nun vorsichtig den Hahn am Tonometer öffnet, läßt man langsam die Kohlensäureluftmischung in dasselbe eintreten und sorgt für Druckausgleich, indem man in A

Abb. 146. Gasometer für das Aerotonometer.

und B gleiches Niveau herstellt. Nun wird sowohl das Tonometer wie das Gasometer wieder geschlossen.

Da im Tonometer bei allen Versuchen stets das gleiche Vakuum herrscht, bleibt die Menge des kleinen im Apparat verbliebenen Luftrestes immer gleich groß. Die in ihm enthaltene CO_2-Luftmischung hat bei Erfüllung der verschiedenen Bedingungen stets die gleiche Spannung. Morawitz empfiehlt mit einer 5—6 proz. Kohlensäuremischung zu arbeiten.

Man saugt nun die Blutprobe mit einer Spritze auf und spritzt sie durch die eine mit einem Gummischlauch armierte Kanüle in das Tonometer. Um den hierdurch entstandenen Überdruck in letzterem zu beseitigen, öffnet man einen Augenblick den einen Hahn, schließt ihn sofort wieder und beginnt den Apparat kräftig mit der Hand zu schütteln, wobei man die Temperatur am Thermometer kontrolliert. Sie soll zwischen 36 und 38° liegen, was man erreicht, wenn man die Thermosflasche vorher auf etwa 39° erwärmt. Man schüttelt das Blut ungefähr 10 Minuten lang mit der CO_2-Mischung, nach welcher Zeit ein Spannungsausgleich zwischen Blut und Gasgemisch eingetreten ist.

Nach Beendigung des Ausgleichs schreitet man zur Entnahme einer Blutprobe aus dem Apparat für die CO_2-Bestimmung, indem man die lange, möglichst nahe auf den Boden des Tonometers reichende Kanüle, die mit einem kurzen Druckschlauch versehen ist, mit einer langen genau graduierten Pipette verbindet und durch Ansaugen mit dem Munde 2 ccm Blut entnimmt, das sofort, ohne mit der Luft in Berührung zu kommen, zur Kohlensäureanalyse verwendet wird. Morawitz benutzt hierzu den Barcroft - Haldaneschen Apparat (vgl. S. 286). Es müssen stets Doppelbestimmungen gemacht werden; beträgt der Fehler mehr als 5%, so ist die Bestimmung unbrauchbar.

Morawitz hat dann noch für das hier beschriebene Verfahren durch Versuche feststellen können, daß der ursprüngliche CO_2-Gehalt des Blutes keinen wesentlichen Einfluß auf das Resultat der tonometrischen Untersuchung ausübt. Was die Anwendbarkeit der Methode anlangt, so empfiehlt Morawitz sie vor allem für die Analyse von arteriellem Blut, so daß sie also in erster Linie für den Tierversuch in Betracht kommt, während ihre Anwendung beim Menschen, wenn venöses Blut verwendet wird, an den gleichen Fehlern leidet wie die übrigen mit Venenblut arbeitenden Methoden.

Bestimmung der Ionenkonzentration des Blutes (aktuelle Reaktion).

Der Gedankengang, der der physikalisch-chemischen Methode der Reaktionsbestimmung mit Hilfe der Ionenkonzentrationsbestimmung zugrunde liegt, ist der folgende. In jeder Lösung, bei der das Lösungsmittel Wasser ist, befinden sich freie $H^{\cdot}$- und OH'-Ionen, deren Mengenverhältnis zueinander die Reaktion der Lösung bestimmt. Sind beide in gleicher Menge vorhanden, so ist die Lösung neutral; überwiegt die Zahl der $H^{\cdot}$-Ionen, so ist sie sauer (um so saurer, je mehr freie $H^{\cdot}$-Ionen vorhanden sind), im umgekehrten Fall alkalisch. Die physikalisch-chemische Methode der Reaktionsbestimmung mißt daher direkt den Gehalt an freien $H^{\cdot}$-Ionen (Abkürzung: $[H^{\cdot}]$). Die Größe der sog. Wasserstoffzahl ist bestimmend für den Ablauf zahlreicher biologischer Reaktionen.

Das Produkt aus der Zahl der $H^{\cdot}$- und OH'-Ionen ist für alle Lösungen eine Konstante $= 0,64 \cdot 10^{-14}$. Absolut neutrales Wasser enthält demnach im Kubikzentimeter $0,8 \cdot 10^{-7}[H^{\cdot}]$. Hieraus ergibt sich, daß eine Lösung als sauer zu bezeichnen ist, die eine höhere $[H^{\cdot}]$-Konzentration als $0,8 \cdot 10^{-7}$ hat, während für eine alkalische das Umgekehrte gilt.

Elektrometrische Messung der Reaktion mittels Gasketten.

Der Gehalt an $H^{\cdot}$-Ionen wird bei der physikalisch-chemischen Methode in der Weise bestimmt, daß man die Lösung mit einer anderen Lösung vergleicht, deren $[H^{\cdot}]$-Gehalt bekannt ist. Es findet dabei das Prinzip der Nernstschen Konzentrationsketten Anwendung.

Der Gedankengang bei der Anwendung der Konzentrationsketten ist der folgende. Wenn man ein Metall in eine wässerige Lösung taucht, so ist nach der Nernstschen Theorie anzunehmen, daß das Metall mit positiver Elektrizität geladene Teilchen seiner Masse, Ionen, in die Lösung sendet, wobei in dem Maße als positiv elektrische Ionen in die Lösung treten, das Metall eine negative Ladung erhält. Dieser Vorgang schreitet solange fort, bis der Druck, den die in der Lösung befindlichen Ionen ausüben, dem Bestreben des Metalles, Ionen auszusenden, das Gleichgewicht hält. Ist dieser Zustand erreicht, so wird auch das resultierende

Potential konstant. Der Übergang der Ionen vom Metall in die Lösung hängt
in seinem Umfange von der Menge der in der Lösung etwa schon vorhandenen
Ionen ab, dementsprechend wird das dabei entstehende Potential höher sein,
wenn nur wenig Ionen von vornherein in der Lösung waren als im umgekehrten
Falle. Hierbei kommen, was für die praktische Verwertung des Prinzips von
großer Bedeutung ist, ausschließlich die Ionen desselben Metalls in Betracht,
wogegen alle anderen Ionen für die elektrischen Vorgänge bedeutungslos sind.
Mit anderen Worten: das Potential eines Metalles gegen eine Flüssigkeit hängt
nur von der Konzentration der in der Lösung befindlichen Ionen des gleichen
Metalles ab, so daß infolgedessen die Größe des Potentials unmittelbar einen
Schluß auf die Konzentration dieser Ionen erlaubt. Im einzelnen Fall ist unter
sonst gleichen Bedingungen noch die Temperatur für das resultierende Potential
maßgebend. Will man also die Konzentration der in der Lösung vorhandenen
Ionen erfahren, so hat man nur nötig, die Größe dieses Potentials zu bestimmen.

Da, wie oben gezeigt, die Reaktion einer wässerigen Lösung von dem Gehalt
an H·-Ionen abhängt, so ist die Anwendung des eben entwickelten Prinzips nur
dann möglich, wenn in dem vorhin genannten Beispiel an Stelle des Metalls
molekularer Wasserstoff tritt. Dies läßt sich praktisch in folgender Weise verwirklichen.

Metallisches Platin, das mit Platinschwarz überzogen ist, besitzt die Fähigkeit in einer Wasserstoffatmosphäre große Mengen von Wasserstoffgas zu absorbieren. Es verhält sich dann elektrochemisch genau so, als wenn es nur aus
H bestünde, da das Platin in diesem Fall elektrochemisch unwirksam ist. Eine
derartige „Wasserstoffelektrode" zeigt demnach genau dasselbe Verhalten wie
eine Metallelektrode. Um also in einer Lösung die [H·] zu messen, ist es erforderlich,
die Größe des Potentials der in die Lösung tauchenden H-Elektrode festzustellen.

Die Bestimmung des Potentials kann nur in der Weise geschehen, daß
man die Potentialdifferenz feststellt, welche sich ergibt, wenn man aus der
beschriebenen H-Elektrode und einer anderen Elektrode, deren Potential bekannt
ist, eine galvanische Kette zusammensetzt. Als eine derartige zweite Elektrode
könnte z. B. ebenfalls eine H-Elektrode dienen, deren Flüssigkeit eine Normallösung von H-Ionen wäre[1]). Die so zusammengesetzte „Gaskette" hätte dann
eine elektromotorische Kraft, deren Größe durch die Konzentrationsdifferenz
an H-Ionen der beiden Lösungen bedingt wäre, daher die Bezeichnung Konzentrationskette.

Es hat sich nun als praktisch erwiesen, um eine für den Versuch stets fertige
und vor allem in ihrem Potential immer gleiche Vergleichselektrode vorrätig zu haben, dieselbe nach Michaelis in Form der Chlorkalium-Kalomel-
elektrode (siehe unten) anzuwenden. Die für die vorliegenden Zwecke in Betracht kommende Gaskette besteht also aus zwei verschiedenen Elektroden,
der H-Elektrode und der Kalomelelektrode.

Es bedarf nun noch der Verbindung der beiden Flüssigkeiten (der beiden
Lösungen mit verschiedener [H·] bzw. der zu prüfenden Lösung mit der Kalomelelektrode). Dieselbe darf natürlich nicht mittels eines Metalles, sondern kann
nur durch eine Flüssigkeit bewirkt werden. Die Wahl dieser Flüssigkeit ist aus
dem Grunde von Bedeutung, weil auch bei Berührung zweier verschiedener
Flüssigkeiten ein Potential, das sog. Diffusionspotential entsteht. Eine Flüssigkeit, bei der das Diffusionspotential einen sehr niedrigen Wert hat, ist u. a.
eine gesättigte Kaliumchloridlösung, weshalb man letztere als Zwischenflüssigkeit anzuwenden pflegt.

---

[1]) Z. B. eine einfach normale HCl-Lösung.

Die [H$\cdot$]-Bestimmung besteht also im wesentlichen darin, eine Gaskette zu bilden, deren eine Elektrode, die H-Elektrode, in die zu untersuchende Flüssigkeit taucht, während die andere (Kalomelelektrode) eine Elektrode mit bekanntem Potential ist, und hierauf die elektromotorische Kraft (EMK) der Gaskette zu messen. Da die H-Ionenkonzentration eine einfache Funktion der EMK (Formel siehe unten) ist, so ergibt sich die erstere ohne weiteres aus der letzteren.

Es läßt sich nämlich nach Nernst die elektromotorische Kraft E einer Konzentrationskette, bei der c die zu suchende Ionenkonzentration einer Lösung und c_0 diejenige der Vergleichs- (Normal-) Elektrode ist durch die Formel ausdrücken:

$$E = 0,0001983 \cdot T \cdot \log \frac{c_0}{c} \text{ Volt.}$$

Hierbei bedeutet T die absolute Temperatur, d. h. die abgelesene Temperatur $+ 273°$. Was die [H$\cdot$] der Vergleichselektrode betrifft, so kann man, da man sich bei allen Messungen stets gleichartiger Elektroden mit derselben [H$\cdot$] bedient, dieselbe $= 1$ setzen. Es wird dann

$$E = 0,0001983 \cdot T \cdot \log \frac{1}{c} \text{ Volt}$$
$$= -0,0001983 \cdot T \cdot \log c \text{ Volt.}$$

Die gesuchte H-Ionenkonzentration c oder [H$\cdot$] ergibt sich dann in folgender Weise:

$$\log [\text{H}\cdot] = -\frac{E}{0,0001983 \cdot T}\,{}^{1)}.$$

Der Wert für [H$\cdot$] selbst ergibt sich durch Feststellung des zugehörigen Numerus in einer Logarithmentafel. Es hat sich nun als praktisch erwiesen, statt des Numerus des Logarithmus den Logarithmus selbst bei den Bestimmungen beizubehalten, u. a. weil zahlreiche chemische Reaktionen in einfacheren Beziehungen zum Logarithmus der [H$\cdot$] als zu [H$\cdot$] selbst stehen. Da bei allen physiologischen Untersuchungen der $\log$ [H$\cdot$] stets negativ ist, so kann man, ohne einen Fehler zu begehen, das Minuszeichen fortlassen. Nach Sörensen nennt man den Logarithmus von [H$\cdot$] ohne Minuszeichen den Wasserstoffexponenten, abgekürzt p_H. Es ist demnach

$$p_H = -\log [\text{H}\cdot] = \frac{E}{0,0001983 \cdot T}\,.$$

Hat man z. B. bei einer zu prüfenden Lösung als Potentialdifferenz E gegenüber der Vergleichselektrode 0,26 Volt bei 18° gefunden, so ist der Wasserstoffexponent

$$p_H = \frac{0,26}{0,0001983 \cdot (273 + 18)} = 4,52\,.$$

Die H-Ionenkonzentration selbst berechnet sich in folgender Weise:

$$\log [\text{H}\cdot] = -4,52\,.$$

${}^{1)}$ 　　　　　　　　　　$0,0001983 \cdot T =$

für $t = 16°$: 0,0573		$21°$: 0,0583	
$17°$: 0,0575		$22°$: 0,0585	
$18°$: 0,0577		$23°$: 0,0587	
$19°$: 0,0579		$24°$: 0,0589	
$20°$: 0,0581		$25°$: 0,0591	

Da in den Logarithmentafeln nur die Numeri von positiven Mantissen stehen, so hat man zunächst — 4,52 in eine positive Mantisse mit negativer Kennziffer zu verwandeln.

$$- 4{,}52 = 0{,}48 - 5 .$$

Der zugehörige Numerus steht in der Logarithmentafel:

$$[\overset{\cdot}{H}] = 0{,}0000302 \text{ norm.} = 3{,}02 \cdot 10^{-5} \text{ norm.}$$

Die eigentliche Messung, die bei der Gaskettenmethode vorgenommen wird, betrifft, wie aus vorstehendem hervorgeht, die Feststellung der elektromotorischen Kraft der Gaskette. Sie geschieht nach dem Prinzip der Poggendorfschen Kompensationsmethode. Zur Erläuterung der Methode diene das folgende Schema (Abb. 146):

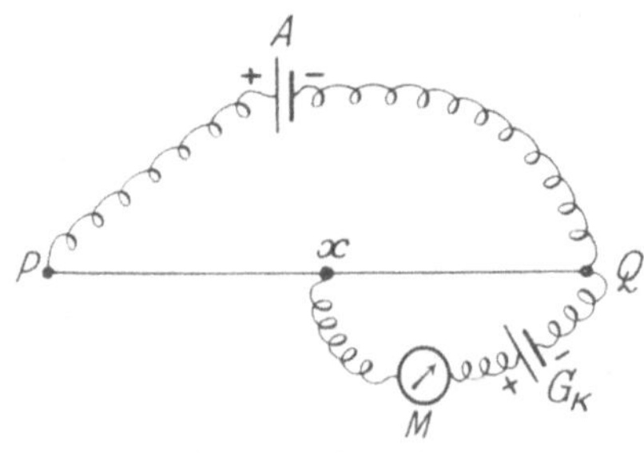

Abb. 147. Schema des Kompensationsverfahrens nach Poggendorf.

Es seien 2 Stromkreise gegeben, von denen der eine APQ, der Hauptstromkreis mit der Stromquelle A, der andere $G_k Q X$ der Nebenstromkreis mit der Stromquelle G_k seien, die einander entgegengeschaltet sind. Die Strecke PQ wird durch den dünnen Draht einer Wheatstoneschen Brücke (vgl. Seite 238) gebildet, hat demnach einen hohen Widerstand. Die Strecke XQ ist beiden Stromkreisen gemeinsam. Der Punkt X stellt den Schleifkontakt der Brücke dar. Verschiebt man nun den Kontakt X der Brücke, so wird der Widerstand im Kreise APQ nicht verändert, wohl dagegen im Kreise $G_k Q X$. Es ist klar, daß man nach passender Regulierung der elektromotorischen Kraft von A durch Verschieben des Brückenkontaktes X ein Verhältnis der Widerstände $PQ : QX$ erhält, bei dem das Meßinstrument M stromlos ist. Alsdann gibt über die elektromotorischen Kräfte die Poggendorfsche Formel Aufschluß:

$$\frac{G_k}{A} = \frac{XQ}{PQ}$$

oder

$$G_k = \frac{A \cdot XQ}{PQ} .$$

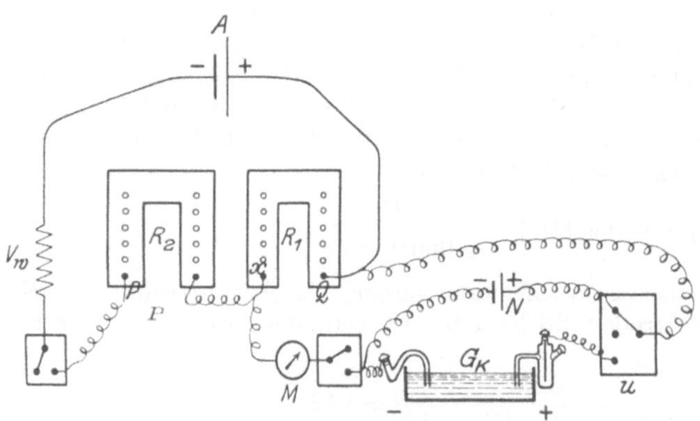

Abb. 148. Schema der Schaltung nach Michaelis.

Ist G_k eine Gaskette, so läßt sich ihre elektromotorische Kraft berechnen, wenn die elektromotorische Kraft von A genau bekannt ist. Um letztere zu kennen, wird vor jedem Versuch an Stelle der Gaskette G_k ein „Normalelement" eingeschaltet, mittels dessen man mit Hilfe des Kompensationsverfahrens die EMK von A feststellt.

An Stelle der Wheatstoneschen Brücke ist es nach Michaelis von Vorteil, zwei hintereinander geschaltete Stöpselrheostaten anzuwenden, von denen beide den gleichen Widerstandssatz enthalten. Die Schaltung ergibt sich aus Abb. 148. Es geht daraus hervor, daß beide Rheostaten zusammen die Strecke PQ

der Brücke darstellen, während die Teilstrecken XQ und PX durch die Rheostaten R_1 resp. R_2 ersetzt sind. Zieht man nun in dem einen Rheostaten z. B. R_2 sämtliche Stöpsel, wodurch der gesamte Widerstand dieses Rheostaten eingeschaltet wird, und versetzt einen Stöpsel aus R_1, z. B. den 50-Ω-Stöpsel nach R_2, indem man ihn dort in die entsprechende (d. h. 50-Ω-) Öffnung steckt, so wird damit das gleiche erreicht, als wenn man (Abb. 147) den Brückenkontakt X um einen bestimmten Betrag verschiebt, d. h. im Hauptstromkreis bleibt der Widerstand der Strecke PQ, d. h. hier $R_1 + R_2$ unverändert; anders verhält es sich mit dem Nebenstromkreis, bei dem die Strecke $XQ = R_1$ nunmehr einen anderen Widerstand besitzt, was in der gleichen Weise durch Verschieben des Brückenkontaktes erreicht würde. Man kann demnach durch wiederholtes Umstöpseln zwischen beiden Rheostaten in der gleichen Weise wie oben beschrieben einen Punkt finden, wo im Nebenstromkreis das Meßinstrument M stromlos ist.

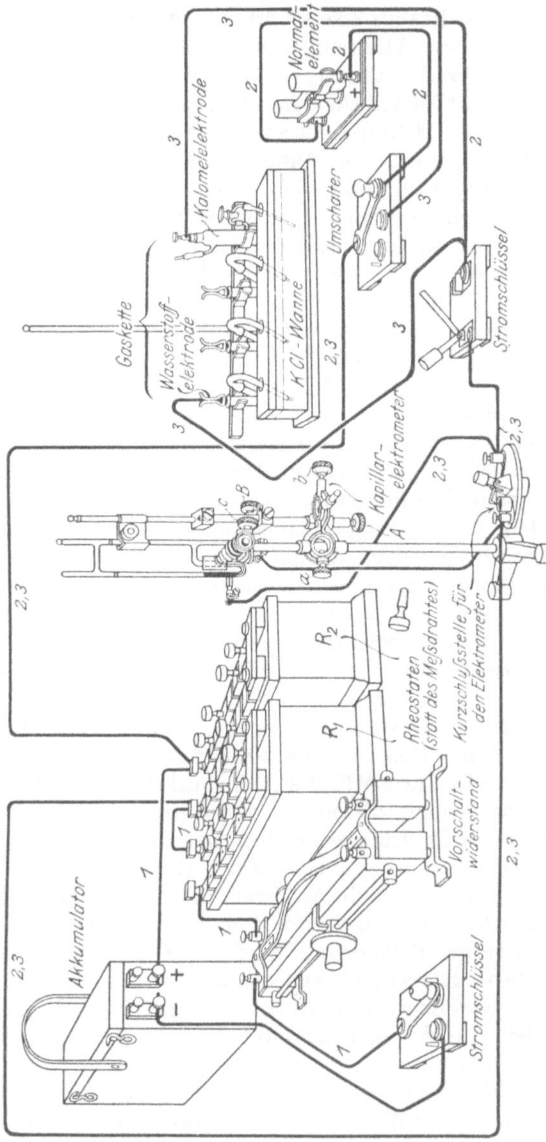

Apparatur der Gasketten.

Der Gesamtapparat, wie er nach den Angaben von Michaelis für die Gaskettenmessung benutzt wird, setzt sich aus folgenden Bestandteilen zusammen: 1. Der Hauptstromkreis APQ (auf Abb. 149 mit Ziffer 1 bezeichnet) enthält als Stromquelle A einen Akumulator, ferner einen Vorschaltwiderstand, die beiden Stöpselrheostaten R_1 und R_2, einen Ausschalter und die entsprechenden Leitungsdrähte. 2. Der Nebenstromkreis G_kQX (in Abb. 149 Ziffer 2, 3) besteht aus der Gaskette G_k, dem Meßinstrument M, dem Normalelement N zur Prüfung der Stromquelle des Hauptstromkreises, dem Umschalter zum beliebigen Einschalten der Gaskette an Stelle des Normalelementes und umgekehrt, und die erforderlichen Drahtverbindungen.

Abb. 149. Schema des Apparates zur Gaskettenmessung nach Michaelis.

Im einzelnen ist folgendes über die aufgezählten Bestandteile des Apparates zu sagen.

Die Stromquelle des Hauptstromkreises: Am besten eignet sich hierfür ein einzelliger Bleiakkumulator. Man kann ihn selbst laden, wenn man über eine Gleichstromleitung (z. B. die gewöhnliche Lichtleitung) verfügt. Man verbindet zu diesem Zwecke die gleichnamigen Pole (den + Pol der Leitung mit dem + Pol des Akkumulators), wobei in den Stromkreis eine oder zwei Glühlampen als Widerstand einzuschalten sind. Die Dauer der Ladung hängt von der Kapazität des Akkumulators ab, sie beläuft sich im allgemeinen auf einige Stunden; die Ladung ist beendet, wenn der Akkumulator lebhafte Gasbildung zu zeigen beginnt. Bei Akkumulatoren, die in Holzkästen eingebaut sind, so daß die Gasentwicklung nicht sichtbar ist, muß man auf das durch diese verursachte Geräusch an der Einfüllöffnung für die Schwefelsäure achten. Der Akkumulator ist kurz nach der Ladung „überspannt"; damit er eine konstante Ladung annimmt, muß man ihn für einige Stunden durch einen Widerstand von 1000—2000 Ω schließen. Man braucht deshalb nur den Hauptstromkreis des fertig zusammengestellten Apparates zu schließen. Zu vermeiden ist es, einen Akkumulator ohne Widerstand, d. h kurz zu schließen, weil er dadurch Schaden leidet. Die EMK des Akkumulators beträgt unmittelbar nach der Ladung mehr als 1,95 Volt und sinkt dann bald auf eine Spannung zwischen 1,95 und 1,85 Volt, auf der sie sich für die nächste Zeit im Laufe von Wochen konstant hält. Später erfolgt dann je nach dem Grade der Benutzung mehr oder weniger schnell ein weiterer Abfall, so daß eine Ladung von neuem notwendig wird. Um die jeweilige Spannung genau zu kennen, muß man vor jedem Versuch dieselbe messen, was mit Hilfe des Normalelements geschieht. Auch ist es empfehlenswert, wenn eine Messung mehrere Stunden dauert, etwa jede Stunde diese Kontrolle zu wiederholen. Es ist übrigens zweckmäßig, aber nicht notwendig, auf dem Schaltbrett gleichzeitig mit den Glühlampen ein kleines Voltmeter anzubringen, das eine sofortige Feststellung der EMK des Akkumulators erlaubt.

Vor jeder Messung soll man im Laufe der weiteren Benutzung des Akkumulators denselben für etwa 20 Minuten durch den Hauptstromkreis schließen. Da wie gesagt die EMK des Akkumulators sich im Laufe der Zeit ändert, so ist es wünschenswert, dieselbe so regulieren zu können, daß sie im Vergleich mit dem gleichzeitig angewendeten Normalelement stets denselben Wert hat. Man erreicht dies in sehr bequemer Form durch Anwendung eines Vorschaltwiderstandes (Vw), der die Aufgabe hat, einen Teil der EMK des Akkumulators bis zur gewünschten Höhe vor dem Eintritt in die Rheostaten abfallen zu lassen. Ein derartiger Widerstand wird in Form eines Schieberrheostaten von den Verein. Fabr. f. Laboratoriumsbedarf Berlin N. für diese Zwecke geliefert; er besteht aus 2 Gleitwiderständen von 1200 Ω für grobe resp. 15 Ω für feine Einstellung, sie werden durch einen Metallbügel hintereinander geschaltet.

Die Rheostaten R_1 und R_2 bestehen aus zwei absolut gleichen Präzisionswiderstandskästen, von denen jeder einen Gesamtwiderstand von 1110 Ω enthält. Dieser verteilt sich auf folgende Einzelwiderstände:

$1 \times 1\,\Omega$	$1 \times 50\,\Omega$
$2 \times 2\,\Omega$	$2 \times 100\,\Omega$
$1 \times 5\,\Omega$	$2 \times 200\,\Omega$
$1 \times 10\,\Omega$	$1 \times 500\,\Omega$
$2 \times 20\,\Omega$	Sa. 1110 Ω

Mit einem derartigen Widerstandssatz kann man sämtliche Widerstände einzeln von 1—1110 Ω einschalten.

Bei der Anschaffung der Rheostaten überzeuge man sich vor allem davon, daß sämtliche Stöpsel untereinander vertauscht in allen Öffnungen der Metallleiste des Kastens, nachdem man sie in dieselben mit einem gewissen Druck hineingedreht hat, festsitzen, so daß genügender Kontakt entsteht. Bei locker steckenden Stöpseln können durch den erhöhten Widerstand unübersehbare Fehler entstehen. Aus dem gleichen Grunde hat man darauf zu achten, ob sich etwa die Metalloberfläche der Stöpsel infolge längeren Nichtgebrauchs mit einer Oxydschicht überzogen hat. In diesem Fall muß man dieselbe mit Petroleum abreiben evtl. unter Zuhilfenahme von Schmirgelpapier. Am besten beugt man diesem Übelstande dadurch vor, daß man die Messingleiste des Rheostaten sowie die Stöpsel von vornherein mit etwas Petroleum einreibt.

Die beiden Rheostaten werden hintereinander geschaltet. Ferner ist zwischen beiden eine Stromabzweigung anzubringen, die dem Brückenkontakt X (Abb. 147 u. 148) entspricht.

Ein Ausschalter dient dazu, den Strom im Hauptstromkreis zu unterbrechen.

Im Nebenstromkreis befindet sich die Gaskette. Die Gaskette stellt ein galvanisches Element dar, das aus drei Teilen besteht, der Gaselektrode, ferner der Vergleichselektrode, auch Ableitungselektrode genannt, und der Wanne mit der Zwischenflüssigkeit zur Verbindung der beiden Elektroden.

Die Gaselektrode besteht in der von Michaelis empfohlenen Form (Abb. 150 und 151) aus einem gläsernen U-Rohr von einem

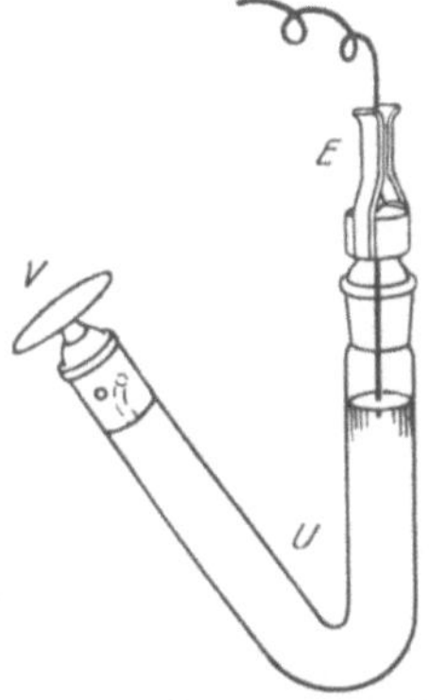

Abb. 150.
Wasserstoffelektrode
nach Michaelis.

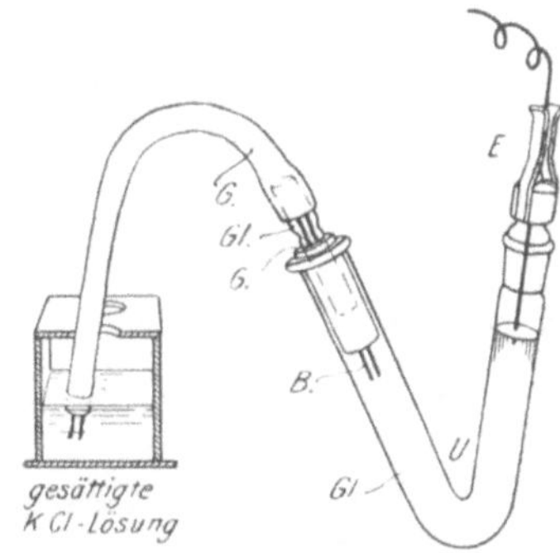

Abb. 151.
Wasserstoffelektrode an die
Zwischenflüssigkeit angeschlossen.

Fassungsvermögen von ca. 5 ccm. In die eine Öffnung des Rohres ist ein Glasstöpsel mit einer eingeschmolzenen Platinelektrode eingeschliffen, der Elektrodenstöpsel, in die andere ein solcher mit seitlicher Hahnbohrung, der Verschlußstöpsel. Die Elektrode besteht aus einem 10—12 mm langen Platindraht (der an Stelle eines Platinblechs gewählt ist, weil dadurch die endgültige Einstellung des Potentials bedeutend schneller erfolgt). Am anderen Ende des Elektrodenstöpsels befindet sich ein federnder Nickelkontakt zur Aufnahme des Verbindungsdrahtes. Bevor die Elektrode in Gebrauch genommen wird, muß man sie platinieren.

Der Verschlußstöpsel wird zunächst beiseite gelegt. Man reinigt sorgfältig die Platinelektrode, indem man sie für eine Viertelstunde in konzentrierte Schwefelsäure taucht, wobei aber eine Berührung des Nickelkontaktes mit der Säure nicht stattfinden darf, spült sie hierauf gründlich mit destilliertem Wasser ab und muß von da ab jede Berührung des Platinstiftes mit den Fingern vermeiden. Unmittelbar vor der Platinierung ist der Draht nochmals mit Wasser abzuspülen und dann sofort zu platinieren. Zu diesem Zweck verbindet man den Nickelkontakt mit dem negativen Pol des Akkumulators, während man dessen positiven Pol mit der Elektrode eines Platinierungs-

gefäßes (Abb. 152) verbindet, die ebenfalls aus Platin besteht Das Platinierungsgefäß enthält die L u m m e r - K u r l b a u m sche Lösung (1 g Platinchlorid auf 30,0 destilliertes Wasser mit Zusatz von 0,025 Bleiazetat). Taucht man den Platindraht der
Elektrode in die Lösung, so überzieht sie sich binnen kurzem mit einer sammet-
schwarzen Schicht von Platinschwarz, es kommt dabei zu leichter Gasentwicklung.
Während der Strom durchgeht, muß man den Draht ein wenig hin- und herbewegen, damit die Platinierung sich gleichmäßig ausbildet. Nach etwa 2 Minuten
pflegt sie beendet zu sein; bei neuen Elektroden braucht sie längere Zeit, als
wenn bereits früher eine Platinierung voraufgegangen ist. Man spült nun die
Elektrode in destilliertem Wasser ab und schließt sofort eine Reduktion der
platinierten Elektrode an, um die an dem Platinschwarz haftenden Reste von
Platinchlorid zu reduzieren. Man erreicht dies dadurch, daß man die Elektrode
in der gleichen Weise wie vorher in ein mit 10 proz. Schwefelsäure gefülltes
Reduktionsgefäß taucht, das genau so wie das Platinierungsgefäß gebaut ist. Wird
nun der Strom in demselben Sinne wie vorher durchgeschickt, so erfolgt unter
deutlicher Gasentwicklung die Reduktion des Platinchlorids, die nach ca.

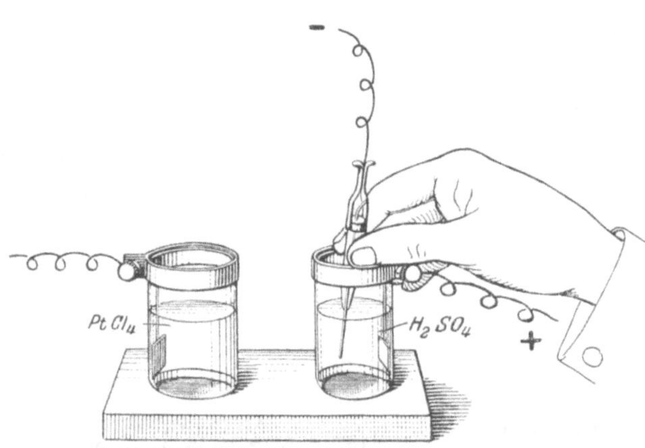

Abb. 152. Platinierungsgefäß.

2 Minuten beendet ist [1]).
Man spült nun die so vor-
bereitete Elektrode gründlich in destilliertem Wasser
ab, trocknet den Glasschliff
mit Fließpapier, ohne da-
bei den Draht zu berühren
und verreibt auf dem Schliff
eine Spur Wachs. Dann
wird die Elektrode in das
entsprechende Ende des
U-Rohres, das man über
einer Flamme ein wenig
erwärmt hat, fest hinein-
gedreht. Die Elektrode ist
sofort zur Verwendung und
Ladung mit Wasserstoff
fertig. Die Aufbewahrung
der Elektrode geschieht, indem man das U-Rohr mit destilliertem Wasser füllt.
Eine Erneuerung der Platinierung wird im allgemeinen bei sachgemäßer Behandlung erst nach einigen Wochen notwendig sein, wenn es sich um eiweiß-
freie Lösungen handelt, die gemesen werden. Bei Anwendung eiweißhaltiger
Flüssigkeiten muß die Platinierung bedeutend öfter erfolgen.

Die Umwandlung der Platinschwarzelektrode in die eigentliche H-Elektrode
geschieht immer erst unmittelbar vor einer Messung, nachdem das Elektrodenrohr mit der zu untersuchenden Flüssigkeit gefüllt ist.

Nach den Untersuchungen von M i c h a e l i s ist es für die Schnelligkeit,
mit der sich das definitive Potential einstellt, von großer Bedeutung, daß der
Platindraht der Elektrode in die zu untersuchende Flüssigkeit nur knapp mit
der Spitze eintaucht, so daß eben nur eine Berührung zwischen beiden zustande
kommt. Aus diesem Grunde empfiehlt es sich, z. B. bei eiweißhaltigen Flüssigkeiten, bei welchen das Gas in Blasen stehen bleibt, sogar soviel Gas einzufüllen,
daß der Draht nicht mehr eintaucht. Hier wird die Stromleitung durch die Wände

---

¹) Ist die Platinelektrode durch falsche Schaltung einer anodischen Polarisation unterworfen worden, so ist sie zunächst nicht zu verwenden und muß erst etwas längere Zeit
kathodisch polarisiert werden, bis sie wieder brauchbar wird.

der Gasbläschen besorgt. Taucht der Draht tiefer, z. B. zu einem Drittel in die Flüssigkeit ein, so erfordert die Bestimmung wegen der Verzögerung der Einstellung des endgültigen Wertes erheblich längere Zeit.

Bei der Füllung der Elektrode mit der Flüssigkeit hat man ferner die Beschaffenheit der letzteren zu berücksichtigen und zwar das etwaige Vorhandensein von freier Kohlensäure bzw. Bikarbonaten resp. die etwa vorhandene Gerinnungsfähigkeit. Entsprechend dem Rahmen dieses Buches soll nur die Untersuchung des Blutserums und des Blutes besprochen werden.

Untersuchung des Serums: Unmittelbar vor der Untersuchung wäscht man die Platinelektrode nochmals mit destilliertem Wasser ab, indem man das Elektrodenrohr damit ausspült und spült hierauf mehrmals mit dem zu untersuchenden Serum nach, um die Reste des Wassers zu entfernen. Dann füllt man das Elektrodenrohr fast vollständig mit dem Serum, wobei aus dem Elektrodenschenkel die obenstehende Luftblase vollständig entfernt werden muß und der andere Schenkel etwa zu $^2/_3$ gefüllt ist. Nun erfolgt erst die Erzeugung der eigentlichen H-Elektrode. Hierfür entwickelt man aus einem Kippschen Gasentwicklungsapparat Wasserstoffgas (chemisch reines Zink, 10 proz. H_2SO_4 mit Zusatz von etwas $CuSO_4$), das man zur Reinigung durch eine 2 proz. Kaliumpermangatlösung und eine konzentrierte Sublimatlösung in Waschflaschen gehen läßt. Für die Einleitung des Gases in die Flüssigkeit armiert man den Gummischlauch des Gasentwicklungsapparates mit einem Glasrohr, dessen Ende kapillar ausgezogen ist, die Spitze der Kapillare biegt man zweckmäßig zu einem ganz kurzen Haken entsprechend dem Knie des Elektrodenrohres um. Es wird nun auch die Kapillare zunächst in dem zu untersuchenden Serum gewaschen. Dann läßt man eine größere Menge Gas aus dem Apparat austreten, um sicher zu sein, daß der H luftfrei ist. Nun klemmt man den Gummischlauch kurz vor der Glaskapillare mit den Fingern zu, lüftet dann nochmals für einen Augenblick, um jede Spur von Luft aus der Kapillare zu verjagen und taucht hierauf, während Gas austritt, die Kapillare in dem offenen Elektrodenschenkel in das Serum. Unmittelbar nachdem die Öffnung der Kapillare unter die Oberfläche der Flüssigkeit getaucht ist, verschließt man den Gummischlauch von neuem mit dem Finger und senkt die Kapillare bis zum Knie des Elektrodenrohres. Nun läßt man durch ganz vorsichtiges Nachlassen des Fingerdruckes am Gummischlauch kleinste Gasbläschen in den geschlossenen Schenkel aufsteigen und zwar so lange, bis die Platinelektrode nur noch mit ihrer Spitze in die Flüssigkeit taucht. Sobald dies erreicht ist, sperrt man den Gasstrom durch stärkere Fingerkompression wieder ab und zieht die Glaskapillare aus der Flüssigkeit heraus. Man muß nun dafür sorgen, daß der im Elektrodenschenkel befindliche H möglichst ausgiebig mit dem Serum in Berührung kommt. Man füllt den offenen Schenkel bis zum Schliff mit Serum auf und setzt unter Vermeidung von Luftblasen den Verschlußstöpsel in der Weise auf, daß die beiden Bohrungen in Verbindung treten, es kann dann der Überschuß an Flüssigkeit herausfließen. Nun dreht man den Stöpsel um, so daß die Verbindung nach außen wieder aufgehoben ist, und neigt hierauf das U-Rohr etwa 50 mal nach der einen und 50 mal nach der anderen Seite, so daß die Wasserstoffgasblase abwechselnd an der Platinelektrode und am Verschlußstöpsel steht. Schließlich muß sie sich wieder vollständig an der Elektrode befinden. Nachdem die Elektrode so vorbereitet ist, verbindet man das U-Rohr mit der früher erwähnten Zwischenflüssigkeit. Man entfernt den Verschlußstöpsel und füllt den offenen Schenkel bis oben mit Serum. Die Verbindung mit der Zwischenflüssigkeit erfolgt durch Baumwollfäden, die in einem Gummischlauch stecken. Das Weitere hierüber siehe unten.

Untersuchung des Blutes: Hier hat man der Gerinnung Rechnung zu tragen ebenso wie einer eventuellen Abdunstung von CO_2. Die Gerinnung wird durch Anwendung von Hirudin verhindert. Das zu untersuchende Blut wird außerdem mit physiologischer Kochsalzlösung verdünnt, wodurch nach den Untersuchungen von Michaelis und Davidoff kein wesentlicher Fehler entsteht. Um die Kochsalzlösung absolut frei von Kohlensäure herzustellen, kocht man 0,85 proz. NaCl-Lösung in einem kein Alkali abgebenden (also alten, schon viel gebrauchten) Glaskolben auf, verschließt denselben sofort und kühlt schnell ab. Mit der so vorbereiteten Lösung wird das Elektrodenrohr zunächst mehrmals gewaschen und hierauf damit soweit gefüllt, daß der Elektrodenschenkel luftblasenfrei ist und auch der offene Schenkel zu einem kleinen Teil, etwa $1/5$ mit NaCl-Lösung gefüllt ist. Man läßt nun, wie oben beschrieben, H-Gas in den Elektrodenschenkel aufsteigen, bis nur noch die Spitze des Drahtes eintaucht und wirft dann in den offenen Schenkel mehrere Körnchen Hirudin. Das so vorbereitete Elektrodenrohr kann man dann, nachdem man es mit dem Verschlußstöpsel verschlossen hat, bis zur nächsten Blutentnahme einige Zeit stehen lassen.

Bei der Blutentnahme, die im allgemeinen durch Punktion eines größeren Gefäßes mittels Spritze erfolgen wird, hat man darauf zu achten, daß das entnommene Blut nicht mit der Luft in Berührung kommt und möglichst schnell aus dem Blutgefäß in das Elektrodenrohr befördert wird. In der Spritze darf sich daher keine Luftblase bilden. Das Blut wird dann sofort aus der Spritze in den offenen Schenkel des Rohres bis oben gefüllt und sogleich der Verschlußstöpsel, wie oben beschrieben, aufgesetzt und umgedreht. Nun wird das Elektrodenrohr in der gleichen Weise 100 mal hin und her bewegt, ohne daß man dabei stark schüttelt, um Schaumbildung zu vermeiden[1]). Schließlich wird in derselben Weise wie bei der Untersuchung des Serums die Verbindung mit der Zwischenflüssigkeit hergestellt.

Es kommt zuweilen vor, daß sich Fibrin an die Platinelektrode ansetzt; dies zeigt, daß man zu wenig Hirudin angewendet hat. Man muß dann die Elektrode vom Fibrin säubern und nimmt hierauf eine zweite Messung vor, indem man mehr Hirudin zugibt. Nach Michaelis läßt sich das Fibrin zweckmäßig dadurch von der Elektrode entfernen, daß man dieselbe, nachdem man sie ausgewaschen hat, der Wirkung einer 1 proz. Lösung von Trypsin (Grübler oder Merck) in $1/2$ proz. Natr.-bikarb.-Lösung für einige Zeit aussetzt. Oft braucht dann eine derartig vorbehandelte Elektrode nur ausgewaschen zu werden, um sofort wieder gebrauchsfertig zu sein, so daß sich eine Neuplatinierung erübrigt.

Daß eine Elektrode beginnt unbrauchbar zu werden und einer neuen Platinierung bedarf, erkennt man einmal daraus, daß man plötzlich ganz unwahrscheinliche Resultate mit ihr erhält, wogegen kleine Ungenauigkeiten hierdurch kaum hervorgerufen werden. Die Neuplatinierung ist ferner dann erforderlich, wenn die Einstellung des definitiven Potentials auffallend lange Zeit erfordert.

Es ist zweckmäßig, sich über die richtige Beschaffenheit einer Elektrode an der Hand der später noch zu erwähnenden Standardlösung von Zeit zu Zeit zu orientieren.

Was die Anwesenheit von Konservierungsmitteln in der zu messenden Flüssigkeit betrifft, so ist zu berücksichtigen, daß gewisse Stoffe zu einer „Vergiftung" der Elektroden führen, d. h. dieselben verhindern, ein konstantes Potential

---

[1]) Hat sich dennoch Schaum gebildet, so braucht man nicht deshalb die Elektrode neu zu füllen, weil Fehler durch denselben nicht entstehen.

anzunehmen. Hierher gehören Toluol, Thymol, Chloroform u. ä. Dies gilt allerdings nur insoweit, als die genannten Substanzen im Überschuß in der Lösung vorhanden sind. Sind dieselben dagegen vollständig gelöst, so stören sie die Einstellung des Potentials nicht. Bei anderen Substanzen, z. B. Fluorsalzen, Phenol usw. ist zu bedenken, daß durch dieselben unter Umständen die Reaktion der Flüssigkeit verändert wird. Zersetzte Lösungen, die z. B. NH_3 oder H_2S enthalten, sind von der Messung auszuschließen. Bei Blut kommt es sehr schnell schon innerhalb der ersten Stunden zur Bildung von Milchsäure, namentlich wenn man bei höheren Temperaturen arbeitet, so daß fehlerhafte Resultate entstehen, man muß daher bei Blutuntersuchungen besonders rasch verfahren.

Die Vergleichselektrode oder Ableitungselektrode kann von verschiedener Konstruktion sein. Die Hauptbedingung, die sie zu erfüllen hat, ist die Konstanz ihres Potentials und ihre leichte Reproduzierbarkeit. Wählt man z. B. eine H-Elektrode hierfür in der gleichen Art wie sie oben als Untersuchungselektrode beschrieben wurde, so muß die dabei angewendete Flüssigkeit eine genau bekannte [H'] besitzen.

Als besonders bequem und sehr zuverlässig hat sich die Kalomelelektrode bewährt. Das Prinzip derselben beruht darauf, daß bei Berührung von metallischem Quecksilber mit einer Merkurosalzlösung ein elektrisches Potential entsteht. Die Merkuroionenlösung wird dadurch erzeugt, daß das Kalomel in einer Chlorkaliumlösung aufgelöst wird. Die Menge des in Lösung gehenden Kalomels richtet sich nach der Menge des gelösten KCl. Demnach bestimmt sich das Potential der Elektrode aus der Menge des letzteren. Gebräuchliche Konzentrationen der KCl-Lösung sind die $\frac{n}{10}$-, die $\frac{n}{1}$-, sowie die gesättigte KCl-Lösung. Die Anwendung der $\frac{n}{10}$-Lösung hat gewisse Nachteile, die darin bestehen, daß bei der Verbindung derselben mit der noch zu erwähnenden

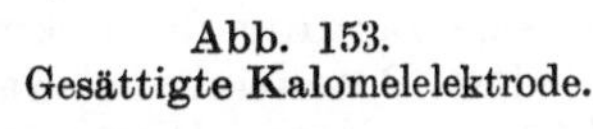

Abb. 153.
Gesättigte Kalomelelektrode.

Mittelflüssigkeit, die aus konzentrierter KCl-Lösung besteht, es bei längerer Berührung mit der letzteren zu einer störenden Diffusion kommt. Es ist daher nach Michaelis empfehlenswert, statt der $\frac{n}{10}$-Elektrode die Kalomelelektrode mit gesättigter KCl-Lösung anzuwenden, die einmal zusammengesetzt außerordentlich konstant ist und in der Versuchsanordnung ein für allemal bleiben darf, ohne daß irgendwelche Veränderungen mit ihr vorgenommen zu werden brauchen. Man setzt die gesättigte Kalomelelektrode in folgender Weise zusammen.

Die Form des gläsernen Elektrodengefäßes ergibt sich aus der Abb. 153. Man entfernt zunächst das mittels Gummistopfen befestigte Glasrohr R, das einen Platinkontakt und den Leitungsdraht im Innern trägt und bringt so viel metallisches Quecksilber in das Gefäß, daß seine Kuppe und etwas darüber damit gefüllt ist. Das Quecksilber muß chemisch absolut rein sein (Kahlbaum). Wenn es erst gereinigt werden muß, so hat man es zunächst von den beigemischten anderen Metallen zu befreien. Man schüttelt 20 ccm Hg mit etwa 20 ccm einer 1 proz. Merkuronitratlösung und etwas Salpetersäure in einer Flasche ca. 20 bis 30 Minuten kräftig durch, gießt hierauf die Mischung in eine Porzellanschale mit Ausguß, schüttelt alsdann vorsichtig die Flüssigkeit über dem Hg ab, ersetzt

sie mehrfach durch destilliertes Wasser und schüttelt hierauf zum zweitenmal
das Hg mit der Merkurolösung und wäscht es wiederum mit Wasser aus; nachdem
das letzte Wasser weggegossen ist, trocknet man das Hg, indem man auf dasselbe saubere Filterpapierstreifen drückt und filtriert es zum Schluß, indem man
es in ein Filter schüttet, das man an seiner Spitze mit einer feinen blanken
Stahlnadel mehrfach durchbohrt hat.

Auf das Hg im Elektrodengefäß kommt eine große Messerspitze Kalomel
und auf dieses gießt man gesättigte KCl-Lösung. Man bereitet die Lösung,
indem man bei Siedehitze eine gesättigte Lösung von Chlorkalium puriss. herstellt, die man dann auf Zimmertemperatur abkühlen läßt. Die über dem kristall-
linischen Bodensatz stehende Flüssigkeit wird verwendet. Man bringt zunächst
eine kleine Menge KCl-Lösung auf das Kalomel und schüttelt durch, hierauf
läßt man das Kalomel absetzen und wiederholt dasselbe nach erneutem Zusatz
von KCl-Lösung noch mehreremal, füllt schließlich KCl-Lösung bis zu etwa
$^3/_4$ des Gefäßes auf. Nun steckt man das Glasrohr R mit dem Platinkontakt
mit Hilfe des Gummistopfens in das Gefäß und achtet darauf, daß das Rohr so
tief hinabreicht, daß der Platinkontakt sich sicher im Hg befindet. Schließlich
öffnet man den Hahn B des Gefäßes und sorgt durch vorsichtiges Anblasen des
Ansatzrohres A dafür, daß nach dem Ausfließen von etwas KCl-Lösung aus
dem Ausflußrohr das letztere vollständig mit Flüssigkeit gefüllt und frei von
Luftblasen ist. Nun wird der Hahn wieder geschlossen sowie das Ansatzrohr A,
das man mit einem kurzen Gummischlauch versieht, in dessen offenes Ende ein
kurzer Glasstab als Verschluß gesteckt wird.

Um das Eindringen von Luftblasen in das Ausflußrohr zu vermeiden, muß
man dieses sofort nach Zusammensetzung der Elektrode in die als Mittelflüssigkeit dienende KCl-Lösung in einer Wanne tauchen, wobei man die Elektrode
an einem passenden Stativ befestigt. Schließlich öffnet man nochmals den Hahn
für einen Augenblick, um einen eventuell erforderlichen Druckausgleich zwischen
dem Inneren der Elektrode und der Zwischenflüssigkeit herbeizuführen und
braucht nun den Hahn auch während der Messungen nicht mehr zu öffnen,
da die feine kapilläre Flüssigkeitsschicht am Schliff des Hahnes vollständig genügt,
um eine Leitung des elektrischen Stromes zu gewährleisten.

Das Potential der Kalomelelektrode gegenüber einer Normalwasserstoff-
elektrode, dessen Wert man bei der Berechnung der [H˙] kennen muß und das
sehr konstant ist, ändert sich nur sehr wenig mit der Temperatur. Es beträgt
nach Michaelis

bei 15°	252,5 Millivolt
„ 16°	251,7 „
„ 17°	250,9 „
„ 18°	250,3 „
„ 19°	249,5 „
„ 20°	248,8 „

Gelegentlich kommt es vor, daß eine Kalomelelektrode dauernd ein
Potential zeigt, das z. B. um 1 Millivolt tiefer steht als die in der Tabelle
angegebenen Werte. Man kann eine derartige Elektrode ohne Bedenken
anwenden, muß jedoch bei jeder Messung den entsprechenden Wert hinzu-
addieren.

Es empfiehlt sich übrigens, 2 Kalomelelektroden vorrätig zu halten, um
sie bei einer Messung der Kontrolle wegen gegeneinander auswechseln zu
können.

Die Verbindung der Gaselektrode mit der Vergleichselektrode
zu einer galvanischen Kette geschieht, wie schon erwähnt, mit Hilfe der sog.

Mittelflüssigkeit, d. h. einer gesättigten KCl-Lösung, die sich in einer gläsernen Wanne befindet. Die Kalomelelektrode taucht, wie beschrieben, mit ihrem Ausflußrohr dauernd in die Lösung. Die Verbindung der Gaselektrode mit der Wanne geschieht durch Baumwolldochte, die mit dem einen Ende in den offenen Schenkel des Elektrodenrohres, mit dem anderen in die Wanne tauchen. Die Dochte werden nach Michaelis in Gummischläuche gesteckt. Man wählt hierzu einen etwa 15 cm langen dickwandigen Gummischlauch und verbindet dessen eines Ende durch ein Glasröhrchen mit dem kurzen Stück eines dünnwandigen Gummischlauches. Der letztere überragt das Glasrohr um etwa 1 cm, so daß das Ende des Glasrohres von außen nicht sichtbar ist. Der Docht besteht aus einem doppelt zusammengelegten dicken Faden aus weißer Baumwolle, den man am bequemsten in der Weise durch den Schlauch zieht, daß man ihn an einer langen Stopfnadel befestigt. An beiden Enden soll der Docht etwa $^1/_2$ cm herausragen. Nun wird der Docht mit der KCl-Lösung sorgfältig durchtränkt. Um dies zu beschleunigen, kann man mit einer kleinen Spritze von der Lösung etwas ins Innere des Schlauches spritzen. Der Schlauch wird dann an die Gaselektrode adaptiert, indem man das mit dem Glasröhrchen versehene Schlauchende in den Elektrodenschenkel tief hineinschiebt, so daß es wie ein Stöpsel fest in demselben steckt (vgl. Abb. 151).

Die Glaswanne mit der Mittelflüssigkeit trägt einen Deckel mit zwei seitlichen und vier mittleren Öffnungen. Durch die mittleren steckt man die Enden der Gummischläuche, die zu den Gaselektroden führen, während die an dem Ende der Wanne befindlichen Öffnungen für die Ausflußrohre der Kalomelelektrode bestimmt sind. In der Zwischenzeit, wo man keine Messungen vornimmt, kann man auch das andere Ende des Dochtes, das für die Gaselektrode bestimmt ist, durch eine der Öffnungen in die Wanne tauchen, damit der Docht dauernd mit KCl-Lösung getränkt ist.

Die Wanne mit der KCl-Lösung und die Schläuche können monatelang stehenbleiben, ohne daß für eine neue Messung eine Veränderung an ihnen notwendig ist. Nur muß man darauf achten, daß überall dort, wo KCl-Lösung im Laufe der Zeit an die Oberfläche der Glaswanne, der Elektrodenrohre usw. tritt, dies durch Einreiben dieser Stellen mit einer Fettschicht vermieden wird. Andernfalls sind binnen kurzem sämtliche Teile mit einer dicken Salzschicht inkrustiert. Man überziehe daher alle Öffnungen und Spalten an der Wanne, sowie die Ausflußrohre der Kalomelelektrode und die Gummiverbindungen usw. mit einer dicken Schicht Vaseline und erneuere dieselbe ab und zu.

Als Meßinstrument (M), das dazu dient, die vollständige Kompensation der Ströme im Haupt- und Nebenstromkreis anzuzeigen, lassen sich die verschiedensten Instrumente verwenden, sofern sie genügende Empfindlichkeit besitzen. Man kann z. B. ein Saitengalvanometer oder ein Quadrantelektrometer hierfür benutzen. Besonders empfehlenswert und hochgradig empfindlich ist ein Ostwaldsches Kapillarelektrometer namentlich in seiner neuen Konstruktion von Luther.

Das Kapillarelektrometer beruht auf folgendem Prinzip. In einem Zersetzungsapparat, dessen Elektroden aus Quecksilber bestehen, entsteht durch die Berührung desselben mit dem Elektrolyten, z. B. verdünnter Schwefelsäure eine bestimmte Oberflächenspannung, die beim Durchschicken des elektrischen Stromes eine Änderung im Sinne einer Vermehrung oder Verminderung je nach der Richtung des Stromes erfährt. Dies wird besonders dann deutlich, wenn die eine Elektrode in eine Kapillare eingeschlossen ist, wo dann die im Mikroskop zu beobachtende Verschiebung des Meniskus annähernd proportional der elektromotorischen Kraft des Stromes ist.

Das Kapillarelektrometer besteht aus der Elektrometerröhre, dem Mikroskop, dem Kurzschluß und dem Stativ. Die Elektrometerröhre (s. Abb. 154) besteht aus einem System von miteinander in Verbindung stehenden nach außen geschlossenen Glasröhren. Von den beiden vertikalen Röhren ist die eine an dem einen Ende kugelartig erweitert und trägt daselbst eine bruchsichere Kontaktschraube, das andere Rohr geht am gleichen Ende in eine Kapillare über, die nach oben umbiegt und seitlich in das andere vertikale Rohr mündet. Außerdem sind beide Rohre durch ein queres nichtkapillares Rohr verbunden. Die Kapillare hat ovalen Querschnitt (Firma Fritz Köhler, Leipzig, Windscheidstraße 33), da hierdurch die Benetzung des Glases mit der H_2SO eine bessere ist. Das Elektrometer ist mit Hg und H_2SO gefüllt und evakuiert fertig erhältlich. Man hat zuerst für die richtige Verteilung des Hg und der Säure zu sorgen. Man neigt deshalb die Elektrometerröhre in der Weise, daß zunächst alles Hg in diejenige der beiden vertikalen Röhren läuft, die nicht die Erweiterung unten trägt. Richtet man nun das Rohr auf, so daß es nahezu vertikal steht, so tritt ein Teil des Hg durch die Kapillare in den anderen Schenkel mit der Kugel über und

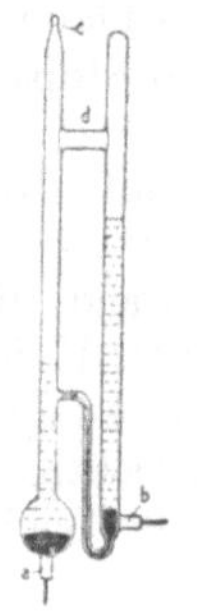

Abb. 154.
Kapillarelektrometer.

zwar je mehr, desto stärker man das Rohr mit der Kugel nach vorn überneigt. Schließlich reißt der Quecksilberfaden in der Kapillare ab, tritt ein Stück in derselben zurück und bleibt in dem vertikalen Teil der Kapillare stehen. Auf die Kapillare kittet man mit Kanadabalsam, und zwar auf der Seite, die dem Mikroskop zugewendet ist, ein kleines Glasplättchen, z. B. ein Stück eines Deckglases oder ein Glimmerblättchen auf, um für die mikroskopische Betrachtung des Quecksilbermeniskus durch Ersatz der gewölbten Glasoberfläche durch eine Ebene die Schärfe des Bildes zu erhöhen.

Das Mikroskop trägt ein Okularmikrometer, so daß die Größe der Ausschläge des Meniskus genau abgelesen werden kann. Das Elektrometerrohr und das Mikroskop sind an einem Stativ angebracht, das mittels verschiedener Stellschrauben eine grobe und feine Einstellung der beiden Teile in verschiedenen Richtungen erlaubt. Zur scharfen Beleuchtung des Meniskus dient eine elektrische Lampe, die hinter dem Elektrometer aufgestellt wird.

Der Kurzschluß ist deshalb notwendig, weil infolge der großen Empfindlichkeit des Instrumentes eine Potentialdifferenz, die sich etwa spontan zwischen den beiden Hg-Elektroden bilden sollte, sofort ausgeglichen werden muß. Das Elektrometer soll daher, abgesehen von den kurzen Momenten während der Messung, dauernd kurz geschlossen gehalten werden. Bei dem Modell der Ver. Fabr. f. Labor.-Bed. Berlin ist der Kurzschluß an dem Stativ selbst in Form eines Quecksilbertauchkontaktes angebracht. Nach meinen eigenen Erfahrungen empfiehlt es sich indessen mehr, um Erschütterungen des Elektrometers völlig zu vermeiden, den Kurzschluß vom Stativ getrennt aufzustellen, wofür sich besonders ein Stromtaster von F. Köhler oder ein gewöhnlicher Morsetaster gut eignet. Je eine Kontaktschraube des Elektrometers wird dann mit je einer des Tasters verbunden und dieser in den Nebenstromkreis eingeschaltet, sodaß bei Ruhestellung des Tasters das Elektrometer kurzgeschlossen (der sog. Lokalstrom des Morsetasters) und der Nebenstromkreis geöffnet ist, während umgekehrt beim Niederdrücken des Tasters der Nebenstrom geschlossen und das Elektrometer eingeschaltet wird.

Die beiden Hauptregeln für die richtige Behandlung eines Kapillarelektrometers sind, es stets kurz geschlossen zu halten und niemals stärkere Ströme durchzuschicken. Im letzteren Fall kommt es zu einer störenden Polarisation, die das Instrument für die nächsten Stunden unbrauchbar macht. Daß eine

solche Störung entstanden ist, erkennt man daran, daß wenn man nach einiger
Zeit den Kurzschluß öffnet (ohne den Nebenstrom einzuschalten) der Hg-Meniskus
nicht, wie es sein soll, in Ruhe bleibt, sondern eine Bewegung zeigt. Man muß
dann das Instrument längere Zeit geschlossen halten, damit sich die Potentialdifferenz ausgleicht, und darf es nicht eher verwenden, als bis beim Öffnen
des Kurzschlusses der Meniskus stillstehen bleibt. Mitunter kommt es infolge
eines zu starken Stromes sogar zur Bildung eines Gasbläschens in der Kapillare.
Dann muß man das Elektrodenrohr vom Stativ abnehmen und nach Hin- und
Herbewegen der Quecksilbermassen einen neuen Meniskus in der Kapillare
erzeugen. Es ist übrigens ratsam, um von unvorhergesehenen Störungen unabhängig zu sein, mindestens noch ein zweites Elektrometerrohr vorrätig zu
halten, um es evtl. auswechseln zu können. Die Empfindlichkeit der einzelnen
Instrumente ist eine verschiedene und es empfiehlt sich, vor dem Gebrauch einer
neuen Elektrometerröhre sie hierauf zu prüfen. Es muß bei der Versuchsanordnung für die $[H^{\cdot}]$-Messung das Umstöpseln von 1 Ω bereits als ein deutlich
wahrnehmbarer Ausschlag am Meniskus erkennbar sein. Weniger empfindliche
Instrumente eignen sich nicht für diese Zwecke.

Bei der Messung hat man, wie bereits gesagt, darauf zu achten, daß nur
möglichst schwache Ströme durch das Instrument geschickt werden; deshalb
darf, solange die Ströme des Nebenstromkreises und des Haupstromkreises
nicht annähernd kompensiert sind, der Elektrometertaster nur für einen Augenblick niedergedrückt werden, wobei man stets das Verhalten des Meniskus im
Mikroskop beobachten muß.

Die große Empfindlichkeit des Kapillarelektrometers bildet zugleich die
Quelle mancher Mißerfolge, mit denen namentlich der Anfänger zu kämpfen
hat. Da das Instrument bereits auf die schwächsten Ströme anspricht, so werden
sich an ihm auch evtl. vorhandene sogenannte vagabundierende Ströme bemerkbar machen. Mit ihrem Vorhandensein hat man besonders dann zu rechnen, wenn
es, ohne daß es vorher zu einer Polarisation durch unsachgemäße Handhabung
gekommen ist, beim Öffnen des Kurzschlusses, trotzdem der Nebenstromkreis
geöffnet ist, zu einer Bewegung des Meniskus kommt. Diese Erscheinung tritt
dann ein, wenn der Hauptstromkreis mit dem Akkumulator geschlossen ist,
bleibt dagegen aus, wenn der letztere geöffnet ist. Hier kommt namentlich das
Vorhandensein von reichlichen Mengen Wasserdampf im Laboratorium in Betracht, der sich auf der Tischplatte und den einzelnen Teilen des Apparates
niederschlägt[1]). Aus diesem Grund sollen die Messungen in einem geeigneten
Zimmer vorgenommen werden, in dem weder Wasserdampf noch die sonstigen
Einflüsse der Laboratoriumsatmosphäre vorhanden sind. Störungen können
ferner auch dadurch entstehen, daß die Leitungsdrähte mangelhaft isoliert sind
(siehe unten) oder daß die verschiedenen Kontaktschrauben usw. sich mit
einer feuchten Oxydschicht überzogen haben und dadurch selbst zur Entwicklung
von elektromotorischen Kräften Anlaß geben.

Das Normalelement dient zur Eichung des Akkumulators im Haupt-
stromkreise. Am gebräuchlichsten ist das sog. Westonelement, das ein Kadmium-

---

[1]) In derartigen Fällen kann man durch Isolieren des Elektrometers durch einen
Paraffinblock, auf den man es stellt, versuchen, die vagabundierenden Ströme auszuschalten.
Man kann auch in anderer Weise diesem Übelstand begegnen, indem man den ganzen Appa-
rat auf 2 Tischen aufstellt, die von gleicher Höhe sind und zwischen deren Platten ein geringer
Zwischenraum gelassen ist. Stellt man auf dem einen Tisch den Akkumulator mit dem
Rheostaten, sowie den Elektrometertaster, auf dem andern das Elektrometer und den ganzen
Nebenstromkreis auf, so ist damit gleichzeitig der Vorteil gewonnen, daß das Elektrometer
gegen die kleinen Erschütterungen geschützt ist, die evtl. beim Niederdrücken des Tasters
entstehen.

Normalelement ist. Das Westonelement ist fertig gefüllt zu beziehen, seine elektromotorische Kraft wird in der physikalisch-technischen Reichsanstalt Charlottenburg geprüft; man soll bei der Anschaffung desselben stets den amtlichen Prüfungsschein verlangen. Ein derartiges Normalelement ist in seiner elektromotorischen Kraft außerordentlich konstant und wird bei richtiger Behandlung nach noch so langem Gebrauch kaum jemals defekt. Nur ist es wie das Kapillarelektrometer äußerst empfindlich gegen Ströme, die etwa versehentlich durchgeschickt werden. Man darf es nur in der Weise schließen, daß man, wie das beim Kompensationsverfahren der Fall ist, einen Strom von annähernd gleicher Stärke entgegenschaltet. Hat man ihm z. B. durch falsche Schaltung Strom entnommen, so verliert es seine Konstanz (die elektromotorische Kraft sinkt um einige Millivolt); man muß es dann einige Zeit stehen lassen, bis es sich wieder regeneriert. Aus diesem Grund empfiehlt es sich, für die regelmäßig zu wiederholende Eichung des Akkumulators sich ein zweites Normalelement anzufertigen und das amtlich geeichte Instrument nur für die Kontrolle des selbst gefertigten Elementes zu reservieren.

Die Herstellung eines Kadmium-Normalelementes geschieht in der folgenden Weise[1]). Das H-förmige Glasgefäß (s. Abb. 155) trägt an beiden Schenkeln eingeschmolzene Zuleitungsdrähte aus Platin, deren jeder mit einer Klemmschraube in Verbindung steht. In die Kuppe des einen Schenkels bringt man so viel chemischreines Quecksilber (Reinigung des Hg siehe S. 264), daß der Platindraht vollständig bedeckt ist, in den anderen ebenso viel Kadmiumamalgam. Letzteres stellt man sich her, indem man 2—3 g Kadmium mit etwa 20 g Hg in einer Porzellanschale schmilzt, etwas abkühlen läßt und das Amalgam, das bei Zimmertemperatur zu einem Brei erstarrt, in noch flüssigem Zustand in den einen Schenkel

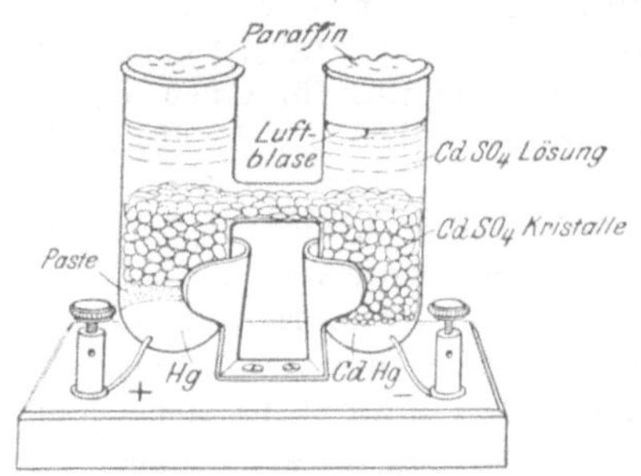

Abb. 155.   Kadmium-Normalelement.

des Gefäßes gießt. Da das Kadmium ein sehr sprödes Metall ist, benutzt man statt der käuflichen Stangen besser granuliertes Kadmium in kleinen Stücken. Auf das Quecksilber in dem einen Schenkel kommt weiter eine 5 mm hohe Schicht einer Paste, die man aus Kadmiumsulfat, Quecksilber und Merkurosulfat bereitet. Zu diesem Zweck verreibt man gleiche Gewichtsteile chemisch reines Kadmiumsulfat und destilliertes Wasser in einer Reibschale. Die über dem ungelöst gebliebenen Salz stehende gesättigte Lösung gießt man für weiteren Gebrauch ab, den Kristallbrei verwendet man zur Herstellung der Paste. Weiter wäscht man in einem kleinen Becherglas mehrere Messerspitzen Merkurosulfat (nicht Merkurisulfat) mit einigen Kubikzentimetern gesättigter Kadmiumsulfatlösung, um die dem Merkurosalz beigemischten löslichen Hg-Salze zu entfernen, dekantiert und wiederholt dies mehreremal. Schließlich gießt man die Kadmiumsalzlösung ab. Das gewaschene Merkurosulfat wird dann mit einigen Tropfen Hg und etwas gesättigter Kadmiumsulfatlösung in einer Reibschale zu einem gleichmäßig grauen Brei verrieben und derselbe auf das Hg im H-Gefäß gebracht. Schließlich beschickt man beide Schenkel mit erbsgroßen Stücken von festem Kadmiumsulfat und füllt mit gesättigter Kadmiumsulfatlösung auf. Dann verschließt man beide Schenkel, indem man geschmolzenes Paraffin eingießt, kleine Korkscheiben darüber deckt und diese mit Siegellack überzieht.

---

[1]) Die erforderlichen Chemikalien liefert Kahlbaum-Berlin und F. Köhler-Leipzig.

Damit das H-Gefäß infolge von Wärmeausdehnung nicht springt, hat man dafür
Sorge zu tragen, daß unter dem Paraffin eine Luftblase stehenbleibt. Ein so
angefertigtes Normalelement darf nicht gestürzt werden, es ist daher nicht
transportfähig. Um ein Durcheinanderschütteln der verschiedenen Schichten
zu vermeiden, kann man besondere Porzellanstützen (F. Köhler, Leipzig) in
beide Schenkel stellen. Das Element ist sofort gebrauchsfertig. Seine elektromotorische Kraft, die übrigens bei Verwendung reiner Chemikalien stets annähernd
dieselbe ist, muß mittels des geprüften Normalelements festgestellt werden.
Stellt sich bei der Kontrolle mit letzterem heraus, daß seine EMK um einige
Millivolt gegenüber diesem differiert, so kann man es trotzdem ohne Bedenken
verwenden, wofern nur diese Differenz sich als konstant erweist.

Die EMK eines Kadmium-Normalelements beträgt 1,0186 Volt bei 20°
(bei 15°: 1,0188, bei 25°: 1,0184). Die innerhalb des Erlaubten liegenden Abweichungen dürfen nicht mehr als $\pm$ 0,2 Millivolt betragen.

Leitungsdrähte und Ausschalter im Haupt- und Nebenstromkreis:
Auf die Beschaffenheit der Leitungsdrähte hat man mit Rücksicht auf die Isolierung die größte Sorgfalt zu legen. Wie beim Kapillarelektrometer gezeigt
wurde, können hier Fehler zu sehr unangenehmen Störungen bei der Messung
führen, die nachträglich oft nur mit großer Mühe eruiert werden. Deshalb sollen
sämmtliche Drähte nicht mit Seide, sondern mit Kautschuk überzogen sein, um
sie gegen Feuchtigkeit zu schützen. Im Hauptstromkreis müssen dicke Drähte
angewendet werden, damit durch sie der Widerstand nicht erhöht wird, während
für den Nebenstromkreis dünne Drähte erlaubt sind.

Als Ausschalter (A) ist einer für den Akkumulatorstromkreis und ein
zweiter für den Nebenstromkreis notwendig. Außerdem ist ein Umschalter
(U) im Nebenstromkreis erforderlich, um abwechselnd die Gaskette oder das
Normalelement einschalten zu können. Neuerdings empfiehlt Michaelis statt
zwei getrennter Drähte, die vom Umschalter (wie in der Tafel) zur Gaskette
resp. zum Normalelement gehen, nur einen einzigen Draht zu verwenden, den
man je nach Bedarf entweder mit der Gaskette oder mit dem Element verbindet.
Auf diese Weise umgeht man eine Fehlerquelle, die bei Anwendung von 2 Drähten
dadurch gegeben ist, daß der Stromkreis des Normalelements bis auf den Umschalter in sich geschlossen ist und bei mangelhafter Isolierung des letzteren
zu störenden Strömen Anlaß gibt. Die Grundplatten der Ausschalter und Umschalter sollen aus gut isolierendem Material sein, am besten aus Hartgummi,
nicht aus Holz. Die Anordnung der Drahtleitungen ergibt sich ohne weiteres
aus der Gesamtabbildung 149. Man beachte, daß die Ströme im Haupt- und
Nebenstromkreis gegeneinander geschaltet sein müssen. Zu berücksichtigen ist
dabei, daß in der Gaskette die Kalomelelektrode den — Pol, die Gaselektrode
den + Pol bildet.

Übungsbeispiel: Wie aus der Beschreibung der Methode hervorgeht,
erfordert die Bestimmung der [H'], besonders für denjenigen, dem physikalische
Untersuchungsmethoden nicht geläufig sind, eine gewisse Übung und die genaue
Kenntnis der verschiedenen Fehlerquellen, deren Außerachtlassung der Methode
den unberechtigten Vorwurf des Unberechenbaren einbringt, während sie tatsächlich alle Vorzüge der rein physikalischen Methoden besitzt.

Für den Anfänger seien hier nochmals an der Hand eines Übungsbeispiels die
einzelnen Phasen der Messung und die Berechnung des Resultates wiedergegeben.

Für die Übungsbeispiele sowie ferner um die Platinelektrode auf ihre richtige
Beschaffenheit zu kontrollieren, nimmt man die Messung an Flüssigkeiten vor,
deren Wasserstoffzahl genau bekannt ist. Als derartige Flüssigkeit empfiehlt
Michaelis das Standardazetatgemisch:

$$\frac{n}{1} \text{ Na OH} \qquad 50,0$$

$$\frac{n}{1} \text{ Essigsäure} \qquad 100,0$$

Dest. Wasser 350,0.

An dieser Lösung möge eine Messung vorgenommen werden.

Man beginnt zunächst mit der Eichung des Akkumulators, nachdem man vorher geprüft hat, daß er noch genügend geladen ist. Für die Eichung hat es sich wegen der Vereinfachung der Rechnung als praktisch erwiesen, die EMK des Akkumulators so zu regulieren, daß dieselbe genau $= 1{,}110$ Volt wird. Dann wird nämlich die EMK (vgl. Seite 256) von

$$G_k = \frac{1{,}110 \cdot R_1 \; (in \; \Omega)}{1110}$$

$$= \frac{R_1}{1000} \text{ Volt} = R_1 \, (in \, \Omega) \, \text{Millivolt}.$$

Das heißt, bei einer EMK des Akkumulators von $1{,}110$ Volt beträgt die EMK der zu messenden Gaskette nach vollständiger Kompensation soviel Millivolt als der Zahl Ω entspricht, die im Rheostaten R_1 eingeschaltet waren. In welcher Weise bringt man nun die EMK des Akkumulators (ca. $1{,}9$ Volt) unter Benutzung des Normalelements (EMK $1{,}0186$) auf $1{,}110$ Volt? Man benutzt hierbei wieder die Poggendorfsche Formel ($N = $ EMK des Normalelements, $A = $ diejenige des Akkumulators):

oder

$$\frac{N}{A} = \frac{R_1}{R_1 + R_2} = \frac{R_1}{1110}$$

$$R_1 = \frac{1110 \cdot N}{A} = \frac{1110 \cdot 1{,}019}{1{,}110} = 1019.$$

Mit anderen Worten, man hat im Rheostaten R_1 1019 Ω zu stöpseln und dementsprechend (da $R_1 + R_2 = 1110 \; \Omega$ sein muß) in R_2 91 ($=1110{-}1019$) Ω, und reguliert den Vorschaltwiderstand solange, bis das Kapillarelektrometer stillstehen bleibt.

Nachdem diese Einstellung des Akkumulators, die jeder Messung vorauszugehen hat (es wird sich im allgemeinen von Mal zu Mal immer nur um ganz geringe Verschiebungen am Vorschaltwiderstand handeln), geht man an die eigentliche [H˙]-Messung.

Man füllt, wie beschrieben, die H-Elektroden, und zwar stets zwei wegen der Kontrolle mit der oben bezeichneten Lösung, beschickt sie mit Wasserstoff und verbindet sie mit der KCl-Wanne. Man bestimmt zum erstenmal sofort nach der Zusammensetzung der Kette den in R_1 erforderlichen Widerstand. Zu diesem Zweck geht man am besten von einer Verteilung der Widerstände in beiden Rheostaten aus, bei der in jedem Kasten je 555 Ω eingeschaltet sind. Zeigt der Hg-Meniskus beim Einschalten Bewegung, so ändert man schrittweise den Widerstand in den Kästen, indem man zunächst in der Einerreihe beginnt und z. B. den 5 Ω-Stöpsel aus dem Rheostaten R_1 zieht und nach R_2 umsteckt, selbstverständlich stets in die entsprechende Öffnung, da ja die Gesamtsumme der Widerstände von R_1 und R_2 stets die gleiche sein soll. Bleibt jetzt die Bewegung des Meniskus ungefähr die gleiche, so versucht man es mit dem Transport eines größeren Widerstandes, z. B. 50 Ω. Angenommen, die nun erfolgende Bewegung des Meniskus geschieht in der umgekehrten Richtung wie vorher, so bedeutet das, daß die letzte Widerstandsänderung eine zu große war. Man wird es dann z. B. mit 40 Ω versuchen und so fort, bis der Meniskus nach dem Einschalten unbeweglich bleibt. Oft kommt es vor, daß schließlich eine eben noch bemerkbare Verschiebung des Meniskus nach der einen Richtung zu erkennen ist, während nach Umstöpseln von 1 Ω eine ebensolche im entgegengesetzten Sinne stattfindet, so daß also in keinem Fall absolute Ruhe am Elektrometer eintritt. Man schließt hieraus, daß 0,5 Ω der entsprechende Widerstand ist und addiert diesen Wert zu dem abgelesenen Widerstand von R_1. Bewegt sich ferner z. B. der Meniskus um einen etwas größeren Betrag nach oben, als beim Umstecken von 1 Ω nach unten, so wäre 0,7 resp. 0,3 Ω hinzuzuzählen.

Da sich das Potential der Gaskette im Verlaufe der folgenden Stunden ändert, so nimmt man mehrere Messungen hintereinander vor, und zwar unmittelbar nach der Zusammensetzung sowie etwa alle 10—15 Minuten im Laufe der nächsten 3 Stunden. Endgültig ist das Resultat, wenn drei aufeinanderfolgende Messungen etwa im Abstande von einer Viertelstunde den gleichen Wert liefern. Auch wird man abwechselnd verschiedene Elektroden einschalten, sowie auch die zweite Kalomelelektrode benutzen, um eine vergleichende Kontrolle zu haben[1]). Die sich hierbei ergebenden Resultate dürfen nicht mehr als um 0,5 Ω differieren. Für die beschriebene Standardazetatlösung mögen sich folgende Widerstandswerte ergeben:

$$
\begin{aligned}
&\text{Unmittelbar nach der Zusammensetzung} &&\ldots\ldots\ldots\; 506{,}0\ \Omega \\
&\text{\quad,,\quad einer Viertelstunde} &&\ldots\ldots\ldots\; 515{,}0\ \Omega \\
&\text{\quad,,\quad einer halben Stunde} &&\ldots\ldots\ldots\; 516{,}5\ \Omega \\
&\text{\quad,,\quad dreiviertel Stunden} &&\ldots\ldots\ldots\; 517{,}3\ \Omega \\
&\text{\quad,,\quad einer Stunde} &&\ldots\ldots\ldots\; 517{,}3\ \Omega \\
&\text{\quad,,\quad zwei Stunden} &&\ldots\ldots\ldots\; 517{,}3\ \Omega \\
&\text{\quad,,\quad drei Stunden} &&\ldots\ldots\ldots\; 517{,}3\ \Omega
\end{aligned}
$$

Als definitiver Wert für die Azetatlösung (bei 18°) ergibt sich demnach 517,3 Ω, d. h. die elektromotorische Kraft der Gaskette = 517,3 Millivolt. Man kontrolliert nun noch die Temperatur, bei welcher die Messung vorgenommen wurde, indem man ein genaues Thermometer in die KCl-Wanne taucht.

Die Messung ist damit beendigt und es folgt nun die Berechnung der [H·]. Zu diesem Zweck hat man zunächst das Potential der H-Elektrode festzustellen, indem man von der gefundenen EMK 0,5173 Volt das Potential der Kalomelelektrode 0,2503 abzieht. Man erhält

$$0{,}5173 - 0{,}2503 = 0{,}2670\ \text{Volt}$$

als Potential der H-Elektrode. Auf Grund dieses Wertes ermittelt man die [H·] nach der Formel Seite 255:

$$
\begin{aligned}
\log[\mathrm{H}^{\cdot}] &= -\frac{0{,}2670}{0{,}0001\,983 \cdot T} \\
&= -\frac{0{,}2670}{0{,}0577} \\
&= -4{,}627 .
\end{aligned}
$$

Demnach ist der Wasserstoffexponent (vgl. Seite 255) $p_H = 4{,}627$.

---

[1]) Bei Kontrolluntersuchungen mit mehreren Kalomelelektroden dürfen die Resultate gegenüber der Standardazetatlösung nicht mehr als um 1 Millivolt differieren.

Die [H·] selbst wird im allgemeinen stets als Potenz von 10 ausgedrückt:

$$\log\,[\text{H·}] = -\,4{,}627$$
$$= 0.373-5;\ \text{und indem man den Numerus auszieht}$$
$$[\text{H·}] = 0{,}0000236\ \text{norm.}$$
$$= 2{,}36.10^{-5}\ \text{norm.}$$

Bei der [H·]-Bestimmung von Blut muß man die Messung möglichst beschleunigen und zwar in der Weise, daß man auf die unmittelbar nach der Zusammensetzung der Kette vorgenommene Ablesung alle 5 Minuten weitere Ablesungen folgen läßt, bis etwa drei aufeinanderfolgende Messungen gleiche oder wenigstens nur im Bereich von 1 Millivolt schwankende Werte ergeben.

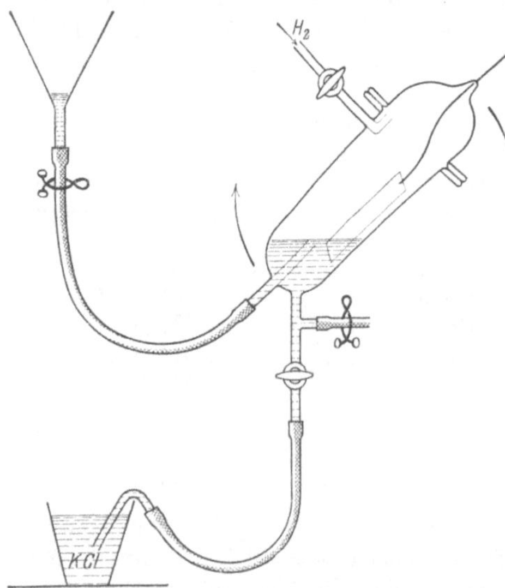

Abb. 156.
Wasserstoffelektrode nach Hasselbalch.

Weichen bei der Kontrollbestimmung die Resultate um nicht mehr als höchstens 2,5 Millivolt von der ersten Ablesungsreihe ab, so kann das Resultat als hinreichend genau angesehen werden. Dehnt man die Messung bei Blut auf längere Zeit aus, so kommt es oft zum fortschreitenden Sinken des Potentials, wodurch natürlich weitere Messungen zwecklos werden.

Bei der Untersuchung des Blutes ist, wenigstens theoretisch, mit der Möglichkeit zu rechnen, daß das Blut in den Wasserstoffgasraum Kohlensäure entweichen läßt. Dies müßte zur Folge haben, daß dadurch mindestens eine Änderung der Azidität stattfindet. Bei den Elektroden von Michaelis ist nun der Gasraum unverhältnismäßig klein im Vergleich zur Menge des angewendeten Blutes, so daß praktisch gröbere Ungenauigkeiten nicht zu befürchten sind. Es ist dies einer der Vorzüge dieser Elektrode.

Will man indessen bei besonders genauen Untersuchungen auch diesen Fehler vermeiden, so bedient man sich anders konstruierter Elektroden, die es ermöglichen, unter Beibehaltung der ersten Gasfüllung das zur Messung kommende Blut auszuwechseln, so daß aus der neuen Blutprobe keine CO_2 mehr in den Gasraum entweichen kann, da sich die CO_2 der ersten Blutprobe mit dem H bereits ins Gleichgewicht gesetzt hat.

Eine derartige Elektrode wurde von Hasselbalch angegeben (s. Abb. 156). Es handelt sich hierbei um ein Glasgefäß von einem Fassungsvermögen von ca. 15 ccm. Der obere kuppelartige Teil desselben läßt sich abheben und ist mit Hilfe eines Schliffes auf den unteren Teil aufgepaßt, die Dichtung des Schliffes erfolgt mittels Vaseline, wobei durch Federdruck beide Teile aufeinander gedrückt werden. Die Platinelektrode, die plattenförmig ist, befindet sich im Kuppelteil. Zunächst wird die Elektrode mit H-Gas gesättigt, indem man das leere Gefäß für eine halbe Stunde mit Wasserstoff füllt. Die zu messende Flüssigkeit wird hierauf durch den Schlauch, der in der Abbildung mit einem Trichter versehen ist, in einer solchen Menge in den Raum gebracht (ca. 7 ccm), daß die Elektrode gerade eintaucht, ferner wird das zweite am Boden des Gefäßes einmündende Rohr sowie der seitlich als Auslaß dienende Rohransatz durch Öffnen der Hähne mit Blut gefüllt und hierauf wieder geschlossen. Nun macht man mit der Elektrode 200 schaukelnde Bewegungen, taucht das untere Rohr in gesättigte KCl-Lösung, öffnet den Hahn, wartet, bis das Blut von den Wänden des Gefäßes heruntergelaufen ist, und bestimmt dann das Potential. Nun erneuert man die Blutprobe, indem man aus dem Trichterrohr Blut zufließen läßt und ebensoviel aus dem unteren Rohransatz abläßt, so daß der Gasraum unverändert bleibt, bestimmt wiederum das Potential, ohne die Elektrode zu schütteln und wiederholt dies noch einigemal, bis man konstante Potentialwerte erhält.

Nach Hasselbalch kann man das Schütteln der Elektrode auch maschinell durch einen Motor bewerkstelligen, was jedoch für Untersuchungen an Blut nicht unbedingt erforderlich ist. Bei Blutuntersuchungen wird man den Gummischlauch statt mit einem Trichter mit der mit Blut luftfrei gefüllten Spritze oder beim Tier evtl. direkt mit einem Blutgefäß mittels Kanüle verbinden.

Die Normalwerte für Menschenblut sind bei $18°$: $p_H = 7{,}591$ und $[H^·] = 2{,}56 \times 10^{-8}$, auf $38°$ umgerechnet: $p_H = 7{,}38$ resp. $[H^·] = 4{,}17 \times 10^{-8}$. Das Blut ist demnach nach dieser Methode untersucht eine Spur alkalisch. Bei pathologischen Fällen schwankt p_H zwischen $7{,}13$ und $7{,}74$.

Bestimmung der [H·]-Konzentration am entgasten Blut nach Hoeber.

In jüngster Zeit hat Hoeber darauf hingewiesen, daß man im Gegensatz zu der gewöhnlichen Gaskettenmethode, die auch in Fällen von ausgesprochener Azidose normale oder fast normale [H·]-Werte ergibt, andere die Säuerung besser zum Ausdruck bringende Resultate erhält, wenn man aus der zu untersuchenden Blutprobe die CO_2 auspumpt. Zu dem gleichen Ergebnis gelangt Ylppö, der daher zwei verschiedene Wasserstoffzahlen unterscheidet: erstens die „Grundwasserstoffzahl" = [H·]-Gehalt des entgasten Blutes und zweitens die „regulierte Wasserstoffzahl" = [H·]-Gehalt des nicht entgasten genuinen Blutes.

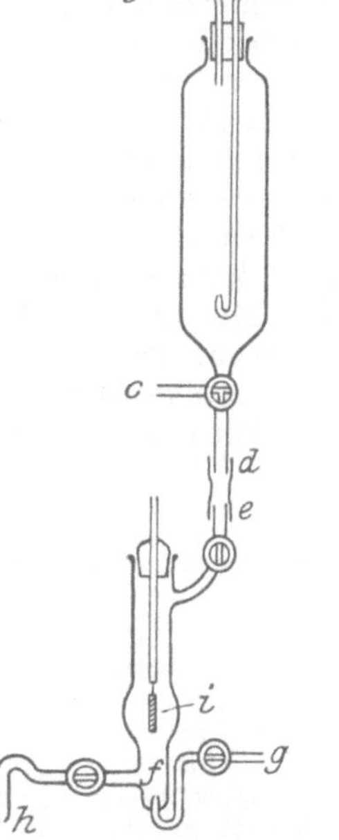

Abb. 157.
Apparat von Hoeber.

Hoeber bringt 5—10 ccm durch Oxalat oder Hirudin ungerinnbar gemachtes Blut in ein Tonometer von ca. 350 ccm Inhalt (Abb. 157). Das Tonometer ist bei a durch Druckschlauch an eine mit angefeuchteten Bimssteinstücken angefüllte Flasche angeschlossen, ebenso bei b an eine zweite Flasche. Die Rohrstücke c und d sind ebenso wie die Bohrung des zwischen c und d befindlichen Dreiweghahnes mit Quecksilber verschlossen. Zur Bestimmung versenkt man das Tonometer und die beiden Flaschen in ein Wasserbad von $38°$ und evakuiert vermittels einer an die zweite Flasche angeschlossenen Wasserstrahlpumpe während 15 Minuten. Nun wird durch die zweite Flasche unter Schütteln des Tonometers Wasserstoff eingeleitet und wiederum 10 Minuten evakuiert. Schließlich leitet man nochmals Wasserstoff ein, nimmt das Tonometer aus dem Wasserbade und verbindet es bei d mit dem Ansatz e der Gaselektrode durch Schlauch, nachdem das Quecksilber aus c und d und dem Dreiweghahn entfernt worden ist. Bevor darauf das Blut aus dem Tonometer in das etwa 2 ccm fassende Gefäß f der Elektrode übergeleitet wird, wird von g aus unter

sukzessivem Öffnen der Hähne bei h und e längere Zeit Wasserstoff durch
den Elektrodenraum und durch d und c geleitet. Danach erfolgt die Füllung
mit Blut so weit, daß der untere Rand des Platins i eben benetzt wird, und bis
zur Öffnung bei h. Die Elektrode hat alsdann meist binnen $1/_4$ Stunde konstantes
Potential; andernfalls kann von g aus nochmals Wasserstoff eingeleitet und bei e
durch d und c herausgeleitet werden.

Nach dieser Methode untersucht, verhält sich das Blut ganz schwach alkalisch. Nach Hoeber schwankt die Reaktion beim Menschen, Rind, Kaninchen,
Hammel und Meerschweinchen ungefähr zwischen $1{,}10^{-9}$ und $2{,}10^{-9}$ [H˙].

Indikatorenmethode nach Friedenthal und Schultz.

Die Anwendung von Indikatoren bei der Titration beruht bekanntlich
auf der Tatsache, daß die Indikatoren schwache Säuren oder Basen sind, deren
Ionen anders gefärbt sind als das undissozierte Molekül. Da somit die Farbenänderung des Indikators allein davon abhängig ist, ob sich derselbe im Zustand
der Dissoziation befindet oder nicht, ohne daß hierbei ein Zusammenhang mit
dem Neutralpunkt besteht, so ist es, wie Friedenthal zuerst gezeigt hat,
möglich, entsprechend den verschiedenen Dissoziationskonstanten der Indikatoren für jede Ionenkonzentration eine charakteristische Farbenänderung bestimmter Indikatoren zu finden. Es ist also auf diesem Wege möglich, durch
den Zusatz eines Indikators zu einer Lösung die Ionenkonzentration derselben
zu ermitteln.

I. H. Schultz hat dann die Friedenthalsche Methode für die klinische
Blutuntersuchung modifiziert und vereinfacht, indem er mit möglichst kleinen
Flüssigkeitsmengen arbeitet und die leichte Herstellbarkeit der Indikator-
lösungen anstrebt.

Er stellt sich zunächst aus Salzsäure und essigsaurem Natrium einerseits
und Barythydrat und Chlorammonium andererseits acht verschiedene Eich-
flüssigkeiten[1] (vier saure und vier basische) her, von denen je eine unmittelbar
am Neutralpunkt liegt und deren H-Ionenkonzentrationen untereinander immer
um 1 Zehnerpotenz differieren. Als Indikatoren dienen Anilinviolett, Anilin-
rot, Anilinorange, Paranitrophenol, Rosolsäure, Lackmus, Lackmoid, Phenolphthalein, Tropäolin 000. Es werden gesättigte Lösungen hergestellt, indem
je 2 g Indikator in 200 ccm destillierten Wassers von 30° gelöst und der unge-
löste Rückstand abfiltriert wird.

Sauer

	$HCl + CH_3COONa$ $1{,}0 \cdot 10^{-4}$	$HCl + CH_3COONa$ $2{,}0 \cdot 10^{-5}$	$HCl + CH_3COONa$ $3{,}0 \cdot 10^{-6}$	$HCl + CH_3COONa$ $2{,}5 \cdot 10^{-7}$
Anilin-Violett	Grün	Grünblau	Blaugrün	Blauviolett
Anilin-Rot	Blau	Blau	Blau	Violettbraun
Anilin-Orange	Rotbraun	Rotbraun	Gelbrot-Braun	Braungelb
Nitrophenol-para	Farblos	Farblos	Farblos	Farblos
Rosolsäure	Gelb	Gelb	Gelb	Gelb
Lackmus	Rot	Rot	Rot	Blau
Lackmoid	Rosa	Rosa	Rosa	Rosa
Phenolphthalein	Farblos	Farblos	Farblos	Farblos
Tropäolin 000	Gelb	Gelb	Gelb	Gelb

[1] Schultz arbeitete mit folgenden Lösungen: HCl 1,257 normal, CH_3COONa 1,0
normal, $Ba(OH)_2$ 0,395 normal, NH_4Cl 1,0 normal.

Basisch

	$Ba(OH)_2 + NH_4Cl$ $0,8 \cdot 10^{-7}$	$Ba(OH)_2 + NH_4Cl$ $2,0 \cdot 10^{-8}$	$Ba(OH)_2 + NH_4Cl$ $9,0 \cdot 10^{-9}$	$Ba(OH)_2 + NH_4Cl$ $7,0 \cdot 10^{-10}$
Anilin-Violett	Violett	Violett	Violett	Violett
Anilin-Rot	Gelbrot	Rot	Rot	Rot
Anilin-Orange	Hellrötlich Gelb	Gelb	Gelb	Gelb
Nitrophenol-para	Intensiv Gelb	Intensiv Gelb	Intensiv Gelb	Intensiv Gelb
Rosolsäure	Orange	Blaß Rotgelb	Rot	Rot
Lackmus	Blau	Blau	Blau	Blau
Lackmoid	Blau	Blau	Blau	Blau
Phenolphthalein	Sehr zart Rosa	Hell Rosa	Rosa	Rosa
Tropäolin 000	Gelb	Gelbrot	Mahagoni	Mahagonirot

Zur Vornahme der Eichung bringt man nach Schultz je 1 Tropfen der Eichflüssigkeit in 0,1 ccm der Indikatorflüssigkeit, wobei man sich zweckmäßig eines Tüpfelbrettes aus Porzellan bedient. Es ergibt sich dann vorstehende Tabelle, die der Arbeit von Schultz entnommen ist und in der die Werte sämtlicher Lösungen in H-Ionenkonzentration ausgedrückt sind.

Für die Alkaleszenzbestimmung des Blutes sind eine Reihe von Reaktionsgläsern mit weißem Untergrund (Uhrgläser) erforderlich, ferner einige Pipetten, mit denen sich 0,1 ccm abmessen lassen und ein Tropfgläschen für die zu untersuchende Flüssigkeit, z. B. eine Sahlische Hämometerpipette (0,02 ccm). Die Eigenfarbe des Blutes stört die Kontrolle der Farbe des Indikators nicht.

Nach dieser Methode läßt sich die wahre Reaktion des Blutes mit großer Annäherung bestimmen.

Untersuchung der Blutgase.

Die im Blut enthaltenen Gase, die im allgemeinen Gegenstand der Analyse sind, sind Sauerstoff, Kohlensäure und Kohlenoxyd. Um dieselben quantitativ aus dem Blut frei zu machen, stehen zwei verschiedene Wege zu Gebote, einmal die physikalische Methode, bei der durch Auspumpung des Blutes die Gase evakuiert werden, und zweitens die chemische Methode, mittels der unter Ablauf bestimmter chemischer Reaktionen die Blutgase in Freiheit gesetzt werden. Selbstverständlich gelten für die Blutgasanalyse die gleichen Regeln hinsichtlich der exakten Durchführung der Methode wie für die Gasanalyse im allgemeinen. Wenn demnach nur der mit der Technik der Gasanalyse Vertraute auf zuverlässige Resultate rechnen darf, so ist doch zuzugeben, daß durch die neuerdings vervollkommnete und sehr vereinfachte Methodik speziell der chemischen Gasanalyse auch dem weniger auf diesem Gebiete Geübten die Möglichkeit gegeben ist, mit einer relativ einfachen Apparatur Blutgasanalysen mit hinreichender Genauigkeit auszuführen.

Die erste Bedingung für ein zuverlässiges Resultat der Analyse ist selbstverständlich, daß die Blutprobe frisch ist. Das Blut ist steril zu entnehmen; jegliche bakterielle Zersetzung bewirkt grobe Fehler, da u. a. Kohlensäure dabei entwickelt wird. Der Zusatz von gerinnungshemmenden Stoffen beeinträchtigt die Gasanalyse nicht. Es empfiehlt sich sogar, um die Untersuchung zu erleichtern, dem Blut entweder etwas Hirudin in Substanz zuzusetzen oder in das zur Aufnahme des Blutes bestimmte Gefäß eine bestimmte Menge einer 1 proz. Hirudinlösung in physiologischer NaCl-Lösung zu bringen.

Von größter Bedeutung ist, daß die zu untersuchende Blutprobe auf dem Wege von der Entnahme bis zum Einbringen in den Blutgasapparat keine Entmischung infolge der spontanen Senkung der Erythrozyten erfährt. Namentlich ist bei stärker anämischem Blut mit dem schnellen Sedimentieren der Blutprobe zu rechnen.

Was die aus dem Blute zu gewinnenden Gase im einzelnen betrifft, so ist bezüglich des Sauerstoffes zu unterscheiden, ob man den Grad der Sauerstoffsättigung des Blutes, wie er in den Blutgefäßen herrscht oder die maximale beim Schütteln mit Luft aufgenommene Gasmenge bestimmen will. Soll eine Blutprobe unmittelbar aus einem Blutgefäß analysiert werden, so ist zu berücksichtigen, daß nach den Untersuchungen Pflügers sehr schnell ein Sauerstoffverlust eintritt (innerhalb von 10 Minuten über 10%). Die Überführung des Blutes in den Apparat zur Gasanalyse ist demnach mit größter Beschleunigung vorzunehmen und muß innerhalb der ersten drei Minuten beendigt sein.

Bezüglich der Genauigkeit der Sauerstoffbestimmung ist hervorzuheben, daß sich in manchen Blutarten gewisse leicht oxydable Bestandteile finden, die einen Verbrauch von Sauerstoff während der Untersuchung bedingen. Diese Sauerstoffzehrung veranlaßte dazu, in Untersuchungen über die respiratorische Kapazität des Hämoglobins an Stelle der Sauerstoffanalyse eine CO-Bestimmung des vorher mit CO gesättigten Blutes vorzunehmen, da in diesem Falle eine Gaszehrung ausgeschlossen ist (vgl. Kap. Hämometrie).

Schließlich ist noch daran zu erinnern, daß speziell im Venenblut Sauerstoff- und Kohlensäuregehalt innerhalb kürzester Zeit beträchtliche Schwankungen aufweisen können, die auf verschiedene im Einzelfall schwer kontrollierbare Einflüsse zurückzuführen sind.

Gewinnung der Blutgase durch Auspumpung.

Die vollständige Entgasung des Blutes durch Erniedrigung des Partialdruckes über dem Blut erfordert ein möglichst hohes Vakuum, das sich nur mit Hilfe von Quecksilberpumpen erzielen läßt. Es wurden zu diesem Zweck verschiedene Blutgaspumpen angegeben. Wir müssen es uns mit Rücksicht auf den Rahmen dieses Buches versagen, eine lückenlose Darstellung dieses Gegenstandes zu geben. Es sei an dieser Stelle auf die Bearbeitung der biologischen Gasanalyse von Franz Müller in Abderhaldens Handbuch, Band III, ferner auf die Bearbeitung Bohrs über die Gasarten des Blutes in Tigerstedts Handbuch der physiologischen Methodik, Band II, sowie auf Band VII der Ergebnisse der Physiologie (Barcroft, Blutgaswechsel) verwiesen.

Ein Haupterfordernis bei der Konstruktion einer guten Blutgaspumpe ist, daß der für die Aufnahme des Blutes bestimmte Rezipient sowie die mit ihm kommunizierenden Räume, vor allem aber der Vakuumraum für die Dauer der Untersuchung völlig luftdicht sind. Was dies anlangt, so hängt die Güte einer Blutgaspumpe vor allem von der Zahl und der exakten Ausführung der Hähne und Glasschliffe ab. Von letzteren ist am meisten die Konstruktion zu empfehlen, bei der durch einen Quecksilberverschluß das Eindringen von Luft unmöglich gemacht ist. Weiter ist im Interesse eines hohen Vakuums dafür zu sorgen, daß die Pumpe vollständig trocken bleibt und die bei der Entgasung des Blutes entstehenden Wasserdämpfe durch Trockenapparate und Kühlvorrichtungen vollständig beseitigt werden, bevor die Gase in das Vakuumgefäß übertreten. Letzteres soll keinerlei Hähne besitzen; der Abschluß gegen die Nebenapparate erfolgt durch gläserne Schwimmerventile, nach außen durch ein Barometerrohr. Schließlich ist noch die von Geppert gemachte Beobachtung zu berücksichtigen, daß das zum Schmieren der Hähne und Glasschliffe benutzte Fett Gase, speziell Sauerstoff, in nicht unbeträchtlicher Menge zu

absorbieren vermag und dadurch Fehler in der Analyse verursachen kann.
Man hat daher die Anwendung des Schmierfettes auf ein Minimum zu reduzieren,
indem man davon nur gerade so viel anwendet, daß die einander berührenden
Glasflächen, wenn man sie fest aufeinander drückt, klar durchscheinend sind.
Besonders zu vermeiden ist, daß beim Erhitzen des Rezipienten das flüssig gewordene Fett sich weiter ausbreitet oder daß gar Schmierfett in das Vakuumgefäß gelangt.

Um eine vollkommene Entgasung des Blutes möglichst schnell herbeizuführen, pflegt man das Blut auf eine Temperatur von etwa 40° zu erwärmen.
Es ist ferner wünschenswert, daß das Blut eine möglichst große Oberfläche für die
Gasaustreibung darbietet. Dies ergibt sich teilweise von selbst dadurch, daß
das Blut im Vakuum stark aufschäumt; unterstützend wirkt dabei, wenn wie
üblich die Dimensionen des Entgasungsgefäßes (Entschäumungsapparat) relativ
groß im Vergleich zu der untersuchten Blutmenge sind. Selbstverständlich
können die Blutgase nur dann vollständig ausgetrieben werden, wenn es zu
keiner Gerinnung kommt. Letztere wird vor allem dadurch vermieden, daß
das Blut im Schaumkolben in das mehrfache Volumen destillierten Wassers
einläuft sowie daß man die Temperatur nicht über 40° steigen läßt, auch darf
der Blutschaum an der Wand des Kolbens nicht antrocknen, was durch Anwendung eines kräftig wirkenden Kühlers vermieden wird. Die Gasaustreibung
erfolgt sehr rasch dadurch, daß man bereits
vor der Entgasung die Pumpe leer pumpt, so
daß nach Verbindung des Blutrezipienten
mit der Pumpe bereits wenige Entleerungen
genügen, um die Blutgase vollständig auszu-
treiben. Unterstützt und beschleunigt wird
die vollständige Entbindung der Gase dadurch, daß man am Ende des Versuches
Borsäure oder Phosphorsäure zu dem Blut
zufließen läßt.

Die Blutgaspumpe von Pflüger-Zuntz.

Die Konstruktion des Apparates ergibt
sich aus der Abb. 158. In dieser bedeutet A
den Entschäumungsapparat, der von einem
zweikugligen Rezipienten gebildet wird; derselbe steht in einem Wasserbade. Auf ihn
aufgesetzt ist ein zylindrischer Raum B mit
eingeschmolzenem Kühler, der mit dem
Trockenapparat C in Verbindung steht. Q ist
der mit Quecksilber gefüllte Kolben, durch
dessen Heben und Senken die Pumpe leer ge-
pumpt wird. Er ist mit dem Rohr D durch
einen Gummischlauch verbunden. Der Verschluß nach der das Eudiometer tragenden
Quecksilberwanne erfolgt durch das mehr
als barometerlange Kapillarrohr E. Wird das
Quecksilbergefäß Q so weit gehoben, daß die
Vakuumkugel vollständig mit Quecksilber
gefüllt ist, so wird die Luft aus der Pumpe
ausgetrieben, dabei erfolgt automatisch ein

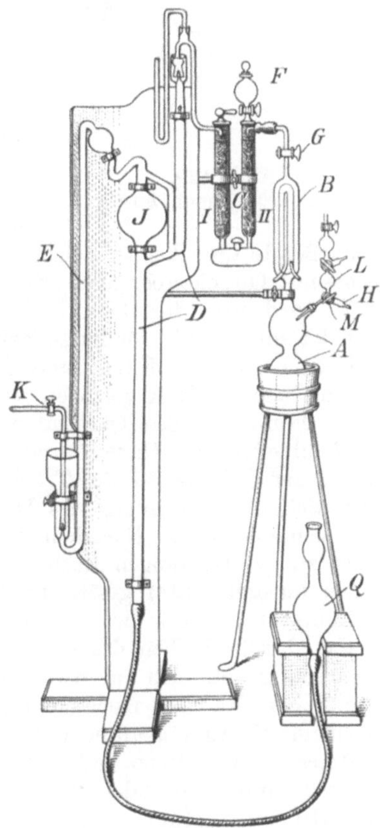

Abb. 158.
Blutgaspumpe nach Pflüger-Zuntz.

Verschluß gegen den Trockenapparat durch ein Schwimmerventil, das durch das Quecksilber gehoben wird, während es beim Senken des Quecksilbers die Verbindung mit dem Entgasungsapparat freigibt.

Bevor die Pumpe in Betrieb gesetzt wird, beschickt man den Trockenapparat C mit Schwefelsäure, die man in den Hahntrichter F füllt und mit der man die beiden Schenkel I und II befeuchtet. Sodann füllt man 50 ccm ausgekochtes destilliertes Wasser in den Entschäumungskolben und evakuiert den Apparat zunächst mit Hilfe einer Wasserstrahlpumpe, wobei man abwechselnd den Hahn G schließt und öffnet. Nachdem das Vakuum einen erheblichen Grad erreicht hat (ca. 10 mm Druck), bewirkt man die Entfernung des letzten Restes Luft, indem man behutsam das Gefäß Q hebt und senkt.

Das zu untersuchende Blut, das defibriniert ist bzw. mit Hirudin versetzt ist, befindet sich zweckmäßig in einem Blutmeßrohr nach Zuntz, das in Abb. 159

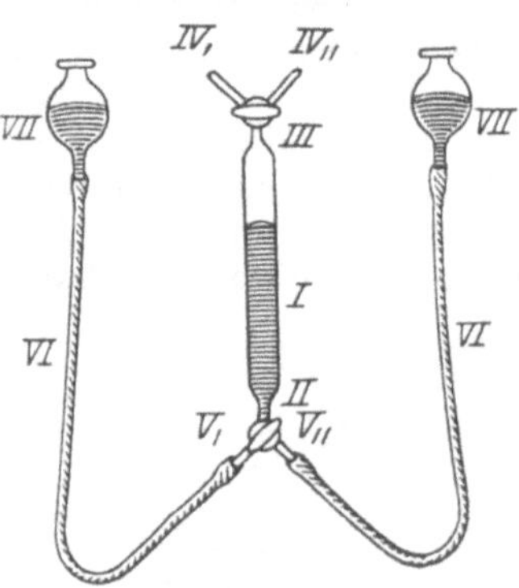

Abb. 159.
Blutmeßrohr nach Zuntz.

dargestellt ist (Die Abbildung ist dem von Franz Müller bearbeiteten Abschnitt in Abderhaldens Handbuch entnommen.). Das Rohr I ist bei II und III mit Doppelhähnen verschlossen. Die Druckkugeln VII sind mit Quecksilber gefüllt. Durch Heben derselben wird das in dem Meßrohr befindliche Blut aus IV entfernt, ohne daß dasselbe mit atmosphärischer Luft in Berührung kommt.

Um das Blut in den Entschäumungskolben der Pumpe aus dem Meßrohr eintreten zu lassen, verbindet man letztere bei IV mittels eines dickwandigen Kapillargummischlauches mit dem Rohransatz H und läßt kleine Mengen Blut in das im Rezipienten A befindliche destillierte Wasser übertreten, bis das aus VI nachfließende Quecksilber bei Hahn III angelangt ist. Schließlich muß H vollständig mit Quecksilber gefüllt sein. Vorher wird das Wasserbad auf 30° erwärmt.

Es wird nun der Hahn G, der den Entschäumungsapparat mit der Pumpe verbindet, mehrmals für kurze Zeit geöffnet, wobei die aus dem Blute frei gewordenen Gase den Kühler und den Trockenapparat passieren. Um die abgesogenen Gase nach K gelangen zu lassen, schließt man den Hahn G und hebt das bis dahin gesenkte Quecksilbergefäß Q, wodurch die in J befindlichen Gase nach K übertreten. Diese Prozedur wiederholt man mehrere Male. Zu beachten ist, daß der Schenkel I des Trockenapparates kühl bleiben muß, während der andere Schenkel II infolge des Durchtretens des mit Wasserdampf gesättigten Gases sich erwärmt. Nachdem man das Blut 10 Minuten hat kochen lassen, werden zur vollständigen Entbindung der CO_2 mehrere Kubikzentimeter heiße gasfreie (ausgekochte) gesättigte Borsäure oder 10 proz. Phosphorsäure durch den Rohrstutzen H in den Entgasungskolben eingeführt. Alle 10 Minuten wird das Gas durch Heben des Quecksilbergefäßes entleert; die Gesamtdauer der Auspumpung soll sich auf etwa 45 Minuten belaufen.

Soll bei der Untersuchung eines lebenden Versuchstieres das Blut direkt aus einem Blutgefäß entnommen werden, so wird eine Verbindung zwischen der Arterie oder Vene und dem Rohransatz H vermittels Kapillarschlauch hergestellt und je nachdem die Kugel L (7 ccm) allein oder außerdem die obere Kugel (10 ccm) gefüllt. Man läßt etwas Blut aus dem oberen Hahn austreten, so daß die Kugel vollständig gefüllt ist, schließt den oberen Hahn und stellt durch Drehen des Hahnes A die Kommunikation mit dem Entschäumungskolben her.

Um Kohlenoxyd aus dem Blute vollständig auszupumpen, läßt man, nachdem das Blut durch Erwärmen in destilliertem Wasser vollständig lackfarben geworden ist, durch den Rohransatz H mehrere Kubikzentimeter einer frischen, gesättigten luftfreien Ferrizyankaliumlösung in den Entschäumungskolben einfließen; nachdem man mehrmals ausgepumpt hat, läßt man, wie oben beschrieben, Phosphorsäure in den Kolben ein.

Dresers Pumpe zur Untersuchung kleiner Blutmengen.

Die von Dreser angegebene Pumpe, die zur Bestimmung der Kohlenoxydkapazität kleiner Blutproben dient, ist in ihren wesentlichen Bestandteilen in der Abb. 160 dargestellt. B ist ein Quecksilberbad, S ein kleines an dem Halter Z befestigtes Schüttelgefäß. Die Niveaukugel n ist mit Wasser gefüllt, das mit CO gesättigt ist; die sich daran anschließende Röhre M stellt eine Meßröhre zum Abmessen der durch das CO-Wasser nach B übergeführten CO-Menge dar. Die Meßröhre ist durch Auswägen von Quecksilbersäulen von genau gemessenen Längen, die in Intervallen von etwa 5 cm wachsen, kalibriert. Hat die Gassäule vor der Einwirkung auf das Blut eine bestimmte Länge, die sich nach Aufnahme einer bestimmten Menge CO durch das Blut um einen gewissen Betrag verkleinert, so ist die Differenz der Ausdruck der respiratorischen Kapazität des Blutes. Der Rohransatz T dient zum Einfüllen des Blutes. Die Kugel E hat ein Fassungsvermögen von 80 ccm und bildet den Entschäumungsraum, in welchem die Blasen des Blutschaumes zerspringen. Das CO-Gas wird vor dem Abmessen zur Analyse unter Quecksilbersperrung in einer Hempelschen Pipette über 10% NaOH aufbewahrt, die mit Natriumhydrosulfit gesättigt ist, um Spuren von CO_2 und O_2 zu beseitigen. Das CO-Gas wird nicht direkt in die Meßröhre umgefüllt, sondern mit Hilfe eines Umfüllzylinders, der sich in einem mit CO gesättigten Wasserbade befindet.

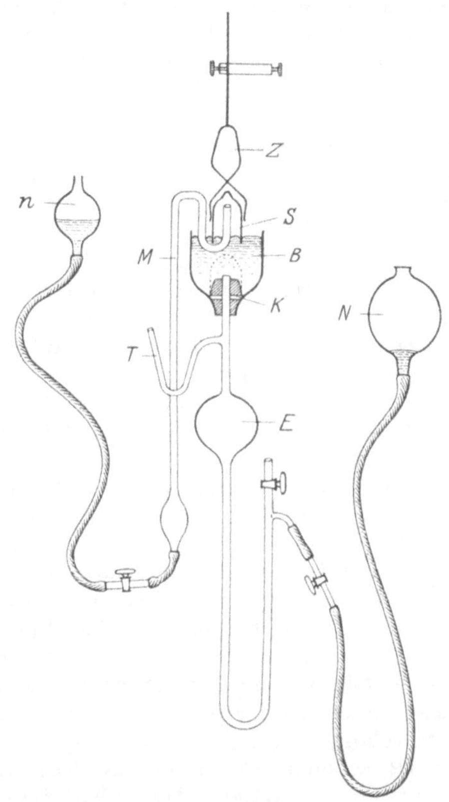

Abb. 160. Blutgaspumpe nach Dreser.

Die Untersuchung geht in folgender Weise vor sich: Man führt die bei t^0 und p Barometerdruck gemessene CO-Gasmenge in das vom Halter Z getragene Schüttelgefäß S, das in dem Quecksilberbad B mit Hg gefüllt ist. Bei der Überführung des Gases hat man darauf zu achten, daß nur wenige Tropfen von dem Sperrwasser zu dem Gase über das Hg übertreten. Nun senkt man die Quecksilberkugel N und entleert das Hg aus B zum größten Teil, so daß S sich auf den Kautschukstöpsel K aufsetzt, wobei aber der Quecksilberabschluß erhalten bleiben muß. Hierauf führt man die Blutprobe in den hakenförmig gebogenen Rohransatz T ein, wobei man mit Hilfe der Niveaukugel eine gelinde ansaugende

Wirkung ausübt, ohne daß aber Luft in den Apparat eintritt. Das zu untersuchende Blut wird in einem Wägegläschen in 0,5 ccm Natriumoxalatlösung aufgefangen und durch Differenzwägung auf die Milligramme genau gewogen, sodann mittels einer Augentropfpipette in das Rohr T übertragen. Das Blut bringt man quantitativ in den Apparat, indem man die letzten Reste im Wägegläschen durch je 4 Tropfen 0,9 proz. NaCl-Lösung in T einführt, dieses mehrmals wiederholt, indem man jedesmal vorsichtig ansaugt, bis im ganzen 2 ccm NaCl-Lösung verbraucht sind. Damit ist alles Blut aus dem Rohr weggewaschen Man hebt nun N und läßt das Quecksilber bis zur freien Öffnung von T steigen, verschließt dieselbe mit einem feuchten Stopfen, hebt N noch höher und löst dadurch das Gefäß S vom Stopfen K, wobei S durch den Halter Z geführt wird. Es wird nun, um das kräftige Schütteln des Blutes mit CO in S zu ermöglichen, für einen festen Verschluß von S gesorgt. Zu diesem Zweck wird in die untere Öffnung von S unter Quecksilber der auf der horizontalen Fußplatte befestigte Gummistopfen eines eisernen Halters eingepreßt, während man von oben die mit Kork gefütterte Gegenplatte aufdrückt und außerdem durch Anbringung von Gummizügen für einen sorgfältigen Verschluß des Gefäßes Sorge trägt, damit beim Schütteln in einem Becherglas von ca. 3 l Inhalt das Gefäß S absolut dicht bleibt. Man schüttelt nun kräftig mehrere Minuten, wobei das fein verstäubte Hg einen feinblasigen Blutschaum erzeugt, den man dadurch zum Schwinden bringt, daß man den Druck im Apparat vermindert. Man bringt das Gefäß S in das Bad B zurück und setzt es auf den Kautschukstopfen K auf, erniedrigt darin den Druck, indem man die Niveaukugel N senkt. Die Schaumblasen zerspringen zum größten Teil und der Schaum schwindet vollständig, wenn man die Streckung des Gasgehaltes durch nochmaliges Senken von N wiederholt. Schließlich erhält man auf diese Weise eine schaumfreie Trennung zwischen Blut und Gas, und entnimmt nun letzteres aus dem Gefäß S. Man hebt S von K ab, indem man durch Erheben von N das Bad B wieder vollständig mit Hg füllt. Während S am Stativ mittels Z befestigt ist, führt man von unten die Kapillare der mit alkalischer Hydrosulfitlösung gefüllten und mit CO gesättigten Hempelschen Absorptionspipette ein, saugt das Gas vollständig in die Pipette und achtet darauf, daß in die Pipette möglichst wenig Blut eindringt, indem man mit der Pipettenspitze schnell unter den Quecksilberspiegel geht. Nimmt man nun die Pipette aus B heraus, so ist das Gas durch eine Blutsäule und letztere nach außen durch Quecksilber abgesperrt. Zunächst findet nun an der Blut- und Hg-Säule eine geringe Einwärtsbewegung statt, solange nämlich CO_2 und O_2 aus dem Gase absorbiert werden. Ist dies beendet, so entleert man den CO-Rest in den Umfüllzylinder, den man in dem mit CO-Gas gesättigten Wasserbad bereit hält, saugt wie zu Beginn des Versuches das Gas wieder in die Meßröhre des Apparates und mißt die Länge der Gassäule (die jetzt natürlich kleiner ist) unter Berücksichtigung der Temperatur des Bades. Die Differenz der auf 0° und 760 mm Druck reduzierten Gasvolumina im Beginn und am Schluß des Versuches ergibt die respiratorische Kapazität des untersuchten Blutes, wobei man zweckmäßig jedesmal auf 100 ccm Blut umrechnet.

Mit der beschriebenen Methode erhielt Dreser im günstigsten Falle eine Genauigkeit von 0,5%.

Ähnliche Blutgaspumpen wurden von Bohr sowie Barcroft angegeben.

Die Analyse der Blutgase.

Die Analyse der durch Auspumpung des Blutes gewonnenen Gase kann auf verschiedene Weise ausgeführt werden. Besonders empfehlenswert ist das von A. Loewy angegebene Verfahren[1]), das sich gegenüber ähnlichen Methoden durch große Einfachheit auszeichnet. Es beruht auf dem Thermobarometerprinzip.

Der Apparat[2]) (Abb. 161) besteht aus einem hohen Wasserkasten mit gläsernen Wänden; in demselben befinden sich in einem Abstand von 5 mm zwei dickwandige Glasröhren A und B. Das Rohr A hat ein Lumen von 8 mm, B (das Analysenrohr) in seinem oberen Teil ebenfalls, während es im unteren Viertel, wie die Abbildung zeigt, sich erweitert und dort eine lichte Weite von 15 mm besitzt. A hat ein Fassungsvermögen von 30 ccm, B von ca. 60 ccm. Beide Röhren sind mit einer $^1/_2$ mm-Teilung versehen. Die unteren Enden der beiden Röhren, die offen sind, sind wasserdicht in den Boden des Wasserkastens eingelassen und stehen durch ein gabelförmiges Rohrstück und einen sich daran anschließenden sehr fest übersponnenen Gummischlauch mit einem mit Quecksilber gefüllten Niveaugefäß in Verbindung. An ihrem oberen Ende tragen beide Röhren Glashähne, A hat einen einfach durchbohrten Hahn, jenseits dessen das Rohr sich trichterförmig erweitert. Der Hahn von B ist doppelt schräg durchbohrt (b), jede der beiden Bohrungen geht in einen kapillaren Rohransatz über. Ein Gummigebläse mit einer tief in das Wasserbad reichenden Glasröhre bezweckt, durch gründliche Durchlüftung des Wassers Temperaturkonstanz in den verschiedenen Schichten herbeizuführen. Schließlich taucht in das Wasserbad ein in Zehntelgrade geteiltes Thermometer.

Zur Aufnahme der zu untersuchenden Gasprobe dient das Sammelrohr C, das mit dem Analysenrohr B in Verbindung steht. Das Sammelrohr ist 30 cm lang

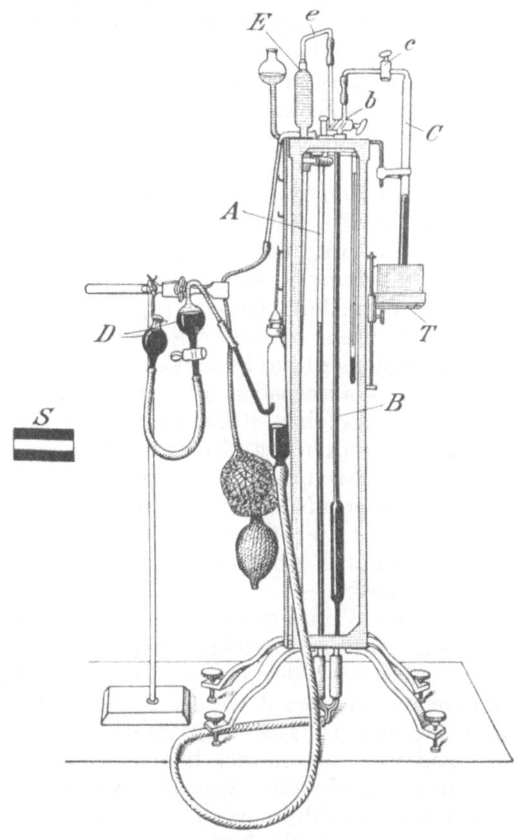

Abb. 161.

und 15 cm weit. Das obere Ende geht in eine horizontale Kapillare über, die einen Hahn trägt und in einem nach unten gebogenen kapillaren Rohrstück endet, das an seiner Mündung abgeschliffen ist. Man hält derartige Sammelrohre, die sämtlich (auch im kapillaren Teil) gleich kalibriert sein müssen, in größerer Anzahl vorrätig. An der Seitenwand des Wasserkastens trägt ein vertikal verschiebliches Tischchen T eine mit Quecksilber gefüllte Wanne. Man füllt zunächst das Sammelrohr C vollständig mit Quecksilber und einem Tropfen sauren Wassers und führt hierauf das aus der Pumpe gewonnene Gas

---

[1]) Bezüglich der Petterson-Haldaneschen Methode vgl. Abderhalden, Handb. d. biochem. Arbeitsmeth. Bd. III, 1, S. 587.
[2]) Zu beziehen durch die Vereinigten Fabriken für Laboratoriumsbedarf, Berlin N.

in das Rohr C über. Vorher hat man durch Heben des Quecksilberniveaugefäßes bewirkt, daß das Analysenrohr B vollständig einschließlich des kapillaren Teiles mit Quecksilber gefüllt ist.

Das Sammelrohr mit dem Gas bringt man nun in die Wanne bei T und verbindet den kapillaren Ansatz mit dem Kapillarrohr von B vermittels eines dickwandigen kapillaren Gummischlauches in der Weise, daß die abgeschliffenen Glasenden einander berühren. Man hat dabei darauf zu achten, daß auch der Gummischlauch vollständig mit Quecksilber gefüllt und frei von Luftblasen ist. Um sich hiervon zu überzeugen, senkt man nach Öffnen des Hahnes b die Niveaukugel und achtet auf das Erscheinen von Luftblasen im kapillaren Teil von B. Ist dies der Fall, so muß B mit C von neuem zusammengesetzt werden, nachdem man den Gummischlauch mit etwas mehr Quecksilber gefüllt hat. Um das Gas aus dem Rohr C nach B herüberzusaugen, öffnet man den Hahn c und senkt das Niveaugefäß. Es soll dabei das Quecksilber im Rohr C noch den Beginn des kapillaren Teils von C und die Bohrung des Hahnes c erfüllen, ferner soll der Druck, unter dem das Gas steht, ein niedriger sein, was man durch entsprechendes Senken der Niveaukugel erreicht. Man notiert nun den Stand des Meniskus sowie die Temperatur des Wasserbades.

Die Ablesung des Meniskus erfolgt wie üblich mit dem Fernrohr, kann aber auch nach dem Vorschlage Loewys unter Zuhilfenahme eines Spiegels vorgenommen werden. Derselbe (S) besteht aus einem 8 cm breiten, 25 cm langen Mattglasstreifen, dessen beide Längsseiten mit je einem 2 cm breiten Streifen belegten Spiegelglases bedeckt sind. Den Spiegel legt man an die hintere gläserne Wand des Wasserbades, die schon bei der Aufstellung des Apparates mittels Lotes in senkrechte Stellung gebracht wurde, in der Weise an, daß man die Quecksilberkuppe des Meniskus, das Spiegelbild des Meniskus und das Bild der eigenen Pupille in einer horizontalen Ebene erblickt; man verschiebt dann, ohne die Kopfhaltung zu ändern, den Spiegel soweit nach oben, daß die Mattscheibe hinter der Quecksilberkuppe erscheint; auf diese Weise ist eine vollkommen scharfe Ablesung möglich, die der Fernrohrablesung an Genauigkeit nichts nachgibt.

Um das Volumen des Gases zu kennen, das dasselbe bei dem abgelesenen Meniskus einnimmt, muß man vorher eine exakte Kalibrierung des Analysenrohrs und ebenso des Thermobarometerrohres vornehmen. Man verfährt dabei in folgender Weise: Bevor das Rohr in das Wasserbad versenkt wird, verbindet man das untere Ende mit einem kräftigen dickwandigen Kapillarschlauch, den man vielfach umwickelt und an den man einen Glashahn ansetzt, der an dem freien Ende eine Auslaufspitze trägt. Nun saugt man das Rohr mit Hilfe einer Wasserstrahlpumpe vollkommen mit Quecksilber voll, schließt den unteren Rand und nimmt die Kalibrierung bei vertikaler Stellung des Rohres vor. Durch Öffnen des unteren Hahnes läßt man kleine Mengen Quecksilber in tarierte Wägegläschen einfließen, bestimmt das Gewicht der ausgeflossenen Menge und liest jedesmal den Meniskus an der Skala des Rohres ab. Alsdann rechnet man das Quecksilbergewicht in Volumen um, so daß man für jeden Meniskusstand ein bestimmtes Volumen erhält. Für das Analysenrohr B ist nun noch als Korrektion das Volumen der Kapillare hinzuzuaddieren, die zwischen dem Hahn c des Sammelrohres und dem Kapillaransatz des Rohres B liegt. Loewy stellt eine Kalibriertabelle (siehe diese) nach den von Geppert (Die Gasanalyse, Hirschwald 1885) entwickelten Grundsätzen auf. Die Tabelle besteht aus je drei Kolumnen für das Thermobarometer und das Analysenrohr: die erste enthält die abgelesenen Zahlen der Skala, die zweite den Logarithmus des Grundkreises (Größe des Quecksilbervolumens der einzelnen Zonen dividiert durch deren Höhe), die dritte die Höhe ·in absoluten Werten[1]). Addiert man den Logarithmus des Höhenwertes zu dem Logarithmus des Grundkreises, so erhält man den Logarithmus des Volumens des Rohres an dem abgelesenen Skalenteil. (Näheres in der Arbeit von Loewy, Engelmanns Archiv f. Physiol. 1898.)

Schema einer Kalibriertabelle nach A. Loewy für das:

Thermobarometer (v)			Analysenrohr (v_1)		
Skala	$\log \dfrac{a}{c}$	$a \cdot c$	Skala	$\log \dfrac{a}{c}$	$a \cdot c$
17 · 78	0 · 74 244—1	17 · 83	0 · 89	0 · 72 966—1	0 · 68
17 · 80		17 · 85	0 · 90		0 · 69
18 · 00		18 · 05	1 · 00		0 · 79
20 · 00		20 · 05	3 · 87	0 · 73 203—1	3 · 64
24 · 00		24 · 05	3 · 90		3 · 67
24 · 97	0 · 73 858—1	25 · 30	4 · 00		3 · 77
25 · 00		25 · 33	8 · 00		7 · 77
28 · 00		28 · 33	8 · 74	0 · 73 479—1	8 · 46
28 · 07	0 · 73 626—1	28 · 55	8 · 80		8 · 52
28 · 10		28 · 58	9 · 00		8 · 72
29 · 00		29 · 48	12 · 00		11 · 72
31 · 00		31 · 48	12 · 82	0 · 73 714—1	12 · 47
33 · 00		33 · 48	12 · 90		12 · 55
33 · 09	0 · 73 696—1	33 · 51	13 · 00		12 · 65
33 · 10		33 · 52	18 · 00		17 · 65
34 · 00		34 · 42	18 · 86	0 · 73 787—1	18 · 45
			18 · 90		18 · 49
			19 · 00		18 · 59

Das gefundene Gasvolumen ist auf den Normalzustand (0⁰,760 mm Hg, Trockenheit) zu reduzieren. Die Temperatur ist bekannt; ferner ist zu berücksichtigen, daß das Gas wasserdampfgesättigt ist (dem Hg war ein Tropfen Wasser beigemischt worden); hingegen ist der Druck, unter dem das Gasvolumen steht, nicht bekannt. Die Reduktion auf den Normalzustand erfolgt mit Hilfe des Thermobarometerrohres A. Dasselbe enthält eine bestimmte Menge atmosphärischer Luft, die bei 0°, 760 mm Hg und Trockenheit ein Volumen von genau 10 ccm einnimmt. Nachdem das Rohr A längere Zeit im Wasserbad gestanden hat, um dessen Temperatur anzunehmen, liest man die Temperatur des Wassers ab und bestimmt ferner den herrschenden Barometerdruck und die Temperatur am Barometer. Dann berechnet man an der Hand der Landolt-Börnsteinschen Tabellen, welchem Volumen ein Gasquantum, welches bei 0°, 760 mm Hg und Trockenheit 10 ccm beträgt, unter den herrschenden Bedingungen der Temperatur, des Barometerdruckes und der Wasserdampfsättigung entspricht. Es wird nun der Quecksilbermeniskus auf den Teilstrich der Rohrskala eingestellt, der diesem Volumen entspricht (vgl. das über die Kalibrierung Gesagte). Nachdem man dann sofort den oberen Hahn von A geschlossen hat, gießt man etwas Quecksilber in den Trichter des kapillaren Rohransatzes.

---

[1]) Der absolute Wert der Höhe der obersten Kalibrierzone ist die Höhe, die die Zone haben würde, um das gesamte, auch in den Kapillaren enthaltene Volumen bei gleichem Grundkreise zu fassen; in den folgenden Zonen ist es die Höhe, die das Rohr haben müßte, wenn sein Querschnitt überall genau gleich dem Grundkreise der betreffenden Zone wäre.

Bezeichnet man mit v das abgelesene Gasvolumen im Thermobarometerrohr, mit v_1 dasjenige im Analysenrohr, ferner mit t die Temperatur des Wasserbades und mit a das im Thermobarometer abgesperrte Gasvolumen bei 0° und 760 mm Hg, so besteht die Proportion

$$\frac{x}{v_1} = \frac{a}{v}.$$

Diese Formel bedarf jedoch einer Modifikation, da die im Analysen- bzw. Thermobarometerrohr abgesperrten Gasvolumen unter verschiedenem Druck stehen. Unter Berücksichtigung dieser Druckdifferenz (d) und der Temperatur (t) ergibt sich für das auf den Normalzustand reduzierte Gasvolumen im Analysenrohr die Formel

$$x = \frac{v_1 \cdot a}{v} \pm v_1\, d \cdot \frac{1}{760 \cdot (1 + 0{,}00367\, t)}.$$

Werte für $\log \dfrac{1}{760\,(1 + 0 \cdot 00367\, t)}$ nach Loewy:

$t°\,C$	$\log \dfrac{1}{760\,(1+0\cdot00367\,t)}$	$t°\,C$	$\log \dfrac{1}{760\,(1+0\cdot00367\,t)}$	$t°\,C$	$\log \dfrac{1}{760\,(1+0\cdot00367\,t)}$	$t°\,C$	$\log \dfrac{1}{760\,(1+0\cdot00367\,t)}$
12·0	0·10047—3	16·0	0·09441—3	20·0	0·08843—3	24·0	0·08253—3
1	32	1	26	1	28	1	38
2	17	2	11	2	13	2	24
3	02	3	0·09396—3	3	0·08798—3	3	09
4	0·09986—3	4	81	4	83	4	0·08194—3
5	71	5	66	5	69	5	80
6	56	6	51	6	54	6	65
7	41	7	36	7	39	7	50
8	25	8	21	8	24	8	36
9	10	9	06	9	10	9	21
13·0	0·09895—4	17·0	0·09291—3	21·0	0·08695—3	25·0	07
1	80	1	76	1	80	1	0·08092—3
2	64	2	61	2	65	2	78
3	49	3	46	3	50	3	63
4	34	4	31	4	35	4	48
5	19	5	16	5	21	5	34
6	04	6	01	6	06	6	19
7	0·09788—3	7	0·09186—3	7	0·08591—3	7	05
8	73	8	71	8	76	8	0·07990—3
9	58	9	56	9	62	9	76
14·0	43	18·0	41	22·0	47	26·0	61
1	28	1	26	1	32	1	46
2	13	2	11	2	17	2	32
3	0·09698—3	3	0·09096—3	3	03	3	17
4	82	4	81	4	0·08488—3	4	03
5	67	5	66	5	73	5	0·07888—3
6	52	6	51	6	58	6	74
7	37	7	36	7	44	7	59
8	22	8	21	8	29	8	44
9	02	9	07	9	14	9	30
15·0	0·09592—3	19·0	0·08992—3	23·0	00	27·0	16
1	76	1	77	1	0·08385—3	1	01
2	61	2	62	2	70	2	0·07787—3
3	46	3	47	3	56	3	72
4	31	4	32	4	41	4	58
5	16	5	17	5	26	5	43
6	01	6	02	6	12	6	29
7	0·09486—3	7	0·08887—3	7	0·08297—3	7	14
8	71	8	73	8	82	8	00
9	56	9	58	9	68	9	0·07688—3

In dieser Formel gilt das + Zeichen, wenn der Meniskus im Analysenrohr niedriger, das — Zeichen, wenn er höher als im Thermobarometerrohr steht. Den Wert für $(1 + 0{,}00367\,t)$ findet man in den Landolt - Börnsteinschen Tabellen.

Nachdem auf diese Weise das Volumen der aus dem Blute frei gemachten Gase bestimmt ist, schreitet man zur Analyse derselben, indem man die Menge des in dem aufgefangenen Gas enthaltenen Sauerstoffs und der Kohlensäure bestimmt. Die Kohlensäure ermittelt man in der Weise, daß man etwas Kalilauge (120 g KOH auf 100 ccm Wasser) aus einer Spritze, die mit einer am Ende umgebogenen Kapillare armiert ist, in das Sammelrohr C aufsteigen läßt. Durch Heben des Quecksilberniveaugefäßes läßt man jetzt nach Öffnen des Hahnes c das in Bürette B befindliche Gas in das Sammelrohr übertreten, saugt es wieder nach B zurück und wiederholt diese Prozedur mehrere Male, wobei zu vermeiden ist, daß die Lauge über c hinaus in den Apparat eindringt. Im Verlaufe kürzester Zeit ist die gesamte Kohlensäure von der Lauge absorbiert.

Die sich daran anschließende Absorption von Sauerstoff kann man entweder mit Pyrogallussäure oder mit ammoniakalischer Kupferlösung vornehmen. Letzterer Methode ist nach Loewy der Vorzug zu geben. Arbeitet man mit Pyrogallussäure, so bedient man sich des in der Abbildung mit D bezeichneten Apparates. In demselben ist die Pyrogalluslösung (1 Teil Pyrogallussäure in 3 Teilen Wasser, 1 Teil dieser Lösung mit 4 Teilen der für die Kohlensäureabsorption angegebenen KOH vermischt) zwischen zwei Quecksilbersäulen abgesperrt. Die Entleerung erfolgt durch Heben der Niveaukugeln. Man läßt eine gewisse Menge von der Lösung (für den Sauerstoff aus 20 ccm Blut genügt eine Schicht von 2 bis $2^1/_2$ cm) in das Rohr C steigen und führt das Gas wie bei der Kohlensäureabsorption aus B nach C über. Die Absorption erfolgt nicht so rasch wie bei CO_2. Man muß infolgedessen das Gas mehrmals hin und her treiben und schließlich den übriggebliebenen kleinen Rest von Gas durch vorsichtiges Schütteln von C zur Absorption bringen. Die Prozedur erfordert etwa 5 bis 10 Minuten. Schwierig ist es, die letzten Spuren von O_2 von der Lösung absorbieren zu lassen. Mehrfache Ablesung nach dem Schütteln ist unerläßlich.

Vorzuziehen ist die Hempelsche Kupfermethode, die man nach Loewy folgendermaßen ausführt. Der linke Kapillaransatz des Rohres B steht mit der Pipette E in Verbindung, und zwar mittels einer 0,5 mm weiten Kapillare. Die Pipette ist mit Röllchen aus blankem Kupferdrahtnetz, der verjüngte Teil mit kleinen das Lumen ausfüllenden Kupferringen angefüllt. Die Flüssigkeit, die das Kupfer umspült, ist eine Lösung von kohlensaurem Ammoniak (1 Teil Ammoniak, 4 Teile einer konzentrierten Lösung von kohlensaurem Ammoniak). Loewy empfiehlt nun, bevor man B mit C verbindet, etwas atmosphärische Luft in die Pipette E überzutreiben, wodurch der Sauerstoff absorbiert wird, und wieder zurückzusaugen. Es ist dann die kapillare Strecke bis zum Hahn b mit reinem Stickstoff gefüllt. Man stellt die Kupferlösung auf eine bestimmte Marke im aufsteigenden Schenkel von e ein. Um die Absorption des O_2-hältigen Gasgemisches durch die Kupferlösung zu bewirken, hebt man nach entsprechender Drehung des Hahnes b das Niveaugefäß so weit, daß das Quecksilber im Rohr B bis zur Hahnbohrung von b gelangt und läßt das Gas 3—4 Minuten mit der Kupferlösung in Berührung. Das durch das hierauf erfolgende Senken des Niveaugefäßes zurückgesaugte Gas enthält keinen Sauerstoff mehr. Nun ist noch die kleine Gasmenge, die sich zwischen den Hähnen b und c sowie in der Kapillare an der Pipette befindet, übrig, die ebenfalls von O_2 zu befreien ist. Aus diesem Grunde wird der von O_2 befreite Gasrest nochmals in das Rohr C übergeführt, wieder zurückgesaugt und nach E übergetrieben. Die Umdrehung des Hahnes b,

durch die die Absperrung des in der Kapillare zwischen b und c vorhandenen Gas-
quantums von dem im Analysenrohr bewirkt wird, hat erst dann zu erfolgen,
wenn man durch Senken der Niveaukugel die Gasmasse unter stark negativen
Druck gesetzt hat. In diesem Falle ist das nun noch in der Kapillare zurückgebliebene Sauerstoffquantum sehr gering. Schließlich führt man nochmals
das Gas aus dem Rohr B nach C über, holt es bei stark gesenktem Niveaugefäß
zurück, schließt den Hahn b und treibt es wieder in die Kupferlösung. Nunmehr
sind die O_2-Mengen, die sich noch in der Kapillare befinden, so gering, daß ein
wesentlicher Fehler nicht mehr zu befürchten ist.

Die geschilderte Methode der Kohlensäure- und Sauerstoffabsorption geht
rasch vonstatten und ist im Verlauf von etwa 20 Minuten beendet.

Für die Genauigkeit der Resultate ist naturgemäß eine möglichst
exakte Ablesung des Meniskus von großer Bedeutung. Von Vorteil ist es ferner,
wie schon erwähnt, das Gas unter vermindertem Druck zu setzen, da hierbei
gewisse Abweichungen vom wirklichen Werte geringer ausfallen. Bei sorgfältiger
Beobachtung aller Kautelen machen sich Abweichungen bei Kontrollbestimmungen erst in der dritten Dezimale bemerkbar; die
Fehlergröße bewegt sich also in Kubikmillimetern.

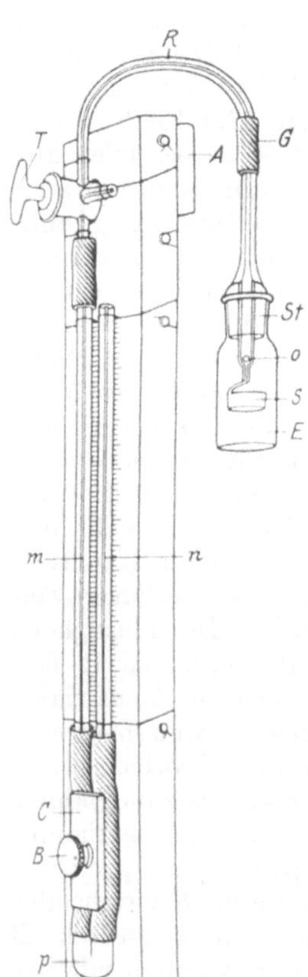

Abb. 162. Apparat zur
Untersuchung der Blut-
gase nach Barcroft-
Haldane.

Die chemische Methode der Blutgasanalyse
(Ferricyanid-Methode).

Hüfner und v. Zeynek sowie unabhängig von
diesen Haldane haben gezeigt, daß das Blut unter der
Einwirkung einer Ferrizyanidlösung bei der dabei erfolgenden Umwandlung in Methämoglobin den locker gebundenen Sauerstoff quantitativ abgibt; Voraussetzung
dabei ist, daß das Blut vorher lackfarben gemacht ist.
In gleicher Weise läßt sich aus Kohlenoxydblut auf
diesem Wege das CO gasförmig in Freiheit setzen.
Schließlich kann man an derselben Blutprobe bei diesem
Verfahren auch noch die Kohlensäure bestimmen,
indem man letztere durch Säurezusatz zum Blut aus-
treibt. Die Menge der frei gewordenen Gase wird mit
einem Manometer gemessen. Hierauf basiert eine von
Barcroft und Haldane angegebene handliche Methode
der Gasanalyse des Blutes, die das umständliche Auspumpen des Blutes sowie die sich daran anschließende
Gasanalyse entbehrlich macht.

Apparat von Barcroft-Haldane.

Der Apparat von Barcroft und Haldane (Pye
and Sons, Cambridge) besteht im wesentlichen aus einem
Wassermanometer, mittels dessen die Gasdruckerhöhung
gemessen wird, die bei dem Freiwerden des Sauerstoffes
aus einer Blutprobe, die mit Ferrizyankalium versetzt
ist, entsteht.

Auf einem schmalen Brett (Abb. 162) sind zwei
genau gleich kalibrierte gläserne Manometerröhren mit
einer Millimeterskala befestigt; das untere Ende derselben
steht mit einem kleinen Glasgefäß luftdicht in Verbindung.

Letzteres ist unten durch einen kleinen Gummiballon verschlossen, der mit Hilfe einer Schraubenvorrichtung komprimiert werden kann. Bei einem neuerdings modifizierten Apparat wenden die Verfasser (Ergebn. d. Physiol. 3) statt des Gummiballons eine Einrichtung an, die in Abb. 163 dargestellt ist. Hier geht jede der beiden Manometerröhren in ein Stück Gummischlauch (m und n) über und beide Schlauchstücke stehen durch ein U-förmiges Rohr aus Glas (p) miteinander in Verbindung. Die Metallplatte C läßt sich mit Hilfe der Schraube B verstellen und übt dabei einen wechselnden Druck auf die beiden Gummischläuche aus, so daß man durch Drehen der Schraube das Niveau des Wassers in dem Manometer sehr genau justieren kann. Während das eine der beiden Manometerrohre oben offen ist, trägt das andere einen T-Hahn (T), an den sich ein gebogenes Glasrohr R anschließt, das zu dem Entgasungsgefäß führt. Die Verbindung mit letzterem erfolgt durch einen kurzen dicken Gummischlauch derart, daß die Enden der Glasröhren sich unmittelbar berühren. Das Entgasungsgefäß E ist ein kleines Glasgefäß, das nach Art der Wägegläschen einen eingeschliffenen Stöpsel (St) besitzt. Es faßt etwa 30 ccm. Der Glasstöpsel trägt in der Mitte ein Glasrohr, das ihn durchsetzt und im Innern des Gefäßes mit einer Öffnung (o) mündet. An das Glasrohr ist ein kleines Glasschälchen von etwa $1/_2$ ccm Fassungsvermögen angeschmolzen, dessen Breite so bemessen ist, daß es bequem den Hals des Entgasungsgefäßes passieren kann. Wie die Abb. 162 zeigt, befindet sich das Schälchen, wenn der Stopfen adaptiert ist, in der Mitte des Entgasungsgefäßes.

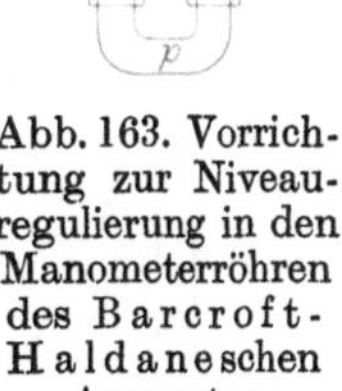

Abb. 163. Vorrichtung zur Niveauregulierung in den Manometerröhren des Barcroft-Haldaneschen Apparates.

Bevor man eine Bestimmung mit dem Apparat vornimmt, ist er zunächst in allen seinen Teilen sorgfältig zu reinigen. Man nimmt den Apparat von dem Holzstativ ab und zerlegt ihn in seine einzelnen Bestandteile. Die Manometerröhren müssen besonders sorgfältig gereinigt werden, damit später bei der Messung des Druckes das Wasser die Innenfläche der Glasröhre vollständig benetzt und keine Flüssigkeitströpfchen infolge von Verunreinigung des Glases an demselben beim Sinken des Meniskus hängen bleiben, wodurch grobe Fehler beim Ablesen entstehen würden. Die Reinigung erfolgt am sichersten durch Auskochen der Röhren mit Chromsäure (verdünnte Schwefelsäure und Kaliumbichrom.), worauf mit Wasser nachgespült wird. Ohne die Röhren zu trocknen, werden sie dann mit der Manometerflüssigkeit gefüllt. Hierzu nimmt man entweder Wasser oder nach dem Vorschlage Brodies eine Lösung von Gallensalzen vom spezifischen Gewicht 1034, was die Berechnung der Resultate erleichtert, da der Atmosphärendruck = 10000 mm dieser Lösung ist.

Vor der erstmaligen Benutzung des Apparates ist eine Eichung sowohl der einen mit dem Entgasungsgefäß in Zusammenhang stehenden Manometerröhre wie des Entgasungsgefäßes vorzunehmen. Die Manometerröhre eicht man nach dem Vorschlag von Barcroft-Morawitz mit Quecksilber; den Inhalt des Entgasungsgläschens bestimmt man, indem man das Gefäß leer wiegt, es dann offen unter Wasser taucht, unter Wasser verschließt und das gefüllte Gefäß wieder wiegt. Die ermittelten Zahlen notiert man am Apparat.

Bei der Füllung des Manometers mit Flüssigkeit hat man sorgfältig darauf zu achten, daß keine Luftblasen in dem Apparat und vor allem in dem unteren Verbindungsstück zurückbleiben. Luftblasen in den Manometerröhren saugt man zweckmäßig mit einer langen Pasteurschen Kapillarpipette ab oder man schwingt den Apparat im Halbkreise, wodurch infolge der Zentrifugalkraft die

Luftblasen nach oben steigen (Barcroft-Morawitz). Nachdem alle Luftblasen beseitigt sind, reguliert man die Niveauhöhe der Flüssigkeit im Manometer. Zu diesem Zweck muß man evtl. eine entsprechende Menge Flüssigkeit absaugen und die Druckvorrichtung BC durch Aufdrehen der Schraube ganz entspannen. Auf diese Weise ist die Flüssigkeitssäule niedrig, was den Vorteil bietet, die ganze Höhe der Manometerröhren bei der Bestimmung auszunutzen.

Schließlich sorgt man für eine zuverlässige Abdichtung der einzelnen Rohrverbindungen, indem man die Stellen, an denen Gummi mit Glas verbunden ist, mit heißem, verflüssigtem Gummi einreibt und die Rohrenden mit Zwirnfäden umwickelt. Der T-Hahn sowie der Rand des Stopfens des Entgasungsgläschens werden mit etwas Ung. cereum eingerieben.

Die Bestimmung beginnt damit, daß man das Entgasungskölbchen mit 1,5 ccm Ammoniaklösung beschickt, die das Blut lackfarben macht. Hierzu dient eine Lösung von 4 ccm NH_3, spezifisches Gewicht 0,88, in 1 l. Die NH_3-Lösung hält man in größerer Menge vorrätig, am besten in einer Vorratsflasche, aus der man sie mittels Schlauchs in eine Bürette fließen läßt. Die Flasche ist nach dem Vorschlage von Franz Müller mit einem Natronkalkrohr versehen, das die von außen eintretende Luft passiert (vgl. Abb. 164). Nun bringt man die Blutprobe in das Entgasungsgefäß. Man mißt genau 1 ccm Blut mit einer sehr exakten Pipette ab, befreit deren Spitze von dem außen daran haftenden Blut und läßt das Blut, indem man die Spitze der Pipette in die NH_3-Lösung senkt, vorsichtig ausfließen, so daß es sich am Boden des Gefäßes ansammelt und von der Luft durch die NH_3-Lösung abgesperrt ist. Da zwischen dem Beschicken des Kölbchens mit NH_3 und dem Einfüllen des Blutes einige Zeit vergeht,

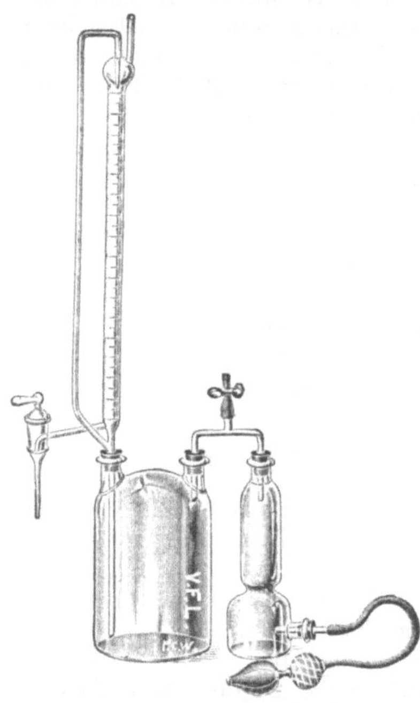

Abb. 164.   Vorratsflasche für Ammoniak nach Franz Müller.

während welcher das NH_3 leicht Kohlensäure aus der Luft aufnehmen könnte, soll man das offenstehende Gefäß mit NH_3, bis es mit dem Blut beschickt ist, an einem offenen Fenster stehen lassen. In das Schälchen S des Stopfens werden vorsichtig 0,3 ccm einer gesättigten Kaliumferrizyanidlösung pipettiert. Nachdem das Blut in das Entgasungskölbchen gebracht ist, verschließt man es mit dem Stopfen St und schließt den Hahn T. Man taucht nun das Entgasungskölbchen in eine große, mit Wasser gefüllte Wanne, so daß auch das Verbindungsstück G sich noch unter Wasser befindet. Das Stativ wird außerhalb der Wanne an dem Bügel A aufgehängt. Die Beobachtung des Flüssigkeitsmeniskus am Manometer läßt zunächst ein Steigen desselben in m erkennen. Durch wiederholtes Öffnen des Hahnes T wird solange das Manometer mit der Außenluft in Verbindung gesetzt, bis das Niveau der Flüssigkeit keine Änderung mehr zeigt. Der Punkt, an dem der Meniskus dann stehenbleibt, gilt als Nullpunkt. Nachdem der Hahn T nun definitiv geschlossen wird, sorgt man durch vorsichtig rotierende Bewegungen des Entgasungsgefäßes für eine gründliche Vermischung des Blutes mit dem NH_3, um das Blut lackfarben zu machen. Das Ferrizyankalium darf nicht eher dem Blute zugesetzt werden, als bis letzteres vollkommen lackfarben geworden ist, was man daran erkennt, daß es völlig durchsichtig erscheint. Alsdann läßt man die Ferrizyanidlösung dem Blute zufließen, indem man das Kölbchen vorsichtig seitwärts neigt, wodurch die Lösung aus dem Schälchen ausfließt. Durch kräftiges Schütteln, wobei zu vermeiden ist, daß die Öffnung o durch Flüssigkeit verschlossen wird, bewirkt man eine gründliche Durchmischung der Salzlösung mit dem Blut und taucht das Gefäß wieder in das Wasserbad, dessen Temperatur man notiert. Infolge der Entwicklung von Sauerstoff wird der Meniskus in der Manometerröhre m herabgedrückt. Man läßt nun das Entgasungsgefäß etwa 10 Minuten im Wasser und bringt das Niveau im Rohr m durch Drehen der Stellschraube wieder an den Teilstrich der Skala, von dem man bei Justierung des Apparates ausgegangen war. Man schüttelt nun von neuem das Kölbchen E, versenkt es wiederum ins Wasser und stellt erneut den Meniskus auf den Nullpunkt ein. Man wiederholt diese Prozeduren so lange, bis man keine Veränderung des Manometerniveaus mehr beobachtet. Da immer wieder auf die ursprüngliche Nullstellung in m eingestellt wird, so ist entsprechend der Druckzunahme infolge der Sauerstoffentwicklung das Niveau in n gestiegen. Man hat nun darauf zu achten, daß sich dieses im Laufe der nächsten 10 Minuten nicht ändert und insbesondere (unter Vergleich eines gleichzeitig in den Versuch eingestellten Thermobarometers, siehe unten) nicht sinkt. Ist dies der Fall, so ist mit der Anwesenheit sauerstoffzehrender Stoffe (vgl. S. 296) im untersuchten Blute zu rechnen (Franz Müller). In diesem Falle ist die Ferrizyanidmethode zur Blutgasanalyse nicht anwendbar.

Für exakte Untersuchungen ist es zur Kontrolle des Resultates unerläßlich, stets zwei Apparate gleichzeitig nebeneinander in der beschriebenen Weise mit dem zu untersuchenden Blut zu beschicken und sich davon zu überzeugen, daß die abgelesenen Resultate miteinander genau übereinstimmen. Ferner ist unbedingt erforderlich, daß ein dritter Apparat, dessen Entgasungskölbchen statt mit Blut mit 1 ccm luftfreiem destillierten Wasser gefüllt ist, mit in jeden Versuch eingestellt wird. Dieser Apparat dient als Thermobarometer. Alle drei Apparate werden so montiert, daß ihre Entgasungsgefäße in eine gemeinsame große Wasserwanne eintauchen. Bei jedem Apparat verfährt man bezüglich der Behandlung des Entgasungsgefäßes, der Einstellung des Manometermeniskus und der Notierung der abgelesenen Werte wie oben angegeben.

Ein besonderes Augenmerk hat man auf die Konstanterhaltung der Temperatur des Wasserbades zu richten, indem man für häufige gründliche Durchmischung des Wassers sorgt. Man erreicht das dadurch, daß man mit einem Gebläse, das mit einem Glasrohr verbunden ist, in kurzen Abständen Luft durch das Wasser preßt. Eine wichtige Fehlerquelle, die peinlich zu vermeiden ist, ist das Berühren des Entgasungsgefäßes mit den Fingern, was infolge der Erwärmung zu einer beträchtlichen Vermehrung der Gasspannung führen muß. Es ist daher beim Schütteln des Gefäßes sorgfältig darauf zu achten, daß man dasselbe nur an dem Verbindungsstück G hält und das Gefäß selbst dabei nicht berührt.

Barcroft und Morawitz machen auf einen Punkt aufmerksam, der bei der Berechnung des Resultates noch eine Korrektion erforderlich macht. Das Ammoniak absorbiert nämlich beim Schütteln die in der Luft des Entgasungsgefäßes und des Manometers enthaltene Kohlensäure. Infolgedessen fällt die Druckzunahme durch die Sauerstoffentwicklung etwas zu niedrig aus. Es empfiehlt sich daher, vor der Blutgasanalyse einen blinden Versuch mit zwei Apparaten zu machen, deren Entgasungsgefäß nur NH_3 enthält. Wendet man stets dieselbe (gegen die Kohlensäure der Luft geschützte, siehe oben) NH_3-

Lösung an, so genügt die einmalige Bestimmung der Größe der Kohlensäure-absorption, deren Zahl man als Korrektur jedesmal in die Berechnung einsetzt.

Nach Butterfield ist die Anwendung von NH_3 zum Lackfarbenmachen des Blutes bedenklich, da in diesem Falle mit dem unbekannten Dampfdruck des NH_3 zu rechnen ist. Auch die von Barcroft angewendete Vorsichtsmaß-regel, einen zweiten Apparat, der nur mit Wasser und NH_3 gefüllt ist und als Thermobarometer dient, in den Versuch einzustellen, umgeht nach Butter-field diesen Übelstand nicht, da nicht bewiesen sei, daß der Dampfdruck des NH_3 im Wassermanometer und im Blutmanometer der gleiche ist.

An die Sauerstoffbestimmung kann man unmittelbar eine Kohlensäurebestimmung der gleichen Blutprobe anschließen. Man hat dabei nur nötig, nachdem man den Hahn T geöffnet und den Stopfen St gelüftet hat, in das Schälchen S 0,4 ccm einer 20 proz. Weinsäure zu bringen. Man stellt die Flüssigkeit im Schenkel m wieder auf die Nullstellung, bringt durch Umlegen von E die Säure zum Ausfließen, schüttelt wiederholt, verfährt im übrigen genau wie bei der Sauer-stoffbestimmung und liest schließ-lich die erfolgte Druckzunahme ab.

Modifikationen des Barcroft-schen Apparates wurden von Plesch sowie Szilly angegeben.

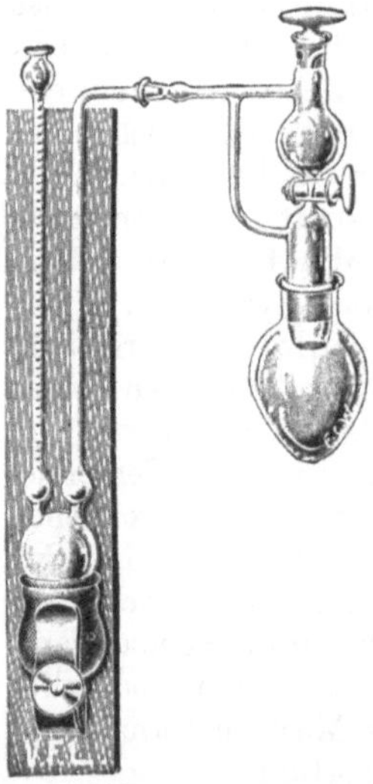

Der Apparat von Plesch (Abb. 165) unterscheidet sich hauptsäch-lich durch die Anbringung eines besonderen Behälters für die Ferri-zyanidlösung von dem Barcroft-schen Instrument. Wie aus der Abbildung ersichtlich ist, ist das untere birnförmige Gefäß zur Auf-nahme für das Blut bestimmt, das daselbst durch Ammoniak lackfar-ben gemacht wird. In das Gefäß ist ein Aufsatz eingeschliffen, dessen obere Kugel gegen ersteren durch einen Hahn abgeschlossen werden kann. In die Kugel füllt man die Ferri-zyankaliumlösung, die man erst nach gründlichem Schütteln des mit dem Ammoniak versetzten Blutes einfließen läßt. Der am oberen Ende des Kugel-aufsatzes befindliche Stöpsel trägt eine seitliche Bohrung, die die Kommuni-kation des Manometers mit der Außenluft ermöglicht.

Auch der Apparat von Szily (Abb. 166), dessen Konstruktion sich ohne weiteres aus der Abbildung ergibt, ermöglicht in sicherer und bequemer Form, wie der Verfasser aus eigener Erfahrung bestätigen kann, dem lackfarben ge-machten Blut durch Öffnen eines Hahnes Ferrizyankaliumlösung zuzusetzen und durch einfache Weiterdrehung des Hahnes zur Kohlensäurebestimmung Weinsäure zufließen zu lassen.

Abb. 165.
Apparat zur Blutgasana-lyse nach Plesch.

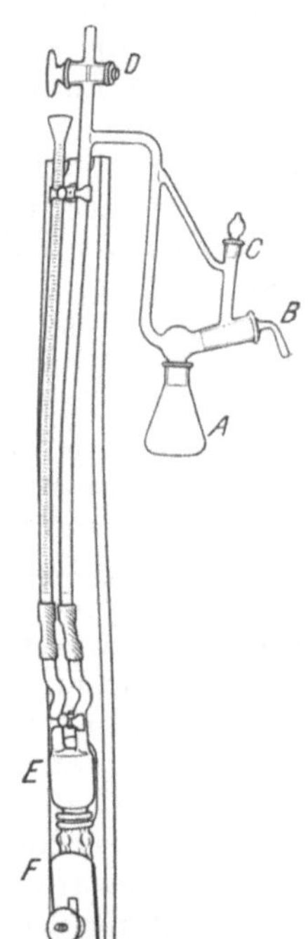

Abb. 166.
Apparat zur Blutgas-analyse nach Szily.

Methode von Franz Müller.

Der von Franz Müller angegebene große Apparat ermöglicht die Unter-suchung von Blut, das nicht defibriniert ist oder durch Zusätze ungerinnbar gemacht ist und gestattet demnach die Untersuchung von Blutproben, die man z. B. im Tierversuch aus dem Blutgefäß des Versuchstieres direkt in den Apparat strömen läßt. Er ist besonders für die Untersuchung von venösem sowie nicht ganz gesättigtem Blut geeignet.

Der Apparat, der in Abb. 167 abgebildet ist, besteht aus folgenden Bestandteilen:

Von zwei möglichst gleich großen Glasbehältern I und II von je ca. 200 ccm Inhalt dient das Gefäß I als Entgasungsgefäß, II als Thermobarometergefäß. Wenn die Flasche II ein etwas größeres Fassungsvermögen als I besitzt, so ist die Differenz durch Quecksilber auszugleichen, das gleichzeitig als Senkgewicht dient, da der Apparat in Wasser versenkt wird. Zwei Büretten von 40 cm Länge stehen mit den beiden Gefäßen in Verbindung. Jede der beiden Büretten ist 0,5 cm weit und von 0—10 ccm in Zwanzigstel geteilt. Der Nullstrich befindet sich oben. Die Bürette B ist mit dem Entgasungsgefäß, die Bürette TB mit dem Thermobarometergefäß verbunden. Beide Büretten stehen unter sich durch die gemeinschaftliche Rohrleitung III und durch eine daran angeschlossene Zweigleitung mit dem Niveau n in Verbindung. Die Thermobarometerleitung trägt bei A einen Druckausgleich mit Hahn. Das Entgasungsgefäß ist durch einen dickwandigen Kapillarschlauch b mit der Bürette B verbunden. Der Verschluß des Entgasungsgefäßes geschieht durch einen dicken Gummistopfen mit drei Bohrungen; eine derselben gehört zum Schlauch b, eine zweite Bohrung enthält das Ansatzrohr

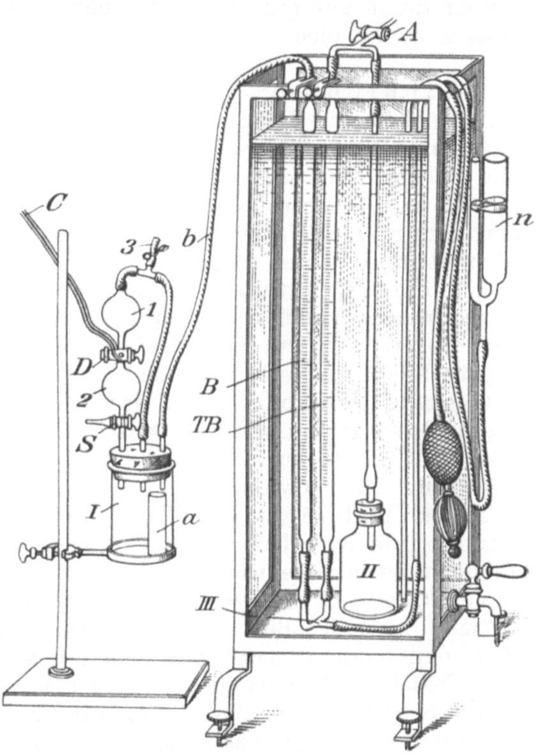

Abb. 167.
Apparat zur Blutgasanalyse nach **Franz Müller**.

eines Kugelaufsatzes, in dem dritten befindet sich ein Rohr, das mittels Gummischlauches mit der oberen Kugel des genannten Kugelaufsatzes in Verbindung steht. Der Kugelaufsatz, der das Blut aufnimmt, besteht aus zwei gleich großen Kugeln 1 und 2, die durch einen Dreiweghahn D voneinander getrennt sind. An den Hahn D ist ein langes Kapillarrohr C angeschmolzen. Die Kugel 2 ist einschließlich des Hahns D kalibriert und hat ein Fassungsvermögen von 20 ccm. Zwischen der Kugel 2 und dem zum Entgasungsgefäß führenden Ansatzrohr ist ein Schwanzhahn S eingeschaltet. Die Schwanzbohrung erlaubt das Einfüllen des Blutes von außen in die Kugel 2, während die vertikale Bohrung des Hahns die Kommunikation zwischen 2 und dem Entgasungsgefäß ermöglicht. An einen Rohransatz der oberen Kugel 1 ist eine T-Leitung 3 angeschlossen, die, wie aus der Abbildung ersichtlich ist, eine Verbindung der Kugel sowohl mit der Außenluft wie mit dem Entgasungsgefäß

durch das eine Ansatzrohr im Stopfen erlaubt. Schließlich enthält das Entgasungsgefäß ein kleines auf den Boden gekittetes Gläschen a, das ca. 5 ccm faßt
und zur Aufnahme der Ferrizyanidlösung dient. Das Thermobarometergefäß II
und die beiden Büretten mit den Verbindungsleitungen stehen dauernd im Wasser;
das Entgasungsgefäß mit dem Kugelaufsatz kann dagegen nach Belieben ebenfalls in Wasser versenkt werden oder herausgenommen werden. Im ersteren Fall
ist darauf zu achten, daß das Rohr C oben noch aus dem Wasser herausragt.
Die Büretten werden mit angesäuertem, mit einem Farbstoff gefärbten Wasser
gefüllt. Ein Gebläse mit einem bis auf den Boden des Wasserbades reichenden
Glasrohr dient zur gründlichen Durchmischung des Wassers, um Temperaturkonstanz zu erzielen.

Ausführung einer Bestimmung: Man beginnt den Versuch, indem
man zunächst den Hahn D so stellt, daß zwischen C und 2 eine Verbindung
besteht und 2 von 1 abgeschlossen ist. Dann bringt man in das Entgasungsgefäß 10 ccm und in die obere Kugel 1 20 ccm einer NH_3-Lösung 4:1000,
sowie in das Gläschen a 4 ccm einer in der Kälte gesättigten Kaliumferrizyanidlösung. Der Hahn S wird so gestellt, daß eine Verbindung zwischen der
Außenluft und der unteren Kugel 2 besteht, wobei die Schwanzbohrung von
S durch ein Stück Gummischlauch mit einem Glasstab verschlossen wird.
Bei geöffnetem Hahn A und offenem 3 stellt man nun das Niveau in den
beiden Büretten B und TB auf einen beliebigen Teilstrich zwischen 1 und $2,0$
ein und schließt hierauf sowohl den Hahn A wie 3 durch einen Gummischlauch
mit Glasstab. Nun bringt man das Stativ mit dem Entgasungsgefäß in das
Wasserbad, sorgt für gründliche Mischung des Wassers, dessen Temperatur diejenige des Untersuchungszimmers sein soll und kontrolliert, ob sich die Luftmengen im Thermobarometer und im Entgasungsgefäß gleichsinnig ändern.
Ist dies der Fall, so wird das Stativ mit dem Gefäß I wieder aus dem Wasser
herausgenommen und der Apparat mit dem zu untersuchendem Blut gefüllt.
Zu diesem Zwecke verbindet man den Schwanzhahn S mit dem das Blut enthaltenden Meßrohr bzw. direkt mit der Arterie oder Vene des Versuchstieres.
Entnimmt man das Blut aus einer Arterie, so fließt es von selbst ohne Nachhilfe in den Apparat; handelt es sich um Venenblut, so bewirkt man das Einfließen desselben dadurch, daß man an der Kapillare C vorsichtig saugt, bis das
Blut die Kugel 2 bis in C hinein erfüllt. Nachdem nun der Hahn S in Mittelstellung gebracht ist, so daß weder eine Kommunikation mit der Außenluft noch
mit dem Entgasungsgefäß besteht, wird der mit dem Schwanzhahn verbundene
Gummischlauch, durch den das Blut zugeführt wurde, mit einem Glasstab verschlossen und der Apparat für kurze Zeit wieder ins Wasser versenkt, damit
das Blut die Temperatur des Wasserbades annimmt. Ist dies wegen der
Gerinnungsgefahr des Blutes nicht zulässig und ist man daher gezwungen, mit
körperwarmem Blut zu operieren, so ist bei der Berechnung (siehe unten) eine
entsprechende Korrektur notwendig. Nachdem nach einigen Minuten der Temperaturausgleich erreicht ist, hebt man das Entgasungsgefäß wieder aus dem
Wasser, stellt durch Drehen des Hahnes D die Verbindung zwischen der Kugel 2
und 1 her, verbindet ferner vermittels S die Kugel 2 mit dem Gefäß I, wodurch
das Blut aus u in das Entgasungsgefäß fließt, während der Ammoniak aus 1 in
die Kugel 2 übertritt, diese von Blut reinspült und in I nachläuft. Nun schüttelt
man I kräftig, um das Blut völlig lackfarben zu machen und legt alsdann das
Gefäß I auf die Seite, damit die Ferrizyanidlösung aus dem Behälter a ausfließen
kann und schüttelt von neuem. Es ist dabei zu vermeiden, daß der Schüttelschaum die Öffnung des Rohransatzes im Deckel von I, die zu der Bürette B

führt, verschließt. Nun bringt man den Apparat wieder ins Wasser und schüttelt noch mehrmals. Der Versuch darf als beendet gelten und die Ablesung des Resultates erfolgt, wenn der Meniskus in den beiden Büretten B und TB keine Änderung mehr zeigt oder sich nur noch gleichsinnig ändert.

Im folgenden sei zur Erleichterung des Verständnisses ein Beispiel für die Berechnung des Sauerstoffgehaltes einer direkt aus der Arterie entnommenen Blutprobe wiedergegeben, das der Darstellung von Franz Müller (Archiv f. d. ges. Physiol. **103**) entnommen ist.

Abgelesener Stand des Wassers in Bürette B	Stand in B korrigiert	Abgelesener Stand des Wassers in Bürette TB	Stand in TB korrigiert	H_2O-Temp. °	Zeit Uhr	Barometer mm
2,11	2,13	3,00	3,06	11,6	11^h 30′	—

Nach der Bluteinfüllung und sofortigem Einfließenlassen in das Entgasungsgefäß sowie Mischung mit Ferrizyankaliumlösung:

Abgelesener Stand des Wassers in Bürette B	Stand in B korrigiert	Abgelesener Stand des Wassers in Bürette TB	Stand in TB korrigiert	H_2O-Temp. °	Zeit Uhr	Barometer mm
6,54	—	3,20	—	12	12^h 05′	766,9
6,90	—	3,29	—	—	12^h 30′	—
6,90	—	3,31	—	—	12^h 36′	—
6,98	—	3,35	—	—	12^h 51′	—
7,01	7,10	3,36	3,43	—	12^h 55′	—
7,06	—	3,39	—	—	12^h 59′	—

$$\text{O}_2 \text{ entwickelt} \ldots \ldots 7,10 - 2,13 = 4,97 \text{ ccm}$$
$$\text{Ausdehnung in } TB \quad 3,43 - 3,06 = 0,37 \quad ,,$$
$$\text{O}_2\text{-Bildung} \ldots \ldots \ldots \ldots \ldots 4,60 \text{ ccm}$$

1. Korrektur für physikalische Absorption in der Blutlösung im Apparat:
Die im Entgasungsgefäß enthaltene Luftmasse = 145 ccm bestand vor der Sauerstoffentwicklung aus 21% Sauerstoff und 79% Stickstoff. Es kamen hinzu 4,60 ccm Sauerstoff.

100 ccm enthalten also 3,2 ccm Sauerstoff mehr als vorher.

Der Absorptionskoeffizient des Sauerstoffs gegenüber dem des Stickstoffes ist bei gleicher Temperatur um 0,94 ccm größer; d. h. es sind gegenüber der vorher in der Blutlösung absorbierten Stickstoffmenge auf 100 ccm Gas 0,94 ccm mehr absorbiert, somit für 3,2 ccm 0,03 ccm, die demnach zu der entwickelten Sauerstoffmenge hinzuzurechnen sind. Also: 4,60 + 0,03 = 4,63 ccm.

2. Korrektur für Kaliberänderung der Blutkugel bei Füllung mit warmem Blut. Auf der hierfür angelegten Kurve[1]) entspricht

36° 31,9,
12° 17,1,
Differenz 14,8 cm der Kapillare C des Apparates.

---

[1]) Da der Kaliberwert der Blutkugel *2* einschließlich der Kapillare C für eine mittlere Temperatur von etwa 15° bestimmt ist, nicht dagegen für Körpertemperatur, so ist bei Anwendung von körperwarmem Blut eine entsprechende Korrektur vorzunehmen. Die mit Millimeterteilung versehene Kapillare C wird vorher mit Quecksilber pro Zentimeter auskalibriert. Alsdann wird die Kugel *2* samt der Kapillare mit körperwarmem Blut gefüllt, das ganze in 38° warmes Wasser gesetzt und nun während des Sinkens der Wassertemperatur die Kontraktion der Blutsäule in C verfolgt. An der Hand der Kaliberwerte läßt sich eine den verschiedenen Temperaturgraden entsprechende Kurve anlegen.

1,0 cm entspricht nach der Kalibrierung 0,0093 ccm, also 14,8 = 0,138 ccm. Diese Menge befand sich weniger in der Kugel als bei der Kalibrierung, die bei etwa 12° stattfand und 21,221 ccm ergab. Also war die verwendete Blutmenge 21,083 ccm.

log 4,63	66 539
Reduktion 0°, 760 mm. Landolt-Börnstein, Tab. 22, für	
11,8 und 766,9 mm	97 874
	64 413
log 21,083	32 393
	32 020 = 20,902% O_2

3. **Korrektur** die physikalisch im Blut absorbierte Menge Sauerstoff betreffend, welche bei der Ferrizyankaliumreaktion nicht in Freiheit gesetzt wird (wohl aber in der Gaspumpe!).

Bar. abzüglich H_2O-Tension bei Körpertemperatur 37° 766,9—49,3	717,6	85 588
Wahrscheinliche Sauerstoffspannung in der Alveolenluft . . . ca.	16%	20 412
Absorptionskoeffizient des O_2 in Blut bei 37°, für Wasser 2,34, davon		
ab $^1/_{10}$ für Blut	2,11	32 428
	$^1/_{760}$	11 919
		50 347

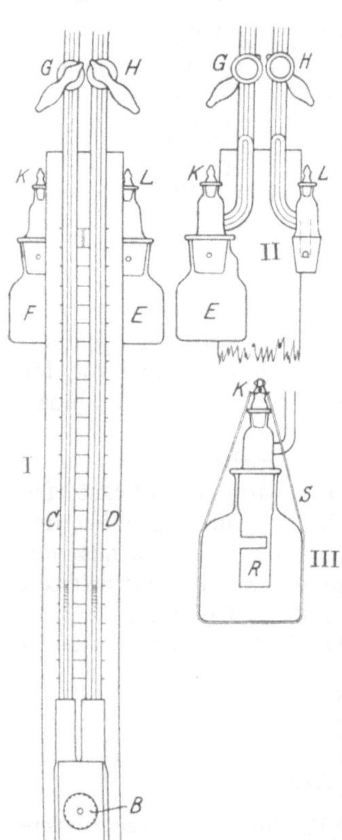

Abb. 168. **Differential-**
manometer **nach Barcroft.**

= 0,319 ccm O_2 physikalisch absorbiert, 20,902 % O_2 war die entwickelte Sauerstoffmenge,

Endresultat 21,221 % O_2 sind im arteriellen Blut enthalten.

Korrektur 1 und 3 ist bei jedem Versuch, Korrektur 2 natürlich nur bei Einfüllung von Blut auszuführen, dessen Temperatur erheblich von 12—15° abweicht.

Barcrofts Differentialmethode.

Da es bei einer Reihe von Fragen bei der Blutgasanalyse nicht so auf die Bestimmung der absoluten Gasmenge eines Blutes als vielmehr auf die Kenntnis des Unterschiedes des Gasgehaltes zweier Blutproben, z. B. von arteriellem und venösem Blut ankommt (beispielsweise bei der Untersuchung des Gaswechsels eines Organs), so hat Barcroft für diese Zwecke eine besondere Differentialmethode ausgearbeitet.

Der Apparat (Abb. 168 I) besteht in ähnlicher Weise wie der früher beschriebene Apparat aus zwei gläsernen kapillaren Manometerröhren C und D, die auf einem Holzbrett befestigt sind und an ihrem unteren Ende durch ein U-förmiges Rohr miteinander in Verbindung stehen. Die Stellvorrichtung B ist dieselbe wie bei dem Apparat Abb. 162. Am oberen Ende trägt jede der beiden Kapillaren einen Hahn, ferner stehen sie mit je einem Schüttelgefäß (E und F) in Verbindung. Von den Schüttelgefäßen hält man nach Barcroft mehrere Größen vorrätig. Am zweckmäßigsten ist die in Abb. 168 III wiedergegebene

Form mit eingeschliffenem Gefäß R. Die Schüttelgefäße sind, wie früher angegeben, genau mit Wasser zu eichen, die Manometerröhren werden sehr exakt mit Quecksilber kalibriert. Als Manometerflüssigkeit dient auch hier die Brodiesche Lösung von gallensauren Salzen vom spez. Gewicht 1034 (vergl. S. 287).

Man beschickt in der gleichen Weise wie früher beschrieben jedes Schüttelgefäß mit Ammoniak, ferner mit Ferrizyanidlösung (hierzu dient der Behälter R) und je 1 ccm Blut und überzeugt sich, nachdem beide Gefäße in das Wasserbad getaucht sind, durch Öffnen eines der beiden Hähne, daß die Temperatur der beiden Entgasungsgefäße genau die gleiche ist. Vor der Bestimmung muß der Meniskus in beiden Manometerschenkeln genau gleich hoch stehen. Die Bestimmung erfolgt bei geschlossenen Hähnen. Bei 1 ccm Blut sind die Entgasungsgefäße 5 Minuten lang zu schütteln.

Entsprechend dem Unterschied der aus beiden Blutproben entwickelten Sauerstoffmengen ergibt sich nach vollendeter Gasentwicklung ein Höhenunterschied im Stande der Manometerflüssigkeit in den beiden Kapillarschenkeln, aus dem sich die Differenz der Sauerstoffvolumen direkt berechnen läßt. Bezeichnet man mit V den Inhalt eines jeden der beiden Entgasungsgefäße, mit P den atmosphärischen Druck in Millimeter der Manometerflüssigkeit, mit p die abgelesene Druckdifferenz in Millimeter und mit d den Durchmesser des Manometers, dann ist die gesuchte Differenz der aus beiden Blutproben entbundenen Sauerstoffvolumen

$$\triangle \text{vol. } O_2 = p \left(\frac{V}{P} + 0,785\, d^2 \right)$$

Zur Ausführung der Kohlensäuredifferenzbestimmung, die ebenfalls nach dem gleichen Prinzip wie mit dem früheren Apparat vorgenommen wird, führt man durch die Stopfen K und L, die man zu diesem Zwecke öffnet, in die Entgasungsgefäße je 1 ccm Weinsäure, wie früher beschrieben, ein. Die Berechnung ist die gleiche wie für die Sauerstoffbestimmung.

Beide Arten der Entgasung des Blutes, sowohl die physikalische wie die chemische Methode besitzen ihre Vorzüge. Die Evakuierung mittels Luftpumpe führt zu einer sehr vollständigen Austreibung der Blutgase. Die Resultate sind daher sehr exakt. Diesem Vorteil gegenüber steht indessen die sehr umfangreiche Apparatur, deren Handhabung für den wenig Geübten mit Schwierigkeiten verbunden ist, sowie ferner die Notwendigkeit einer Analyse der Gase in einem besonderen Apparat und schließlich die Kostspieligkeit der erforderlichen Apparate. Dagegen zeichnet sich die Ferrizyanidmethode namentlich bei Anwendung des Apparates von Barcroft und seiner Modifikationen durch große technische Einfachheit aus, die es ermöglicht, die Entgasung einschließlich Gasanalyse innerhalb einiger Minuten auszuführen. Von Vorteil ist weiter, daß dabei nur 1 ccm Blut für die Untersuchung erforderlich ist. Ein Nachteil der chemischen Entgasung besteht darin, daß, wie früher erwähnt, unter gewissen Umständen speziell die Sauerstoffbestimmung ungenau ausfällt, namentlich wenn im Blute sauerstoffzehrende Substanzen vorhanden sind. Das kommt übrigens gelegentlich auch bei der CO-Methode zur Geltung, was Plesch beobachtet hat (Sauerstoffzehrung aus der beigemischten Luft). In diesem Falle kommt ausschließlich die Pumpenanalyse in Betracht.

Im übrigen sind die Differenzen für den Sauerstoffgehalt, die sich mit der physikalischen bzw. chemischen Methode ergeben, je nach der untersuchten Tierart etwas verschieden. Franz Müller hat darüber eingehende Untersuchungen angestellt. Für Hundeblut konnte er (unter Anwendung von 15 ccm Blut für die Pumpenanalyse bzw. 20 ccm für die Ferrizyanidmethode) mit seinem Apparat Differenzen bis über 10% des Sauerstoffwertes beobachten. Für andere Blutarten, speziell für Menschenblut, liegen die Verhältnisse wesentlich günstiger, so daß man im allgemeinen mit der chemischen Methode Resultate von hinreichender Genauigkeit erhält.

Es ist noch an dieser Stelle zn erwähnen, daß Butterfield bei der Austreibung des CO mit Hilfe der Ferrizyanidmethode bei Menschenblut auf Schwierigkeiten stieß, wenn er zum Lackfarbenmachen des Blutes statt des Ammoniaks, das er aus den früher genannten Gründen Seite 290 verwirft, eine 0,1 proz. Sodalösung anwendete. Nach seinen Beobachtungen fällt regelmäßig beim Zusammenbringen der Blut- und der Kaliumferrizyanidlösung das Blutkörperchenstroma in Massen aus, wobei dann ein opakes schokoladefarbenes Gemisch entsteht. Da mit dem Stroma Hb mitgerissen wird, so wird ein nicht unbeträchtlicher Teil des Blutfarbstoffes der Einwirkung des Ferrizyankaliums entzogen, wodurch grobe Fehler entstehen. Bei Rinderblut kommt es nicht zu dieser Störung im Ablauf der Reaktion. Butterfield erhielt daher zwar bei Rinderblut konstante Sauerstoffwerte, bei Menschenblut hingegen blieben die O_2-Zahlen hinter den wirklichen Werten zurück. Aus diesem Grunde gibt Butterfield für die Bestimmung des Gasbindungsvermögens des Menschenblutes der absorptiometrischen Methode den Vorzug (vgl. hierüber Hüfner, Archiv f. Anat. u. Physiol., physiol. Abtl. 1894 und Butterfield Zeitsch. f. phys. Chem. 62).

Die Bestimmung der Kohlensäure fällt genauer aus, wenn man das Blut mit der Quecksilberpumpe auspumpt.

Es sei schließlich noch erwähnt, daß Barcroft und Morawitz in einer Versuchsreihe an Menschenblut untersuchten, inwieweit eine Kongruenz zwischen der mit Hilfe des Barcroftschen Apparates festgestellten maximalen Sauerstoffbindung und dem mit dem Haldaneschen Hämoglobinometer gefundenen Wert besteht. In den Versuchen ergab sich tatsächlich ein befriedigender Grad von Übereinstimmung.

Der Nachweis der Sauerstoffzehrung des Blutes.

Während normales Blut, das unter Luftabschluß steril aufbewahrt wird, einen Gaswechsel nur in sehr geringem Maße zeigt, machte Morawitz mit seinen Mitarbeitern Itami und Pratt sowie Masing die Beobachtung, daß das anämische Blut häufig erhebliche Mengen Sauerstoff aus der Luft, in vitro aufbewahrt, aufzunehmen vermag. Im Anschluß an die Beobachtung von Warburg, der eine besondere starke Sauerstoffatmung an den kernhaltigen Vogelerythrozyten feststellte, war anzunehmen, daß beim menschlichen Blut der erhöhte Gaswechsel als eine Funktion jugendlicher Zellen aufzufassen ist, sofern es sich dabei entweder um kernhaltige Elemente oder, was hier besonders wichtig ist, um Entwicklungsstadien handelt, bei denen zwar morphologische Kriterien der Jugendlichkeit nicht mehr nachweisbar sind, bei denen aber der Entkernungsprozeß noch nicht völlig abgelaufen ist. Damit ist ein neuer Weg gewonnen, durch eine chemische Methode, das Vorhandensein junger Erythrozyten im Blut auch in den Fällen nachzuweisen, wo die mikroskopische Untersuchung keine Anzeichen für eine erhöhte Regeneration des Blutes erkennen läßt.

Der von Morawitz als „Sauerstoffzehrung" bezeichnete Atmungsprozeß des Blutes, der, wie bemerkt, bei normalem Blut nur unbedeutend ist, ist bei letzterem auf die Anwesenheit der Leukozyten zu beziehen. Bei pathologischem Blut mit lebhafter Regeneration kann die Sauerstoffzehrung unter Umständen bereits aus der Dunkelfärbung des aufbewahrten Blutes erkannt werden[1]). Genaueren Aufschluß liefert erst die Gasanalyse des Blutes.

Die von Morawitz empfohlene Technik zur Bestimmung der O_2-Zehrung ist folgende: Man entnimmt ca. 15 ccm Blut aus der gestauten Armvene und defibriniert es in einem sterilen Pulverglas mittels Glasperlen. Das Schütteln des Blutes soll behutsam erfolgen, da bei vorsichtigem Defibrinieren ein großer Teil der Leukozyten im Fibrinnetz zurückgehalten wird. Dies ist erwünscht, um die durch die Anwesenheit der Leukozyten bedingte geringe O_2-Zehrung auszuschalten. Man filtriert das defibrinierte Blut durch sterile Gaze in ein Erlenmeyerkölbchen und schüttelt es hierauf etwa $^1/_4$ Stunde lang, um es mit dem Sauerstoff der Luft zu sättigen. Das Schütteln hat vorsichtig zu geschehen, um die Bildung von Schaum zu vermeiden, da dieser nur schwer zu entfernen ist und bei den vorzunehmenden Bestimmungen stört.

Die eigentliche Untersuchung ist eine zweifache. Zuerst wird der O_2-Gehalt des mit Luft geschüttelten Blutes bestimmt, sodann prüft man den Grad der O_2-Zehrung.

Anstatt das maximale O_2-Bindungsvermögen zu messen, kann man sich nach Morawitz darauf beschränken, mit einem exakten Hämoglobinometer den Hb-Gehalt des Blutes festzustellen, da bekanntlich zwischen Hb-Gehalt und maximalem O_2-Aufnahmevermögen ein konstantes Verhältnis besteht. Jedem Hb-Wert entspricht demnach ein bestimmter O_2-Wert (100% des Haldaneschen Hämometers entsprechen 18,5% O_2-Bindungsvermögen; hieraus lassen sich für die verschiedenen Hb-Werte die korrespondierenden O_2-Werte ohne weiteres berechnen).

Wendet man die Blutgasanalyse nach der Ferricyanidmethode von Haldane-Barcroft (siehe dieselbe) an, so hat man bei anaemischem Blut mit der zuweilen erhöhten Resistenz der Erythrozyten zu rechnen, die die Überführung des Blutes in den lackfarbenen Zustand erschweren kann. Bei der Originalmethode wird das Blut, wie an andrer Stelle beschrieben, durch Zusatz einer verdünnten Ammoniaklösung lackfarben gemacht. Morawitz und Itami empfehlen für anämisches Blut, der NH_3-Lösung etwas Sapotoxin-Merck in Substanz zuzusetzen, um dadurch eine vollständige Hämolyse zu gewährleisten. Ein Fehler entsteht durch diese Modifikation nach den genannten Autoren nicht. Was die Menge Blut anlangt, die bei der Gasbestimmung notwendig ist, so sollen bei starken Anämien statt des üblichen 1 ccm besser 2 ccm angewendet werden.

Der übrige Teil des Blutes wird für die Bestimmung der O_2-Zehrung verwendet. Man bringt es in 2 kleine Glaszylinder von etwa 3 ccm Fassungsvermögen mit eingeschliffenem Stöpsel. Schaumbildung ist auch hier zu vermeiden. Jedes Gefäß enthält 1—2 sterile Glasperlen. Die Zylinder werden mit den paraffinierten Stopfen luftdicht verschlossen und kommen für 5 Stunden in den Thermostaten. Nach Ablauf dieser Zeit prüft man zunächst, ob eine Farbenänderung des Blutes eingetreten ist. Auch wenn dies nicht der Fall ist, nimmt man eine O_2-Bestimmung vor. Vorher bewirkt man durch mehrmaliges vorsichtiges Umschütteln der Zylinder eine gleichmäßige Verteilung der Erythrozyten. Alsdann entnimmt man eine Blutprobe für die Gasbestimmung.

Bei dem Umfüllen des Blutes hat man jetzt sorgfältig darauf zu achten, daß das Blut möglichst wenig mit der Luft in Berührung kommt, da es nunmehr nicht mehr mit Sauerstoff gesättigt ist und infolgedessen bei längerem Kontakt mit dem

---

[1]) Jedoch ist die Dunkelfärbung des Blutes, wenn sie in geringem Maß vorhanden ist, nicht ohne weiteres als ein Beweis für die Sauerstoffzehrung anzusehen; sie kann auch eine Folge der Volumenänderung der Erythrozyten infolge Kohlensäurewirkung sein (Loeber).

Luftsauerstoff von diesem aufzunehmen bestrebt ist. Nach dem Öffnen des Gefäßes führt man rasch eine dünne gerade Pipette bis auf den Boden des Zylinders und saugt die erforderliche Blutmenge auf, die man dann sofort unter die Ammoniaklösung in dem Gasentwicklungsgefäß unterschichtet. Bei Anwendung dieser Kautelen ist eine Aufnahme von Luftsauerstoff in nennenswertem Grade nicht zu befürchten.

Eine Hauptbedingung für die exakte Durchführung der Methode ist, daß sämtliche Gefäße, Pipetten usw. absolut steril sind.

Da die Methode, wie ihre Erfinder selbst zugeben, viel Sorgfalt und Präzision verlangt, so mag der mit Gasanalysen weniger Vertraute sich damit begnügen, das Vorhandensein eines Atmungsprozesses aus der Änderung der Farbe des Blutes zu konstatieren.

Zu diesem Zweck läßt man das steril aufgefangene und defibrinierte Blut in luftdicht geschlossenen Gefäßen 5—10 Stunden im Thermostaten stehen und untersucht nach Ablauf dieser Zeit, ob eine Dunkelfärbung eingetreten ist. Wie bereits hervorgehoben wurde, spricht allerdings ein Ausbleiben dieser Erscheinung noch nicht gegen einen vermehrten Gaswechsel, der sich in geringem Umfange nur durch eine genaue Gasanalyse feststellen läßt.

Eine Fehlerquelle, die eine O_2-Zehrung der Erythrozyten vortäuschen kann, ist, wie gesagt, die Anwesenheit der Leukozyten, namentlich dann, wenn sie in vermehrter Zahl vorhanden sind.

Der unter normalen Verhältnissen mit dieser Methode nachgewiesene relative Sauerstoffverlust beträgt 4—5%, bei Anämien erreicht er bis zu 69%.

Loeber, ein Schüler von Morawitz hat auch an den Blutplättchen des normalen Blutes eine Sauerstoffzehrung nachgewiesen[1]. Die von ihm befolgte Versuchsanordnung sei kurz beschrieben:

Das aus der gestauten Armvene steril entnommene Blut wird in zwei Portionen geteilt. Die eine wird in einem vorher mit trockenem (sterilem) Hirudin beschickten Erlenmeyer-Kölbchen, die andere in einem mit Glasperlen versehenen Pulverglas aufgefangen. Das mit Hirudin versetzte Blut gerinnt nicht, die andere Blutportion wird durch Schütteln defibriniert und durch sterile Gaze in einen Erlenmeyer-Kolben filtriert. Beide Blutproben werden nun zehn Minuten lang geschüttelt, um eine maximale Sauerstoffsättigung des Blutes zu erzielen. Dann werden Sauerstoffbestimmungen von beiden Proben nach der Ferricyanidmethode ausgeführt. An dem Reste der beiden Blutportionen wird nach der oben beschriebenen Methode von Morawitz die Sauerstoffzehrung bestimmt. Die Dauer des Versuchs ist hier länger zu bemessen als bei der Untersuchung der Erythrozyten, weil der Sauerstoffverbrauch, der auf die Blutplättchen zu beziehen ist, naturgemäß nur gering ist. Die Bestimmung wird wie oben, bei Körpertemperatur vorgenommen und dauert bis zu 5 Stunden.

Loeber konnte nachweisen, daß der von ihm den Plättchen in seinen Untersuchungen zugeschriebene Sauerstoffverbrauch nicht etwa durch den respiratorischen Stoffwechsel der Leukozyten vorgetäuscht wird.

---

[1] Bei der Untersuchung der O_2-Zehrung der Erythrozyten kommt diejenige der Blutplättchen als etwaige Fehlerquelle nicht in Betracht, da die Plättchen durch das Defibrinieren beseitigt werden.

Morphologische Blutuntersuchung.

Die mikroskopische Untersuchung der geformten Blutbestandteile, die neben der Bestimmung des Blutfarbstoffs und der Zählung der roten und weißen Blutkörperchen einen hervorragenden Platz in der Blutuntersuchung einnimmt, kann auf verschiedene Weise vorgenommen werden. Entweder untersucht man das frische Blut so, wie es aus der Stichwunde quillt, ohne es mit irgendwelchen Reagenzien zu versetzen. In derartigen Präparaten, den sogenannten Nativpräparaten, hat man gewissermaßen das lebende Blut vor Augen und kann darin bei entsprechender Anordnung die verschiedenen Lebensäußerungen der Blutzellen (z. B. die Phagozytose usw.) sowie die Bewegungen etwa vorhandener Parasiten (Malaria, Recurrens usw.) beobachten. Demgegenüber steht die postmortale Untersuchung, bei der das Blut einer Reihe verschiedener Prozeduren wie Fixierung, Färbung, evtl. Einbettung unterworfen wird. In der Mitte zwischen Nativpräparat und fixiertem Präparat steht die Untersuchung mittels der Vitalfärbung.

Vorbereitung der Objektträger und Deckgläser.

Hier sind zunächst einige Worte über die Beschaffenheit von Objektträgern und Deckgläsern, wie sie allgemein für die verschiedenen Arten von Blutpräparaten in Betracht kommen, zu sagen. Von ihrer richtigen Vorbereitung hängt ein gut Teil des Gelingens der Präparate, namentlich auch der gefärbten Abstriche ab. Von seltenen Ausnahmen abgesehen, wo man Objektträger und Deckgläser aus bestimmten Gründen aus Quarz wählt (vgl. Blutplättchen, S. 366), gebraucht man die auch sonst in der Mikroskopie üblichen Lamellen aus Glas. Die Deckgläser sollen eine mittlere Stärke von etwa 0,12—0,15 mm besitzen. Dünnere Deckgläser sind zu zerbrechlich, stärkere erschweren die Untersuchung mit der Immersionslinse. Am zweckmäßigsten und handlichsten ist die Größe 18×18 resp. 20×20 mm.

Außerordentlich wichtig ist die gründliche Säuberung der Gläser und man kann ohne Übertreibung sagen, daß das Mißlingen der Präparate, namentlich der Anfertigung guter Ausstriche zum großen Teil auf mangelhafte Reinigung der Objektträger und Deckgläser zurückzuführen ist.

Die im Handel vorkommenden Gläser sind immer stark verunreinigt und vor allem mit einer Fettschicht überzogen, die die Säuberung erschwert. Zunächst muß das Fett entfernt werden. Man erreicht dies am besten, indem man einen größeren Vorrat von Objektträgern und Deckgläsern in einer Chromschwefelsäurelösung (man löst 200,0 Kaliumbichromat in 2000 ccm Wasser und setzt 200 ccm rohe Schwefelsäure zu) oder auch in Sodalauge auskocht. Dabei ist darauf zu achten, daß die Gläser nicht aufeinanderliegen, sondern überall mit der Flüssigkeit in Berührung kommen. Hierauf werden sie mit Wasser gründlich

abgespült, damit jede Spur der Lösung beseitigt wird. Dann bringt man sie in
ein Gemisch von gleichen Teilen Alkohol und Äther. Wenn man oft Blutpräparate
anfertigt, ist es praktisch, eine größere Zahl Objektträger in dieser Mischung vorrätig zu halten. Empfehlenswert sind hierfür kleine Standgläser, die etwas höher
als die Objektträger sind und mit einem eingeschliffenem Glasstöpsel verschlossen
werden. Deckgläser bewahrt man in gut zugedeckten Petrischalen in Alkohol-
Äthermischung auf, wobei es sich empfiehlt, um ein Ankleben der Gläser an den
Boden der Schale zu vermeiden, eine Scheibe reines Filtrierpapier auf denselben
zu legen. Zum Gebrauch entnimmt man einen Objektträger bezw. ein Deckglas
mittels Pinzette aus der Lösung und trocknet sie sorgfältig mit einem Läppchen
aus alter Leinewand (neue Leinewand gibt zuviel Fasern ab). Selbstverständlich
ist bei dieser Prozedur die Berührung der Glasflächen mit den Fingern peinlichst
zu vermeiden, da sonst eine Verunreinigung mit dem Fette der Haut unaus-
bleiblich ist. Bei den Objektträgern läßt sich dies zur Not dadurch umgehen,
daß man sie nur an den Kanten zwischen den Fingern hält. Deckgläser sollen
dagegen prinzipiell nur mit Pinzetten berührt werden. Am meisten eignet sich hierfür die von Ehrlich für diese Zwecke angegebene Pinzette mit platten Branchen
(vgl. Abb. 180). Beim Abtrocknen mit Leinwand ist es unvermeidlich, daß einzelne
feinste Fäserchen auf dem Glase zurückbleiben, die bei der Untersuchung störend
wirken. Um sie zu beseitigen, ist es nicht empfehlenswert, die Gläser anzuhauchen,
da dadurch in unkontrollierbarer Weise ein schädlicher Flüssigkeitsbeschlag entsteht. Ich empfehle vielmehr die Anwendung eines tadellos sauberen feinen
Haarpinsels, den man zum Schutz gegen Verunreinigung in einer kleinen mit
Stopfen versehenen Eprouvette aufbewahrt. Man entfernt die Fasern, indem
man mit dem Pinsel mehrmals leicht über das Glas hinfährt, ohne indessen
die Glasfläche mit dem Pinsel kräftig zu schlagen, da sonst das Glas elektrisch wird
und infolgedessen die Fäserchen im Gegenteil festhält. Nachdem man die Objektträger und Deckgläschen in dieser Weise vorbereitet hat, breitet man sie, wenn
man sofort eine Blutuntersuchung vornehmen will, auf einem Bogen weißes
Papier aus. Will man sie erst später verwenden, so bewahrt man sie in sauberen
Papiertüten auf und staubt sie kurz vor der Blutuntersuchung nochmals mit dem
Pinsel ab.

Nativpräparat.

Die Herstellung von Nativpräparaten, bei denen das Blut möglichst unmittelbar nach dem Austritt aus der Stichwunde untersucht wird, geschieht in der
Weise, daß man einen Tropfen Blut mit dem Objektträger auffängt und ihn
sofort mit einem Deckglas bedeckt. Das Blut breitet sich alsdann als dünne
Schicht aus und kann sofort mikroskopiert werden.

Es sollen stets nur frische, unmittelbar aus der Stichwunde hervor-
quellende Blutstropfen zur Verwendung kommen. Hierbei ist es genau so wie
auch für die später zu beschreibenden Untersuchungen vom Übel, einen Druck
auszuüben, um das Blut aus der Stichstelle in größerer Menge hervortreten
zu lassen, da sonst gleichzeitig Gewebesaft durch den Druck herausgepreßt wird.
Das Blut muß vielmehr sofort nach dem Einstich spontan in genügender
Menge hervorquellen. Hinsichtlich der Größe des für das Präparat zu verwendenden Tropfens wird man die Wahl nach der Art des gewünschten Präparates
richten. Will man die Blutprobe z. B. speziell auf das Rollenbildungsvermögen
der Erythrozyten untersuchen, so wird man einen dickeren Tropfen wählen,
kommt es hingegen auf eine dünnere Blutschicht an, in der die einzelnen Zellen

hinreichend voneinander isoliert sind, so ist ein kleinerer Tropfen zweckmäßig. Im allgemeinen wird es sich empfehlen, bei jeder Blutuntersuchung stets zwei Präparate, ein dünnes und ein dickes herzustellen. Das Blut ist sofort nach dem Austritt aus der Wunde abzunehmen, da, wenn man einige Zeit verstreichen läßt, es zu Ansammlung von Blutplättchen kommt, und noch später treten natürlich schon Gerinnungsvorgänge ein.

Der Tropfen wird nun in der Weise mit dem Deckglas aufgefangen, daß man dasselbe für einen kurzen Augenblick mit seiner Mitte dem Tropfen bis zur oberflächlichen Berührung seiner Kuppe nähert, es sofort wieder entfernt und es hierauf auf den bereitgehaltenen Objektträger auflegt, worauf sich das Blut sofort als dünne Schicht zwischen den beiden Glasplatten absolut gleichmäßig ausbreiten muß. Man achte auf die Art bezw. die Geschwindigkeit, mit der die Ausbreitung des Blutes erfolgt. Man wird dann charakteristische Unterschiede zwischen dem schnell ausfließenden hydrämischen Blut bei Anämien und dem viskösen Blut z. B. bei Polycythämie feststellen können. Beim Abheben des Deckglases von dem Blutstropfen soll das Deckglas möglichst kurze Zeit über dem zu entnehmenden Blutstropfen verweilen, weil sich sonst das Glas mit einem schädlichen Feuchtigkeitshauch überzieht, der von der Ausdünstung des Körpers herrührt. Erst recht soll man natürlich jede Berührung des Deckglases mit der Haut selbst vermeiden, da es sonst zu einer Verunreinigung des Glases mit dem Hauttalg usw. kommt.

Für die meisten Untersuchungen wird es ratsam sein, die Untersuchung des Nativpräparates sofort nach seiner Herstellung vorzunehmen, da sich nach längerem Stehen Artefakte wie z. B. Stechapfelformen der Erythrocyten usw. einstellen, die die Beurteilung des Präparates erschweren können. Man wird aus diesem Grunde gut tun, bei einer Blutuntersuchung, bei der man außerdem Blutkörperchenzählungen, eine Hb-Bestimmung usw. vornimmt, die Anfertigung des Nativpräparates am Ende der Untersuchung vorzunehmen. Nur für bestimmte Zwecke führt man die Untersuchung des frischen Präparates erst nach einiger Zeit aus, wenn man nämlich auf den Fibringehalt des Blutes achten will, was auch praktisch-diagnostisch von Wert sein kann. Hierfür kommt nur das Nativpräparat und nicht das gefärbte Präparat in Frage. Man läßt zu diesem Zwecke das Präparat etwa 5 bis 10 Minuten stehen und kann dann beobachten, wie sich das Fibrin in Form feiner Nadeln abscheidet, die sich dann oft zu Sternfiguren gruppieren, wobei sie mit Vorliebe Blutplättchenhaufen sozusagen als Kristallisationszentren benutzen. Nur in ganz besonderen Fällen, wenn man das Präparat mehrere Stunden stehen lassen will, muß man es gegen Verdunstung schützen. Man umrandet zu diesem Zweck das Deckglas mit Vaseline oder Deckglaslack.

Die Untersuchung des Blutes in der feuchten Kammer ist nicht zu empfehlen, da, wie Rosin und Bibergeil gezeigt haben, der Wasserdampf eine schädliche Wirkung auf die Leukocyten ausübt und nach einiger Zeit ein großer Teil der Zellen quillt, wobei die Granula der ε-Leukocyten lebhaft zu tanzen anfangen; später ist der Zelleib noch mehr gequollen, die Granula liegen in ihm zerstreut und sind zum Teil aufgelöst.

Der diagnostische Wert des Nativpräparates wird oft unterschätzt. Man erkennt mit Sicherheit in ihm an den Erythrocyten das Rollenbildungsvermögen, ferner die Poikilo- und Anisocytose, die sogenannte Autoagglutination (Schlafkrankheit), evtl. kernhaltige Erythrocyten, die Fibrinbildung, ferner eine stärkere Vermehrung der Leukocyten, auch ist eine Differenzierung dieser in granulierte und ungranulierte sowie einkernige und polymorphkernige Formen möglich. Schließlich lassen sich die verschiedenen Blutparasiten wie Malariaplasmodien,

Recurrensspirochäten, Trypanosomen, Filarien usw. gut erkennen. Man kann somit bereits am Nativpräparat die Diagnose auf schwere Anämie (nicht die leichten Formen), Leukämie (meist auch Unterscheidung von Myelose und Lymphadenose), Malaria (Tertiana und Quartana, dagegen kaum Tropica), Recurrens, Filariose und manche andere Parasitenkrankheit stellen.

Untersuchung mittels Dunkelfeldbeleuchtung.

Die Anwendung der Dunkelfeldbeleuchtung bei der Untersuchung des Blutes ist neuen Datums. Der dem Verfahren zugrunde liegende Gedanke ist folgender. Wirft man in einem dunklen Gesichtsfelde auf die in ihm enthaltenen mikroskopischen Objekte Lichtstrahlen von der Seite, so findet an den Rändern der Objekte eine Beugung der Lichtstrahlen statt, die zum Teil in die Sehachse des Mikroskops fallen. Auf diese Weise erscheint die Kontur der beleuchteten Objekte als leuchtender Saum, dessen Helligkeit bei Anwendung starker Lichtquellen eine beträchtliche ist. Dabei werden, da die Beugung der Lichtstrahlen vor allem an der Oberfläche der Objekte stattfindet, die im Innern derselben befindlichen Strukturunterschiede weniger deutlich sichtbar sein. Es liegt in dem Wesen der Dunkelfeldbeleuchtung, daß mit Hilfe dieses Verfahrens im Gegensatz zur Hellfeldbeobachtung auch allerkleinste korpuskuläre Elemente wie Blutstäubchen etc. mit Leichtigkeit sichtbar gemacht werden können, da sie bei der intensiven seitlichen Beleuchtung zu selbstleuchtenden Körpern werden. Ein weiterer Vorteil der Dunkelfeldeinrichtung besteht in der Möglichkeit, die Methode mit großem Vorteil für mikrophotographische Zwecke zu verwenden. Infolge der großen Lichtstärke der im Dunkelfeld leuchtend gemachten Untersuchungsobjekte ist dabei eine ganz kurze Expositionszeit genügend, so daß sogar Momentaufnahmen möglich sind und auf diese Weise schnell ablaufende Vorgänge an den geformten Bestandteilen des Blutes bzw. darin enthaltenen Parasiten auf der photographischen Platte sich in voller Schärfe fixieren lassen. Die Betrachtung bei Dunkelfeldbeleuchtung ist im Vergleich zur Hellfeldbeobachtung für das Auge weit weniger ermüdend. Grawitz und Grüneberg haben als erste prachtvolle mikrophotographische Aufnahmen vom Blut hergestellt.

Für die Beobachtung im Dunkelfeld sind verschiedene Apparate konstruiert worden. Ganz allgemein kann man die Dunkelfeldeinrichtungen definieren als Objektive, die die Lichtquelle an derjenigen Stelle abbilden, wo sich das zu beobachtende Teilchen befindet, und zwar mittels derjenigen Strahlen, die nicht direkt in das beobachtende Objektiv gelangen können (v. Ignatowsky)[1]).

Dunkelfeldbeleuchtung mittels Abblendung am Immersionskondensor.

Während für die Untersuchung von Flüssigkeiten ein Verfahren sich bewährte, bei dem die Hauptachse der abgebeugten Strahlen senkrecht zur Hauptachse der beleuchtenden Strahlen liegt, haben sich für andere Untersuchungen,

---

[1]) Es sei hier darauf hingewiesen, daß die häufig für die Dunkelfeldbeleuchtung angewendete Bezeichnung Ultramikroskopie in dieser allgemeinen Form unzutreffend ist. Bei den hier zu beschreibenden Dunkelfeldmethoden handelt es sich nicht eigentlich um Sichtbarmachung derjenigen kleinsten Teilchen, die außerhalb der Grenzen des Auflösungsvermögens des Mikroskops liegen, sondern vielmehr um ein Verfahren, um mikroskopische Objekte, die infolge des geringen Unterschiedes ihrer Lichtbrechung gegenüber derjenigen des Mediums nicht sicher wahrnehmbar sind, deutlich sichtbar zu machen. Es ist daher auch falsch, die mit dieser Methode dargestellten leuchtenden Teilchen ohne weiteres als ultramikroskopisch zu bezeichnen. Als Ultramikronen ($< 0,2\,\mu$) kommen höchstens bestimmte Elemente im Zellinnern der Blutkörperchen sowie allenfalls die Hämokonien in Betracht.

zu denen auch diejenigen des Blutes gehören, als praktische und technisch einfachere Methoden diejenigen Verfahren erwiesen, bei denen die Beleuchtungsstrahlen und die das mikroskopische Bild erzeugenden Beugungsstrahlen coaxial angeordnet sind. Auch hierbei kommt es natürlich nur dann zu einem vollkommenen Dunkelfeld, wenn von den Beleuchtungsstrahlen nichts in das Objektiv gelangt. Um dies bei koaxialer Anordnung zu erreichen, kann man die Einschaltung von Blenden zu Hilfe nehmen. Diese dienen dazu, diejenigen Beleuchtungsstrahlen, die ohne Blende durch das Objektiv durchgehen würden, auszuschalten, wogegen die Randpartien der Objektivlinse die Strahlen durchlassen, so daß ein Bild zustande kommt.

Abbe hat zur Erzielung des Dunkelfeldes die Abblendung in der Weise vorgenommen, daß er die Frontlinse des Objektives in der Mitte innerhalb eines bestimmten Durchmessers plan schleift und diese Partie schwarz lackiert Es entsteht dadurch ein ringförmig abbildendes Objektiv. Anstatt die Abblendung an der Linse des Objektes vorzunehmen, kann man eine Blende unter dem Kondensor anbringen.

Nach dem gleichen Prinzip ist eine von Zeiß hergestellte Dunkelfeldeinrichtung konstruiert. Die Blendvorrichtung wird hier durch eine sogenannte Sternblende gebildet, deren Form aus der Abbildung 169 hervorgeht. Den Strahlengang veranschaulicht Abbildung 170. Diese „Zentralblende" wird unter dem gewöhnlichen Kondensor des Mikroskops in der Weise angebracht, daß man sie in den Diaphragmen-Träger unter den Abbeschen

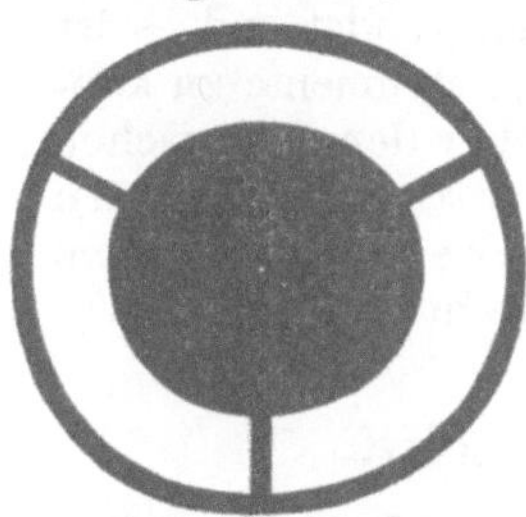

Abb. 169. Zeißsche Zentralblende.

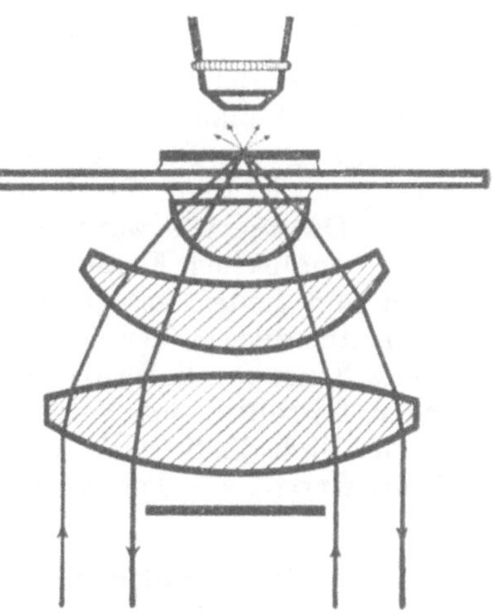

Abb. 170. Strahlengang im Kondensor mit Zentralblende.

Beleuchtungsapparat einlegt, nachdem man die Irisblende maximal geöffnet hat. Der Kondensor soll die Apertur 1,4 haben; bei schwächerer Apertur ist statt Gasglühlicht elektrisches Bogenlicht bezw. Sonnenlicht notwendig, auch muß die Blende entsprechend kleiner sein.

Vor der Benutzung schraubt man den Kondensor soweit in die Höhe, daß seine ebene Fläche nahezu mit derjenigen des Objekttisches des Mikroskops zusammenfällt. Dann legt man in den aufgeklappten Diaphragmenträger die Sternblende, und bringt hierauf ersteren in seine genau zentrierte Stellung zurück. Die Beleuchtung geschieht mit Hilfe einer Nernstlampe, die am besten ca. 15 cm von dem Planspiegel des Mikroskops entfernt ist. Für diese Untersuchungen kommt nur der letztere, niemals der Konkavspiegel in Frage. Der Planspiegel soll möglichst gleichmäßig mit Licht erfüllt sein. Unbedingt notwendig ist ferner, daß zwischen Objektträger und Kondensor die Immersion hergestellt wird. Zu diesem Zweck bringt man einen Tropfen Zedernholzöl auf die obere Fläche des Kondensors und legt den Objektträger unter Vermeidung von Blasenbildung auf. Diejenigen das Objekt beleuchtenden Strahlenbüschel, die eine höhere numerische Apertur als 1,0 haben, werden an der oberen Seite des Deckglases total reflektiert, während Strahlenbüschel von einer Apertur unter 1,0 durch die Blende verhindert werden, in den Kondensor einzutreten. Um die Totalreflexion zu erzielen, darf man natürlich bei diesem Verfahren nur Trockensysteme, dagegen keine Immersionslinsen anwenden. Infolge der im Kondensor erfolgenden mehrfachen Reflexionen sowie der chromatischen Aberration desselben lassen sich bei Anwendung der Zentralblende nur schwache und mittelstarke Objektive anwenden. Der Vorteil dieser Methode liegt in der Einfachheit ihrer Handhabung und dem geringen Preise der Zentralblende.

Auch die Firma Leitz hat eine Dunkelfeldeinrichtung mit Hilfe einer Zentralblende konstruiert. Dieselbe wird zusammen mit dem „aplanatischen und achromatischen Kondensor" von Leitz angewendet (Metz). Der Kondensor, der nach Art der Immersionsobjektive konstruiert ist, kann auch ohne Zentralblende als gewöhnlicher Kondensor benutzt werden.

Spiegelkondensoren (katoptrische Dunkelfeld-Kondensoren).

An Stelle der Verwendung der beschriebenen dioptrischen Dunkelfeldbeleuchtung ist man mit Erfolg dazu übergegangen, katoptrische Kondensoren zur Erzeugung des Dunkelfeldes zu konstruieren. Der Gedanke, mit Hilfe von Spiegelung statt durch Brechung der Lichtstrahlen ein Dunkelfeld zu erzeugen, ist älteren Datums und wurde bereits Mitte des vorigen Jahrhunderts namentlich von englischen Forschern mit Erfolg verwertet. In jüngster Zeit hat man sich von neuem der Frage der Spiegelkondensoren zugewendet und es ist gelungen, auf diesem Gebiete technisch recht vollkommene Instrumente zu konstruieren. Einer der Vorzüge der Spiegelkondensoren gegenüber den dioptrischen Methoden besteht in dem Fortfallen der chromatischen Aberration. Es kommen hier namentlich die Spiegelkondensoren von Leitz und Reichert und vor allem der Siedentopfsche Paraboloidkondensor (Zeiß) in Betracht.

Der zentrierbare Spiegelkondensor von Leitz.

Das Prinzip des Leitzschen Spiegelkondensors ergibt sich aus den Abbildungen 171 und 172. Es beruht auf der zuerst v. Ignatowsky angegebenen Kombination von zwei konzentrisch angeordneten spiegelnden Kugelzonen, von denen die eine konvex, die andere konkav ist. Wie aus den Abbildungen hervorgeht, besteht der Kondensor aus zwei aufeinander gekitteten Glaskörpern, von denen der untere die beiden Kugelflächen trägt. Der Gang der Lichtstrahlen, die sich in P vereinigen, ist aus der Abbildung ersichtlich. Um den Hohlraum im Innern des Kondensors anzuschleifen, hatte man letzteren in seiner ursprünglichen Form (Abb. 171) in einer

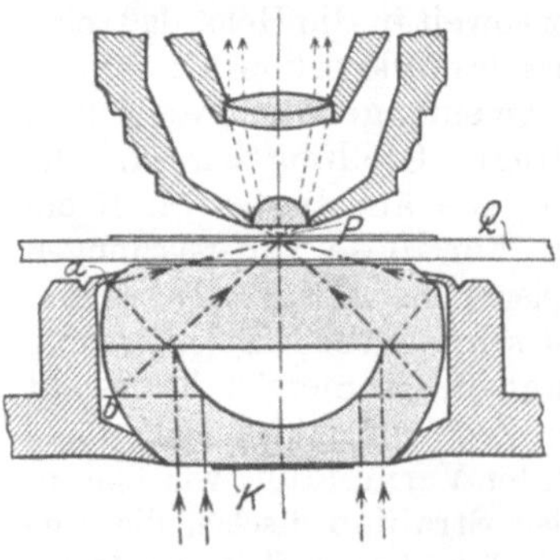

Abb. 171. Leitzscher Spiegelkondensor (altes Modell).

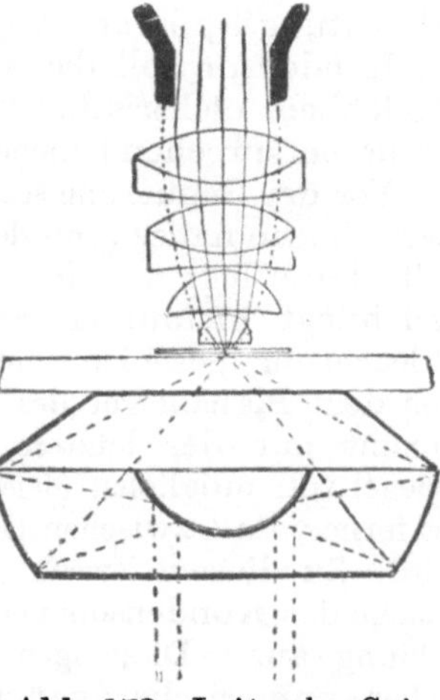

Abb. 172. Leitzscher Spiegelkondensor (neues Modell).

Ebene durchschnitten, die durch die äußere spiegelnde Fläche ging. Nachdem dann Siedentopf darauf hingewiesen hatte, daß bei diesem Verfahren infolge nicht exakter Zusammenkittung beider Kalotten die Strahlenvereinigung keine präzise ist, hat der Leitzsche Kondensor eine Reihe von Verbesserungen erfahren.

Die in der Abbildung 172 wiedergegebene neue Form des Spiegelkondensors (Jentzsch) vermeidet den genannten Fehler. Wie man sieht, liegen hier beide Spiegelzonen auf derselben Seite der Kittebene, ohne daß diese dieselben schneidet. Infolgedessen kann es sogar bei einer etwaigen Verschiebung des oberen Glasstückes infolge Schmelzen des Kittes nicht zu einer Störung des richtigen Strahlenganges kommen. Der obere Teil hat hier nur die Bedeutung eines Zwischenstückes, das die Annäherung der Kondensoroberfläche an den Objektpunkt bis auf Objektträgerdicke ermöglicht. Beide Spiegelflächen sind versilbert. Infolgedessen werden alle Strahlen, die nicht zur Dunkelfeldbeleuchtung gehören, beseitigt, insbesondere kommt die innere Kugelfläche in ihrer Wirkung infolge der Versilberung einer zentralen Blende gleich.

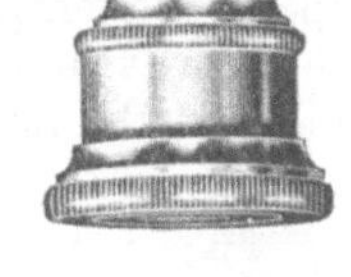

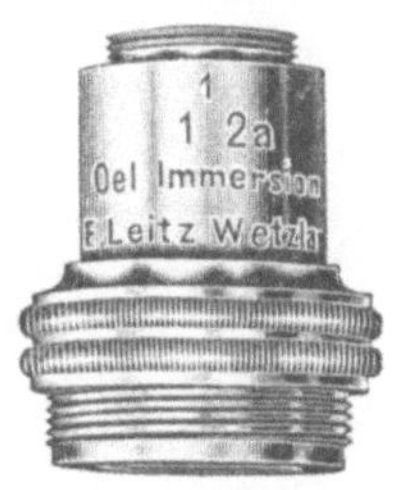

Der Leitzsche Kondensor ist mit einer Metallfassung versehen, die eine Zentriervorrichtung trägt und mittels der er in die Schiebehülse des Beleuchtungsapparates statt dieses unter dem Mikroskop von unten her eingeführt wird.

Damit das Dunkelfeld zustande kommt, muß die obere Fläche des Kondensors mit der unteren Fläche des Objektträgers mittels Immersionsflüssigkeit (Zedernöl, Wasser) optisch verbunden werden. Als Objektive eignen sich im allgemeinen nur Trockensysteme.

Will man auch Immersionsobjektive zur Erzielung einer stärkeren Vergrößerung anwenden, so muß man die Randzone des Immersionssystems auf eine geringere Apertur abblenden, die kleiner als 1,0 (etwa 0,8) sein muß. Zu diesem Zweck versieht man das Immersionsobjektiv mit einer Trichterblende, indem man den vernickelten Teil des Leitzschen Objektivs von dem lackierten Unterteil abschraubt und statt dessen die Blende aufschraubt (Abb. 173).

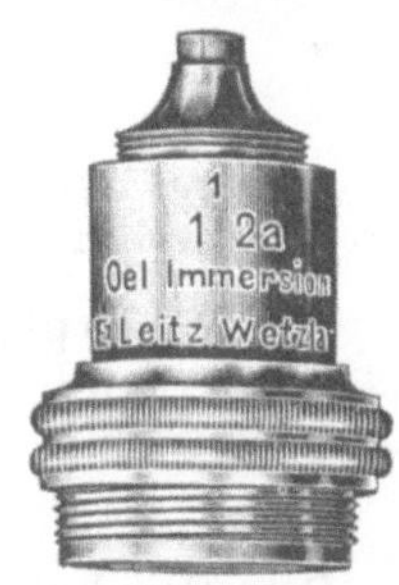

Abb. 173.
Immersionsobjektiv
mit Trichterblende.

Es sei noch bemerkt, daß dem Vorteil der stärkeren Vergrößerung bei Immersionssystemen und der größeren Unabhängigkeit von der Dicke des Deckglases sowie von Verunreinigungen desselben gewisse Nachteile gegenüberstehen, die praktisch die Anwendung starker Trocken-Apochromate empfehlenswerter erscheinen lassen. Diese Nachteile sind die unbequeme und für das Objektiv unter Umständen nicht gleichgültige Einfügung der Trichterblende sowie der bei Immersionsobjektiven vorhandene erheblich geringere Kontrast gegenüber Trockensystemen infolge der Aufhellung durch innere Reflexionen im Objektiv (Siedentopf).

Der Spiegelkondensor von Reichert.

Der in den optischen Werken von Reichert konstruierte Spiegelkondensor wird in mehreren verschiedenen Ausführungen hergestellt und zwar 1. in Form eines gewöhnlichen Kondensors zum Einstecken in die Schiebehülse des Mikroskops, 2. als Plattenkondensor zum Auflegen auf den Mikroskoptisch.

Wie Abb. 174 zeigt, besteht der Kondensor im wesentlichen aus einer Plankonvexlinse L, von der der mittlere Teil der Krümmung abgeschliffen ist. Die dadurch entstandene Planfläche ist parallel mit der Frontfläche der Linse, und der übrigbleibende Teil der Krümmung der Linse ist versilbert. Durch die zentrale Blende Bl werden aus dem von dem Mikroskopspiegel Sp kommenden Beleuchtungsbüschel alle Strahlen ausgeschaltet, deren Apertur kleiner als 1,05 ist.

Außerdem stellt die Firma auch Wechselkondensoren her, die den sofortigen Übergang zur gewöhnlichen Hellfeldbeleuchtung ermöglichen, so z. B. bei dem in Abb. 175 dargestellten Wechselkondensor, bei dem durch Ausklappen der Stempelblende B und Einschalten der Linse L_2 aus dem Dunkelfeldkondensor ein gewöhnlicher Kondensor wird (Heimstädt).

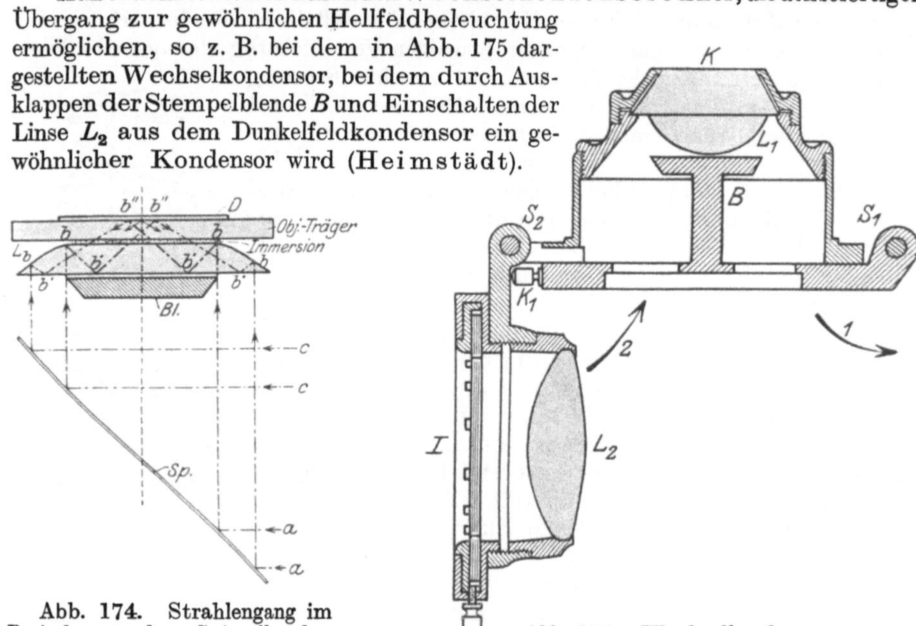

Abb. 174.   Strahlengang im Reichertschen Spiegelkondensor.

Abb. 175.   Wechselkondensor.

Siedentopf, der die Reichertschen Kondensoren einer kritischen Prüfung unterwarf, fand, daß dieselben nicht ganz frei von Astigmatismus und sphärischer Aberration sind.

Der Paraboloidkondensor.

Der Paraboloidkondensor, der ebenfalls ein Spiegelkondensor ist, war in unvollkommener Form bereits früher zur Dunkelfeldbeleuchtung verwendet worden. Siedentopf hat dann auf Anregung von Abbe das Paraboloid neu konstruiert und damit ein ganz ausgezeichnetes Instrument geschaffen, das zur Zeit als eine der vollkommensten Dunkelfeldeinrichtungen gelten darf. Abgesehen von dem Fehlen der chromatischen Aberration, das sich bei allen Spiegelkondensoren ja von selbst versteht, ist auch die sphärische Aberration auf ein Minimum reduziert.   Die Strahlenvereinigung ist eine sehr präzise.

Wie die Abbildung 176 zeigt, ist der Paraboloidkondensor ein plankonvexer Glaskörper P, dessen konvexe Krümmung ein genaues Rotationsparaboloid bildet und dessen Scheitel durch eine zur Achse senkrechte Planfläche abgestumpft ist.   Die ihr gegenüberliegende Fläche ist im Bereich von B mit einer Zentralblende versehen, welche Strahlen von der Apertur 0 bis 1,1 abhält.   Zur Vermeidung der Erwärmung der Blende ist diese Blende mit einem Spiegelbelag versehen. Den Gang der Strahlen im Paraboloid erkennt man aus der Abbildung. Die ausgezogenen Linien stellen die beleuchtenden Strahlen, die gestrichelten die im Objekt abgebeugten Strahlen dar. Der Fokus des Paraboloids befindet sich in der Oberfläche des Objektträgers O. Auch hier ist es notwendig, die untere Fläche des Objektträgers mit dem Kondensor durch Immersionsöl blasenfrei zu verbinden. Der Objektträger soll eine Dicke von 1,0 bis 1,5 mm haben. Das Paraboloid ist so dimensioniert, daß es ohne Schwierigkeiten an jedem Mikroskop mit Kondensorschiebehülse (Weite 36,8 mm) angebracht werden kann. Man schiebt es an Stelle des Abbeschen Kondensors so weit in die Hülse, daß seine obere Fläche annähernd in die Ebene des Mikroskoptisches fällt. Zur Untersuchung sind mittelstarke Trockensysteme (Objektiv DD mit Korrektionsfassung) und starke Kompensationsokulare (Nr. 12 oder 18) zu verwenden. Bei Anwendung sehr starker Trockensysteme ist die Verwendung von Paraboloidblenden empfehlenswert, durch die die Apertur der Objektive auf ca. 0,8 abgeblendet wird. Man hängt diese Blende von oben in die Fassung der Objektive ein. Die Paraboloidblende ist un-

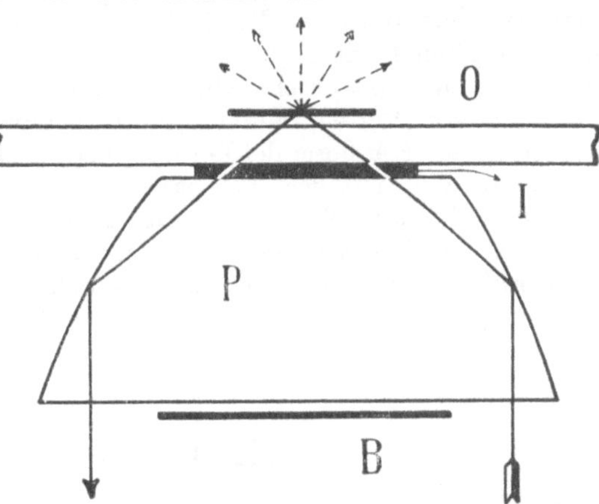

Abb. 176. Strahlengang im Paraboloidkondensor.

erläßlich notwendig bei Anwendung von Immersionsobjektiven, da hier keine Totalreflexion am Deckglas erfolgt, sondern das Dunkelfeld dadurch entsteht, daß die beleuchtenden Strahlen eine Apertur $> 1,0$ haben, während infolge der Blende nur Strahlen von einer geringeren Apertur als 1,0 durch das Objekt zu treten vermögen.

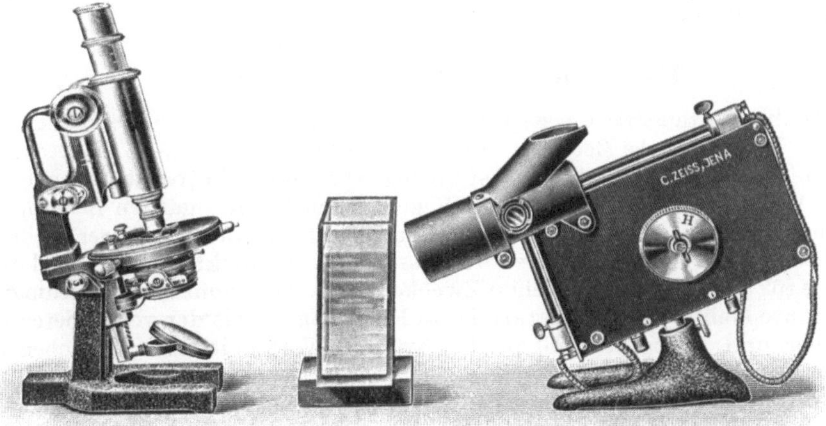

Abb. 177. Gesamtanordnung zur Dunkelfelduntersuchung.

Die Bilder sind bei Anwendung von Immersionsobjekten wesentlich kontrastärmer, so daß man im allgemeinen Dunkelfelduntersuchungen nach Möglichkeit mit Trockensystemen vornehmen soll. Selbstverständlich ist der Mikroskopspiegel auf möglichst gleichmäßige Helligkeit einzustellen. Als Lichtquelle dient Glühlicht, die Nernstlampe oder Bogenlicht[1]), wobei man zweckmäßig durch Anwendung einer Schusterkugel für Ausschaltung der Wärmewirkung Sorge trägt (Abb. 177). Für

---

[1]) Empfehlenswert ist z. B. die kleine Handregulierbogenlampe von Zeiß bzw. die Liliputbogenlampe von Leitz (vergl. Abb. 177).

Dunkelfeldbeleuchtung mit ultraviolettem Licht liefert die Firma Zeiß ein Paraboloid aus Bergkristall.

Um das Blut bei Dunkelfeldbeleuchtung zu betrachten, bedarf es im allgemeinen keiner besonderen Vorbereitung des Präparates. Nur empfiehlt sich hier besonders, was oben bei der Anfertigung des Nativpräparates hervorgehoben wurde, möglichst frisch aus der Stichwunde entnommene Blutproben zu verwenden, da sich sonst leicht Absterbephänomene einstellen. Aus diesem Grunde ist es auch von Vorteil, in den Fällen, in denen man bestimmte Studien an der lebenden Zelle (Kernform der Leukozyten, Beobachtung der Blutplättchen usw.) vornehmen will, mit dem heizbaren Objekttisch zu arbeiten. Mit Rücksicht ferner darauf, daß sich im Dunkelfelde alle jenen kleinen Fehler im Glase des Deckglases wie Unebenheiten, Narben, Blasen etc. infolge der Totalreflexion der Lichtstrahlen viel stärker bemerkbar machen, als bei der gewöhnlichen Betrachtung im durchfallenden Licht, wird man auf die gute optische Qualität der Deckgläser besonderen Wert legen müssen.

Das Bluttrockenpräparat.

Für das Studium aller fe neren histologischen Einzelheiten kommen aus schließlich gefärbte Bluttrockenpräparate in Betracht. Das Bluttrockenpräparat wird in der Weise hergestellt, daß das Blut auf einem Objektträger oder einem Deckglas in einer dünnen, möglichst gleichmäßigen Schicht ausgebreitet wird. Die Herstellung dieser Blutausstriche in tadelloser Form ist eine Kunst, die gelernt sein will. Nur an einwandfrei hergestellten Ausstrichen lassen sich gute Färbungen vornehmen.

Herstellung der Ausstrichpräparate.

Für die Blutausstriche lassen sich sowohl Objektträger wie Deckgläser verwenden. Die klassische Methode, die Ehrlich empfohlen hat, ist die Deckglasmethode. Sie gibt bei exakter Ausführung sehr schöne Präparate, auch bietet sie den Vorteil, daß man auf diesem Wege den Inhalt eines ganzen Bluttropfens untersuchen kann. Weniger schwierig und daher für den Anfänger mehr zu empfehlen ist die Anfertigung des Blutausstriches auf Objektträgern, zumal diese Methode für die meisten praktischen Zwecke genügt. Die wichtigste Vorbedingung für das gute Gelingen der Präparate ist tadellose Sauberkeit der verwendeten Objektträger und Deckgläser. Über die Art ihrer Vorbereitung wurde oben das Erforderliche gesagt.

Ein Objektträgerpräparat stellt man folgendermaßen her (Methode von Jancsò-Rosenberger): Man nähert rasch die eine Fläche des Objektträgers dem frisch aus der Stichwunde hervortretenden Blutstropfen und fängt denselben genau wie bei der Herstellung eines Nativpräparates auf, am besten nicht in der Mitte, sondern mehr nach dem einen Ende des Objektträgers. Man dreht nun diesen mit dem Tropfen nach oben und verwendet zum Ausstreichen des Blutes die Kante eines geschliffenen Objektträgers oder Deckglases (z. B. von einer Zählkammer). Man setzt zu diesem Zweck (vergl. Abb. 178) die Kante des Glases unter einer Neigung von etwa 45° so auf die Fläche des mit dem Blut beschickten Objektträgers, daß der Blutstropfen in den spitzen Winkel zwischen beiden Gläsern zu liegen kommt. Das Blut breitet sich dann sofort entlang der Kante des aufgesetzten Glases quer über den Objektträger aus und wird nun flächenhaft auf diesem dadurch ausgebreitet, daß man das zum Ausstreichen dienende Glas, das man stets in der gleichen Neigung hält, schnell und gleichmäßig in der Richtung des spitzen Winkels über den Objektträger hinwegführt. Bei genügend großen Blutstropfen entsteht dann eine größere gleichmäßig dünne Blutschicht von der Breite des verwendeten Deckglases. Statt des Deckglases oder des geschliffenen Objektträgers kann man zur Not einen Glasstab verwenden. In jedem Fall soll die Kante des zum Ausstrich verwendeten Deckglases bzw. Objektträgers schmäler sein als die Breite des Objektträgers, auf dem das Blut ausgestrichen wird. Es bleibt also (vergl. Abb. 178) stets eine schmale Zone seitlich von der Blutschicht frei. Das Gelingen des Präparates hängt u. a. davon ab, daß die Bewegung beim Herüberführen des schräg gestellten Glases nicht ruckweise geschieht, da sonst Stufen in der Blutschicht unvermeidlich sind. Das Gleiche entsteht übrigens, wenn man während des Ausstreichens einen wechselnden Druck mit dem ausstreichenden Glas auf den Objektträger ausübt. Das Ausstreichen hat in der Richtung des spitzen Winkels zu geschehen. Wählt man die umgekehrte Richtung, bei der also das Blut der Kante des Deckglases nicht folgt, sondern gezwungen wird unter der Kante des Deckglases hindurchzupassieren, so kommt es namentlich bei fragileren Blutarten, z. B. bei stärkeren Anämien sowie Leukämien zu Läsionen der Zellen.

War der aufgefangene Blutstropfen zu groß, so muß man sich, um eine zu dicke Blutschicht zu vermeiden, eines kleinen Kunstgriffs bedienen. Man hebt dann das Deckglas, nach

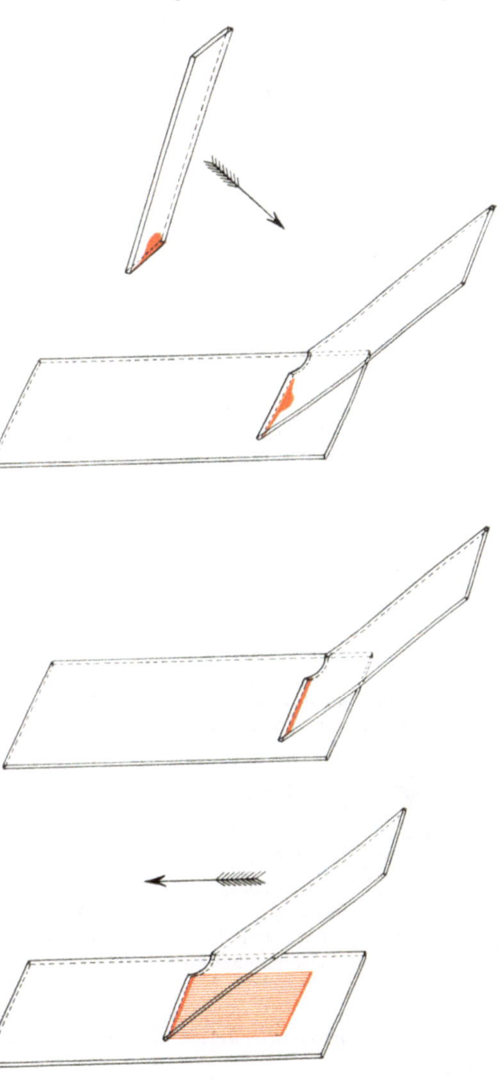

Abb. 178 [1]).

dem sich das Blut entlang seiner Kante ausgebreitet hat, vom Objektträger einen Augenblick ab und setzt es wenige Millimeter von dem ersten Tropfen entfernt auf den Objektträger wieder auf, um dann die an der Deckglaskante haftende geringere Blutmenge in der beschriebenen Art auszustreichen. Stellt man mehrere Abstriche hintereinander her, so darf man niemals die gleiche

[1]) Abb. 178 und 179 sind dem Buche von Nocht und Mayer: Die Malaria, Verlag Springer, entnommen.

Glaskante, an der noch Blut vom vorhergehenden Ausstrich haftet, zu einem neuen Ausstrich verwenden; jeder Ausstrich ist mit einer sauberen und trockenen Kante auszuführen. Ebenso ist es fehlerhaft, mehrere Abstriche von einem und dem-selben mit dem Objektträger aufgefangenen Blutstropfen herzustellen; für jeden Ausstrich ist je ein frischer Tropfen zu verwenden. Abb. 179 soll das Aussehen von richtig sowie fehlerhaft hergestellten Ausstrichen veranschaulichen.

Abb. 179.

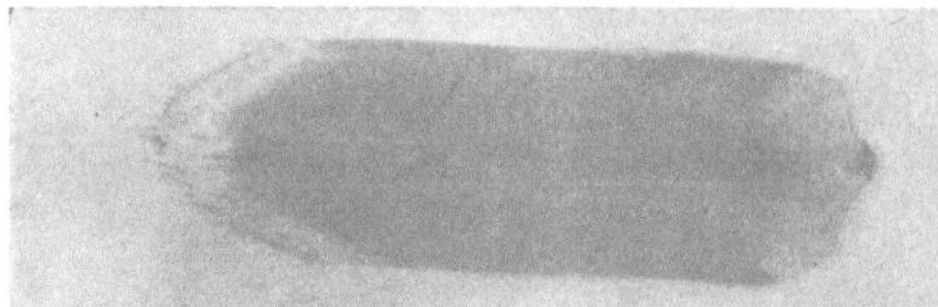

Richtig hergestellter Ausstrich.

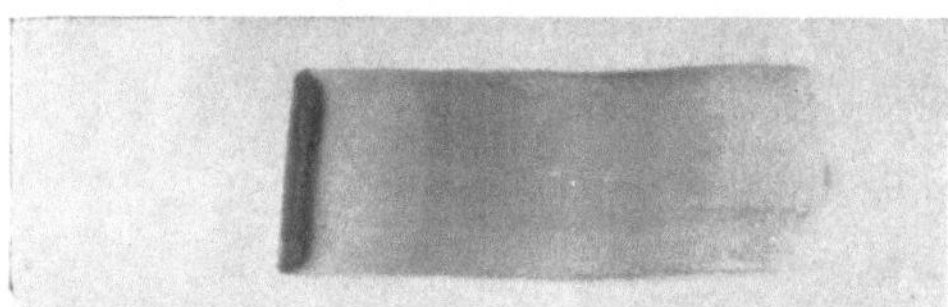

Fehlerhafter Ausstrich: Das Ende ist nicht völlig ausgestrichen, da zu früh abgesetzt wurde.

Fehlerhafter Ausstrich: Blutschicht zu breit, auch ist das Ende nicht gut ausgestrichen, da der Tropfen zu groß war.

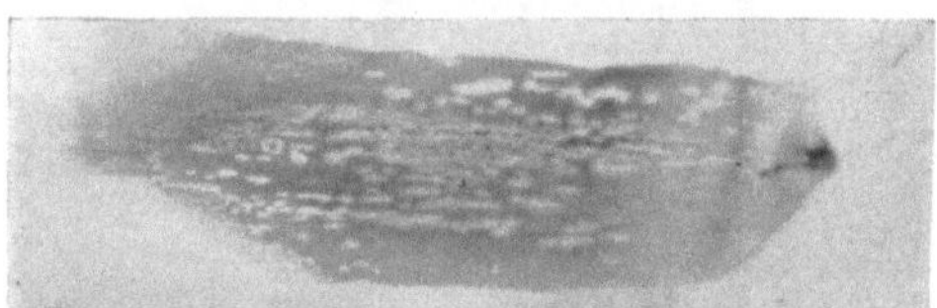

Fehlerhafter Ausstrich: Die Lücken rühren von mangelhafter Reinigung des Glases (Fett) her.

Der Nachteil der Objektträgermethode besteht u. a. darin, daß die Abstriche ziemlich viel Farblösung beanspruchen. Auch kommt es bei nicht tadelloser Ausführung des Ausstreichens vor, daß sich zahlreiche Leukozyten an den Randpartien der Blutschicht ansammeln.

Wesentlich subtiler ist die Deckglasmethode. Bei richtiger Ausführung liefert sie aber sehr schöne Präparate. Nicht alle Arten von Deckgläsern eignen sich in der gleichen Weise für diesen Zweck. Im allgemeinen sind die oben bei der Beschreibung des Nativpräparates genannten Dimensionen zweckmäßig. Als Kantenlänge eignet sich am meisten die Dimension 18 bis 22 mm, als Dicke 0,13 bis 0,17 mm. Nach meinen Erfahrungen sind ferner besonders rechteckig geschnittene Deckgläser geeignet, z. B. von der Größe 21 × 26 mm.

Die Abstriche werden in der Weise ausgeführt, daß man mit einem Deckglas den Blutstropfen auffängt, hierauf das andere Deckglas auf den Tropfen fallen läßt, wodurch das Blut sich in dünner Schicht ausbreitet, und nun beide Deckgläser von einander abzieht. Jedes Deckglas enthält dann die Hälfte des Tropfens als Ausstrich.

Im einzelnen hat man folgendes zu beachten. Von Bedeutung ist zunächst die Art und Weise, wie man die Deckgläser zu halten hat. Bei sehr geschicktem Arbeiten wird es nicht viel schaden, wenn der Untersucher die Deckgläser zwischen den Fingerspitzen hält und zwar so, daß nur die Kanten der Gläser der Haut anliegen. Bei Händen mit schweißiger Haut wird es sich bei diesem Verfahren kaum vermeiden lassen, daß die Gläser mit dem Schweiß der Haut in Berührung kommen, wodurch eine tadellose Ausführung der Präparate vereitelt wird. Für diese Fälle rate ich dringend die früher genannten Deckglaspinzetten anzuwenden. Ehrlich empfiehlt für das untere Deckglas eine Schieberpinzette mit glatten breiten Branchen, deren Enden innen mit Leder oder Löschpapier beklebt sind, für das andere Deckglas eine federnde Pinzette mit glatten, fast messerscharfen Branchen, mit denen man ein Deckglas selbst von einer ganz platten Unterlage leicht abheben kann (vgl. Abb. 180). Es muß allerdings zugegeben werden, daß die Anwendung von Pinzetten die ganze Prozedur erheblich erschwert. Auch hier bedarf es einer gewissen Übung, um nicht Mißerfolge zu erleben. Hat man mit dem einen Deckglas die Kuppe des Blutstropfens aufgefangen, so legt man ohne den geringsten Zeitverlust das zweite Deckglas darauf. Sind die Deckgläser vollständig frei von Verunreinigungen, so breitet sich das Blut sofort als kapilläre Schicht absolut gleichmäßig aus. War die Tropfengröße im Verhältnis zur Größe der Deckgläser richtig gewählt, so erfolgt die Ausbreitung der Blutschicht in gleichmäßiger Dicke bis zum Rande der Deckgläser. Sobald dies geschehen ist, trennt man beide Deckgläser voneinander, indem man sie an den freien Rändern bzw. Ecken haltend, sie genau horizontal in schnellem Zuge voneinander abzieht. Hat man einen zu großen Tropfen Blut gewählt, so erkennt man das daran, daß das obere Deckglas auf der Blutschicht sozusagen lose schwimmt und nicht die infolge der Kapillarität zustande kommende Attraktion erkennen läßt. Dann wird die Blutschicht so dick ausfallen,

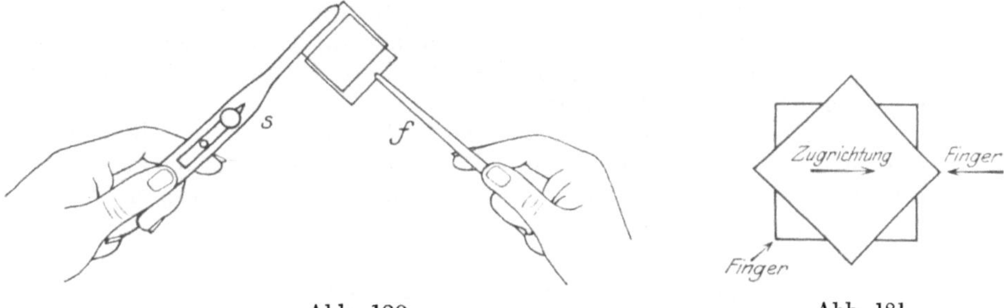

Abb. 180.   Abb. 181.

Herstellung von Deckglas-Ausstrichpräparaten.

daß sie zu langsam trocknet und auch sonst für die mikroskopische Untersuchung in den meisten Fällen untauglich wird. Ist umgekehrt der Tropfen zu klein und breitet sich das Blut dann nicht bis zum Rand der Deckgläser aus, so entsteht an den Stellen, wo das Blut nicht mehr vordringt, ein feiner kapillärer Spaltraum, der sich zum Teil mit einer Spur Blutplasma füllt, wobei sich Interferenzerscheinungen in Form Newtonscher Ringe bilden. An diesen Stellen haften dann die Deckgläser sehr fest aneinander, so daß es einer erheblichen Kraftanstrengung bedarf, um sie voneinander zu trennen. Abgesehen davon, daß hierbei die Deckgläser leicht zerbrechen, kommt es dann meist zu einer beträchtlichen Schädigung der Blutpräparate, wobei die Erythrozyten gequetscht und deformiert erscheinen und die Leukozyten zerdrückt werden.

Über die Art, wie das zweite Deckglas auf das mit dem Tropfen beschickte erste aufgelegt wird, ist noch folgendes zu bemerken. Man kann dabei so verfahren, daß man wie in Abb. 181 die Ecken des einen Deckglases über die Kanten des andern legt. Man zieht sie dann in der Richtung der einen Diagonale voneinander. Diese Methode hat den Nachteil, daß die zuletzt über die Blutschicht hinweggezogene Ecke, wenn man das Deckglas nicht peinlich genau horizontal abzieht, die Blutschicht mit ihrer Spitze evtl. lädiert. Aus diesem Grunde empfehle ich mehr, die Deckgläser mit parallelen Kanten aufeinanderzulegen (Abb. 180), wobei es praktisch ist, sie nicht vollständig zur Deckung

zu bringen, sondern von jedem Deckglas einen schmalen Streifen von etwa 3 mm
herübertragen zu lassen; an diesem freien, mit dem Blut nicht in Berührung
kommenden Rand lassen sich die Deckgläser gut halten. Um trotzdem eine
quadratische mit Blut beschickte Schicht zu erhalten, ist es praktisch, die oben
genannten rechteckigen Deckgläser zu verwenden. Man wird übrigens je nach
der Größe des verwendeten Tropfens die Deckgläser in entsprechend wechselnder
Breite aufeinanderdecken. Das gleichmäßige und genau horizontale Abziehen
der Deckgläser will geübt sein, von ihm hängt zu einem großen Teil die Güte des Ausstriches ab. Durch ruckweises Abziehen oder gar Kippen des oberen Deckglases
entstehen Stufen im Präparat.

Wie schon gesagt wurde, hat die Deckglasmethode u. a. den Vorteil, daß
zwei zusammengehörige Deckglaspräparate den Inhalt eines ganzen Blutstropfens
darstellen. Dabei ist allerdings zu bemerken, daß die Randpartien der Präparate
in der Regel nicht brauchbar sind.

Unmittelbar nachdem man den Abstrich auf einem Objektträger oder Deckglas gemacht hat, schwenkt man die Präparate mehrmals in der Luft, um eine
möglichst schnelle Trocknung zu bewirken. Die vollständig trockenen Präparate
hebt man am besten in kleinen sauberen Papierdüten auf, auf denen man den
Namen des Patienten und das Datum der Blutentnahme notiert. Bei den Deck-
glaspräparaten bewahrt man stets die beiden zueinandergehörenden Präparate
zusammen auf. Bei der Aufbewahrung ist nicht nur für Schutz gegen Staub,
sondern auch gegen Insekten zu sorgen, die evtl. die Blutschicht abfressen oder
sie verunreinigen. Sollen die Präparate für längere Zeit ungefärbt aufbewahrt
werden, so ist es empfehlenswert, sie vorher zu fixieren. Dies gilt besonders
auch für die Aufbewahrung in den Tropen. Hier empfiehlt es sich, die Präparate
in geschlossenen Behältern mit trockenem Chlorkalzium aufzubewahren, wobei
letzteres mit der Blutschicht nicht in Berührung kommen darf.

Dicke Tropfenpräparate nach Ross.

Dies Verfahren ist für besondere Zwecke bestimmt, eignet sich dagegen
nicht für die gewöhnliche morphologische Blutuntersuchung. Handelt es sich
nämlich darum, im Blute vorhandene Parasiten zu suchen, die nicht in so großer
Menge vorhanden sind, daß man
sie mühelos im gewöhnlichen
Ausstrichpräparat findet, so leistet diese Methode unersetzliche
Dienste. Es wird hierbei auf
einer möglichst kleinen Fläche
eines Objektträgers eine größere
Blutmenge, etwa 1 bis 2 große
Tropfen ausgebreitet, so daß
die darin etwa enthaltenen Parasiten auf einen bei der mikroskopischen   Durchmusterung
leicht   übersehbaren   kleinen
Raum zusammengedrängt werden (Abb. 182)[1]. Man erreicht
auf diese Weise das gleiche, als
wenn man statt eines Präparates

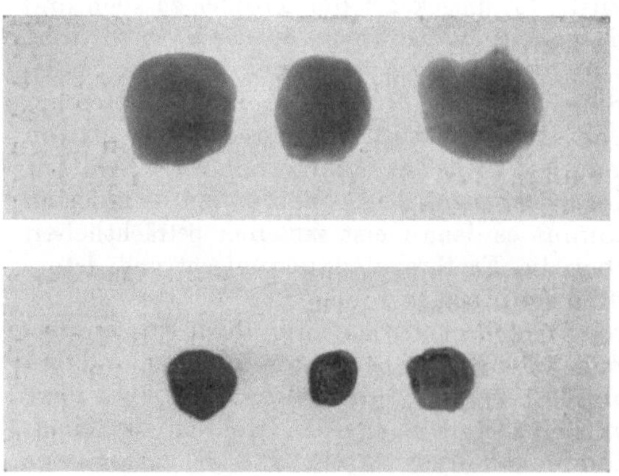

Abb. 182.   Dicke Tropfenpräparate.

[1] Abb. 182 ist dem Buche von N o c h t u. M a y e r: Die Malaria, Verlag J. Springer
entnommen.

eine große Zahl gewöhnlicher Abstrichpräparate untersuchen würde, so daß das Verfahren eine große Zeitersparnis bedeutet.

Die beste Methode zur Herstellung des dicken Tropfens ist folgende: Man fängt mit der Mitte eines Objektträgers zwei größere Blutstropfen auf und verteilt sie mit einer Platinöse oder dem abgerundeten Ende eines Glasstabes auf eine kreisförmige Fläche von der Größe eines 5—10-Pfennig-Stücks. Besonders schonend ist es und daher namentlich für Malaria, speziell zum Studium zerfallender Teilungen nach V. Schilling geeignet, den aufgefangenen Tropfen durch Schräghalten des Objektträgers auf diesem eine Strecke lang hinabfließen zu lassen. So werden Quetschungen vollständig vermieden. Gut brauchbar sind vor allem die Randpartien, dagegen nicht die Mitte und das Ende des Präparates.

Schließlich kann man nach Fülleborn bei der Suche auf Filarien eine noch dickere Blutschicht verwenden, wenn man eine größere Blutmenge von etwa 4 bis 5 Tropfen mit einem Glasstab auf eine rechteckige Fläche von 2×3 cm ausbreitet, wobei die Blutschicht in feuchtem Zustande eine Dicke bis zu $\frac{1}{4}$ mm zeigt. Das Schwierigste bei der Herstellung der dicken Tropfenpräparate ist die richtige Trocknung. Erfolgt sie unvollkommen, so besteht die Gefahr, daß die Blutschicht, wenn sie mit den Farblösungen in Berührung kommt, sich in großer Ausdehnung ablöst. Man trocknet das Präparat am besten im Brutschrank während 2 Stunden. Man kann es aber auch einfach an der Luft für 2 Stunden an einem vor Staub und Insekten geschützten Ort liegen lassen.

Der dicke Tropfen dient wie gesagt zum Nachweis der verschiedenen Parasiten, während alle übrigen Blutbestandteile nicht sicher zu erkennen sind. Eine Ausnahme machen die Eosinophilen und das Pigment. Weiteres hierüber vgl. unter Giemsafärbung.

Fixation.

Allen Färbungen hat eine Fixation der Blutabstrichpräparate vorauszugehen. Nur in ganz vereinzelten Ausnahmen (z. B. bei der Untersuchung auf Jodophilie, ferner bei dicken Tropfenpräparaten) verzichtet man auf die Fixation. Im allgemeinen kann man zwei verschiedene Fixationsmethoden unterscheiden, die physikalische und die chemische Fixation. Die Wahl der Methode richtet sich im wesentlichen nach der Art der auszuführenden Färbung. Für alle Methoden ist die Regel zu beobachten, daß die Abstriche einige Zeit, wenigstens mehrere Stunden bis zur Fixation liegen bleiben, da andernfalls leicht Schrumpfungserscheinungen an den Präparaten eintreten.

Hitzefixation.

Die physikalische Methode ist die Fixation durch Erhitzen der Präparate. Die Hitzefixation wurde zuerst von Ehrlich angewendet. Eine primitive Art der Hitzefixation besteht darin, daß man das trocken gewordene Präparat mehrmals schnell durch die Flamme eines Bunsenbrenners oder einer Spiritusflamme zieht. Der Grad der Erhitzung ist hierbei unberechenbar.

Ehrlich empfahl die Fixation auf einer erhitzten Kupferplatte, die 30 bis 40 cm lang, ca. 10 cm breit und 3—5 mm dick ist. Sie wird auf einem Stativ horizontal aufgelegt und an dem einen Ende durch eine Spiritusflamme oder einen

Bunsenbrenner längere Zeit erhitzt (neueres Modell Abb. 183). Nach Ablauf von
etwa $^1/_2$ Stunde wird die Temperatur an den verschiedenen Punkten der Platte annähernd konstant. Man tropft nun mit einer Pipette Wasser in verschiedenen Abständen von der erhitzten Stelle auf die Platte und beobachtet das Verhalten der
Tropfen. Man sucht sich, indem man vom kälteren Ende der Platte zum erhitzten
Ende fortschreitet, diejenige Stelle auf, an der zuerst das sogenannte Leidenfrostsche Phänomen eintritt, d. h. der Tropfen nicht sofort verdampft, sondern seine
Kugelform beibehält und auf der Platte hin und her tanzt. Diese Stelle, deren
Temperatur annähernd 140° beträgt, ist für die Fixation geeignet. Um Zeit zu
sparen, ist es ratsam, die Platte und den Brenner stets in dieselbe Lage zueinander
bringen, dann braucht man sich die Stelle auf der Platte, die für die Fixierung
in Betracht kommt, nur ein für allemal zu markieren, ohne sie jedesmal von
neuem suchen zu müssen Man legt die Präparate mit der Schichtseite nach
oben auf die bezeichnete Stelle. Nach 10—30 Sekunden ist die Fixierung beendigt.

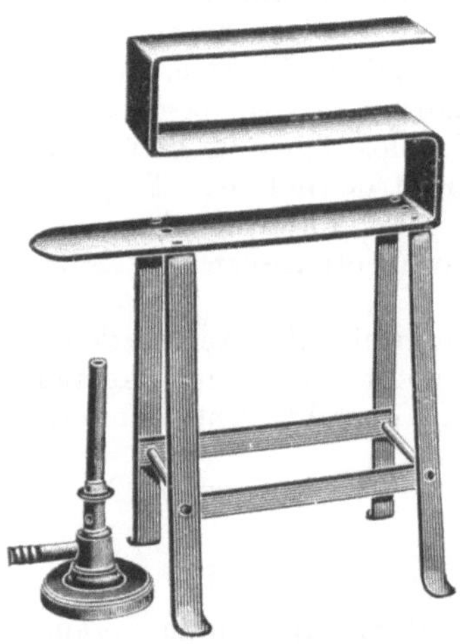

Abb. 183.
Kupferplatte nach Ehrlich.

Im allgemeinen schwankt die
Dauer der Erhitzung nach der
Art der anzuwendenden Färbung. So empfiehlt Rubin-
stein für Triazidpräparate
etwas längere Fixation. Er läßt
die Ausstriche an der Stelle, an
der der Wassertropfen eben
noch das Leidenfrostsche
Phänomen zeigt, $^1/_2$—$^3/_4$ Minute
liegen.

Eine Modifikation des Verfahrens wurde von Kowarski
angegeben. Er bedient sich einer
Kupferscheibe mit Handgriff
(Abb. 184), die mehrere Vertiefungen enthält. In diese legt
man einige Harnstoffkristalle.
Man hält die Scheibe, auf die
man die Ausstriche legt, so

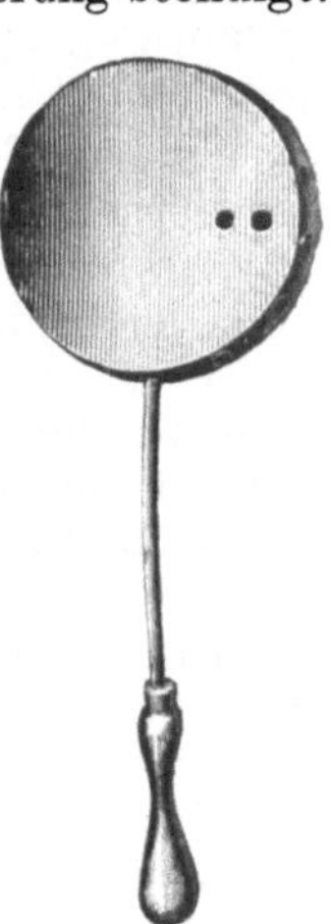

Abb. 184.
Kupferplatte nach
Kowarski.

lange über die Flamme, bis es zum Schmelzen der Kristalle kommt, was bei einer
Temperatur von 132° erfolgt. Sobald dies eintritt, ist die Fixierung beendigt.

Gegen die Verwendung der Kupferplatte wendet Sahli ein, daß mit Rücksicht auf die hohen für die Fixierung notwendigen Temperaturen die Zeitdauer
der Fixation so kurz bemessen ist, daß bereits bei geringen Überschreitungen
der vorgeschriebenen Fixierungsdauer eine erhebliche Schädigung der Präparate
zu erwarten ist, während einer Fixierung bei niedrigeren Temperaturen die
Unsicherheit entgegensteht, solche Temperaturpunkte, die konstant sein müssen,
mit Sicherheit auf der Platte ausfindig zu machen. Zudem kommt als weiterer
Übelstand bei dieser Methode zufolge Sahli die Tatsache in Betracht, daß die
Kupferplatte sich bald mit einer Oxydationsschicht überzieht, die die innige
Berührung der Präparate mit dem Metall verhindert und daher eine etwas länger
dauernde Erhitzung erfordert. Im allgemeinen wird nur derjenige mit der
Kupferplatte gute Resultate erzielen, der dauernd mit ihr arbeitet und die besonderen Eigenschaften seines Instrumentes genau kennt. Übrigens ist die
Kupferplatte nur zur Fixierung von Deckgläschen geeignet, da sich diese
schnell erwärmen, während die Fixierung von Objektträgern auf diesem Wege
infolge ihrer Dicke meist nur schlecht gelingt.

Wesentlich vollkommener ist die Hitzefixation mit Heizöfen bzw. Heiz-schränken. Sehr praktisch ist hierfür der von Ehrlich in die Hämatologie ein-geführte Viktor Meyersche Toluolkocher (Abb. 185). Derselbe ist ein kleiner doppelwandiger mit Kühler versehener Kupferkessel, dessen Mantel zu drei-viertel mit Toluol gefüllt wird. Das Toluol siedet bei 110°, so daß der Luftraum des Ofens, der ein Thermometer trägt, annähernd diese Temperatur zeigt. Man legt die Präparate entweder auf den Deckel des Ofens oder auf den Boden des Luftraums im Innern des Kessels; hierbei ist es nach Sahli vorsichtiger, eine Unterlage von Karton oder Asbestpappe unter das Präparat zu legen. Je nach der Art der Färbung setzt man das Präparat bis zu 2 Minuten (Triazid), für andere Färbungen (z. B. Eosin-Aurantia-Nigrosinfärbung) bis zu 2 Stunden der Hitze aus.

Man kann die Hitzefixation auch in gewöhnlichen Trockenschränken aus Eisenblech oder Kupfer vornehmen. Empfehlenswert ist dabei die An-wendung eines Thermoregulators.

Türk verfährt folgendermaßen: Er legt die Deckgläschen mit der Schicht-seite nach unten in möglichst dünnwandige Uhrschälchen und stellt diese auf den durchbrochenen Doppelboden des Heizschrankes in unmittel-bare Nähe der Quecksilberküvette des Thermometers. Dann erwärmt er den Kasten zunächst mit ganz kleiner Flamme, so daß die Temperatur nach etwa 10 Minuten 80° beträgt. Auf diese Weise werden nicht genügend trockene Präparate vor Schrumpfung bewahrt. Über 80° erwärmt er schneller, bis er in die Nähe der gewünschten Temperaturgrenze gelangt, kurz vorher stellt er die Flamme klein oder entfernt den Brenner für kurze Zeit. Beginnt die Temperatur zu sinken, so wird die Flamme wieder größer gestellt. Bei Anwendung eines Thermoregulators vereinfacht sich natürlich das Verfahren. Die von Türk selbst als „wilde" Fixation bezeichnete Methode, bei der er die Tempe-ratur rasch auf 148—150° steigen läßt, dann die Flamme ent-fernt und die Präparate bei etwa 130° herausnimmt, ist ris-kant, da gar zu leicht ein Verbrennen der Präparate eintritt.

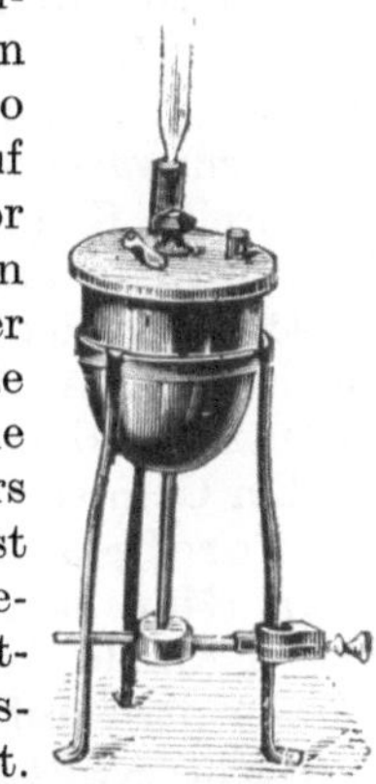

Abb. 185.
Toluolkocher.

Was die Wahl der optimalen Temperaturen bei der Hitze-fixation anlangt, so hängt dies, wie schon bemerkt wurde, von der Art der verwendeten Färbung ab. Während für manche Färbungen (Methylenblau- bzw. Hämatoxylin-Eosin) niedere Temperaturen ge-nügen, ist nach Türk beim Triazid, was mit meinen eigenen Erfahrungen übereinstimmt, eine Fixation mit höheren Hitzegraden erforderlich. Man er-hitzt das Präparat entweder auf 120—125° $1/2$—1 Stunde, im Mittel $3/4$ Std. oder auf 135° 10—15 Minuten. Bei Temperaturen über 135° besteht die Gefahr des Verbrennens der Präparate.

Engel weist darauf hin, daß bei starker Erhitzung der Präparate auf 120—130° oft eine Retraktion des Protoplasmas vom Kern erfolgt, so daß ein heller schalenförmiger Raum entsteht. Um dies zu vermeiden, soll man die Präparate nur auf etwa 100—110°, aber 3—4 Stunden hindurch erhitzen. Allerdings sind die Präparate bei diesem Verfahren nicht so haltbar, die Erythrozyten bei der Triazidfärbung sind mehr braunrot und nicht orangefarben gefärbt.

Chemische Fixation.

Die Fixation mit chemischen Agenzien spielt in der modernen Blutfärbe-technik eine weitaus größere Rolle als die thermische Fixation. Im allgemeinen gilt heute die Hitzefixation eigentlich nur noch für die Triazidfärbung als obligatorisch. Die für die chemische Fixierung in Betracht kommenden Chemikalien sind Methylalkohol, Äthylalkohol, eine Mischung von Alkohol und Äther, Azeton, Formol, Osmiumsäure, Pikrinsäure, chromsaure Salze sowie Sublimat. Demnach teils reduzierende Körper, teils Oxydatoren.

Von ihnen hat sich als Universalfixierungsmittel, wenigstens soweit die in der Klinik üblichen Färbungen in Betracht kommen, der Methylalkohol bewährt. Er wird daher heute am meisten angewendet und zwar als absoluter Methylalkohol, der vollständig frei von Verunreinigungen sein muß. Es kommt vor allem die Beimengung von Azeton in Betracht. Um dieses nachzuweisen, schüttelt man 1 ccm Methylalkohol mit 10 ccm Doppel-$\frac{n}{1}$-NaOH. 5 ccm Doppel-$\frac{n}{1}$-Jodlösung und 10 ccm reinem Äther. Azeton ist vorhanden, wenn der abgehobene Äther beim Verdampfen Jodoform hinterläßt (Neuberg, Enzyklopäd. d. mikr. Technik). Da der Methylalkohol sehr flüchtig ist, müssen die Gefäße luftdicht verschlossen werden. Er wird unverdünnt angewendet und fixiert bereits in 3—5 Minuten. Längeres Verweilen der Präparate in Methylalkohol beeinträchtigt die Färbungen nicht. Ist die Fixierung beendigt, so braucht man das Präparat nur einige Sekunden an der Luft liegen zu lassen, da der Methylalkohol sofort verdunstet.

Die Alkohol-Fixation geschieht mit absolutem Äthylalkohol, von dem man sich, wie auch sonst für histologische Zwecke ein Vorratsquantum vollständig entwässert, indem man den käuflichen absoluten Alkohol mit gebranntem wasserfreien Kupfersulfat versetzt. Die Dauer der Fixation beträgt je nach der Färbung 15 Minuten bis 1 Stunde. Bei wässerigen und erst recht bei alkalischen Farblösungen ist eine längere Fixationsdauer als bei alkoholischen Lösungen erforderlich. Auch hier muß selbstverständlich das Gefäß gegen Verdunsten geschützt werden.

Ein Gemisch von absolutem Äthylalkohol und Äther zu gleichen Teilen (Nikiforoff-Gabritschewsky) kann ebenfalls als Fixationsmittel Verwendung finden. Man läßt die Mischung $\frac{1}{2}$—1 Stunde auf die Präparate einwirken. Da diese Methode keinen besonderen Vorzug vor den vorigen Verfahren besitzt, so kann man auf ihre Anwendung verzichten. Das Gleiche gilt von der Fixation in reinem Azeton (Jagic) bzw. einer Mischung von Azeton und Methylalkohol zu gleichen Teilen (Pappenheim).

Das Formol ist für Blutpräparate ebenfalls ein gutes Fixierungsmittel, das aber ebenfalls im allgemeinen keine wesentlichen speziellen Vorteile bietet. Man wendet es sowohl in Lösung wie in Dampfform an. Erstere eignet sich besonders als 1%ige alkoholische Lösung (Benario), die man in der Weise herstellt, daß man von einer 10%igen Formalinlösung 1 Teil mit 9 Teilen absolutem Alkohol verdünnt. Am besten bereitet man sich die Lösung stets kurz vor dem Gebrauch. Nach Schüffner empfiehlt sich ein Zusatz von 5% Glyzerin zu der 1%igen Formollösung namentlich für Malaria-Präparate.

Die Fixierung im Formoldampf geschieht am besten in der Form, daß man das Deckglas mit einem Tropfen Wasser mit der unbestrichenen Fläche an der Innenseite des Deckels eines Fixierschälchens anklebt, in das man etwas konzentrierte Formollösung gießt und das Präparat für 5 Minuten den Dämpfen aussetzt.

Die Osmiumsäure (richtiger Überosmiumsäure oder Osmiumtetroxyd) ist für bestimmte Zwecke ein vorzügliches Fixierungsmittel, namentlich dort, wo es darauf ankommt, feinste Strukturdetails in den Zellen, die sich rasch verändern, wie Kernteilungsfiguren, Blutplättchen usw. blitzartig schnell zu fixieren. Am häufigsten findet sie Anwendung in der Form der sogenannten Osmiumsäureräucherung, die auch sonst bei histologischen und embryologischen

Studien viel verwendet wird. Stets muß die Fixierung vor Licht geschützt vor sich gehen.

Man bringt z. B. einige Körnchen Osmiumsäure auf den Boden eines dunklen Glases, dessen Hals etwas enger ist, als der Durchmesser des zu fixierenden Deckglases, legt letzteres mit der noch feuchten Blutschicht nach unten darauf, deckt zur Vorsicht, um kein Licht in die Flasche eintreten zu lassen, den dunklen Stöpsel derselben auf das Deckglas und läßt die Dämpfe 40 Sekunden lang einwirken. Die anschließende Färbung erfolgt ohne vorhergehendes Spülen mit Wasser (Posner).

In wässeriger Lösung empfiehlt Weidenreich die Osmiumsäure mit Zusatz von Essigsäure. Er bringt in eine kleine Glasdose ein Gemisch von 5 ccm einer 1%igen Osmiumsäurelösung mit 10 Tropfen Acid. acet. glac., dem er die gereinigten Deckgläser bzw. Objektträger für 2 Minuten aussetzt. Das Ganze deckt er mit einer Glasglocke zu. Hierauf macht er mit den so vorbehandelten Deckgläsern Blutabstriche und bringt sie wiederum in die Osmiumdämpfe für 1 Minute. Nachdem hierauf die Präparate mehrmals durch die Flamme gezogen sind, werden sie zur Oxydation etwa ausfallender reduzierter Osmiumsäure mit einer hellroten Lösung von Kaliumpermanganat übergossen, mit Wasser gewaschen und zwischen Filtrierpapier getrocknet. Die von Pappenheim bezüglich des Räucherungsverfahrens geäußerten Bedenken dürften kaum stichhaltig sein.

Agar-Osmiummethode nach Weidenreich: Um eine möglichst schnelle Fixierung der Blutzellen im Stadium der amöboiden Bewegung zu bewerkstelligen, hat Weidenreich in Anlehnung an das Agarverfahren von Deetjen die nachstehende Methode ausgearbeitet.

Er stellt sich eine 1 proz. Agarlösung in 0,8 proz. NaCl-Lösung her und füllt dieselbe in einer Menge von 3—5 ccm in sterile Reagenzgläser, in welchen der Agar eine Reihe von Wochen aufbewahrt werden kann. Zur Ausführung seiner Methode verflüssigt er den Agar durch Erhitzen der Gläser in siedendem Wasser und gießt den flüssigen Agar in einer nicht zu dünnen Schicht auf eine reine völlig ebene Glasplatte aus. Nach vollständiger Erstarrung des Agars schneidet er aus ihm kleine viereckige Plättchen aus, die um ein gutes Stück kleiner als die zur Verwendung kommenden Deckgläschen sein sollen. Man hält nun eine bestimmte Zahl dieser Agarplättchen bereit, hebt dann mit einem tadellos sauberen Deckglas einen frisch aus der Stichwunde quellenden Blutstropfen ab und legt das Deckglas mit dem Tropfen nach unten vorsichtig, ohne einen Druck auszuüben, auf ein Agarscheibchen. Das Blut breitet sich alsdann als dünne Schicht zwischen dem Glase und dem Agar aus. Das Glas soll nicht berührt und nicht verschoben werden. Um amöboide Bewegungen der Zellen anzuregen, kann man die Glasplatte mit Agarplättchen und Deckglas für 5—10 Minuten in den Thermostaten bringen. Hierauf läßt man um die Fixation zu bewirken, aus einer Pipette, ohne das Deckglas zu berühren, einige Tropfen einer 1 proz. Osmiumsäurelösung unter dem Deckglas zufließen. Hierbei soll die Flüssigkeit den freigebliebenen Rand zwischen Agar und Glas allenthalben ausfüllen. Nach fünf Minuten wird das Deckglas von dem Agar vorsichtig abgehoben, mit Leitungswasser abgespült und gefärbt (Weidenreich empfiehlt die Giemsafärbung).

Die Pikrinsäure darf als veraltetes Agens für die Blutfixierung gelten.

Die Fixierung mit Sublimat wurde von Schaudinn empfohlen. Er wendet eine Mischung von 2 Teilen konzentrierter wässeriger Sublimatlösung und 1 Teil absoluten Alkohol bei einer Temperatur von 60—70° an. Das mit dem Blut beschickte Deckglas läßt er sofort nach Herstellung des Abstriches auf die erhitzte, in einem Uhrglas befindliche Mischung fallen, gießt sie sogleich ab und setzt kältere Mischung dazu. Nach wenigen Minuten kommt das Deckglas in 60 proz. Jodalkohol, dann durch die verschiedenen Alkoholstufen bis zum absoluten Alkohol und kann nun beliebig gefärbt werden.

Die chromsauren Salze finden als Kaliumbichromat in der Müllerschen Flüssigkeit Anwendung. Diese besteht aus 2,0—2,5 Kal. bichrom., 1,0 Natr. sulfuric. und 100 Wasser. Die Mischung von 1 Teil Formol mit 9 Teilen Müllerscher Flüssigkeit wird bisweilen für spezielle Blutfärbungen wie z. B. die Darstellung der Schriddeschen Lymphozytengranula angewendet. Die Dauer der Fixierung beträgt 1—2 Stunden. Hierauf werden die Präparate gründlich mit Wasser gewaschen.

Das Flemmingsche Gemisch ist eine Mischung von Chrom-, Osmium- und Essigsäure:

$$
\begin{array}{ll}
\text{1 proz. Chromsäure} & . \ . \ 15 \ \text{ccm} \\
\text{2 proz. Osmiumsäure} & . \ . \ 4 \ \ ,, \\
\text{Eisessig} & . \ . \ . \ . \ . \ 1 \ \ ,,
\end{array}
$$

Die Blutpräparate werden bis zu 6 Stunden darin fixiert. Gründliches Auswaschen in destilliertem Wasser während 12 Stunden unter häufiger Erneuerung des Wassers ist notwendig.

Diese Fixationsmethode findet nur für spezielle Zwecke (vgl. die Färbung der Altmann-Schriddeschen Granula) Anwendung und ist insbesondere zur Darstellung der feineren Kern- (Kariokinesen usw.) und Zellstruktur sehr geeignet.

Die Hermannsche Flüssigkeit (Platinchlorid-Osmium-Essigsäure) wird S. 387 besprochen.

Vor kurzem hat dann Szécsi noch ein neues Fixiermittel, das Luzidol in die Blutfärbetechnik eingeführt. Dasselbe ist Benzoylsuperoxyd und als solches ein starkes Oxydationsmittel, das wasserunlöslich ist. Es löst sich leicht in Azeton und Pyridin und zwar verwendet S. entweder eine Lösung von 50 g Luzidol in 500 cc Azeton oder 30 g L. in 250 cc Pyridin. Bei längerem Stehen kommt es leicht zum Auskristallisieren, daher soll man keine größeren Vorratsmengen herstellen. Sind Luzidolkristalle in den Präparaten ausgefallen, so behandelt man dieselben mit einer Azeton-Xylolmischung (3 : 2).

Man fixiert die lufttrockenen Ausstriche 15 Minuten in Azeton-Luzidol in gut verschlossenen, vollständig trockenen Gefäßen, bringt sie dann für 10 Minuten in Azeton-Xylol und taucht sie für $^1/_2$—1 Minute in Methylalkohol, worauf sie zur Färbung fertig sind.

Zum Schluß seien hier noch einige Worte über die Wahl der Behälter gesagt, in denen sich die Blutpräparate bequem fixieren lassen. Hier gilt im allgemeinen die gleiche Regel, die später bei den Färbungen zu erwähnen sein wird. Sieht man von einzelnen Spezialfälleu, wie z. B. den Räucherungsmethoden usw. ab, so richtet sich die Methode einmal danach, ob man mit Deckgläsern oder Objektträgern arbeitet und ferner, ob das Fixierungsmittel eine flüchtige oder wässerige Lösung ist. Für Deckgläser haben sich am meisten kleine Glasschälchen mit ebenem Boden bewährt, deren Höhe diejenige des Deckglases ein wenig übertrifft und die mit einem Deckel mit genau zugepaßter eingeschliffener Rinne zugedeckt werden. Ein kleines aus einem schlangenförmig gebogenem Glasstab hergestelltes Gestell ermöglicht, mehrere Deckgläser (auch von verschiedenem Format) nebeneinander auf dem Gestell auf einmal zu fixieren. Ferner sind kleine Deckglasküvetten mit Rippen an den Seitenrändern im Handel. Für Objektträger empfehlen sich die schon oben genannten Standgläser mit eingeschliffenem Glasstöpsel (vgl. Aufbewahrung der gereinigten Objektträger S. 299).

Hat man die Präparate vorschriftsmäßig fixiert, so kann man sie lange Zeit ungefärbt aufbewahren, ohne daß die später erfolgende Färbung dadurch eine Beeinträchtigung erfährt.

Die Färbung der Blutpräparate.
Theoretische Vorbemerkungen über histologische Färbungen[1]).

Die in der Blutfärbetechnik angewendeten Farbstoffe sind, wenn wir von den wenigen natürlichen Farbstoffen wie Hämatoxylin und Karmin absehen, Anilinfarbstoffe. Es sind also Körper, die chemisch zur aromatischen Reihe gehören und als solche sämtlich den Benzolkern bzw. seine höheren Homologen, das Naphthalin und das Anthrazen enthalten. Hierzu ist übrigens zu bemerken, daß man neuerdings bestrebt ist, die Anilinfarbstoffe sämtlich als Derivate des zweifach hydrierten Benzols, d. h. als Chinone zu erklären. Diese Auffassung hätte den Vorteil für sich, daß sich sämtliche Farbkörper von einem gemeinsamen Gesichtspunkt betrachten ließen.

Ein Körper ist bekanntlich erst dann als Farbstoff anzusehen, wenn er nicht nur selbst gefärbt ist, sondern die Fähigkeit besitzt, andere Substanzen zu färben[2]). Es hat sich nun gezeigt, daß der Charakter eines aromatischen Körpers als Farbstoff an das Vorhandensein bestimmter Atomgruppen im Molekül geknüpft ist. Man nennt diese Gruppen nach dem Vorgang von Witt Chromophore, und Körper, die chromophore Gruppen enthalten, Chromogene. Derartige Chromogene, die teils gefärbt, teils ungefärbt sind, stellen aber noch keinen Farbstoff dar, sondern besitzen einen chemisch indifferenten Charakter. Damit aus einem Chromogen ein eigentlicher Farbstoff entsteht, der mit Geweben eine gefärbte Verbindung eingeht, muß weiter das Chromogen die Fähigkeit erhalten, mit den zu färbenden Substanzen salzartige Verbindungen zu bilden. Dies wird durch die Anwesenheit freier salzbildender, saurer oder basischer, haptophorer Seitenketten erreicht. Man nennt diese Seitenketten, die vermöge ihres sauren oder basischen Charakters die Salzbildung ermöglichen, Auxochrome.

Die beiden Hauptbestandteile also, die einen aromatischen Körper zu einem Farbstoff machen, sind die chromophore und die auxochrome Gruppe.

Was den chemischen Charakter der Chromophore anlangt, so handelt es sich um Gruppen, die meist aus mehrwertigen Elementen bestehen und außer etwa vorhandenem Kohlenstoff oft noch Sauerstoff, Stickstoff oder Schwefel enthalten. Als Beispiele für chromophore Gruppen seien hier außer der Nitrogruppe NO_2 (z. B. im Aurantia) die Azogruppe $-N=N-$ (z. B. Chrysoidin), die

Azingruppe $\begin{array}{c} -N- \\ | \\ -N- \end{array}$ z. B. im Neutralrot, die Ketongruppe $C=O$ und vor allem

die Diketo- oder Chinongruppe (z. B. im Methylenblau) genannt.

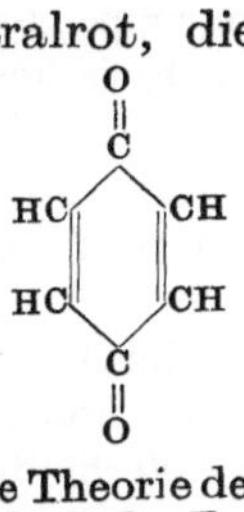

<hr>

[1]) Wer sich ausführlicher über die Theorie der Färbung orientieren will, sei auf das Werk von Nietzki sowie speziell für histologische Zwecke auf die Monographien von Pappenheim sowie Michaelis verwiesen.

[2]) Unsere Kenntnisse von dem Verhalten der Teerfarbenstoffe Geweben gegenüber verdanken wir vor allem den Erfahrungen in der Färbung technischer Gewebe (Wolle und Seide), zumal sich gezeigt hat, daß in mancher Hinsicht eine weitgehende Übereinstimmung der sich hierbei vollziehenden Prozesse mit den Vorgängen bei den histologischen Färbungen besteht.

Weiter hat sich gezeigt, daß ein Chromophor am wirksamsten ist, wenn dasselbe in einem möglichst kohlenstoffreichen Atomenkomplex steht, wie umgekehrt selbst das stärkste Chromophor nicht zur Geltung kommt, wenn es in einem kohlenstoffarmen Komplex steht. Schließlich ist bemerkenswert, daß die einfacher konstituierten Chromophore hellere und mattere Farben zu erzeugen pflegen als komplizierter gebaute Chromophore.

Die auxochrome Gruppe hat, wie wir gesehen haben, als salzbildendes Radikal sauren oder basischen Charakter. Eine Seitenkette von schwach saurem Charakter ist die OH-Gruppe, wogegen sich die NH_2-Gruppe stark basisch verhält. Derartige Seitenketten begleiten nun oft das Chromophor in größerer Anzahl und sind dann dafür entscheidend, ob der betreffende Farbstoff eine Farbsäure oder Farbbase ist.

Außer den beiden genannten Radikalen, der Hydroxyl- (OH-) und der Amido- (NH_2-) Gruppe, die als Auxochrome für die Eigenschaft des Körpers als Farbstoff unerläßlich sind, treten meist noch andere salzbildende Radikale wie die Nitro-, die Nitroso-, die Karboxyl- und die Sulfogruppe hinzu, die sämtlich saure Eigenschaften haben. Auch sie kommen bei der Verbindung des Farbstoffes mit dem zu färbenden Gewebe zur Geltung, treten jedoch nur dann in Aktion, wenn das Chromogen außerdem bereits auxochrome Gruppen enthält. In diesem Fall werden sie dann den basischen resp. sauren Charakter des Farbstoffes, wie unten ausführlicher zu zeigen sein wird, in dem einen oder anderen Sinne beeinflussen.

Drittens finden wir im Molekül der Farbstoffe häufig noch gewisse andere Radikale, die im Gegensatz zu den Auxochromen und den eben genannten anderen salzbildenden Gruppen für die Verankerung des Farbstoffes in den Geweben ohne Bedeutung sind. Zu diesen indifferenten Radikalen gehören die Alkylreste (CH_3, C_2H_5 usw.) sowie die Phenyl- (C_6H_5-) und die Naphthyl- ($C_{10}H_7$-)Gruppen. Treten sie im Chromogenkomplex auf, so wird dadurch die Nuance des Farbstoffes nicht geändert, wohl dagegen, wenn sie sich in den auxochromen oder den salzbildenden Gruppen finden.

Der chemische Charakter eines Farbstoffes wird nun weiter dadurch bestimmt, daß gewisse Beziehungen zwischen Chromophor und Auxochrom bzw. den übrigen salzbildenden Radikalen insofern bestehen, als durch sie der saure resp. basische Charakter des Farbstoffes eine Modifizierung erfährt.

Zunächst ist hier zu bemerken, daß die chromophoren Gruppen selbst sich niemals völlig neutral verhalten, sondern stets zur Azidität oder Basizität inklinieren. Zu den sauren Chromophoren, in denen die elektronegativen C und O vertreten sind, gehört z. B. die Chinongruppe; ein basisches N-führendes Chromophor ist die Azogruppe. Bei den basischen Chromophoren ist der basische Charakter um so stärker ausgeprägt, je mehr N und je weniger O in ihnen enthalten ist. Durch Hinzutreten der Auxochrome wird nun die Tendenz des Chromophors nach der elektropositiven oder elektronegativen Seite hin verstärkt bzw. abgeschwächt. Durch die Verbindung eines ein saures Chromophor enthaltenen Chromogens mit OH-Gruppen entstehen daher saure Farbstoffe. Treten ein oder zwei N-Atome hinzu, so sind die entstehenden Farbstoffe von geringerer Azidität. Bei Verbindung eines sauren Chromophors mit NH_2-Gruppen entstehen dagegen schwach basische Farbstoffe. Ist aber das Chromophor selbst basisch, so entstehen durch Amidierung stark basische Farbstoffe.

Mit anderen Worten: Farbstoffe mit ausgeprägter chemischer Tendenz (stark saure resp. stark basische) entstehen dann, wenn sie nach einheitlicher Konstitution zusammengesetzt sind, d. h. wenn saure Auxochrome mit einem sauren Chromophor oder basische mit einem basischen Chromophor verbunden sind. Übrigens können die Auxochrome, wenn sie zu mehreren vorhanden sind, auch untereinander in Beziehung treten.

Schließlich haben auch die oben genannten Radikale wie die NO_2-, die HSO_3- und die COOH-Gruppe einen wichtigen Einfluß auf den Charakter der Farbstoffe; dies gilt vor allem für die beiden erstgenannten Gruppen. Der Eintritt der Nitro- oder Sulfogruppe in das Farbstoffmolekül macht daraus eo ipso einen sauren Farbstoff, auch wenn das Chromophor sich basisch verhält und mehrere NH_2-Gruppen außerdem vorhanden sind. Die Karboxylgruppe ist im Vergleich zur Nitro- und Sulfogruppe nur schwach sauer. Tritt sie zu einem sauren Farbstoff, so wird dessen saurer Charakter verstärkt, während aus einem basischen Farbstoff durch die COOH-Gruppe eine schwache Farbbase wird. Die Karboxylgruppe zeigt also ein ähnliches Verhalten wie die Hydroxylgruppe.

Aus diesen kurzen Darlegungen ergibt sich für die chemische Konstitution der aromatischen Farbstoffe folgende allgemeine Regel. Notwendige Bestandteile eines jeden Farbstoffes sind einmal ein meist mehrwertiges Chromophor von basischem oder saurem Charakter und ferner mindestens ein basisches oder saures Auxochrom, das als haptophore Gruppe die Verbindung des Farbstoffes mit den Geweben vermittelt. Fakultativ enthalten die Farbstoffe daneben oft noch andere salzbildende, stets saure Gruppen. Ein nach diesen Regeln konstituierter Farbstoff hat einen sauren Charakter (Farbsäure) bei Anwesenheit der NO_2- und HSO_3-Gruppe, sowie ferner wenn er die COOH-Gruppe zusammen mit der OH-Gruppe enthält und ferner wenn bei Vorhandensein der COOH-Gruppe und von NH_2-Gruppen das Chromophor sauer ist, endlich wenn der Farbstoff nur die Oxygruppe und keine anderen Gruppen besitzt. Basisch ist hingegen ein Farbstoff (Farbbase) erstens, wenn er ausschließlich NH_2-Gruppen enthält, ferner wenn er außerdem OH-Gruppen besitzt und sein Chromophor basisch ist, schließlich bei Gegenwart von COOH-Gruppen neben NH_2-Gruppen, wenn das Chromophor basisch ist und letztere prävalieren.

Was nun noch im einzelnen den Zusammenhang der Nuance eines Farbstoffes mit seiner chemischen Konstitution betrifft, so ist darüber folgendes zu bemerken. Ganz allgemein gilt die Regel, daß hierbei bestimmend einmal die Art der chromophoren und salzbildenden Gruppen, sodann die Zahl und Stellung derselben im Molekül sind. Insbesondere haben die einfacher zusammengesetzten Farbstoffe wie schon hervorgehoben wurde, im allgemeinen einen schwach gefärbten, gelben bzw. gelbgrünlichen Ton, wogegen die Farbennuance um so dunkler und kräftiger wird (violette, rote und blaue Farben) je mehr Radikale im Molekül Aufnahme finden. So ist z. B. das Amidoazobenzol (Anilingelb) ein hellgelber Farbstoff, dagegen das Diamidoazobenzol (Chrysoidin) dunkelorange. Besonders instruktiv ist auch das Beispiel der wichtigen Triphenylmethanfarbstoffe: die Salze des p-Monamidotriphenylmethans sind orangefarben und von schwachem Farbcharakter, diejenigen des Diamidotriphenylmethans grün, wobei ihre Farbnuance proportional der Alkylierung von gelbgrün nach blaugrün zunimmt. Die Triamidotriphenylmethane (Rosaniline) sind intensiv rot gefärbt. Durch weitere Aufnahme von Radikalen (CH_3) entstehen violette Salze, die um so blaustichiger werden, je mehr Alkyle an die Stelle der H-Atome treten. So zeigt das Methylviolett, ein Triamidotriphenylmethan mit 6 CH_3-Gruppen die intensivste Dunkelfärbung. Immerhin ist für die Nuance des Farbstoffes in erster Linie der chemische Charakter des Chromophors von dominierender Bedeutung. Ein starkes Chromophor prädestiniert als solches schon zu dunklen Farben, wie z. B. das Thiazin, das schon ohne Alkylierung blauviolette Farbstoffe wie das Thionin liefert.

Schließlich ist zu bemerken, daß sowohl die NH_2- wie die OH-Gruppe als ungesättigte Radikale die Fähigkeit haben, Wasserstoff aufzunehmen, ebenso vermögen viele Chromophore H-Atome (meist 2) aufzunehmen, womit dann ihre Fähigkeit Farbstoffe zu bilden, aufgehoben ist. Eine große Anzahl von Farbstoffen läßt sich so in ungefärbte sog. Leukokörper überführen. Die Leukobase des Methylenblaus spielt bekanntlich bei der vitalen Färbung der Gewebe nach Ehrlich eine große Rolle.

Praktisch finden bei der Färbung nicht die freien Farbsäuren und Farbbasen, die meist schwach gefärbt oder ungefärbt und schwer löslich sind, Anwendung, sondern deren Salze und zwar die Farbsäuren als Salze der alkalischen Leichtmetalle, die Farbbasen als einsäurige (salzsaure und essigsaure) Salze. Nur die Phenole und Nitrophenole kommen als freie Säuren zur Verwendung. Bei der Färbung muß während des Färbeprozesses zuerst eine Zersetzung der Farbsalze eintreten, auf die dann die Verankerung zwischen den haptophoren Gruppen des Farbstoffes und dem Gewebe folgt.

Aus den vorstehenden Darlegungen geht hervor, daß man bei den uns hier interessierenden Färbungsprozessen in erster Linie mit chemischen Vorgängen zu rechnen gewohnt ist, wie denn auch rein chemische Überlegungen, die insbesondere von Ehrlich in der Blutfärbetechnik inauguriert wurden, zu dem epochalen Ausbau der hämatologischen Forschung führten. Für den chemischen und nicht für den physikalischen Charakter mancher histologischen Färbungen spricht die Beobachtung, daß bestimmte Zell- resp. Gewebsteile eine ausgesprochene Verwandtschaft zu gewissen chemisch gleichartig konstituierten Farbstoffen haben. So war es ja möglich die histologischen Färbungen als mikrochemische Reagenzien zu benutzen. Immerhin kann heute kein Zweifel darüber bestehen, daß außer chemischen Momenten eine Reihe von physikalischen Vorgängen (Molekularattraktion, Kapillardiffusion) bei dem Färbeprozeß auch in der Histologie eine entscheidende, vielfach sogar die alleinige Rolle spielt.

Es soll nämlich an dieser Stelle nicht verschwiegen werden, daß gewisse histologische Färbungen mit dem hier entwickelten chemischen Schema nicht in Einklang zu bringen sind. Hierzu gehört vor allem das Verhalten gewisser Fettfarbstoffe, worauf Michaelis hinweist. Das Sudan III und Scharlach-R sind chemisch indifferente Farbkörper, da sie keine salzbildenden Radikale aufweisen. Die durch sie erfolgende Färbung des Fettes muß daher als rein physikalischer Prozeß aufgefaßt werden. Ferner lassen sich gewisse Beobachtungen über die Extraktion von Farbstoffen bei der Behandlung des gefärbten Substrates mit rein physikalischen Lösungsmitteln nicht im Sinne eines chemischen Vorganges erklären. Ein von Michaelis angeführtes Beispiel ist die Färbung der Seide mit Fuchsin, das das rotgefärbte Salz der ungefärbten Rosanilinbase ist. Extraktion des mit Fuchsin gefärbten Gewebes mittels Alkohol läßt den Farbstoff in Form rot gefärbter Wolken austreten. Würde es sich um eine chemische Bindung handeln, die die ungefärbte Farbbase mit dem sauren Substrat unter Bildung eines roten Farbstoffes einginge, so könnte der Alkohol (nach erfolgter Spaltung des Salzes) nur die ungefärbte Base ausziehen, während er tatsächlich das gefärbte Salz extrahiert.

Auch die Erfahrungen über den Einfluß des Fixationsprozesses auf die nachfolgende Färbung zeigen, daß physikalische Momente bei dieser eine große Rolle spielen. Hierher gehört beispielsweise die Tatsache, daß durch stärkere Erhitzung der Kern der Lymphozyten im Gegensatz zum Protoplasma seine Affinität zum Methylenblau verliert, ebenso die Beobachtung, auf die schon Ehrlich hinweist, daß die α-Granula sich bei niedriger Hitzefixation mit den verschiedensten sauren Farbstoffen, auch denjenigen mit großem Molekül wie Aurantia, bei stärkerer Hitzefixation dagegen nur mit Pikrinsäure, deren Molekül kleiner ist, färben.

Der physikalische Zustand des Substrates (Größe der Intermizellarräume) und das Verhalten des Farbstoffes diesem gegenüber (Diffusionsvermögen) gehen also Hand in Hand. Die physikalische Betrachtungsweise des Färbungsprozesses hat in der Wittschen Theorie, nach welcher die Färbung als „starre Lösung" aufzufassen ist, eine sehr fruchtbare Hypothese gefunden. Hiernach würde der Farbstoff in dem Substrat sich wie ein gelöster Körper in einem Lösungsmittel verhalten. Im Zustande der starren Lösung des Farbstoffes würden sich dann weiter zwischen ihm und dem Gewebe chemische Umsetzungen vollziehen.

In der großen Mehrzahl der Fälle erfolgt bei der histologischen Färbung die Verbindung des Farbstoffes mit der zu färbenden Materie direkt, indem, wie wir gesehen haben, der Farbkörper mit dem Gewebe meist eine salzartige Verbindung eingeht. In einzelnen Fällen dagegen hat der betreffende Farbstoff als solcher keine Affinität zu dem zu färbenden Substrat. Das ist z. B. der Fall, wenn in der Technik die saure Seide mit einem sauren Farbstoff gefärbt werden soll oder wenn man in der Histologie die saure Nukleinsäure der Kerne mit dem an sich ebenfalls sauren Hämatoxylin färben will. In diesen Fällen bedient man sich nach dem Vorbilde der technischen Färberei der sog. Beizen. Dieselben haben den Zweck, die Verbindung zwischen Farbstoff und Gewebe zu vermitteln, indem sie nach Art eines Ambozeptors (Pappenheim) eine chemische Bindung nach beiden Seiten, mit dem Farbstoff sowohl wie mit dem zu färbenden Gewebe eingehen. Aus dem Vorstehenden ergibt sich, daß ein Körper für eine bestimmte Färbung nur dann als Beize brauchbar ist, wenn er gegenüber dem Farbstoff und dem Substrat ein entgegengesetztes elektrochemisches Verhalten zeigt. D. h. zu sauren Farbstoffen gehören alkalische Beizen und umgekehrt. Durch die Verbindung mit der Beize wird der Farbstoff in seinem elektrochemischen Charakter „invertiert". So wird z. B. aus dem sauren Hämatoxylin das basische Alaunhämatoxylin, aus der sauren Karminsäure das basische Karmalaun. Die Verbindung eines Farbstoffes mit einer Beize nennt man Lack. Färbungen, bei denen der Farbstoff sich direkt mit dem Gewebe verbindet, werden als substantive, Färbungen mit Hilfe von Beizen als adjektive Färbungen (Pappenheim) bezeichnet.

Die in der Blutfärbetechnik angewendeten Färbungsmethoden sind in der großen Mehrzahl substantive Färbungen. Nur die Kernfärbung mit Hämatoxylin und Karmin ist eine adjektive Färbung. Bei sämtlichen in der Hämatologie geübten Färbungen spielt hinsichtlich der Auswahl der Farbstoffe nach Ehrlichs farbenanalytischen Untersuchungen das Moment der chemischen Affinität der einzelnen Zellbestandteile zu den Farbstoffen eine ausschlaggebende Rolle.

Die grundlegenden Tatsachen der Ehrlichschen Forschungen lassen sich folgendermaßen resümieren. Die einzelnen Teile der Blutzellen, Kern, Protoplasma und Granulationen zeigen ein differentes chemisches Verhalten. Die Kernsubstanz als exquisit saurer Körper besitzt eine ausgesprochene Affinität zu basischen Farbstoffen, desgleichen das Hämoglobin der Erythrozyten; das Protoplasma der Leukozyten bzw. Lymphozyten verhält sich verschieden, ist zum Teil, z. B. bei den Lymphozyten ausgesprochen basophil. Die Granulationen endlich lassen sich nach ihrer prononcierten chemischen Affinität in drei charakteristische Gruppen einteilen: die azidophilen (eosinophilen) α-Granulationen, die als exquisit basische Elemente eine starke Verwandtschaft zu sauren Farbstoffen besitzen, die basophilen γ-Granula, die umgekehrt basische Farbstoffe anziehen, und endlich die neutrophile ε-Gruppe, die sich mit neutral reagierenden Farbstoffgemischen färbt.

Der Begriff der Basophilie und Oxyphilie der einzelnen Zellbestandteile bedarf allerdings einer gewissen Einschränkung wie Pappenheim hervorgehoben hat. Tatsächlich zeigen nämlich insbesondere der Kern und die ε-Granulationen, ein amphophiles Verhalten, das sich darin verrät, daß sie bei singulärer Färbung sowohl saure wie basische Farbstoffe aufnehmen und das gleiche Verhalten auch bei der Färbung mit Gemischen von mehreren basischen bzw. sauren Farbstoffen zeigen. Beispielsweise färben sich bei Anwendung des Ehrlichschen Indulin-Eosin-Aurantiagemisches die Kerne mit dem sauren Indulin, wie auch auf der anderen Seite die azidophilen Erythrozyten basische Farbstoffe, wie z. B. Methylenblau, Fuchsin, Pyronin usw. bis zu einem gewissen Grade aufzunehmen vermögen. Eine Ausnahme von diesem Verhalten bilden nur die streng oxyphilen eosinophilen Granula und die ebenso ausschließlich basophilen Mastzellgranulationen.

Die genannte Amphophilie dürfte mit dem allgemeinen chemischen Charakter der färbbaren Eiweißkörper in Zusammenhang stehen, die infolge gleichzeitiger Anwesenheit von Amidogruppen und Karboxylgruppen einen amphoteren Charakter besitzen (Pappenheim).

Da es nun praktisch bei der Blutfärbung darauf ankommt, möglichst viel verschiedene Strukturdetails gleichzeitig färberisch darzustellen, so hat zuerst Ehrlich die Anwendung von Farbgemischen versucht, die nach bestimmten chemischen Grundsätzen zusammengesetzt sind.

Von derartigen von Ehrlich eingeführten Kombinationen sind zu nennen einmal die Mischungen von sauren Farbstoffen, wie z. B. das Eosin-Aurantia-Nigrosin-Gemisch. Beachtenswert ist hierbei die verschiedene Affinität der einzelnen Zellbestandteile zu den (sämtlich sauren) Farbkomponenten, indem das azidophile Hämoglobin sich mit Aurantia orange, die azidophilen α-Granulationen der Leukozyten sich dagegen mit Eosin färben. Auch mit basischen Farbstoffen lassen sich brauchbare Kombinationen erzielen, namentlich wenn nur zwei basische Farbstoffe gemischt werden. Es kommen hier Methylgrün, Pyronin, Methylenblau, Methylviolett und Fuchsin in Betracht, namentlich die Kombination Methylgrün-Pyronin hat sich gut bewährt. Kombinationen von drei basischen Farbstoffen stoßen nach den Erfahrungen Ehrlichs auf gewisse Schwierigkeiten, es ist hier eine genaue Innehaltung der quantitativen Verhältnisse notwendig. Eine derartige Kombination ist z. B. Fuchsin-Bismarckbraun-Chromgrün (Ehrlich).

Von besonderer Bedeutung in der Blutfärbetechnik ist die Anwendung neutraler Kombinationen. Es handelt sich hierbei um die chemische Verbindung eines sauren mit einem basischen Farbstoff. Bringt man nämlich die wässerige Lösung des Salzes einer Farbsäure mit dem einer Farbbase zusammen, so entsteht ein dritter neuer Farbkörper, der infolge vollkommener Sättigung der Affinitäten der beiden ersten chemisch sich neutral verhält. Rosin hat zeigen können, daß die auf diesem Wege gewonnenen neutralen Farbstoffe stets kristallinisch darstellbar sind. Solche Kombinationen lassen sich in sehr großer Zahl zusammenstellen. Praktisch hat sich gezeigt, daß bestimmte Farbstoffe hierfür besonders geeignet sind. Von den basischen Farbstoffen sind es diejenigen, die die sog. Ammoniumgruppe enthalten wie das Methylgrün, Methylenblau, Amethystblau, Pyronin usw., dagegen nicht die Triphenylmethanfarbstoffe wie das Fuchsin, Vesuvin, Methylviolett usw. (das Methylgrün bildet eine Ausnahme). Unter den sauren Farbstoffen kommen namentlich die Salze der Sulfosäuren (Orange-G, S-Fuchsin, Narcein) und von den Karbonsäuren das Eosin in Frage.

Es ist ferner hervorzuheben, daß man mehrere neutrale Gemische miteinander kombinieren kann, wenn sie eine gemeinsame Farbstoffkomponente besitzen. Ein Beispiel für eine derartige Kombination von drei Farbstoffen ist z. B. das Ehrlichsche Triazid, das aus zwei sauren Farbstoffen, Orange-G und S-Fuchsin, und einer Farbbase, Methylgrün besteht. Ferner ist zu beachten, daß die resultierenden neutralen Farbstoffverbindungen in Wasser unlöslich sind. Dagegen sind sie löslich in einem Überschuß eines sauren, in geringerem Grade auch eines basischen Farbstoffes, sowie ferner in Alkohol, Methylalkohol, Azeton, Methylal usw. Die Lösung in einem Überschuß von Farbsäure erfolgt z. B. im Triazid; die Löslichkeit in Methylalkohol findet beim eosinsauren Methylenblau Anwendung.

Neuere Forschungen über das Wesen der neutralen Farbgemische haben allerdings gezeigt, daß hierbei kompliziertere Verhältnisse obwalten, als man es nach der ursprünglichen Darlegung der Ehrlichschen Schule anzunehmen geneigt war. So erinnert Michaelis daran, daß bei der Färbung mit derartigen neutralen Mischungen die Gesetze der Ionenlehre Anwendung finden. Es ist daher nicht nötig, die Annahme zu machen, daß erst durch die Gewebe eine Spaltung des neutralen Farbstoffes in seine beiden Komponenten erfolgt, sondern diese Zerlegung geschieht bereits durch elektrolytische Dissoziation in der Lösung des Farbstoffes. Mit Recht betont Michaelis ferner, daß man die bei den Färbungen angewendeten Farbgemische wie z. B. Eosin-Methylenblau nicht ohne weiteres mit dem Begriff des neutralen Farbstoffes identifizieren dürfe. Gemeint ist bei dieser Bezeichnung tatsächlich die gleichzeitige Anwesenheit eines basischen und eines sauren Farbstoffes.

Berücksichtigt man die Tatsache der Ionendissoziation, so erscheint weiter auch die Anwendung der alkoholischen Lösungsmittel für die Farblösungen in einem neuen Licht. Durch die Gegenwart von alkoholischen und ähnlichen Lösungsmitteln wird nämlich die elektrolytische Dissoziation bekanntlich stark herabgesetzt, dementsprechend auch die Reaktionsgeschwindigkeit zwischen den Farbkomponenten vermindert, was natürlich für den Färbeprozeß von großer Bedeutung ist.

Bezüglich der neutrophilen Granula kommt Michaelis ebenfalls zu einer von der bisher üblichen abweichenden Auffassung, die sich aus den vorstehenden Überlegungen ergibt. Die Affinität zu neutralen Farbgemischen wie Triazid oder Eosin-Methylenblau und nicht zu wirklich neutralen Farbstoffen zeigt, daß sie tatsächlich nicht „neutrophil" im strengen Sinne des Wortes sind, wie denn auch die Farbennuance der mit Triazid gefärbten ε-Granula meist nicht wesentlich von derjenigen der α-Granula abweicht. Der wesentliche Unterschied in dem Verhalten der ε- und α-Granula besteht nach Michaelis nicht in dem verschiedenen Farbenton, sondern darin, daß die α-Granula sich unter allen Bedingungen mit sauren Farbstoffen färben, während die neutrophilen den sauren Farbstoff nur dann aufnehmen, wenn derselbe als Bestandteil einer neutralen Farbmischung zugegen ist.

Technische Vorbemerkungen.

Bevor wir zur Beschreibung der verschiedenen Färbungsmethoden übergehen, seien einige Worte über die Färbetechnik im allgemeinen gesagt. Wie bei der Fixierung hat man sich auch hier danach zu richten, ob es sich um leicht verdunstende oder wässerige Lösungen handelt. Ferner muß man bei manchen Färbungen darauf bedacht sein, daß die sich im Laufe der Färbung einstellenden Niederschläge mit der Blutschicht möglichst nicht in Berührung kommen, da sie nachträglich schwer zu entfernen sind. Stets wird man der Methode den Vorzug geben, bei der man möglichst wenig Farbstoff verbraucht. Eine wichtige Regel ferner für die Entnahme von Farblösungen aus den Vorratsflaschen lautet, daß man niemals die Stammlösung selbst umgießt, sondern das erforderliche Quantum mit einer sauberen Pipette entnimmt. Man vermeidet auf diese Weise das Aufrühren von Bodensatz.

Eine sehr einfache Methode zum Färben von Deckglas- und Objektträgerpräparaten, soweit nicht alkoholische oder methylalkoholische Farblösungen angewendet werden, besteht in der Anwendung von Cornet-Pinzetten, die in

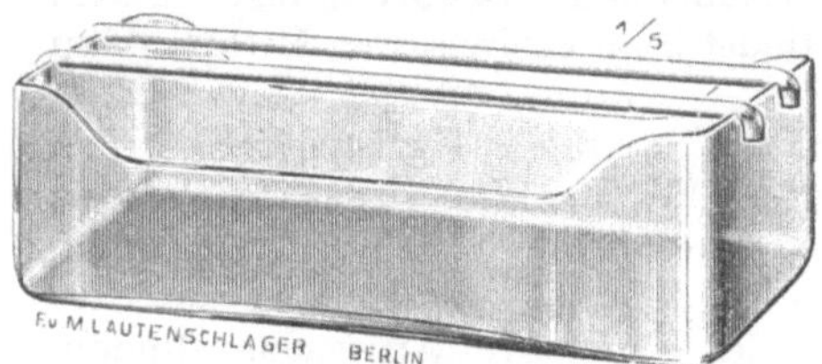

Abb. 186. Färbewanne nach Mayer.

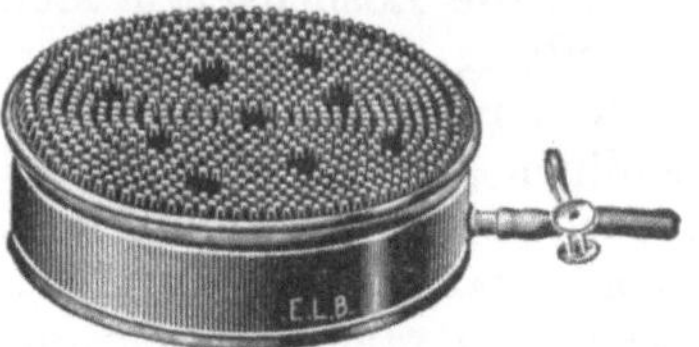

Abb. 187. Färbeplatte mit Abfluß.

derselben Weise wie auch sonst im Laboratorium zum Färben gebraucht werden. Besser ist die Verwendung von Blockschälchen, da sie eine Verunreinigung durch Überfließen der Farbe vermeiden. Diese bieten zugleich den Vorteil, daß sie sich luftdicht zudecken lassen, was für alle leicht verdunstenden Farblösungen unbedingt notwendig ist. Hat man Deckglaspräparate in größerer Menge auf einmal zu färben, so kann man sich mit Vorteil der oben bei der Fixierung genannten Schälchen mit einem Gestell aus Glasschlangen bzw. mit Rippen an den Seitenwänden bedienen. Für Objektträger eignen sich gut die sog. Färbebrücken (bei nicht flüchtigen Farblösungen). Man kann sich dieselben improvisieren, indem man über eine größere Glasschale zwei Glasstäbe parallel nebeneinander legt und den zu färbenden Objektträger über die Glasstäbe herüberlegt. Die Glasschale fängt die überfließende Farbe und das Wasser beim Abspülen der Präparate auf. Abb. 186 zeigt eine solche Einrichtung nach Mayer, wie sie bei der Firma Lautenschläger zu haben ist. Praktisch ist auch die in Abb. 187 abgebildete Einrichtung, die im wesentlichen aus einer Gummiplatte mit aufwärtsstehenden Gummistiften nach Art der Geldzahlplatten und einem darunter befindlichem Sammelbehälter für die ablaufende Flüssigkeit besteht.

Für manche Färbungen, namentlich die Giemsafärbung empfiehlt es sich nicht die Farblösung auf die Blutschicht zu gießen, da sich hierbei zu leicht Farbstoffniederschläge bzw. ein irisierendes Häutchen auf der Oberfläche der Lösung bilden, die die Präparate verunreinigen. Rubinstein hat deshalb empfohlen, das zu färbende Deckglas auf einen Tropfen Farblösung zu legen, den er auf einen

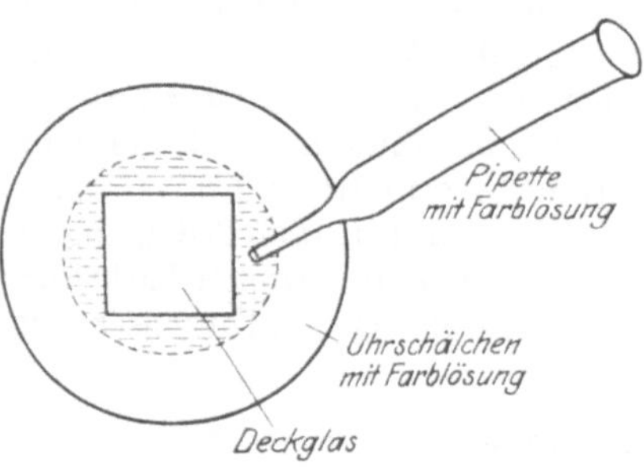

Abb. 188. Färbemethode nach Naegeli.

Objektträger tropft. Sehr gut ist das von Naegeli angegebene Verfahren, das in der Abb. 188 dargestellt ist. Man legt das Deckglas mit der Schichtseite nach unten auf den Boden eines Uhrschälchens und läßt seitlich mit Vorsicht die Farblösung aus einer Pipette unter das Deckglas fließen. Tritt allmählich genügend Farblösung unter das Deckglas, so schwimmt dasselbe schließlich auf der Lösung und die Blutschicht kommt mit den zu Boden sinkenden Niederschlägen nicht in Berührung, Ist die Färbung beendet, so hebt man das

Präparat mittels Pinzette schnell von der Farblösung ab und spült es gründlich unter einem Wasserstrahl (Spritzflasche) ab. Objektträger lassen sich in der gleichen Weise behandeln, indem man sie mit der Schichtseite nach unten auf zwei Glasstege, z. B. Stücke eines Objektträgers, in einer Petrischale legt.

Sämtliche bei den Färbungen gebrauchten Utensilien müssen selbstverständlich tadellos sauber sein. Das gilt auch vor allem von den Flaschen, in denen Farblösungen und sonstige für die Färbung erforderlichen Ingredienzien aufbewahrt werden. Es ist hier namentlich die Eigenschaft gewisser Glassorten zu berücksichtigen, die besonders, wenn sie erst kurze Zeit in Gebrauch sind, leicht Alkali abgeben. Solche Gläser müssen erst gründlich ausgedämpft werden (vgl. S. 240). Das bei der Verdünnung mancher Farben erforderliche destillierte Wasser muß in vielen Fällen absolut neutral sein. Zu diesem Zweck ist es evtl. mit geringen Mengen Natr. bicarb. zu neutralisieren, und zwar setzt man unter Verwendung von Phenolphthalein als Indikator zu etwa 50 ccm Aqua dest. einige Tropfen einer Bikarbonatlösung 1 : 1000 bis zu vollständig neutraler Reaktion hinzu (Ziemann).

Das Trocknen der Präparate, nachdem sie in Wasser gespült sind, geschieht mittels Filtrierpapier. Geeignet hierfür ist glattes Filtrierpapier, das keine Fasern abgibt. Man trocknet die Präparate, indem man das Papier fest mit den Fingerspitzen aufdrückt und dies mehrere Male mit neuen Papierstreifen wiederholt. Um ein Zerdrücken der Deckgläschen beim Aufdrücken des Filtrierpapieres zu verhindern, legt man sie am besten auf eine absolut ebene Unterlage, z. B. eine plane Glasplatte, wie sie als Belag für Laboratoriumstische dient. Um die Trocknung zu vollenden, ist es bei den meisten Färbungen gestattet, die Präparate zum Schluß mehrmals durch die Flamme zu ziehen. Manche Färbungen indessen wie z. B. die Giemsafärbung werden hierdurch geschädigt.

Einschlußmedien.

Der Kanadabalsam, der zum Einbetten der Deckglaspräparate dient, muß absolut neutral sein (am besten von der Firma Dr. Grübler, Leipzig); häufig enthält die käufliche Ware Spuren von Säuren, die bereits genügen, um die Färbung der Präparate bei längerer Aufbewahrung zu zerstören. Geringe Mengen von Säure bilden sich auch beim längeren Stehen des neutralen Balsams an der Luft. Um diesem Übelstande zu entgehen, kann man übrigens die Deckgläser mit der Schichtseite nach oben auf den Objektträger mittels Balsam aufkleben. Auf diese Weise kommt das Blut mit dem Balsam überhaupt nicht in Berührung. Man muß dann natürlich stets mit Ölimmersion untersuchen, was aber bei Blutpräparaten ohnehin fast immer geschieht.

Lävulosesirup: Derselbe dient hauptsächlich für metachromatische Färbungen als Einschlußmedium und konserviert dieselben jahrelang. Man verrührt Lävulose mit etwas weniger als dem gleichen Volumen destillierten Wassers und stellt die Lösung für 24 Stunden in den Brutschrank. Der Sirup soll dickflüssig, kaum noch tropfbar sein.

Jodgummisirup vgl. Mastzellenfärbung S. 351.

Glyzeringelatine: Dieses Einschlußmedium wird nur selten gebraucht. Nach dem Verfahren von Kaiser weicht man 7 g Gelatine 2 Stunden lang in 42 g Aqua dest. ein, setzt 50 g Glyzerin und 1 g Karbolsäure zu, erwärmt unter Umrühren 10—15 Minuten und filtriert heiß durch angefeuchtete Glaswatte. Der einzuschließende Schnitt wird auf dem Objektträger möglichst vor dem anhaftenden Wasser mittels Fließpapiers befreit, mit einer kleinen Menge Glyzeringelatine beschickt und behutsam bis zum Schmelzen derselben erwärmt.

Wir gehen nunmehr zur Beschreibung der einzelnen Färbungen über, von denen hier allerdings nur eine Auswahl unter Berücksichtigung der wichtigen Methoden besprochen werden kann.

Färbung fixierter Präparate.

Singuläre Färbungen.

Eosinfärbung.

In Betracht kommen zwei Eosinpräparate. Das Eosin französisch, rein, wird in 1 proz. Lösung in 60—70 proz. Alkohol gelöst:

        Eosin französisch, rein .   1,0
        Alkohol. absol.   . . .. .   120,0 bzw. 140,0
        Aqua dest. . . . . . .   80,0 bzw. 60,0

Eosin B. A. Höchst wird als $^1/_{10}$ proz. wässerige Lösung verwendet:

        Eosin B A Höchst .   0,2
        Aqua dest. 200,0

1. Man fixiert das Präparat durch Hitze resp. mit absolutem Alkohol eine halbe Stunde oder mit Methylalkohol während 5 Minuten.
2. Dauer der Färbung beträgt 3—5 Minuten.
3. Man spült das Präparat mit einer Spritzflasche ab und trocknet mit Fließpapier.
4. Einbettung in Kanadabalsam

Die Färbung kommt höchstens dort in Frage, wo man zu Demonstrationszwecken die Affinität der azidophilen Zellen zu sauren Farbstoffen zeigen will. Doch eignet sich auch für solche Zwecke viel besser eine der zahlreichen Doppelfärbungen.

Methylenblaufärbung.

Das in der Färbetechnik angewendete Methylenblau ist das Chlorhydrat bzw. Chlorzinkdoppelsalz des Tetramethylthionins. Die im Handel vorkommenden Marken, die sich für Blutfärbungen eignen, sind Methylenblau medic. puriss. Höchst, Methylenblau B pat. Dr. Grübler sowie Methylenblau rectific. Ehrlich. Man gebraucht wässerige ($^1/_4$ oder 1%), alkalische und alkoholische Lösungen. Die alkoholische Lösung wird z. B. folgendermaßen zusammengesetzt:

        Methylenblau (eine der genannten Marken)   2,0
        Alkoh. absol. 120,0
        Aqua dest.   80,0

Alkalisches Methylenblau wird wie folgt bereitet:

        Methylenblau   2,0
        Natr. carb. pur.   1,0
   oder Natr. biboracic.   5,0
        Aqua dest.   200,0

Diese Farblösung ist längere Zeit zu erwärmen, bis sie gebrauchsfertig ist. Man läßt sie zu diesem Zweck 48 Stunden im Brutschrank bei 50—60° stehen.

Boraxmethylenblau nach Manson speziell für Malaria: Man löst 2,0 Methylenblau in 100,0 kochender wässeriger 5 proz. Boraxlösung. Von dieser Stammlösung, die sich etwa 6 Wochen hält, verdünnt man ein kleines Quantum mit soviel Wasser, daß eine 1 cm dicke Schicht eben durchsichtig wird.

Auch das Löfflersche Methylenblau stellt eine alkalische Lösung dar. Sie hat folgende Zusammensetzung:

        Konz. alkoh. Methylenblaulösung   30,0
        0,01 proz. Kalilauge 100,0

Das Methylenblau hat die Eigentümlichkeit unter bestimmten Bedingungen teilweise in das purpurfarbene Methylenazur überzugehen. Dies hat die Fähigkeit gewisse Zellbestandteile wie die Mastzellengranula metachromatisch, d. h. rötlich schimmernd zu färben. Es spielt namentlich in dem polychromen Methylenblau von Unna sowie bei den verschiedenen sog. Azurfärbungen eine große Rolle. Es wird später Gelegenheit sein, hierauf ausführlich zurückzukommen (vergl. S. 337).

1. Fixieren in der Hitze resp. mit Methylalkohol oder Äthylalkohol.
2. Dauer der Färbung schwankend je nach dem verwendeten Farbstoff (ist daher auszuprobieren) im allgemeinen zwischen 5 und 30 Sekunden.
3. Abspülen unter Wasserstrahl.
4. Trocknen mit Fließpapier und Einbettung.

Die singuläre Methylenblaufärbung wird heute nur noch selten angewandt. Da das Methylenblau ein vorzüglicher Chromatinfarbstoff ist, eignet es sich vor allem zur Darstellung der Zellkerne und sonstiger Zellbestandteile, die von der Kernsubstanz abzuleiten sind. Es lassen sich daher ausgezeichnet die Struktur des Kernes, die Nukleolen, die basophile Punktierung der Erythrozyten, ferner die Polychromasie sowie die Mastzellkörner (soweit alkoholische Farblösungen angewendet werden) zur Darstellung bringen. Naegeli hebt hervor, daß das Methylenblau sich auch hervorragend zum Sichtbarmachen des basophilen Protoplasmaretikulums der Leukozyten eignet. Man fixiert nach seinem Vorschlag in der Hitze und zwar stärker als bei den gewöhnlichen Färbungen, wobei die Kerne namentlich der Lymphozyten ihre Basophilie verlieren, so daß sie ungefärbt erscheinen. Dafür treten die Nukleolen deutlich hervor, ferner wird das Protoplasmanetzwerk in Lymphozyten, Leukozyten, Monozyten, Myelozyten, Myeloblasten und den jungen Polynukleären deutlich sichtbar, so daß die Knotenpunkte des Retikulums das Aussehen von Granula erhalten.

Panoptische Färbungen.

Die modernen Blutfärbungen sind, soweit es sich nicht um Färbungen für spezielle Zwecke handelt, sog. panoptische Färbungen, die den Zweck verfolgen, möglichst sämtliche Zellbestandteile färberisch zur Darstellung zu bringen und deren Differenzierung ohne Schwierigkeit zu ermöglichen. Man unterscheidet hierbei die älteren jetzt nur noch wenig üblichen sog. Succedanfärbungen (zweizeitige Färbungen), bei denen die verschiedenen Farbkomponenten nacheinander auf das Präparat einwirken, und Simultanfärbungen, bei denen die panoptische Färbung sich in einem einzigen Färbeakt vollzieht.

Hämatoxylin-Eosinfärbungen.

Das Hämatoxylin ist der färbende Bestandteil des Blauholzes ($C_{16}H_{14}O_6$). Seine genaue chemische Konstitution ist nicht bekannt. Es besitzt die Eigenschaft einer schwachen Säure und bildet Salze, die sich leicht oxydieren (Hämateine). Zum Färben finden nur die Salze des Hämatoxylins Verwendung (sog. Farblacke). Die hierbei gebräuchlichsten Basen sind das Aluminium und das Eisen. Da ferner für die Färbung nicht das Hämatoxylin selbst, sondern seine Oxydationsprodukte maßgebend sind und diese Umwandlung in Hämateine langsam vor sich geht (die sog. Reifung des Hämatoxylins), so gebrauchen die frisch angesetzten Farblösungen längere Zeit, bis sie gebrauchsfertig sind. Da außerdem bei längerem Stehen eine weitere Oxydation erfolgt, die zu farblosen Produkten führt, so ist die Färbekraft der einzelnen Farblösung von ihrem Alter und sonstigen Bedingungen abhängig, so daß man jede einzelne Lösung genau auf ihr Färbungsvermögen prüfen muß. Man tut gut, die Lösung vor dem Gebrauch zu filtrieren. Auch empfiehlt sich wegen des Ausfallens von Niederschlägen, die Präparate beim Färben wie oben beschrieben, zu unterschichten.

Das Hämatoxylin ist ein vorzüglicher Kernfarbstoff, eignet sich daher besonders zu genaueren Studien der Kernstruktur, so z. B. auch zur Unterscheidung von Plasmazellen und Reizungsformen infolge distinkter Darstellung der Radkerne der ersteren (Naegeli), ferner der Protoplasmanetzstruktur, die beim Methylenblau erwähnt wurde.

Für Blutfärbungen kommen hauptsächlich das saure Hämatoxylin nach Ehrlich sowie das Hämatoxylin nach Delafield in Betracht.

Die saure Hämatoxylinlösung (Alaunhämatoxylin) nach Ehrlich stellt man folgendermaßen dar: Man löst 2 g Hämatoxylin in 100 ccm absolutem Alkohol, fügt 10 ccm Acid. acet. glac. hinzu, ferner Glyzerin und Aqua dest. aa 100 ccm und schließlich Alaun im Überschuß. Man läßt die Lösung in einer Flasche offen stehen, bis sie dunkelrot geworden ist. Sie ist dann für Jahre haltbar.

Hämatoxylin nach Delafield: Man vermischt eine Lösung von 4 g Hämatoxylin in 25 ccm absoluten Alkohol mit 400 ccm einer gesättigten Ammoniakalaunlösung (1 Teil löst sich in 11 Wasser) und läßt die Lösung in einem offenen Gefäß 3—4 Tage unter wiederholtem Schütteln am Licht stehen, hierauf wird filtriert und 100 ccm Glyzerin sowie 100 ccm Methylalkohol zugesetzt und wieder filtriert. Dann läßt man die Lösung längere Zeit (etwa 2 Monate) in einer offenen Flasche reifen, bis sie dunkel geworden ist. Erst dann ist sie gebrauchsfähig.

Für die Succedanfärbung mit Hämatoxylin-Eosin empfiehlt sich das Delafieldsche Hämatoxylin:

1. Methylalkoholfixation während 3—5 Minuten.
2. Unterschichten des Präparates mit $^1/_2$ proz. gesättigter alkoholischer Eosinlösung (siehe oben). Färben 3—5 Minuten.
3. Abspülen in Wasser. Trocknen mit Fließpapier und mehrmals durch die Flamme ziehen.
4. Färben mit Hämatoxylin nach Delafield während ca. 5 Minuten (das Präparat wird mit der Farbe unterschichtet).
5. Abspülen in Wasser und trocknen.
6. Einbetten in Kanadabalsam.

Simultanfärbung mit Hämatoxylin-Eosin nach Ehrlich: Man setzt dem Hämatoxylin von Ehrlich (siehe oben) 0,5 Eosin zu. Fixierung wie oben. Die Färbungsdauer beträgt $^1/_2$—3 Stunden je nach der Färbekraft des Hämatoxylins.

Bei der Hämatoxylin-Eosinfärbung erscheinen die Kerne der Leukozyten und Erythroblasten schön violett bis blauschwarz, die Erythrozyten leuchtend rot, desgleichen die Granula der Eosinophilen, die neutrophile Körnung kommt nicht zur Darstellung, ebensowenig die Mastzellengranulation, die durch das Wasser ausgewaschen ist und als negative Färbung erscheint.

Eine schöne Kontrastfärbung erhält man auch, wenn man das Eosin durch Pikrinsäure ersetzt. Hier färbt man mit Delafieldschem Hämatoxylin vor und mit konzentrierter wässeriger Pikrinsäure etwa 2 Minuten nach (Rieder).

Triacidfärbung nach Ehrlich.

Die Triazidfärbung von Ehrlich ist das klassische Beispiel einer panoptischen Färbung, zumal es mit ihr zum erstenmal gelang, auch die neutrophilen Granula zu färben. Sie enthält als basische Komponente das Methylgrün (Chlorzinkdoppelsalz des Chlormethyl-Hexamethylpararosanilinchlorhydrats) und zwei saure Farbstoffe, das Orange G (Anilinazonaphtoldisulfosaures Natr.) und das

Säurefuchsin (Gemisch der Natrium- und Ammonsalze der Rosanilin- und Pararosanilin-Trisulfosäure). Der Name Triazid rührt daher, daß die drei basischen Gruppen des Methylgrüns an die beiden sauren Farbstoffe gebunden sind. Der resultierende neutrale Farbstoff, der zu seiner Lösung einen Überschuß von sauren Verbindungen benötigt, ist im Säurefuchsin gelöst.

Die verwendeten Farbstoffe müssen chemisch absolut rein sein; sie werden in kristallinischem Zustand verwendet. Man stellt zunächst von den drei Farbstoffen gesättigte wässerige Lösungen her, indem man reichlich je 8 g Methylgrün bzw. Orange G und 25 g Säurefuchsin in je 100,0 Aqua dest. löst, die Lösungen einige Tage stehen läßt und sie mehrmals umschüttelt. Jede von den Lösungen zeigt einen Bodensatz. Aus diesen drei Stammlösungen setzt man das Triazidgemisch in folgender Reihenfolge zusammen:

Orange G-Lösung	13—14	ccm
Säurefuchsinlösung	6— 7	,,
Aqua dest.	15	,,
Alkohol absol.	15	,,
Methylgrünlösung	12,5	,,
Alkohol absol.	10,0	,,
Glyzerin	10,0	,,

Die Mischung ist von dem Zusatz des Methylgrüns ab gründlich zu schütteln. Nach Fertigstellung der Farblösung muß man bis zum Gebrauch einige Wochen warten. Aufrühren der Mischung, die stets einen Bodensatz zeigt, ist peinlich zu vermeiden ebenso wie sie nicht filtriert werden darf. Da die Herstellung eines guten Triazids schwierig ist und überdies der fertige Farbstoff in vorzüglicher Beschaffenheit bei Dr. Grübler-Leipzig[1]) erhältlich ist, ist es ratsam, auf die Darstellung der Farbe zu verzichten und stets das käufliche Präparat zu verwenden. Man entnimmt zum Färben kleine Mengen aus den obersten Partien der Flasche mit Hilfe einer Pipette.

Die souveräne Fixiermethode für Triazidpräparate ist die Hitzefixation. Die von Jagic empfohlene Fixierung in konzentriertem Azeton ergab mir keine guten Resultate. Ebenso liefert die von Sahli empfohlene längere Fixierung in Methylalkohol nicht so schöne Präparate. Die Ausführung der Färbung vollzieht sich folgendermaßen:

1. Verwendung der Präparate am besten erst einige Stunden nach ihrer Herstellung (ganz frische Abstriche sind wenig geeignet). Hitzefixation ½ Stunde zwischen 125 und 135°. Die Fixationsdauer ist bei älteren Präparaten etwas kürzer als bei frischeren Präparaten zu bemessen.
2. Färbungsdauer 5 Minuten. Zur Vermeidung von Niederschlägen empfiehlt sich auch hier das Unterschichten mit der Farblösung. Überfärbung kommt nicht vor.
3. Gründliches Abspülen in Wasser am besten mit der Spritzflasche.
4. Trocknen mit Fließpapier und Einbetten in Kanadabalsam.

Die Triazidfärbung gibt sehr schöne Bilder; sie ist die beste Methode zur Darstellung der reifen neutrophilen Granula und wird in ihrer Vollkommenheit hierin von keiner der später empfohlenen Methoden erreicht. Weniger zuverlässig ist sie hinsichtlich der Färbung jener spärlichen Granulationen, die sich in den unreifen Vorstufen der Myelozyten (Promyelozyten) finden. Sehr viel hängt das Gelingen der Färbung von der richtigen Fixation ab. In tadellos hergestellten Präparaten sind die Erythrozyten orangefarben, die Kerne blaßgrün mit einem Stich ins bläuliche, die neutrophile Körnung erscheint kräftig rotviolett, die eosinophilen Granula sind kupferfarben, die Mastzellgranula sind

---

1) In Firma Dr. Hollborn, Leipzig, Kronprinzstr. 71.

nicht gefärbt. War das Präparat bei zu niedriger Temperatur fixiert, so sind die
Erythrozyten rot im Ton des Fuchsin gefärbt, war umgekehrt die Temperatur
zu hoch, so erkennt man dies an der rein gelben Farbe der Erythrozyten. Bei
manchen Farbstoffen zeigen sich in den polynukleären Leukozyten dicht um
den Kern gelagert in wechselnder Zahl kleine dunkel gefärbte Körnchen, die man
eine Zeitlang für pathologische Produkte hielt (Neußer). Es hat sich indessen
gezeigt, daß es sich dabei lediglich um einen Farbstoffniederschlag handelt, der
sich vermeiden läßt, wenn man in der beschriebenen Weise die Präparate mit
der Farbe unterschichtet.

Panoptisches Methylenblau-Triazid.

In dem ursprünglichen Triazidgemisch von Ehrlich zeigt die basische
Komponente, das Methylgrün, als Kernfarbstoff gewisse Mängel, da es nur schwach
färbt und eine feinere Differenzierung der Chromatinstruktur und der sonstigen
basophilen Zellelemente nicht ermöglicht. Ehrlich selbst hatte daher schon
ein Triazid empfohlen, in welchem das Methylgrün durch Methylenblau ersetzt
war. Pappenheim hat dann dieses Methylenblautriazid in der Weise modifiziert, daß er als Base das färbende Prinzip des polychromen Methylenblau
von Unna benutzte. Grübler-Leipzig stellt dieses „panoptische Triazid" her.
Noch wirksamer ist nach Pappenheim diese Färbung, wenn man sich die
Lösung jedesmal frisch aus dem ebenfalls bei Grübler erhältlichen Trockenrückstand der Farbe herstellt. Nach dem Urteil anderer Forscher ist die Über-
legenheit dieser Färbung nicht über jeden Zweifel erhaben. Vor allem kommen
die neutrophilen Granula nicht so gut zur Darstellung wie beim Originaltriazid.

Empfehlenswert ist dagegen die von Sahli sowie Naegeli erprobte kurze
Nachfärbung mit einer $^1/_4$ proz. wässerigen Lösung von Methylenblau, durch
welche die Kerne gut gefärbt werden.

Methylenblau-Eosinfärbungen.

Kombinierte Färbungen mit Methylenblau und Eosin spielen in der Blutfärbetechnik seit langem eine sehr große Rolle, da das Methylenblau, wie wir
gesehen haben, ein vorzüglicher basischer Farbstoff und das Eosin ein sehr guter
saurer Farbstoff ist. Man kann die beiden Farbstoffe hintereinander auf das
Blutpräparat einwirken lassen — die meisten älteren Methoden sind derartige
Succedanfärbungen — oder man wendet Mischungen im Simultanverfahren an.
Schließlich gibt es noch eine Kombination von beiden (vgl. z. B. die unten beschriebene Methode von v. Müllern). Die Färbung der rein sauren bzw. rein
basischen Zellbestandteile gelingt bei den meisten Eosin-Methylenblaufärbungen
mehr oder weniger gut. Schwierig hingegen ist die färberische Darstellung der
neutrophilen Granula. Ihre Färbung ist bei den älteren Methoden völlig unzuverlässig und auch von den neueren Verfahren sind nur ganz wenige hierfür
geeignet.

Von älteren Färbungsmethoden seien die folgenden genannt:

Färbung nach Chenzinsky.

Die Farblösung ist folgendermaßen zusammengesetzt:

Gesättigte wässerige Methylenblaulösung   40,0
$^1/_2$ proz. Eosinlösung in 70 proz. Alkohol   20,0
Aqua dest. 40,0

Die Präparate werden in der Hitze oder mit Alkohol absolut. fixiert und hierauf bis zu 24 Stunden im Brutschrank mit dem filtrierten Farbstoff in einem

verschlossenen Blockschälchen gefärbt. Statt dessen kann man sie auch mit dem Farbstoff über der Flamme bis zum ersten Aufsteigen von Dämpfen erwärmen. Dann wird mit Wasser abgespült und in Balsam eingebettet. Die Methode ist unzuverlässig und wird daher heute nicht mehr angewendet.

Färbung nach Ehrlich und Lazarus.

Die Präparate müssen sehr sorgfältig mittels Hitze fixiert werden. Die Farblösung stellt man wie folgt her: 10 ccm einer 1 proz. wässerigen Eosinlösung werden mit 8 ccm Methylal und 10 ccm einer gesättigten wässerigen Lösung von Methylenblau medizinale vermischt und sofort verwendet. Man färbt 1 bis höchstens 2 Minuten. Erythrozyten und azidophile Granulationen sind rot, die Kerne sowie die Mastzellgranula blau, die neutrophilen Granula violett gefärbt.

Veraltet und daher nicht zu empfehlen sind ferner die Methoden von v. Willebrand, Huber, Pröscher, Michaelis und Huismann.

Eine sehr gute neuere Färbung stellt die

Färbung nach v. Müllern

dar. Sie ist, wie schon erwähnt, eine Kombination von Succedan- und Simultanfärbung. Das Prinzip des Verfahrens beruht darauf, daß nach der Vorfärbung mit Eosin die Nachfärbung nicht mit reinem Methylenblau, sondern mit einem Eosinmethylenblaugemisch vorgenommen wird. Es hat das den Vorteil, daß die Aggressivität des Methylenblaus gegenüber dem in dem Gewebe locker gebundenen Eosin wesentlich herabgesetzt wird. Auf diese Weise wird den neutrophilen Granula ihr Farbstoff nicht entzogen.

v. Müllern gibt folgende Anweisung für seine Methode: Die verwendeten Farblösungen sind eine $^1/_2$ proz. Lösung von Eosin rein, französ. (nicht Eosin B. A.) in 70 proz. Alkohol (ein höher prozentiger Alkohol beeinträchtigt die Färbung, desgleichen ein durch Beimengungen verunreinigter), ferner eine $^1/_4$ proz. wässerige Methylenblaulösung (Methylenblau B. pat. oder Methylenblau rectif. nach Ehrlich; Methylenblau medizinale ist weniger gut geeignet). Die alkoholische Eosinlösung soll nicht zu alt sein, während eine ältere Methylenblaulösung besser färbt als eine ganz frische. Zur Bereitung der wässerigen Lösung darf nur destilliertes Wasser benutzt werden.

1. Die Fixation erfolgt in Methylalkohol oder einer Mischung von gleichen Teilen Azeton und Methylalkohol während 3 Minuten.
2. Färben ohne vorheriges Abspülen mit $^1/_2$ proz. alkoholischer Eosinlösung 3 Minuten.
3. Abspülen in destilliertem Wasser, Abtrocknen zwischen Fließpapier (ist nicht unbedingt notwendig!).
4. Färben mit einer stets frisch bereiteten Mischung von 20 Tropfen der $^1/_4$ proz. wässerigen Methylenblaulösung und 10 Tropfen der $^1/_2$ proz. alkoholischen Eosinlösung (siehe oben). Färbedauer $^1/_2$ Minute.
5. Rasches Abspülen in destilliertem Wasser und rasches Trocknen zwischen Fließpapier, evtl. bei gelinder Wärme, wogegen höhere Hitzegrade zu vermeiden sind.
6. Einbettung in Kanadabalsam.

Am besten geeignet für die Färbung sind Präparate die 1 bis 2 Tage alt sind. Über eine Woche alte Präparate zeigen leicht Plasmafärbung, auch fällt die Färbung der neutrophilen Granula nicht mehr so gut aus. Für die Anwendung der Farblösungen empfiehlt sich die von Naegeli angegebene Unterschichtung.

Die Methode zeichnet sich durch große Zuverlässigkeit und Schönheit der Färbung aus. Die Kerne sind blau, die eosinophilen Granula rot, ebenso die

Erythrozyten, die neutrophilen Granula dunkelrot bis rötlichviolett, die polychromatischen Erythrozyten rötlichblau bis blau, die basophile Punktierung blau, die Malariaplasmodien hellblau. Die Mastzellkörner bleiben ungefärbt (negative Färbung).

Eosinsaures Methylenblau.

Da das saure Eosin mit dem basischen Methylenblau eine salzartige, leicht dissozierbare Verbindung eingeht, so ist man seit dem Vorgange Jenners dazu übergegangen, anstatt beide Farbstoffe in willkürlichen Mischungen anzuwenden, die neutrale chemische Verbindung des eosinsauren Methylenblaus als rein dargestellten Farbstoff zu gebrauchen. Derselbe stellt einen kristallinischen, in Wasser nicht, dagegen in Äthylalkohol, Azeton, Chloroform und namentlich in Methylalkohol leicht löslichen Körper dar, der bei starker Vergrößerung untersucht sich aus braunroten nadel- und stäbchenförmigen Kristallen zusammengesetzt erweist. Ein großer Vorzug ist hierbei, daß speziell die neutrophilen Granula sich besser darstellen lassen und bei gut gelungenen Färbungen in der Nuance der neutralen Mischfarbe erscheinen.

Färbung nach Jenner.

Jenner gibt für die Herstellung seiner Farblösung folgende Vorschrift: Er mischt gleiche Teile einer 1,2—1,5 proz. Lösung von wasserlöslichem Eosin (Grübler) in destilliertem Wasser und einer 1 proz. Lösung von Methylenblau medizinale in einem weiten offenen Gefäß (Becherglas), rührt tüchtig mit einem Glasstab um und läßt 24 Stunden stehen. Es bildet sich ein reichlicher dunkler Niederschlag. Derselbe wird filtriert. Der Farbstoff bleibt auf dem Filter zurück und wird an der Luft oder im Brutschrank bei 55° getrocknet, hierauf vom Filter abgekratzt und pulverisiert, das Farbstoffpulver in destilliertem Wasser geschüttelt, wieder filtriert und so lange gewaschen, bis das Waschwasser nicht mehr gefärbt ist. Der Filterrückstand wird wieder getrocknet, gepulvert und in trockenen Flaschen aufbewahrt. Die Farblösung stellt man sich durch Auflösen von 0,5 g des so dargestellten eosinsauren Methylenblau in 100 ccm chemisch reinem Methylalkohol (Merck) her und filtriert.

Da nach der Vorschrift Jenners der Farbstoff in Methylalkohol gelöst wird, so besteht damit der weitere Vorteil, daß die Farblösung gleichzeitig eine fixierende Fähigkeit besitzt, so daß Fixierung und Färbung in einem Akte sich vereinigen lassen.

Die Färbung erfolgt wie oben bemerkt ohne vorherige Fixation direkt am lufttrockenen Präparat. In einem gut schließenden Schälchen läßt man den Farbstoff 3 Minuten auf dem Präparat und spült alsdann in reinem destillierten Wasser ab, bis das Präparat eine Rosafärbung zeigt, was nach 5—10 Sekunden erfolgt. Man trocknet das Präparat, indem man es hoch über die Flamme hält oder besser es in der Luft schwenkt. Die Einbettung erfolgt in Kanadabalsam.

Der Farbstoff wird auch in Tabletten hergestellt und ist von Dr. Grübler-Leipzig zu beziehen. Man löst eine Tablette in 10 ccm Methylalkohol.

In Deutschland haben zuerst Rosin sowie Laurent, später May und Grünwald das eosinsaure Methylenblau zu Färbungen empfohlen.

Färbung nach Laurent.

Laurent stellt eosinsaures Methylenblau ebenfalls unter genauer Einhaltung eines bestimmten Mischungsverhältnisses her, jedoch wählt er als Lösungsmittel siedendes Wasser.

Er bringt genau ein Molekül Eosinkalium (Molekulargewicht 724) mit 2 Molekülen Methylenblauchlorhydrat (Molekulargewicht 319,4) zusammen, indem er von jedem Farbstoff getrennt je 1 g (sehr genau abgemessen) in 1 l destillierten Wassers löst und 1000 ccm der 1 $^0/_{00}$ Eosinlösung mit 882 ccm 1 $^0/_{00}$ Methylenblaulösung vermischt. Nachdem die Mischung 48 Stunden gestanden hat, ist der neutrale Farbstoff vollständig ausgefallen. Die erhaltene Suspension wird in kleinen gut verschlossenen Flaschen aufbewahrt.

Kurz vor der Färbung wird 1 ccm von der gut geschüttelten Mischung mit 4 ccm Wasser verdünnt und in einem Reagenzglas schnell aufgekocht. Nachdem man die Lösung durch Eintauchen des Glases in Wasser etwas abgekühlt hat, färbt man die durch Hitze bei 120° fixierten Präparate mit der noch warmen Farblösung, was etwa $^1/_2$ Stunde (bis 6 Stunden) in Anspruch nimmt. Ohne abzuspülen, trocknet man die Präparate mit Fließpapier, differenziert in absolutem Alkohol und bringt sie durch Xylol in dickes Zedernöl.

Mit dieser Färbung gelingt es bisweilen die ε Granula darzustellen. Die Methode leidet u. a. an dem Übelstand, daß die Präparate sich nicht ganz von störenden Niederschlägen freihalten lassen.

Der Farbstoff von May-Grünwald

ist im Prinzip mit demjenigen von Jenner identisch; er unterscheidet sich von diesem lediglich durch die Konzentration der verwendeten Stammlösungen.

May und Grünwald geben folgende Vorschrift: Man mischt 1 Liter 1 $^0/_{00}$ Eosin w. g. mit 1 $^0/_{00}$ Lösung von Methylenblau medizinale und filtriert nach einigen Tagen mit der Saugpumpe. Der Filterrückstand wird so lange mit kaltem destilliertem Wasser gewaschen, bis das Filtrat ungefärbt ist. Der auf dem Filter zurückbleibende Farbstoff, der nach dem Trocknen eine kristallinische Masse bildet, wird in Methylalkohol gelöst und ist zur Färbung fertig. Man färbt die Blutpräparate 2 Minuten lang und differenziert sie durch kurzes Schwenken in destilliertem Wasser, dem man einige Tropfen der Farblösung bis zur Hellblaufärbung hinzugefügt hat.

Bei der Färbung nach Jenner-May-Grünwald erscheinen die Erythrozyten hellrot, die Kerne schön blau mit deutlicher Differenzierung der Chromatinstruktur und der Nukleolen, die Granula der Eosinophilen sind leuchtend rot, die der Mastzellen intensiv blau mit Metachromasie, die Neutrophilen violett bis hellrot; auch die Polychromasie, die basophile Punktierung sowie die Malariaplasmodien sind bei dieser Färbung darstellbar, wogegen die Azurgranula der Lymphozyten sowie die Cabotschen Ringfiguren unsichtbar bleiben. Auch besitzt diese Färbung hinsichtlich der unreifen neutrophilen Granula in den jugendlichen Myelozyten nicht die Zuverlässigkeit, die die Triazidfärbung auszeichnet. Schließlich ist, wie Naegeli hervorhebt, die Unterscheidung mancher Formen der großen Lymphozyten von den großen Mononukleären unmöglich.

Trotz dieser Mängel bedeutet das Verfahren Jenners einen ganz außerordentlichen Fortschritt in der Technik der Blutfärbung, namentlich auch durch die Kombination von Fixation und Färbung und man kann sagen, daß es nicht zuletzt dieser Methode zu verdanken ist, daß die eingehende morphologische Blutuntersuchung am Krankenbett eine so schnelle und allgemeine Verbreitung gefunden hat.

Infolge einer gewissen Launenhaftigkeit der Jennerfärbung, die sich vor allem auf die Darstellung der neutrophilen Granula bezieht, wurden eine Reihe von Modifikationen vorgeschlagen.

Laporte kombiniert die Jennerfärbung mit einer Nachfärbung mit Unnas polychromem Methylenblau. Er bringt zunächst für 1 Minute auf das Blutpräparat reine Jennerlösung (5 Tropfen) und fügt hierauf die doppelte Tropfenzahl einer im Verhältnis von 2 Tropfen Farblösung auf 15 ccm destilliertes Wasser verdünnten Lösung von polychromem Methylenblau hinzu. Man sorgt durch Hin- und Herbewegen des Präparates für gründliche Durchmischung beider Farbstoffe und färbt 5 Minuten lang. Dann spült man in destilliertem Wasser ab und differenziert in essigsäurehaltigem Wasser (1 Tropfen einer 50 proz. Essigsäure auf 300 ccm Wasser) bis das Präparat eine Rosafarbe zeigt. Hierauf erfolgt Trocknen ohne Hitze und Einbetten. Nach den Beobachtungen v. Müllerns entstehen bei dieser Methode leicht Niederschläge.

Aßmann empfiehlt für Bluttrockenpräparate das folgende Verfahren:

1. Bei Anwendung von Objektträgern: Einlegen des mit dem zu färbenden unfixierten Blut beschickten Objektträgers in eine saubere Petrischale und Übergießen desselben mit 40 Tropfen der methylalkoholischen Farblösung derart, daß die letztere nicht über den Rand des Objektträgers überläuft. Dieselbe verbleibt dann zum Zwecke der Fixation 3 Minuten auf dem Präparat.

2. Übergießen mit 20 ccm destillierten Wassers, dem zuvor 5 Tropfen einer 1 $^0/_{00}$ Kalium-carbon.-Lösung unter kräftigem Schütteln beigemischt wurden und Umschütteln der Schale so lange, bis eine gleichmäßig klare, von Niederschlägen freie, hellviolette, überwiegend wässerige Farblösung entstanden ist; 5 Minuten langes Färben in der letzteren.

3. Herausnehmen und sofortiges Abtrocknen des Präparates ohne weitere Abspülung.

Ähnlich ist die Modifikation von St. Klein. Nach diesem Autor empfiehlt es sich in der folgenden Weise die May-Grünwaldsche Färbung vorzunehmen:

1. Man gießt auf die Schichtseite des in einer Glasschale befindlichen Deckglases 5—10 Tropfen der May-Grünwaldschen Farblösung (die nach dem Vorschlage Kleins etwas azurhaltig ist, bei Dr. Grübler erhältlich), die nicht über den Rand laufen darf und läßt die Farbe unbedeckt auf dem Präparat etwa 5—10 Minuten stehen, so daß dieselbe infolge der Verdunstung des Methylalkohols eindickt.

2. Dann setzt man 5—10 ccm Aqua dest. hinzu, das durch 1 Tropfen 1 $^0/_{00}$ Lösung von Kal. carbon. alkalisch ist, bewegt die Schale hin und her, damit es zu einer gleichmäßigen Mischung kommt und läßt das Präparat 20 Minuten in der Lösung.

3. Man trocknet das Präparat, ohne es vorher zu spülen, mit Fließpapier und bettet in Balsam ein.

Bei dieser Färbung erscheinen die Kerne rötlichviolett mit deutlicher Struktur, die Kernkörperchen blau, die Granula sind distinkt gefärbt; Klein hebt den Unterschied zwischen jungen und alten neutrophilen Granula hervor. Auch die Azurgranulation der Lymphozyten ist gefärbt.

Nach meinen persönlichen Erfahrungen hat sich mir seit langem für die Eosinmethylenblaufärbung am meisten das folgende Verfahren bewährt, das dem von Naegeli in seinem Lehrbuch empfohlenen entspricht:

1. Fixierung und Vorfärbung der Präparate mit unverdünnter Jenner- bzw. May-Grünwaldlösung nicht länger als 2—3 Minuten (Naegeli empfiehlt hierbei Unterschichtung der Farblösung).

2. Weitere Färbung in der verdünnten Farblösung: Man tropft die gleiche Menge destillierten Wassers zu der auf dem Präparat befindlichen Farbe und sorgt für Durchmischung der Lösung durch wiederholtes Aufsaugen und Ausblasen mittels Pipette. Färbedauer 5—15 Minuten (evtl. auch hier unterschichten).

3. Differenzierung mit Wasser, dem zweckmäßig einige Tropfen Farblösung zugesetzt sind. Das Präparat muß schließlich Rosafarbe zeigen. Das Abspülen hat sehr schnell zu geschehen, da sonst zu viel Farbstoff ausgezogen wird.

4. Trocknen zwischen Fließpapier und hoch über der Flamme. Einbettung in neutralem Kanadabalsam.

Zur Färbung älterer und schwer färbbarer Präparate rät Naegeli zu folgender Modifikation:

1. Fixation in absolutem Äthylalkohol oder Methylalkohol 10—20 Minuten und mehr.

2. Unterschichten bzw. Übergießen mit einer frisch hergestellten Mischung von 1 Teil Jenner-May-Farblösung und 2 Teilen Aqua dest. Färbedauer 5—15 Minuten.

3. Differenzieren und Trocknen wie oben.

Erwähnt sei hier schließlich noch ein von Sahli empfohlener Kunstgriff, um bei der Jennerfärbung eine deutlichere Unterscheidung der Lymphozyten von den großen Mononukleären zu erreichen. Er unterwirft die Präparate vorher einer energischen Hitzefixation. In diesem Fall färbt sich das Protoplasma der Lymphozyten stärker mit Methylenblau als der Kern, während sich die großen Mononukleären umgekehrt verhalten.

Azurfärbungen.

Ein großer weiterer Fortschritt in der Blutfärbetechnik speziell auf dem Gebiete der Eosin-Methylenblaufärbung wurde durch Entdeckung der sog. Azurfärbungen erzielt. Zum erstenmal hatte Romanowsky beim Färben mit einer Mischung einer Methylenblau- mit einer Eosinlösung die Beobachtung gemacht, daß sich das Chromatin der Malariaplasmodien schön rot in der Nuance des Karmins färbte. Nach Romanowsky ist es notwendig, um diesen Färbungseffekt zu erzielen, die wässerige Methylenblaulösung mit der wässerigen Eosinlösung in einem solchen Mengenverhältnis zu mischen, daß dabei ein unlöslicher Niederschlag entsteht. Gleichzeitig bildet sich dabei der neue Farbstoff, der die genannte Chromatinfärbung bewirkt. Die Darstellung dieses Farbstoffes ist indessen, wie Romanowsky selbst zugibt, mit Schwierigkeiten verbunden, da u. a. abgesehen von dem schwankenden optimalen Mischungsverhältnis, das jedesmal neu ausprobiert werden muß, die Farbstoffe verschiedener Bezugsquellen sich verschieden verhalten und auch bei den gleichen Farbstofflösungen Schwankungen insofern bestehen, als die frisch bereiteten Lösungen ein anderes färberisches Verhalten als ältere Lösungen zeigen. Beachtenswert war die Beobachtung von Romanowsky, daß alte mit Schimmel bedeckte Methylenblaulösungen sich als besonders geeignet erwiesen.

Die neue Färbungsmethode vermochte sich trotz der Schönheit der Chromatinfärbung in der ursprünglichen Form infolge ihrer Unzuverlässigkeit zunächst nicht einzubürgern. Es bedurfte daher einer längeren Reihe von Vorarbeiten, um in das Wesen der neuen Färbung Licht zu bringen und sie zu einer praktisch brauchbaren Methode zu gestalten. Nachdem Ziemann durch eingehende Prüfung der erforderlichen Mischungsverhältnisse der Farbstoffe die Kenntnis der neuen Färbung gefördert hatte, kam Nocht zu der Auffassung, daß es nicht das besondere Mengenverhältnis von Methylenblau und Eosin als vielmehr die Gegenwart bestimmter Verunreinigungsprodukte des Methylenblaus ist, die die Grundlage der neuen Färbung bildet. Eine Stütze hierfür bildeten die Beobachtungen Romanowskys über das bessere Färbungsvermögen älterer Lösungen sowie die Erfahrung Unnas über das Reifen von Farbstoffen. Tatsächlich erwies sich denn auch der Zusatz von Unnas polychromem Methylenblau, das besonders reichlich Zersetzungsprodukte des Methylenblaus enthält, zu der Romanowskyschen Farbenmischung als zweckmäßig. In der Farblösung Romanowskys handelt es sich demnach, wie Nocht ausführte, nicht um eine besondere Umsetzung von Methylenblau und Eosin, sondern um die Wirkung gewisser Zersetzungsprodukte des Methylenblaus, die ihrerseits mit dem Eosin in Verbindung treten und die in einem Überschuß von Methylenblau und Eosin nicht zur Geltung kommen, dagegen wohl in einer Mischung, in der der größte Teil der Hauptfarben sich gegenseitig ausfällt, so daß nunmehr die Verunreinigungen bzw. ihre Kombination mit Eosin zur Geltung kommen. Ziemann gelang es dann durch Alkalisieren der Methylenblaulösung mittels Borax die Färbung nach Romanowsky zu verbessern und die Färbedauer abzukürzen.

Einen wesentlichen Fortschritt brachten weitere Studien Nochts über das Wesen des in Frage stehenden Farbstoffes. Dieser Forscher stellte fest, daß die neue spezifische Färbung auf der Anwesenheit eines besonderen Farbstoffes beruht, der sich infolge Einwirkung von Alkalien auf wässerige Methylenblaulösungen bildet. Der Farbstoff läßt sich mit Chloroform und Äther aus der Methylenblaulösung extrahieren [1]). Nocht nannte den neuen Körper, um nichts bezüglich seines chemischen Charakters zu präjudizieren, „Rot aus Methylenblau".

Um ihn darzustellen, läßt er eine 1proz. Methylenblaulösung, die mit 0,5% Natr. carbon. versetzt ist, ca. 2 mal 24 Stunden im Brutschrank bei 50—60° stehen. Die Farbstofflösung, die ihre blaue Farbe beibehält, enthält jetzt reichlich den neuen Farbstoff.

Nach den grundlegenden Untersuchungen Bernthsens über das Methylenblau hat man es mit zwei verschiedenen oxydativen Zersetzungsprodukten zu tun und zwar ist es das Methylenviolett und das Methylenazur (das sog. Methylenrot hat mit diesem Körper nichts zu tun). Von ihnen ist das Methylenviolett für histologische Zwecke unbrauchbar, während das Methylenazur, worauf Michaelis hinwies, das eigentliche färbende Prinzip der neuen Färbung darstellt.

Giemsa konnte ferner den Nachweis führen, daß bei der Färbung mit eosinsaurem Methylenazur sich nicht nur das Chromatin in der charakteristischen Weise färbt, sondern daß auch alle übrigen Differenzierungsfarben, so auch die Blaufärbung des Lymphozytenprotoplasmas einzig und allein durch das Azureosin hervorgerufen werden. Vor allem war es das Verdienst Giemsas, den bisher im Handel nicht erhältlichen, schwierig darzustellenden und sehr kostspieligen Azurfarbstoff auf eine einfache und wohlfeile Methode herzustellen und seine fabrikmäßige Darstellung zu ermöglichen. Das auf seine Veranlassung bei Grübler hergestellte „Azur I" ist reines Methylenazurchlorhydrat, das „Azur II" ein Gemisch von gleichen Teilen Azur I und Methylenblau medizin. puriss. Höchst. Später ist es Giemsa gelungen, das Verfahren so zu vervollkommnen, daß die Färbung sich in einem einzigen Färbeakt ausführen läßt (siehe unten).

Als Beispiele einiger der früheren Azurmethoden seien hier diejenigen von Nocht sowie Reuter genannt.

Methode von Nocht.

Nocht schließt neuerdings das Methylenblau zur Gewinnung des Methylenazur mit Silberoxyd auf, indem er zu 100 ccm einer 1proz. Methylenblaulösung (Höchst bzw. Merck) den aus 1 g Argent. nitric. durch Zusatz von Alkali gewonnenen Niederschlag von AgO hinzufügt und 4 bis 5 Tage bei Zimmertempe-

---

[1]) Methylenblau und Methylenviolett sind in Äther unlöslich.

ratur stehen läßt. Die erhaltene rotstichige Lösung enthält reichlich Azur. Die verwendete wässerige Eosinlösung (1%) verdünnt er 20—50fach mit Wasser und versetzt sie tropfenweise unter Umrühren mit so viel azurhaltiger Methylenblaulösung, bis die rote Eosinlösung genau die gleiche Farbe wie die rotstichige Methylenblaulösung hat. Die mit Methylalkohol fixierten Deckgläschen werden mit der Schichtseite nach unten in Blockschälchen gelegt, wobei man sie zur Vermeidung von Niederschlägen auf der Farbe schwimmen läßt. Bei frischen, nicht über 3 bis 4 Wochen alten Präparaten genügt eine Färbedauer von 7 bis 10 Minuten.

Methode von Reuter.

Reuter versetzt eine wässerige 1proz. Lösung von Methylenblau medizin. puriss. Höchst mit 0,5 Natr. bicarb. und hält die Lösung 2—3 Tage auf dem Wasserbade oder im Thermostaten bei einer Temperatur von 40—60°, bis sie die Nochtsche Reaktion ergibt (vgl. S. 338). Nach dem Erkalten wird filtriert und mit einer gesättigten wässerigen Eosinlösung gefällt, hierauf etwas Eosin im Überschuß zugesetzt, worauf man den Niederschlag mit dem Saugfilter absaugt. Nach mehrmaligem Auswaschen des Rückstandes mit destilliertem Wasser wird derselbe im Exsikkator oder Thermostaten getrocknet.

Von dem erhaltenen Farbstoff stellt man sich eine gesättigte Stammlösung her (0,2 g in 100 ccm absolutem Alkohol) und setzt dieser Lösung auf je 100 ccm 2 ccm Anilin hinzu. Mit dieser haltbaren Stammlösung wird die jedesmal frisch herzustellende wässerige Farblösung (30 Tropfen auf 20 ccm Wasser) bereitet.

Die Blutpräparate werden in absolutem Alkohol oder Ätheralkohol absol. mindestens 1 Stunde fixiert. Die Färbedauer beträgt je nach dem Alter der Präparate 20 Minuten bis 1 Stunde. Eine Ausfällung des Farbstoffes — zunächst in Form eines feinen metallischen Häutchens — beginnt ziemlich rasch. Der Reutersche Farbstoff wird ebenfalls von Dr. Grübler hergestellt.

Der Nachteil der Reuterschen Methode liegt, wie Nocht hervorhebt, in der mangelhaften Haltbarkeit der Farblösung, aus der auch bei Anilinzusatz bereits nach einigen Wochen so viel wirksamer Farbstoff ausfällt, daß der in Lösung bleibende Rest desselben nicht mehr genügt, um eine befriedigende Färbung (der Plasmodien, die Leukozyten färben sich auch dann noch gut) zu bewirken.

Wenn auch mit diesen Methoden und zahlreichen anderen Modifikationen sich bereits recht schöne Bilder erzielen lassen, so entbehren sie doch infolge einer gewissen Kapriziosität der erforderlichen Zuverlässigkeit, und es war erst den Methoden von Leishman sowie vor allem von Giemsa vorbehalten, der Azurfärbung die heute bestehende Wertschätzung zu verschaffen.

Methode von Leishman.

Leishman behandelt eine 1proz. wässerige Lösung von Methylenblau medizin. Grübler mit 0,5% Natr. carbon. während 12 Stunden bei 65°, dann weitere 10 Tage bei Zimmertemperatur. Diese Lösung versetzt er wie bei der Bereitung des Jenner-Farbstoffes mit dem gleichen Volumen einer 0,1proz. Lösung von Eosin extra B. A. Grübler in destilliertem Wasser in einem weiten offenen Glasgefäß, rührt öfters um und läßt 6—12 Stunden stehen. Der sich bildende Niederschlag wird filtriert und wiederholt mit destilliertem Wasser ausgewaschen, bis das Waschwasser nahezu farblos geworden ist. Dann trocknet man den Filterrückstand und verreibt ihn zu einem Pulver, das grünlich metallisch glänzend erscheint.

Von dem so erhaltenen Farbstoff stellt man eine 0,15 proz. Lösung in reinem Methylalkohol (Merck) her. Die auf diese Weise dargestellte Lösung ist haltbar und gebrauchsfertig.

Grübler stellt sowohl das Farbstoffpulver (0,2 in 50 ccm Methylalkohol zu lösen) wie Tabletten zu 0,3 g (in 75 ccm Methylalkohol) als auch die fertige Lösung her.

Man färbt genau wie bei der Jennerfärbung: Zunächst bringt man 4 bis 5 Tropfen der unverdünnten Lösung auf das Präparat, nach $^1/_2$ Minute fügt man 5—8 Tropfen destillierten Wassers hinzu, sorgt für gründliche Durchmischung. Nach 5 Minuten wird mit destilliertem Wasser gewaschen, dann läßt man noch 1 Minute das Wasser auf dem Ausstrich, trocknet und bettet ein.

Die Färbungsresultate mit dieser Methode sind in ihrer Qualität wechselnd.

Methode von Giemsa.

In dem Bestreben bei der Romanowsky-Nochtschen Chromatinfärbung den basischen und den sauren Farbstoff statt in zwei getrennten Lösungen in einer einzigen Lösung zu verwenden, gelangte Giemsa schließlich zu einer Kombination, bei der er als Lösungsmittel das Glyzerin in Verbindung mit Methylalkohol gebraucht, und zwar fügt er, um beim Verdünnen mit Wasser ein Ausfallen des Farbstoffes zu verhindern, zu der Azur II-Eosinlösung einen Überschuß von Azur II hinzu. Die Stammlösung setzt er nach folgendem Rezept zusammen:

Azur-II-Eosin . . . . . 3,0 g und
Azur II . . . . 0,8 g

werden im Exsikkator über Schwefelsäure gut getrocknet, aufs feinste gepulvert, durch ein feinmaschiges seidenes Netz gerieben und in

Glyzerin 250,0 g (Merck chem. rein)

bei 60° unter Schütteln gelöst. Hierauf wird

Methylalkohol 250,0 g (Kahlbaum)[1]

hinzugefügt, den man vorher auf 60° angewärmt hat, gut geschüttelt, 24 Stunden bei Zimmertemperatur stehen gelassen und filtriert. Die Lösung ist nun gebrauchsfertig und wird in Tropfgläser gefüllt.

Infolge des Überschusses an basischem Farbstoff wird die Haltbarkeit der Lösung gewährleistet, so daß sich die Stammlösung auch in den Tropen als haltbar erweist. Der Gehalt an Glyzerin und Methylalkohol läßt die Entwicklung von Bakterien in der Farblösung im Gegensatz zu rein wässerigen Lösungen nicht zu.

Die fertige Giemsasche Stammlösung ist von Dr. Grübler (Dr. Hollborn), Leipzig, zu beziehen.

Der Termin der Abfüllung der Giemsalösung wird im Grüblerschen Laboratorium durch eine Zahlenreihe gekennzeichnet, aus der sich sowohl der betreffende Monat wie das Jahr ersehen läßt. Der Abfüllungstermin Juni 1916 z. B. würde geschrieben werden: 0616, oder Dezember 1918: 1218.

Herr Dr. Hollborn teilt mir übrigens mit, daß die Giemsalösung seit etwa 2 Jahren erst dann von der Firma abgegeben wird, wenn sie Prof. Giemsa an einer ihm eingeschickten Probe als einwandfrei erklärt hat.

Für die Färbung mit seiner Lösung empfiehlt Giemsa folgendes Verfahren:

---

[1] Neuerdings hat Giemsa die Zusammensetzung der Stammlösung durch Verminderung der Glyzerinmenge und Erhöhung des Gehaltes an Methylalkohol modifiziert (vgl. Schnellfärbung nach Giemsa S. 342).

1. Fixierung des lufttrockenen Ausstrichpräparates in Äthylalkohol oder besser in Methylalkohol für 2—3 Minuten. Abtupfen mit Fließpapier.
2. Verdünnung der fertigen Farblösung mit destilliertem Wasser in einem weiten graduierten Reagenzglas unter Schütteln (1 Tropfen der Stammlösung auf ca. 1 ccm Wasser). Man bedient sich für die Farblösung am besten einer Tropfflasche. Vorheriges Anwärmen des Wassers auf 30 bis 40° fördert die Färbung. Für bestimmte Färbungen, z. B. die Darstellung der Perniziosaflecken bei Malaria, der Halbmonde sowie von Spirochäten settz Giemsa zu dem Wasser, bevor er es mit dem Farbstoff versetzt, auf 10 ccm 1—2 Tropfen einer 1—2 proz. Kal.carbon.-Lösung.
3. Übergießen der Präparate mit der frisch verdünnten Lösung. Färbedauer 10—15 Minuten. Im Notfall genügen 5 Minuten.
4. Abwaschen mit scharfem Wasserstrahl.
5. Abtupfen mit Fließpapier, trocken werden lassen und einbetten in Balsam.

Zu dieser Originalvorschrift Giemsas ist noch nachzutragen, daß sich bei unmittelbar vorher angefertigten Präparaten für die Fixierung in Methylalkohol die Dauer von 3 Minuten, bei 24 Stunden alten Präparaten eine Dauer von nur 2 Minuten empfiehlt (Naegeli). Die Verdünnung der Stammlösung in dem angegebenen Verhältnis soll erst unmittelbar vor der Färbung erfolgen. Bei längerem Stehen bildet sich ein immer dichterer Niederschlag, durch den die Farblösung an Färbekraft zunehmend einbüßt. Da diese Präzipitatbildung die Schönheit der Präparate in hohem Maße beeinträchtigt, so ist hier die von Naegeli empfohlene Unterschichtungsmethode ganz besonders am Platze (vergl. S. 326).

Farblösungen, bei denen bereits nach wenigen Minuten der Farbstoff als Niederschlag ausfällt, sind unbrauchbar, die Stammlösung ist in diesem Fall durch eine neue zu ersetzen. Die Dauer der Färbung richtet sich einmal nach der Färbeintensität der jeweils verwendeten Lösung — die einzelnen Stammlösungen verhalten sich hierin ziemlich verschieden —, sodann darnach, welche Zellbestandteile besonders deutlich bei der Färbung hervorgehoben werden sollen. Für eine distinkte Chromatinfärbung der Kerne genügen meist ca. 10 Minuten, bei manchen Farblösungen noch kürzere Zeit. Eine längere Färbedauer erfordert die Färbung der Granulationen, die oft erst dann genügend hervortreten, wenn die Kerne stark überfärbt sind (bisweilen bis zu 1 Stunde). Eine noch intensivere Färbung ist meist für die Malariaparasiten notwendig. Hier bewährt es sich bisweilen, die Präparate 1 Stunde und mehr in dem Brutschrank zu färben. In solchen Fällen ist es zweckmäßig, die verdünnte Farblösung während der Färbung mehrmals zu erneuern.

Mißerfolge bei der Färbung sind oft auf Außerachtlassen der von dem Verfasser der Methode angegebenen Vorschrift zurückzuführen. Insbesondere gilt das für das schnelle Auftreten von Niederschlägen in der verdünnten Farblösung. Diese ist erst kurz vor der Färbung herzustellen. Bei längerem Stehen treten regelmäßig Präzipitate auf, desgleichen, wenn entgegen der Originalvorschrift eine größere Tropfenzahl der Stammlösung verwendet wird, sowie ferner, wenn das verwendete destillierte Wasser eine Spur Säure enthält (dieses ist daher evtl. mit Kal. carbon. zu neutralisieren, vgl. oben); schließlich wenn die für die Färbung verwendeten Glaszylinder, Schalen usw. nicht peinlich sauber sind und z. B. von früherem Gebrauch her noch Spuren Farbstoff enthalten. Abgesehen von diesen vermeidbaren Fehlern kommen aber gelegentlich auch Versager vor, die in der Beschaffenheit der Farbe selbst ihren Grund haben. Hier fällt dann z. B. die Färbung der Granulationen mangelhaft aus. In solchen Fällen muß man es mit einer anderen Stammlösung versuchen.

Schnellfärbung nach Giemsa.

Giemsa hat dann noch eine Modifikation seiner Methode angegeben, mittels der eine Schnellfärbung möglich ist. Er machte die Beobachtung, daß es sich im Interesse einer rascheren Färbung empfiehlt, den Glyzeringehalt der Stammlösung zu vermindern und das Fehlende durch Methylalkohol zu ersetzen. Diese neue Stammlösung (bei Grübler erhältlich unter der Bezeichnung „Giemsas Farblösung zur Erzielung der Romanowsky-Färbung") ist folgende:

```
Azur-II-Eosin . . . . . . . . . . .   3,0 g
Azur II . . . . . . . . . . . . . .   0,8 g
Glyzerin Merck chem. rein . . . . 125,0 g
Methylalkohol (Kahlbaum I) . . . 375,0 g
```

Bei dem Schnellfärbeverfahren, dem die Methode von Leishman als Vorbild dient, verwendet er diese Stammlösung mit dem gleichen Volumen von reinem Methylalkohol (Kahlbaum oder Merck) oder reinem Azeton (puriss. Kahlbaum oder Merck) verdünnt. Dem Leishmanschen Rezept gegenüber hat diese Zusammensetzung infolge des Glyzeringehaltes den Vorteil, daß die Lösung einerseits mehr Farbstoff aufzunehmen vermag, andererseits die starke Flüchtigkeit des Methylalkohols etwas herabsetzt, so daß es nicht so schnell zu Farbstoffniederschlägen kommt.

Zur Ausführung der Schnellfärbung wird der Objektträger mit dem Blutabstrich mit der Schichtseite nach oben mit so viel Tropfen (etwa 5) der auf die Hälfte verdünnten Farblösung beschickt, daß dieselbe vollständig mit der Farbe bedeckt ist. Man läßt den Farbstoff eine halbe Minute einwirken und gießt hierauf so viel destilliertes Wasser in die Schale, daß der Objektträger vollständig von der Flüssigkeit bedeckt ist (etwa 10—15 ccm). Durch Hin- und Herneigen der Schale bewirkt man eine gründliche Durchmischung der Farblösung. Die Färbedauer beträgt 3 Minuten (eine längere Färbung schadet nichts, ist in manchen Fällen sogar von Vorteil). Nach Beendigung der Färbung wird die Lösung weggegossen, die Präparate gründlich in fließendem Wasser abgespült und getrocknet.

Vor kurzem hat dann Giemsa eine Modifikation seiner Schnellfärbemethode angegeben, um gewisse Mängel des früheren Schnellverfahrens zu beseitigen. Eine Schwäche der ursprünglichen Schnellfärbemethode war, daß u. a. die Verdünnung der Stammlösung mit Azeton bzw. Methylalkohol die Färbekraft herabsetzt; färbt man infolgedessen länger, so entstehen leicht Farbstoffniederschläge; ferner muß die Azetonmischung wegen ihrer geringen Haltbarkeit stets frisch bereitet werden, was umständlich ist. Giemsa hat aus diesen Gründen eine für die Schnellfärbung besonders bereitete methylalkoholische Farbstammlösung mit maximalem Gehalt an Farbstoff und geringerem an Glyzerin herstellen lassen, wodurch eine haltbare und energisch fixierende Farblösung gewonnen wird.

Diese „Farbfixierlösung nach Giemsa" (Grübler-Leipzig) ist eine warm bereitete, nach Abkühlen und längerem Stehenlassen filtrierte Lösung von Azur-II-Eosin 3 g, Azur II 0,3 g in Glyzerin 25 g und Methylalkohol 475 g.

Giemsa legt zur Ausführung der Färbung die lufttrockenen, sehr dünnen Objektträgerausstriche mit der Schichtseite nach oben in eine trockene auf horizontaler Fläche stehende Färbewanne und tropft aus einem Tropfgläschen so viel Farbfixierlösung auf das Präparat, daß die Schichtseite völlig bedeckt ist (8—15 Tropfen). Die Wanne wird mit einer Glasscheibe zugedeckt, dann läßt man die Farblösung eine halbe, keinesfalls aber länger als 1 Minute einwirken.

Man gießt darauf eine inzwischen in einem weiten Meßzylinder bereitete Mischung von 10 ccm Aqua dest. mit 10 Tropfen der Farbfixierstammlösung in das Färbewännchen, sodaß der Objektträger nunmehr ganz unter die Flüssigkeit taucht, und bewirkt durch sofortiges Hin- und Herschwenken des Behälters eine gründliche Durchmischung der beiden Flüssigkeiten. Das Ganze bleibt 10 Minuten stehen.

Hierauf wird in Wasser abgespült, abgetupft, getrocknet und in säurefreiem Balsam oder in flüssigem Paraffin eingebettet.

Giemsafärbung von Feuchtpräparaten.

Kommt es auf eine besonders sorgfältige und feine Differenzierung der Struktur der Zellkerne (Karyosom, Zentriolen) sowie von Protozoen an, so wendet man mit Vorteil die Färbung von Feuchtpräparaten mit dem Giemsaschen Farbstoff an. Während Alkohol sowie Formalin sich nach den Untersuchungen Giemsas als Fixierungsmittel nicht eignen, da bei ihrer Anwendung die Chromatinsubstanz der Kerne die Fähigkeit verliert, sich in der charakteristischen Farbe des Romanowsky-Rotes zu färben, ist für die Fixation speziell der feuchten Präparate das Sublimat geeignet. Giemsa empfiehlt den Schaudinnschen Sublimatalkohol. Die vollständige Entfernung des Sublimats erfolgt durch Nachbehandlung der Präparate mit Jod-Jodkaliumlösung und das überschüssige Jod wird nach dem Vorgang Heidenhains mittels Natriumthiosulfat beseitigt. Die Ausstriche müssen sehr dünn sein.

1. Man fixiert die feuchten Ausstriche mit Sublimatalkohol nach Schaudinn (2 Teile konzentrierte wässerige Sublimatlösung + 1 Teil Alkohol absol.). Man legt das Deckglas mit der Schichtseite nach unten auf die Flüssigkeit und taucht es später ein. Dauer der Fixierung 12—24 Stunden evtl. länger.
2. Kurzes Abwaschen in Wasser und hierauf für 5—10 Minuten in Jod-Jodkaliumlösung (2 g Jodkali, 100 ccm Aqua dest., 3 ccm Lugolsche Lösung), wobei die Schichtseite des Präparates oben liegen soll.
3. Sofort hinterher Abwaschen in Wasser, dann in 0,5 proz. wässeriger Natriumthiosulfatlösung 10 Minuten lang (Schichtseite oben). Die bis dahin durch das Jod gelb gefärbten Präparate blassen vollständig ab.
4. Waschen in fließendem Wasser 5 Minuten lang.
5. Färbung mit frisch verdünnter Giemsalösung (1 Tropfen Stammlösung auf 1 ccm Wasser, bei längerer Färbedauer auf 2 und mehr Kubikzentimeter Wasser). Färbedauer 1—12 Stunden und länger. Nach der ersten halben Stunde evtl. altes Farbgemisch ab- und frisches aufgießen.
6. Abspülen und Hindurchführen durch folgende Reihe:

    a) Azeton 95 ccm, Xylol 5 ccm,
    b)   „   70 „   „ 30 „
    c)   „   70 „   „ 30 „
    d) Xylol pur.

Die Länge des Verweilens in a, b und c richtet sich nach dem gewünschten Differenzierungsgrad.

7. Einbetten in Zedernöl.

Panoptische May-Giemsa-Färbung.

Da bei den verschiedenen Azurmethoden die Färbung der Erythrozyten sowie der eosinophilen Granulationen eine mangelhafte ist, — die Erythrozyten erscheinen meist in einem unansehnlichen graugrünen Ton —, so wurden eine Reihe von Verbesserungen vorgeschlagen, die diesem Mangel mehr oder weniger abhelfen. Eine Kombination von Toluidinblau mit Azur und Eosin (Pappenheim, Pröscher) hat sich nicht bewährt. May hat dann vorgeschlagen, die

nach seiner Methode vorbehandelten Präparate mit Azur I nachzufärben. Viereck hat indessen gezeigt, daß diese Methode nicht zum Ziel führt, da dabei u. a.
die Azurfärbung der Protozoen verloren geht. Schließlich hat Pappenheim
das Maysche Kombinationsverfahren mit Erfolg vervollkommnet und damit die
Färbetechnik um eine ausgezeichnete panoptische Färbung bereichert.

Pappenheim behandelt die unfixierten Präparate zunächst mit Jennerlösung. Hierdurch erfolgt einmal die Fixation, sodann eine kräftige Eosinfärbung der Erythrozyten und der eosinophilen Granulationen. Hierauf
wird mit Giemsalösung nachgefärbt und dadurch die Azurfärbung der Kerne
sowie die Färbung der Granulationen bewirkt. Der Gang der Färbung ist der
folgende:

1. Man fixiert die lufttrocknen Präparate in der Cornet-Pinzette 3 Minuten
   lang mit unverdünnter May-Grünwald-Lösung.
2. Verdünnung der May-Lösung auf dem Präparat mit 2—3 Tropfen Aqua
   dest. Man beläßt diese Lösung 3—4 Minuten auf dem Präparat.
3. Man gießt die May-Lösung ab und ersetzt sie durch verdünnte Giemsa-
   Lösung (so viel Tropfen Giemsa-Stammlösung wie Kubikzentimeter Aqua
   dest.). Dauer der Färbung 4—5 Minuten.
4. Die Präparate werden mit Wasser kräftig abgespült und mit Fließpapier
   getrocknet (aber nicht durch die Flamme gezogen, da dadurch die Chrom-
   tinfärbung leidet). Einbettung.

Diese May-Giemsa-Methode gibt in der Tat ganz ausgezeichnete Bilder und
erfreut sich aus diesem Grunde wie auch infolge der Einfachheit ihrer Technik
mit Recht einer großen Beliebtheit. Für den Gebrauch am Krankenbett ist sie
unbedingt zu empfehlen.

Neuerdings hat Pappenheim seine Methode etwas modifiziert und empfiehlt in seinem „Grundriß der hämatologischen Diagnostik" nachstehendes Verfahren.

Man mischt im Reagenzglas folgende am besten mittels Mikropipette den
Stammflaschen entnommene Lösungen:

Giemsalösung, alte Vorschrift 1 ccm, neue Vorschrift[1]) 1,5 ccm,

May-Grünwaldlösung 1 ccm,

Azeton puriss. Merck oder Kahlbaum 0,2 ccm (ist nicht unbedingt notwendig).

1. Man fixiert die Präparate mit dieser gemischten Stammlösung 3 Minuten.
2. Färbung mit derselben durch Zusatz von Aqua dest. aa 12—14 Minuten.
3. Abwaschen und trocknen.
4. Die vollständig lufttrockenen Präparate werden, besonders wenn sie
   überfärbt sind, kurz mit absolutem Äthylkohol übergossen bzw. in
   demselben hin- und hergeschwenkt, dann mit der Kante auf Fließpapier
   aufgestellt, um den Alkohol mit den fortgenommenen Farbresten abzu-
   saugen.
5. Trocknen und einbetten in Balsam (am besten in Xylol gelöster Kanadabalsam und Dammarlack aa).

Bei Fixation der Präparate mit Lucidol (vgl. S. 318) empfiehlt Szécsi
für die May-Giemsafärbung folgende Modifikation:

1. Vorfärben mit May-Grünwald + Aq. dest. aa 1 Minute.
2. Färbung mit Giemsalösung, 18 Tropfen auf 100 ccm Aq. dest. höchstens
   15 Minuten lang.

---

[1]) Die Bezeichnung „alt" und „neu" bei der Giemsalösung bedeutet das ältere resp.
neuere Rezept für die Stammlösung mit verschiedenem Gehalt an Methylalkohol (vgl. S. 340ff.).

In gut gelungenen Leishman-, Giemsa-, bzw. May-Giemsa-Präparaten erscheinen die Kerne sowie alle Kernreste meist schön violett rot, falls das Präparat nicht zu dick ausgestrichen ist und das Chromatin nicht pyknotisch ist. In letzterem Fall ist es dunkelviolett gefärbt. Sehr deutlich kommen oft auch die Kernkörperchen zur Geltung, die sich durch ihre mehr bläuliche Nuance von der Purpurfarbe des Chromatins abheben. Sehr schön färben sich alle Kernreste in den Erythrozyten, so auch die Jolly-Körper, die Cabotschen Ringe (lange Färbung notwendig), ferner die basophile Punktierung, die sich teils rot, teils blau färbt.

Die orthochromatischen Erythrozyten sind im Gegensatz zu der ursprünglichen Giemsafärbung rein rot, die polychromatischen violett bis blau. Von den Granulationen färben sich die neutrophilen in violettem Ton, doch ist zu bemerken, daß ihre Darstellung häufig nicht absolut zuverlässig ist, da nicht jede Farblösung sie in derselben vollkommenen Weise färbt wie das Triazid, wenn auch bei Anwendung der oben angegebenen Modifikation viel seltener Mißerfolge beobachtet werden (noch zuverlässiger färbt Pappenheims Panchrom und der Farbstoff von Kardos, s. unten).

Vor allem ist zu beachten, daß man für alle feineren Details wie die Granulationen, die Cabotschen Ringe usw. möglichst dünne Ausstriche anwenden muß.

Die eosinophilen Granulationen erscheinen nicht so leuchtend rot, wie bei den Eosinmethylenblaufärbungen, sondern haben meist eine mehr braunrote stumpfe Farbe, besonders bei Präparaten, die erst längere Zeit nach der Herstellung gefärbt werden. Die Mastzellgranula sind meist nur teilweise gefärbt, soweit sie nämlich nicht ausgelaugt sind. Sie erscheinen in mattvioletter Farbe, in den unreifen Zellen sind sie rein blau. Die großen Mononukleären und Übergangsformen zeigen ein graublaues Protoplasma, dessen Farbe sich von dem reinen Blau der Lymphozyten deutlich unterscheidet. Häufig enthalten sie eine reichliche sehr feine Granulation von violetter Farbe. Die Lymphozyten zeigen bei Giemsafärbung einen intensiv. dunkelvioletten Kern und ein himmelblaues Protoplasma. Fast regelmäßig (wenigstens im normalen Blut) sind kleinere oder gröbere violett gefärbte Körner in wechselnder Menge im Protoplasma vorhanden, die sog. Azurgranula.

Die Blutplättchen sind mattblau gefärbt und lassen ein zentrales rotviolett gefärbtes Korn erkennen.

Besonders schön kommen die Malariaparasiten bei den Azurfärbungen zur Darstellung. Das Chromatin der Parasiten ist leuchtend rot, das Protoplasma hellblau gefärbt. Gut kommt auch die Schüffnersche Tertianatüpfelung der Erythrozyten sowie bei sehr intensiver Färbung die Perniziosafleckung nach Maurer zur Geltung.

Pappenheims Panchromfärbung.

In dem Bestreben die bisher vorhandenen Azurfärbungen, speziell auch die kombinierte May-Giemsafärbung zu verbessern, hat Pappenheim unter Heranziehung des Toluidinblaus sowie des Methylenvioletts den früheren Giemsafarbstoff vervollkommnet. Das Pappenheimsche panchromatische Gemisch hat folgende Zusammensetzung:

Methylenblau	1,0
Toluidinblau	0,5
Azur I	1,0
Methylenviolett	0,5
Eosin	0,75
Methylalkohol	250,0
Glyzerin	200,0
Azeton	50,0

Grübler stellt unter dem Namen „Pappenheims Panchromgemisch" ein ähnliches Farbgemisch her[1]).

Die Präparate werden vorher 5 Minuten lang entweder in May-Grünwald oder einer Mischung von absolutem Äthylalkohol und Methylalkohol fixiert und hierauf in der mit Aqua dest. verdünnten Farblösung (15 Tropfen auf 10 ccm Aqua dest.) 5—10 Minuten gefärbt. Ist eine Differenzierung besonders notwendig, so nimmt man sie an den vollkommen lufttrockenen Präparaten mit einer Mischung von $^3/_4$ Volumen Methylalkohol und $^1/_4$ Azeton vor.

Die Färbung hat den Vorzug, daß sie die neutrophile Körnung besonders deutlich darstellt und die Metachromasie der Mastzellkörnung besser als bei den bisherigen Färbungen zur Geltung bringt.

Pappenheim hat dann noch nach Art der Schnellmethode von Giemsa eine abgekürzte Panchromfärbung angegeben, die er folgendermaßen beschreibt:

Die Panchromlösung wird zu gleichen Teilen mit einem Gemisch von 3 Teilen Methylalkohol und 1 Teil Aceton puriss. vermischt.

1. Fixierung in der Lösung 3 Minuten.
2. Zufügen von Aqua dest. aa, 15 Minuten.
3. Abwaschen und Trocknen.
4. Einbetten.

Färbung nach Kardos.

Die sog. Kardos-Mischung stellt eine weitere Verbesserung der Azurfärbungen dar. Kardos (Pappenheim) wurde bei der Herstellung dieses neuen Farbstoffes von dem Wunsche geleitet, eine Färbung zu finden, bei der die neutrophile Granulation von der Azurkörnung sich so deutlich unterscheidet, daß eine Verwechselung beider ausgeschlossen ist, ein Postulat, das namentlich bei der Beurteilung der Monozytenkörnung von praktischer Bedeutung ist. Eine Kombination der Triazidfärbung mit Methylenazur stößt auf Schwierigkeiten. Dagegen erwies sich die neutrale Mischung Methylgrün-Orange G in Kombination mit Azur als brauchbar.

Die Methylgrün-Orangemischung wird nach Pappenheim in der Weise hergestellt, daß man mit einer 2proz. wässerigen Orange G-Lösung und einer konzentrierten wässerigen Methylgrünlösung eine neutrale Fällung erzeugt, den Niederschlag auf dem Filter sammelt, trocknet und in Methylalkohol aufnimmt. Die Farbmischung bereitet man sich aus 10 Tropfen Giemsalösung und 5 Tropfen der Methylgrün-Orangelösung auf 15 ccm Wasser. Die Lösung bleibt dauernd klar und bildet keinen Bodensatz.

Kardos hat dann ferner auch die Pappenheimsche Panchromfärbung mit der Methylgrün-Orangemischung kombiniert. Dieser Farbstoff wird unter der Bezeichnung „Pappenheims Kardosmischung" in den Handel gebracht (Grübler-Leipzig). Blutpräparate werden wie folgt mit dieser Farbe gefärbt:

1. Fixation in May-Grünwald- oder Leishman-Lösung 3 Minuten.
2. Vorfärben mit diesen Lösungen durch Hinzufügen von Aqua dest. aa 1 Minute.
3. Abgießen.
4. Nachfärben mit fertiger Kardosmischung 15 Minuten.
5. Abspülen, Trocknen, Einbetten.

---

[1]) Grübler stellt zwei verschiedene Panchromfärbungen her. Lösung I dient für Blutfärbungen, Lösung II für Schnittfärbungen.

Schnellmethode:
1. Fixation in May-Grünwald oder Leishman 3 Minuten,
2. Abgießen ohne vorzufärben,
3. Färben mit Kardoslösung 15 Minuten.

Bei dieser Methode, die sehr zu empfehlen ist, färben sich die reifen neutrophilen Granula sehr scharf und deutlich in bräunlichviolettem, die unreifen in matterem Ton, während die Azurgranula purpurrot und glänzend erscheinen.

Spezialfärbungen.
Methylgrün-Pyroninfärbung.

Die von Pappenheim (Unna) angegebene Methylgrün-Pyroninfärbung ist besonders zur Darstellung der Basophilie des Protoplasmas der Lymphoidozyten geeignet. Sowohl das Methylgrün (Chlormethylat des Methylvioletts) wie das Pyronin (Tetramethyl- bzw. Tetraäthyldiamidodiphenylmethan) ist ein basischer Farbstoff. Wesentlich ist, daß das Methylgrün ausschließlich das Kernchromatin färbt, alle sonstigen basophilen Zellbestandteile dagegen ungefärbt läßt. Das elektive Verhalten von Kern und Protoplasma gegenüber dieser Farbstoffmischung beruht also nicht auf verschiedenen Graden der Basizität beider Farbkomponenten, sondern ist begründet in der genannten Eigentümlichkeit des Methylgrüns, das eine spezifische Affinität zum Chromatin der Kerne besitzt.

Die Farbstofflösung wird hergestellt durch Auflösen von 3—4 Teilen Methylgrün und 1—2 Teilen Pyronin in wenig Wasser. Auch dieser Farbstoff ist in gebrauchsfertigem Zustand bei Grübler-Leipzig zu haben.

Man fixiert die Präparate mittels Hitze oder mit den anderen gebräuchlichen Fixierungsmitteln (Methylalkohol usw.), färbt 5—10 Minuten, spült ab, trocknet und bettet in Balsam ein.

Unna hat später das von Pappenheim angegebene Verfahren dahin geändert, daß er das Mengenverhältnis Methylgrün-Pyronin nicht 3 : 1, sondern 3 : 5 wählte und der Farblösung als Beize eine 0,5proz. Karbolsäure zusetzte. Diese als „Karbolmethylgrün-Pyroninlösung nach Pappenheim-Unna" im Handel (Dr. Grübler) erhältliche Farblösung eignet sich sehr gut zur Färbung von Blutabstrichpräparaten. Sie ist nach folgendem Rezept zusammengesetzt:

Methylgrün 00 krist. gelblich	0,15
Pyronin	0,25
96proz. Alkohol	2,50
Glyzerin	20,00
0,5proz. Karbolsäure ad	100,00

Die einzelnen Farblösungen besitzen eine recht verschiedene Färbekraft. Bisweilen ist eine Färbedauer bis zu 24 Stunden erforderlich.

Das Protoplasma sämtlicher Lymphoidozyten (Lymphozyten, Lymphoblasten, Plasmazellen, Reizungsformen) ist leuchtend rot gefärbt. Die Kerne der Lymphozyten färben sich graugrün, diejenigen der Leukozyten und Reizungsformen lila, die Kernkörperchen rosa. Die basophile Punktierung der Erythrozyten färbt sich in den Fällen, in denen sie überhaupt bei der Methylgrün-Pyroninmethode Farbstoff aufnimmt, rot.

Der Wert der Färbung liegt in der Möglichkeit der Identifizierung der lymphozytären Zellen, und zwar kann man sagen, daß eine Zelle sicher kein Lymphozyt ist, deren Protoplasma nicht intensive Rotfärbung bei dieser Methode zeigt.

Färbung der Altmann-Schriddeschen Granula.

Zur Darstellung der in den Lymphozyten beobachteten fuchsinophilen Granula sind verschiedene Methoden empfohlen worden.

Die Methode von Schridde lehnt sich unmittelbar an die ursprüngliche Altmannsche Methode zur Darstellung der Zellgranula an:

1. Die frischen dünnen Blutausstriche kommen sofort nach dem Ausstreichen in Müller-Formollösung (9 : 1), Dauer der Fixation 12 Stunden.
2. Weitere Fixierung in Müllerscher Flüssigkeit 12 Stunden.
3. Abspülen mit gewöhnlichem, dann mit destilliertem Wasser.
4. Einlegen in 1 proz. Osmiumtetroxydlösung 30—60 Minuten.
5. Kurzes Abspülen mit destilliertem Wasser.
6. Färben mit Altmannscher Anilinwasser-Fuchsin S-Lösung (man trägt in 100 ccm einer kalt gesättigten und filtrierten Lösung von Anilin in Aqua dest. 20 g S-Fuchsin ein und filtriert). Man beschickt die Präparate mit einer hohen Schicht der Farbstofflösung, erwärmt 5—6 mal über der Flamme, bis jedesmal kleine Dämpfe aufsteigen, und läßt erkalten.
7. Man tupft den am Rande des Präparates angetrockneten Farbstoff mit Fließpapier weg und differenziert in alkoholischer Pikrinsäurelösung (gesättigte alkoholische Pikrinsäurelösung 1 Teil, 20 proz. Alkohol 7 Teile), indem man dieselbe mehrmals auf das Präparat auftropft, bis dasselbe gelblich oder hellgelblich aussieht.
8. Kurzes Abspülen in absolutem Alkohol.
9. Xylol oder Toluol, Kanadabalsam.

Eine Abkürzung dieser Methode (beschrieben bei Ehrlich-Lazarus-Naegeli: Die Anämie, Teil I. 1909) besteht darin, daß die Fixierung der Präparate lediglich in Müller-Formol und zwar nur für 1—2 Stunden erfolgt.

Bei dieser Technik erscheinen die fuchsinophilen Granula der Lymphozyten als gelblich- karmoisinrote Granula resp. Stäbchen, die den Kern umgeben, die eosinophilen Granula sind schwarzrot, die neutrophilen braunrot.

Die nach der Schriddeschen Modifikation der Altmannschen Originalvorschrift vorgenommene Färbung leidet an einer erheblichen Unzuverlässigkeit sowie gewissen technischen Mängeln wie u. a. der Bildung von Niederschlägen. Man hat daher verschiedene Verbesserungen vorgeschlagen.

Butterfield hat in Gemeinschaft mit Heineke, E. Meyer und Merriam verschiedene Abänderungen der Schriddeschen Methode versucht. Er fand u. a., daß für die Fixierung der Präparate die Gegenwart von Osmiumsäure unerläßlich ist, sowie daß sich andererseits mit jeder Methode, bei der Osmiumsäure verwendet wird, die Granula darstellen lassen. Am besten bewährte sich die Fixierung in Flemmingscher Lösung und Färbung nach der Altmannschen Originalvorschrift:

1. Die noch feuchten Ausstriche werden mit der beschickten Seite nach unten in die Flemmingsche Lösung (vgl. S. 318) gebracht und 3—6 Stunden darin belassen. Dann werden sie einzeln herausgenommen, gründlich mit Brunnenwasser abgespült und 6—12 Stunden in destilliertes Wasser gebracht, das öfters erneuert wird. Vor der Färbung spült man den Abstrich nochmals mit destilliertem Wasser ab und befreit ihn von dem überschüssigen Wasser durch einfaches Abfließenlassen.
2. Zur Färbung wird der Abstrich mit einer dicken Schicht von Anilinwasserfuchsin (siehe oben) beschickt und erhitzt, bis Dämpfe aufsteigen, was man mit Vorteil mehrmals wiederholt. Man läßt das Präparat abkühlen und den Farbstoffüberschuß abfließen. Abtupfen der Farbstoffreste am Rande des Präparates mit Fließpapier.

3. Abspülen mit Altmannscher Pikrinsäurelösung (gesättigte alkoholische Pikrinsäurelösung 1 Teil, Aqua dest. 2 Teile).
4. Einlegen 40—60 Sekunden in die gleiche Pikrinsäurelösung im Paraffinofen bei 50—60°.
5. Rasch entwässern in absolutem Alkohol.
6. Xylol und ohne abzutrocknen in Balsam.

Bei dieser Methode sind die Erythrozyten gelbbraun, das Chromatin und die Kernkörperchen fuchsinrot, das Protoplasma der weißen Blutzellen tiefgelb und die eingelagerten neutrophilen sowie die Altmannschen Granula leuchtend rot, die Eosinophilen schwarzrot.

Sehr deutlich lassen sich zufolge Butterfield die Altmannschen Granula auch nach Heidenhain färben:
1. Fixierung mit Flemmingscher Lösung wie oben.
2. Beizung ½ Stunde in 1,5 proz. Eisenammoniumalaunlösung. Abspülen mit destilliertem Wasser.
3. Färbung 2 Stunden oder länger in 0,5 proz. wässeriger Hämatoxylinlösung. Abspülen in Brunnenwasser.
4. Differenzierung in der sub 2 genannten Eisenammoniumalaunlösung, bis die Erythrozyten nicht mehr gefärbt erscheinen. Abspülen in Brunnenwasser. Die Dauer der Differenzierung ist auszuprobieren, sie hängt von der jeweiligen Färbekraft des Hämatoxylins ab, was man durch Kontrolle unter dem Mikroskop zu prüfen hat.
5. Entwässern in absolutem Alkohol.
6. Xylol, ohne Abtrocknen in Balsam.

Bei richtiger Färbung sind die roten Blutkörperchen vollständig entfärbt, die Kerne der weißen scharf blauschwarz, das Protoplasma farblos oder sehr schwach grau, die Granula tiefschwarz. Auch die Blutplättchen sind tief blauschwarz gefärbt.

Nach den Untersuchungen Butterfields zeigen nicht nur die Lymphoblasten und Lymphozyten, sondern auch die Myeloblasten perinukleäre Altmannsche Granula.

Ferner hat Freifeld (unter Naegelis Leitung) eine Färbemethode zur Darstellung der Altmann-Schriddeschen Granula angegeben:
1. Fixieren der lufttrockenen Präparate in einer frisch bereiteten 1 proz. Osmiumsäurelösung in dunklem verschlossenen Gefäß ½—1 Stunde.
2. Kurzes Abspülen in Aqua dest.
3. Färben in Altmanns Anilinwasser-Fuchsin S-Lösung (siehe oben).

Die mit der Lösung beschickten Präparate werden über einer Spiritusflamme leicht erwärmt, indem man sie etwa 4—5 cm über der Flamme langsam etwa fünfmal herüberführt, ohne daß es zur Dampfbildung kommt, wieder erkalten läßt und dies etwa während 15—20 Minuten wiederholt. Jede starke Erwärmung ist streng zu vermeiden. Statt der Erwärmung über der Flamme kann man dieselbe auch im Brutschrank oder auf einer Metallplatte vornehmen. Klein bringt die Präparate für kurze Zeit in einen Trockenschrank von 100° und nimmt sie zwecks Abkühlung von Zeit zu Zeit heraus.
4. Differenzierung des vollständig abgekühlten Präparates mittels Pikrinäurelösung (siehe oben), die man tropfenweise auf das Präparat bringt, bis die abfließende Flüssigkeit rein gelb und nicht mehr rötlich ist.
5. Kurzes Abspülen in absolutem Alkohol.
6. Kurzes Eintauchen in säurefreies Xylol.
7. Neutraler Kanadabalsam.

Die normalen Erythrozyten sind intensiv rot gefärbt, jugendliche und pathologische Erythrozyten sind blaßrot oder gelb mit roter Fleckung. Die Lymphozyten zeigen einen gelblich gefärbten Kern, ungefärbtes Protoplasma und intensiv rot gefärbte punkt- und stäbchenförmige Altmannsche Granula. An den Leukozyten ist das Protoplasma rötlichviolett, die neutrophilen Granulationen rötlichbraunviolett, die eosinophilen Granula rotviolett, die Mastzellgranula ungefärbt. Das in der Einbuchtung der Kerne gelegene Zentrosom ist leuchtend rot. Die Monozyten enthalten in viel reichlicherer und gleichmäßiger Menge rote Körner und Stäbchen. Auch in den Myeloblasten sind die fuchsinophilen Granula wie in den Lymphozyten enthalten, nur kommen sie in großer Anzahl vollständig diffus im Protoplasma vor, so daß also ein gewisser Unterschied gegenüber den Lymphozyten besteht (Naegeli).

Spezialfärbung für Mastzellen.

Bei Anwendung der oben beschriebenen panoptischen Universalfärbungen, speziell den verschiedenen Eosin-Methylenblau- sowie den Azurmethoden werden meist auch die Mastzellkörner mitgefärbt, wenn auch in verschieden vollkommener Form. Insbesondere eignen sich die alkoholischen und methylalkoholischen Methylenblau enthaltenen Farbstoffe sehr gut zur Darstellung der γ-Granula, namentlich wenn neben dem Methylenblau Methylenazur vorhanden ist, wie in Unnas polychromem Methylenblau und den Romanowsky-Giemsa-Farbstoffen. Hierdurch kommt auch vor allem die Metachromasie[1]) der Mastzellkörner zur

---

[1]) Es mögen an dieser Stelle einige Bemerkungen über das Wesen der Metachromasie Platz finden. Zunächst kann einmal die Eigenschaft der metachromatischen Färbung, d. h. der Eigentümlichkeit, gewisse Zellbestandteile in einer anderen Farbnuance zu färben als andere, auf Verunreinigung des betreffenden Farbstoffes mit einem anderen Farbstoff beruhen. So ist die Tatsache, daß Jodgrün das Amyloid rot färbt, auf die gleichzeitige Anwesenheit von Methylviolett als Verunreinigung zurückzuführen (Michaelis). Hier handelt es sich um scheinbare Metachromasie. Das Gleiche dürfte z. B. auch für die Färbung mit dem Unnaschen polychromen Methylenblau gelten. Echte Metachromasie im Sinne Ehrlichs setzt die Färbung mit einem chemisch einheitlichen Farbstoff voraus. Zu diesen Farbstoffen, die sämtlich basisch sind, gehören u. a. Methylviolett, Gentianaviolett, Dahlia aus der Reihe der Triphenylmethanfarbstoffe, Thionin, Methylenazur sowie Toluidinblau aus der Gruppe der Thiazine, ferner Kresylviolett (Oxazinfarbstoff) und andere mehr. Da nun ausnahmslos die metachromatische Farbnuance eines Farbstoffs derjenigen seiner freien Base entspricht, so hatte Pappenheim daraus den Schluß gezogen, daß es sich bei der metachromatischen Färbung um den Ausdruck einer chemischen Reaktion in dem Sinne handele, daß die chromotropen Gewebselemente, also z. B. die Mastzellgranula sich wie Alkalien verhalten, die aus dem Farbsalz die Base in Freiheit setzen und sich mit dieser färben. Diese Beweisführung hat sich als nicht stichhaltig erwiesen. Insbesondere wurde darauf hingewiesen, daß die nach dieser Theorie zu erwartende Umfärbung der metachromatisch gefärbten Granula bei Behandlung mit Säuren ausbleibt. Michaelis vertritt vielmehr die Auffassung, daß diese Erscheinung auf der Tautomerie der die Metachromasie zeigenden Farbstoffe beruht, wobei die tautomeren Modifikationen verschieden gefärbt sind. Bestimmte physikalische Bedingungen, die in den chromotropen Zellbestandteilen gegeben sind, bewirken die Umlagerung des Farbstoffmoleküls in die tautomere Modifikation. Für die indaminartigen Farbstoffe (Thiazine, Oxazine) im speziellen ist es von Bedeutung, worauf Nietzki hingewiesen hat, daß bei der rotgefärbten Modifikation die Salzbildung stets an dem Binde-N und nicht an einem der Seiten-N der Strukturformel erfolgt, wogegen bei der blauen Modifikation die Salzbildung sich an einem Seiten-N vollzieht. Michaelis hat dann weiter argumentiert, daß es nicht so die Salzbildung am Binde-N als das Freibleiben eines Seiten-N ist, was die bestimmte Farbe (z. B. Rot beim Thionin) bedingt. Hieraus würde sich erklären, daß die Nuance der metachromatisch gefärbten Substanz die gleiche wie die der freien Base ist. Allgemein läßt sich die Regel aufstellen, daß von den indaminartigen Farbstoffen diejenigen metachromatisch zu färben vermögen, die mindestens eine freie, nicht substituierte Amidogruppe besitzen, während die Farbstoffe, in denen sämtliche Amidogruppen substituiert sind, nicht metachromatisch sind. Es läßt sich somit aus der chemischen Konstitution dieser Farbstoffe ohne weiteres erkennen, ob sie metachromatisch färben oder nicht. Nach Michaelis muß man allerdings bei Anerkennung dieses Gesetzes die bisherigen Strukturformeln einzelner metachromatischer Farbstoffe (Methylviolett, Methylenazur) einer Revision unterziehen (vgl. d. Art. „Metachromasie" von Michaelis in Enzyklopäd. d. mikroskopischen Technik).

Geltung. Es erübrigt sich daher eigentlich, heute noch besondere Spezialfärbungen für Mastzellen anzuwenden, zumal dieselben als singuläre Färbungen gegenüber den panoptischen Tinktionen weniger leistungsfähig sind.

Der Vollständigkeit halber seien die nachstehenden Methoden beschrieben.

Dahlia-Färbung nach Ehrlich.

Ehrlich empfahl zur Färbung der Mastzellen den Farbstoff Dahlia (Chlorhydrat des Triäthyl- bzw. Tetramethylrosanilins). Als Farblösung wird eine gesättigte Lösung des Farbstoffes in einer Mischung von Alkohol absol. 50,0 ccm, Aqua dest. 100,0 ccm, Eisessig 12,5 ccm verwendet. Die fertige Lösung ist bei Grübler-Leipzig zu haben.

Die in der Hitze oder mit Alkohol (Methylalkohol) fixierten Präparate werden mit dieser Lösung 4—5 Stunden gefärbt, kurz mit Wasser abgespült, in Alkohol differenziert, getrocknet und eingebettet.

Die γ-Granulation ist bei dieser Methode violett gefärbt.

Westphal, ein Schüler **Ehrlichs**, hat die Dahliafärbung durch eine Kontrastfärbung mit Karmin ergänzt: 100 ccm Partsch-Grenachersches Karmin (Karmin pur. 2,0 ccm, Aqua dest. 200,0 ccm, Alum. 5,0 werden $^1/_4$ Stunde gekocht, filtriert und Acid. carbol. 1,0 ccm hinzugesetzt), 100 ccm Glyzerin, 100 ccm stark Dahlia-haltiger absoluter Alkohol, 20 ccm Eisessig.

Die Präparate werden 24 Stunden mit dieser Lösung gefärbt. Die Kerne sind rot, die Mastzellkörner blauviolett gefärbt.

Mastzellenfärbung nach Türk.

Türk färbt die γ-Granula mittels Methylenblau-Jod. Er fixiert die Präparate in der Hitze bei 120° oder mit Methylalkohol. Die Färbung erfolgt in einer 1 proz. alkoholischen Methylenblaulösung:

> Methylenblau mediz. puriss... 2,0
> Alkohol absolut
> Aqua dest. aa 100,0

wobei die Präparate vorsichtig bis zur ersten Dampfentwickelung erwärmt werden. Nach dem Erkalten werden sie sehr rasch mit Wasser abgespült und kommen dann in eine Jod-Jodkaliumlösung (1 : 2 : 300). Die wiederum schnell abgespülten Präparate werden nicht in Balsam, sondern in Jodgummisirup von folgender Zusammensetzung eingebettet:

> Jodi pur..... 1,0
> Kali jodat. ... 3,0
> Aqua dest. ... 100,0
> Gummi arabic. q. s. bis zur Erreichung von Sirupkonsistenz.

Bei dieser Methode, die allerdings nicht immer zuverlässig ist, sind die Mastzellkörner sehr distinkt und tief schwarz gefärbt. Die Kerne erscheinen blaßbräunlich, die Erythrozyten grünlich, die ε- und α-Granula zeigen einen ganz leicht gelblichen Ton.

Darstellung der jodophilen Substanz bzw. des Glykogens in den Leukozyten.

Anläßlich von Untersuchungen über das Vorkommen von Glykogen im diabetischen und normalen Organismus machte **Ehrlich** als erster die Beobachtung, daß unter pathologischen Bedingungen in dem Protoplasmaleibe der Leukozyten gelegentlich mit Jod färbbare Substanzen auftreten, die er als Glykogen ansah. Daneben fand er nicht selten außerhalb der Leukozyten frei im Blute befindliche kleinste mit Jod intensiv braun färbbare Körperchen, die von einem hellen ungefärbten Hof umgeben waren. Sie wurden von ihm als extrazelluläre Jodreaktion bezeichnet.

Die von Ehrlich zunächst angewandte Färbemethode bedient sich einer Jodgummilösung (dieselbe ist S. 351 beschrieben).

In diese Lösung werden die lufttrockenen Präparate gebracht, ohne sie vorher mit Wasser in Berührung zu bringen, da dieses die jodempfindliche Substanz auslaugt.

Eine unwesentliche Modifikation der Jodgummimethode wurde von Livierato angegeben. Dieser Forscher bringt auf die vorher gereinigte Fingerkuppe einen Tropfen Jodgummilösung und macht durch denselben hindurch den Einstich in die Haut. Die Ausstrichpräparate werden dann mit dem mit der Jodgummilösung vermischten Blut hergestellt, so daß das Blut unmittelbar beim Austritt aus der Wunde mit dem Jod in Berührung kommt.

Nach einer später von Ehrlich angegebenen Methode empfiehlt es sich mehr, zur Darstellung der jodophilen Substanz Joddämpfe auf die Blutpräparate einwirken zu lassen (trockene Joddampfmethode).

Bei diesem Verfahren wird das lufttrockene Präparat in einem verschlossenen Glasgefäß, das einige Jodkristalle enthält, so lange (mehrere Minuten) belassen, bis es eine dunkelbraune Färbung angenommen hat. Die Einbettung erfolgt in einer konzentrierten Lävuloselösung, die einen hohen Brechungsindex besitzt. Sollen die Präparate konserviert werden, so muß man das Deckglas mit einem Lackrand umgeben.

Noch energischer gestaltet sich die Jodwirkung, wenn man nach Zollikofer einen noch feuchten Blutabstrich der Einwirkung der Joddämpfe aussetzt. Man verfährt bei der feuchten Methode genau so wie bei der Ehrlichschen trockenen Joddampfmethode. Nur muß man darauf bedacht sein, das Trocknen der Blutpräparate zu verhindern. Aus diesem Grund ist die Glaskammer mit den Jodkristallen unmittelbar am Krankenbett bereitzuhalten. Die Färbung erfolgt fast augenblicklich. Man läßt den Abstrich so lange in der Kammer, bis er trocken geworden ist.

Die mit diesen drei verschiedenen Methoden gewonnenen Resultate weichen voneinander hinsichtlich der dargestellten jodfärbbaren Substanz ganz erheblich ab.

Bei Anwendung der beiden Methoden Ehrlichs (vor allem der trockenen Joddampfmethode) zeigt normales Blut folgendes Verhalten:

Unter den polynukleären Leukozyten zeigen die neutrophilen nur eine schwache diffuse Färbung und keine Körnerbildung, auch die Eosinophilen lassen Körnerbildung vermissen; letztere kommt dagegen nicht selten in dem Zelleib der Mastzellen sowie der Lymphozyten vor, gelegentlich auch bei den großen Mononukleären (Zollikofer). Die Erythrozyten färben sich braun, ebenso nehmen die Blutplättchen das Jod auf. Letztere sind es, die nach den Untersuchungen von Gabritschewsky und Zollikofer identisch mit der von Ehrlich zuerst beschriebenen extrazellulären Reaktion sind.

Anders verhält sich bei dieser Methode pathologisches Blut. Hier zeigt das Protoplasma der neutrophilen polynukleären Leukozyten eine bedeutend stärkere Affinität zum Jod. Vor allem sind es körnige mit Jod intensiv sich färbende Bildungen im Protoplasma, die nach Größe und Form variieren und teils kleinste Körnchen, teils gröbere Schollen und Balken bilden. Der Kern bleibt auch hier ungefärbt. Kaminer unterscheidet bei pathologischem Blut drei Stadien der Jodreaktion:

1. Stadium der diffusen Färbung. Das Protoplasma ist rötlich gefärbt, der Kern hebt sich deutlich ungefärbt vom Protoplasma ab.

2. Stadium der zirkumskripten Färbung und Körnelung. Man sieht im deutlich distinkten Protoplasma mehr oder weniger intensiv braun gefärbte Körnchen und Schollen.

3. Stadium der vollkommenen Metamorphose des Protoplasmas. Das Protoplasma ist völlig in braune Massen umgewandelt, aus denen sich der Kern distinkt ungefärbt abhebt.

Am häufigsten konnte Kaminer das zweite Stadium, am seltensten das dritte beobachten.

Die übrigen Zellformen zeigen auch bei pathologischen Blutarten keine wesentliche Veränderung; ebenso weisen auch die Erythrozyten keine Abweichung ihrer Jodaffinität gegenüber der Norm auf, insbesondere findet keine Abnahme derselben bei Herabsetzung des Hämoglobingehaltes statt. Die Blutplättchen erweisen sich in manchen Fällen als verstärkt jodophil.

Bei Anwendung der vitalen Jodfixation nach Zollikofer ergeben sich beträchtliche Unterschiede gegenüber der trockenen Joddampfmethode. Vor allem verhalten sich die polynukleären Neutrophilen insofern anders, als sie hier schon im normalen Zustand im Zelleib eine große Anzahl intensiv braun gefärbter Körnchen erkennen lassen, ein Bild, das sich bei der trockenen Methode Ehrlichs nur bei pathologischem Blut erzeugen läßt. An den übrigen weißen Blutzellen tritt eine Änderung gegenüber den anderen Methoden nicht ein. Besonders hervorzuheben ist, daß die Myelozyten auch bei dieser Technik keine jodempfindlichen Substanzen erkennen lassen (A. Wolff). Die Erythrozyten nehmen das Jod bei der feuchten Methode intensiver auf und sind erheblich dunkler gefärbt.

Man versteht nun im allgemeinen unter Jodophilie oder positiver Jodreaktion des Blutes das Auftreten der oben beschriebenen Körnung in den Leukozyten bei Anwendung der trockenen Joddampfmethode. Da diese Veränderungen bei letzterer Technik im normalen Blut fehlen und nur unter pathologischen Umständen auftreten, so empfiehlt es sich aus praktischen Gründen bei klinischen Untersuchungen der trockenen Methode vor der feuchten den Vorzug zu geben.

Die Annahme, daß die der Jodreaktion der Leukozyten zugrunde liegende Substanz chemisch Glykogen sei, legte den Gedanken nahe, die Bestsche Karminfärbung, die sich zur Darstellung von Glykogen in Gewebsschnitten als vorzüglich geeignet erwies, auch zur Färbung von Blutpräparaten zu verwenden, um damit gleichzeitig den Beweis von der Glykogennatur der jodtingibeln Substanz zu liefern.

Sahli hatte bei Anwendung der Bestschen Originalmethode in Fällen von pathologischer Jodophilie Mißerfolge. Ebenso wie Zollikofer kommt er daher zum Ergebnis, daß die jodaffine Substanz vom Glykogen verschieden sein müsse, was früher bereits Czerny behauptet hatte, der aus der gelegentlich mehr violetten Nuance der Körner bei der Jodfärbung auf Amyloid geschlossen hatte.

Daß trotzdem mit Hilfe des Bestschen Karmins sich an den weißen Blutkörperchen positive Befunde in Form distinkter Granula erzielen lassen, hat neuerdings Neukirch durch eine Modifikation der Bestschen Färbung gezeigt.

Neukirch fand, daß zwar die Färbung der auf dem gewöhnlichen Wege fixierten Präparate (Alkohol, Hitze, Osmiumsäure) mit dem Bestschen Karmin die Darstellung umschriebener Körnchen in den Leukozyten vermissen läßt. Dagegen war die Färbung erfolgreich, wenn er die Fixierung in wässerigen Fixationsmitteln vornahm, die mit Dextrose gesättigt waren. Gute Resultate erzielte er bei Anwendung folgender Methodik:

1. Einlegen der lufttrockenen Ausstriche in mit Dextrose gesättigtes konzentriertes Formol, mindestens 1 Stunde. An Stelle der Dextrose läßt sich
auch Rohrzucker verwenden.
2. Einlegen und spülen mindestens 5 Minuten in Methylalkohol.
3. Übertragen der Präparate, ohne sie zu trocknen, für mindestens 5 Minuten in die Karminmischung, die sich in einem festschließenden Gefäß
befindet.

Die **Karminmischung** nach Best (neuere Vorschrift) wird folgendermaßen hergestellt: Karmin 2,0, Kalium carbon. 1,0, Chlorkalium 5,0 werden mit
60,0 ccm Aqua dest. einige Minuten gekocht (schäumt, Vorsicht vor Über-
kochen!) und nach Erkalten 20,0 ccm Liq. ammon. caust. zugesetzt. Diese
Kaliumkarminlösung hält sich in gut verschlossener Flasche etwa 2 Monate
im Winter, 3 Wochen im Sommer brauchbar. Vor dem Gebrauch wird
sie filtriert.

4. Kurzes Abspülen in der Bestschen Differenzierungsflüssigkeit (Mischung
von 2 Teilen Methylalkohol, 4 Teilen absoluter Alkohol, 5 Teile Wasser);
vorsichtiges Trocknen zwischen Fließpapier. Einschließen in Kanadabalsam.

Eine Gegenfärbung ließ sich bisher nicht finden, Erythrozyten und Zellkerne bleiben daher ungefärbt. Für die Betrachtung der Präparate ist die Ölimmersion notwendig.

Die **Resultate**, die **Neukirch** mit seiner Methode findet, weichen erheblich
von den Befunden der Jodmethoden ab.

Im **normalen** Blut erscheint das Protoplasma der polynukleären Leukozyten hellrosa, wobei sich etwas intensiver gefärbte Körner und die leuchtend
gefärbten eosinophilen Granula meist deutlich abheben. Die Blutplättchen
zeigen einen blassen Hof und ein intensiv gefärbtes Zentrum. Die Intensität
der Färbung ist im Gegensatz zur Jodreaktion bei allen Leukozyten ungefähr
die gleiche. Auch bei **pathologischem** Blut ergeben sich wesentliche Differenzen im Vergleich zu der Jodfärbung. Während bei der letzteren die Myelozyten keine jodempfindlichen Substanzen zeigen, finden sich bei der Karminfärbung zahlreiche Granula und gröbere Körner in ihnen, besonders zeigen auch
die eosinophilen Zellen eine starke Affinität zur Bestschen Farbe. Durch Speichel
lassen sich die Granula in den leukämischen Zellen nur unvollständig lösen.

Neukirch stellt entsprechend dem verschiedenen Verhalten der Zellen
gegenüber der Jod- und Karminfärbung sowie hinsichtlich der Speichellöslichkeit
folgende Gruppen auf:

I. **Echtes Glykogen** (jodophil, speichellöslich und nach Best färbbar)
findet sich in den Zellen des akuten Eiters, Leukozyten wie Epithelien.

II. **Modifikation A** (jodophil, nach Best färbbar, nicht speichellöslich):
Die zentrale Substanz der Blutplättchen.

III. **Modifikation B** (nur nach Best darstellbare, nicht speichellösliche
Substanzen): Protoplasma der Leukozyten (färbt sich mit Jod gelblich), Zellgranula und gröbere Körner in Myelozyten.

IV. **Modifikation C** (die eigentliche jodophile Substanz der Leukozyten)
entzieht sich wohl zum Teil dem Nachweis durch Best-Karmin.

V. **Modifikation D** (jodophil, wird nicht als Glykogen angesprochen,
nimmt Best-Karmin nicht an), nur in den Erythrozyten diffus enthalten.

Nachweis von Oxydasen in den Leukozyten.

Die in den Leukozyten des normalen und pathologischen Blutes vorhandenen
Oxydationsfermente lassen sich durch bestimmte Reaktionen nachweisen. Diese

Reaktionen beruhen im allgemeinen darauf, daß zum Nachweis der Oxydasen Substanzen angewendet werden, deren Oxydationsprodukte sich durch eine charakteristische Farbe verraten. Die Oxydasenreaktionen des Blutes lassen sich einteilen in makroskopische und mikroskopische Reaktionen. Zu der ersteren Gruppe gehört

die Guajakreaktion.

Die Oxydation der im Guajakharz enthaltenen Guajakonsäure zu Guajakblau tritt bekanntlich bei Gegenwart von Blut im allgemeinen erst auf, wenn ein Sauerstoffspender wie ozonisiertes Terpentin oder Wasserstoffsuperoxyd gleichzeitig anwesend ist. Hierbei hat das Hämoglobin bzw. seine Derivate die Funktion des Sauerstoffüberträgers. In dieser Form findet die Guajakreaktion wie bekannt zum Nachweis von geringen Mengen von Blut in der Klinik vielfach Anwendung.

In besonderen Fällen, so z. B. bei myeloischer Leukämie, gibt Blut indessen auch ohne Zusatz von Terpentinöl oder Wasserstoffsuperoxyd eine positive Guajakreaktion, wie Brandenburg zuerst gezeigt hat. Brandenburg fand, daß in diesem Fall bereits 0,04 ccm Blut eine starke Reaktion erzeugen und daß ferner auch das Knochenmark eines solchen Falles das Guajakharz oxydiert, während andere Organe wie Lymphdrüsen, Milz, Thymus, also die lymphatischen Organe diese Fähigkeit nicht besitzen. Brandenburg führte diese Eigentümlichkeit der Leukozyten auf eine bestimmte chemische Eigenart der Nukleoproteide dieser Zellen zurück, durch die sie sich von den Lymphozyten unterscheiden sollten.

Erich Meyer hat dann Licht in das Wesen der Guajakreaktion der Leukozyten gebracht, indem er fand, daß die Reaktion auf der Gegenwart eines Oxydationsfermentes im Protoplasma der Leukozyten beruht und daß diese Oxydase in sämtlichen Zellen der myeloischen Reihe, daher auch im Knochenmark, dagegen nicht in den Lymphozyten und lymphatischen Organen enthalten ist, sie wird also auch nicht von lymphatisch-leukämischem Blut gegeben. Es ist ihm ferner gelungen, das Ferment zu isolieren. Normales Blut gibt eine positive Oxydasereaktion mit Guajakharz, wenn eine Leukozytose besteht. E. Meyer fand Blaufärbung der Guajaktinktur bei einer Leukozytenzahl von 19 000, während bei 16 000 die Reaktion negativ ausfiel. Selbstverständlich ist auch die Probe mit Eiter positiv.

Da die Oxydase im Protoplasmaleibe der Zelle enthalten ist, erklärt sich, daß die intakten Leukozyten, z. B. in einem frisch entnommenen Blutstropfen nicht ohne weiteres die Reaktion geben; das Ferment muß erst durch Zerstörung der Zellen frei gemacht werden. Zu diesem Zweck ist das zu untersuchende Material mit etwas destilliertem Wasser zu versetzen.

Die von E. Meyer empfohlene Methode ist folgende: 1—2 Tropfen Blut werden im Reagenzglas aufgefangen und so stark mit Aqua dest. verdünnt, daß die Blutfarbe nicht mehr sichtbar ist. Hierauf wird mit einer ca. 5 proz. alkoholischen Guajaktinktur überschichtet. Bei reichlichem Fermentgehalt entsteht an der Berührungszone sofort ein blauer Ring und bei leukämischem Blut färbt sich bald die ganze Flüssigkeit blau. Fällt die Reaktion schwach aus, so empfiehlt es sich, die entstandene Trübung durch Alkohol zu lösen und den blauen Farbstoff mit Chloroform zu extrahieren, wodurch die Reaktion deutlicher wird.

Es verdient noch hervorgehoben zu werden, daß die verwendete Guajaktinktur möglichst frisch sein soll. Wird sie nicht viel gebraucht, so ist es besser, sie jedesmal frisch zu bereiten. Man soll hierbei nach Möglichkeit nicht pulverisiertes Guajakharz, sondern solches in Stücken verwenden, von denen man jedesmal eine kleine Menge löst, am besten in der Form, daß man zunächst das

Stück mit etwas Alkohol abspült, um sicher zu sein, daß etwaige Spuren von
dem an der Luft oxydierten Harz beseitigt werden. Außerordentlich wichtig ist
ferner, daß man mit peinlich sauberen Gefäßen und Reagenzgläsern arbeitet.
Insbesondere dürfen keine Verunreinigungen mit Metallsalzen vorhanden sein,
da diese (z. B. Kupfersulfat) bereits in minimalen Mengen eine Blaufärbung der
Guajaktinktur bewirken.

St. Klein hat eine von dem Meyerschen Verfahren abweichende Methode
angegeben. Er bringt 1—2 Tropfen Blut und hierauf 1 Tropfen Wasser auf
trockenes weißes Fließpapier; nachdem eine gründliche Mischung von Blut und
Wasser stattgefunden hat, fügt er 1—2 Tropfen Guajaktinktur hinzu. Diese
Methode ist, wie E. Meyer gezeigt hat, irreführend, da Guajaktinktur auf Fließpapier getropft, auch ohne Zusatz von Blut sich nach einiger Zeit blau färbt,
was auf Autooxydation des Guajakharzes beruht. Damit wird auch die von
Klein vertretene Behauptung, daß jedes Blut die Guajakreaktion gebe, hinfällig.

Naegeli fand positive Guajakreaktion auch an den Myeloblasten.

Der mikroskopische Nachweis von Oxydasen

in den Blutzellen bietet vor den makroskopischen Methoden erhebliche Vorteile,
weil er gestattet, den Ort der Oxydationswirkung (oder wenigstens den Sitz der
bei der Oxydation gebildeten Produkte) genau zu lokalisieren. Das kommt vor
allem dort zur Geltung, wo es sich nicht, wie z. B. beim Eiter oder bei leukämischem Blut um eine Ansammlung biologisch gleichartiger Zellen handelt, sondern
wo wie bei Untersuchungen von Geweben sich sehr verschiedenartige Zellen
nebeneinander in einem histologischen Verbande befinden, deren Unterscheidung
unter Umständen erst durch den verschiedenen Ausfall der Oxydasenreaktion
möglich ist. Die mikroskopische Oxydasenreaktion ermöglicht daher nicht allein
den Nachweis des Vorhandenseins der Fermente überhaupt, sondern gibt auch
Aufschluß über ihre Topographie im Gewebe.

Der mikroskopische Nachweis von Oxydasen in den Blutzellen geht auf die
Untersuchungen von F. Winkler zurück. Er bediente sich der zuerst von
Ehrlich bei seinen Untersuchungen über das Sauerstoffbedürfnis des Organis-
mus angewendeten Indophenolblausynthese, die später von Röhmann und
Spitzer zum Oxydasenachweis an Organbrei benutzt wurde. Der chemische
Prozeß, der der Synthese zugrunde liegt, ergibt sich aus der nachstehenden
Formel:

$$C_6H_4 \begin{cases} NH_2 \\ N(CH_3)_2 \end{cases} + C_{10}H_7\,(\alpha)\,OH + O_2 = C_6H_4 \begin{cases} (1)\ N(CH_3)_2 \\ (4)\ N = C_{10}H_5\,(\alpha)\,OH + 2\,H_2O \end{cases}$$

Das heißt: Wird α-Naphtol mit Phenylendiamin in wässeriger Lösung zusammengebracht, so entsteht bei Zutritt von Sauerstoff, z. B. durch längeres
Stehen an der Luft, allmählich eine Blaufärbung durch Bildung von Naphtol-
blau, das als unlöslicher Farbstoff ausfällt. Diese oxydative Synthese wird
beschleunigt bei Gegenwart von oxydierenden Fermenten. Die Reaktion tritt
dann sofort ein. Dieser Fall gilt auch für intrazelluläre Fermente, wie sie in
den weißen Blutkörperchen enthalten sind.

So machte Winkler die Beobachtung, daß wenn er in Alkohol oder Formol
fixierte Ausstriche von Eiter mit einer α-Naphtollösung und hierauf mit Dimethylparaphenylendiaminlösung behandelte, in dem Protoplasma sich massenhaft blau gefärbte Körnchen fanden, während der Kern ungefärbt blieb. Dasselbe Phänomen beobachtete er an Zellabstrichen von Knochenmark und Milz.
Er versuchte bereits die Darstellung der Granula in Organschnitten.

Erst den systematischen Untersuchungen von W. H. Schultze war es vorbehalten, auf Grund einer genau durchgearbeiteten Technik Klarheit in das Verhalten der Oxydasenreaktion der Leukozyten zu bringen.

Oxydasennachweis nach W. H. Schultze.

W. H. Schultze empfahl mehrere Methoden zum Nachweise der Oxydasen in Blutabstrichen, die hier beschrieben seien.

Die Blutabstrichpräparate werden in Formol (4 %) oder in Müllerscher Flüssigkeit etwa 5 Minuten lang fixiert; bei Präparaten, die schon längere Zeit aufbewahrt sind, ist eine besondere Fixation nicht notwendig.

Modifikation A, die als erste von Schultze empfohlen wurde:

Lösung I: Man erhitzt 1,0 g α-Naphtol in 100 ccm destilliertem Wasser bis zum Sieden und versetzt die heiße Lösung mit so viel Natronlauge, daß das geschmolzene Naphtol sich vollkommen löst. Nach dem Erkalten gießt man von den am Boden befindlichen Kristallen, die sich meist wieder abgeschieden haben, die darüberstehende Flüssigkeit ab, sie färbt sich nach einiger Zeit bräunlich und ist für den Gebrauch fertig.

Lösung II: Man löst 1,0 g Dimethylparaphenylendiaminbase, einer an der Luft zerfließenden violettschwarzen Substanz (bei Merck in Ampullen zu 0,5 erhältlich) in 100 ccm destilliertem Wasser.

Unmittelbar vor dem Gebrauch filtriert man beide Stammlösungen und mischt sie zu gleichen Teilen[1]). Die Mischung muß stets frisch bereitet werden. Die Präparate kommen für einige Minuten in die Lösung.

Bezüglich der neuesten Modifikation von W. H. Schultz (Nachbehandlung mit Lugolscher Lösung und Gegenfärbung mit Alaunkarmin nach dem Vorgang von Gräff und v. Gierke) sei auf die genaue gleichlautende Vorschrift für Schnittpräparate, S. 432, verwiesen. Die Abstrichpräparate fixiert man nach Schultz 2 Stunden in Formolalkohol (reines Formalin 1,0, absoluter Alkohol 10).

Wegen der geringen Löslichkeit des α-Naphtols und des hohen Preises der Diaminbase schlug Schultze später eine modifizierte Methode vor, die er als Modifikation B bezeichnet. An Stelle des α-Naphtols tritt hier das leicht lösliche β-Naphtolnatrium und statt der Diaminbase kommt das billige salzsaure Diamin zur Verwendung.

β-Naphtolnatrium, das von E. Merck unter der Bezeichnung Mikrozidin in den Handel gebracht wird, ist ein gelbliches Pulver, das in 2 proz. wässeriger Lösung zu gleichen Teilen mit einer 1 proz. Lösung von salzsaurem Dimethylparaphenylendiamin in einem Reagenzglas gemischt wird. Hierbei bildet sich ein grauweißer Niederschlag, den man abfiltriert. Das Filtrat, das grau gefärbt und ein wenig getrübt ist, dient zur Darstellung der Granula, die sich bei dieser Methode nach kurzer Zeit grün färben. Überträgt man die Präparate in Brunnenwasser, so geht die Farbe in ein intensives Dunkelviolettschwarz über. Im Gegensatz zu dem blauen Farbstoff, der bei der Modifikation A entsteht, ist der bei dieser Modifikation erzeugte Farbstoff nicht so leicht durch Säure zu zerstören, während Alkohol ihn löst.

Man kann die Präparate mit Alaunkarmin nachfärben.

Abgesehen von diesen Farbreaktionen hatte Schultze die Beobachtung gemacht, daß bereits bei alleiniger Anwendung von α-Naphtol die Leukozytengranula, namentlich die Eosinophilen und in geringerem Grade auch die neutrophilen Granula eine braunschwarze Färbung annehmen, die er ebenfalls auf das Vorhandensein von Oxydasen bezieht. Verstärkt wird diese Färbung, wenn man

---

[1]) Nach Marchand empfiehlt es sich, die 1 proz. Lösungen auf das 5 fache zu verdünnen.

die Präparate gleichzeitig mit einer Lösung von Nitrosodimethylanilin behandelt. Diese von Schultze als Modifikation C bezeichnete Methode gestaltet sich im einzelnen folgendermaßen:

Man mischt gleiche Teile der bei Modifikation A genannten alkalischen α-Naphtollösung mit einer 1proz. wässerigen Paranitrosodimethylanilinlösung. Es entsteht ein gelber Niederschlag, der abfiltriert wird. Das Filtrat ist eine gelbe klare Flüssigkeit. Mit dieser werden die Präparate behandelt. Bisweilen fallen gelbe Kristalle aus der Lösung aus, die man von dem Präparat durch Abspülen mit Wasser entfernt. Die Granulafärbung mit dieser Methode ist braunschwarz. Nur in einem Fall hat Schultze eine Blaufärbung (Reduktion) bei Anwendung ganz frisch bereiteter Lösungen gesehen.

Von diesen drei genannten Methoden empfiehlt Schultze besonders die Modifikation B, da sie am schnellsten und leichtesten auszuführen ist.

Nach seiner Ansicht sind die mit dieser Methode dargestellten Granula der Sitz der die oxydative Synthese bewirkenden Fermente. Andere Substanzen in den Zellen, wie z. B. Fetttropfen zeigen die Färbung nicht, wenigstens niemals in so ausgesprochener Form. Durch destilliertes Wasser, dünnen und absoluten Alkohol werden die Granula aufgelöst, die Präparate dürfen daher mit diesen Stoffen nicht in Berührung kommen. Ebenso werden sie durch schwache Säuren, freie Blausäure[1]) und durch Kochen zerstört.

Hier ist noch zu erwähnen, daß nach den Untersuchungen von Gierkes der Alkalizusatz der Naphthollösung die Zellstruktur schädigt. v. Gierke wendet daher eine Lösung von α-Naphtol in physiologischer NaCl-Lösung an, die er in der Weise darstellt, daß er 0,5 g α-Naphtol in 50 ccm physiologischer NaCl-Lösung unter Umschütteln kocht. Das Filtrat eignet sich, obwohl hier die Konzentration erheblich geringer ist, gut zur Färbung.

Das Wesentliche und Neue der Schultzeschen Untersuchungen ist die Tatsache, daß die von ihm angegebenen Oxydasenreaktionen nur von Zellen der myeloiden Reihe, nicht dagegen von Lymphozyten gegeben werden und daß sich hierbei die Mononukleären und Übergangsformen Ehrlichs wie die myeloiden Zellen verhalten, da sie ebenfalls eine dichte Granulafärbung annehmen. Diese Tatsache wurde von verschiedenen Seiten (Kreibich, Naegeli) bestätigt. Da sich dies unterschiedliche Verhalten von Granulozyten und Lymphozyten auch an den unreifen Vorstufen (Myeloblasten) in der gleichen Weise zeigt, so liegt der große praktische Wert der Oxydasenreaktion in der Möglichkeit, bei großzelligen Stammzellenleukämien zu entscheiden, ob es sich um Myeloblasten oder Lymphoblasten handelt, und zwar auch dort, wo die gewöhnlichen tinktoriellen Kriterien im Stiche lassen. Dies gilt sowohl für Blutabstriche wie für Organschnitte (vergl. später). In besonderen Fällen (chronische myeloide Leukämien) bleibt allerdings die Oxydasenreaktion auch an einzelnen Granulozyten im Blut negativ, wie die Untersuchungen von v. Jagic-Neukirch lehren („Oxydasenschwund").

Es ist dann ferner von Loele darauf hingewiesen worden, daß sich an den weißen Blutkörperchen mit Hilfe verschiedener Phenole eine ganze Reihe von mikrochemischen Farbreaktionen ausführen lassen, die von ihm ebenfalls mit dem Vorhandensein intrazellulärer Oxydationsfermente in Zusammenhang gebracht werden. Vor allem zeigen die eosinophilen Granula, in geringerem Grade die Granula der ε-Leukozyten nach vorheriger Behandlung mit Formol die Eigenschaft, sich unter der Einwirkung alkalischer Phenole (Karbolsäure, Resorzin, Pyrogallol) mehr oder weniger dunkel gelbbraun zu färben. Die Inten-

---

[1]) Vgl. die Beobachtung von Raubitschek, der die Indophenoloxydase bei Zyankalivergiftung vermißte.

sität der Färbung scheint, wie Loele meint, mit der Zahl der Hydroxylgruppen und der Benzolringe zuzunehmen.

Hierher gehören auch die von Kreibich beschriebenen Färbungen der Leukozytengranula beim Behandeln der Präparate mit Adrenalin, Suprarenin usw.

An Blutabstrichen konnte Kreibich mit Adrenalin, verschiedenen Phenolen und Tyrosin eine Oxydasenreaktion erhalten, wenn die Präparate längere Zeit an der Luft getrocknet waren, in Methylalkohol fixiert waren oder mit einer Zelloidinhaut geschützt wurden.

Peroxydasereaktion.

R. Fischl sowie Kreibich beschrieben ferner die Peroxydasereaktion der Leukozyten mittels benzidinmonosulfosaurem Natron und Wasserstoffsuperoxyd. Die Unzuverlässigkeit des Benzidins bei dieser Probe wird nach Kreibich dadurch behoben, daß man nicht alkalisch reagierende Präparate verwendet. Kreibich gibt folgendes Verfahren an:

a) Man löst etwa 0,1—0,2 ccm benzidinmonosulfosaures Natron in 10 ccm Wasser, setzt eine etwa gleiche Menge Benzidin dazu, schüttelt und gibt weiter einen Tropfen einer sehr verdünnten H_2O_2-Lösung (2—3 Tropfen 30 proz. Perhydrol auf 10 ccm Wasser), filtriert oder

b) man setzt zu der gleichen Lösung von benzidinmonosulfosaurem Natron ohne oder auch mit Benzidinzusatz 1—2 Tropfen eines 1 proz. salzsauren Alkohols. War das Benzidinpräparat neutral, so bildet sich sofort ein Niederschlag, bei alkalischem Präparat entsteht der Niederschlag erst auf größeren Säurezusatz. Man filtriert den Niederschlag ab oder entfernt ihn durch Zentrifugieren und fügt zur klaren Lösung, wie oben angegeben, die gleiche Menge verdünnter Perhydrollösung. Die Flüssigkeit darf nur schwach sauer reagieren, zu stark saure Reaktion hemmt die Fermentwirkung; statt dessen kommt es zur Färbung der Erythrozyten, auch können sich die Kerne der Leukozyten färben. Ist die Peroxydasereaktion richtig ausgeführt, so bleiben die Kerne ungefärbt, während die Granula eine dunkelblaue Farbe zeigen. Je saurer die Reaktion ist, desto mehr spielt die Farbe der Granula ins Graublau. Bei Anwendung alkalischer Präparate entstehen bisweilen bräunliche Farbentöne, die später in braunschwarz übergehen.

Die Firma Wilhelm Adler in Karlsbad stellt ein einheitlich zusammengesetztes benzidinmonosulfosaures Natron her, mit dem sich die Peroxydasereaktion nach den obigen Angaben ohne Zusatz von Benzidin oder Säure an Blutpräparaten und Schnitten ausführen läßt. Da die gefärbten Granula gegen Alkohol, Xylol und Balsam widerstandsfähig sind, kann man sie als Dauerpräparate konservieren. Auch lassen sich Nachfärbungen mit Methylenblau-Eosin, Triazid usw. ausführen.

Hinsichtlich des Vorkommens der Peroxydasereaktion in den verschiedenen Zellen besteht ein analoges Verhalten wie bei der Oxydasenreaktion, insofern auch hier sich nur die myeloide Zellreihe an der Reaktion beteiligt. Wie bei den Phenolreaktionen fällt die Reaktion am intensivsten an den Eosinophilen und den Mastzellen des Blutes aus, und zwar färben sich deren Granula intensiv blauschwarz oder braunschwarz, während die Granula der ε-Leukozyten nur einen blauen Farbenton zeigen, ebenso verhalten sich die großen Mononukleären und Übergangsformen Ehrlichs. Bei Zusatz großer Mengen Alkali nimmt die Zahl der gefärbten Zellen immer mehr ab, zuletzt färben sich nur noch die Granula der Eosinophilen und zwar gelbbraun. Lymphozyten, Gewebsmastzellen und die fixen Bindegewebszellen bleiben auch bei dieser Methode ungefärbt.

Feuchte Fixierung und Einbettung von Blutstropfen.

Für bestimmte Zwecke ist es vorteilhaft, das Blut nicht in der Form der üblichen Abstrichpräparate zu untersuchen, sondern es nach Art der histologischen Organpräparate zu behandeln, indem man einen Tropfen Blut nach der Fixierung in Paraffin einbettet. Man kann auf diese Weise instruktive Bilder bezüglich der Form der Erythrozyten, der Blutplättchen usw. erhalten, ferner ist die Methode zum Studium mancher Strukturdetails der Blutzellen recht geeignet.

Im allgemeinen ist es empfehlenswert, bei diesem Verfahren eine geringe Menge Blut direkt aus einer Vene mittels Spritze zu entnehmen und sofort einige Tropfen in die Fixationsflüssigkeit zu bringen bzw. das Blut aus einer Kanüle direkt in die Flüssigkeit tropfen zu lassen. Das Volumen der Fixationsflüssigkeit soll das 20—25fache der Blutmenge betragen.

Schaudinn läßt zur Darstellung der Malariaparasiten einige Tropfen Blut in ein Zentrifugenglas fallen, das die auf 60—70° erwärmte Hermannsche Lösung (s. S. 387) oder Sublimatalkohol (s. S. 317) enthält, zentrifugiert das Blut sofort wieder aus und wäscht tüchtig mit destilliertem Wasser (bei Sublimatfixierung Behandlung vorher mit Jodalkohol), dem einige Tropfen Hämatoxylin (Grenacher bzw. Delafield) beigefügt sind. Nach einstündiger Einwirkung der Farbe untersucht er in Glyzerin oder essigsaurem Kali.

Zur Einbettung bringt er das Blut in der Zentrifuge durch die Alkoholstufen steigender Konzentration bis zum Xylol und bettet hierauf in Zedernöl ein.

Zur Fixierung in dieser Form eignet sich ferner das Orthsche Müller-Formolgemisch. Weiter ist hier die S. 369 genauer beschriebene feuchte Fixierung mit Jod-Sublimat von Dominici zu erwähnen, die V. Schilling zur Fixation der Blutplättchen anwendet, ferner die Giemsafeuchtfärbung (S. 343).

Soll das auf diesem Wege fixierte Blut in Paraffin eingebettet werden, so folgt man am besten der von Schridde angegebenen Vorschrift. Nach erfolgter Fixierung wird nach nochmaligem gründlichen Umschütteln die Flüssigkeit durch ein mit destilliertem Wasser angefeuchtetes Filter filtriert. Den Filterrückstand überträgt man mit einem Spatel in ein Reagenzglas mit destilliertem Wasser, das so oft erneuert wird, bis es vollständig klar ist. Hierauf wird das Wasser vorsichtig durch Absaugen entfernt und durch Alkohol von steigender Konzentration ersetzt, indem jedesmal der Alkohol wiederum vorsichtig abgesogen wird. Jeden der verschiedenen Alkohole (50, 60, 75, 85, 96%) läßt man etwa 20 Minuten einwirken, den absoluten Alkohol 40—60 Minuten. Dieser wird dann durch Chloroform ersetzt (20—30 Minuten bei 37°). Im Paraffinofen wird dem Chloroform alsdann die gleiche Menge Paraffin von 46—48° im Reagenzglas zugesetzt und das Chloroformparaffin nach einer halben Stunde vorsichtig abgegossen, hierauf reines Paraffin von 52—53° zugesetzt, das mehrmals gewechselt wird. Im letzten Paraffin bleibt das Blut 1—2 Stunden. Auch hier ist wiederholtes Umschütteln des Blutes notwendig. Schließlich nimmt man das Reagenzglas aus dem Paraffinofen heraus, überzeugt sich, daß sich das Blut als Sediment zu Boden gesenkt hat, läßt es abkühlen, bis sich eine Haut von Paraffin an der Oberfläche gebildet hat, bringt hierauf das Glas in kaltes Wasser und zerschlägt nach vollständiger Abkühlung und Erstarrung des Paraffins die Kuppe des Glases. Der Paraffinblock enthält an der Kuppe das Blut als kompakte Masse, die nun nach Art der gewöhnlichen Paraffinpräparate geschnitten und gefärbt werden kann.

Vitalfärbung.

Der Versuch, lebende Gewebe mit Farbstoffen zu färben, geht auf Ehrlich zurück, der den Nachweis führte, daß bestimmte Gewebe auch im lebenden Zustand zu gewissen Farbstoffen eine ausgesprochene Affinität besitzen. Das Schicksal derartiger Farbstoffe, die lebenden Geweben einverleibt werden, ist nach Ehrlich von zwei chemischen Vorgängen beherrscht, und zwar von der Reduktion und der Oxydation. Es muß der betreffende Farbstoff, um für diese Zwecke geeignet zu sein, gleichzeitig die Fähigkeit besitzen, sich leicht reduzieren (Übergang in die Leukoverbindung) und oxydieren zu lassen, sowie ferner die Bedingung erfüllen, ungiftig zu sein. Das Methylenblau sowie das Neutralrot besitzen diese Eigenschaften in besonders hohem Maße; sie wurden daher, namentlich das erstere, zur Vitalfärbung vielfach angewendet.

Die sog. Vitalfärbung des Blutes bedarf mit Rücksicht auf das eben Gesagte einer Einschränkung, die sich darauf bezieht, daß es sich beim Blut im Grunde niemals um eine Färbung lebender Zellen handelt, sondern nur absterbende Zellen für diese Art der Färbung in Betracht kommen. Man spricht daher besser von einer postvitalen oder prämortalen Färbung. In diesem Sinn ist die vielfach gebrauchte Bezeichnung Vitalfärbung zu verstehen.

Als erster hat Pappenheim systematische Untersuchungen mit der Vitalfärbung beim Studium der Entkernung der Erythroblasten gemacht. Er wendete dabei folgende Technik an (Dissert. 1895):

Um den Druck des Deckglases zu vermeiden, unterstützte er das mit Blut beschickte Deckglas durch kleinste auf dem Objektträger angebrachte Leistchen aus Palastkitt. Es wird dadurch erreicht, daß das Blut einerseits in dünnster Schicht ausgebreitet ist, ohne daß durch Druck eine Deformierung der einzelnen Blutscheiben eintritt. Zur Färbung erwies sich ihm chemisch reines Methylenblau oder noch besser Neutralrot als geeignet. Er bringt von dem trockenen Farbstoff eine minimale Spur mittels eines feinen spitzen Pinsels auf den Objektträger und legt das mit dem Blutstropfen beschickte Deckgläschen darauf. Es wird auf diese Weise der Zusatz eines Lösungsmittels vermieden und der trockene Farbstoff löst sich in dem Blutserum. Nachdem das Deckglas auf den Objektträger gebracht ist, wird das Deckglas sofort mit einem Wachsrand umgeben, um eine Austrocknung des Blutes zu verhindern. Das Blut stirbt dann allmählich ab und färbt sich, ohne fixiert zu sein; es bewahrt dabei Zelle für Zelle die Form, die es vor dem Tode zeigte.

Pappenheim konnte bei dieser Methode auf die Anwendung eines geheizten Objekttisches verzichten. Im Laufe der Beobachtung scheiden sich infolge der Gerinnung intensiv gelbrot gefärbte Fibrinfasern aus, ferner fallen bräunliche Kristalle aus, die das Gesichtsfeld an einzelnen Stellen erfüllen. Doch wird dadurch die Beobachtung an den Blutkörperchen nicht gestört.

Arnold verwendete bei der Vitalfärbung der Blutzellen Hollundermarkplättchen, die er sich mittels Mikrotoms aus trockenem Hollundermark in feinen Schnitten herstellte. Nachdem die Scheibchen durch Auskochen in NaCl-Lösung sterilisiert und dann getrocknet sind, werden sie auf tadellos sauberen Deckgläschen befestigt. Für die Vitalfärbung bringt A. auf ein derartig vorbereitetes Hollundermarkplättchen eine Spur von trockenen Methylenblau oder Neutralrot und beschickt hierauf das Plättchen mit einem Blutstropfen. Die Beobachtung erfolgt nach Art der Betrachtung am hängenden Tropfen im hohlgeschliffenen Objektträger, das Deckglas wird dabei mit Vaselin umrandet. Arnold konnte bei dieser Methode feststellen, daß die Leukozyten im Protoplasma in einem Stadium gefärbte Granula zeigen, in dem noch lebhafte

amöboide Bewegungen der Zelle zu konstatieren sind. Eine Kernfärbung tritt
erst später ein.

Dann haben vor allem Rosin und Bibergeil eingehende Studien über die
Methode der Vitalfärbung gemacht. Ihre Technik, die sich teilweise mit der
von Uhma sowie Nakanishi angegebenen deckt, ist folgende:

Das Prinzip der Methode beruht darauf, daß die zu verwendende Farblösung
in dünnster Schicht auf das Deckglas aufgetragen wird. Man läßt die Farbstofflösung eintrocknen und bringt dann den frischen Blutstropfen auf die Schicht,
so daß die Färbung sich an frischem mit keinem Zusatz versehenen Blut vollzieht.

Rosin und Bibergeil benutzen Deckgläschen von 24 mm Größe, die sie in
der gleichen Weise wie Uhma den Objektträger, mit Farbstofflösung beschicken.
Gesättigte alkoholische Farblösungen sind nach ihnen die geeignetsten hier
gelingt die Ausbreitung der Lösung sehr leicht. Um eine möglichst gleichmäßige
Ausbreitung der Farblösung zu erzielen, wenden sie einen Kunstgriff nach Art
der von Jancsò-Rosenberger für Blutabstriche angegebenen Ausstrichmethode
an. Sie benetzen die eine Kante eines Deckglases (am besten eignet sich hierfür
das geschliffene Deckglas einer Zählkammer) mit der Farblösung und setzen die
Kante desselben fast senkrecht auf die Fläche des zweiten mit dem Farbstoff zu
überziehenden Deckglas auf, so daß der zwischen beiden Deckgläsern gebildete
Winkel ein nur wenig spitzer Winkel ist. Beim Hinüberführen des geschliffenen
Deckglases über das zweite Deckglas breitet sich dann die am Scheitel des spitzen
Winkels befindliche Farbstofflösung gleichmäßig auf dem Glase aus. Handelt
es sich um wässerige Farblösungen, z. B. Methylenazur, Kresylblau, Toluidin-
blau, so läßt auch bei dieser Methode und trotz sorgfältigster Entfettung des
Glases mit Alkohol und Äther der Ausstrich an Gleichmäßigkeit zu wünschen
übrig. Für diesen Fall empfehlen Rosin und Bibergeil, mit einem sauberen
Läppchen, mit dem stets in derselben Richtung über das Deckglas gewischt
wird, zur gleichmäßigen Verteilung des Ausstrichs nachzuhelfen. Die Schicht
der aufgetragenen Farblösung soll hauchartig dünn sein, da es sonst leicht zum
Ausfallen von störenden Kristallen kommt. Nur wenn es sich um sehr zellreiche
Ausstriche (Leukämie, Organabstriche) handelt, soll die Farbschicht etwas dicker
sein. Nachdem die Farbstoffschicht völlig trocken geworden ist, wird das Deckglas mit Blut beschickt. Hierfür empfiehlt sich wieder die vorhin erwähnte Art
des Ausstriches (vgl. Kap. über Anfertigung von Blutabstrichen). Um Austrocknung des Präparates zu vermeiden, wird das mit Blut beschickte Deckglas
sofort nach der Herstellung auf einen bereitgehaltenen hohl geschliffenen Objektträger, der mit einem Vaselinrand versehen ist, mit der Schichtseite nach unten
gebracht und kann nun beliebig lange Zeit, da Austrocknung des Präparates
ausgeschlossen ist, beobachtet werden.

Rosin und Bibergeil erreichen mit ihrer Methode die Ausbreitung des
Blutes in dünnster Schicht ohne die geringste Schädigung der geformten Elemente, wobei sowohl störende Wasserentziehung als auch Zusatz einer Flüssigkeit vermieden wird.

Bezüglich der Auswahl der Farben besteht nach den Beobachtungen
von Rosin und Bibergeil allgemein ein wesentlicher Unterschied zwischen
sauren und basischen Farbstoffen, vor allem insofern als die ersteren in bedeutend
stärkerem Maß die Zellen schädigen und schneller ihren Zerfall bedingen. Die
Färbung beginnt im allgemeinen, wenn der Absterbeprozeß einsetzt; die Leukozyten zeigen dabei noch amöboide Bewegung. Zuerst verteilt sich der Farbstoff
diffus im Zelleib der Leukozyten, der Kern bleibt zunächst ungefärbt. Bei Anwendung saurer Farben (z. B. Eosin, Jodeosin, Rose-bengale, Nigrosin, Ery-
throsin usw.) findet eine intensive Färbung nur an den Granula der eosinophilen

Leukozyten statt. Färbt man mit basischen Farbstoffen, so kommen in den Erythrozyten die Polychromatophilie sowie die körnig-fadenförmige (die sog. reticulo-filamentöse) Substanz zur Darstellung, besonders bei den blauen Farbstoffen wie Toluidinblau und Brillantkresylblau. An den Leukozyten färbt sich zuerst das Protoplasma und erst später der Kern.

Auch Simultandoppelfärbungen sind nach der vitalen Methode unter gewissen Bedingungen möglich. Pappenheim (Fol. häm. Bd. XII, S. 291) fand, daß in Gemischen, wie z. B. Neutralrot und Methylenblau die Farbstoffe sich gegenseitig hemmen (vgl. weiter unten die Methode von Ruzicka). Bezüglich neutraler Farbstoffgemische mit einer sauren und einer basischen Komponente wie z. B. Eosin-Methylenblau siehe weiter unten. Bei Anwendung von Mischungen bestimmter basischer Farbstoffe, von denen die eine Komponente Methylgrün ist, z. B. Mischungen von Methylgrün mit Pyronin[1]), Magentarot oder Neutralrot zeigen die Kerne der Erythroblasten sowie der Leukozyten das sog. „amphibole Stadium" der Kernfärbung (Rosin und Bibergeil), d. h. letztere verläuft in zwei Stadien, zuerst nimmt der Kern die rote und nach verschieden langer Zeit die grüne Farbe an, in der Zwischenzeit finden sich im selben Präparat teils grünkernige, teils rotkernige Zellen.

Bei Anwendung einer derartigen vitalen Doppelfärbung mit zwei basischen Farben läßt ferner der Kern der Leukozyten und der Erythroblasten (besonders bei Färbung mit Magentarot-Methylgrün) das Vorhandensein zweier Substanzen erkennen, die nach Ablauf des amphibolen Stadiums sichtbar werden, dagegen an gehärteten Präparaten nicht dargestellt werden können. Während nämlich die Grundsubstanz des Kernes sich mit dem Methylgrün blaugrün färbt, nehmen kleinste fadenartige Züge im Kerne den weniger basischen roten Farbstoff auf (nach Rosin und Bibergeil „zyanophile" bzw. „erythrophile" Kernsubstanz). Außerdem heben sich in allen Zellen mit Ausnahme der polynukleären Leukozyten und der Erythroblasten die leuchtend rot gefärbten Kernkörperchen von der grünen Kernsubstanz ab.

Ferner seien noch folgende Einzelheiten hervorgehoben, die sich bei der Vitalfärbung beobachten lassen (Rosin-Bibergeil). Bestimmte basische Farbstoffe, wie z. B. das Brillantkresylblau stellen in den Erythrozyten außer der blau gefärbten Retikulärsubstanz noch einzelne rotgefärbte metachromatische Körner dar. Was weiter die Granulationen der Leukozyten betrifft, so nehmen sie zwar verschiedene Farbstoffe auf, aber nur die γ-Granula der Mastzellen vermögen den basischen Farbstoff dauernd festzuhalten, während die übrigen Körnungen die Farbe bald wieder abgeben.

Unter den neutralen Farbgemischen eignet sich für die Vitalfärbung z. B. das Eosin-Methylenblau. Das Eosin-Methylenblau verwendet man nach Rosin und Bibergeil in Form einer nicht zu konzentrierten alkoholischen Lösung, um den Ausfall von Kristallen beim Verdunsten zu vermeiden; aus demselben Grunde läßt man die auf dem Deckglas ausgestrichene Farblösung möglicht schnell über der Flamme verdunsten. Es nimmt zunächst das Protoplasma der Leukozyten die Neutralfarbe in geringem Maße auf, im weiteren Verlauf der Färbung findet dann aber eine Zerlegung der Farbmischung in ihre Bestandteile in der Weise statt, daß der Kern die basische Komponente wählt, während die Granulationen sich genau wie im fixierten Präparat je nach ihrer Affinität mit dem betreffenden Farbbestandteil färben; so nehmen die α-Granulationen die Farbe der Säure, die γ-Granulationen die Farbe der Base, die ε-Granulationen die Farbe der neutralen Mischung auf. Die letztere Färbung ist aber nicht von

---

[1]) 3 Teile konz. alkohol. Methylgrünlösung und 2 Teile konz. alkohol. Pyroninlösung.

Bestand, vielmehr geben die Körner sehr bald die neutrale Färbung wieder ab. Die Vitalfärbung ermöglicht auch den Nachweis verschiedener Granulationen in ein und derselben Zelle.

Sehr geeignet ist die Eosin-Methylenblaufärbung nach Rosin und Bibergeil auch zur Darstellung der Blutplättchen, die ziemlich schnell, noch vor der Färbung der Leukozyten den Farbstoff aufnehmen. Sie lassen bei dieser Färbung ein rotes Zentrum und einen blau gefärbten Hof erkennen. Bei Anwendung der vitalen Methylgrün-Pyroninfärbung ist das Zentrum rot gefärbt[1]).

Bei einzelnen Farben, wie z. B. bei Neutralrot, Toluidinblau, Kresylblau, nicht dagegen bei Methylgrüngemischen dringt der Farbstoff zum Teil in Form großer kugelartiger Gebilde in das Protoplasma und bleibt dort in dieser Form noch zu einer Zeit sichtbar, wenn bereits die Granulationen oder auch der Kern gefärbt ist.

Bemerkenswert ist, daß bei Vitalfärbung mit Neutralrot die Zellkerne sich nicht wie im fixierten Präparat rein rot, sondern mit einem gelben Farbentone färben, während andererseits bestimmte Körnungen der embryonalen Erythrozyten eine bläulichrote Färbung zeigen (Pappenheim Dissert.).

Was die Dauer anlangt, während der sich die so hergestellten Präparate konservieren lassen, so ist daran festzuhalten, daß alle zur Vitalfärbung verwendeten Farbstoffe, auch die basischen, auf die Dauer schädigend auf die Blutkörperchen einwirken. Nach Rosin und Bibergeil ist dies die Folge weniger von anisotonischen als von toxischen Einflüssen der Farbstoffe. Es bestehen allerdings beträchtliche Unterschiede bezüglich des Grades bzw. der Geschwindigkeit, mit der die schädigende Wirkung sich entfaltet. Im allgemeinen bewirken die Farbstoffe am schnellsten eine Schädigung, die am raschesten färben, unter den basischen Farben gilt dies in erster Linie für das Brillantkresylblau, das innerhalb einer Stunde sowohl die Kerne wie die sonstigen basophilen Bestandteile der Zellen färbt, aber schon nach Ablauf weniger Stunden den Zerfall der Zellen eintreten läßt.

Eine Konservierung in Form von Dauerpräparaten ist demnach in der bisher beschriebenen Form für die Vitalfärbung nicht möglich.

Rosin und Bibergeil haben indessen gleichzeitig eine Methode ausfindig gemacht, um die mit ihrer Vitalfärbung dargestellten Präparate auch zu fixieren und sie in Balsam aufbewahren zu können. Sie geben folgendes Verfahren zur Fixierung an:

Man gießt 1 proz. Überosmiumsäure in eine Petrischale und deckt eine zweite Schale darüber. Will man das vitalgefärbte Präparat fixieren, so hebt man das auf dem hohlgeschliffenen Objektträger befindliche Deckglas ab, ohne den Tropfen Immersionsöl zu entfernen, klebt es mittels des Öltropfens an der Innenfläche der Deckelschale fest und schließt sofort wieder die Petrischale. Auf diese Weise wird die Blutschicht den Osmiumsäuredämpfen ausgesetzt und dadurch fixiert. Man kontrolliert durch den Glasdeckel den Verlauf der Fixation, der als beendigt gelten darf, wenn das Präparat ein opakes Aussehen angenommen hat. Die Dauer der Fixation beträgt etwa 10—15 Sekunden, sie ist etwas länger bei dickeren Präparaten, z. B. Organabstrichen. Nach Beendigung der Fixation wird das Deckglas aus der Petrischale herausgenommen, von dem Vaselinrand gesäubert und in Kanadabalsam eingebettet. Bezüglich anderer Methoden der Fixierung und Nachfärbung siehe weiter unten.

Pappenheim (Fol. häm. Bd. IV Suppl.) nimmt die Vitalfärbung zwischen zwei Deckgläschen vor. Das eine Deckgläschen wird mit der Farbstoffschicht

---

[1]) Bezüglich Vitalfärbung der Blutplättchen vgl. Kapitel „Untersuchung der Blutplättchen" S. 368.

überzogen und hierauf mit Blut beschickt, das zweite Deckgläschen wird kreuzweise so auf das erste gelegt, daß die Ecken überstehen. Wenn nach ca. 2—3 Minuten die Färbung eingetreten ist, trennt man die Deckgläser durch Abziehen voneinander und läßt sie trocknen. Wenn man ein derartig vital gefärbtes Präparat mit Formol fixiert, kann man nach Pappenheim nachträglich eine Umfärbung der Präparate mit beliebigen Farben vornehmen, und zwar auch mit solchen, die primär bei der Vitalfärbung die filamentöse Substanz nicht darstellen (z. B. Fuchsin, Safranin, Vesuvin).

Widal, Abrami und Brulé nehmen die Vitalfärbung in der folgenden Form vor: Als Farblösung dient

$$\begin{array}{ll}\text{NaCl-Lösung 1 proz.} & \text{1 ccm} \\ \text{Kal. oxal. 2 proz.} & \text{1 ,,} \\ \text{Unnas polychrom. Methylenblau} & \text{20 Tropfen.}\end{array}$$

In diese Mischung bringt man einige Tropfen frischen Blutes, läßt 10 Minuten stehen und zentrifugiert. Das Sediment wird auf einen Objektträger ausgestrichen und durch Hitze fixiert. Die Verfasser benutzen das Verfahren zur vitalen Darstellung der filamentösen Substanz der Erythrozyten. Die Methode hat nach R. Hertz den Vorzug, daß man mit ihr Dauerpräparate herstellen kann.

Sabrazès empfiehlt zur Vitalfärbung ein Verfahren (früher bereits von Ehrlich angegeben), das sich auch bei Abstrichen, die bereits einige Tage alt sind, anwenden läßt. Er bedient sich einer Lösung von Methylenblau medic. in destilliertem Wasser 1 : 500. Die mit Blut beschickten, nicht fixierten Deckgläschen werden nach vollständiger Trocknung auf einen mit einem Tropfen der Farblösung versehenen Objektträger gebracht.

Ferrata und Boselli stellen gleichzeitig die granulo-filamentöse Substanz, die Polychromatophilie, die basophile Punktierung, die Jollykörper usw. in den Erythrozyten dar. Sie nehmen die vitale Vorfärbung nach der Vorschrift Pappenheims mit konzentrierter alkoholischer Farblösung (Methylenblau oder Brillantkresylblau) vor und fixieren und färben, nachdem das Präparat getrocknet ist, mit May-Grünwald und nachträglich mit Giemsa.

Auch Schilling-Torgau kombiniert die Vitalfärbung mit der Färbung am fixierten Präparat. Er gibt für seine Methode folgende Vorschrift: Man bereitet sich im voraus eine Reihe sorgfältig gereinigter Objektträger, die man mit einer konzentrierten alkoholischen Brillantkresylblaulösung mit Hilfe eines Glasstabes in der ganzen Oberfläche überzieht. Die Farbschicht des getrockneten Objektträgers soll deutlich grauviolett sein. Die nicht bestrichene Seite wird mit einer Fettstiftmarke bezeichnet. Die Objektträger lassen sich trocken gut aufbewahren. Auf einen derartig vorbereiteten Objektträger streicht man das Blut mittels schräg gehaltenem geschliffenen Objektträger oder Deckglas wie beim Anfertigen eines gewöhnlichen Ausstriches, wobei man darauf achtet, daß die Blutschicht nicht zu dünn ausfällt, damit sie nicht zu schnell eintrocknet. Man läßt den Objektträger mit dem Blute ruhig liegen, ohne das Trocknen zu beschleunigen. Dann fixiert man das Präparat in Alkohol-Äther oder Methylalkohol und zwar nur kurze Zeit (5 Minuten), da eine längere Fixation die Färbbarkeit des Präparates beeinträchtigt. Schließlich wird mit alkalischer Giemsalösung 20 Minuten nachgefärbt.

Ruzicka hat eine Methode beschrieben, die es nach ihm gestattet, abgestorbene von lebenden Zellen tinktoriell zu unterscheiden.

Ruzicka mischt gleiche Teile einer 0,05 proz. Lösung von Neutralrot und Methylenblau (medic. Höchst) in destilliertem Wasser und bringt von dem Gemisch, das sich lange Zeit hält, einen Tropfen auf einen gereinigten Objektträger, den man in einen Thermostaten legt, bis der Tropfen verdunstet ist. War der Tropfen nicht zu groß, so entsteht eine gleichmäßige Farbschicht, die sich aufbewahren läßt. Besser jedoch verwendet man Objektträger mit einer frisch bereiteten Farbschicht.

Man bringt dann das mit einem frischen Blutstropfen beschickte Deckglas auf die trockene Farbschicht. Es findet dann sofort eine elektive Färbung in der Weise statt, daß alle lebenden Zellen nur das Neutralrot in ihrem Protoplasma zeigen, während mit dem Absterben der Zellen an die Stelle der Rotfärbung die Blaufärbung des Methylenblau tritt. (Nach Ruzicka reduziert lebendes Gewebe das Methylenblau, totes dagegen Neutralrot.)

Auch zur Darstellung von Fettkörnchen in den Leukozyten wurde die Vitalfärbung herangezogen.

Cesaris-Demel färbt das frische Präparat mit Sudan III und Brillantkresylblau, die er in trockenem Zustand anwendet (verdunstete alkoholische Lösung).

Ebenso verfährt Comessati, der folgendes Verfahren anwendet:

Er löst 0,04 g Sudan III in 20 ccm absolutem Alkohol (Lösung A) sowie 0,02 g Brillantkresylblau in 20 ccm absolutem Alkohol (Lösung B). Man mischt beide Lösungen zu gleichen Teilen und bestreicht wie bei der früher beschriebenen Methode einen Objektträger mit der Lösung, bringt einen Blutstropfen darauf und bedeckt mit einem Deckglas. Die auf diese Weise hergestellten Präparate sind nur etwa eine halbe Stunde haltbar.

Schließlich sei noch darauf hingewiesen, daß mit Rücksicht darauf, daß die Vitalfärbung vom Beginn der Tinktion des Präparates bis zum Eintritt der Zerfallserscheinungen dauernd wechselnde Bilder erzeugt, dementsprechend die Beobachtung des gefärbten Präparates eine fortlaufende sein muß, um die verschiedenen Phasen der Färbungen verfolgen zu können.

Untersuchung der Blutplättchen.

Die Darstellung der Blutplättchen hat mit erheblichen Schwierigkeiten zu kämpfen, die in gewissen Eigentümlichkeiten dieser kleinsten geformten Gebilde des Blutes begründet sind.. In erster Linie kommt dabei ihre große Empfindlichkeit gegen die verschiedensten äußeren Einflüsse in Betracht, ferner ihre eigentümliche Klebrigkeit und die damit verbundene Neigung, sich zusammenzuballen und alsdann eine strukturlose Masse zu bilden. Da im engen Zusammenhang mit diesen Veränderungen der Gerinnungsprozeß steht und eine Isolierung der Blutplättchen nicht mehr möglich ist, sobald die Gerinnung beginnt, so hat man vor allem bei den Untersuchungen über die Plättchen dafür zu sorgen, daß der Eintritt der Gerinnung des Blutes verhindert wird.

Die zahlreichen Methoden, die für die Blutplättchenuntersuchung vorgeschlagen wurden, bezwecken daher in erster Linie eine Hemmung der Gerinnung des Blutes. Man setzt dem aus der Wunde quellenden Blut eines der zahlreichen gerinnungshemmenden Agenzien zu. Hierfür eignen sich die Oxalate, Fluoride und Zitrate sowie das Magnesiumsulfat. Von den Oxalaten ist das Natriumoxalat mehr zu empfehlen als das Ammonsalz, da letzteres unter Umständen schädigend auf die Erythrozyten wirkt. Bezüglich der Konzentration des Natriumoxalates empfiehlt Deetjen (Abderhalden s. Handb. VI), statt der üblichen 1 proz. Lösung eine solche zu nehmen, die dem Blut isotonisch ist ($^1/_{10}$ mol Lösung = 1,52%). Das Blut wird mit der Salzlösung im Verhältnis 10 : 1 verdünnt. Sehr bequem ist auch die Anwendung des Hirudins, von dem wenige Körnchen genügen, um mehrere Kubikzentimeter Blut vor der Gerinnung zu schützen.[1]

Beabsichtigt man, größere Mengen Blutplättchen zu isolieren, so verfährt man am besten nach dem von Morawitz (Arch. f. Kl. Med. 79) ausgearbeiteten Verfahren: Das durch Gefäßpunktion gewonnene Blut wird in Fluornatrium (0,3%) oder Natriummetaphosphatlösung (2%) aufgefangen, umgeschüttelt und sofort mit einer Tourenzahl von ca. 1600 in der Minute 1 bis $1^1/_2$ Stunden zentrifugiert. Nach dieser Zeit haben sich die Erythrozyten und Leukozyten zu Boden gesenkt, das darüberstehende Plasma ist durch die massenhaft vorhandenen Plättchen getrübt. Das Plasma wird abgehoben und wiederum und zwar 3—4 Stunden lang zentrifugiert. Das Sediment enthält dann die Plättchen ohne Beimengung von anderen geformten Bestandteilen. Die Methode arbeitet mit großen Verlusten.

Ein zweckmäßiges und bequemes Verfahren, um für mikroskopische Zwecke eine größere Menge Blutplättchen isoliert zu erhalten, wurde von Bürker angegeben.

Er schneidet aus einer Paraffinplatte ein quadratisches Stück von 3—4 cm Seitenlänge aus, glättet die obere Fläche mit einem heiß gemachten Objektträger und bringt den Paraffinblock in eine feuchte Kammer. Nun läßt er einen frischen Blutstropfen aus einer Stichwunde auf die obere Fläche des Paraffins, das frei von Verunreinigungen sein muß, aus möglichst geringer Höhe fallen. Das Blut bleibt dann für etwa $^1/_2$ Stunde auf dem Paraffin in der Kammer, wodurch ein Eintrocknen verhindert wird. Eine Gerinnung findet nicht statt. Während dieser Zeit tritt eine Scheidung der spezifisch verschieden schweren geformten Bestandteile des Blutes ein, indem die roten und weißen Blutkörperchen zu Boden sinken, während die Plättchen als leichteste Elemente nach oben steigen. Um die letzteren isoliert zu erhalten, berührt man nach ca. 20—30 Minuten die Kuppe des Blutstropfens mit einem sehr sorgfältig gereinigten Deckglas und hebt es wieder ab. Der an dem Deckglas haftende Tropfen besteht aus Plasma, das in großer Menge Blutplättchen enthält, während Erythrozyten und Leukozyten nicht oder nur ganz vereinzelt vorhanden sind. Statt des Deckglases kann man nach Bürker auch einen paraffinierten Glasstab benutzen, mit dem man die Kuppe des Tropfens auf einen Objektträger überträgt.

Deetjen empfiehlt zur Isolierung der Plättchen eine Methode, die auf der Eigenschaft derselben beruht, am Glase leicht zu haften. Er fängt einen Tropfen Blut mit einem Deckglas auf und legt dasselbe auf einen Objektträger, auf dem zwei dünne Glasfäden parallel liegen. Das Deckglas liegt dadurch hohl. Man läßt nun sofort von der einen Seite her physiologische Kochsalzlösung unter das Deckglas zufließen und saugt von der anderen Seite mit Fließpapier die Lösung ab. Auf diese Weise wird das Blut fortgeschwemmt, und zwar sowohl die roten wie die weißen Blutkörperchen, während die Plättchen infolge ihrer Klebrigkeit zum größten Teil am Glase hängenbleiben und isoliert untersucht werden können. Auch kann man bei dieser Methode hintereinander eine Reihe verschiedener Lösungen in ihrer Einwirkung auf die Blutplättchen studieren, indem man die Flüssigkeit, wie beschrieben, unter dem Deckglas hindurchsaugt.

Da die Plättchen gegen das Alkali des Glases sehr empfindlich sind, empfiehlt Deetjen, die Untersuchung in der oben angegebenen Form mit Objektträgern und Deckgläsern aus Quarz vorzunehmen. Der Objektträger kann aus kristallinischem Quarz (Bergkristall) bestehen, das Deckglas muß dagegen aus

---

[1] Hier sei daran erinnert, daß bei Gewinnung von Blutplättchen in Tierversuchen die Injektion von gerinnungshemmenden Substanzen wie Pepton usw. vor der Blutentnahme nicht angängig ist, da durch diese Stoffe die Blutplättchen aus dem Blute verschwinden.

optischen Gründen aus geschmolzenem Quarz hergestellt sein. Ferner muß das zur Herstellung der physiologischen NaCl-Lösung notwendige Wasser absolut frei von Alkali sein. Deetjen empfiehlt hierfür „Leitfähigkeitswasser" (Kahlbaum).

Deetjen hat ferner die Beobachtung gemacht, daß Peroxyde den Zerfall der isolierten Plättchen verhindern, sowie daß auch Mangansalze ihn verzögern. Zu der ersten Kategorie gehören vor allem die ungesättigten Kohlenwasserstoffe, die Sauerstoff zu addieren vermögen, so das Amylen (Trimethyläthylen), Allylsenföl, Krotonaldehyd usw.; aus dem gleichen Grunde lassen sich Terpentinöl sowie besonders Wasserstoffsuperoxyd anwenden. Am besten bewährte sich nach Deetjen folgende Lösung:

$$\begin{array}{lr}
\text{Mangansulfat} & 0{,}5 \\
\text{Chlornatrium} & 0{,}75 \\
\text{Natrium bicarb.} & 0{,}01 \\
\text{Aqua dest.} & 100{,}0
\end{array}$$

Auf diese Lösung tropft man etwa 10 Tropfen altes Amylen (Merck, Darmstadt) läßt es verdunsten und schüttelt dann um. Der Zusatz von Natr. bicarb. ist erforderlich, um die saure Reaktion des Amylens zu neutralisieren. Statt Amylen kann man auch Wasserstoffsuperoxyd anwenden. Man setzt dann zu der obigen Flüssigkeit 0,5 ccm einer 1 proz. Lösung.

Mit der angegebenen Lösung spült man, wie oben beschrieben, die Präparate durch, wodurch die Plättchen voneinander isoliert werden. Will man sie färben, so empfiehlt sich nach Deetjen die Fixierung mit 1 proz. Osmiumsäure oder konzentrierter wässeriger Sublimatlösung. Die Färbung kann mit Eisenhämatoxylin nach Heidenhain oder mit Giemsa vorgenommen werden.

Aynaud gelangt auf Grund umfangreicher Studien zu dem Ergebnis, daß eine wesentliche Fehlerquelle bei den Untersuchungen der Blutplättchen der Kontakt mit dem Gewebssaft ist, der bei der gewöhnlichen Untersuchungsmethodik nicht zu vermeiden ist.

Die von ihm angewendete Technik besteht darin, daß das Blut zur Untersuchung direkt aus einem größeren Gefäß (bei Tieren aus der Carotis) durch Punktion entnommen wird. Die dabei verwendeten Kanülen werden innen und außen mit Paraffin oder Vaselin überzogen. Es ist besonderer Wert darauf zu legen, daß die Nadel sofort in das Innere des Blutgefäßes eindringt, damit sie nicht vorher mit Gewebssaft in Berührung kommt. Aus diesem Grunde soll man auch zunächst eine kleine Menge Blut durch die Kanüle ausfließen lassen, um die letztere damit zu waschen. Das Blut wird in paraffinierten Röhrchen aufgefangen und zentrifugiert oder der spontanen Sedimentierung überlassen. Zur Untersuchung entnimmt man mit einer paraffinierten Pipette einen Tropfen Plasma, der die Plättchen enthält und bringt ihn auf ein Deckglas, das mit einer ganz dünnen Schicht Vaselin überzogen ist; die Untersuchung erfolgt im hängenden Tropfen. Da eine Abkühlung des Präparates nicht eintreten darf, empfiehlt sich die Anwendung eines heizbaren Objekttisches. Zu Studien mit dieser Methode eignet sich nach Aynaud ganz besonders Eselsblut.

Die Vitalfärbung der Blutplättchen (siehe auch Kapitel Vitalfärbung Seite 361) läßt sich nach Achard und Aynaud in schonender Weise vornehmen, wenn die oben erwähnten Kautelen (paraffinierte Kanüle, Blutentnahme aus der Vene, eingefettetes Deckglas) beobachtet werden. Als Farbstoff eignet sich nach den Verfassern besonders das Neutralrot und zwar in sehr starker Verdünnung (1 : 20 000).

Einen derartigen Versuch setzt Aynaud z. B. in der Weise an, daß er 9,5 ccm Blut in ein paraffiniertes Gefäß laufen läßt, das 0,5 ccm einer 1 $^0/_{00}$

Lösung von Neutralrot in körperwarmer physiologischer NaCl-Lösung enthält. Auf diese Weise konnte er die von ihm beschriebene Körnerbildung in den Plättchen beobachten.

Andere Farbstoffe sind nach Aynaud zur Vitalfärbung der Plättchen weniger geeignet, da sie, wie z. B. das Brillantkresylblau, das Azur usw. keine eigentliche Vitalfärbung sondern eine mehr agonale Tinktion bewirken. Unter ihnen wirkt das Methylenblau nach Aynaud stärker schädigend als die beiden erstgenannten blauen Farbstoffe. Trypanrot, Indigkarmin, Safranin u. a. bewirken nach ihm eine Agglutination der Blutplättchen.

Im Trockenpräparat bringen unter den verschiedenen Färbungen alle diejenigen die Plättchen zur Darstellung, die als basischen Bestandteil Methylenazur enthalten. Besonders geeignet sind daher hierfür die Romanowsky-, Giemsa- und Leishman- bzw. Pappenheimfärbung. Vgl. auch die Rablsche Färbung, S. 115.

Jüngst hat Schilling ein Verfahren zur Konservierung der Blutplättchen angegeben, mit dem er besonders gute Resultate erzielte. Er bedient sich dabei der Fixierlösung nach Dominici:

10 cc Jodtinktur vermischt man mit 90 cc wässriger konzentrierter Sublimatlösung, schüttelt und filtriert. Das klare goldgelbe Filtrat enthält viel freies Jod. Es muß sofort in Gebrauch genommen werden.

Das Blut wird mit einer Hohlnadel aus der Vene entnommen, nachdem man durch die Nadel vorher einen Tropfen länger erhitzten Paraffins durchgezogen hat. Es ist notwendig, daß die Nadel ohne Umherirren im Gewebe sofort in das Venenlumen gelangt. In den austretenden Blutstrahl bringt man ganz nahe der Kanüle auf Sekunden eine Petrischale, die mit dem Fixierungsmittel gefüllt ist, sodaß das Blut frei ohne Berührung des Glasrandes in die Flüssigkeit fällt, wobei wenige Tropfen genügen. Man sorgt während des Einfallens der Tropfen durch kräftiges Schwenken der Schale für Verteilung des Blutes, damit die einzelnen sofort entstehenden feinen Flöckchen allseits fixiert werden. Man läßt nun die Schale mehrere Stunden ruhig stehen. Dann wird der Inhalt der Schale gut geschüttelt und in einem Spitzglas zentrifugiert, das Sublimat abgegossen und durch Aqua dest. ersetzt, das man zweimal nach neuem Aufschütteln und Zentrifugieren wechselt. Dann gießt man wieder ab, entnimmt von dem bräunlich-roten Schlamm mit einer Platinöse etwas von den feineren oberen Schichten und verteilt davon auf Objektträger, die mit einer ganz dünnen Schicht Eiweißglyzerin versehen sind. Die einzelnen zerriebenen Flöckchen sollen ganz isoliert liegen, sodaß man nur wenig Material nehmen darf. Nach Trocknung im Brutschrank und Nachfixierung mit Methylalkohol wird das Sublimat aus den Präparaten durch kognakfarbene wässrige Lösung von Jodtinktur entfernt, bis dieselben dunkelbraun sind; hierauf kommen die Präparate in $\frac{1}{2}$ %ige Natriumthiosulfatlösung, bis sie ihre ursprüngliche Farbe wieder zeigen. Nach gründlichem Spülen in Aqua dest. werden die Abstriche $\frac{1}{2}$ Stunde lang in verdünnter Giemsalösung gefärbt.

Zählung der Blutplättchen siehe Seite 113.

Auszählung von gefärbten Trockenpräparaten.

Zur Feststellung des Prozentualverhältnisses der einzelnen Blutzellen ist eine genaue Auszählung eines panoptisch gefärbten Blutpräparates erforderlich. Man kann zwar, wie wir gesehen haben, auch in der Zählkammer unter Anwendung gefärbter Verdünnungsflüssigkeiten eine derartige Auszählung vornehmen.

Doch wird hierbei im allgemeinen die Zahl der gezählten Zellen nicht genügend
groß sein, falls man nicht Zählkammern mit sehr großem Zählnetz (wie z. B. die
von Dunger) anwendet. Außerdem aber ist es im Gegensatz zum Trockenpräparat nicht möglich, mit der erforderlichen Sicherheit feinere morphologische
Details, deren Erkennung unter Umständen für die Auszählung erwünscht ist,
festzustellen.

Zur Auszählung sollen nur tadellos gelungene und gefärbte Abstrichpräparate
Verwendung finden. Man sucht sich aus den Präparaten zu diesem Zweck die
besten Stellen heraus. Die Zahl der ausgezählten Zellen soll mindestens 200
betragen. Häufig wird dies jedoch nicht genügen, wenn es sich um die Feststellung der Prozentzahl von nur in geringer Anzahl vorhandenen Zellen (Eosinophile, Mastzellen) handelt. In besonderen Fällen, wo die betreffende Zellart in
nur vereinzelten Exemplaren in dem ganzen Ausstrich vorkommt (Reizungsformen, Megaloblasten usw.), wird man evtl. bis zu 1000 Zellen zählen müssen.

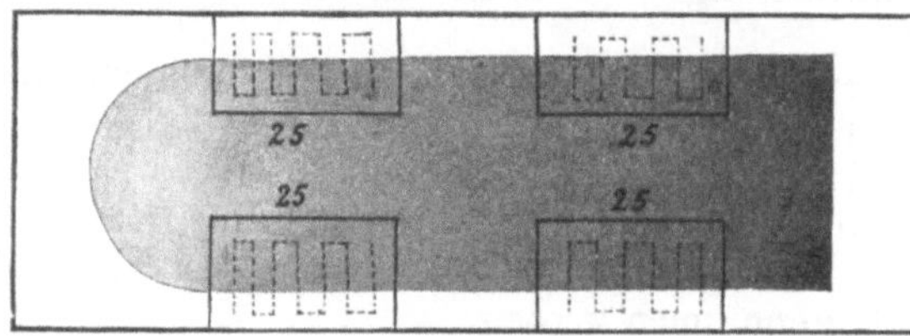

Abb. 189.

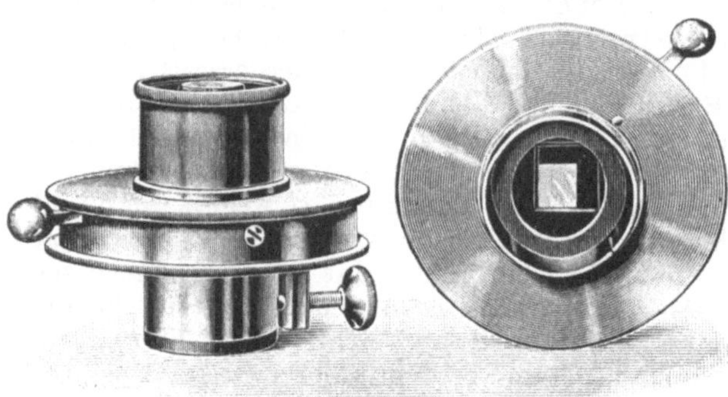

Abb. 190.

Im einzelnen verfährt man in der Weise, daß man am besten mittels Kreuztisches hintereinander ein Gesichtsfeld nach dem anderen einstellt und selbstverständlich dabei sorgfältig die doppelte Auszählung eines und desselben Gesichtsfeldes vermeidet. Bei Auszählung von Objektträgerausstrichen kann man nach dem Vorschlage von Schilling-Torgau nach der in der Abb. 189 veranschaulichten Methode verfahren, indem man an
vier verschiedenen Stellen des Abstriches die Gesichtsfelder im Sinne einer
Mäanderlinie durchmustert. So wird am sichersten eine zweimalige Durchzählung eines Gesichtsfeldes vermieden.

Da es erfahrungsgemäß in der Randzone der Ausstriche zur Anhäufung von
weißen Blutkörperchen kommt und sich dortselbst hauptsächlich die großen
Zellelemente wie Leukozyten, Myelozyten usw. ansammeln, so sind diese Bezirke für die Auszählung völlig ungeeignet, da sie ein unrichtiges Bild von der
prozentualen Zusammensetzung des weißen Blutbildes geben. Trotzdem empfiehlt
es sich im übrigen, unabhängig von der Auszählung eine Durchmusterung auch
dieser Teile des Abstriches vorzunehmen, weil man auf diese Weise unter Umständen erst auf die Anwesenheit gewisser spärlich vorhandener Zellen aufmerksam gemacht wird. Da es ferner aus dem genannten Grunde zu einer relativen
Anreicherung der kleinen Zellformen (Lymphozyten usw.) in den zentralen Partien des Blutabstriches kommt, so darf man sich andererseits bei der Auszählung
auch nicht auf diese Zone beschränken, da das wiederum ein unrichtiges Zahlen-

verhältnis ergeben würde. Aus diesen Gründen ist die oben beschriebene Art
der Auszählung am meisten zu empfehlen.

Handelt es sich um ein sehr leukozytenreiches Blut, z. B. eine Leukämie,
so empfiehlt es sich, um die Schwierigkeiten beim Auszählen der großen Zellenzahl auszuschalten, die von Ehrlich angegebene Okularblende anzuwenden,
mit Hilfe deren man sich ein beliebig kleines, gut übersehbares Stück aus dem
Gesichtsfeld herausschneidet (Abb. 190).

Man notiert während der Auszählung die einzelnen Zellen in der Weise,
daß man sich auf einem Blatt Papier so viele Rubriken anlegt, als verschiedene
Zellarten im Präparat vorhanden sind, und nun jede Zelle in der entsprechenden
Rubrik durch einen vertikalen Strich markiert.

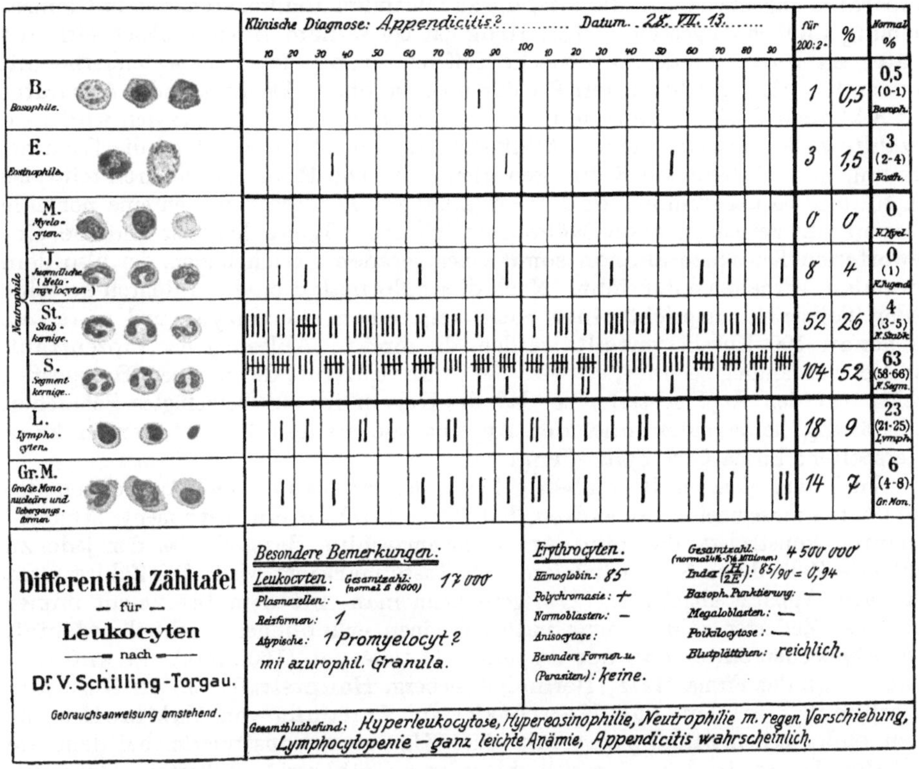

Klinische Diagnose: *Appendicitis?* .... Datum .*28. VII. 13.* ......

	für 200:2	%	Normal %
B. Basophile.	1	0,5	0,5 (0-1) Basoph.
E. Eosinophile.	3	1,5	3 (2-4) Eosin.
M. Myelocyten.	0	0	0 N. Myel.
J. Jugendliche (Meta-myelocyten).	8	4	0 (1) N. Jugend.
St. Stabkernige.	52	26	4 (3-5) N. Stabk.
S. Segmentkernige.	104	52	63 (58-66) N. Segm.
L. Lymphocyten.	18	9	23 (21-25) Lymph.
Gr. M. Große Mononucleäre und Übergangsformen.	14	7	6 (4-8) Gr. Mon.

(J., St., S. = Neutrophile)

Differential Zähltafel — für — **Leukocyten** — nach — Dr. V. Schilling-Torgau.

Gebrauchsanweisung umstehend.

Besondere Bemerkungen:
Leukocyten. Gesamtzahl: (normal ≦ 8000) 17 000
Plasmazellen: —
Reizformen: 1
Atypische: 1 Promyelocyt? mit azurophil. Granula.

Erythrocyten.
Hämoglobin: 85
Polychromasie: +
Normoblasten: —
Anisocytose:
Besondere Formen u. (Parasiten): keine.

Gesamtzahl: (normal 4½–5½ Millionen): 4 500 000
Index $\left(\frac{H}{2E}\right)$: 85/90 = 0,94
Basoph. Punktierung: —
Megaloblasten: —
Poikilocytose: —
Blutplättchen: reichlich.

Gesamtblutbefund: Hyperleukocytose, Hypereosinophilie, Neutrophilie m. regen. Verschiebung, Lymphocytopenie — ganz leichte Anämie, Appendicitis wahrscheinlich.

Abb. 191.

Wenn man jede fünfte Zelle durch einen horizontalen die ersten vier Striche
kreuzenden Strich kennzeichnet und alle so erhaltenen Fünfergruppen untereinander setzt, so entsteht ein übersichtliches Bild, das die schnelle Auszählung
sehr erleichtert. Schilling-Torgau hat zur Markierung der Blutbefunde eine
dem oben wiedergegebenen Schema ähnliche Tabelle in Form von Abreißblocks
drucken lassen (Abb. 191), die recht praktisch ist. Zu Lehrzwecken ließ er
außerdem eine ebenso konstruierte Schreibtafel mit Mattglasscheibe herstellen
(Firma Carl Zeiß, Filiale Hamburg, Rathausmarkt).

Es sind ferner in den letzten Jahren besondere Apparate konstruiert worden,
die die Registrierung der bei der Differentialzählung gefundenen Zählresultate
bzw. die Auszählung der in dem genannten Schema eingetragenen Striche sowie
die Berechnung der Prozentzahl erleichtern sollen. Solche Methoden, die im wesent-

24*

lichen darin bestehen, daß man den einzelnen gezählten Zellen entsprechend ebenso viele Glasperlen in verschiedene Behälter wirft und zum Schluß mit Hilfe von Siebzählplatten das Zählresultat feststellt, wurden von Seguin und Mathis (zit. nach Yakimoff) sowie Yakimoff angegeben. Nach diesem Prinzip hat auch Schilling-Torgau sein Differentialleukozytometer konstruiert[1]).

Der Apparat ist folgendermaßen gebaut: 8 gleichlange Glasröhren sind in einem Rahmengestell auf einer Tafel angeordnet. Hinter den Röhren befinden sich eine Gradeinteilung und farbige Streifen, die jede Röhre in einer charakteristischen Färbung nach dem Protoplasmacharakter der Leukozytenart, für deren Auszählung sie bestimmt ist, erscheinen läßt. Auf einer am Fußende des Apparates angebrachten Tafel sind die zu zählenden Leukozytenarten in Giemsafärbung bildlich dargestellt. Schilling hat bei seinem Apparat gleichzeitig die später zu beschreibende Arnethsche Differenzierung der Leukozytenkerne mit verwendet. Entsprechend den 8 Röhren ist die obere Deckplatte des Apparates mit 8 kleinen Trichtern versehen. Bei der Auszählung der Leukozyten wird jede gezählte Zelle durch eine kleine Stahlkugel versinnbildlicht, die durch die Trichteröffnung in die betreffende Röhre geworfen wird. Die Röhren sind durch teilweise Ausfüllung so abgestimmt, daß wenn sämtliche Leukozytenarten eine normale Prozentzahl zeigen, in allen Röhren das gleiche Niveau herrscht und die eingeworfenen Kugeln zusammen somit einen geraden Strich bilden, der also dem normalen Verhalten entspricht. Nach dieser Normalen sind die Röhren geeicht. Jeder Teilstrich entspricht einer Kugel resp. einem Leukozyten und gestattet, da genau 100 Kugeln verteilt werden, die direkte Ablesung der Prozentzahl. Ist die Auszählung beendet, so wird der ganze Apparat, der in einem Drehgestell steht, auf den Kopf gestellt, so daß die Kugeln in ein beigefügtes Schälchen selbständig herauslaufen und der Apparat von neuem benutzt werden kann (Hersteller: Firma Carl Zeiß, Jena).

Von dem gleichen Bestreben geleitet, das Auszählen und Ausrechnen des Resultates maschinell zu bewirken, hat ferner Tojbin ein Instrument, „Cytax" genannt, konstruiert, das eine Art Rechenmaschine darstellt, bei der jede zu zählende Zelle durch Niederdrücken einer Taste markiert wird. Das Zählresultat wird am Apparat abgelesen. Übrigens kann man mit dem Instrument immer nur zwei Zellarten zählen, was natürlich einen erheblichen Nachteil bedeutet, ganz abgesehen davon, daß der Apparat sehr teuer ist (160 Mark). Er wird hergestellt von der Firma Matz, Berlin-Schöneberg, Hauptstraße 53. Als Kuriosum sei schließlich erwähnt, daß Navrotzky auf Anregung von Yakimoff sogar einen elektrischen Zählapparat mit einer Klaviatur konstruierte, bei dem die Zahl der Tasten der Zahl der verschiedenen zu zählenden Zellarten entspricht.

Es kann keinem Zweifel unterliegen, daß sich für das an sich durchaus einfache Auszählverfahren für Blutpräparate die Anwendung von komplizierten und kostspieligen Zählapparaten, wie alle hierin erfahrenen Untersucher zugeben werden, tatsächlich erübrigt. Insbesondere wird bei hinreichender Übung das einfache Notieren der gezählten Zellen auf einem Blatt Papier, wie oben angegeben, nicht mehr Zeit zum Auszählen in Anspruch nehmen als bei Zuhilfenahme von besonderen Apparaten.

---

[1]) Es möge an dieser Stelle besonders darauf hingewiesen werden, daß für einen genauen Einblick in die Veränderungen des Blutbildes die bloße Feststellung des prozentualen Verhältnisses der einzelnen Leukozytenarten nicht genügt, sondern daß man außerdem aus der bei der Differentialzählung gefundenen Leukozytenformel mit Hilfe der Gesamtleukozytenzahl die absolute Zahl der verschiedenen Zellarten auf den Kubikmillimeter berechnen soll. Erst dann läßt sich ersehen, ob z. B. die gefundene Verminderung der Lymphozyten einer absoluten Lymphopenie und nicht etwa einer relativen Neutrophilie entspricht.

Die Auszählung der Leukozyten nach dem Arnethschen Prinzip.

Fußend auf der Tatsache, daß im Verlauf von Infektionskrankheiten unter den Leukozyten nicht selten unreife Zellformen mit einfacher Kernkonfiguration auftreten, hat Arneth den Versuch gemacht, auf Grund genauer Studien der Kernformen der einzelnen Leukozyten eine eingehende Klassifizierung der Neutrophilen in der Weise vorzunehmen, daß er die größere oder geringer ausgeprägte Polymorphie des Leukozytenkernes durch Auszählung der einzelnen Kernfragmente im gefärbten Trockenpräparat zahlenmäßig zum Ausdruck bringt. Es werden dabei von ihm — er wendete bei seinen ersten Untersuchungen die für die Kernfärbung unzureichende Triazidfärbung an — die feinen Chromatinbrücken, die die groben Kernfragmente verbinden, vernachlässigt. Er zählt im ganzen 100 Leukozyten und gruppiert dieselben nach der Zahl ihrer Kernteile, wobei er die einzelnen Fragmente wiederum in verschiedene Gruppen teilt: Bei den reifen Kernformen bezeichnet er die schlingenförmigen Fragmente als S-, die mehr rundlichen als K-Teile; die einfachen, den Myelozyten bzw. Metamyelozyten nahestehenden Kerntypen teilt er in M-, W (wenig)- bzw. T (tief gebuchtete)- Kernformen. Wesentlich ist ferner, daß man nach Arneth bei der Auszählung normaler Blutbilder konstante Zahlenverhältnisse erhält, die etwa dem folgenden von Arneth selbst angegebenen Schema entsprechen.

I			II			III				IV					V		
M	W	T	$2K$	$2S$	$1K\,1S$	$3K$	$3S$	$2K\,1S$	$2S\,1K$	$4K$	$4S$	$3K\,1S$	$3S\,1K$	$2K\,2S$	$5K$	$4K\,1S$	$3S\,2K$
—	—	4	—	17	4	2	13	14	19	4	—	7	4	8	2	1	1

Charakteristische Abweichungen von diesem normalen Durchschnittsbilde treten, wie Arneth gezeigt hat, bei Infektionskrankheiten auf, und zwar nimmt hier häufig die Zahl der Leukozyten mit weniger polymorphem Kern bzw. weniger Kernfragmenten zu, so daß die in der obigen Tabelle vorhandenen Rubriken auf der linken Seite auf Kosten der rechten Seite einen Zuwachs erhalten. Arneth bezeichnet daher diese Veränderung des Blutbildes als „Verschiebung nach links".

Das Originalverfahren von Arneth nimmt viel Zeit in Anspruch, auch ist von verschiedenen Seiten der Wert einer so weit gehenden Differenzierung der Kernform, wie sie Arneth vornimmt, in Frage gezogen worden. Es wurden daher verschiedene Vorschläge zur Vereinfachung des Auszählungsverfahrens gemacht. Was zunächst die Art der anzuwendenden Färbung anlangt, so kommen selbstverständlich nur solche Methoden in Frage, bei denen eine tadellose Darstellung des Kernchromatins erfolgt. Heute wird man für diese Zwecke am besten eine der beschriebenen panoptischen Azurfärbungen anwenden.

J. W. A. Wolff vereinfacht die Auszählung in der Form, daß er unter 100 Leukozyten nur die Zahl der Kernfragmente der einzelnen Leukozyten feststellt, ohne letztere besonders zu rubrizieren (jeden K-Teil zählt er als 1, jeden S-Teil als $1^1/_2$) und sie addiert, sowie hierauf durch Division der gefundenen Summe durch 100 die mittlere Kernzahl der Leukozyten berechnet, die er dann kurvenmäßig darstellt.

Kothe bestimmt die Zahl der einkernigen neutrophilen Leukozyten und berechnet ihr Prozentverhältnis auf die Gesamtleukozytenzahl.

Schilling-Torgau hält die Einteilung nach „Myelozyten", „Metamyelozyten" oder „Jugendlichen" und (teilweise pathologisch) gereiften „Stabkernigen", dem Hauptkontingent der Verschiebungszellen, für am meisten empfehlenswert.

Erwähnt sei schließlich noch, daß neuerdings Arneth auch die Eosinophilen nach den gleichen Grundsätzen in verschiedene Gruppen einzuteilen versuchte.

Nachweis von Parasiten im Blut.

Handelt es sich um den Nachweis von Parasiten, die nur in geringer Menge im Blute vorhanden sind, so kommt speziell für Protozoen (Malaria, Recurrens usw.) die an anderer Stelle beschriebene Roßsche Methode der dicken Tropfenpräparate heute an erster Stelle in Betracht.

Für andere Parasiten (Trichinellen usw.) hat sich ein anderes Anreicherungsverfahren bewährt, das von Staeubli vorgeschlagen und von Hegler verbessert wurde, und das darin besteht, daß man eine größere Blutmenge von mehreren Kubikzentimetern mit destilliertem Wasser oder Essigsäure behandelt und hierauf sedimentiert. Im Sediment finden sich dann die gesuchten Parasiten in größerer Anzahl. Das Verfahren von Hegler lautet folgendermaßen:

1—2 ccm, nach Möglichkeit aber 5 ccm Blut werden sofort in die 10—20fache Menge einer 2—3proz. frisch filtrierten Essigsäurelösung gebracht. Nach etwa 10 Minuten ist das Hämoglobin aus sämtlichen Erythrozyten ausgezogen und es wird nun die Blutlösung scharf zentrifugiert, der Bodensatz evtl. nochmals mit 2proz. Essigsäurelösung aufgeschüttelt und wieder zentrifugiert, sodann das Sediment in nicht zu dünner Schicht auf Objektträgern ausgestrichen. Nach Trocknen an der Luft wird das Präparat mit Methylalkohol oder Formolalkohol 5 Minuten fixiert und in der üblichen Weise gefärbt. In den Präparaten erscheinen die Erythrozyten als kaum sichtbare blasse Schatten, von den Leukozyten sind die Kerne erhalten, sehr schön kommen die Parasiten zur Geltung. Selbstverständlich läßt sich die Methode auch zum Nachweis der Malariaparasiten (Halbmonde), für den sie von Hegler besonders empfohlen wird, anwenden.

Untersuchung
der hämatopoetischen Organe.

Für eine vollständige Untersuchung eines hämatologischen Falles ist, wie hier nicht besonders betont zu werden braucht, eine genaue histologische Untersuchung aller mit der Hämatopoese in Verbindung stehenden Organe unerläßlich. Da die zelligen Gebilde der blutbildenden Gewebe zum großen Teil sehr leicht lädierbar sind und durch alle möglichen Einflüsse in ihrer Darstellbarkeit beeinträchtigt werden (Granulationen!), so ist bei der Behandlung des histologischen Materiales dieser Art besonders große Vorsicht am Platz.

In erster Linie kommt es darauf an, alle kadaverösen Veränderungen zu verhüten, da feinere Details der Zellstruktur bereits wenige Stunden post mortem eine schwere Schädigung erfahren. Am günstigsten liegen daher die Dinge bei Versuchstieren, bei denen man am besten während der Narkose von den für die Untersuchung in Betracht kommenden Organen Proben entnimmt. Beim Menschen wird es im allgemeinen nur ganz ausnahmsweise möglich sein, wirklich einwandfrei frisches Material von allen hämatopoetischen Organen zu gewinnen. Wohl dagegen ist es nicht selten möglich, probeexzidierte Lymphdrüsen in lebenswarmem Zustand zu untersuchen, ebenso kann man bei Gelegenheit einer Rippenresektion oder einer Amputation frisches Material vom Knochenmark gewinnen. Nur in seltenen Fällen wird sich ferner die Gelegenheit bieten, bei einer Laparotomie gefundene Nebenmilzen zu untersuchen. Auch kann evtl. in solchen Fällen ohne Schädigung des Patienten eine Probeexzision der Leber vorgenommen werden. Dies sind aber alles Ausnahmefälle, die zudem meist auch nur die Untersuchung eines Organs erlauben.

Ist man dagegen darauf angewiesen, erst aus der Leiche die betreffenden Organe zu entnehmen, so wird man bestrebt sein, zum mindesten durch Injektion konservierender Flüssigkeiten sofort nach dem Tode die postmortalen Veränderungen hintanzuhalten. Am einfachsten ist diese Aufgabe bei oberflächlich unter der Haut gelegenen Lymphdrüsen zu lösen, viel schwieriger gestaltet sie sich für die in der Tiefe gelegenen Organe, wie Leber und Milz sowie die Abdominallymphome, und unmöglich ist die Methode für das Knochenmark.

Als Konservierungsflüssigkeit eignet sich am besten das 10proz. Formalin. Erlauben es die äußeren Umstände, so kann man die Organe der Bauchhöhle recht wirksam in der Weise konservieren, daß man am besten an mehreren Stellen je 50—100 ccm Formalinlösung injiziert. Bei dieser Methode wird auch bei sehr voluminösen Organen wie der Leber und den leukämischen Milztumoren oft eine hinreichende Fixation wenigstens in der Form erfolgen, daß die der Oberfläche des Organs benachbarten Gewebsteile eine genügende Konservierung

erfahren. Die Injektion von Konservierungsflüssigkeiten in die Organe verbietet
sich aus dem Grunde, weil hierbei infolge des unvermeidlichen Druckes, unter
dem die Flüssigkeit eingespritzt wird, eine mechanische Verletzung des Gewebes
erfolgt.

Die Entnahme der einzelnen Organe.

Als erste und wichtigste Regel ist hier hervorzuheben, daß bei der Entnahme der Organe jede, auch die geringfügigste mechanische Schädigung durch
Druck und Quetschung zu vermeiden ist. Hiergegen wird in praxi nur allzuoft
verstoßen. Nicht nur, daß auf diese Weise Zellen und zarte Gewebsteile aus
ihrem Zusammenhang gelöst werden, es kann z. B. auch Zellmaterial durch
Druck in ein benachbartes Gefäßlumen hineingepreßt werden, wodurch Veranlassung zu den abenteuerlichsten Schlußfolgerungen gegeben wird. Aus diesem
Grunde ist auch vor dem Gebrauch der Schere zu warnen, da dieselbe das Gewebe
quetscht. Es sollen stets nur tadellos scharfe Messer beim Durchschneiden der
Organe, am besten haarscharfe Rasiermesser angewendet werden.

Lymphdrüsen: Die Lymphdrüsen sollen stets in einem jeden Fall, der
hämatologisches Interesse darbietet, untersucht werden. Es ist dabei erstens
notwendig, möglichst zahlreiche Drüsen aus verschiedenen Regionen zu entnehmen, da die in ihnen anzutreffenden Veränderungen oft in sehr ungleichem
Grade in den einzelnen Drüsen ausgebildet sind. Sodann muß hier mit Nachdruck darauf hingewiesen werden, daß es in derartigen Fällen keineswegs
genügt, die makroskopisch veränderten bzw. vergrößerten Lymphdrüsen zur
Untersuchung zu verwenden. Wir wissen heute, daß sich z. B. leukämische
Veränderungen auch in kleinsten Drüschen finden, die bei makroskopischer
Betrachtung einen völlig normalen Eindruck erwecken (es erklären sich so
manche Fälle von Lymphadenose ,,ohne Lymphdrüsenschwellungen'').

Weiter ist zu beachten, daß oft die nächste Nachbarschaft einer Drüse
wichtige Veränderungen zeigt, so z. B. wenn leukämisch gewuchertes Drüsen-
gewebe die Drüsenkapsel durchwuchert und in das benachbarte Binde- und
Fettgewebe eindringt.. Es empfiehlt sich aus diesem Grunde, in solchen Fällen
die Drüse nicht isoliert aus ihrer Umgebung herauszupräparieren, sondern sie
mit einem Teil des sie umgebenden Gewebes in Zusammenhang zu lassen. Auch
ist es aus den oben genannten Gründen dringend zu empfehlen, beim Heraus-
präparieren einer Drüse nicht die Drüse selbst mit einer Pinzette usw., sondern
zur Vermeidung einer Quetschung des Organs, die Drüse an dem anstoßenden
Bindegewebe zu halten. Auf diese Weise wird das Organ selbst keiner mechanischen Schädigung ausgesetzt.

Normale Lymphknoten beim Tier erhält man am besten aus dem Mesen-
terium, das man nach dem Rat Schriddes zunächst als Ganzes fixiert, um erst
nach der Fixierung die einzelnen Drüsen zu entnehmen.

Knochenmark: Auch bei dem Knochenmark wird man es sich zur Regel
machen, sich nicht auf eine einzige Probe zu beschränken, sondern nach Möglichkeit aus verschiedenen Knochen und zwar Röhren- und spongiösen Knochen
Mark zu entnehmen. Bei den Röhrenknochen wiederum verdient die Tatsache
Berücksichtigung, daß das Mark ein und desselben Knochens in verschiedenen
Bezirken eine sehr verschiedene Beschaffenheit zeigen kann. So kommt es mitunter vor, daß das Zellmark sich nur in Form einzelner Inseln im Fettmark
findet, die ungleich verteilt sind; rotes Mark kommt gelegentlich nur in der Nähe
der Epiphysen vor, während der Diaphysenteil in diesen Fällen aus Fettmark
besteht.

Die Entnahme des Knochenmarks muß mit bestimmten Kautelen vorgenommen werden, damit nicht bei Sprengung der knöchernen Hülle eine Zertrümmerung des Markes erfolgt. Die Gewinnung von Knochenmark aus den spongiösen Knochen (Rippen-, Wirbel-, Schädelknochen) läßt sich sehr einfach in der Weise bewerkstelligen, daß man Teile dieser Knochen mit Hilfe eines Schraubstockes zusammenpreßt. Das Mark erscheint dann als flüssige Masse auf der Bruchfläche des Knochens. Jedoch eignet sich diese Art der Markgewinnung selbstverständlich nur für Abstrichpräparate (vgl. unten).

Bei den langen Röhrenknochen hängt es davon ab, ob man im einzelnen Fall z. B. den ganzen Oberschenkelknochen aus der Leiche entnehmen darf oder sich auf die Aufmeißelung des Knochens in situ beschränken muß. Im ersteren Fall wird es sich empfehlen, den in den Schraubstock gespannten Knochen der Länge nach durchzusägen. Auf diese Weise erhält man ein ausgezeichnetes Übersichtsbild über die Markveränderungen in den einzelnen Abschnitten. Zugleich hat man Gelegenheit, aus den verschiedenen Teilen Markproben zu entnehmen. Allerdings ist zu beachten, daß durch das Aufsägen die der Schnittfläche anliegenden Markteile meist erheblich lädiert werden. Aus dem Grunde soll man in diesem Fall nur solche Proben vom Knochenmark verwenden, die man aus der Tiefe entnommen hat. Hierbei wird sich freilich eine Schädigung des Markes durch Quetschung und Druck kaum vermeiden lassen.

Viel schonender ist dagegen eine andere Methode, die zur Gewinnung von größeren Knochenmarkstücken entschieden zu empfehlen ist und den Vorteil hat, daß eine stärkere Verunstaltung der Leiche durch Fortnahme der ganzen Knochen vermieden wird.

Zu diesem Zweck durchtrennt man zunächst die Weichteile des Oberschenkels durch einen langen dem Knochen parallelen Schnitt, der bis auf den Knochen führt, legt letzteren in seinem mittleren Teil durch Präparation vollständig frei und sägt ihn an zwei voneinander etwa um 10 cm entfernten Stellen bis zu Dreiviertel seiner Peripherie durch. Von dem zwischen den beiden Sägestellen liegenden Teil sprengt man dann mit Hilfe eines Flachmeißels ein größeres Knochenstück ab und erhält so meist ein großes Stück Knochenmark, das an dem abgesprengten Knochen haftet. Bringt man nun diesen mit dem anhängenden Mark sofort in das Fixationsmittel, so wird jeder mechanische Insult vermieden. Am besten ist es, wenn die äußeren Umstände es erlauben, beide Oberschenkelknochen zur Untersuchung zu verwenden. Man wird in diesem Fall den einen Knochen der Länge nach durchsägen und aus dem anderen das Knochenmark in der beschriebenen Weise entnehmen.

Übrigens verhalten sich die einzelnen Markarten bezüglich ihrer für die Frage der Entnahme wichtigen Konsistenz bekanntlich sehr verschieden. Das sog. pyoide Mark, das sehr weich und zerfließlich ist, ist nur schwer in größeren Stücken zu fixieren, wohl dagegen das derbe rote Mark, wie man es beispielsweise oft bei Lymphadenosen, bisweilen auch bei Anämien findet.

Bei Prozessen, die zu einer Usurierung der Knochensubstanz führen, wie den Myelomen oder den echten malignen Neoplasmen, ist es evtl. erforderlich, Stücke der arrodierten Knochensubstanz im Zusammenhang mit dem Knochenmark zur histologischen Untersuchung zu entnehmen.

Es sei noch erwähnt, daß die Entnahme von Knochenmark bei einer Reihe von Versuchstieren am besten sich in der Weise bewerkstelligen läßt, daß man auch hier die langen Röhrenknochen verwendet, die man nach meiner Erfahrung zweckmäßig der Länge nach in einen Schraubstock spannt und diesen ganz behutsam anzieht. Bei einer gewissen Spannung entstehen dann zahlreiche Längssprünge im Knochen und es ist dann ein leichtes, mittels Pinzette die entstandenen Bruchstücke und Splitter abzuheben, wodurch das Mark als intakter Zylinder zum Vorschein kommt.

Schließlich ist noch darauf hinzuweisen, daß es oft bei der Entnahme des Materiales verabsäumt·wird, dem Periost die nötige Aufmerksamkeit zuzuwenden. Es werden dann Infiltrate und andere Veränderungen übersehen. In manchen Fällen dringt z. B. das gewucherte Mark durch die Haversschen Kanäle unter das Periost und bildet dort kleine pilzartige Erhebungen. Es kann in derartigen Fällen erwünscht sein, Knochenmark und Periost im Zusammenhang zu untersuchen, sodaß der Knochen mit zum Präparate gehört. In diesem Fall ist natürlich die Entkalkung des Knochens erforderlich. Wie wir später sehen werden, ist indessen für verschiedene Färbungen der vorangegangene Entkalkungsprozeß deshalb nicht gleichgültig, weil u. a. die Darstellung der Zellgranula dadurch leidet.

Besonders großen Wert auf die eingehende Untersuchung des Periostes wird man vor allem bei Chloromfällen legen und hier namentlich die platten Knochen einer sehr genauen Untersuchung unterziehen.

Milz: Bezüglich der Milz gilt im allgemeinen das gleiche, was über die Lymphdrüsen gesagt wurde. Man wird selbstverständlich auch hier Proben aus verschiedenen Stellen des Organs für die histologische Untersuchung entnehmen. Das trifft in erhöhtem Maß für den Fall zu, wo bereits die makroskopische Betrachtung der Schnittfläche eine ungleiche Verteilung der Gewebsveränderung erkennen läßt, so z. B. bei dem Vorhandensein von Infarkten oder bei der granulomatösen Porphyrmilz usw. Stets sollen auch genügend zahlreiche Stücke eingelegt werden, die Teile der Kapsel enthalten, da in diesen sich bisweilen wichtige Veränderungen wie Infiltrate z. B. finden.

Aus diesem Grunde ist auch hier wie bei den Lymphdrüsen auf die nächste Nachbarschaft des Organs bezüglich etwaiger mit dem Milzgewebe in Zusammenhang stehenden Infiltrationen zu achten. Insbesondere wird es in Fällen von Leukämie sich empfehlen, von der Muskulatur der linken Zwerchfellhälfte Proben zur histologischen Untersuchung zu entnehmen, da sich hier gelegentlich durch die Milzkapsel hindurch gewucherte Infiltrate finden.

Die Berücksichtigung der bisweilen vorhandenen Nebenmilzen wurde schon oben erwähnt.

Leber: Für die Leber sind besondere Grundsätze, die von dem bisher Ausgeführten abweichen, nicht anzuführen. Muß man bereits das Bestehen kadaveröser Veränderungen annehmen, so sollen zu histologischen Zwecken die unteren an den Dickdarm angrenzenden Teile des Organs möglichst vermieden werden. Man achte auch besonders auf das Verhalten der Leberpforte (Vorhandensein von Lymphomen).

Von weiteren Organen, die speziell bei Blutkrankheiten ein besonderes Interesse erfordern, ist noch die Thymusdrüse zu nennen. Unter anderem ist in den Fällen besondere Aufmerksamkeit am Platz, wo das Organ sich bereits im Zustande regressiver Metamorphose befindet. In diesem Fall soll man aus verschiedenen Teilen des thymischen Fettkörpers Proben histologisch untersuchen.

Man denke ferner an das in den verschiedensten Organen vorkommende extramedulläre Myeloidgewebe bei schweren Anämien, an das Vorhandensein von Knochenmarksgewebe im verknöcherten Kehlkopf sowie in Kalkherden der großen Gefäße und in Narben. Bei Hämatomen vergesse man nicht, die Grenzzone des Blutungsherdes histologisch zu untersuchen.

Im übrigen gelten hinsichtlich der Auswahl der Organe für die mikroskopische Untersuchung genau dieselben allgemeinen Regeln, die auch sonst in der pathologischen Anatomie befolgt werden.

Die Untersuchung des Blutes aus den großen Venen der Leiche ist stets
nur als Notbehelf anzusehen, wenn z. B. aus irgendwelchen Gründen die Blutuntersuchung bei Lebzeiten des Patienten nicht möglich war. Man wird sich
aber stets vor Augen halten müssen, daß derartige Untersuchungen an zahlreichen Fehlerquellen leiden, so z. B. der ungleichen Verteilung der Zellen sowie
den postmortalen Zellveränderungen usw.

Milzpunktion.

Es gibt bekanntlich eine Reihe von Erkrankungen des hämatopoetischen
Apparates, in denen erst die Untersuchung des durch Milzpunktion gewonnenen
Substrates eine exakte Diagnosenstellung ermöglicht (Kala-azar, myeloide Aleu-
kämie u. a. m.). Man hat daher in der letzten Zeit zu differentialdiagnostischen
Zwecken die Milzpunktion als Ergänzung der Blutuntersuchung warm empfohlen
(Klemperer und Hirschfeld).

An sich ist der Eingriff ungemein einfach, zumal es sich ja stets um mehr
oder weniger stark vergrößerte Milzen handelt. Man punktiert in rechter Seiten-
lage unter Anwendung einer dünnen Kanüle und darf nicht zu tief einstechen.
Selbstverständlich muß der Patient, der zweckmäßig vorher eine Morphium-
injektion erhält, während der Punktion den Atem anhalten und hinterher eine
Zeitlang ruhig liegen bleiben. Wie Hirschfeld betont, wird man bei Bestehen
einer hämorrhagischen Diathese sowie bei Verminderung des Gerinnungsvermögens
des Blutes, das man daher stets vorher daraufhin prüfen soll, besser auf die
Punktion verzichten.

Auf jeden Fall ist bei dem Eingriff äußerste Vorsicht geboten; denn auch bei
Beobachtung aller Kautelen sind Unglücksfälle offenbar nicht mit Sicherheit zu ver-
meiden, wie die erst jüngst von Stein mitgeteilte traurige Erfahrung über einen
Todesfall eine Stunde nach erfolgter Punktion bei einem Fall von Aleukämie lehrt.

Knochenmarkspunktion.

Der Vorschlag, beim Lebenden sich über die histologische Beschaffenheit
des Knochenmarks durch Eröffnen des Knochens und Punktion des Markes
Aufschluß zu verschaffen, wurde zuerst von Ghedini gemacht[1]).

Ghedini bohrt zu diesem Zweck das obere Schienbeindrittel an und zwar
die obere innere Fläche der proximalen Epiphyse. In besonderen Fällen nimmt
er die Punktion der Diaphyse im mittleren Tibiadrittel vor.

Nach gründlicher Desinfektion des Operationsgebietes nach den Regeln
der Asepsis (Jodanstrich) wird der Bezirk zunächst mittels Lokalanästhesie un-
empfindlich gemacht. Dann führt man einen etwa 1 cm langen Schnitt durch
Haut, Unterhautzellgewebe und Periost direkt auf den Knochen. Die Wund-
ränder sollen weit klaffen. Zum Anbohren des Knochens eignet sich am besten
ein elektrischer Bohrer oder ein solcher mit Pedalantrieb. Der Durchmesser des
Stahlbohrers soll 2—5 mm betragen. Der Bohrer muß senkrecht auf der Knochen-
oberfläche stehen, er wird mit festem Druck auf den Knochen aufgesetzt. Das
Eindringen in die Markhöhle erkennt man an dem plötzlichen Schwinden des
Widerstandes beim Bohren. Um kleine Stücke Knochenmark herauszubefördern,
führt man in den Bohrkanal entweder eine Pinzette ein, deren Branchen löffel-
artige Enden tragen oder man versucht mit einer Spritze mit abgestumpfter,
etwa 8 cm langer Kanüle von ca. 1 mm Weite etwas Gewebe zu aspirieren.

Geringfügige Blutungen, die im Anschluß an den Eingriff entstehen, lassen
sich durch Gazetampons leicht stillen. Der Schmerz, den der Patient bei der
Punktion empfindet, ist unbedeutend.

---

[1]) Am Tier hatte Ähnliches bereits früher A. Wolff mit Erfolg versucht.

Spuler und Schittenhelm haben ebenfalls mit Erfolg eine Punktion des Knochenmarks zu diagnostischen Zwecken vorgenommen. Bei Erwachsenen halten sie es für empfehlenswert, die Anbohrung der Kompakta der Tibia 5 cm vom oberen oder unteren Ende entfernt an ihrer medialen Seite vorzunehmen. Wenn man das untere Drittel wählt, so soll man nach den genannten Autoren den Bohrkanal schräg nach abwärts in einem Winkel von ungefähr 30° zur Sagittalebene verlaufen lassen. Auf die erstgenannte Weise gelangt man zur Spongiosa der Epiphyse; bei der Punktion am unteren Drittel erreicht man die wandständigen Spongiosabalken, die längs der Kompakta der Diaphyse emporreichen. Gleichzeitig wird bei diesem Verfahren nach Möglichkeit die Architektur des Knochens geschont.

Die Herstellung der Präparate.

In Betracht kommt:
1. Die Untersuchung des frischen, nicht fixierten Materiales,
2. die Untersuchung von Abstrichpräparaten,
3. die Untersuchung von Schnittpräparaten.

Zunächst seien hier einige kurze Bemerkungen über den Wert der genannten drei verschiedenen Untersuchungsmethoden gemacht.

Daß für die histologische Untersuchung in jedem Fall Schnittpräparate erforderlich sind, bedarf keiner Erläuterung. Dagegen ist mit dem größten Nachdruck auf den Wert der Abstrichpräparate hinzuweisen, zumal die Bedeutung dieses Verfahrens für hämatologische Fälle immer noch nicht genügend gewürdigt wird. Da es bei allen in dieses Gebiet fallenden Fällen auf eine möglichst genaue Analyse der Strukturdetails der Zellen ankommt und diese sich oft an Schnitten wegen der häufig mangelhaften färberischen Darstellung (besonders der Granula) nur unvollkommen vornehmen läßt, so steht hier das Abstrichpräparat im Gegensatz zu der sonst üblichen pathologisch-anatomischen Technik an Wert dem Schnittpräparat kaum nach und ist daher in jedem Fall vor den verschiedenen für die Untersuchung in Betracht kommenden Organen anzufertigen. Was endlich die Untersuchung von frischem Material (Zupf- und Quetschpräparate) anlangt, so stellt sie eine wichtige Ergänzung der beiden erstgenannten Methoden dar und gibt nicht selten Aufschlüsse, die weder durch die Schnitt-, noch durch die Abstrichpräparate ohne weiteres zu erlangen sind.

Untersuchung des frischen Materiales.

Die Untersuchung von frischem Material geschieht in der allgemein in der pathologischen Anatomie üblichen Form. Entweder untersucht man, wenn es sich um sehr saftreiche Gewebe handelt, das Material im eigenen Gewebssaft bzw. in dem mit dem Gewebssaft vermischten Blut. Ein frisches Präparat z. B. von der Leber, der Milz, den Lymphdrüsen, der Thymus, von Tumoren usw. untersucht man am besten, indem man mit der Schneide eines Messers über die Schnittfläche des Organs fährt und auf diese Weise eine genügende Menge zellhaltigen Organsaftes abstreift, von dem man einen Tropfen auf den Objektträger bringt. Da man jedoch auf diese Weise einen sehr zellreichen Saft gewinnt, empfiehlt es sich, denselben mit Kochsalzlösung zu verdünnen, indem man vorher den Objektträger mit einem Tropfen physiologischer NaCl-Lösung versieht und in diesen etwas von dem abgestrichenen Brei bringt. Noch vorsichtiger gestaltet sich die Untersuchung, wenn man anstatt Kochsalzlösung als Verdünnungsflüssigkeit Blutserum nimmt, da unter Umständen von der NaCl-Lösung doch ein gewisser schädigender Einfluß auf die Zellen ausgeübt wird, worauf E. Albrecht hingewiesen hat.

Das Knochenmark untersucht man im frischen Präparat einmal in der Weise, daß man in der oben beschriebenen Form von einem platten Knochen, z. B. einer Rippe mittels Schraubstocks etwas Mark herauspreßt und dieses direkt bzw. in NaCl-Lösung untersucht. Sodann wird man auch hier niemals verabsäumen, vom Mark der langen Röhrenknochen ein Präparat anzufertigen.

Hierbei wie auch bei den übrigen Organen ist es weiter von Vorteil, Zupfpräparate herzustellen, indem man ein kleines Stückchen des Gewebes in einem Tropfen NaCl-Lösung mit Hilfe von zwei Präpariernadeln zerkleinert. Selbstverständlich sollen alle derartigen Präparate von möglichst frischem Material stammen und unmittelbar nach der Herstellung untersucht werden, da sich sehr schnell kadaveröse Veränderungen einstellen.

Eine Ausnahme bildet der Nachweis der Charcot-Leydenschen Kristalle, die stets erst in Präparaten entstehen, die längere Zeit, evtl. mehrere Tage gestanden haben. In diesem Fall muß zur Verhütung der Eintrocknung das Präparat gegen die Luft abgeschlossen werden, indem man das Deckglas mit Paraffin oder Vaseline umrandet.

Vielfach ist es angebracht, durch verschiedene Zusatzflüssigkeiten die Einzelheiten des frischen Präparates deutlicher hervorzuheben. In erster Linie gehört hierher die Anwendung von Farbstoffen.

Das Neutralrot ist hierfür in hervorragendem Maße geeignet und zwar am besten in physiologischer NaCl-Lösung im Verhältnis 0,1 : 100 gelöst. Man läßt aus einer Pipette einen Tropfen der Farblösung unter den Rand des Deckglases fließen. Nach einigen Minuten haben sämtliche Kerne den roten Farbstoff angenommen, auch die Granulationen derselben treten deutlicher hervor. So entsteht ein sehr instruktives Bild, das die Untersuchung des frischen unfixierten Materiales außerordentlich erleichtert. Das Neutralrot ist daher für diese Zwecke auf das wärmste zu empfehlen.

Als weiteres Zusatzreagens ist ferner die 5proz. Essigsäure zu nennen, die man ebenfalls tropfenweise unter das Deckglas fließen läßt. Sie dient ebenfalls dazu, die Kerne deutlicher hervortreten zu lassen, doch ist für diesen Zweck das Neutralrot entschieden vorzuziehen.

Zum Nachweise von Glykogen in den Zellen benutzt man in der üblichen Form verdünnte Lugolsche Lösung (Jod 1,0, Kal. jodat. 2,0, Aqua dest. 100,0) mit 3—4 Teilen Wasser verdünnt. Glykogen färbt sich dunkelbraun.

Kali- und Natronlauge (1—3%) kommen für den Nachweis von Fett in den Zellen in Betracht.

Die Untersuchung des frischen Präparates ergibt häufig bereits einen weitgehenden Aufschluß über die Veränderung der untersuchten Organe. Ohne Schwierigkeit lassen sich identifizieren die Erythrozyten sowie die Erythroblasten, die Granulozyten, unter ihnen vor allem die Eosinophilen, ferner Riesenzellen bzw. deren freie Kerne, Phagozyten, besonders die Erythrophagen (namentlich in der Milz), schließlich die verschiedenen Arten von Pigment.

Herstellung von Organabstrichpräparaten.

Die Herstellung der Organabstrichpräparate geschieht im allgemeinen in derselben Weise wie diejenige der Blutabstrichpräparate. Ein Unterschied besteht allerdings insofern, als der auszustreichende Organsaft eine weniger dünnflüssige Beschaffenheit hat als das Blut. Da es in den uns hier interessierenden Fällen vor allem auf eine möglichst exakte Darstellung der Blutzellen namentlich unter Berücksichtigung ihrer Granulation ankommt und diese sehr leicht geschädigt wird, so muß man bei der Herstellung der Abstriche besonders vorsichtig zu Werke gehen.

Das Verfahren zur Gewinnung des auszustreichenden Gewebssaftes wird sich je nach der Art des untersuchten Organs verschieden gestalten. Bei sehr saftreichen Geweben, wie z. B. bei der Milz, genügt es im allgemeinen, über die Schnittfläche des Organs mit der Kante eines geschliffenen Objektträgers oder Deckglases zu fahren, um genügend Material zu gewinnen. Beim Knochenmark ist, soweit die spongiösen Knochen in Betracht kommen, die bereits erwähnte Methode zu empfehlen, das Mark mit Hilfe des Schraubstockes auszupressen. Der gewonnene Gewebssaft eignet sich stets gut zu Abstrichpräparaten. Auch beim Mark der Röhrenknochen erhält man genügend Material, wenn man die Kante des geschliffenen Objektträgers in die weiche Masse drückt oder über ihre Oberfläche hinwegstreicht. Ist das Mark konsistenter, so kann man auf sehr schonende Weise Abstriche erhalten, indem man kleine Stücke desselben mit einer Pinzette erfaßt und mit derselben über den Objektträger herüberfährt oder an mehreren Stellen desselben auftupft.

Bei der Leber genügt im allgemeinen das oben beschriebene Verfahren des Abstreifens von Organsaft von der Schnittfläche. Bei weniger sukkulenten Organen wie z. B. den Lymphdrüsen, der Thymus, sowie manchen Tumoren ist es empfehlenswert, um genügend Flüssigkeit zu gewinnen, ein kleines Stückchen Organ zwischen den Branchen einer Pinzette zu quetschen und den heraustretenden Saft zum Abstrich zu verwenden.

Anstatt eines geschliffenen Objektträgers oder Deckglases, kann man zum Ausstreichen auch die Kante eines Pappkartons z. B. einer Visitenkarte benutzen. Bei der Herstellung der Abstriche ist darauf zu achten, daß sie nicht was leicht eintritt, zu dick ausfallen, da sonst die Untersuchung infolge des enormen Zellreichtums des Präparates erschwert wird.

Es bedarf keiner besonderen Betonung, daß dieselben Organstücke, die man zur Herstellung von Abstrichpräparaten verwendet hat, nicht eingebettet und geschnitten werden dürfen, da sie erheblichen Läsionen ausgesetzt wurden. Um indessen möglichst aus derselben Region des Organes, von der man den Abstrich gemacht hat, Schnittpräparate zu erhalten, ist es zweckmäßig, das betreffende Organstück durch einen Schnitt in zwei Hälften zu zerlegen, von denen die Schnittfläche des einen die Abstrichpräparate, das andere die Schnittpräparate liefert.

Abstrichpräparate werden stets in gefärbtem Zustand untersucht. Zunächst werden sie an der Luft getrocknet, was in wenigen Minuten erfolgt. Nur in besonderen Fällen, wo es darauf ankommt, z. B. Material, das dem lebenden Körper entnommen ist, besonders rasch zu fixieren, bringt man die Abstriche sofort in Osmiumsäure (vgl. S. 316). Im übrigen finden hier die gleichen Fixierungsmethoden Anwendung, die bereits bei Beschreibung der Blutabstrichpräparate besprochen wurden.

Für die Triazidfärbung ist auch hier die Fixierung in der Hitze auf der Ehrlichschen Kupferplatte oder im Heizschrank die beste Methode, wobei die Anwendung des letzteren den Vorzug verdient, da die Gleichmäßigkeit der Erhitzung auf der Heizplatte wegen der größeren Dimensionen der Objektträger nicht so sicher wie bei den kleineren und dünneren Deckgläsern gewährleistet wird. Für die übrigen Färbungsmethoden eignet sich am besten die Fixierung mit Methylalkohol (10—20 Minuten) als Universalmethode. Bei Knochenmarkausstrichen beeinträchtigt bisweilen der starke Fettgehalt der Präparate die nachfolgende Färbung. In diesen Fällen soll man die Präparate vor der Färbung entfetten, indem man sie für $^1/_2$—$^3/_4$ Stunde in Äther legt.

Die **Färbung** der Organabstriche geschieht in der gleichen Form, die bei der Färbung der Blutabstriche geschildert wurde. Es kommen genau dieselben Färbungsmethoden in Betracht.

Besonders geeignet zur panoptischen Darstellung der verschiedenen Zellbestandteile sind außer dem Triazid die May-Giemsafärbung sowie die Färbung mit Panchrom. Für besondere Zwecke (vgl. S. 347) kommt dann noch die Methylgrün-Pyroninmethode in Betracht. Bei der Darstellung der Altmann-Schriddeschen Granula müssen die Präparate, wie schon bemerkt, sofort nach ihrer Herstellung in Osmiumsäure fixiert werden.

Herstellung von Schnittpräparaten.

Die zur Herstellung von Schnittpräparaten erforderlichen Organstücke dürfen nicht zu dick sein, damit das Eindringen der verschiedenen Flüssigkeiten ins Gewebe rasch erfolgt. Im allgemeinen darf die Dicke des Stückes 5 mm nicht überschreiten. Man muß dafür Sorge tragen, daß die Flüssigkeit die Möglichkeit hat, ausgiebig mit dem Stück in Berührung zu kommen. Deshalb sollen die Objekte nicht auf den Boden des Gefäßes gelegt werden, sondern auf einen Bausch entfetteter Watte oder Fließpapier, der mit der Flüssigkeit zu tränken ist. Auf diese Weise kann das Objekt allseitig genügend von Flüssigkeit umspült werden. Ein wichtiges Erfordernis ist ferner, daß man genügend Flüssigkeit verwendet. Dieselbe soll mindestens das 10—20fache Volumen des eingelegten Organstückes betragen.

Handelt es sich um sehr dünne, flächenhafte Gebilde wie Stücke des Magens und Darms, der Haut, des Mesenteriums usw., so bringt man sie, um ein Aufrollen zu vermeiden, am besten in aufgespanntem Zustand in die Flüssigkeit (wenigstens für die Fixation), indem man sie auf dünne Korkscheiben mittels Nadeln feststeckt. Bei Anwendung von Sublimat, Chromsäure, Osmiumsäure usw. sind statt der Metallnadeln Nadeln aus Horn oder Igelstacheln anzuwenden. Ist das Stück in planer Lage erst fixiert, so bedarf es für die Behandlung in den weiteren Flüssigkeiten dieser Vorsichtsmaßregel nicht mehr.

Es ist zwar selbstverständlich, muß aber hier dennoch besonders hervorgehoben werden, daß sämtliche Gläser, in denen die Fixierung und die übrigen Prozeduren erfolgen, peinlich sauber sein müssen. Desgleichen ist zu verlangen, daß sämtliche Lösungen mit destilliertem und nicht mit Brunnenwasser hergestellt werden.

Was endlich die Gefäße betrifft, die sich am besten für diese Zwecke eignen, so sind weithalsige breite Glasfläschchen mit einem eingeriebenen Glasstöpsel zu empfehlen, dessen obere Fläche matt gehalten ist und sich dadurch zum Schreiben mit dem Farbstift eignet. Hier notiert man die notwendigen Bemerkungen über das Organ. Noch besser sind Gläser mit mattgeätzter Etikettfläche für Notizen.

Die Fixierung.

Zur Fixierung des in der Hämatologie in Betracht kommenden Untersuchungsmateriales sind nicht alle in der allgemeinen mikroskopischen Technik üblichen Fixationsmittel in gleicher Weise geeignet. Bevorzugt werden naturgemäß diejenigen Methoden, die eine besonders klare Darstellung der einzelnen Zellbestandteile, namentlich des Kerns und der Granulationen ermöglichen. Zum großen Teil hängt die Auswahl der Fixierungsmethoden von der Art der anzuwendenden Färbung ab. Aus diesem Grunde wird man, wenn man mehrere verschiedene Färbungen vornehmen will, auf jeden Fall mehrere Stücke auf verschiedene Weise fixieren.

Von allgemein bei der Fixierung zu beachtenden Regeln ist noch hervorzuheben, daß es vom Übel ist, die einzulegenden Organe vorher mit Wasser oder mit physiologischer NaCl-Lösung abzuspülen. Die Fixierung erfolgt in besonders zweckmäßiger Form, wenn die Organe in eine auf Körpertemperatur erwärmte Lösung gebracht werden und die Fixierung sich im Brutschrank vollzieht.

Fixierung durch Hitze.

Diese zwar primitive, aber für besondere Zwecke brauchbare Methode besteht darin, daß man ein kleines Organstück durch siedendes Wasser fixiert. Das Verfahren kommt nur dort in Betracht, wo es darauf ankommt, möglichst schnell die Untersuchung ausführen zu können. Das bis zu 1,5 cm breite und höchstens 3 mm dicke Stück wird in ein mit physiologischer Kochsalzlösung oder besser einer 5 proz. Formalinlösung gefülltes Reagenzglas gebracht und dieses langsam über der Flamme bis zum Sieden erhitzt. Nach mehrmaligem Aufkochen ist die Fixierung vollendet und man kann nun sofort das Stück einbetten oder, was für diese Zwecke häufiger in Betracht kommt, Gefrierschnitte herstellen (vgl. hierüber Seite 400).

Formolfixierung.

Das Formol bildet ein vorzügliches Fixierungsmittel und ist für die hier in Betracht kommenden Zwecke deshalb besonders geeignet, weil es einmal die Blutzellen ausgezeichnet fixiert, sodann weil es bei den meisten in der Hämatologie angewendeten Färbungen anwendbar ist. Als weiterer mehr nebensächlicher Vorteil kommt überdies noch in Betracht, daß ein Auswaschen der Präparate nach der Fixierung, wenn es darauf ankommt, Zeit zu ersparen, nicht unbedingt notwendig ist.

Im allgemeinen gebraucht man eine 10 proz. Formalinlösung. Da sich dieselbe nicht lange hält, stellt man stets nur ein bestimmtes Vorratsquantum her, indem man die käufliche Formalinstammlösung (40%) auf das 10 fache mit destilliertem Wasser verdünnt. Besonders schonend ist die Fixierung in 5 proz. Formalinlösung. Wegen der leichten Zersetzlichkeit des Formalins durch Licht soll die Fixation in dunklen Gläsern erfolgen. Die Dauer der Fixation beträgt je nach der Dicke der Stücke 6—24 Stunden.

Im allgemeinen lassen sich sämtliche Zellbestandteile nach Formolfixierung gut darstellen, auch die Plasmazellen. Für die Darstellung der neutrophilen Granulationen sowie der Altmann-Schriddeschen Granula empfiehlt Schridde, die Stücke nach der Formolfixierung auf 12 Stunden, für den letztgenannten Zweck auf 24 Stunden in Müllersche Flüssigkeit zu legen. Zu beachten ist noch, daß man bei sehr blutreichen Organen (Milz) bei Anwendung von stärkerem Formol leicht braune Niederschläge erhält. Dies tritt auch ein, wenn man eine ältere Formollösung verwendet oder die Präparate zu lange im Formalin liegen läßt.

Es hat sich gezeigt (Hueck), daß dieses sog. Formolpigment nicht entsteht, wenn das untersuchte Material vollständig lebensfrisch war und von Krankheitsfällen stammt, bei denen keine pathologischen Veränderungen des Blutes vorliegen. Hier bewirkt sogar 40 proz. Formol keine Niederschläge (ausgenommen das Blut in den Blutgefäßen). Handelt es sich dagegen um weniger frische Organe, wie es z. B. das gewöhnliche Sektionsmaterial ist, so entsteht das Pigment bei

Anwendung von stärkerem Formol fast immer, bei 4 proz. Formalin etwas seltener und erst nach Einwirkung während mehrerer Tage oder Wochen, namentlich dann, wenn eine Krankheit vorlag, die mit Blutzersetzung oder -auflösung einherging wie manche Formen von Sepsis, Leukämie, perniziöse Anämie, Vergiftung mit Blutgiften, Stauung, in diesen Fällen auch dann, wenn die Organe vollkommen lebensfrisch fixiert werden (Hueck). Seinem chemischen Charakter nach düfte es ein methämoglobin- oder hämatinähnlicher Körper sein (Takayama, Hueck). Jedenfalls gibt es keine Eisenreaktion.

Man vermeidet das Auftreten des Formolpigments dadurch, daß man eine nicht zu starke Formalinlösung (nicht über 10%) anwendet, dieselbe stets frisch bereitet und die Dauer der Fixation im allgemeinen nicht über 24 Stunden ausdehnt.

Da die durch Formol erzeugten Pigmentniederschläge in wässerigen und alkoholischen Alkalien löslich sind, so kann man durch nachträgliche Behandlung der Organstücke bzw. Schnitte mit diesen Agentien dieselben von den Niederschlägen befreien.

Nach Schridde und Fricke lassen sich die Formolniederschläge entfernen, indem man die Organstücke in Ammoniakalkohol legt. Zunächst wäscht man die aus dem Formol kommenden Präparate sorgfältig 12—24 Stunden in fließendem Wasser und bringt sie darauf in folgende Lösung:

75 proz. Alkohol . . . . 200 Teile
25 „ Ammoniak . . . 1 Teil.

Diese Lösung ist am besten jedesmal frisch herzustellen. In ihr bleiben die Stücke 12 Stunden.

Handelt es sich um besonders blutreiche Organe, so empfehlen die genannten Forscher die doppelte Ammoniakmenge und einen Aufenthalt der Stücke von 6 Stunden in der Lösung. Aus dem Ammoniakalkohol bringt man die Stücke sofort auf 6 Stunden in 96 proz. Alkohol, auf weitere 6—12 Stunden in absoluten Alkohol, hierauf in Toluol usw.

Auch Verocay hat verschiedene Verfahren versucht, um die Formolniederschläge zu entfernen. Er fand u. a., daß durch Einwirkung von Oxydationsmitteln wie Kaliumpermanganat und Wasserstoffsuperoxyd bei Gegenwart von Säuren dies Ziel erreicht wird. Doch ist dabei zu beachten, daß z. B. saure Wasserstoffsuperoxydlösung bei längerer Einwirkung auch das Hämosiderinpigment beseitigt.

Zur Behandlung von Schnitten empfiehlt sich entweder die Methode von Verocay: Die Schnitte kommen für 10 Minuten in eine Lösung von

1 Teil 1 proz. wässerige Kalilauge (1 g Kal. caust. fus. in 100 Wasser)
25 Teile 80 proz. Alkohol.

Danach Auswaschen in zweimal gewechseltem Wasser etwa 5 Minuten, dann 80 proz. Alkohol 5 Minuten und zurück in Wasser.

Oder man bringt nach Schridde die Schnitte in den oben angegebenen Ammoniakalkohol für $^1/_2$ Stunde oder bei viel Pigment längere Zeit (Kontrolle unter dem Mikroskop) und wäscht gründlich aus.

Vielfach finden in der Hämatologie als Fixationsmittel die chromsauren Salze als Bestandteile verschiedener Gemische Anwendung, so in den nachfolgend beschriebenen Lösungen.

Fixierung in Orthscher Mischung (Formol-Müller).

Das Orthsche Gemisch besteht aus Formol und Müllerscher Flüssigkeit. Es ist nach folgendem Rezept zusammengesetzt:

Kaliumbichromat . . . .   2,5 ⎫ Müllersche
Natrium sulfuric. . . . .   1,0 ⎬ Flüssigkeit.
Aqua dest. . . . . 100,0 ⎭
Formalin-Stammlösung (40%) .   10,0

Diese Lösung ist für hämatologische Zwecke noch mehr als die einfache Formolfixation zu empfehlen, da es mit ihr gelingt, sämtliche, auch die schwieriger darzustellenden Zellelemente so zu fixieren, daß auch bestimmte Spezialfärbungen, namentlich die Färbung der verschiedenen Granulationen gut gelingen.

Die Fixierung muß in braunen Glasgefäßen erfolgen. Die Mischung ist jedesmal frisch unmittelbar vor dem Gebrauch aus ihren beiden Bestandteilen herzustellen. Bei längerem Stehen bildet sich nach etwa 4 Tagen ein krystallinischer Niederschlag, mit dessen Erscheinen die Mischung unwirksam wird. Die Dauer der Fixierung beträgt 24 Stunden. Bei längerem Aufenthalt in der Flüssigkeit werden die Präparate mitunter brüchig. Nach der Fixierung müssen die Stücke gründlich in fließendem Wasser ausgewaschen werden.

Unter den Kombinationen von chromsauren Salzen mit Sublimat finden in der Hämatologie sowohl die Zenkersche wie die Hellysche Mischung Verwendung.

Fixierung nach Zenker.

Die Zenkersche Flüssigkeit hat folgende Zusammensetzung:

Sublimat   5,0
Kal. bichrom.   2,5
Natr. sulfuric. . . .   1,0   werden in der Wärme in
Aqua dest. 100,0   gelöst.

Kurz vor dem Gebrauch fügt man 5 Teile Eisessig hinzu.

Die Präparate bleiben 24 Stunden in der Lösung und werden alsdann gründlich ausgewaschen. Hier wie bei der folgenden Hellyschen Lösung ist dafür Sorge zu tragen, daß die kristallinischen Niederschläge in den Geweben, die sich leicht bei längerem Aufenthalt der Stücke in Sublimatlösungen finden, beseitigt werden. Man soll die Niederschläge möglichst schon aus den fixierten Stücken und nicht erst aus den Schnitten entfernen. Hierzu eignet sich das Jod.

Man legt die gründlich mit Wasser ausgewaschenen Stücke in 70 proz. Alkohol, dem so viel Jod (Jodtinktur) zugesetzt ist, daß er eine dunkelbraunrote Farbe zeigt und erneuert den Alkohol so oft, als Entfärbung desselben eintritt. Hierauf bringt man die Stücke in gewöhnlichen 70 proz. Alkohol, den man wiederholt wechselt, bis er keine Gelbfärbung mehr zeigt.

Besser als die Zenkersche Methode ist die

Fixierung nach Helly.

Nach Helly ist ein Übelstand der Zenkerschen Mischung, daß die Essigsäure derselben schneller ins Innere der Stücke eindringt als die übrigen Bestandteile, wodurch es zur Schädigung namentlich der Granulationen kommt. Helly ersetzt daher die Essigsäure der Zenkerschen Lösung durch Formol. Er stellt die Lösung in der Weise her, daß er zu

Kal. bichrom.   2,5
Natr. sulfuric.   1,0
Sublimat   5,0
Aqua dest. 100,0

erst kurz vor dem Gebrauch Formol (40 proz. Stammlösung) 5,0 hinzufügt.

Die Flüssigkeit soll nicht länger als 6 Stunden auf die Präparate einwirken. Bei größeren Stücken empfiehlt **Helly**, die Fixierung mit einem essigsäure- und formolfreien Gemisch bis im ganzen 24 Stunden fortzusetzen. Dann erfolgt die Jodbehandlung der Stücke wie bei der **Zenker**schen Lösung. Die Schnitte sind vor der Färbung mehrere Stunden in fließendem Wasser und hierauf $^1/_2$ Stunde in destilliertem Wasser auszuwässern.

Die **Helly**sche Methode ermöglicht eine distinkte Färbung sowohl der Kerne wie der Granulationen. Bezüglich ihrer Verwendbarkeit bei embryologischen Untersuchungen vgl. Seite 402.

Die in der histologischen und embryologischen Technik angewendete **Sublimat-Pikrinsäure** bietet für die Hämatologie keine besonderen Vorzüge.

Osmiumsäurehaltige Lösungen.

Handelt es sich darum, lebenswarm entnommenes Material zu fixieren, so ist die Osmiumsäure in ihren verschiedenen Kombinationen ein wertvolles Fixationsmittel. Da die Osmiumsäure sehr lichtempfindlich ist, so ist die Fixierung im Dunkeln vorzunehmen. Ein Nachteil der Osmiumsäure ist, daß sie nur wenig in die Tiefe dringt. Daher müssen die zu fixierenden Stücke besonders dünn (nicht dicker als 1—2 mm) sein.

Zu den Fixierlösungen, die Osmiumsäure enthalten, gehört die

Osmiumchromessigsäuremischung nach Flemming.

Diese Lösung, die bereits bei Besprechung der Fixierung von Blutpräparaten beschrieben wurde, gibt eine **sehr** gute Fixierung der Kernstruktur sowie derjenigen des Protoplasmas. Bezüglich der Zusammensetzung der Lösung siehe Seite 318.

Man fixiert 24 Stunden im Brutschrank und wäscht gründlich aus. Das Verfahren eignet sich zur Darstellung der **Altmann-Schridde**schen Granula. Doch empfiehlt sich zu diesem Zweck mehr die Seite 425 beschriebene Methode. Fett läßt sich mit dieser Lösung gut fixieren.

Platinchloridosmiumessigsäurelösung nach Hermann.

Hier ist die Chromsäure der **Flemming**schen Lösung durch eine Platinchloridlösung ersetzt. Das käufliche sog. Platinchlorid ist tatsächlich Platinchlorwasserstoffsäure, eine hygroskopische, an der Luft zerfließende Substanz. Die **Hermann**sche Lösung besteht aus

> 1 proz. Platinchloridlösung . . . . . 15 Teile
> 2 proz. Osmiumsäure . . . . 4 „
> Eisessig . . . . 1 „

Man fixiert kleine Organstückchen, die nicht dicker als 2 mm sein dürfen, 24 oder besser 48 Stunden im Brutschrank. Da nach den Untersuchungen A. **Fischers** das Platinchlorid zu den farbenfeindlichen Agenzien gehört, sind bei dieser Fixierung die Präparate ganz besonders sorgfältig (bis zweimal 24 Stunden) auszuwaschen, andernfalls mißlingt u. a. die Kernfärbung. Bei richtig behandelten Präparaten gibt auch diese Fixiermethode ausgezeichnete Resultate, jedoch hat sie vor der **Flemming**schen Lösung für hämatologische Zwecke keine besonderen Vorzüge, ist dagegen infolge des Gehalts an Platinchlorid erheblich teurer als diese.

Fixierung nach Maximow.

Maximow fügt zu der von **Helly** angegebenen Zenker-Formollösung 2 proz. wässerige Osmiumsäure hinzu. Die Lösung ist stets frisch zu bereiten, indem man auf 100 ccm der warmen Stammlösung 10 ccm käufliches Formol und 10 ccm $^1/_2$ proz. Osmiumsäure zusetzt. Die Lösung hält sich mehrere Tage unverändert. Die Fixation ist im Dunkeln vorzunehmen. Fixationsdauer wie bei der Hellyschen Flüssigkeit, evtl. 24 Stunden und länger. Bei der Nachbehandlung der Stücke kommen dieselben wie auch sonst bei Sublimatbehandlung in Jodalkohol.

Maximow machte mit dieser Lösung namentlich bei embryologischem Material gute Erfahrungen (vgl. hierzu Schriddes Ansicht Seite 402).

Fixierung nach Altmann.

Das Altmannsche Gemisch ist

> 5 proz. Kaliumbichromatlösung
> 2 proz. Osmiumtetroxydlösung $\overline{\mathrm{aa}}$.

Für diese Fixierung ist es unerläßlich, daß die zu fixierenden Stücke sehr klein und nur wenige Millimeter dick sind, da die Osmiumsäure nur wenig in die Tiefe dringt. Die Dauer der Fixation beträgt 24 Stunden, kann aber auch auf 48 Stunden ausgedehnt werden. Die Stücke sind gründlich in fließendem Wasser 12—24 Stunden zu waschen und werden dann noch vor der Überführung in Alkohol einige Stunden in destilliertem Wasser gewässert.

Diese Fixierungsmethode kommt ausschließlich für die Darstellung der von Altmann beschriebenen fuchsinophilen Protoplasmakörnungen in Frage.

Fixierung mit Alkohol.

Für bestimmte Zwecke ist Alkohol von 96—100 % ein geeignetes Fixationsmittel. Die kleinen Präparatstücke werden bei Zimmertemperatur in 96 proz. Alkohol gebracht, der im Laufe der nächsten 6 Stunden zweimal durch absoluten Alkohol ersetzt wird. Nach Ablauf dieser Zeit werden sie entweder in 90 proz. Alkohol aufbewahrt und zur Einbettung weiter behandelt. Sollen Gefrierschnitte (z. B. für die Eisenreaktion) hergestellt werden, so müssen die Stücke gründlich durch zwölfstündiges Waschen in fließendem Wasser von Alkohol befreit werden.

Die Alkoholfixierung, bei der mitunter Schrumpfungserscheinungen am Präparat nicht zu vermeiden sind, ist erforderlich erstens zur Darstellung von eisenhaltigem Pigment und zweitens zur Färbung der wasserlöslichen Mastzellkörnung. Andere Färbungen werden durch sie nicht ausgeschlossen.

Fixierung nach Carnoy.

Die Mischung von Carnoy wird neuerdings für hämatologische Zwecke weniger angewendet, da der Gehalt an Essigsäure für die Darstellung der Zellgranulationen nicht günstig ist. Die Zusammensetzung der Flüssigkeit ist:

> Alkohol absolut. 6
> Chloroform 3
> Eisessig . . . . 1.

Die Fixation erfolgt schnell und ist auch bei größeren Stücken in spätestens 3 Stunden beendet. Die Stücke kommen hinterher in absoluten Alkohol, der nach 24 Stunden zu erneuern ist.

Fixierung mit Luzidol.

Das S. 318 genannte Luzidol eignet sich nach Szécsi auch zur Fixierung von Gewebsstücken. Nach dem genannten Autor bringt man möglichst kleine Stücke für 4—6 Stunden in Azeton-Luzidol (vergl. S. 318) oder für 10—12 Stunden in

Pyridinluzidol bei Zimmertemperatur und zwar in gut verschlossenen Gefäßen, und hierauf in Azeton-Xylol auf 8—10 Stunden (nicht länger, da die Präparate sonst zu spröde werden). Die weitere Behandlung (Xylol, Xylol-Paraffin usw.) ist die übliche.

Das Wässern der Präparate.

Über das Auswaschen der Präparate müssen hier einige Bemerkungen Platz finden, da von der sachgemäßen Ausführung dieser Prozedur viel für das Gelingen der Färbung der Präparate abhängt.

Es sind zahlreiche, zum Teil komplizierte Waschvorrichtungen für diesen Zweck konstruiert worden. Im allgemeinen wird man jedoch mit einfachen Vorrichtungen auskommen, die man sich aus den in jedem Laboratorium vorhandenen Utensilien improvisieren kann. Notwendig ist fließendes Wasser, am besten die Wasserleitung mit Waschbecken und Abfluß; erwünscht sind mehrere Wasserleitungshähne. Wichtig ist beim Wässern einmal, daß die Stücke nicht direkt mit dem aus dem Hahn strömenden Wasser in Berührung kommen, weil sie hierbei leicht mechanischen Insulten durch den Wasserstrahl ausgesetzt werden, ferner daß dafür gesorgt wird, daß das Waschwasser in dem untersten Teil des Gefäßes, wo sich am meisten von der Fixationslösung findet, gründlich zirkuliert, sowie endlich, daß die Stücke nicht mit dem Wasserstrom aus dem Gefäß weggeschwemmt werden.

Eine sehr einfache Wässerungsvorrichtung ist folgende. Man läßt das Wasserleitungswasser in ein großes weites Gefäß fließen, das als Wasserreservoir dient. Die zu waschenden Präparate befinden sich in einem zweiten kleineren Gefäß, das mit dem ersten durch ein gläsernes Heberohr verbunden ist. Der Abfluß des Wassers aus dem zweiten Glase erfolgt ebenfalls mittels Hebers, dessen einer Schenkel bis fast auf den Boden des Gefäßes reicht. Die Öffnung dieses Schenkels trägt eine kleine Kappe aus Gaze, um zu vermeiden, daß kleinere Präparate von der Rohrmündung angesogen werden. Der andere äußere Schenkel steht mittels Gummischlauchs mit dem Ausguß in Verbindung. Man braucht nur die Wasserzufuhr am Hahn richtig einzustellen und kann dann den Apparat sich selbst überlassen.

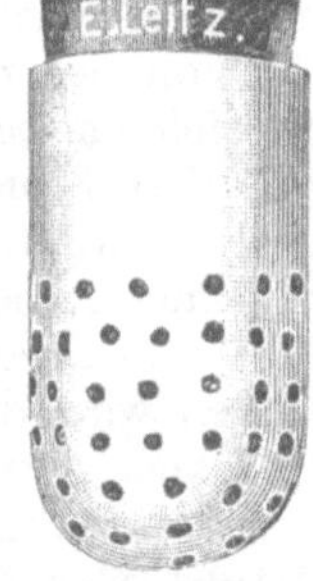

Abb. 192. Waschvorrichtung nach Fairchild.

Zweckmäßig ist auch das von Fairchild angegebene Verfahren. Die zu wässernden Stücke kommen in Porzellanzylinder, die siebartig durchlöchert sind und an dem einen Ende mit einem großen Korkstopfen verschlossen werden (Abb. 192). Man bringt sie in ein Wasserleitungsbassin, in welchem sie infolge des Korks schwimmen.

Schridde legt die Präparate in kleine Kästchen aus Messingdraht, deren 2 Hälften durch ein Gummiband zusammengehalten werden. Bei leicht verletzlichen Präparaten legt er auf den Boden des Kästchens etwas entfettete Watte und bedeckt die Präparate ebenfalls locker mit etwas Watte.

Sehr brauchbar ist übrigens zum Wässern die Anwendung einer größeren Metallwanne, die zum Zwecke des Wasserabflusses in ihrer Wand dicht unter dem oberen Rand eine Reihe kleiner Löcher besitzt (Schridde). Man setzt die Wanne in das Abflußbassin der Wasserleitung und läßt das Wasser durch einen bis auf den Boden reichenden Gummischlauch einströmen. Die verschiedenen Vorrichtungen zum Wässern, wie Siebdosen, Drahtkörbchen usw. werden in die Wanne gelegt.

Die Entkalkung.

Gelegentlich ist es, wie wir gesehen haben, notwendig, im Zusammenhang mit dem Mark Stücke vom Knochen zu untersuchen. Dieser Fall kommt z. B. auch bei dem verknöcherten Kehlkopfknorpel (Myeloidgewebe!) in Frage. Hier muß man die Stücke, um sie schnittfähig zu machen, zunächst entkalken.

Die Entkalkung der Stücke, die sich stets durch Einwirkung von Säuren vollzieht, ist ein recht energischer Eingriff, der nicht nur eine Quellung der Gewebe erzeugt, sondern vor allem auch die färberische Darstellung empfindlicher Zellelemente wie vor allem der Granulationen stark beeinträchtigt. (Aus diesem Grunde ist es hier besonders notwendig, neben Schnittpräparaten auch Abstrichpräparate zu untersuchen.)

Man verfährt im allgemeinen in der histologischen Technik nach dem Grundsatz, bei der Entkalkung der Gewebe dieselben erstens gegen die schädigende Einwirkung der Säuren widerstandsfähiger zu machen, indem man sie vorher fixiert und zweitens den die Entkalkung bewirkenden Lösungen Substanzen zuzusetzen, die der durch erstere bewirkten Quellung des kollagenen Gewebes entgegenwirken. Solche Substanzen sind Alaun, Kochsalz, Formalin, Phloroglyzin, Alkohol usw.

Von den zahlreichen Säuren, die für die Entkalkung empfohlen wurden, hat sich am besten die Salpetersäure bewährt. Es ist jedoch zu beachten, daß diese Säure in stärkerer Verdünnung (nach Schaffer unter 1,6%) stark quellend wirkt. Am meisten geeignet ist eine Konzentration von 2—10%. Es ist ferner zu berücksichtigen, daß die zu entkalkenden Organstücke möglichst klein sein sollen, damit der Entkalkungsprozeß schnell vor sich geht und vermieden wird, daß die oberflächlichen Schichten der Stücke allzu lange der auf die Dauer stets schädlich wirkenden Entkalkungsflüssigkeit ausgesetzt werden.

Man zerlegt deshalb die Knochensubstanz resp. die kalkhaltigen Stücke mittelst Säge in kleine Scheiben. Ist die Entkalkung beendigt, wovon man sich durch Einstechen einer Nadel in die Stücke überzeugt, so ist sehr gründlich zu waschen, damit jede Spur der Säure, die der Färbung hinderlich ist, entfernt wird. Dabei ist es allerdings schonender, anstatt die Präparate aus der Säure direkt in das Wasser zu bringen, wodurch wiederum eine Quellung entsteht, die Stücke zunächst für 20—24 Stunden in eine 5proz. Lösung von Natriumsulfat oder Kalialaun zu legen.

Unter den zahlreichen empfohlenen Entkalkungsmethoden seien hier die zwei folgenden Verfahren als für das hämatologische Material geeignet beschrieben.

Phlorogluzin-Salpetersäure.

Man löst nach Haug 1 g Phlorogluzin vorsichtig in 10 ccm reiner, nicht rauchender Salpetersäure (spezifisches Gewicht 1,414), ohne zu erwärmen, unter dem Abzug, wobei unter stürmischer Reaktion eine rubinrote Flüssigkeit entsteht, und verdünnt mit 50 ccm Aqua dest. Diese Stammlösung verdünnt man weiter mit 20proz. Salpetersäure bis auf 300 ccm.

Die Phlorogluzinsalpetersäure bewirkt eine sehr rasche Entkalkung, wobei das Phlorogluzin wahrscheinlich nur die schädigende Wirkung der Salpetersäure paralysiert (Schaffer). Kleine Stücke sind innerhalb $^1/_2$ Stunde bis höchstens wenigen Stunden vollständig entkalkt. Bei vorheriger Fixation in Müller-Formol gelingt die nachträgliche Färbung der Blutzellen leidlich gut.

Bessere Resultate gibt nach meiner Erfahrung die von Schridde für hämatologische Zwecke speziell empfohlene Methode der Entkalkung mit

Formalinsalpetersäuremischung.

Man fixiert die Organstücke zunächst in Formol oder Müller-Formol während 48 Stunden (einmal wechseln!) in der Wärme. Nach erfolgter Fixation werden die Stücke gründlich gewaschen und auf 24 Stunden in 75proz. Alkohol gebracht. Hierauf kommen sie in folgende Lösung:

$$
\begin{array}{ll}
\text{Formalin} & 10 \text{ ccm} \\
\text{Aqua dest.} & 90 \;\; ,, \\
\text{offic. Salpetersäure} & 20 \;\; ,,
\end{array}
$$

Die Entkalkung soll im Brutschrank vorgenommen werden. Sie ist je nach dem Material in 2—24—48 Stunden beendet. Schridde bringt die Stücke hierauf sofort in fließendes Wasser. Nach meinen Erfahrungen ist es wie oben bemerkt vorsichtiger, die Stücke zunächst für etwa 24 Stunden in einer 5proz. Natriumsulfatlösung zu entsäuern. Hierauf wässert man die Präparate 24—48 Stunden.

Für besondere Fälle empfiehlt Schridde die Stücke nach dem Wässern nochmals für 24 Stunden in Müller-Formol zu bringen und sie nochmals gründlich auszuwaschen, worauf sie in Alkohol usw. kommen.

Die Einbettung.

Um die Organe schnittfähig zu machen, wird man sie, abgesehen von der Herstellung von Gefrierschnitten (siehe unten), die jedoch für die hämatologische Untersuchung nur wenig Anwendung finden, in eine schneidbare Masse einbetten. Für die uns hier interessierenden Zwecke ist zu fordern, daß das Einbettungsverfahren erstens die Ausführung genügend dünner Schnitte ermöglicht, sodann daß durch die Einbettung nicht eine Beeinträchtigung der verschiedenen Färbungen erfolgt. Nach diesen Gesichtspunkten kommt hier ausschließlich die Paraffineinbettung in Frage.

Paraffineinbettung.

Um die Präparate in Paraffin einzubetten, muß man sie zunächst durch Alkohol entwässern und dann in ein Medium überführen, in welchem sich Paraffin löst. Die Entwässerung geschieht in der Weise, daß man die Präparate durch Alkohol von steigender Konzentration hindurchführt. Man bringt die Organstücke, nachdem sie gewässert sind, zunächst in 40proz. Alkohol für etwa $\frac{1}{2}$ bis 1 Stunde und für die gleiche Zeit der Reihe nach in 60%, 75%, 85%, 96% und absoluten Alkohol[1]); in letzterem bleiben die Stücke etwa 2—3 Stunden.

Nach der Entwässerung werden die Stücke zur Vorbereitung der Paraffineinbettung in ein sog. Vormedium übergeführt, das Paraffin gut zu lösen vermag. Hierzu eignet sich Xylol und Toluol sowie vor allem Chloroform und Schwefelkohlenstoff. Am schonendsten ist für die hier in Betracht kommenden Zwecke das Chloroform, wogegen bei der Behandlung mit Xylol und Toluol die Stücke leicht schrumpfen und spröde werden. Bei Anwendung der beiden letztgenannten Vormedien, die mit Alkohol, der nicht vollständig wasserfrei ist, leicht Trübungen geben, ist es von Vorteil, die Stücke vorher (nach dem absoluten Alkohol) für einige Stunden in Anilinöl zu legen. Dies hat zugleich

---

[1]) Um einen Alkohol von höherer Konzentration in einen solchen von geringerer Konzentration umzuwandeln, genügt es praktisch, wenn man die Formel $x = \frac{a \cdot b}{c}$ anwendet. Hierbei bedeutet a die gewünschte Menge des Alkohols von geringerer Konzentration, b die gewünschte Konzentration in Prozenten, c die gegebene höhere Konzentration, x die Menge des zur Verdünnung gebrauchten Alkohols von höherer Konzentration (Schmorl). Die erforderliche Menge Wasser, die zu x hinzuzufügen ist, ist dann a minus x.

den Vorzug, daß die Präparate eine große Geschmeidigkeit behalten, zumal in diesem Fall der nachherige Aufenthalt im Xylol auf etwa 1 Stunde abgekürzt werden kann.

Den gleichen Effekt hat die Anwendung von gewöhnlichem dünnflüssigen Zedernöl (nicht für optische Zwecke), in welchem man die Stücke liegen läßt, bis sie durchsichtig geworden sind (Apáthy, Pranter). In Chloroform schwimmen die Stücke zunächst an der Oberfläche. Um sie vor Eintrocknung zu schützen, bedeckt man sie mit etwas Watte. Nachdem sie mit Chloroform vollständig durchtränkt sind, sinken sie unter die Oberfläche.

Ein sehr gutes Übergangsmedium ist auch Schwefelkohlenstoff. Er hat den Vorzug, daß er sehr schnell in die Organstücke eindringt, sehr viel Paraffin zu lösen vermag, sowie ferner daß die Paraffinschwefelkohlenstoffmischung sich bei niederer Temperatur halten läßt. Diese Eigenschaften ermöglichen es, daß jede stärkere Hitzeeinwirkung sich vermeiden läßt und demnach das Verfahren äußerst schonend ist. Ein Nachteil ist die große Feuergefährlichkeit und die Entwicklung von Schwefelkohlenstoffdämpfen. Letzteres läßt sich jedoch durch Anwendung gut schließender Gefäße mit eingeriebenem Glasstopfen und Vermeiden von Umrühren der Flüssigkeit auf ein Minimum beschränken.

In allen Fällen erkennt man die gründliche Durchtränkung an dem vollständigen Durchsichtigwerden der Stücke. Bleiben in denselben vereinzelte trübe Stellen bestehen, so ist das ein Zeichen einer mangelhaften Entwässerung. Das Präparat muß dann wieder in absoluten Alkohol zurückgebracht werden.

Nach dem Aufenthalt im Vormedium gelangen die Präparate am besten nicht direkt in Paraffin, sondern zunächst in eine Mischung von Paraffin mit dem Vormedium.

An dieser Stelle sind zunächst einige allgemeine Bemerkungen über die Wahl des Paraffins für Einbettungszwecke am Platz.

Das käufliche feste Paraffin (gereinigter Ozokerit oder Zeresin) enthält meistens Verunreinigungen, es ist daher zunächst von diesen durch Filtrieren zu reinigen. Hierzu ist der in der bakteriologischen Technik zum Filtrieren von Nährböden gebräuchliche Heißwassertrichter anzuwenden. Man filtriert durch Filtrierpapier oder Glaswolle.

Die käuflichen Paraffinsorten haben verschiedene Schmelzpunkte. Man unterscheidet hartes Paraffin mit einem Schmelzpunkt bis zu 60° und weiches bei etwa 40° schmelzendes Paraffin. Aus beiden Sorten kann man sich nach Belieben eine Mischung mit dem gewünschten Schmelzpunkt herstellen.

Im allgemeinen wird man danach trachten, insbesondere bei zarten Präparaten, bei denen es wie in der Hämatologie auf eine möglichst schonende Behandlung der Zellen ankommt, nach Möglichkeit Paraffine von niederem Schmelzpunkt anzuwenden, da bei höheren Temperaturen erfahrungsgemäß leicht Schrumpfungen der Gewebe eintreten. Im einzelnen hängt die Wahl des Paraffins vor allem von der Temperatur der Außenluft bzw. des Zimmers sowie von der beabsichtigten Schnittdicke ab. Bei höherer Temperatur sowie zur Herstellung dünner Schnitte ist härteres Paraffin erforderlich. Die Struktur und sonstige physikalische Beschaffenheit der Stücke ist selbstverständlich auch von Bedeutung, jedoch spielt sie bei hämatologischem Material eine geringere Rolle, da es sich meist um weiche, leicht schneidbare Objekte handelt.

Das Schmelzen des Paraffins zur Herstellung der verschiedenen Mischungen soll bei möglichst niederer Temperatur erfolgen, da stärkere Erhitzung ein Ansteigen des Schmelzpunktes zur Folge hat. Aus diesem Grunde ist davon abzuraten, das Paraffin beispielsweise, wie es bisweilen aus Gründen der Zeitersparnis geschieht, direkt in eine Flamme zu halten und das verflüssigte Paraffin in eine Schale abtropfen zu lassen.

Ausnahmsweise kann allerdings die Anwendung von überhitztem Paraffin dann empfehlenswert sein, wenn Serienschnitte angefertigt werden sollen und eine gewisse Klebrigkeit des Paraffins wegen der Darstellung von Schnittbändern erwünscht ist. Zu diesem Zweck erhitzt man nach dem Vorschlage von Spee Paraffin von 50°, bis unangenehme weiße Dämpfe aufsteigen, wobei das Paraffin sich in eine braungelbe, sehr homogene Masse verwandelt, mit der sich mit Leichtigkeit Schnittbänder herstellen lassen.

Im allgemeinen ist es ratsam, die Stücke aus dem Vormedium nicht direkt in Paraffin zu bringen, sondern vorher noch eine Lösung von Paraffin in dem Vormedium einzuschalten. Das hierbei angewendete Chloroform- bzw. Xylol-paraffin stellt man durch Auflösen von Paraffin in dem betreffenden Medium bis zur Sättigung bei Zimmertemperatur her.

Der Aufenthalt in dieser Mischung beträgt nur wenige Stunden, und zwar hält man die Lösung zuerst bei Zimmertemperatur, dann stellt man sie am besten auf den Paraffinofen.

Hierauf werden die Objekte in reines Paraffin gelegt. Auch hier ist es von Vorteil, auf den Boden der Gefäße etwas entfettete Watte zu legen, damit das Paraffin schneller eindringt. Zunächst kommen die Objekte in weiches Paraffin von etwa 45° Schmelzpunkt für ca. 1 Stunde, hierauf in Paraffin von 50—56° (vgl. das oben Gesagte) auf die Dauer von etwa 2 Stunden. Der Aufenthalt in reinem Paraffin geschieht im Paraffinofen.

Als Paraffinöfen eignen sich am besten kleine Heizschränke mit Thermoregulator und Gasheizung, wie sie jetzt allgemein in Laboratorien für diese Zwecke üblich sind. Praktisch ist unter anderem das sog. Neapler Wasserbad von P. Mayer, Giesbrecht und Vosmaer (Firma Jung, Heidelberg). Sehr zu empfehlen ist der in Abb. 193 abgebildete Paraffinofen

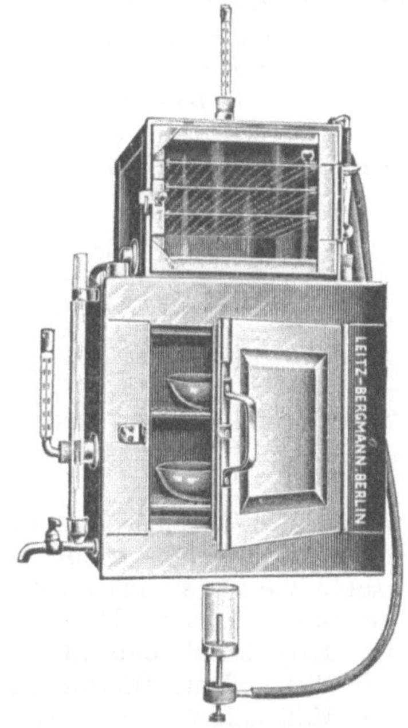

Abb. 193. Paraffinschrank.

(Leitz). Derselbe besteht aus einem Kupferschrank mit Aufsatz. Letzterer dient zum Trocknen von aufgeklebten Paraffinpräparaten, während die unteren Etagen des Schrankes mit den verschiedenen Temperaturen von 45—60° die Möglichkeit geben, gleichzeitig Xylol-Paraffin und reines Paraffin von verschiedenem Schmelzpunkt bei den entsprechenden Temperaturen zu halten. Von größter Bedeutung ist naturgemäß, daß der Thermoregulator exakt arbeitet, da jegliche Überhitzung, wie schon bemerkt wurde, die Präparate schädigt.

Es sei hier noch besonders hervorgehoben, daß man das einmal gebrauchte Paraffin nicht allzuoft wieder anwenden darf. Aus diesem Grunde soll man, um Material zu sparen, jedesmal nur kleine Paraffinmengen, die für die einzubettenden Stücke eben ausreichen, verwenden. Völlig unzulässig ist der Wiedergebrauch von Paraffin, in welchem, wenn auch noch so kleine, Bröckel der früher eingebetteten Organstücke zurückgeblieben sind.

Nachdem die aus dem Xylol- oder Chloroformparaffin kommenden Stücke etwa $^1/_2$ Stunde in reinem Paraffin gelegen haben, wechselt man das Paraffin, um die letzten Reste des Übergangsmediums mit Sicherheit zu entfernen. Als zweites Paraffin wählt man im allgemeinen solches von 52° Schmelzpunkt, in welchem die Objekte 1—2 Stunden bleiben. Sollen dieselben in härterem Paraffin eingebettet werden, so beschränkt man den Aufenthalt im **52 gräd.** Paraffin auf ½ Stunde und bringt die Stücke noch für 1—2 Stunden in Paraffin von 56°.

Nun erfolgt die **Einschmelzung** der Organstücke in schneidbare Paraffinblöcke. Man benutzt zu diesem Zweck eine Form, die mit Paraffin ausgegossen wird. Als solche kann z. B. eine kleine Pappschachtel dienen, wie sie zur Verpackung der Deckgläser üblich ist, besser eignet sich hierfür ein Uhrglas oder ein Blockschälchen. Besonders zu empfehlen sind die für diesen Zweck konstruierten verstellbaren kleinen Einbettungsrahmen aus Metall oder Glas. Dieselben bestehen aus zwei rechten Winkeln, die auf einer Metall- oder Glasplatte zu einem Rechteck zusammengelegt werden (Abb. 194) und dadurch zusammen mit der Platte ein oben offenes Kästchen bilden. Notwendig ist, daß sowohl die Winkelstücke wie die Bodenplatte von allen früheren Paraffinresten sorgfältig gesäubert werden, damit der in dem Rahmen zu gießende Paraffinblock nicht an diesen Stellen anklebt, sondern sich nach der Erstarrung des Paraffins mit Leichtig-

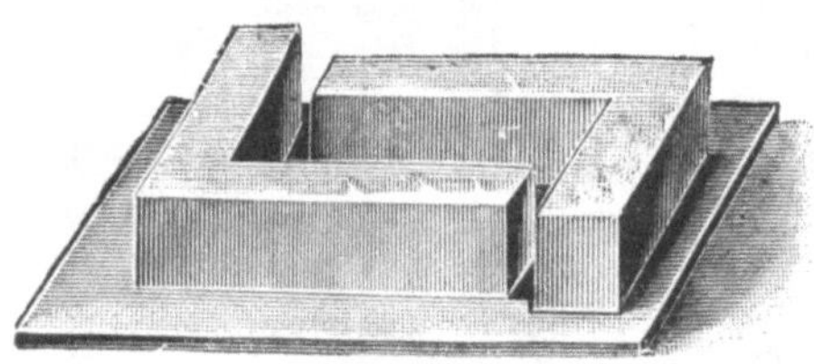

Abb. 194. Einbettungsrahmen.

keit aus dem Rahmen entfernen läßt. Aus dem gleichen Grunde ist es empfehlenswert, die mit dem Paraffin in Berührung kommenden Flächen des Rahmens mit Nelkenöl oder Glyzerin einzureiben.

Man beginnt die Einschmelzung damit, daß man die Grundplatte des Rahmens etwas erwärmt, hierauf gießt man etwas geschmolzenes Paraffin auf den Boden des Rahmens, das Paraffin bleibt zunächst infolge der Erwärmung des ersteren flüssig. Nun ergreift man das einzubettende Objekt mittels erwärmter Pinzette, die man zu diesem Zweck dauernd im Paraffinschrank hält und bringt es in das Paraffin im Einbettungsrahmen, wobei man das Stück in eine derartige Lage bringt, daß die zuerst zu schneidende Fläche der Bodenplatte unmittelbar anliegt. Hierauf gießt man so viel Paraffin zu, daß das Stück um einige Millimeter von der Paraffinschicht überdeckt ist.

Alle diese Prozeduren sind möglichst schnell auszuführen, damit es nicht vorzeitig zu einer Gerinnung des Paraffins kommt. Man läßt nun das Ganze zunächst stehen, bis sich eine Haut von geronnenem Paraffin an der Oberfläche gebildet hat. Darauf bringt man den Rahmen in möglichst kaltes Wasser, indem man zunächst nur die Grundplatte und hierauf den übrigen Teil ins Wasser taucht, wodurch ein vollständiges Festwerden des Paraffins erfolgt. Dieser Prozeß muß möglichst schnell vor sich gehen, da sonst das Paraffin nicht zu einer homogenen Masse erstarrt, sondern eine kristallinische Struktur zeigt und brüchig ist, wodurch die Schneidbarkeit erheblich leidet. Man kann natürlich auch mehrere Organstücke nebeneinander gleichzeitig in demselben Rahmen einbetten.

Nachdem der Paraffinblock vollständig erstarrt ist, läßt er sich leicht aus dem Rahmen entfernen. Er wird nun zurechtgeschnitten bzw. in mehrere kleine Blöcke zerlegt, wenn mehrere Objekte auf einmal eingeschmolzen wurden. Das Zerteilen in mehrere Stücke darf niemals mit einem kalten Messer geschehen, weil dabei leicht Sprünge im Paraffin entstehen, die die eingebetteten Objekte leicht in Mitleidenschaft ziehen und sie schwer lädieren. Am besten bedient man sich daher eines in der Flamme stark erwärmten alten Messers mit schmaler Klinge; man kann aber auch irgendeinen anderen erhitzten dünnen Metallstab hierzu benutzen. Man beschneidet nun den Block in der Weise, daß man das überstehende Paraffin bis auf einen Rand von etwa 2—3 mm von dem eingeschmolzenen Organstück entfernt. Die Paraffinreste kann man, sofern sie absolut frei von Partikeln des eingebetteten Organs geblieben sind, wieder für spätere Einbettungen verwenden.

Heidenhain gibt folgende Anweisung für das Schwefelkohlenstoffverfahren: Die gut entwässerten Stücke passieren nacheinander folgende Durchgangsmedien: 1. eine Mischung von absolutem Alkohol und Schwefelkohlenstoff zu gleichen Teilen; 2. reinen Schwefelkohlenstoff, der einmal erneuert wird; 3. eine gesättigte Lösung von 55grädigem Paraffin in Schwefelkohlenstoff, die bei etwa 30° hergestellt wird; zu diesem Zweck setzt man ein Glas mit wenig Schwefelkohlenstoff auf den Kasten eines Thermostaten, dessen Temperatur auf 36° gehalten wird und löst darin, soviel Paraffin sich lösen läßt, Aufenthalt der Stücke darin bis zu 24 Stunden; 4. eine gesättigte Lösung von Paraffin von 55° in Schwefelkohlenstoff, die bei 40—42° hergestellt wurde, 6 Stunden; 5. reines Paraffin, $\frac{1}{2}$ Stunde für kleine Stücke; 6. desgleichen reines Paraffin für dieselbe Dauer, worauf die Einbettung erfolgt. — Nach mehrfachem Gebrauch der Schwefelkohlenstoffalkoholmischung ist dieselbe zu erneuern, da sich der Schwefelkohlenstoff zersetzt.

Wir lassen nunmehr zur besseren Übersicht noch eine Tabelle über den Gang der Paraffineinbettung folgen:

1. Nach dem Auswaschen der Stücke Entwässern derselben in Alkohol von steigender Konzentration (40, 60, 75, 85 und 96%) je $\frac{1}{2}$—1 Stunde.
2. Absoluter Alkohol 2—3 Stunden.

	oder	oder
3. Evtl. Anilinöl (bei Weiterbehandlung m. Xylol) 6—8 Std. oder Zedernöl bis zum Durchsichtigwerden der Stücke.	3. Chloroform bis zum Durchsichtigwerden der Stücke (bis zu 1 Std.),	3. Mischung von absol. Alkohol und Schwefelkohlenstoff āā $\frac{1}{2}$ Std.
4. Anilin-Xylol zu gleichen Teilen $\frac{1}{2}$ Stunde (fällt fort bei Anwendung von Zedernöl).	4. Chloroform - Paraffin $\frac{1}{2}$ Std. (Zimmertemperatur),	4. Reiner Schwefelkohlenstoff 1 Std.
5. Reines Xylol 1 Stunde.	5. Paraffin von 45° 1 Std. ⎫	5. desgl. erneuert $\frac{1}{2}$ Std.
6. Xylolparaffin 2—3 Std. bei Zimmertemperatur.	6. Paraffin von 50—56° 2 Std. ⎬ Thermostat	6. CS$_2$-Paraffin bei 30°, 12 Std.
7. Reines Paraffin von 45° 1 Std. ⎫	7. Einbetten. ⎭	7. CS$_2$ - Paraffin bei 40° 6 Std.
8. Paraffin von 50 bis 56° 2 Stdn. ⎬ Thermostat		8. Reines Paraffin 6 Std. ⎫
9. Einbetten. ⎭		9. desgl. für dieselbe Dauer ⎬ Thermostat
		10. Einbetten. ⎭

Paraffinschnelleinbettung: Im allgemeinen wird bei den Untersuchungen von hämatologischem Material nur selten das Bedürfnis nach einer besonders beschleunigten Härtung und Einbettung bestehen. Abgesehen von dem bekannten Verfahren von Lubarsch eignet sich hierfür ganz besonders wegen ihrer geringen Zeitdauer die Methode von Henke und Zeller:

Man bringt die frischen Gewebsstücke direkt in reines Azeton, dessen Menge etwa das 25fache Volumen des Objektes betragen soll. Das Gefäß muß gut verschließbar sein. Die Härtungsdauer, die sowohl von der Beschaffenheit wie von der Größe des Stückes abhängig ist, beträgt bei Stücken bis zu 1 ccm $\frac{1}{2}$ bis

1¹/₂ Stunden. Bei richtiger Härtung haben die Stücke die Konsistenz, wie sie in absolutem Alkohol gehärtete Objekte zeigen. Hierauf bringt man das Objekt vom Azeton unmittelbar in flüssiges Paraffin von 52—56°. Das Azeton, dessen Siedepunkt 56° beträgt, löst sich und verdampft zum Teil im Paraffin, so daß Blasen aufsteigen. Hierbei dringt das Paraffin schnell in das Stück ein, so daß bei Objekten bis zu 1 ccm Größe der Aufenthalt von ¹/₂—1¹/₂ Stunden in flüssigem Paraffin genügt. Hierauf erfolgt die Einbettung des Stückes und seine Weiterbehandlung wie bei den anderen gewöhnlichen Verfahren.

Das Azeton kann wiederholt verwendet werden; es empfiehlt sich jedoch, durch Zusatz von geglühtem Kupfersulfat dafür zu sorgen, daß es dauernd wasserfrei bleibt.

Herstellung der Schnitte (einschl. Aufkleben und Entparafinieren).

Die Paraffinblöcke werden zunächst auf kleine Klötze von hartem Holz oder Stabilit (Jelinek) aufgeklebt, indem man die untere Fläche des Blockes mit einem heißgemachten Messer bestreicht und eine geringe Menge Paraffin auf dieselbe Weise auf den Klötzchen schmilzt. Nachdem das Ganze vollständig abgekühlt ist — bei höherer Zimmertemperatur bringt man den Block nochmals für kürzere Zeit in kaltes Wasser —, klemmt man den Holzklotz in die Klammer des Mikrotoms. Das Mikrotommesser, das absolut sauber und trocken sein soll, wird in einem schrägen Winkel gegen die Richtung der Schlittenbewegung gestellt; die Neigung der Messerschneide sei nicht zu steil. Man führt nun das Messer in stetiger, nicht ruckweiser Bewegung über den Paraffinblock. Die zu wählende Schnittdicke wird je nach dem Zweck der beabsichtigten Untersuchung verschieden sein, für Zellstudien kommen ganz dünne Schnitte von 1—2 μ (hartes Paraffin!), für die gewöhnliche Untersuchung solche von 5—10 μ in Frage.

Häufig kann man beobachten, daß die Schnitte sich auf dem Messer aufrollen. Dies muß vermieden werden, da eine nachträgliche Glättung auf Schwierigkeiten stößt. Man vermeidet es, indem man die Oberfläche des Paraffinblockes kurz vor dem Schneiden anhaucht und außerdem die Schnitte während des Schneidens mit einem feinen Haarpinsel hält.

Wenn das eingebettete Objekt im Gegensatz zum Randparaffin beim Schneiden keine homogene Beschaffenheit zeigt, sondern bröckelt, so war das Objekt vor der Überführung in das Übergangsmedium nicht vollständig wasserfrei und muß dann nochmals über geschmolzenes Paraffin und das Übergangsmedium in absoluten Alkohol zwecks vollkommener Entwässerung zurückgebracht werden.

Bevor die Schnitte auf die Objektträger gebracht werden, müssen sie vollständig geglättet werden und frei von Falten sein. Man erreicht dies mit Hilfe von warmem Wasser. Man hält hierfür in einer größeren Glasschale Wasser von 40—45° bereit. Praktisch ist es, die Schale auf einem Dreifuß mit Drahtnetz über einer kleinen Spiritusflamme bei dieser Temperatur zu halten. Man muß dafür sorgen, daß die etwa am Boden der Schale befindlichen Luftbläschen vorher durch Umschütteln sämtlich entfernt sind, da sie sich sonst gern an der Unterfläche der Schnitte ansetzen und von dort nur schwer zu entfernen sind. Auf keinen Fall darf die Temperatur des Wassers höher als die angegebene sein, da sonst das Paraffin in den Schnitten schmilzt und diese unbrauchbar werden.

Die Färbung der Paraffinschnitte läßt sich zwar an nicht aufgeklebten Schnitten vornehmen. Im allgemeinen ist es aber namentlich für die uns hier interessierenden Zwecke ratsam, die Schnitte vor der Färbung auf den Objektträger aufzukleben, was insbesondere dann notwendig ist, wenn es sich um sehr dünne Schnitte handelt. Das Aufkleben kann man entweder nach dem im allgemeinen üblichen Verfahren durch Kapillarattraktion oder besser nach der sog. japanischen Methode bewerkstelligen.

Bei der letztgenannten Methode wird ein Klebemittel in Form eines sog. Untergusses und zwar Eiweißglyzerin (P. Mayer) verwendet. Das Eiweißglyzerin wird hergestellt, indem man Eiereiweiß zu Schnee schlägt, filtriert und das Filtrat mit der gleichen Menge Glyzerin versetzt. Zur Konservierung fügt man eine Spur Kampfer oder Thymol hinzu. Von dieser Flüssigkeit bringt man mittels Glasstabes ein winziges Tröpfchen auf den Objektträger und verreibt es sorgfältig auf demselben, so daß es nur als feiner Hauch sichtbar ist. Verwendet man zuviel Eiweißglyzerin, so lösen sich die Schnitte ab. Nunmehr zieht man den Objektträger mehreremal durch die Flamme, doch ist dies nicht unbedingt erforderlich.

Es empfiehlt sich, eine größere Reihe von Objektträgern auf diese Weise zu präparieren. Die Schnitte werden alsdann auf die mit dem Unterguß versehenen Objektträger in der Weise gebracht, daß man letztere behutsam unter die auf dem Wasser schwimmenden Schnitte führt und diese mit Hilfe einer Präpariernadel auf der mit dem Eiweißglyzerin bestrichenen Fläche des Objektträgers auffängt, wobei die Bildung von Falten sowie von Luftbläschen zu vermeiden ist. Die mit dem Schnitt beschickten Objektträger werden nun mit einem sauberen Leinentuch von dem anhaftenden Wasser befreit. Dann kommen sie für einige Stunden zum Trocknen bei einer Temperatur von 35—40° in einen Wärmeschrank (Brutofen bzw. Aufsatz eines Paraffinofens, vgl. oben).

Nun erfolgt die Entparaffinierung der Schnitte. Sie geschieht mittels Xylol (bzw. Toluol oder Chloroform), in welchem die Schnitte etwa 5 Minuten bleiben. Zur Entfernung des Xylols bringt man sie hierauf für 5—10 Minuten in absoluten Alkohol, den man einmal wechselt, und hierauf für 5 Minuten in Alkohol von fallender Konzentration (96, 85, 75, 60, 40%), schließlich in destilliertes Wasser.

Anstatt die Schnitte einzeln durch die Flüssigkeiten zu führen, ist es im Interesse der Zeitersparnis praktisch, Küvetten aus Glas oder Porzellan anzuwenden, die im Innern mit Rippen versehen sind und 5—10 Objektträger auf einmal aufzunehmen vermögen.

Es sei schließlich nochmals der Gang der verschiedenen Prozeduren in der Behandlung der Paraffinschnitte bis zur Färbung kurz wiederholt.

1. Aufkleben der auf warmem Wasser geglätteten Schnitte mit Eiweißglyzerin.
2. Trocknen derselben im Wärmeschrank bei 35—40° etwa 5 Stunden.
3. Entfernen des Paraffins durch Xylol 5—10 Minuten.
4. Absol. Alkohol 5—10 Minuten, einmal wechseln.
5. Alkohol von 96%   5 Minuten
6.   „   „   85%   5   „
7.   „   „   75%   5   „
8.   „   „   60%   5   „
9.   „   „   40%   5   „
10. destilliertes Wasser.

Zelloidineinbettung.

Die Einbettung in Zelloidin wird in der Hämatologie im allgemeinen nur selten angewendet, weil sich bei diesem Einbettungsverfahren eine Reihe von

Färbungen nicht ausführen lassen. Insbesondere ist die Darstellung der Granulationen nicht möglich (doch gilt dies nach Schridde nur für den Menschen, während die Zellgranula beim Kaninchen und Meerschweinchen sich auch bei dieser Methode färben lassen). Dazu kommt, daß man im allgemeinen mit der Schnittdicke beim Zelloidin nicht unter 10 μ gehen kann. Man wird daher nur selten in der Lage sein, das Zelloidinverfahren auf unserem Gebiet anzuwenden.

Der Vollständigkeit halber sei es hier kurz beschrieben.

Man stellt sich aus dem käuflichen Tafelzelloidin (Schering, Berlin) eine Lösung in Alkoholäther (zu gleichen Teilen) her. Zu diesem Zweck zerschneidet man z. B. eine halbe Tafel zunächst in kleine Stücke, die man vor Staub geschützt an der Luft trocknen läßt, bis sie eine hornartige Beschaffenheit zeigen, was einige Tage dauert.

Man löst sie dann in einer Flasche in einer Mischung von gleichen Teilen absolutem Alkohol und Äther (je 100 ccm), wobei es ratsam ist, die Stücke zunächst nur mit Alkohol zu behandeln und erst, wenn sie genügend gequollen sind, den Äther hinzuzufügen, wodurch das Zelloidin schneller in Lösung geht (Elschnig). Sowohl der Alkohol wie der Äther soll absolut wasserfrei sein. Man tut daher gut, beide vor der Benutzung mit geglühtem Kupfersulfat zu behandeln. Um die Lösung zu beschleunigen, rührt man öfters mit einem Glasstab um. Nach 24 bis höchstens 48 Stunden ist dann das meiste Zelloidin in Lösung gegangen (10%).

Die erhaltene Flüssigkeit hat Sirupkonsistenz (Zelloidin I). Aus ihr stellt man durch weiteres Verdünnen mit gleichen Teilen Alkoholäthermischung eine dünnere Lösung (Zelloidin II) und durch nochmalige Verdünnung der letzteren ein dünnflüssiges Zelloidin III her (evtl. noch ein Zelloidin IV). Sämtliche Zelloidinlösungen sind in gut verschlossenen Flaschen mit Glasstöpsel zu halten und müssen vor Verdunstung sowie vor der Aufnahme von Wasserdampf geschützt werden. Die Anwesenheit von Spuren von Wasser beeinträchtigt die gleichmäßige Erstarrung des Zelloidins.

Die einzubettenden Organstücke kommen, nachdem sie gründlich durch absoluten Alkohol entwässert sind, in eine Mischung von absolutem Alkohol und Äther zu gleichen Teilen, in welcher sie je nach der Größe der Stücke bis zu 24 Stunden bleiben. Hierauf kommen sie in die dünnste Zelloidinlösung (III resp. IV) und weiter der Reihe nach in die dickeren Lösungen, wobei die Dauer des Aufenthaltes in den einzelnen Lösungen je nach der Größe des Stückes und der Art des Materials verschieden zu bemessen ist, jedoch niemals weniger als 24 Stunden betragen soll. In der 10proz. Lösung (Zelloidin I) sollen die Stücke mindestens 48 Stunden verbleiben.

Hierauf erfolgt die eigentliche Einbettung bzw. Härtung des Zelloidins, das eine schnittfähige Konsistenz erhalten muß. Zu diesem Ziel kann man auf verschiedenen Wegen gelangen. Entweder man klebt das aus dem dicken Zelloidin kommende Präparat mittels des letzteren auf einen Präparatenklotz und läßt es auf demselben erhärten oder man erzielt die richtige Konsistenz, indem man die Präparate in kleinen Glasschalen stehen läßt, wodurch das Zelloidin langsam fest wird.

Die erstere Methode führt man im einzelnen in der Weise aus, daß man sich zum Aufkleben des Präparates eines entsprechend präparierten Holzklotzes bedient, der in die Klammer des Mikrotoms eingespannt wird. Da das Holz stets Harze und Gerbsäure enthält, die in dem nachher angewendeten 70proz. Alkohol in Lösung gehen, so sind die zu verwendenden Klötze vorher entsprechend zu behandeln, indem man sie zunächst für mehrere Stunden mit einer 2proz.

Sodalösung auskocht und sie darauf eine Reihe von Wochen in Ätheralkohol legt. Statt der Holzklötze kann man auch den schon erwähnten Stabilit verwenden. Schmorl macht indessen darauf aufmerksam, daß Stabilit, der längere Zeit im Alkohol gelegen hat und dann getrocknet wird, leicht abblättert und außerdem gewisse Stoffe an den Alkohol abgibt, die sich bei manchen Färbungen störend bemerkbar machen. Praktischer ist die Verwendung der von Fresemann eingeführten Glasblöcke mit angerauhter Oberfläche.

Man bringt zunächst auf die Fläche des Blockes, auf den das Präparat geklebt werden soll, nachdem man sie gründlich abgetrocknet hat, etwas dickes Zelloidin und legt hierauf um den Block einen Streifen von steifem Papier, der den oberen Rand des Blockes um etwa 1 cm überragt. In diesen so geschaffenen oben offenen Rahmen legt man das Präparat und umgießt dasselbe mit dickflüssigem Zelloidin, das infolge des Papierrandes nicht herabfließen kann. Die Blöcke werden darauf zum Trocknen für mehrere Stunden unter eine Glasglocke gestellt. Auf diese Weise vermeidet man eine zu schnelle Erstarrung des Zelloidins. In sehr vollkommener Weise erfolgt letztere, wenn man unter die Glasglocke gleichzeitig eine Schale mit Chloroform stellt. Die so behandelten Blöcke bringt man, um ihnen die für das Schneiden notwendige Konsistenz zu verleihen, in 70—75 proz. Alkohol, in welchem man sie später auch aufbewahrt.

Statt der beschriebenen Methode kann man, wie schon bemerkt, die Einbettung in dickes Zelloidin auch in Glasschälchen vornehmen (Apáthy). Nach dem Aufgießen des Zelloidins ist die Schale sofort mit einem Deckel luftdicht zu verschließen, damit die im Zelloidin enthaltenen Luftblasen aus demselben an die Oberfläche steigen und entweichen können. Hierauf läßt man das Zelloidin erstarren, indem man zwischen den Deckel und die Schale einen Papierstreifen legt (Schiefferdecker). Sobald das Zelloidin fest zu werden beginnt, löst man es vorsichtig von dem Rand der Schale mit Hilfe eines Messers ab, damit auch dieser Teil des Zelloidins gleichmäßig erhärtet. Hierauf gießt man 70 proz. Alkohol darüber, der eine weitere Konsistenzvermehrung des Zelloidins verhindert. Man umschneidet dann mit einem Messer die Präparate, so daß ein jedes von einem mehrere Millimeter breiten Saum von Zelloidin umgeben ist und klebt die so erhaltenen Blöcke auf die oben beschriebenen Holz- oder Stabilitwürfel, indem man als Klebemittel dickflüssiges Zelloidin oder eine Lösung von dickem Zelloidin (3 Teile) in Nelkenöl (1 Teil) benutzt.

Es sei noch bemerkt, daß die für das Schneiden des Zelloidins richtige Konsistenz diejenige ist, bei der der Druck mit der Fingerkuppe keinen Eindruck hinterläßt, wohl aber derjenige des Fingernagels. Das Zelloidin soll keine Luftblasen enthalten. Um dieselben zu entfernen, läßt man die betreffende Zelloidinlösung in einem geschlossenen Gefäß so lange stehen, bis die Luftblasen an die Oberfläche gestiegen sind. Es muß hierbei jegliche Verdunstung von Äther aus dem Zelloidin vermieden werden, da sich sonst sehr schnell eine undurchlässige Haut auf der Oberfläche des Zelloidins bildet, die den Austritt der Luftblasen hindert.

Das Schneiden der Zelloidinblöcke geschieht mit den gleichen Mikrotomen wie bei den Paraffinpräparaten. Als Mikrotommesser sind hier besonders die plankonkaven Messer zu empfehlen, deren obere konkave Fläche tief ausgeschliffen ist. Im Gegensatz zu der bei Paraffinschnitten üblichen Technik wendet man hier eine möglichst schräge Messerhaltung an, so daß der größte Teil der Schneide Verwendung findet.

Während des Schneidens wird die Oberfläche des Zelloidinblockes dauernd mit 70—80 proz. Alkohol mittels eines Pinsels befeuchtet, desgleichen die Messerschneide, wodurch die letztere allerdings auf die Dauer etwas angegriffen wird. Dies läßt sich vermeiden, wenn man nach dem Vorschlage Apáthys das Messer vorher mit Vaseline einreibt. Die erhaltenen Schnitte nimmt man mit dem Pinsel vom Messer ab und überführt sie in eine Schale mit Alkohol von 70—80%. Des weiteren werden sie zwecks Färbung im allgemeinen wie die Paraffinschnitte behandelt. Jedoch sind hierbei gewisse in der Eigenart des Zelloidins begründete Abweichungen zu erwähnen.

Erstens dürfen Zelloidinschnitte, von besonderen Fällen abgesehen, nicht mit absolutem Alkohol in Berührung kommen, da derselbe das Zelloidin löst. Man darf daher nur 95 proz. Alkohol anwenden, um die Schnitte zu entwässern.

Aus diesem überträgt man sie zur Aufhellung direkt in Xylol oder besser in Karbolxylol (Acid. carbol. crystall. 1,0, Xylol 3,0). Die dabei öfters zuerst auftretende Trübung der Schnitte verliert sich, wenn man die Lösung erneuert.

Sollen die Zelloidinschnitte mit Anilinfarben gefärbt werden, so muß man das Zelloidin vorher entfernen, da es sich sonst mit dem Farbstoff gleichfalls färbt. Man löst das Zelloidin, indem man die Schnitte für einige Minuten zunächst in absoluten Alkohol, dann in Alkoholäther und schließlich nochmals in absoluten Alkohol bringt. Hierauf kommen sie in Alkohol von fallender Konzentration bis zum destillierten Wasser.

Dies Verfahren stößt allerdings, wenn es sich um sehr zarte Objekte handelt, bisweilen dadurch auf Schwierigkeiten, daß die Schnitte bei der Zelloidinmethode im allgemeinen nicht auf den Objektträger aufgeklebt sind. Man kann sich aber in diesen Fällen dadurch helfen, daß man nach dem Vorschlag von Jordan auch hier die Schnitte mittels Eiweißglyzerin (vgl. Seite 397) auf den Objektträger aufklebt. Man bringt die Schnitte aus dem 80—96er Alkohol (nicht aus Wasser!) auf Objektträger, die mit dem Unterguß versehen sind, drückt sie mittels Seidenpapier fest auf die Unterlage und legt, ohne das Papier zu entfernen, einen zweiten Objektträger darauf, den man fest andrückt. Nun erwärmt man das Ganze behutsam über einer Flamme, wodurch das Eiweiß gerinnt. Man überträgt darauf die auf dem Objektträger festhaftenden Schnitte in 96 proz. Alkohol, hierauf in Alkoholäther, wodurch das Zelloidin sich löst, und behandelt die Schnitte weiter wie Paraffinschnitte.

Die Gefriermethode.

Im Gegensatz zu der allgemeinen histologischen Technik, bei der die Herstellung von Gefrierschnitten bekanntlich eine sehr ausgedehnte Anwendung findet, spielt die Gefriermethode bei der Untersuchung der hämatopoetischen Organe im allgemeinen eine nur untergeordnete Rolle. Abgesehen von dem Vorzug, daß man — was ja in diesen Fällen nur selten notwendig sein wird — außerordentlich rasch auf diese Weise gefärbte Schnitte herzustellen vermag, kann es aber auch gerade bei der Untersuchung hämatologischer Objekte von Bedeutung sein, fixierte Präparate zu untersuchen, die dem immerhin nicht ganz gleichgültigen Einbettungsverfahren nicht unterworfen sind, was besonders bei der färberischen Darstellung gewisser besonders diffiziler Zellbestandteile wie der Granulationen gelegentlich erwünscht ist. Für den Nachweis von Fett ist die Gefriermethode sogar das obligate Verfahren.

Dem steht auf der anderen Seite der Nachteil gegenüber, daß manche Gewebe, wie z. B. das Knochenmark infolge ihrer besonderen Struktur sich nur schlecht zur Herstellung zusammenhängender Schnitte eignen, da sie leicht zerfallen, und daß ferner die für Zellstudien notwendige geringe Schnittdicke, wie sie bei Paraffinschnitten mit Leichtigkeit erreicht wird, bei Gefrierschnitten nur schwer zu erzielen ist. Immerhin lassen sich mit guten Gefriermikrotomen Schnitte von 5 μ an herstellen.

Im allgemeinen wird die Gefriermethode nur an vorher fixiertem Material vorgenommen. Als Fixationsmittel kommen auch hier vor allem das Formol und Müller-Formol (Orth) in Betracht. Man fixiert kleine Organstücke in 10 proz. Formol 12 Stunden, in Müller-Formol 24 Stunden im Brutschrank. Nach gründlichem Waschen (siehe oben) werden die Stücke in kleine Scheiben von 2—3 mm Dicke geschnitten und kommen nun direkt auf die Objektplatte des Gefriermikrotoms.

Zum Gefrieren der Organstücke empfiehlt sich vor allem Kohlensäure, doch ist es zur Not auch mit Hilfe von Äther (Gebläse) möglich, die Stücke bis zum schnittfähigen Zustand zu gefrieren. Als Kohlensäuregefriermikrotome sind in erster Linie die Apparate von Leitz sowie von Becker - Sartorius zu empfehlen. Die flüssige Kohlensäure. die in den bekannten Stahlflaschen unter 60 Atmosphären Druck steht, bringt die Stücke selbst bei hoher Außentemperatur innerhalb weniger Minuten zum Gefrieren. Die Aufbewahrung der Kohlensäure in den Stahlzylindern ist trotz des hohen Druckes völlig ungefährlich, wenn man nur darauf achtet, daß sie nicht übermäßiger Erwärmung ausgesetzt werden; die Nähe eines Ofens und starke Besonnung ist daher zu vermeiden. Die Verbindung der Stahlflasche mit der Gefrierkammer des Mikrotoms geschieht am besten mittels Stahlspiralschlauches oder eines Metallrohres, während die gewöhnlichen Gummischläuche ungeeignet sind. Der Stahlzylinder soll in einem Stativ so aufgestellt sein, daß der Hals des Zylinders mit dem Ventil nach unten gerichtet ist.

Um ein Abspringen des an der Objektplatte des Mikrotoms angefrorenen Organstückes zu vermeiden, kann man zuerst auf die mit einem Tropfen Wasser befeuchtete Platte ein Stück Josefspapier und auf dieses das Organstück legen, auch ist es zweckmäßig, beim erstmaligen Herauslassen der Kohlensäure auf das Stück mit dem Spatel einen gelinden Druck auszuüben. Zunächst soll man die Kohlensäure langsam in geringen Mengen durch vorsichtiges Öffnen des Ventils der Kammer austreten lassen. Man vermeidet auf diese Weise ein zu schnelles Gefrieren des Objektes, das sonst leicht einer mechanischen Läsion, Zerreißung usw. ausgesetzt wird. Sofort nachdem der Block vollständig durchgefroren ist, beginnt man mit der Herstellung der Schnitte.

Es empfiehlt sich mit trockenem Messer zu arbeiten. War das Objekt zu hart gefroren, was man daran erkennt, daß das Messer nicht greift oder keine zusammenhängenden Schnitte, sondern nur kleine Schnitzel entstehen, so haucht man das Stück einen Augenblick an. Die gewonnenen Schnitte nimmt man mit einem Haarpinsel ab, überträgt sie in eine Schale mit 50 proz. Alkohol und hierauf in destilliertes Wasser, worauf sie je nach den verschiedenen Färbungen entsprechend weiter behandelt werden.

Es ist noch zu beachten, daß beim Überführen nicht aufgeklebter Schnitte aus einem höher konzentrierten Alkohol in solchen von geringerer Konzentration namentlich, wenn der Konzentrationsunterschied zweier aufeinander folgender Flüssigkeiten beträchtlich ist, starke Diffusionsströme auftreten, die zu einer Zerreißung der Schnitte führen können. Aus diesem Grunde sollen die Abstufungen zwischen den einzelnen Alkoholen bzw. zwischen ihnen und dem Wasser nicht zu groß sein. Die Überführung der Schnitte von einer Lösung in eine andere geschieht am besten mit einem breiten Spatel mit stumpfen Kanten oder auch indem man sie mit einem Objektträger auffängt. Erleichtert wird diese Prozedur durch Anwendung nicht zu kleiner Glasschalen (keine Uhrgläser!) mit einer genügenden Menge Flüssigkeit.

Fixierung und Einbettung von embryonalem Material.

Zur Untersuchung von embryonalem Material empfiehlt Maximow Fixation in Hellyschem Zenker-Formol (vgl. Seite 386), das er für besonders geeignet für diese Zwecke hält. Schridde tritt dieser Auffassung auf Grund eigener Erfahrungen entgegen, da bei diesem Verfahren nicht nur die Kernstruktur ungenügend dargestellt werde, sondern weil außerdem auch das Zytoplasma Veränderungen wie Wabenstruktur und Vakuolenbildung zeige, die zweifellos auf die Einwirkung der Fixierungsflüssigkeit zurückzuführen seien.

Die beste Methode für diese Zwecke ist nach dem genannten Forscher die Fixierung in Orthscher Mischung (Müller-Formol 9:1), die in der Regel mit destilliertem Wasser hergestellt werden soll, wenn auch in manchen Fällen für die Darstellung der Granulationen, Chondriosomen usw. die Anwendung von kalkhaltigem Wasser nach Schridde von Vorteil ist.

Die lebenswarmen Objekte kommen direkt in die auf 40° erwärmte Fixierlösung und bleiben in derselben im Brutschrank 4—6 Stunden (kleine Objekte) bis zu 24 Stunden, wenn es sich um größere Stücke handelt. Ein längerer Aufenthalt als 24 Stunden ist schädlich, da dadurch unter Umständen die Färbbarkeit der äußeren Abschnitte des Stückes leidet. Dauert die Fixation länger als 12 Stunden, so rät Schridde die Flüssigkeit einmal zu wechseln.

Nach 3—12stündigem Waschen in destilliertem Wasser kommen die Stücke in 50proz. Alkohol, in welchem sie längere Zeit liegen dürfen. Doch ist dabei zu berücksichtigen, daß der Alkohol im Laufe der Zeit ungünstig auf die Darstellbarkeit der Granulationen und überhaupt auf das Zellprotoplasma wirkt. Am besten ist es daher nach Schridde, das Material ohne weiteren Aufschub zu verarbeiten.

Die Nachhärtung in Alkohol von steigender Konzentration soll möglichst im Dunkeln erfolgen. Kleine Objekte beläßt man in den verschiedenen Alkoholen (50, 60, 70, 80, 96%) je 20 Minuten, größere je $^3/_4$ Stunden, im absoluten Alkohol $^1/_2$—1—2, evtl. 3 Stunden.

Als Zwischenmedium empfiehlt Schridde Zedernöl, bis vollständige Aufhellung eingetreten ist. Am besten läßt man die Präparate die Nacht über darin liegen, doch können sie ohne Schaden auch mehrere Tage darin verbleiben. Aus dem Zedernöl gelangen sie in reines Toluol oder Xylol, das auf dem Paraffinofen schon vorher erwärmt ist. Hierin bleiben sie je nach der Größe der Stücke 20 Minuten bis 1 Stunde und kommen nun direkt in reines Paraffin von 42 bis 44° (also nicht in Xylol-Paraffin). Kleine Objekte (Keimscheiben usw.) bleiben darin 15—30 Minuten, größere bis zu einer Stunde. In letzterem Fall folgt noch für $^3/_4$ Stunden Paraffin von 48—50°, aus welchem die Präparate in 54—56grädiges Paraffin übergeführt werden. In dem letzteren erfolgt die Einbettung.

Zelloidineinbettung hält Schridde für diese Zwecke im Gegensatz zu Maximow für ungeeignet.

Das geschilderte Verfahren, das nicht nur für embryonale Objekte, sondern auch für sonstiges frisches Material nach meinen persönlichen Erfahrungen hervorragend geeignet ist, ist als die zur Zeit beste Methode für hämatologische Untersuchungen zu empfehlen.

Die verschiedenen Färbungsmethoden
für Schnittpräparate.

Vielfach wird es ausreichen, bei der Untersuchung der hämatopoetischen Gewebe die gewöhnlichen in der Histologie üblichen Kern-Protoplasmafärbungen anzuwenden. Sie kommen vor allem dort in Betracht, wo es zunächst darauf ankommt, Übersichtsbilder zu gewinnen und sich über die allgemeine Textur des untersuchten Organs zu orientieren.

Allgemeine Übersichtsfärbungen.
Hämatoxylin-Eosinfärbung.

Bezüglich der Eigenschaften des Hämatoxylins sei auf die Ausführungen Seite 329 verwiesen. Wie bereits dort gezeigt wurde, ist es ein ausgezeichneter Chromatinfarbstoff, der alle Einzelheiten der Kernstruktur in hervorragendem Maß zur Darstellung bringt. Da das Zellprotoplasma im allgemeinen ungefärbt bleibt (ausgenommen dasjenige der Plasmazellen), so wendet man in der Regel eine Kombinationsfärbung mit Eosin an.

Unter den verschiedenen Hämatoxylinlösungen seien für den vorliegenden Zweck als besonders geeignet die folgenden genannt:

1. Das P. Mayersche Hämalaun. Dieses Hämatoxylinpräparat hat den Vorzug, daß es bereits das färbende Oxydationsprodukt des Hämatoxylins, das Hämatein fertig enthält, so daß die Lösung keinen weiteren Reifungsprozeß durchzumachen braucht (vgl. Seite 329).

Man löst 1 g Hämatein (als Tabletten bei Grübler zu haben) unter Erwärmen in 50 ccm 90proz. Alkohol und gießt diese Lösung zu einer Lösung von 50 g Alaun in 1000 ccm destillierten Wassers. Nach Abkühlen wird filtriert.

Nach einem neuen Rezept von P. Mayer löst man 1,0 g Hämatoxylin in 1 l destilliertem Wassers und fügt 0,2 g jodsaures Natron und 50 g Alaun hinzu. Die Lösung erfolgt unter Umschütteln bei gewöhnlicher Temperatur.

Das Hämalaun ist ein sehr guter schnell färbender Farbstoff.

Die Schnitte kommen aus dem destillierten Wasser in die Hämalaunlösung, in der sie 5—10 Minuten bleiben. Hierauf werden sie in mehrmals zu wechselndem Leitungswasser mehrere Stunden gewässert.

2. Das saure Alaunhämatoxylin nach Ehrlich gibt ebenfalls eine ausgezeichnete Kernfärbung. Die Herstellung der Lösung ist Seite 330 beschrieben. Man färbt je nach dem Alter der Lösung 2—10 Minuten und verfährt im übrigen wie oben.

3. Das Eisenalaunhämatoxylin nach Heidenhain: Man löst 1 g Hämatoxylin in 10 ccm absolutem Alkohol und 90 ccm Aqua dest. und läßt die Lösung im Verlauf von 4 Wochen langsam reifen. Die Lösung darf sich nicht sofort rot färben, da dies die Anwesenheit von Verunreinigungen anzeigt. Die Schnitte werden, bevor sie in die Hämatoxylinlösung kommen, mit einer $2\frac{1}{2}$ proz. Lösung von violettem Eisenalaun (schwefelsaurer Eisenoxydalaun; das grüne Oxydulsalz ist unbrauchbar) für 3—12 Stunden gebeizt, wobei die Objektträger senkrecht in der Flüssigkeit stehen sollen, damit die sich etwa bildenden Niederschläge sich nicht auf den Schnitten festsetzen. Nach kurzem Abspülen mit dest. Wasser bringt man die Schnitte in die auf die Hälfte mit destilliertem Wasser verdünnte und filtrierte Hämatoxylinlösung, in der sie 24 bis

36 Stunden stehen. Hierauf spült man sie in Leitungswasser und differenziert sie in der oben genannten $2^{1}/_{2}$ proz. Eisenalaunlösung. Man tut gut, die Differenzierung unter dem Mikroskop zu kontrollieren; sie ist beendet, wenn die Kerne dunkelblau gefärbt sind, das Protoplasma dagegen höchstens leicht grau gefärbt erscheint.

Die Weiterbehandlung der Schnitte ist die gleiche wie bei den übrigen Hämatoxylinlösungen.

Eine sehr distinkte Hämatoxylinkernfärbung erhält man mit den angegebenen Lösungen, wenn man die Schnitte zunächst etwas überfärbt und sie hierauf mit einem Differenzierungsmittel behandelt.

Die Differenzierung der Hämatoxylinschnitte erfolgt am besten mit Salzsäurealkohol (Acid. hydrochlor. 1,0, 70 proz. Alkohol 100,0), in welchem die Schnitte je nach der Intensität der Färbung $^{1}/_{4}$—$1^{1}/_{2}$ Minuten bleiben, wobei das Hämatoxylin in roten Wolken aus den Schnitten austritt und die Schnitte selbst eine hellrote Farbe annehmen. Nach beendigter Differenzierung kommen die Schnitte in Leitungswasser, das wiederholt zu wechseln ist. Hierbei nehmen die Schnitte wieder eine hellblaue Färbung an. Es empfiehlt sich übrigens, um die Alkaleszenz des Wassers zu erhöhen, demselben einige Tropfen einer konzentrierten Lösung von Lithium carbon. zuzusetzen. In diesem Falle aber ist es dringend notwendig, die Schnitte hinterher während mehrerer Stunden gründlich in Leitungswasser auszuwaschen, da andernfalls die Nachfärbung mit Anilinfarben (Eosin usw.) beeinträchtigt wird.

Außer dem Salzsäurealkohol ist ferner als Differenzierungsmittel eine 0,5 proz. Alaunlösung zu nennen. Die Differenzierung mittels dieser erfolgt langsamer als beim salzsauren Alkohol. Die Dauer der Differenzierung richtet sich auch hier nach dem Grade der Überfärbung.

Nachfärbung mit Eosin: Verwendung findet eine alkoholische Lösung von Eosin (die verschiedenen Seite 328 genannten Marken) und zwar 1,0 Eosin auf 100,0 Alkohol von 90%. Das Eosin färbt die Schnitte diffus, jedoch lassen sich mittels Differenzierung die einzelnen Gewebsbestandteile verschieden intensiv mit dem Farbstoff darstellen. Eine starke Eosinfärbung der Erythrozyten zeigen die Präparate, die in Formalin, Sublimat und chromsauren Salze fixiert sind.

Die mit Hämatoxylin gefärbten und differenzierten Schnitte bringt man aus dem Wasser in 70 proz. Alkohol und hierauf in die alkoholische Eosinlösung. Nach ca. 5—10 Minuten sind sie intensiv gefärbt und werden dann in 60 proz. Alkohol differenziert, in welchem sie sofort einen großen Teil des Farbstoffs abgeben. Je nach dem beabsichtigten Grad der Färbung läßt man den Alkohol entweder solange einwirken, bis die blaue Farbe der Schnitte wieder zum Vorschein kommt oder unterbricht schon vorher die Differenzierung.

Schmorl bringt die Schnitte nach der Hämatoxylinfärbung und Entfärbung mit Salzsäure (ohne Behandlung mit Lithiumkarbonat) auf $^{1}/_{2}$ Stunde in mehrmals gewechseltes Wasser, dann für 3—5 Minuten oder länger in eine 1 proz. Eosinlösung, wäscht sie hierauf während 3—12 Stunden in Leitungswasser und läßt sie schließlich so lange in 90 proz. Alkohol, bis sie wieder blau oder rötlichblau geworden sind, worauf die Entwässerung und Aufhellung erfolgt.

Karminfärbung.

Die Färbungen mit Karmin spielen in der hämatologisch-histologischen Technik keine große Rolle, da man im allgemeinen, soweit es sich um Kernfärbungen handelt, mit den verschiedenen Hämatoxylinfärbungen mindestens gleich gute Resultate erzielt, zumal sich diese mit Kontrastfärbungen gut kombinieren lassen. Für spezielle Zwecke hingegen, wie z. B. bei der Darstellung von eisenhaltigem Pigment, von Glykogen usw. ist die Karminfärbung auch in der Hämatologie von Bedeutung.

Als Fixierungsmittel sind Formol, Müller-Formol, Alkohol, Sublimat geeignet.

Das Karmin, die Verbindung der Karminsäure mit Aluminium, Kalzium und stickstoffhaltigen Körpern, wird in Form verschiedener Lösungen angewendet. Eine sehr präzise Färbung erhält man mit dem **Alaunkarmin nach Grenacher:** Eine 1—5 proz. wässerige Kali- oder Ammoniakalaunlösung wird mit $^1/_2$—1% Karmin 10—20 Minuten gekocht und hierauf filtriert. Besser noch ist es nach dem Vorschlag von P. Mayer 2 g Karmin und 5 g Alaun in 100 ccm Wasser eine Stunde zu kochen und dann zu filtrieren.

Die Schnitte kommen aus dem Wasser in die Farblösung, in der sie 10 Minuten bis 12 Stunden bleiben, und werden dann in Wasser abgespült, hierauf in Alkohol von steigender Konzentration entwässert usw.

Alkoholisches Boraxkarmin nach Grenacher: Es werden in einer kochenden 4 proz. wässerigen Boraxlösung 2—3% Karmin gelöst und das gleiche Volumen 70 proz. Alkohols hinzugefügt. Man läßt die Lösung längere Zeit stehen und filtriert.

Die Präparate bleiben eine Reihe von Stunden bis zu mehreren Tagen in der Farblösung und werden alsdann ohne vorheriges Abspülen in Salzsäurealkohol (4—6 Tropfen auf 100 ccm 70 proz. Alkohol) differenziert, bis nur noch die Kerne Karminfärbung zeigen.

Das saure alkoholische Karmin (Salzsäurekarmin) nach P. Mayer stellt eine vorzügliche Karminfärbung besonders für solche Präparate dar, die nicht in wässerige Lösungen kommen dürfen, wie z. B. bei der Glykogenfärbung (siehe unten).

P. Mayer gibt folgende Anweisung: Man löst 4 g Karmin durch Kochen in 15 ccm Wasser und 30 Tropfen Salzsäure, hierauf fügt man 95 ccm eines 85 proz. Alkohols hinzu, filtriert heiß, neutralisiert mit Ammoniak, bis ein bleibender Niederschlag gerade entstehen will, und filtriert nach dem Erkalten evtl. nochmals. Zum Auswaschen der Präparate benutzt man 80—90 proz. Alkohol, dem man, wenn es auf eine reine Kernfärbung ankommt, etwas Salzsäure zusetzt.

Das Lithionkarmin nach Orth, das man durch Auflösen von 2,5 g Karmin in einer kochenden gesättigten Lösung von Lithium carbon. und Filtrieren erhält, hat keine besonderen Vorzüge vor den schon genannten Karminlösungen, dagegen leidet es an dem Übelstand, daß es infolge des starken Alkaligehaltes die Schnitte zum Quellen bringt und bisweilen die Ablösung der mit Eiweißglyzerin aufgeklebten Schnitte bewirkt.

Die Schnitte kommen nach der Färbung, die etwa 10 Minuten dauert, zur Differenzierung in Salzsäurealkohol ($^1/_2$ bis mehrere Stunden) und werden hierauf gründlich gewaschen.

Ein Nachteil, der den Karminlösungen allgemein anhaftet, ist ihre geringe Haltbarkeit, sie nehmen auf die Dauer leicht an Färbekraft ab, zum Teil bilden sich auf ihnen Schimmelkolonien. Von letzteren reinigt man die Lösungen am besten durch Filtrieren. Ein Zusatz von Konservierungsmitteln empfiehlt sich nicht.

Biondi-Heidenhainsche Triazidfärbung.

Die Farblösung von Biondi und R. Heidenhain enthält die gleichen Farbstoffe wie das Ehrlichsche Triazid, aber in anderer Zusammensetzung. Nach Biondi mischt man folgende kalt gesättigte und filtrierte Lösungen:

100 ccm Orange,
20 „ Säurefuchsin

und setzt unter stetem Umrühren   50 „ Methylgrün hinzu.

Um wirklich gesättigte Lösungen zu erhalten, soll man die Farbstoffe im Überschuß mehrere Tage mit Wasser stehen lassen und häufig umschütteln, bis sich nichts mehr löst.

M. Heidenhain und R. Krause, die die Biondische Methode etwas modifizierten, betonen, daß die verwendeten Farbstoffe unbedingt chemisch rein sein müssen (zu beziehen von der Berliner A.-G. f. Anilinfabr.); nach R. Krause soll man fertige Lösungen oder trockene Farbstoffgemische nicht anwenden. Er ersetzt das Säurefuchsin durch Rubin-S (Natronsalz der Pararosanilin- und Rosanilintrisulfosäure) und setzt die Stammlösung folgendermaßen zusammen: Man mischt

4 ccm Rubin-S-Lösung und
7 „ Orangelösung

und fügt   8 „ Methylgrünlösung hinzu.

Bei Anwendung dieses Verfahrens läßt sich die Entstehung von Niederschlägen vermeiden.

Zur Fixation kommt ausschließlich Sublimat in Betracht, während andere Fixierungen, insbesondere Osmiumsäure, Platinchlorid usw. vollständig ungeeignet sind.

Die Paraffinschnitte, die nicht dicker als 10 μ sein sollen, werden aus dem Wasser in die mit Aqua dest. verdünnte Stammlösung (1 ccm auf 80—100 ccm Wasser) gebracht. Bei richtiger Zusammensetzung der Farbstoffmischung muß die verdünnte Lösung auf Fließpapier getropft einen Fleck erzeugen, der in der Mitte blaugrün und an den Rändern orange erscheint; ist der äußere Ring rot gefärbt, so enthält die Lösung zuviel Fuchsin.

Die Präparate bleiben 6—24 Stunden in der verdünnten Farblösung, werden hierauf kurz in 90 proz. Alkohol abgespült, in absolutem Alkohol schnell entwässert und nach Aufhellung in Xylol in Balsam eingeschlossen.

Nach M. Heidenhain (Festschrift f. Kölliker, S. 116) erhält man eine besonders gute Färbung, wenn man die Schnitte vor dem Färbeakt für ungefähr 2 Stunden in verdünnte Essigsäure (1:1000) legt, sie hierauf für 10—15 Min. in offiz. Jodtinktur bringt, kurz in Alkohol abspült und auch der verdünnten Farblösung so viel Essigsäure 1:500 hinzusetzt, daß die Lösung eine Karmoisinfärbung zeigt.

Bei dieser Färbung sind die Zellkerne bläulich grün, die pyknotischen und in Kariokinese befindlichen Kerne intensiv grün, die Erythrozyten orangefarben, das Protoplasma und Bindegewebe rot.

Die neutrophile Granulation der Leukozyten läßt sich mit dieser Methode nicht darstellen, auch ist die Methode im übrigen wenig zuverlässig. Für die hier behandelten Zwecke eignet sich daher weit besser die Seite 419 beschriebene Triazidfärbung der Schnitte.

Safranin-Lichtgrünfärbung nach Benda.

Das Safranin, ein Azinfarbstoff (sein Chromogen ist das Phenylazoniumhydroxyd) ist ein sehr guter Kernfarbstoff, der allerdings bisweilen deshalb nicht befriedigt, weil die verschiedenen im Handel erhältlichen Marken nicht ganz gleichwertig sind.

Am meisten empfiehlt sich eine gesättigte Lösung von Safranin in Anilinwasser, die man nach Babes herstellt, indem man Safranin im Überschuß in Wasser löst, dem 2% Anilin zugesetzt ist, auf 60—80° erwärmt und durch ein mit Wasser angefeuchtetes Filter filtriert. Man erhält eine tiefrot gefärbte, klare Flüssigkeit, die 1—2 Monate haltbar ist. Zum Differenzieren dient Alkohol von 90 oder 96%.

Eine sehr hübsche Kontrastfärbung erhält man, wenn man nach Benda dem Alkohol Lichtgrün zusetzt, das ein guter Protoplasmafarbstoff ist.

Als Fixierungsmittel ist bei dieser Färbung Osmiumsäure von Vorteil, namentlich in Form der Flemmingschen bzw. Hermannschen Lösung. Die Färbung vollzieht sich nach folgender Vorschrift:

1. 24 Stunden färben in Safranin-Anilinlösung nach Babes,
2. Abspülen in Wasser,
3. Vorsichtiges Differenzieren in einer 1 proz. Lösung von Lichtgrün in 96 proz. Alkohol $^1/_4$—$^1/_2$ Minute,
4. Absoluter Alkohol, Xylol, Balsam.

Bei dieser Färbung erscheinen die Kerne hellrot, die Kariokinesen intensiv rot (auch Fibrin ist leuchtend rot gefärbt), das Protoplasma grün.

Spezialfärbungen.

Darstellung des Bindegewebes.

Färbung nach van Gieson.

Die Anwendung der van Giesonschen Färbung ist vor allem dort angezeigt, wo es darauf ankommt, das Bindegewebe als solches besonders kenntlich zu machen. Das Prinzip der Färbung besteht darin, daß man die Schnitte mit Hämatoxylin intensiv vorfärbt und hierauf mit einer Pikrinsäure-Säurefuchsinlösung nachfärbt.

Zur Fixierung eignet sich Formol, Formol-Müller, Alkohol sowie Sublimat. Die Färbung vollzieht sich in folgender Weise:

1. Vorfärbung mit einer der oben genannten Hämatoxylinlösungen bis zur Überfärbung der Schnitte (die Zeitdauer richtet sich nach der Färbekraft der Lösung).
2. Auswaschen der Schnitte in Leitungswasser.
3. Färbung in van Giesonscher Lösung. Die Farblösung, die übrigens in gutem Zustande fertig käuflich zu haben ist, wird folgendermaßen bereitet. Es werden konzentrierte wässerige Lösungen von Pikrinsäure und Säurefuchsin verwendet. Beide werden in einem Verhältnis gemischt, daß eine dunkelgranatrote Lösung entsteht. Hierzu sind in der Regel 150 ccm Pikrinsäure und etwa 3 ccm Säurefuchsinlösung notwendig. Die Dauer der Färbung beträgt 3—5 Minuten.
4. Kurzes Abspülen in Wasser.
5. Entwässern in Alkohol von steigender Konzentration.
6. Xylol, Balsam.

Mitunter ist es empfehlenswert, nach dem Abspülen die Präparate für kurze Zeit in 70 proz. Alkohol zu differenzieren.

Bei richtiger Färbung sind die Kerne braunrot, das Zellprotoplasma teils gelb, teils orangefarben, das Bindegewebe leuchtend rot, die Muskelfasern gelb.

Die Granulationen der Leukozyten zeigen keine charakteristische Färbung,
diejenigen der Eosinophilen erscheinen schwach gelb gefärbt. Die nach dieser
Methode gefärbten Schnitte sind nicht sehr lange haltbar, insbesondere büßt die
Brillanz der Bindegewebsfärbung nach einiger Zeit erheblich ein.

Es ist zu betonen, daß bei der Methode nur das gröbere Bindegewebe sich
in der beschriebenen Weise darstellen läßt, dagegen nicht die feinsten Bindegewebsfasern, wie sie sich beispielsweise im Retikulum der Lymphdrüsen usw. finden.
Zur Darstellung dieser feinsten Fasern kommt die gleich zu besprechende Färbe
methode nach Maresch in Betracht.

Färbung nach Bielschowsky-Maresch.

Bei der Darstellung des Bindegewebes nach van Gieson bleiben die feinsten
Mesenchymfasern ungefärbt. Diese Lücke ist durch die von Maresch angegebene
Methode ausgefüllt. Dieselbe stellt eine Modifikation der von Bielschowsky
ersonnenen Färbung der Neurofibrillen dar. Das Verfahren beruht auf einer
Silberimprägnation der Bindegewebsfasern.

Die Fixation geschieht mit Formol (10%), doch ist auch Fixierung in Alkohol
erlaubt. Die Färbung gelingt am besten an dünnen Gefrierschnitten, indessen
lassen sich auch Paraffinschnitte verwenden.

1. Nach gründlichem Auswässern der Stücke und Herstellung von Gefrierschnitten kommen dieselben in destilliertes Wasser.
2. Versilberung der Schnitte: Übertragen derselben für 12—24 Stunden
   in eine 2 proz. Lösung von Argent. nitric.
3. Kurzes Abspülen in destilliertem Wasser.
4. Überführen der Schnitte in eine nach dem folgenden Rezept stets frisch
   zu bereitende Silberlösung:

   10 ccm einer 10 proz. Argent. nitric.-Lösung werden mit 5 Tropfen
   einer 40 proz. Natronlauge versetzt, wobei sich ein Niederschlag von
   Silberoxyd bildet. Dieser wird wieder aufgelöst durch Ammoniak, den
   man unter Umschütteln tropfenweise zusetzt. Diese Prozedur hat
   mit großer Vorsicht zu geschehen, da bereits bei ganz geringem Überschuß von Ammoniak die Methode evtl. mißlingt. Man verfährt daher
   vorsichtiger, wenn man eine Spur von dem Niederschlag ungelöst läßt
   und von demselben abfiltriert (Schmorl). Die Flüssigkeit wird schließlich mit Aqua dest. auf 20 ccm aufgefüllt. Die Präparate kommen
   in diese Lösung, in der sie je nach der Dicke der Schnitte 5—30 Minuten
   bleiben.
5. Auswaschen in destilliertem Wasser.
6. Reduktion der Schnitte in 20 proz. Formalinlösung, in der sie so lange
   bleiben, bis sie eine stahlgraue bis graubraune Farbe zeigen.
7. Vergoldung der Schnitte in einem sauren Goldbad: Auf 10 ccm Aqua
   dest. 2 Tropfen Goldchlorid und 2—3 Tropfen Eisessig, 10 Minuten.
8. Auswaschen des in den Schnitten etwa zurückgebliebenen überschüssigen
   Silbers in einer 5 proz. Lösung von Fixiernatron (Natriumthiosulfat),
   10—30 Sekunden.
9. Sorgfältiges Waschen in destilliertem Wasser.
10. Alkohol von steigender Konzentration.
11. Xylol, Balsam.

Will man die Silberimprägnation an Paraffinschnitten vornehmen, was
zu empfehlen ist, wenn es sich um Material handelt, das sich infolge seiner
lockeren Struktur nicht für Gefrierschnitte eignet, so verfährt man folgendermaßen:

1. Entparaffinieren der dünnen auf den Objektträger aufgeklebten Schnitte und Überführung durch die verschiedenen Alkohole in destilliertes Wasser. Man kann aber auch die Schnitte erst am Schlusse der Versilberung entparaffinieren.
2. 2 proz. Argentum nitric.-Lösung 48 Stunden.
3. Abspülen in destilliertem Wasser.
4. Überführen in die oben beschriebene Silberoxydammoniaklösung für $^1/_2$ Stunde.
5. Abspülen in destilliertem Wasser.
6. Reduktion in 5 proz. Formollösung $^1/_2$ Stunde.
7. Kurzes Abspülen in Leitungswasser.
8. Vergolden der Schnitte in 1 proz. Goldchloridlösung 1 Stunde.
9. Abspülen in Leitungswasser.
10. 5 proz. Lösung von Natriumthiosulfat 2 Minuten.
11. Gründliches Auswaschen in Leitungswasser 12 Stunden.
12. Alkohol, Xylol, Balsam.

Selbstverständlich dürfen bei den einzelnen Prozeduren dieses Verfahrens beim Überführen der Schnitte keine Metallnadeln, sondern nur Glasstäbe, die fein ausgezogen sind, Verwendung finden.

Schließlich sei noch erwähnt, daß in Paraffin einzubettende Präparate auch in der Weise mit der Silbermethode behandelt werden können, daß man die Organstücke vor der Einbettung versilbert, während die Vergoldung erst an den Schnitten vorgenommen wird.

Färbung der elastischen Fasern.

Für die Darstellung der elastischen Fasern wurden verschiedene Methoden angegeben. Die zuverlässigste und zweckmäßigste Methode ist das Verfahren von Weigert.

Die Präparate können auf beliebige Weise fixiert werden, besonders geeignet ist die Fixierung in Alkohol und Sublimat. Nach B. Fischer gibt das Formol nicht ganz zuverlässige Resultate, da hier auch andere nicht elastische Gewebselemente den Farbstoff annehmen. Die Einbettung erfolgt in Paraffin. Als Farbstoff, der die elastischen Fasern spezifisch färbt, findet ein chemisch nicht genau definierbarer Körper Verwendung, der durch Kochen von Fuchsin, Resorzin und Eisenchlorid entsteht.

Man verfährt im einzelnen folgendermaßen:

200 ccm einer 1 proz. Fuchsinlösung werden mit 4 g Resorzin versetzt und in einer Porzellanschale zum Sieden erhitzt. Hierauf werden 25 ccm Liq. ferri sesquichlorat. hinzugefügt, worauf man noch weitere 2—5 Minuten kochen läßt. Es entsteht ein Niederschlag. Nach Abkühlen der Lösung wird filtriert. Der Filterrückstand, aus dem der Weigertsche Farbstoff dargestellt wird, wird getrocknet und wird dann samt Filter in dieselbe Porzellanschale gebracht, in der vorher das Fuchsin-Resorzingemisch gekocht wurde. Man setzt 200 ccm 94 proz. Alkohol hinzu und kocht das Ganze unter dauerndem Umrühren (feuergefährlich!), wobei man mit dem Glasstab die Papierfetzen des Filters entfernt. Nach dem Erkalten wird filtriert, das Filtrat wieder auf 200 ccm mit Alkohol aufgefüllt und 4 ccm einer 2 proz. Salzsäure hinzugesetzt.

Die Farblösung ist fertig im Handel zu haben (Grübler). Dennoch ist dringend zu raten, sich die Farblösung nach dem obigen Rezept selbst herzustellen, da die Färbung in diesem Falle wesentlich zuverlässiger ist. Ein Nachteil der Weigertschen Lösung ist, daß sie nur eine begrenzte Zeit (etwa 6 Wochen) haltbar ist.

Die Färbung vollzieht sich in der Weise, daß man die Schnitte aus 90 proz. oder 96 proz. Alkohol in die Weigertsche Lösung bringt, in der man sie 20 bis 30 Minuten, evtl. auch länger stehen läßt. Hierauf differenziert man mittels absoluten Alkohols, wenn nötig mit Salzsäure-Alkohol, worauf sorgfältig mit Leitungswasser zu waschen ist. Man tut gut, die Differenzierung unter dem Mikroskop zu verfolgen. Die Schnitte sollen schließlich so gut wie farblos sein, die elastischen Fasern erscheinen rein schwarz oder blauschwarz, die Zellkerne und das übrige Gewebe sind ungefärbt.

Meist wird man die Elastikafärbung mit einer Kernfärbung kombinieren, wozu sich namentlich das Karmin eignet (Alaunkarmin bzw. Lithionkarmin). Wird die Karminfärbung nach der Elastikafärbung vorgenommen, so muß man darauf bedacht sein, daß das Karmin nicht mit Wasser in Berührung kommt, da die Färbung dadurch leidet. Statt dessen gelangen die Schnitte zur Differenzierung aus dem Karmin in 1 proz. Salzsäure-Alkohol, werden hierauf in Alkohol abgespült und kommen dann über absoluten Alkohol in Xylol und Balsam.

Schmorl macht darauf aufmerksam, daß nach seinen Erfahrungen bei der Nachfärbung mit Karmin die feinsten elastischen Fasern unter Umständen sich dem Nachweis entziehen. Er empfiehlt daher mit der Karminfärbung zu beginnen. Er stellt folgendes Schema für die Elastikafärbung auf:
1. Fixierung am besten in Alkohol oder Sublimat.
2. Gefrier- oder Paraffinschnitte (weniger ratsam Zelloidin).
3. Vorfärben mit Lithionkarmin. Hierauf differenzieren in HCl-Alkohol oder, da die Weigertsche Lösung Salzsäure enthält, in Alkohol.
4. Färben in Weigertscher Lösung 25—30 Minuten.
5. Abspülen in Alkohol.
6. Differenzieren in absolutem Alkohol 2—18 Stunden. (Die Alkoholfestigkeit der Elastikafärbung ist nach B. Fischer nicht unbegrenzt).
7. Xylol-Balsam.

Sehr gute Resultate erzielt man mit der von Hart angegebenen Methode, bei der die Salzsäuredifferenzierung der Karminfärbung mit der Weigertschen Elastikafärbung kombiniert ist.

Nach der Färbung mit Lithionkarmin kommen die Schnitte für die ganze Nacht in einen HCl-Alkohol, dem auf 100 ccm 5 ccm der nach Weigerts Vorschrift hergestellten Farblösung zugesetzt sind. Nach gründlicher Spülung in 90 proz. Alkohol werden die Schnitte wasserfrei gemacht; Xylol, Balsam.

Es sei noch bemerkt, daß in Präparaten, die in Formol-Müller fixiert und nachträglich mit Osmiumsäure behandelt sind, (durch die Weigertsche Methode wie bei der Darstellung der Altmann-Schriddeschen Granula) in den Belegzellen der Magendrüsen sowie in den Speicheldrüsen sich Granula darstellen lassen (Schridde).

In manchen Fällen ist es erwünscht, die Elastikafärbung mit der Färbung nach van Gieson zu verbinden. In diesem Fall beginnt man die Färbung mit der Elastikafärbung nach Weigert und färbt nach erfolgter Differenzierung in der beschriebenen Form zuerst mit Hämatoxylin, sodann mit Giesonscher Lösung (vgl. Seite 407). Durch die Nachfärbung wird die Darstellung der elastischen Fasern in keiner Weise beeinträchtigt.

Von einer Beschreibung der Elastikafärbung mittels Orceins soll hier abgesehen werden, da sie für die vorliegenden Zwecke gegenüber den beschriebenen Verfahren keine Vorzüge besitzt.

Fettfärbung.

Oft ist es bei hämatologischen Präparaten erwünscht, Fett bzw. Lipoide durch besondere Färbungen darzustellen resp. durch dieselben zu identifizieren. Die hier in Betracht kommenden Verfahren sind in der Histologie auch sonst allgemein übliche Methoden.

Da sich die Fette und Lipoide in Alkohol, Chloroform und Äther lösen, so muß man auf die gewöhnlichen Einbettungsverfahren in Paraffin bzw. Zelloidin verzichten und die Untersuchung an Gefrierschnitten vornehmen. In besonderen Fällen kann man, wie wir sehen werden, die Darstellung des Fettes vor der Einbettung vornehmen und letztere hinterher anschließen.

Wir beginnen mit der Darstellung des Fettes mittels Osmiumsäure, die vor der Entdeckung der unten zu beschreibenden Fettfarbstoffe die einzige Methode für diese Zwecke bildete.

Osmiumsäure.

Bezüglich der Osmiumsäure sei auf die Ausführungen Seite 316 verwiesen. Die Darstellung des Fettes mit Osmiumsäure ist keine eigentliche Färbung, sondern beruht auf der durch das Fett bewirkten Reduktion des Osmiumtetroxyds, wobei Schwärzung des Fettes eintritt. Diese Reduktion erfolgt teils direkt durch das Fett (Olein), teils erst bei Nachbehandlung mit Alkohol (Palmitin und Stearin: sekundäre Schwärzung). Da, wie wir gesehen haben, das Osmiumtetroxyd zugleich als Fixationsmittel wirkt, so läßt sich unter geeigneten Umständen Fixation und Fettfärbung miteinander vereinen.

Die Osmiumsäure findet teils als 1 proz. wässerige Lösung, teils als Flemmingsche Lösung (siehe Seite 318) Verwendung. Man fixiert die Stücke in der üblichen Weise in Formalin oder in Orthscher Lösung. Nach gründlichem Auswaschen in Leitungswasser werden Gefrierschnitte hergestellt. Dieselben kommen für etwa 1 Stunde in destilliertes Wasser und hierauf 12—24 Stunden in eine 1 proz. Lösung von Osmiumtetroxyd oder Flemmingsche Mischung (im Dunkeln!). Die Schnitte sind hierauf lange Zeit (12—24 Stunden) zu wässern und werden dann zur sekundären Schwärzung in absoluten Alkohol gebracht.

Vorzüglich ist die von Sata empfohlene Methode: Man fixiert kleine, höchstens 3 mm dicke Organstücke in Flemmingscher Mischung, in der man sie 3—4 Tage beläßt, stellt nach gründlichem Auswaschen Gefrierschnitte her. Dieselben werden dann nochmals osmiert, indem man sie 24 Stunden bei Zimmertemperatur bzw. 4 Stunden im Brutschrank mit einer 1 proz. Osmiumsäure behandelt. Eventuell ist hier ebenfalls zur sekundären Schwärzung die Übertragung der Schnitte in absoluten Alkohol anzuwenden (Schmorl).

Soll eine Gegenfärbung der Kerne vorgenommen werden, so empfiehlt sich eine Nachfärbung mit Safranin, Lithion- oder Alaunkarmin.

Die Entwässerung durch Alkohol soll schnell erfolgen, im absoluten Alkohol löst sich das osmierte Fett nicht mehr; zum Aufhellen eignet sich am besten reines Benzin. Die eingebetteten Präparate (Xylolbalsam) pflegen sich nicht lange zu halten.

Sudan III und Scharlach-R (Fettponceau).

Beide Farbstoffe, die einander ziemlich gleichwertig sind, geben ganz ausgezeichnete und zuverlässige Färbungen des Neutralfettes. Infolge der Leichtigkeit und Sicherheit ihrer Handhabung werden sie heute vor der Osmiummethode bevorzugt.

Fixierung in Formol oder Formol-Müller ist am geeignetsten. Die Färbung wird an Gefrierschnitten vorgenommen. Die Farbstoffe werden als gesättigte alkoholische Lösungen angewendet. Man stellt sie sich durch Auflösen in erhitztem 70—85 proz. Alkohol her. Vor dem Gebrauch ist die Lösung zu filtrieren, während des Färbens ist sie zugedeckt zu halten, damit der Alkohol nicht verdunstet und die Entstehung von Niederschlägen vermieden wird.

Die Gefrierschnitte kommen aus dem Wasser zuerst in 50 proz. Alkohol 3—5 Minuten, hierauf in die heißgesättigte alkoholische Sudan- oder Scharlach-R-Lösung 15—30 Minuten (Überfärbung kommt nicht vor; bei geringen Fettmengen ist sogar eine längere Färbedauer von Vorteil). Die gefärbten Schnitte werden in 50 proz. Alkohol kurze Zeit abgespült und in destilliertem Wasser gewaschen. Im allgemeinen wird man gleichzeitig eine Kernfärbung mit Hämatoxylin anwenden. Die Präparate kommen dann nach der Sudanfärbung aus dem destillierten Wasser in eine der früher genannten Hämatoxylinlösungen. Ist eine Differenzierung nötig, so gebraucht man am besten einen mit Wasser auf die Hälfte verdünnten Salzsäurealkohol. Nach gründlichem Waschen werden die Präparate in Glyzerin untersucht. Die Färbung vollzieht sich demnach folgendermaßen:

1. Fixation in Formol bzw. Müller-Formol.
2. Herstellung von Gefrierschnitten, Übertragen derselben in Wasser.
3. 50 proz. Alkohol 3—5 Minuten.
4. Sudan- resp. Scharlach-R-Lösung 15—30 Minuten.
5. Spülen in 50 proz. Alkohol.
6. Waschen in destilliertem Wasser.
7. Kernfärbung mit Hämatoxylin.
8. Wenn notwendig, Differenzierung in halb verdünntem HCl-Alkohol.
9. Wässern in Leitungswasser.
10. Glyzerin.

Man kann übrigens auch mit der Hämatoxylinkernfärbung beginnen und die Sudan- bzw. Scharlachfärbung folgen lassen. In jedem Fall muß Alkohol über 85% vermieden werden, da er das Fett auflöst.

Bei der beschriebenen Methode ist das Fett intensiv orangefarben bzw. scharlachrot gefärbt, Fettsäurekristalle erscheinen teils blaßrot, teils nehmen sie keinen Farbstoff an, die lipochromen Pigmente sind ebenfalls gefärbt, die Kerne blau.

Ist es in einem Falle erwünscht, das Fett blau statt rot zu färben, so kann man sich nach dem Vorschlage von Herxheimer einer gesättigten Lösung von Indophenol in 70 proz. Alkohol bedienen; man verfährt bei der Färbung genau wie oben beschrieben. Als Kernfärbung kommt Karmin in Betracht.

Fettfärbung mit Nilblausulfat.

Lorrain Smith hat eine sehr hübsche Fettfärbemethode angegeben, die es gestattet, gleichzeitig mit demselben Farbstoff außer dem Fett Kern und Protoplasma in verschiedenen Farben zu färben. Ein weiterer Vorzug ist es, daß das Nilblausulfat im Gegensatz zu den soeben besprochenen Fettfarbstoffen in Wasser löslich ist, sodaß die bei Anwendung alkoholischer Farbstoffe zu fürchtende Extraktion des Fettes fortfällt.

Man verwendet in Formol fixierte Gefrierschnitte, färbt sie in einer konzentrierten wässerigen Lösung von Nilblausulfat (Oxazinfarbstoff) 10 Minuten und spült in Wasser ab.

Schmorl empfiehlt — und ich kann mich aus eigener Erfahrung diesem Rat anschließen — die abgespülten Schnitte für kurze Zeit in 1 proz. Essigsäure zu differenzieren und hierauf sehr gründlich in Wasser auszuwaschen. Dann erfolgt Einbettung in Glyzerin bzw. Glyzeringelatine.

Neutralfett erscheint bei dieser Färbung schön rot, Fettsäure dunkelblau und glänzend, die Zellkerne sind ebenfalls dunkelblau, das Protoplasma hellblau.

Fibrinfärbung.

Für die elektive Färbung des Fibrins kommt im allgemeinen ausschließlich die von Weigert angegebene Anilinwasser - Gentianaviolettmethode in Betracht.

Zur Fixation der Stücke eignen sich am meisten Alkohol (96%), ferner Sublimat, Formol sowie Formolalkohol (75proz. Alkohol mit 10% Formol), auch die Orthsche Lösung ist geeignet. Für die Einbettung kommt in erster Linie Paraffin in Betracht, während Zelloidin weniger zu empfehlen ist.

Man nimmt zunächst an den auf Objektträgern aufgeklebten Schnitten eine Kernfärbung mit Karmin vor (z. B. Alaunkarmin 20—30 Minuten), spült ab und bringt die Schnitte in eine konzentrierte Lösung von Methylviolett oder Gentianaviolett in Anilinwasser.

Die Anilinwassergentianaviolettlösung stellt man sich wie folgt her: Zunächst bereitet man eine gesättigte Lösung von Anilin in Wasser, indem man 10 ccm Anilin (farbloses) mit 100 ccm Aqua dest. längere Zeit gründlich schüttelt. Nachdem sich das ungelöst gebliebene Anilin zu Boden gesetzt hat, filtriert man durch ein mit Wasser angefeuchtetes Filter, wobei darauf zu achten ist, daß keine Öltropfen das Filter passieren. 90 ccm des Filtrats werden mit 11 ccm einer vorher filtrierten konzentrierten alkoholischen Lösung von Methylviolett oder Gentianaviolett versetzt.

An Stelle dieser ursprünglichen Vorschrift, die den Nachteil hat, daß die Farblösung sich nicht lange hält, ist die neuere Modifikation von Weigert (Lubarsch) zu empfehlen, bei der man mit zwei haltbaren Stammlösungen arbeitet:

Stammlösung I:

Alkohol absolut.   33 ccm
Anilinöl   9 „
Gentianaviolett oder Methylviolett im Überschuß.

Stammlösung II:

Konzentrierte wässerige Methylviolettlösung.

Unmittelbar vor der Färbung mischt man 3 ccm der Lösung I mit 17 ccm von II.

In dieser Anilinwassermethylviolettlösung bleiben die Schnitte 10 bis 15 Minuten, werden hierauf kurz abgespült, mit mehrfach zusammengelegtem Fließpapier, das man fest aufdrückt, abgetrocknet und in Jod-Jodkaliumlösung (Jod 1,0, Jodkal. 2,0, Aqua dest. 300,0) gebracht, in der sie 3—5 Minuten bleiben. Hierauf gießt man die Lösung ab und trocknet die Schnitte, indem man wiederum Fließpapier fest auf dieselben aufdrückt.

Nunmehr werden die Schnitte in Anilinxylol (2 Teile wasserklares, nicht gelbes Anilin und 1 Teil Xylol) differenziert und zwar am besten in einer Petrischale, in der die Objektträger mit reichlichen Mengen Flüssigkeit überdeckt sein sollen. Es treten große Mengen Farbstoff als blaue Wolken aus dem Schnitt, es wird darauf das Anilinxylol erneuert, bis der Schnitt keinen Farbstoff mehr abgibt. Der Verlauf der Differenzierung wird am besten unter dem Mikroskop kontrolliert. Schließlich werden die Schnitte sehr gründlich in mehrmals gewechseltem Xylol abgespült, damit die letzte Spur von Anilin entfernt wird, die sonst zu einer Entfärbung der in Balsam eingeschlossenen Präparate unter Braunfärbung des Balsams führt, und in Xylolbalsam eingebettet.

Kurz wiederholt stellt sich die Färbung folgendermaßen dar:

1. Karminfärbung 20—30 Minuten.
2. Abspülen in Wasser.
3. Färbung in Anilinwassergentianaviolett- (Methylviolett-) Lösung 10 bis 15 Minuten.
4. Abspülen und Trocknen mit Fließpapier.
5. Jodierung der Schnitte.
6. Trocknen mit Fließpapier.
7. Differenzierung in Anilinxylol.
8. Waschen in Xylol.
9. Kanadabalsam.

Lubarsch sowie Beneke haben darauf hingewiesen, daß sich mit der Weigertschen Methode außer Fibrin noch andere Gewebselemente färben lassen. Namentlich gelingt es, wie Beneke fand, durch stärkere Verdünnung des zur Differenzierung dienenden Anilinxylolgemisches, eine ganze Reihe verschiedener Gewebsbestandteile darzustellen, ohne daß dabei eine spezifische Färbung derselben angenommen werden kann.

Bei Anwendung von Anilinxylol im Verhältnis von 2 : 3 und möglichst kurzer Differenzierung (evtl. sofortige Unterbrechung durch Eintauchen der Schnitte in Xylol) ist es auf diesem Wege möglich, nicht nur die Nucleolen, die auch bei stärkerer Differenzierung gefärbt bleiben, sondern auch die Chromatinkörner in den ruhenden Kernen zu färben. Sind Kernteilungsfiguren vorhanden, so färben sich dieselben bei diesem Verfahren deutlich in einem Differenzierungsstadium, bei welchem in den ruhenden Kernen nur noch die Kernkörperchen gefärbt sind, so daß man ein übersichtliches Bild über die in einem Schnitt vorhandenen Mitosen erhält (Beneke). Ferner lassen sich auf diese Weise die Granula der Eosinophilen, weiter die Russellschen Fuchsinkörper und die hyalinen Granula der Plasmazellen tingieren. Bezüglich der Erythrozyten verdient noch hervorgehoben zu werden, worauf Schridde hinweist, daß die im Zentrum derselben zu findenden blaugrünen kernartigen Gebilde Artefakte sind, die mit dem Kern selbst nichts zu tun haben. Von den übrigen Gewebselementen, die sich bei besonders schwacher Differenzierung blau färben, sind noch Hyalin, Schleim sowie Hornsubstanz zu nennen.

Sollen die Schnitte zur Vornahme einer anderen Färbung entfärbt werden, so taucht man sie zuerst in Anilin-Xylol und hierauf in HCl-Alkohol.

Glykogen.

Alle Methoden, die die Darstellung des Glykogens bezwecken, haben die Tatsache zu berücksichtigen, daß das Glykogen in Wasser löslich ist. Auch ist zu beachten, daß dasselbe im allgemeinen nur in lebenswarm bzw. kurz nach dem Tode entnommenen Organstücken färberisch darstellbar ist, während es später sehr schnell infolge von Diffussion sich dem Nachweis entzieht. Die Stücke dürfen daher nicht mit Wasser bzw. wässerigen Lösungen von Fixierungsmitteln in Berührung kommen. Wie wir bereits im klinisch-hämatologischen Teil gesehen haben (vgl. Seite 351), kommen im wesentlichen für den Glykogennachweis zwei verschiedene Wege in Frage und zwar die Darstellung mit Hilfe von Jod und die Färbung mit Karmin.

Jodmethode.

Gute Resultate gibt die von Langhans beschriebene Methode, namentlich wenn man sie nach dem Vorschlage von Lubarsch mit einer Karminfärbung verbindet.

Zu diesem Zweck wird zuerst an den Schnitten mit dem P. Mayerschen sauren alkoholischen Karmin die Kernfärbung vorgenommen. Dann werden die Schnitte 5—10 Minuten mit Lugolscher Lösung (Jod 1,0, Kal. jodat. 2,0, Aqua dest. 100) behandelt und hierauf in einer Mischung von Alkohol absol. 3 bis 4,0 und offizineller Jodtinktur 1,0 entwässert. Die Aufhellung und Aufbewahrung erfolgt in Origanumöl. Bei längerer Aufbewahrung — die Präparate halten sich mehrere Monate — ist es zur Vermeidung der Verdunstung des Öles empfehlenswert, um das Deckglas herum einen Rand von Deckglaslack oder Paraffin anzulegen.

Das Glykogen (aber auch das Amyloid) färbt sich bei diesem Verfahren dunkelbraun.

Die Ehrlichsche sowie die Barfurthsche Jodmethode sei hier nur erwähnt. Heute ist sämtlichen Jodmethoden die

Karminfärbung nach Best und Neukirch.

überlegen. Die in Alkohol fixierten Stücke werden in Zelloidin eingebettet. Zunächst wird eine kräftige Kernfärbung mit Hämatoxylin (z. B. nach Delafield) oder Hämalaun evtl. mit anschließender Differenzierung in HCl-Alkohol vorgenommen. Nach gründlichem Auswaschen in Brunnenwasser erfolgt die Färbung in der Bestschen Lösung:

Bestsche Karminlösung (vgl. S. 354)	2,0
Liq. Ammon. caust.	3,0
Methylalkohol	3,0.

In dieser Lösung bleiben die Schnitte 5 Minuten und kommen hierauf zur Differenzierung direkt in die Seite 354 beschriebene Differenzierungsflüssigkeit. Die Differenzierung dauert 1—3—5 Minuten und ist beendet, sobald die erneuerte Differenzierungsflüssigkeit klar bleibt. Nun werden die Schnitte mit 80 proz., 96 proz. und absolutem Alkohol entwässert, mit Origanumöl aufgehellt und in Balsam eingeschlossen.

Es wurde schon bei Besprechung der Darstellung des Glykogens in Blutabstrichen darauf hingewiesen, daß Neukirch die Bestsche Methode modifizierte, indem er mit Dextrose gesättigte wässerige Fixiermittel anwendete. Diese Art der Fixation verhindert die Diffusion des Glykogens. Neukirch verfährt folgendermaßen:

1. Fixation in einer mit Dextrose (technische, die wesentlich billiger als die chemisch reine ist) gesättigten konzentrierten wässerigen Sublimatlösung 6—12 Stunden oder in einer mit Dextrose gesättigten 40 proz. Formaldehydlösung 6—16 Stunden.
2. Übertragen der Stücke in 80 proz. Alkohol, der mit Dextrose gesättigt ist und dem bei Sublimatfixation Jodtinktur zugesetzt ist, 6 Stunden.
3. 24 Stunden oder länger mehrmals zu wechselnder 96 proz. Alkohol.
4. Alkohol absol., Äther-Alkohol, Zelloidineinbettung.

5. Vorfärbung der 6—8 μ dicken Schnitte in Hämatoxylin, das mit Dextrose versetzt ist.

6. Bestsche Karminfärbung mindestens 3 Stunden.

Zur Anfertigung von Gefrierschnitten bringt Neukirch die Stücke aus der Formol-Dextroselösung nach etwa 6 Stunden kurz in reine gesättigte Dextroselösung, gefriert sie und schneidet auf dem Gefriermikrotom. Hierauf werden die Schnitte sofort in 96proz. Alkohol übertragen und ohne Vorfärbung nach Best gefärbt.

Außer dem Glykogen nehmen noch die Mastzellkörner, ferner das osteoide Gewebe sowie Fibrin das Karmin auf.

Nachweis eisenhaltigen Pigments.

Zum Nachweis von eisenhaltigem Pigment (Hämosiderin) im Schnitt ist es u. a. unbedingt nötig, daß möglichst frisches Untersuchungsmaterial zur Verfügung steht. Es hat sich nämlich gezeigt, daß bei der Autolyse der Organe das Hämosiderin sehr schnell in Lösung geht und daß andererseits sich Gewebsteile mit dem Pigment imbibieren, die dasselbe ursprünglich nicht enthielten (Hueck). Was die Wahl der Fixation anlangt, so ist vor allem zu berücksichtigen, daß alle Säuren enthaltenden Fixierlösungen ungeeignet sind, da sie das Pigment schnell lösen. Am meisten hat sich erfahrungsgemäß Alkoholfixation bewährt (Macallum). Jedoch empfiehlt es sich, u. a. auch mit Rücksicht auf die Existenz eisenhaltiger Lipoide, daneben auch andere Fixationen wie z. B. Formol anzuwenden, wogegen alle Lösungen, die Chromsäure enthalten, ungeeignet sind.

Da es sich bei den hier zu beschreibenden Methoden um den mikrochemischen Nachweis von Eisen handelt, so sind dabei alle bei derartigen Verfahren notwendigen Kautelen zu beobachten. Insbesondere hat man nicht nur alle aus Eisen bestehenden Utensilien, wie Nadeln usw. durch Instrumente aus Glas bzw. Platin zu ersetzen, sondern es ist auch besondere Sorgfalt auf die Beschaffenheit der zu verwendenden Flüssigkeiten inkl. des Wassers zu legen, die sämtlich absolut eisenfrei sein müssen. Schließlich ist daran zu denken, daß evtl. das Fließpapier Spuren von Eisen enthält (Schmorl).

Es existieren mehrere Methoden für den Eisennachweis, es werden durch sie teils Eisenoxyd-, teils Oxydulsalze nachgewiesen. Auch unterscheiden sie sich untereinander durch den Grad ihrer Empfindlichkeit.

Fe-Nachweis durch Schwefelammonium nach Quincke.

Das zum ersten Male von A. Mayer zum Eisennachweis benutzte Schwefelammonium wurde von Quincke zur mikroskopischen Untersuchung im Schnitt herangezogen.

Für die Probe soll nicht frisches farbloses, sondern gelbliches Schwefelammonium verwendet werden, wie es in den Laboratorien vorrätig ist. Man läßt die Schnitte einige Minuten bis zu einer Stunde in der konzentrierten Lösung liegen. Wegen des üblen Geruchs nimmt man die Reaktion am besten unter einem Abzug vor; man spült die Schnitte kurz im Wasser ab und untersucht in Glyzerin.

Nach Nishimura soll man stets konzentriertes Schwefelammonium anwenden und es lange Zeit (mindestens 1 Stunde) einwirken lassen.

Eine Vorfärbung der Kerne (Karmin, Hämatoxylin) beeinträchtigt die Fe-Probe nicht. Das Eisen erscheint als schwarzes oder grünlichschwarzes feinkörniges Pigment.

Mit dieser Methode lassen sich sowohl Oxyd- wie Oxydulverbindungen nachweisen. Jedoch besitzt sie keine sehr große Empfindlichkeit. Auch besteht der Nachteil, daß bei gleichzeitigem Vorhandensein von andersartigem grau- grünen Pigment unklare Bilder entstehen.

Berlinerblaureaktion nach Perls.

Die Methode beruht auf der Bildung von Berlinerblau bei Gegenwart von Eisenoxydsalzen, Ferrozyankalium und Salzsäure.

Von den in Alkohol fixierten Stücken werden Gefrierschnitte hergestellt. Dieselben kommen in eine frisch bereitete 1—2 proz. wässerige Ferrozyankalium- lösung für 5—20 Minuten und hierauf 10—20 Minuten in 0,5 bis 1 proz. Salz- säure.

Bessere Resultate erhält man nach Hueck, wenn man die Schnitte direkt in ein Gemisch von Salzsäure und Ferrozyankalium zu gleichen Teilen bringt oder noch besser mehrere Kubikzentimeter Salzsäure mit einigen Tropfen dünner Ferrozyankalilösung versetzt.

Die Präparate werden in Glyzerin untersucht.

Man kann auch eine Karminfärbung der Kerne vornehmen, indem man z. B. mit Lithionkarmin vorfärbt. So verfährt z. B. Stieda: Die Schnitte kommen zunächst in Lithionkarminlösung, werden dann mit destilliertem Wasser abge- spült und auf 2—3 Stunden in 2 proz. Ferrozyankaliumlösung übertragen. Von hier gelangen sie in 1 proz. Salzsäurealkohol, worauf sich langsam die Blaufärbung des Pigments einstellt. Stieda läßt die Schnitte bis zu 12 Stunden darin liegen, spült dann kurz ab, dann Alkohol, Öl, Balsam.

Umgekehrt kann man mit Alaunkarmin nachfärben.

Wie Nishimura sowie Hueck gezeigt haben, bleibt die Berlinerblaureaktion zum mikrochemischen Nachweis von Eisen trotz der verschiedenen Verbesserungen hinter der Empfindlichkeit der Schwefelammoniumreaktion zurück.

Beiden wesentlich überlegen und darum besonders zu empfehlen, zumal sie sowohl Eisenoxyd- wie Oxydulsalze anzeigt, ist die

Schwefelammonium-Turnbullblaureaktion nach Hueck.

Die Turnbullblaureaktion besteht in der Behandlung eisenhaltigen Materiales mit Ferrizyankalium und Salzsäure. Zur Verfeinerung des Eisennachweises hat es sich als zweckmäßig erwiesen, diese Reaktion mit der Schwefelammonium- probe zu kombinieren, wobei das Schwefeleisen in Turnbullblau übergeführt wird (Tirmann und Schmelzer).

Nach Hueck verfährt man folgendermaßen:

Die in Alkohol gehärteten Stücke werden auf dem Gefriermikrotom ge- schnitten; die Schnitte gelangen aus dem destillierten Wasser in konzentriertes, etwas gelblich gefärbtes Schwefelammonium für 1—24 Stunden. Dann werden sie sorgfältig in destilliertem Wasser abgespült und kommen hierauf in eine frisch bereitete Mischung von 20% Ferrizyankalium und 1% Salzsäure zu gleichen Teilen (doch kann man auch mehr Salzsäure nehmen). Hierin bleiben die Schnitte 15 Minuten und werden darauf wieder sorgfältig in destilliertem Wasser abge- spült. Schließlich werden sie mit einem der bekannten Kernfärbungsmittel (Alaunkochenille, Karmin usw.) nachgefärbt.

Nach Hueck geht der Ausfall der Eisenreaktion der Organschnitte bei dieser Methode dem chemisch nachweisbaren Eisengehalt der Organe parallel, so daß sich auf diesem Wege eine kolorimetrische Schätzung des wirklichen che- mischen Eisengehaltes eines Organs ausführen läßt.

Nishimura hat im Berliner pathologischen Institut vergleichende Untersuchungen über die Zuverlässigkeit der verschiedenen Methoden zum mikrochemischen Fe-Nachweis angestellt. Er kommt ebenfalls zum Resultat, daß von den drei genannten Reaktionen die Turnbullblaureaktion die beste ist, namentlich wenn man die Schnitte vorher der Einwirkung von Schwefelammon aussetzt. Ihm scheint sogar durch diese Doppelreaktion mehr Eisen nachweisbar zu sein, was er besonders bei Lebern mit geringem Fe-Gehalt beobachtete. Seine Anweisung lautet:

1. Härtung in steigendem Alkohol oder 10% Formalin, evtl. mit Nachhärtung in Alkohol.
2. Gefrierschnitte oder Zelloidinschnitte.
3. Übertragen der Schnitte in konzentriertes Schwefelammonium, 1 Stunde.
4. Ganz kurzes Abspülen in destilliertem Wasser.
5. Übertragen in eine Mischung von 2% Ferrozyankalium und 1% Salzsäure āā während $1-1\frac{1}{2}$ Stunden.
6. Abspülen in $\frac{1}{2}$ proz. Salzsäurewasser einige Minuten.
7. Gründliches Auswaschen in destilliertem Wasser.
8. Eventuell Kernfärbung mit Karmin.
9. Entwässern, Kanadabalsam.

Bei der vorstehenden Methode wird also das vorher erzeugte Schwefeleisen in Berlinerblau übergeführt.

Auf Grund meiner eigenen Erfahrungen möchte ich die von Hueck angegebene Modifikation an erster Stelle empfehlen.

Spezielle Färbungen der Leukozytengranulationen im Schnittpräparat.

Wir haben bereits wiederholt die Färbung der Granulationen im Schnittpräparat erwähnt und konnten zeigen, daß zum mindesten die Darstellung der eosinophilen Granulationen mit den gewöhnlichen Schnittfärbungen gelingt, so vor allem mit den Hämatoxylineosinmethoden, bei denen die α-Granula mit großer Deutlichkeit sich darstellen lassen. Die Färbung der Mastzellgranula ist bereits schwieriger infolge der großen Wasserlöslichkeit derselben. Doch ist es auch hier bei geeigneter Technik möglich, diese Schwierigkeit zu umgehen.

Am heikelsten ist die Färbung der neutrophilen Granula. Sie hat längere Zeit der hämatologischen Färbetechnik erhebliche Schwierigkeiten bereitet.

Bei den Färbungsmethoden, die zur Darstellung der neutrophilen Körnung Verwendung finden, ist in erster Linie die Tatsache zu berücksichtigen, daß die ε-Granulationen sich mit Sicherheit nur in lebenswarm konservierten oder möglichst bald, höchstens einige Stunden nach dem Tode entnommenen Objekten färben lassen. Bei Außerachtlassung dieser Regel ist ein sicherer Erfolg selbst bei den besten Färbemethoden nicht zu erwarten, da die neutrophile Körnung außerordentlich schnell der kadaverösen Zerstörung anheimfällt.

Die in folgendem zu beschreibenden Methoden lassen sich an Gefrierschnitten und Paraffinschnitten ausführen. Im allgemeinen wird man allerdings den letzteren den Vorzug geben, da zur exakten Darstellung und Sichtbarmachung der Granulationen dünne Schnitte notwendig sind. Im allgemeinen wird eine Schnittdicke von $3-5\ \mu$ erforderlich sein. Über die Art der Fixation wird bei jeder einzelnen Methode das Notwendige zu sagen sein.

Triazidfärbung der Schnitte.

Mit der Originaltriazidlösung von Ehrlich läßt sich an Objekten, die in Formol bzw. Müller-Formol fixiert sind, die neutrophile Granulation auch im Schnitt darstellen.

Arnold, der als erster eine Triazidfärbung vornahm, färbt die Schnitte 1 Minute lang in dem unverdünnten Farbstoff, differenziert kurz in stark verdünnter Essigsäure (1:3000), wäscht mit Wasser aus und entwässert rasch in Alkohol. Nach Aufhellung in Xylol oder Toluol werden die Präparate in Damarlack eingeschlossen.

Sternberg sowie Fabian fixieren in Müller-Formol bzw. in Hellyscher Flüssigkeit. Die sehr dünnen Paraffinschnitte werden ganz kurze Zeit in verdünnter oder auch unverdünnter Triazidlösung $^1/_4$—1 Minute gefärbt, alsdann mit Essigsäure 1:1000 bis 1:3000 kurze Zeit abgespült, in destilliertes Wasser gebracht und hierauf mit Fließpapier, das man auf die aufgeklebten Schnitte aufdrückt, getrocknet, in absolutem Alkohol entwässert, bis die Schnitte einen bläulichen oder blaugrünen Farbenton zeigen und nach Hindurchführen durch säurefreies Xylol in neutralen Kanadabalsam eingeschlossen.

Bei gut gelungener Färbung sind die Kerne der Leukozyten und Lymphozyten dunkelgrün, die der Monozyten hellgrün, die Erythrozyten orangefarben, die eosinophilen Granulationen rot, die neutrophilen Granulationen blaßviolett, blaugrau oder bräunlich, während die Granula der Mastzellen ungefärbt (ausgewaschen) sind.

Ich kann aus vielfachen eigenen Erfahrungen die vorstehend beschriebene Methode empfehlen. Es ist jedoch hervorzuheben, daß sie keineswegs immer hinsichtlich der ε-Granulationen sichere Resultate liefert, ohne daß sich im einzelnen Falle stets eine Ursache für ein Versagen ermitteln läßt.

Die früher (vgl. Seite 406) beschriebene Heidenhain-Biondische Triazidmischung ist zur Granuladarstellung in Schnitten ungeeignet.

Dagegen haben sich verschiedene Eosinmethylenblaumischungen für die Färbungen der Granulationen als geeignet erwiesen.

Schnittfärbung nach Zieler.

Fixation in Orthscher oder Zenkerscher Flüssigkeit; auch Alkohol und Formol liefern brauchbare Resultate.

Die mit Eiweißglyzerin aufgeklebten Schnitte, die möglichst dünn sein sollen, jedoch auch bei einer Dicke bis zu 15 μ brauchbar sind, werden in konzentrierter May-Grünwald-Lösung (Grübler) 2—3 Minuten gefärbt, wobei darauf zu achten ist, daß die Farblösung von Niederschlägen frei ist. Nach der Färbung wäscht man die Präparate gründlich in destilliertem Wasser, bis sie einen deutlich rötlichen Ton wenigstens an den nicht rein zelligen Abschnitten zeigen. Hierauf werden die Schnitte mit Fließpapier abgetrocknet und zur Entwässerung in reines säurefreies Aceton (Aceton puriss.) gebracht. Die Schnitte geben hier noch etwas blauen Farbstoff ab. Waren sie überfärbt, so können sie durch längeren Aufenthalt in Aceton differenziert werden. Hieran schließt sich die Aufhellung in Xylol und die Einbettung in neutralen Balsam an.

Bei dieser Färbung sind die Zellkerne blau, die Granula der Eosinophilen rot, die Mastzellenkörner schwarzblau, die neutrophilen rosa bis rotviolett, die Erythrozyten blaßgrün bis tieforange, das Bindegewebe blaßrot.

Die Zielersche Methode, die sich an das zuerst von Schridde (vgl. Seite 422) empfohlene Verfahren der Acetonentwässerung anlehnt, ist nicht zuverlässig und darf als überholt gelten.

27*

Schnittfärbung nach Assmann.

Die Fixierung erfolgt in Orthscher oder Zenkerscher Flüssigkeit. Die Paraffinschnitte sollen nicht dicker als 5 μ sein.

Zunächst werden die Schnitte in einer zugedeckten Schale mit 40 Tropfen der unverdünnten May-Grünwald-Lösung während etwa 1 Stunde gefärbt. Dann werden sie mit 20 ccm destillierten Wassers übergossen, dem 5 Tropfen einer Essigsäure 1 : 1000 zugesetzt sind. Diese Farbmischung läßt man 15 Minuten einwirken. Hierauf werden die Schnitte herausgenommen und sofort in destilliertem Wasser, dem die gleiche Essigsäuremenge zugesetzt ist, gebracht. Die Schnitte werden aus dem Wasser entfernt, sobald sie den roten Eosinton zu zeigen beginnen. Nach gründlichem Abspülen in destilliertem Wasser erfolgt Entwässerung in absolutem Alkohol, Aufhellung in Xylol und Einbettung in neutralen Balsam.

Auch bei dieser Methode ist die Färbung der neutrophilen Granulationen nicht von der wünschenswerten Zuverlässigkeit.

Schnittfärbung nach Butterfield.

Butterfield wendet ebenfalls den May - Grünwaldschen Farbstoff zur Schnittfärbung an, wobei er folgendermaßen verfährt:

Er fixiert in 4 proz. Formalin, bettet in Paraffin ein, schneidet 5 μ und klebt die Schnitte auf den Objektträger auf. Die Schnitte werden mit einer dicken Schicht von May-Grünwald-Lösung bedeckt. Färbedauer 2—5 Minuten. Dann werden 3—5 Tropfen destillierten Wassers zugetropft, worauf man vorsichtig auf die Flüssigkeitsschicht bläst, bis der Methylalkohol und das Wasser sich gleichmäßig gemischt haben. Es entsteht ein feiner Niederschlag und die Oberfläche zeigt einen metallischen Glanz. Nachdem diese Farbflotte 5—10 Minuten eingewirkt hat, wird sie abgegossen und das Präparat sorgfältig mit Fließpapier getrocknet. Hierauf entwässert man möglichst rasch mit absolutem Alkohol (2—3 mal), hellt mit Xylol auf und schließt in neutralem Balsam ein.

Bei dieser Färbung sind die neutrophilen Granula rotviolett, die eosinophilen meist leuchtend rot, doch lassen sich beide Arten von Körnungen oft eher daran erkennen, daß die ε-Granula staubartig fein, von matterem Farbenton und häufig unregelmäßig angeordnet sind, während die α-Granula stets grobkörnig, leuchtend rot erscheinen und gleichmäßig dicht verteilt sind. Zudem ist das Protoplasma der Neutrophilen oft deutlich basophil, was bei den Eosinophilen nicht der Fall ist. Die Mastzellgranula sind schwarzblau, die Zellkerne tiefblau, das Protoplasma der Lymphozyten hellblau.

Die nach dieser Methode gefärbten Präparate halten sich verschieden lange Zeit. Butterfield gibt an, daß Präparate, die im Dunkeln aufbewahrt werden, sich bis zu einem Jahr halten, ohne abzublassen. Nach meinen persönlichen Erfahrungen erfolgt die Abblassung, wenigstens in dem Grade, daß die Granulafärbung leidet, ausnahmslos schon nach wenigen Monaten. Doch mag dabei, wie auch Butterfield betont, die Qualität des Kanadabalsams, der absolut neutral und säurefrei sein muß, eine entscheidende Rolle spielen.

Schnittfärbung nach H. Fischer.

Diese Methode, über die Naegeli berichtet und mit der er die besten Resultate erzielte, ist eine Kombination einer Karmintinktion mit einer May-Grünwald-Färbung. Naegeli (Lehrbuch) gibt hierfür folgende Anweisung:

Fixation in Zenker, Zenker-Helly, Formol-Müller oder Flemming (dieses speziell für Mast- und Plasmazellenfärbung).

1. Kernfärbung mit Alaunkarmin 5—20 Minuten.
2. Abspülen in Wasser und Differenzieren mit HCl-Alkohol (4 Tropfen HCl auf 100 ccm 70 proz. Alkohol), bis das Protoplasma farblos erscheint.
3. Auswässern in gewöhnlichem Wasser 5—15 Minuten.
4. Abspülen in Aqua dest.
5. Färbung in einer Mischung von 30 ccm Aqua dest., 7 Tropfen $1^0/_{00}$ Essigsäure und 60 Tropfen May-Grünwald-Lösung während 1—24 Stunden.
6. Abspülen in Brunnenwasser und Differenzierung in 150 ccm Aqua dest. und 1—2 Tropfen Eisessig während einiger Sekunden bis Minuten, bis die Granula distinkt zum Vorschein kommen (Kontrolle unter dem Mikroskop).
7. Abspülen in Aqua dest.
8. Abtrocknen der Objektträger bis an den Rand der Schnitte und Absaugen des Wassers vom Schnitt mit Fließpapier.
9. Schnelles Entwässern in absolutem Alkohol 1 bis mehrere Sekunden je nach der Intensität der Methylenblaufärbung.
10. Aufhellen in säurefreiem Xylol. Balsam.

Ist bei der Methylenblaueosinfärbung das Methylenblau zu stark ausgeprägt, so kann man die Präparate noch einige Minuten in einer $1^0/_{00}$ igen wässerigen Eosinlösung nachfärben und evtl. noch in Essigsäure differenzieren.

Azurfärbungen.

Nachdem die Azurfärbung nach Romanowsky in der Färbetechnik der Bluttrockenpräparate Eingang gefunden hatte, versuchte man sie auch für Schnittpräparate nutzbar zu machen.

Sternberg hatte als erster versucht, mit Hilfe der verdünnten Giemsalösung dünne Schnitte zu färben, wobei aber nur die Darstellung der eosinophilen und basophilen Granulationen, dagegen nicht der neutrophilen gelang; dann hat Schridde eine weiter unten zu beschreibende Methode ausgearbeitet, die dem gewünschten Ziel schon näher kam. Zum Nachweis von Protozoen in Schnittpräparaten hatte Giemsa eine Azureosinmethode empfohlen.

Schnittfärbung nach Giemsa.

Die von Giemsa angegebene Vorschrift zur Färbung von Protozoen in Schnittpräparaten lautet folgendermaßen:

Die Organstücke, die nicht dicker als 5 mm sein dürfen, werden in Schaudinnschem Sublimatalkohol (vgl. Seite 317) fixiert. Dauer der Fixation mindestens 48 Stunden (nach 24 Stunden Flüssigkeit erneuern). Hierbei sind die Stücke ebenso wie weiter bis zu der Entjodung nicht mit Metall-, sondern nur mit Hornpinzetten zu halten.

1. Nachhärten der Stücke durch steigenden Alkohol. Xylol. Einbettung in Paraffin. Herstellung dünner Schnitte (nicht über 4 μ).
2. Xylol, Alkohol, Wasser.
3. 10 Minuten in einer Lösung von Jodkali 2,0, destilliertes Wasser 100,0, Lugolsche Lösung 3 ccm. Statt dieser Lösung kann man auch Lugolsche Lösung allein (und zwar 1—3 ccm mit 100 ccm Wasser oder 70 proz. Alkohol verdünnen) oder alkoholverdünnte Jodtinktur anwenden. Man verwendet die schwach alkoholischen Jodlösungen nach Giemsa dann, wenn es auf eine intensivere Blaufärbung des Protoplasmas ankommt. Bei der Anwendung schwächerer Jodlösungen ist entsprechend längere Zeit erforderlich.

4. Nach kurzem Abwaschen in destilliertem Wasser kommen die Schnitte für 10 Minuten in eine 0,5 proz. Natriumthiosulfatlösung, darauf 5 Minuten in Leitungs- und kurz darauf in destilliertes Wasser.

5. Färbung mit frisch verdünnter Giemsalösung (1 Tropfen auf 1 ccm, bei längerer Färbedauer auf 2 ccm Aqua dest.) 2—12 Stunden und länger. Nach der ersten halben Stunde gießt man das Farbgemisch weg und ersetzt es durch neues.

6. Abspülen in destilliertem Wasser und Hindurchführen durch folgende Reihe:

    a) Azeton 95 ccm + Xylol 5 ccm
    b) ,, 70 ,, + ,, 30 ,,
    c) ,, 70 ,, + ,, 30 ,,
    d) Xylol pur.
    e) Zedernöl.

Die Dauer des Aufenthaltes der Schnitte in den Azetongemischen richtet sich nach dem Grade der Differenzierung, den man beabsichtigt. Die Mischung a) differenziert am intensivsten.

Giemsa hebt auch für diese Methode die schon früher betonte Notwendigkeit der Verwendung von absolut neutralem, säurefreiem Wasser bei der Herstellung der Farblösung hervor. Destilliertes Wasser, das in dieser Hinsicht nicht völlig einwandfrei ist, läßt sich nach seinen Angaben in der Weise tauglich machen, daß man zu 10 ccm des zu prüfenden Wassers im Reagenzglas 2—3 Tropfen einer frisch bereiteten Lösung von einigen Körnchen möglichst farblosen Hämatoxylins in 96 proz. Alkohol hinzufügt, umschüttelt und zusieht, ob das Wasser innerhalb 5 Minuten farblos bzw. gelblich bleibt. In diesem Fall fügt man zu dem Wasser in der Vorratsflasche tropfenweise von einer 1 proz. Natrium- oder Kaliumkarbonatlösung hinzu, bis bei Wiederholung der Wasserprobe mit Hämatoxylin innerhalb 5 Minuten — aber nicht vor Ablauf von 1 Minute — eine geringe, aber deutliche Violettfärbung auftritt.

Azur-Eosinschnittfärbung nach Schridde.

Schridde kam in dem Bestreben, mit der Romanowsky-Giemsafärbung eine befriedigende Tinktion der neutrophilen Granulationen zu erzielen, zu dem Ergebnis, daß bei den bisherigen Methoden, z. B. derjenigen Sternbergs, die Anwendung von noch so verdünnten Säuren sowie von Alkohol der Darstellung der ε-Körnung abträglich sei. Er vermeidet daher die Anwendung der Essigsäure und bedient sich zur Entwässerung der Präparate nach dem Vorgange Kromayers des Azetons.

Zur Fixierung dient Orthsche Lösung, doch ist nach Schridde auch mit anderen Fixationsmethoden das gleiche Resultat zu erzielen. Es werden Paraffinschnitte verwendet, die nicht dicker als 5 μ sein sollen und mit Eiweißglyzerin aufgeklebt sind.

Die Schnitte werden aus destilliertem Wasser in die Farblösung gebracht. Diese ist verdünnte Giemsalösung (Originallösung Grübler) und zwar 2 Tropfen der Stammlösung auf 1 ccm destilliertes Wasser. Die Mischung wird gründlich umgeschüttelt und wird sofort zur Färbung verwendet. Man hat dabei darauf zu achten, daß die Farblösung zunächst vollständig klar und frei von Trübungen oder Niederschlägen ist. Ist dies nicht der Fall, so ist die Lösung unbrauchbar.

Man färbt 20 Minuten und spült darauf den Schnitt sehr sorgfältig in destilliertem Wasser ab. Dann trocknet man ihn mit Fließpapier und bringt ihn sofort zur Entwässerung in chemisch reines säurefreies Azeton, das evtl. durch ausgeglühtes Kupfersulfat wasserfrei gemacht ist. Hier darf keine Entfärbung des

Schnittes eintreten, andernfalls enthält das Azeton Spuren von Säuren und ist dann unbrauchbar. Die Entwässerung der Schnitte ist nach $^1/_2$—1 Minute vollendet. Aufhellung in Xylol oder Toluol; Balsam.

Bei dieser Färbung sind die ε-Granula violettrot, die eosinophilen schmutzigrot, die Granula der Knochenmarksriesenzellen schmutzigviolettrot, die Plasmazellen dunkelblau, die Erythrozyten grün, sämtliche Zellkerne blau, das Bindegewebe leicht rötlich. Sehr deutlich kommen bei dieser Färbung die Blutplättchen zur Anschauung, wozu sich namentlich ganz dünne Gefrierschnitte eignen, die man nach meiner Erfahrung mehrere Stunden am besten mit mehrfach erneuerter, immer wieder frisch bereiteter Farblösung färbt.

Schridde betont die große Zuverlässigkeit seiner Methode, die nicht nur an lebenswarm fixiertem, sondern auch an Leichenmaterial eine vorzügliche sichere Darstellung sämtlicher Leukozytenkörnungen ermögliche. Dieser günstigen Bewertung seiner Methode vermag ich mich auf Grund eigener Beobachtungen nicht anzuschließen, da mir selbst bei Verwendung einer ganzen Reihe verschiedener Giemsalösungen und einwandfreien Azetons eine zufriedenstellende Färbung der ε-Granula nicht gelang. Übrigens sind andere Untersucher, soweit mir bekannt ist, zu einem ähnlichen Ergebnis gelangt.

Für Gefrierschnitte gibt Schridde folgendes Verfahren für die Azur-II-Eosinfärbung an:

Er fixiert das Material, das möglichst frisch sein soll, in einer frisch bereiteten 10proz. Formollösung oder in Formol-Müller, in welchem die Stücke nicht länger als 24 Stunden liegen sollen. Die zur Untersuchung herausgeschnittenen Stückchen spült er ganz kurz in Wasser ab und stellt mit dem Gefriermikrotom Schnitte von 10 μ Dicke her; auch 15 μ dicke Schnitte lassen sich verwenden.

Von dem Mikrotom kommen die Schnitte in 20proz. Alkohol und hierauf nach 2—5 Minuten in Wasser. Alsdann werden sie gefärbt.

Zur Herstellung der Farblösung gibt er auf 15 ccm Leitungswasser oder Aqua dest. in einem Glasschälchen 30 Tropfen Azur-II-Eosin. Das Glasschälchen wird sofort solange hin- und herbewegt, bis die Flüssigkeit gleichmäßig blau erscheint. Eine Ausfällung des Farbstoffes darf zunächst nicht eintreten. In dieser stets frisch zubereiteten Farblösung werden die Schnitte 25—30 Minuten gefärbt (ein Aufenthalt bis zu 40 Minuten schadet nichts).

Hierauf werden die Schnitte in Wasser gründlich abgespült, doch sollen sie nicht länger als 5 Minuten in demselben bleiben. Dann werden die Präparate auf einen tadellos sauberen Objektträger aufgezogen, mit glattem Fließpapier getrocknet und fest auf das Glas gedrückt.

Nun taucht man den Objektträger mit dem Schnitt vorsichtig 8—10mal in absoluten Alkohol, dann 10—12mal in einen zweiten absoluten Alkohol und darauf ebenso oft in Xylol oder Toluol. Die Einbettung geschieht in neutralem Kanadabalsam.

May-Giemsaschnittfärbung nach Pappenheim.

Die in Formol-Zenker (Helly) fixierten Stücke werden in fließendem Wasser ausgewaschen, mit 50proz. Jodalkohol behandelt, in steigendem Alkohol gehärtet und in Paraffin eingebettet.

Die dünnen Schnitte werden auf Deckgläser geklebt, entparaffiniert und mittels Natriumthiosulfatlösung (2proz.) entjodet, hierauf in destilliertem Wasser gründlich gewaschen.

Alsdann kommen die Schnitte während $^1/_2$ Stunde in eine zur Hälfte mit Aqua dest. verdünnte May-Grünwald-Lösung im Brutschrank.

Hierauf ohne Abspülen direkt in verdünnte Giemsalösung (20 Tropfen auf 10 ccm Aqua dest.; Brutschrank). Nach kurzem Auswaschen Differenzierung in dünner Essigsäure (4 Tropfen Eisessig auf 100 Aqua dest.). Gründliches Auswaschen und Abtrocknen der Schnitte zwischen Fließpapier. Kurzes Eintauchen in eine Mischung von absolutem Alkohol 90 + Azeton 10, hierauf absoluter Alkohol, Xylol, Balsam.

Es sei ferner noch erwähnt, daß Pappenheim zur Differenzierung statt der Essigsäure die Unnasche Glyzerinätherlösung (10 Tropfen auf ein Blockschälchen Wasser) als zweckmäßig erprobte. Ebenso bewährte sich ihm eine Mischung von essigsaurer Tonerde mit Glyzerinätherlösung (5—10 Tropfen Glyzerinäther auf ein Schälchen käuflichen 8 proz. Liq. alum. acet.).

Schnittfärbung mit Pappenheims Panchrom.

Mit der von Pappenheim angegebenen Farblösung Panchrom, deren Zusammensetzung Seite 345 angegeben ist, lassen sich ausgezeichnete Schnittfärbungen vornehmen. Pappenheim gibt hierfür drei verschiedene Vorschriften:

Fixation in Helly - Maximowscher Flüssigkeit oder in Orthscher Lösung mit drei Teilen Eisessig.

A. 1. Vorfärben mit verdünnter May-Grünwald-Lösung ($\overline{aa}$ Aqua dest.) zugedeckt im Brutschrank 15—20 Minuten.
2. Einlegen der Schnitte in verdünnte Panchromlösung (15 Tropfen Stammlösung auf 10 ccm Aqua dest.) zugedeckt im Brutschrank 20—40 Minuten.
3. Abspülen.
4. Differenzieren in verdünnter Essigsäure (3—5 Tropfen Eisessig auf 50 ccm Aqua dest.).
5. Auswaschen und Abtrocknen zwischen Fließpapier.
6. Entwässern in einer Mischung von 5 Teilen absolutem Alkohol und 1 Teil Azeton.
7. Absoluter Alkohol.
8. Kajeputöl, Damarlack + neutralem Kanadabalsam.

B. Abgekürztes Verfahren:
1. Färbung in Panchrom - Methylalkohollösung (Panchrom + Methylalkohol $\overline{aa}$ mit Azetonzusatz; diese Mischung wird zur Hälfte mit Aqua dest. verdünnt) zugedeckt im Brutschrank 30 Minuten.
2. Abwaschen.
3. Differenzierung in Essigsäure (3—4 Tropfen Eisessig auf 50 ccm Aqua dest.)
4. Auswaschen und Abtrocknen zwischen Fließpapier.
5. Entwässern in Azeton.
6. Xylol, Balsam.

C. 1. Färbung in verdünnter Panchromlösung (1:15) verdeckt im Brutschrank 10 Minuten.
2. Waschen.
3. 0,2 proz. Pikrinsäure, Waschen.
4. Liq. alumin. acet. (8%). Waschen.
5. Azeton + Alkohol absol. $\overline{aa}$.
6. Azeton.
7. Eukalyptusöl. Terpentinbalsam.

Auch die Seite **346** beschriebene **Kardosmischung** (Panchrom + **Methyl-grün-Orange**) läßt sich nach **Pappenheim** für die Färbung von Schnitten verwenden:

1. Färben in Kardoslösung zugedeckt im Brutschrank, 1—2 Stunden.
2. Abspülen.
3. Abtrocknen zwischen Fließpapier.
4. Entwässern in absolutem Alkohol.
5. Nochmals absoluter Alkohol.
6. Xylol, Balsam.

Sollen die mit einer der vorstehend beschriebenen Granulafärbungen gefärbten Schnitte zwecks Vornahme einer anderen Färbung **entfärbt** werden, so behandelt man sie mit HCl-Alkohol, bis nach mikroskopischer Kontrolle jeder Rest von Farbstoff geschwunden ist, und wäscht längere Zeit mit Wasser aus.

Die Darstellung der Altmann-Schriddeschen Granula in Schnitten.

Zur Färbung der von **Altmann** beschriebenen Zellgranula kann man sich sowohl der **Altmann**schen Originalmethode wie der von **Schridde** angegebenen Modifikation bedienen.

Altmannsche Methode.

Von dem möglichst frisch entnommenen Material werden sehr kleine und dünne Stücke in **Altmann**scher Flüssigkeit (siehe Seite 388) 24 Stunden fixiert und ebensolange gewaschen, für mehrere Stunden in destilliertes Wasser gebracht und in steigendem Alkohol entwässert, hierauf über Xylol in Paraffin eingebettet. Die möglichst dünnen Schnitte (2—3 μ) werden aufgeklebt und kommen nach der Entparaffinierung in destilliertes Wasser. Hierauf folgt die Färbung mit Anilinwassersäurefuchsinlösung.

In 100 ccm einer kalt gesättigten und filtrierten Lösung von Anilin in Aqua dest. werden 20 g Säurefuchsin gelöst. Die Lösung wird filtriert. Die Schnitte werden mit einer hohen Schicht der Farblösung bedeckt und vorsichtig über einer Flamme erwärmt, bis Dämpfe aufsteigen.

Man läßt die Schnitte abkühlen und erwärmt von neuem, läßt wieder abkühlen und gießt die Farblösung ab, wobei man die Reste des Farbstoffes auf dem Objektträger mit einem Tuch wegwischt. Hierauf differenziert man in Pikrinsäurealkohol (1 Teil konzentrierte alkoholische Pikrinsäure + 7 Teile 20 proz. Alkohol). Hierdurch wird der größte Teil der Fuchsinlösung entfernt. Nun bringt man die Schnitte für 40—60 Sekunden nochmals in neuen Pikrinsäurealkohol, den man auf 50—60° erwärmt (Paraffinofen).

Man entwässert schnell mit absolutem Alkohol, hellt mit Xylol auf und schließt in Balsam ein.

Das Protoplasma ist gelb gefärbt, die Kerne bleiben ungefärbt, die fuchsinophilen Granula erscheinen leuchtend rot und sehr deutlich.

Methode nach Schridde.

Schridde empfiehlt eine weniger kostspielige Modifikation des **Altmann**schen Verfahrens, der er vor dieser auch sonst Vorzüge nachrühmt.

Die von **Schridde** angegebene ausführliche Vorschrift (**Schridde-Naegeli**, Hämatol. Technik) lautet folgendermaßen: Hauptbedingung ist, daß die Stücke lebenswarm fixiert werden. Zur Fixierung dient Formol-Müller. Stücke, die in Formol fixiert waren, müssen für 24 Stunden mit Formol-Müller nachbehandelt werden. Zur Herstellung der Fixierlösungen ist destilliertes Wasser anzuwenden, desgleichen zum Auswaschen der Stücke, wofern man sich nicht vorher durch einen Versuch überzeugt hat, daß das vorhandene Leitungswasser für die Darstellung der Granula tauglich ist. Das Waschwasser ist solange zu erneuern, bis dasselbe keine Gelbfärbung mehr zeigt. Im allgemeinen sind 24 Stunden erforderlich.

Die zu verarbeitenden Stücke müssen sehr klein sein, sie werden nach der Härtung mit 70 proz. Alkohol zugeschnitten und zwar in Form von 2—3 mm dicken Scheiben, die nach Hindurchführen durch steigenden Alkohol und Chloroform in Paraffin von 54—56° eingebettet werden.

Schridde stellt von diesen Stücken zunächst Übersichtsbilder her, die er mit einer der gewöhnlichen Kernfärbungen oder mit Methylgrün-Pyronin oder polychromem Methylenblau färbt, um diejenigen Partien in dem Stück herauszufinden, die sich am meisten für die Darstellung der fuchsinophilen Granula eignen. Nachdem dies geschehen ist, schneidet er mit einem scharfen Messer von dem Paraffinblock die übrigen Teile des Präparates fort, so daß nur ein kleiner Bezirk übrigbleibt, der etwa 5 qmm groß sein soll.

Nun werden die Schnitte von 1—2 μ Dicke hergestellt, mit Eiweißglyzerin aufgeklebt, entparaffiniert und in destilliertes Wasser gebracht. Waren die Stücke nur in Formol fixiert, so werden sie jetzt für 6 Stunden in Müllersche Flüssigkeit gebracht, gründlich in destilliertem Wasser abgespült und wie die anderen Schnitte weiter behandelt.

Die Schnitte werden darauf osmiert, indem man 30 Minuten lang eine 1 proz. Osmiumsäurelösung im Dunkeln auf sie einwirken läßt. Nach kurzem Abspülen in destilliertem Wasser erfolgt Färbung in der oben beschriebenen Altmannschen Anilinwassersäurefuchsinlösung.

Zu diesem Zweck wird auf den in einer Kornettpinzette befestigten Objektträger eine reichliche Menge Farblösung gegossen und das Ganze mehrmals vorsichtig über einer Spiritusflamme erwärmt, bis Dämpfe aufsteigen, was man mehrere Male wiederholt, etwa fünfmal in 15 Minuten. Dann läßt man die Farblösung vollständig erkalten, gießt sie ab und beseitigt nach Möglichkeit die angetrockneten Farbstoffreste mit etwas Fließpapier.

Die Differenzierung der Schnitte mit dem oben beschriebenen Pikrinsäurealkohol nimmt man in der Weise vor, daß man auf den Schnitt reichliche Mengen desselben aufgießt und durch Hin- und Herneigen für gleichmäßige Verteilung sorgt. Nachdem sich der Pikrinsäurealkohol rot gefärbt hat, wird er abgegossen und erneuert. Die Differenzierung ist beendet, wenn der Schnitt eine hellgelblichrote Farbe zeigt. Nach Abspülen in 96 proz. Alkohol und Überführen in absoluten Alkohol wird das Präparat in Chloroform aufgehellt und in Balsam eingeschlossen.

Bei richtig gelungener Färbung zeigt die rote Farbe der einzelnen Granula eine verschiedene charakteristische Nuancierung. So sind die fuchsinophilen Körner der Lymphozyten gelblich rot, die neutrophilen Granula der Leukozyten bräunlich, die eosinophilen schwarzrot, die Mastzellgranula bleiben ungefärbt, da sie ausgewaschen sind. An den Kernen färben sich am besten die Nukleolen, die schön rot erscheinen, während das übrige Chromatin unansehnlich bräunlich tingiert ist. Das Protoplasma erscheint hellgelb oder gelbgrau. Auch in den übrigen Geweben werden in allen möglichen Zellen Granula zur Anschauung gebracht (so z. B. in den Zellen drüsiger Organe).

Modifikation von Kiyono.

Bei diesem im Aschoffschen Institut erprobten Verfahren wird auf die Anwendung von Osmiumsäure vollständig verzichtet und statt dessen eine Chrombeize angewendet.

Die lebenswarm entnommenen Stücke werden in Formalin-Müller oder 10-bis 20 proz. Formalin fixiert, in fließendem Wasser mehrere Stunden gewaschen und hierauf 2—4 Tage in eine Lösung von folgender Zusammensetzung gelegt:

Kal. bichromat.   5,0
Chromalaun   2,0
Aqua dest. . . . . . .   100,0.

Zur Beschleunigung der Beizung kann man die Stücke 1—2 Tage mit der Lösung im Brutschrank behandeln. Dann wässern sie 5—24 Stunden in fließendem Wasser, bis das Wasser nicht mehr gelb gefärbt ist.

Nach Härtung in steigendem Alkohol und Paraffineinbettung werden die Stücke nach dem Originalverfahren von Altmann (Anilinwassersäurefuchsin, Pikrinsäurealkohol) gefärbt.

Nach einer anderen Modifikation werden die in Formalin-Müller oder Formalin fixierten Stücke in Paraffin eingebettet und die Schnitte nach Entparaffinierung in der oben genannten Chrommischung 24 Stunden (oder im Brutschrank kürzere Zeit) belassen. Nach Auswaschen erfolgt Färbung und Differenzierung der Schnitte nach Altmann-Schridde. Entwässerung in Alkohol, Kanadabalsam.

Modifikation der Altmannschen Methode nach Kull.

Kull hat speziell für die Darstellung der Chondriosomen das Altmannsche Verfahren dahin modifiziert, daß er die Differenzierung nicht mittels Pikrinsäure vornimmt, sondern die Säure durch zwei andere Farbstoffe, Thionin und Aurantia ersetzt.

Er fixiert möglichst kleine Stücke 24 Stunden in einem Chromsäureosmiumgemisch (7 Teile 1 proz. Chromsäure, 7 Teile 3 proz. Kaliumbichromatlösung und 4 Teile 2 proz. Osmiumsäure). Die Stücke werden in destilliertem Wasser gewaschen und kommen hierauf in ein Gemisch von 1 Teil Acid. acet. pyrolignos. rect. und 2 Teile 1 proz. Chromsäure, in welchem sie 24 Stunden bleiben, hierauf werden sie $\frac{1}{2}$ Stunde in destilliertem Wasser gewaschen und zum Nachchromieren auf 3 Tage in 3 proz. Kaliumbichromat gelegt. Dann werden sie in fließendem Wasser gewaschen und eingebettet.

Die Färbung vollzieht sich folgendermaßen:
1. Färben wie bei der Methode von Altmann in der Anilinwassersäurefuchsinlösung unter Erhitzen bis zur Dampfbildung.
2. Abkühlen und Abwaschen mit destilliertem Wasser.
3. Färben 1—2 Minuten in einer gesättigten wässerigen Thioninlösung (0,5 Thionin in 100 ccm Wasser, die Lösung kann unfiltriert benutzt werden) oder in 0,5 proz. wässeriger Toluidinblaulösung.
4. Abspülen in destilliertem Wasser.
5. Differenzieren in einer 0,5 proz. Lösung von Aurantia in 70 proz. Alkohol 20—40 Sekunden (Kontrolle unter dem Mikroskop).
6. Entwässern in 96 proz. Alkohol.
7. Xylol, Balsam.

Kull empfiehlt für den Fall, daß die Färbung aus irgendeinem Grunde nicht gelingt, von neuem mit Säurefuchsin zu färben und die ganze Prozedur noch einmal zu wiederholen.

Im Falle einer Umfärbung der Schnitte entfärbt man sie zunächst mit Pikrinsäurealkohol und wäscht sie hierauf längere Zeit in Wasser aus.

Färbung der Russellschen Körperchen.

Die Färbung der Russellschen Körperchen, die mit den hyalinen Granula der Plasmazellen in Zusammenhang stehen (Schridde, Fabian), läßt sich in sehr wirksamer Form mittels der Weigertschen Fibrinmethode (vgl. Seite 413) ausführen, wobei die Körperchen eine intensiv blaue Farbe annehmen. Desgleichen ist ihre Darstellung mit der Methylgrün-Pyroninmethode möglich, bei der sie eine blauviolette Nuance annehmen.

Russell gibt eine spezielle Färbemethode zur Darstellung der „fuchsine bodies" an:

Vorbedingung ist, daß das Material absolut frisch ist.

Man färbt die Paraffinschnitte in einer gesättigten Lösung von Fuchsin in 2 proz. Karbolwasser 10 Minuten oder länger. Die Schnitte werden einige Minuten gewaschen und hierauf $^1/_2$ Minute in absolutem Alkohol abgespült. Dann kommen sie in eine Lösung von Jodgrün (1,0 g) in $^1/_2$ proz. Karbolwasser (100 ccm) und bleiben darin 5 Minuten (nach Klien solange, bis sie eine hellgrüne Färbung zeigen). Rasche Entwässerung in absolutem Alkohol, Aufhellung in Xylol, Einbettung in Kanadabalsam.

Bei dieser Färbung sind die Kerne grün, die Granulationen sowie die Russellschen Körperchen intensiv rot.

Spezialfärbungen für Plasma- und Mastzellen.
Karbol-Methylgrün-Pyroninfärbung.

Die Methylgrün-Pyroninfarblösung in der von Unna angegebenen Modifikation (vgl. Seite 347) ist vor allem für die Darstellung von Plasmazellen im Gewebe besonders zu empfehlen. Hier wird die Methode in ihrer Vollkommenheit von keiner anderen erreicht.

Als Fixationsmittel ist in erster Linie Alkohol zu nennen, jedoch gibt Schridde (nach meinen Erfahrungen mit Recht) der Fixierung in Formol-Müller bzw. Formalin den Vorzug, da hierbei eine Schrumpfung der Präparate vermieden wird und außerdem hinterher an den gleichen Präparaten nach Entfärben andere Färbungen vorgenommen werden können. Neuerdings empfiehlt Unna (Reimann) als besonders geeignetes Fixationsmittel eine 2$^0/_0$ige wässerige Chlorzinklösung, in der die Stücke 12 Stunden liegen.

Die Färbung läßt sich sowohl an Zelloidin- wie an Paraffin- und Gefrierschnitten ausführen. Die Schnittdicke soll 5 μ nicht übersteigen. Die Zusammensetzung der Farblösung ist Seite 347 beschrieben.

1. In diese Lösung kommen die Schnitte aus dem destillierten Wasser. Die Färbung soll, was Unna besonders betont, in der auf 30—40° erwärmten Farbflüssigkeit erfolgen. Färbedauer 10—15 Minuten; hierauf wird die Lösung rasch durch Einstellen derselben in ein Gefäß mit kaltem Leitungswasser abgekühlt.
2. Die Schnitte werden in Wasser kurz abgespült.
3. Differenzierung in einer Mischung von Alkohol und Azeton $\overline{\mathrm{aa}}$ oder in 75 proz. Alkohol (unter dem Mikroskop kontrollieren!)
4. Schnelles Entwässern.
5. Xylol, Balsam.

Bei dieser Methode färben sich die Kerne grün bis blaugrün (Gehalt des Methylgrüns an Methylviolett!). Das Protoplasma der Zellen färbt sich, soweit es basophil ist, rot; vor allem zeigen daher alle jugendlichen Zellen, auch die des Bindegewebes diese Färbung. Am intensivsten rot gefärbt erscheint das Protoplasma der Plasmazellen, die zugleich an dem charakteristischen exzen-

trischen Radspeichenkern und der aufgehellten Zone um den Kern herum zu
erkennen sind. Weniger starke Rotfärbung zeigen die Lymphozyten und die
Myeloblasten, ferner proliferierende Endothelien, tuberkulöse Riesenzellen usw.
Die Mastzellgranula erscheinen in einem orangefarbenen Ton. Die übrigen
Granulationen der Blutzellen bleiben ungefärbt.

Färbung mit polychromem Methylenblau nach Unna.

Diese Methode, die sich ebenfalls zur Darstellung der Plasmazellen verwenden läßt, ist vor allem zum Nachweise von Mastzellen im Schnitt hervorragend geeignet. Das färbende Prinzip ist neben dem Methylenblau hauptsächlich das in großer Menge vorhandene Methylenazur (vgl. Seite 337). Zur
Fixierung der Objekte kommt für die Mastzellenfärbung wegen der Wasserlöslichkeit der Granula ausschließlich Alkohol absol. in Frage. Handelt es sich
hingegen um die Darstellung der Plasmazellen, so ist die Fixation mit Formol
bzw. Orthscher Flüssigkeit schon deshalb vorzuziehen, weil hierbei die
Schrumpfung der Präparate, die bei Alkoholfixation kaum zu vermeiden ist,
umgangen wird und die Färbung selbst in keiner Weise beeinträchtigt wird.
Auch hier wird von Unna der oben erwähnten Chlorzinkfixation der Vorzug
gegeben. Es lassen sich sowohl Gefrierschnitte wie Zelloidin- und Paraffinschnitte
nach der Methode färben.

1. Färben der Schnitte in der unverdünnten Lösung von polychromen
   Methylenblau Unna (Grübler) 5—15 Minuten.
2. Abspülen in destilliertem Wasser.
3. Differenzierung in Unnas Glyzerinäthermischung (Grübler), von der
   1 Teil mit 4 Teilen Wasser verdünnt wird, mehrere Minuten, bis die
   Schnitte kornblumenblau geworden sind.
4. Sehr gründliches Abspülen in Wasser.
5. Rasches (!) Entwässern durch steigenden Alkohol.
6. Xylol, Balsam.

Bei dieser Färbung sind die Kerne dunkelblau und der Zelleib, soweit er
stark basophil ist, namentlich bei jugendlichen Zellen intensiv blau gefärbt.
Das Protoplasma der Plasmazellen erscheint körnig bzw. schollig, die Granula
der Mastzellen zeigen schöne Metachromasie. Das Bindegewebe ist nicht gefärbt.

Die nach dieser Methode gefärbten Schnitte halten sich nicht lange, nicht
selten beginnt bereits nach einer Reihe von Monaten eine Abblassung der Färbung.

Nachweis intrazellulärer Fermente in Schnittpräparaten.

Zunächst sei hier auf das über den Fermentnachweis in Blutabstrichpräparaten Seite 354 ff. Gesagte verwiesen. Es wurde dort bereits die Bedeutung
dieser Methoden auseinandergesetzt.

Nachweis von Oxydasen.

Die von W. H. Schultze beschriebene Methode, deren Chemismus Seite 356
erklärt ist, läßt sich auch an Gewebsschnitten vornehmen. Dieselben dürfen
nur in Formol oder Formol-Müller fixiert sein. Paraffin- oder Zelloidineinbettung
ist bei der gewöhnlichen Art der Fixation nicht angängig, da hierbei das Ferment
zerstört wird. Es kommen daher nur Gefrierschnitte in Betracht. Wohl dagegen
gelingt es auch in Paraffinpräparaten die Fermentgranula darzustellen, wenn
man sich der von Strasmann angegebenen Methode bzw. der weiter unten
beschriebenen Modifikation der Fixierung nach Fursenko bedient.

Modifikation A: Man bringt die Schnitte für einige Minuten in die Seite 357 beschriebene α-Naphtollösung und hierauf in die Dimethylparaphenylendiaminlösung oder in eine frisch bereitete Mischung von beiden.

Schultze empfiehlt, die Schnitte, bevor sie in die Mischung kommen, vorher kurze Zeit in dünnem Alkohol abzuspülen; die Granula erscheinen dadurch noch distinkter. Bringt man die Schnitte nach der Färbung in Alkohol, so geht der Farbstoff in blauen Wolken in die Lösung über, da er im Alkohol leicht löslich ist. Bei Einwirkung von dünner Salzsäure verschwindet der Farbstoff sofort, kommt aber bei Behandlung mit alkalischen Lösungen in geringerem Maße wieder zum Vorschein.

Bei diesem Verfahren sind die in den Zellen dargestellten Granula schön blau gefärbt. Sind viel fermenthaltige Zellen vorhanden, so erscheint das Präparat bereits makroskopisch blau. Die Technik ist durchaus zuverlässig. Die Präparate halten sich jedoch nicht lange und lassen sich nicht konservieren. Übrigens darf man die Präparate nicht zu lange in der Lösung lassen, da sonst ein feiner Niederschlag ausfällt, der sich auch auf die Zellen senkt und dadurch zu Irrtümern Anlaß geben kann.

Modifikation B: Auch mit diesem Verfahren (Mikrozidin, salzsaures Dimethylparaphenylendiamin, vgl. Seite 357) lassen sich die Granula gut darstellen. Die Gefrierschnitte kommen in eine filtrierte Mischung der beiden Stammlösungen. Die Granula färben sich zunächst grün und nach Abspülen in Brunnenwasser dunkelviolett. Sie sind haltbarer als bei der ersten Methode. Zur Kernfärbung kann man mit Alaunkarmin nachfärben. Auch ist eine Vorfärbung mit Sudan III zur Fettfärbung möglich.

Sollen die Präparate längere Zeit aufbewahrt werden, so kann man sie in Kal. acet. oder Kaiserlingsche Lösung (vgl. S. 435) legen.

Schließlich kann man auch mit der von Schultze als Modifikation C (Seite 358) bezeichneten Methode Formolgefrierschnitte behandeln. Die dabei entstehende Färbung der Granula ist braunschwarz.

Methode nach Fursenko.

Fursenko war bemüht, mit Hilfe der Schultzeschen Technik Dauerpräparate herzustellen. Er fand zunächst, daß die fixierende Wirkung des Formols durch Zusatz bestimmter alkalischer Salze (Müllersche Flüssigkeit, Karlsbader Salz) erhöht wird, während Sublimat und Essigsäure die Granula zerstören. Noch geeigneter als das Orthsche Müller-Formol erwies sich, was bereits Strasmann gezeigt hatte, die sog. Bonner Mischung (Formalin 12,5, Karlsbader Salz 5,0, Wasser 100,0). Wenn man die Organe in dieser Flüssigkeit fixiert, so lassen sich die Granula auch an in Paraffin eingebetteten Präparaten gut darstellen.

Fursenko fixiert die Organstücke für 48 Stunden in der Bonner Mischung, wäscht 12 Stunden lang in fließendem Wasser aus und härtet kleine Stücke von ca. 1 mm Dicke und 0,5 bis 1 cm Breite in Alkohol von steigender Konzentration bis zum Alkohol absol. je 10 Minuten nach. Die Aufhellung erfolgt in Alkohol-Xylol und reinem Xylol und zwar in folgenden Lösungen:

$$\begin{array}{lll}
\text{Alkohol} + \text{Xylol } \overline{aa} & \ldots\ldots & 10 \text{ Minuten} \\
\text{Alkohol } 1 + \text{Xylol } 2 & \ldots\ldots & 10 \quad ,, \\
\text{Alkohol } 1 + \text{Xylol } 4 & \ldots\ldots & 10 \quad ,, \\
\text{Alkohol } 1 + \text{Xylol } 8 & \ldots\ldots & 10 \quad ,, \\
\text{Xylol} & \ldots\ldots & 10 \quad ,,
\end{array}$$

Hierauf bettet man in Paraffin ein (Xylolparaffin $\overline{aa}$ bei 40° 15 Minuten, in reinem Paraffin ebenfalls 15 Minuten, dann Einbettung). Die Schnitte sollen nicht dicker als 3 μ sein. Man klebt sie mit Wasser auf Deckgläschen und legt sie für 10—15 Minuten in den Thermostaten zum Trocknen.

Um die Färbung der Granula beständiger zu machen und die Einschließung in Kanadabalsam zu ermöglichen, läßt Fursenko die Diaminlösung in der Wärme auf die Schnitte einwirken. Zu diesem Zweck werden die Präparate 15—30 Minuten lang in der Dimethylphenylendiaminlösung bei 37—40° belassen. Derartig behandelte Schnitte können ohne Schädigung der Granulafärbung durch 90 proz. und absoluten Alkohol sowie Xylol durchgeführt und in Kanadabalsam eingeschlossen werden.

Zur Kernfärbung empfiehlt Fursenko Methylgrün-Pyronin bzw. Neutralrot. Ersteres setzt er, wie folgt, zusammen.

Lösung I: Methylgrün 5,0
Acid. carbol. . . . 0,25 } 7 Teile
Aqua dest. 100,0

Lösung II: Pyronin 5,0
Acid. carbol. . . . 0,25 } 5 Teile
Aqua dest. 100,0
Aqua dest. . . . . 13 Teile

Zunächst nimmt man die Färbung der Granula vor und färbt die Kerne nach, indem man das Präparat für 1—2 Sekunden in die Methylgrün-Pyroninlösung eintaucht. Dann wird das Präparat in Wasser ausgewaschen und über Alkohol und Xylol in neutralen Kanadabalsam gebracht.

Auch die Kernfärbung mit Neutralrot erfolgt nach der Färbung der Granula. Man taucht die Schnitte 1—2 mal in eine gesättigte, wässerige Neutralrotlösung ein. Dann wäscht man sie in destilliertem Wasser aus, trocknet sie schnell mit Fließpapier, entwässert in reinem Azeton und schließt in neutralem Kanadabalsam ein.

Fursenko hält übrigens den Beweis für die Annahme Schultzes, daß die Naphtolblaureaktion auf Oxydasenwirkung beruhe, vorläufig für nicht sicher erbracht. Nach ihm könnten die Granula lediglich den anderweitig gebildeten Farbstoff infolge ihrer besonderen Avidität in sich aufspeichern.

Methode nach v. Gierke.

Es wurde schon an anderer Stelle erwähnt, daß nach den Untersuchungen v. Gierkes der Alkaligehalt der Naphtollösung die Darstellung der Fermentgranula beeinträchtigt. v. Gierke löst daher das Naphtol ohne Alkali in physiologischer Kochsalzlösung, was bei Erwärmen in genügender Weise gelingt, wenn auch die dabei erhaltene Lösung wesentlich schwächer ist. Weiter konnte v. Gierke zeigen, daß auch die Behandlung der Gewebe mit Formol zwecks Fixation einen großen Teil der Granula vernichtet. Er verwendet daher frisches, unfixiertes Material und gibt für seine Methode folgende Anweisung:

Lösung I: α-Naphtol (Merck) 0,5 wird in 50 ccm NaCl-Lösung in einem Glaskölbchen unter Umschütteln gekocht und nach Erkalten filtriert. (Das Naphtol muß weiß sein, bräunliches ist verdorben.)

Lösung II: 0,5 Dimethyl-p-phenylendiaminbase (Merck) wird in 50 ccm physiologischer Kochsalzlösung ohne Erwärmen gelöst. Man bezieht die Substanz in zugeschmolzenen Glasphiolen zu 0,5, da sie an der Luft verdirbt. Die Lösung soll nicht länger als 8—14 Tage benutzt werden.

Beide Lösungen sind sofort nach der Herstellung verwendbar.

Man filtriert eine gleiche Tropfenzahl von Lösung I und II auf einen Objektträger und bringt in dieses Gemisch ein Stückchen eines frischen Organs, das man zerzupft, oder einen Doppelmesserschnitt. Zur Betrachtung legt man ein Deckglas auf und kann evtl. durch Druck einzelne Zellen isolieren. Die Behandlung auf dem Objektträger sichert am besten den Zutritt des Luftsauerstoffs.

Die Reaktion ist nur kurze Zeit haltbar; nach einiger Zeit tritt Entfärbung ein, oft auch eine kristallinische Farbstoffausscheidung.

Eine kurze Gegenfärbung mit Lithionkarmin läßt oft die Kerne einigermaßen hervortreten, ohne der Granulafärbung zu schaden.

Es sei hier noch hinzugefügt, daß man auch an Gefrierschnitten von nicht fixiertem Material bei Befolgung der Vorschrift v. Gierkes gute Resultate erhält.

Neue Modifikation der Oxydasereaktion nach W. H. Schultze (Gräff-v. Gierke).

Gräff sowie v. Gierke verbesserten die Technik der Oxydasereaktion weiter dadurch, daß sie die Schnitte nach Erzeugung der Indophenolblaureaktion mit Lugolscher Lösung behandelten und eine Gegenfärbung mit Karmin vornahmen.

W. H. Schultze bemängelt bei dem Verfahren der genannten Forscher, daß sie das α-Naphtol ohne Alkalizusatz anwenden, was zu einem gelegentlichen Versagen der Reaktion führt. Bei Anwendung von alkalischer Naphtollösung ist nach Schultze die Gräff-v. Gierkesche Technik zur Herstellung von Dauerpräparaten sehr geeignet, was ich aus eigener Erfahrung bestätigen kann.

Diese neueste Modifikation nach W. H. Schultze lautet folgendermaßen: Erforderlich sind für die Oxydasereaktion 2 Lösungen:

1. 1 g α-Naphtol wird mit 100 ccm Aqua dest. zum Kochen erhitzt und dann tropfenweise so viel konzentrierte Kalilauge zugesetzt, bis sich das geschmolzene Naphthol vollständig gelöst hat. Die überstehende erkaltete Flüssigkeit ist brauchbar.
2. 1 proz. Lösung der Dimethylparaphenylendiaminbase in destilliertem Wasser (kalt hergestellt). Die Lösung ist erst nach einigen Tagen brauchbar.

Gleiche Teile der Lösungen 1 und 2 werden im Reagenzglas gemischt und sorgfältig filtriert. Beide Lösungen werden in dunklen Flaschen aufbewahrt; sie halten sich etwa 4 Wochen.

Formolgefrierschnitte oder aufgeklebte Azetonparaffinschnitte werden unter Hin- und Herschwenken so lange in dem Gemisch belassen, bis die Leukozyten deutlich blau gefärbt sind.

Abspülen in destilliertem Wasser.

Einlegen in verdünnte Lugolsche Lösung (1 : 2 Aqua dest.) 2—3 Minuten.

Gründliches Wässern in mit Lithium carbon. versetzter Aqua dest. 1 bis 24 Stunden, auch beliebig länger.

Nachfärben in Alaunkarmin.

Einbetten in Glyzeringelatine.

Nachweis von Oxydasen nach Loele.

Wie bereits Seite 358 besprochen wurde, hat Loele gezeigt, daß sich mit Hilfe des α-Naphtols allein ohne Zusatz von Dimethylphenylendiamin an den eosinophilen Granula der Leukozyten (in geringerem Grade auch an den Neutrophilen und zum Teil an den Milzpulpazellen) Oxydasereaktionen (Phenolreaktionen) ausführen lassen, was auch an Schnitten gelingt. Als einfachste Methode gibt Löle die folgende an:

Man bringt die Gefrierschnitte von formolgehärteten Organen in eine Lösung von

Glyzerin 2,0
Kalilauge. . . . . 1,0 (25,0 Kal. caust. in 100,0 Wasser)
α-Naphtol . . . . . eine kleine Messerspitze.

Nach Lösung des Naphtols Wasser 10,0 (die Lösung ist nicht haltbar).

In dieser Lösung werden ausschließlich die eosinophilen Granula und kein anderes Zellderivat schwarz gefärbt.

Man kann derartige Präparate (über Alkohol und Xylol) in Balsam einbetten, wobei die Naphtolfärbung allerdings auf die Dauer abblaßt.

Für eine Dauerfärbung (namentlich zur Darstellung der granulären Oxydasen der Milzzellen) empfiehlt Loele folgendes Verfahren:

Die in Formol fixierten Gefrierschnitte färbt man in der beschriebenen Glyzerin-naphtollösung, der Methylenblau, Gentianaviolett, Malachitgrün oder Safranin zugesetzt ist, und zwar von einer gesättigten wässerigen Lösung etwa 1 ccm auf die oben genannte Naphtollösung. Für die Darstellung der Milzgranula empfiehlt Loele vor allem das Gentianaviolett. Der zugesetzte Farbstoff fällt zwar aus, doch bleibt in der Naphtollösung noch soviel gelöst, daß dieses durch die folgende Oxydation an die Granula gebunden wird. Man nimmt die Färbung in zugedeckten Uhrschälchen vor. Die Farblösung ist stets frisch zu bereiten. Die Färbedauer beträgt mehrere bis zu 24 Stunden. Die Farbe der Granula ist je nach dem verwendeten Farbstoff dunkelgrün bis blau, bzw. violett, grün oder rot.

Bei dieser Färbeprozedur hat die Naphthollösung die Bedeutung einer Beize. Die Färbung ist echt und beständig gegen Licht und Alkohol.

Zur Herstellung von Paraffinschnitten gibt Loele folgende Vorschrift:
1. Formolfixierung, Wässern.
2. Blockfärbung mit wässeriger Gentianaviolettlösung 48 Stunden.
3. Wässern; α-Naphtol 1%, Kalilauge 0,5%, frisch bereitet, 48 Stunden.
4. Einbetten, Paraffinschnitte, Nachhärtung, Eosin.

Kreibich hat auch für die früher beschriebenen Färbungen der Leukozytengranula mit Suprarenin usw. ein Verfahren zur Ausführung an Schnittpräparaten angegeben.

Gefrierschnitte, die in Formol oder Formol-Karlsbadersalzmischung fixiert sind, werden nach Kreibich in Suprareninlösungen von 0,1:100 bei einer Temperatur von 37° oder bei Zimmertemperatur für 1—2 Stunden gebracht. Es färben sich dann zunächst die Granula der Eosinophilen, die zuerst eine gelbrötliche Nuance zeigen, dann braun und schließlich braunschwarz werden. Später färben sich auch die ε-Granula, die jedoch niemals so dunkel werden wie die α-Granula und nur eine gelbbraune Färbung erreichen. Niemals kommt es dabei zu einer Färbung des Kernes. An unfixierten Schnitten tritt die Färbung rascher und intensiver ein. Die Einwirkung von 2proz. Salzsäure, 2proz. Kalilauge, sowie Alkohol und Xylol bewirkt keine Zerstörung der Farbe. Die Schnitte lassen sich daher als Dauerpräparate konservieren. Auch bei Paraffineinbettung gelang nach der genannten Fixierung die Färbung der α-Granula, wenn auch erst nach längerer Zeit und in geringerem Grade. Gekochte Schnitte lassen noch eine diffuse Braunfärbung erkennen, während die Granulafärbung aufgehoben ist.

Schließlich läßt sich an Schnitten (Formolfixation) auch die von Fischl sowie Kreibich beschriebene Peroxydasereaktion mit benzidinmonosulfosaurem Natron ausführen. Bezüglich der hierfür erforderlichen Lösung sei auf Seite 359 verwiesen.

Konservierung makroskopischer Präparate in natürlichen Farben.

Vielfach besteht der Wunsch, von Organveränderungen Sammlungspräparate in möglichst naturgetreuer Form, vor allem unter Erhaltung der natürlichen Farben zu konservieren. Dabei kommt es nicht nur darauf an, die natürliche Blutfarbe der Organe zu erhalten, sondern auch die verschiedenen sonstigen charakteristischen Farbennuancen zur Anschauung zu bringen, und ferner gewisse pathologische Farbenveränderungen, es sei z. B. an die chloromatösen Neubildungen erinnert, unverändert zu erhalten.

Für die Konservierung hämatologischer Präparate kommen die gleichen Methoden in Betracht, die heute allgemein in den pathologischen Instituten in Übung sind. Im wesentlichen sind es die Vorschriften von Jores, Kaiserling sowie Pick, die sich am meisten bewährt haben und die auch für unsere Zwecke zu empfehlen sind.

Die genannten Methoden zielen darauf ab, außer der Blutfarbe und der Eigenfarbe der Objekte unter anderem auch die natürliche Transparenz der Gewebe zu erhalten, die ja für das lebensfrische Aussehen der Präparate von größter Wichtigkeit ist.

Sämtliche der jetzt üblichen Verfahren bedienen sich des gleichen Prinzips:

Die Organe werden zunächst in Formalin gebracht, wodurch einmal Fixation und ferner Konservierung der natürlichen Form des Objektes erfolgt und weiter der Blutfarbstoff eine Umwandlung in saures Hämatin erleidet, was sich an dem Eintreten einer schmutzigbräunlichen Verfärbung verrät. Die Rückkehr der natürlichen Blutfarbe erfolgt durch die zweite Prozedur, die in Behandlung mit Alkohol besteht. Hierbei wird jedoch, wie Puppe gezeigt hat, der Blutfarbstoff nicht etwa in Hämoglobin zurückverwandelt, sondern das „natürliche Blutrot", das sich bei der Alkoholbehandlung einstellt, ist alkalisches Hämatin (nach Takayama Kathämoglobin), das sich durch große Beständigkeit auszeichnet. Der dritte Akt des Konservierungsverfahrens besteht in der Anwendung einer essigsaures Alkali und Glyzerin enthaltenden Lösung. Diese Flüssigkeit hindert einmal den Eintritt von Farbenänderungen, vor allem aber bewirkt sie das Zurgeltungkommen der natürlichen Transparenz der Gewebe.

Selbstverständlich sollen die Präparate, die zur Konservierung bestimmt sind, möglichst frisch sein. Die Menge der zu verwendenden Konservierungsflüssigkeiten soll nach Kaiserling mindestens das Fünffache des Volumens der Organe betragen. Da das Formalin eine Konsistenzvermehrung bewirkt und die beim Einlegen der Präparate etwa erfolgte Formänderung derselben konserviert, so soll man, um letzteres bei der Fixation zu verhindern, die Objekte in entfettete Watte einhüllen, wodurch auch zugleich vermieden wird, daß die Präparate bei sehr weicher Konsistenz infolge der eigenen Schwere auf dem Boden des Gefäßes in sich zusammensinken und dadurch eine unerwünschte Gestaltveränderung annehmen, die sich nachträglich nicht redressieren läßt. Bei spezifisch leichten Objekten, die infolge ihres Luft- bzw. Fettgehaltes an der Oberfläche der Flüssigkeit schwimmen, soll man die von der Lösung nicht bedeckten Teile mit Fließpapier oder einem Wattebausch bedecken, da sonst an diesen Stellen leicht Flecke im Präparat entstehen, die sich bei der weiteren Behandlung nicht mehr entfernen lassen.

Handelt es sich um sehr dicke und kompakte Organe, so tut man gut, wenn dadurch die Anschaulichkeit des Präparates nicht leidet, von demselben nur dünne Scheiben zu konservieren. Im anderen Falle ist es nach Kaiserling und Pic k empfehlenswert, die Präparate, anstatt sie mit der Lösung zu injizieren, mit mehreren tiefen Einschnitten zu versehen, die man natürlich in der Weise anbringt, daß dadurch das Aussehen des Präparates nicht beeinträchtigt wird.

Verfahren nach Kaiserling.

1. Fixation in

Käufl. Formalin . .	200 ccm
Wasser	1000 ccm
Kal. nitric.	15 g
Kal. acet.	30 g

2. Nachbehandlung in 80—95 proz. Alkohol zur Wiederherstellung der Blutfarbe.

3. Übertragen in ein Gemisch von

Wasser	2000 ccm
Kal. acet.	200 g
Glyzerin	400 g

Nach Kaiserling ist eine Hauptbedingung für die gute Erhaltung der Farben, daß die Präparate nicht länger als gerade notwendig im Formalin bleiben. Als äußerste Zeitdauer gibt er 5 mal 24 Stunden an, während das Minimum 24 Stunden ist. Wie lange man im einzelnen Falle das Formalin einwirken läßt, hängt von der Art des Objekts ab und ist Sache der Erfahrung.

Im Alkohol dürfen die Präparate ebenfalls nicht zu lange bleiben, da derselbe nach Jores bei längerer Einwirkung den Blutfarbstoff auszieht und die Präparate abblassen. Kaiserling bemißt die Zeit auf höchstens 6 Stunden, nach Ablauf welcher in jedem Fall die natürliche Farbe sicher wieder vollständig hergestellt ist. Beim Alkohol ist ganz besonders die oben erwähnte Vorsichtsmaßregel zu beobachten, die verhindert, daß aus der Flüssigkeit herausragende Teile unbedeckt bleiben.

Bezüglich der dritten Lösung empfiehlt Kaiserling, die Objekte nicht sofort in die Schlußlösung zu bringen, sondern sie vorher provisorisch für mehrere Tage in ein Sammelgefäß mit Azetatglyzerinlösung zu legen. Das hat den Zweck, wenn sich aus den konservierten Geweben Blutfarbstoff und andere eine Trübung bewirkende Abscheidungen der Flüssigkeit beimischen, diese Verunreinigung vorher zu beseitigen und erst dann die Präparate in die definitive Glyzerinlösung überzuführen.

Als Aufbewahrungsgefäße eignen sich am besten vierseitige Standgläser mit matt geschliffenem Rand, auf den eine zugeschnittene Glasplatte mit Glaserkitt aufgekittet wird. Man vermeide, die Präparate dem direkten Sonnenlicht auszusetzen.

Verfahren nach Pick.

Pic k hat die Kaiserlingsche Methode in der Weise modifiziert, daß er zu einer schwächeren (5 proz.) Formalinlösung künstliches Karlsbader Salz hinzusetzt. Nach seiner Meinung ist die vorteilhafte Wirkung des letzteren auf den Gehalt an Natr. bicarb. zu beziehen, das die Bildung des stabilen alkalischen Hämatins begünstigt. Ein weiterer Vorteil ist die geringere Kostspieligkeit seiner Lösung, was auch für die dritte Flüssigkeit gilt, in welcher er das Kal. acet. durch das billigere Natr. acet. ersetzt.

1. Fixation in

Aqua dest.	1000 ccm
käufliches Formalin . .	50 „
Sal. carolin. factit. . . .	50 g

Dauer der Fixation höchstens 4 mal 24 Stunden, mindestens 48 Stunden. Infolge des geringeren Formalingehaltes ist die Wirkung der Lösung eine mildere; doch kann man nach Pick auch hier, wenn man besonders schonend verfahren und stärkere Schrumpfung sowie Auslaugung der Präparate verhindern will, nach dem Vorgange von Kaiserling zunächst eine schon gebrauchte Lösung verwenden und diese dann durch frische ersetzen. Nach den ersten 24 Stunden wird die Flüssigkeit gewechselt und das Präparat evtl. mit Einschnitten versehen (siehe oben).

2. Überführung in 80—85 proz. Alkohol. Das Wiederauftreten der Blutfarbe vollzieht sich oft innerhalb weniger Minuten, jedoch ist die Gesamtdauer der Alkoholeinwirkung im Interesse einer gründlichen Durchdringung der Präparate auf 10—12 Stunden anzusetzen. Die schädliche Folge einer längeren Einwirkung des Alkohols wurde bereits erwähnt. Man kann den Alkohol wiederholt benutzen. Hat sich bei mehrfachem Gebrauch ein Bodensatz gebildet, so wird der Alkohol nach Filtrieren wieder gebrauchsfähig.

Die dritte Lösung ist

Aqua dest. . . . . . . 9000 ccm
Glyzerin . . . . 5400 „
Natr. acet. . . . . . . 2700 g

Sie wird in der Weise hergestellt, daß man zunächst das Natr. acet. in destilliertem Wasser vollständig löst und hierauf das chemisch reine (säurefreie) Glyzerin hinzufügt. Diese Lösung kann man vorrätig halten. Die Anwesenheit des essigsauren Alkalis ist nach Pick für die Wiederherstellung der Transparenz der Gewebe von wesentlicher Bedeutung, wie auch das natürliche Aussehen des Fettes nach Kaiserling hierdurch gut zur Geltung kommt.

Da die Präparate, die aus dem Alkohol kommen, zunächst in der Lösung schwimmen, so sind die herausragenden Teile wiederum mit Watte zu bedecken. Eine Abblassung der Präparate bei längerer Aufbewahrung ist stets auf Rechnung einer mangelhaften Fixierung zu setzen. Stellt sich trotz der obengenannten Vorsichtsmaßregel von Kaiserling eine leichte Trübung der Aufbewahrungsflüssigkeit ein, so kann man die Flüssigkeit dadurch wieder brauchbar machen, daß man sie durch ein mit Holzkohle beschicktes Wattefilter filtriert.

Die Methode von Pick ist das zur Zeit am meisten geübte Verfahren, mit dem sich hervorragend schöne Präparate erzielen lassen. Auch zeichnet sie sich durch Zuverlässigkeit und Billigkeit aus. Zu beachten ist aber, daß das gute Gelingen der Präparate Übung vor allem mit Rücksicht auf die je nach der Beschaffenheit des Objektes zu variierenden Zeiten der Einwirkung der Flüssigkeiten voraussetzt.

Verfahren von Jores.

Schließlich hat Jores 1913 eine Methode empfohlen, die von den vorstehenden Verfahren dadurch abweicht, daß er auf die Anwendung von Alkohol (zweite Lösung) verzichtet und zu dem gleichen Resultat dadurch gelangt, daß er dem Salzformalin von Pick als reduzierende Substanz (zur Erzeugung von Hämatin bzw. Hämochromogen) 5% einer wässerigen konzentrierten Chloralhydratlösung hinzufügt. Die Präparate werden hierauf mindestens 6 Stunden in Wasser gewaschen und kommen hierauf in die oben genannte Glyzerinlösung. Die Konservierung vollzieht sich also nach folgendem Schema:

I. Härtung der Objekte in einer Lösung von

$$
\begin{array}{ll}
5 \text{ Teile} & \text{künstl. Karlsbader Salz} \\
5 \quad ,, & \text{Formol} \\
5 \quad ,, & \text{Chloralhydrat (konz. wässr. Lösung)} \\
100 \quad ,, & \text{Wasser.}
\end{array}
$$

Die Lösung kann mehrfach gebraucht werden.

II. Gründlich wässern (6 Stunden und mehr).

III. Einbringen in eine Lösung von Kal. (Natr.) acet. 30, Glyzerin 60, Wasser 100.

Es ist schließlich noch hervorzuheben, daß man von den nach den hier beschriebenen Methoden konservierten Objekten später jederzeit Proben histologisch weiterverarbeiten kann, ohne daß durch die voraufgegangene Konservierungsprozedur eine Beeinträchtigung der Färbbarkeit der Gewebe erfolgt. Nur ist zu berücksichtigen, daß bei sehr blutreichen Organen infolge der langen Formoleinwirkung sich die früher beschriebenen Formolniederschläge bilden. Über die Methode ihrer Entfernung siehe Seite 385.

Anhang: Zytodiagnostische Technik.

Während die ersten Versuche eines zytologischen Studiums der serösen Flüssigkeiten und Exsudate ziemlich weit in das verflossene Jahrhundert zurückreichen (Lücke und Klebs, Quincke u. a.), konnte die zytodiagnostische Untersuchungsmethode erst dann Anspruch auf größere Beachtung erheben, als die glänzenden Resultate der von Ehrlich geschaffenen Blutfärbetechnik auf sie Anwendung fanden. Ehrlich selbst gab hierzu die Anregung, indem er die Ergänzung der Untersuchung des frischen Präparates durch diejenige am gefärbten Trockenpräparat vorschlug. Später hat dann namentlich Widal in Frankreich mit großem Erfolge die zytodiagnostische Methode ausgebaut und dadurch die Kenntnis des zytologischen Verhaltens der serösen Ergüsse wesentlich erweitert.

Allgemeines.

Die zytodiagnostische Technik fußt im allgemeinen auf den gleichen Grundsätzen wie die Methoden der Blutuntersuchung, was sich ja von selbst versteht, da es in beiden Fällen sich in gleicher Weise um qualitative und quantitative Untersuchungen von in einer Flüssigkeit suspendierten zellulären Elementen handelt.

Unterschiede, welche Modifikationen der Technik bedingen, sind einmal in dem Umstande begründet, daß häufig im Verhältnis zum Volumen der untersuchten Flüssigkeit die gesuchten zelligen Elemente nur spärlich vorhanden sind und es infolgedessen einer Anreicherung derselben bedarf. Zweitens kommt als komplizierendes Moment für die Untersuchung die Tatsache in Betracht, daß im Gegensatz zum Blut in den Punktionsflüssigkeiten sich einer tadellosen färberischen Darstellung der Zellen oft gewisse Schwierigkeiten entgegenstellen, die sich aus den besonderen Verhältnissen der Punktionsflüssigkeiten erklären.

Zum Teil mag dabei der schädigende Einfluß der Exsudatflüssigkeit selbst eine Rolle spielen, die eine Auslaugung von Protoplasma und Kern bewirkt. Vor allem aber muß man mit nekrobiotischen Veränderungen der Zellen rechnen, die, soweit es Blutzellen betrifft, ja nicht mehr in dem ihnen adäquaten Blutplasma, sondern in einer mehr oder weniger veränderten Flüssigkeit sich befinden, in welcher sie dem Untergange verfallen. Schlechte Färbbarkeit des Kernes, Zerklüftung des Protoplasmas und mangelhafte Darstellbarkeit der Granulationen erklären sich auf diese Weise. Dazu kommt ferner, daß gewisse pathologische Zellen wie z. B. Tumorzellen sich überdies bisweilen durch besonders starke Fragilität auszeichnen, was wiederum die Herstellung guter Präparate erschwert.

Es ist daher ganz allgemein die Regel zu befolgen, bei der Herstellung aller zytodiagnostischen Präparate mit Rücksicht auf die große Hinfälligkeit der Zellen äußerst schonend und behutsam vorzugehen.

Spezielles.

Die Einzelheïten in der zytodiagno*stischen Technik sind verschieden und richten sich vor allem nach der Art des zu untersuchenden Substrates. Doch lassen sich gewisse allgemeine Grundsätze aufstellen, die für sämtliche Fälle Geltung haben.

Die Untersuchung der Zerebrospinalflüssigkeit, deren Technik neuerdings eine besonders eingehende Bearbeitung und Vervollkommnung erfahren hat, soll in einem besonderen Abschnitt behandelt werden.

Was zunächst die Entnahme der auf ihren Zellgehalt zu prüfenden Flüssigkeiten betrifft, so handelt es sich entweder um Anwendung der Probepunktion oder es werden größere Mengen Flüssigkeit (pleuritische Exsudate, Aszites) zur Untersuchung verwendet. Schon bei diesem ersten Akt hat man gewisse Kautelen zu beachten, von denen das Gelingen der Präparate abhängig ist.

Bei Anwendung der Probepunktion ist darauf zu achten, daß die Spritze ebenso wie die Kanüle trocken ist und insbesondere keine Reste von Desinfektionsflüssigkeit, Soda usw. enthält. Ferner darf man, um eine Zertrümmerung oder Schädigung der Exsudatzellen zu vermeiden, beim Entleeren der Flüssigkeit aus der Spritze keinen starken Druck anwenden, sondern soll die Flüssigkeit behutsam ausfließen lassen. Andererseits soll bei rasch gerinnenden Exsudaten zwischen der Punktion und der Entleerung der Spritze nicht zu lange Zeit vergehen, da sonst eine erhebliche Kraftanwendung für die Entleerung erforderlich ist.

Handelt es sich um größere Exsudatmengen, die auf einmal entleert werden, so empfiehlt es sich, für die zytodiagnostischen Untersuchungen mehrere Proben getrennt aufzufangen, und zwar am besten mindestens eine Probe (etwa 25 bis 50 ccm) von der bei Beginn der Punktion und das gleiche Quantum von der am Ende der Punktion entleerten Flüssigkeit. Es bedarf keines besonderen Hinweises, daß alle zur Aufnahme der Flüssigkeit bestimmten Gefäße peinlich sauber sein müssen; auch sollen sie trocken sein.

Der weitere Gang in der Behandlung der Flüssigkeit richtet sich nach der Art der anzuwendenden Untersuchungsmethode.

Die drei hauptsächlichen zytodiagnostischen Methoden sind:
1. Untersuchung des frischen Zell-(Sediment-)Präparates.
2. Untersuchung des gefärbten Präparates:
    a) Vital- bzw. Postvitalfärbung.
    b) Färbung des fixierten Präparates.
3. Zählung der Zellen in der Volumeneinheit.

Was zunächst die beiden ersten Methoden anlangt, so wird es meist, wenn nicht besonders zellreiche bzw. eitrige Exsudate in Frage kommen, sich darum handeln, die Zellen in der zu untersuchenden Flüssigkeitsprobe so weit anzureichern, daß auf das einzelne Präparat genügend Zellen kommen. Man muß daher durch Zentrifugieren ein Sediment erzeugen, wie das von der Harnuntersuchung bekannt ist. Bemerkt sei hierbei, daß für diese Zwecke eine gewöhnliche Hand- bzw. Wasserzentrifuge am geeignetsten ist, während die Anwendung der elektrischen Zentrifuge infolge ihrer hohen Tourenzahl leicht zu einer Schädigung der Zellen führt. Oft genügt es, die Flüssigkeit in einem Spitzglas sedimentieren zu lassen.

Bei sehr fibrinreichen Exsudaten kommt es bereits während des Sedimentierens zur Gerinnung, ohne daß dadurch die Herstellung eines Sedimentpräparates unmöglich gemacht wird. In diesem Fall ist es ratsam, nachdem ein Teil der Flüssigkeit erstarrt ist, das Gerinsel besonders dann, sehr kompakt ist, vorsichtig mit einer Pinzette oder einer Platinöse aus dem Zentrifugenglas herauszunehmen und mit dem Gerinsel auf einen Objektträger mehrmals aufzutupfen, wodurch die in dem Gerinsel enthaltenen Zellen gleichsam ausgeschüttelt werden. Außerdem ist es empfehlenswert, den in dem Glase zurückgebliebenen Flüssigkeitsrest nochmals zu zentrifugieren und von dem erhaltenen Sediment Präparate herzustellen.

Kommt es darauf an, die Gerinnung zu verhindern (z. B. wenn eine Zellzählung vorgenommen werden soll), so kann man, wie früher beschrieben, das Gefäß vorher mit einigen Körnchen Hirudin oder einigen Kristallen von Natriumoxalat beschicken.

Das frische Präparat.

Die Untersuchung des frischen, nicht fixierten Präparates geschieht in der bekannten Weise so, daß man einen nicht zu großen Tropfen des Sediments auf den Objektträger bringt und ihn mit einem Deckglas zudeckt. Man untersucht das Präparat mit starken Trockensystemen unter Anwendung einer engen Blende und ausgeschaltetem Abbe. Diese Art der Untersuchung empfiehlt sich namentlich dort, wo man beispielsweise auf Tumorzellen fahndet. Man kann mit dieser Methode bereits wichtige Aufschlüsse über den Zellgehalt sowie über die Art der Zellen gewinnen.

Eine wichtige Ergänzung dieses Verfahrens bildet die Untersuchung des frischen Präparates unter Zuhilfenahme der Vital- bzw. Postvitalfärbung, die ich für die vorliegenden Zwecke anf das wärmste empfehlen möchte. Und zwar eignet sich hierfür neben dem Löfflerschen Methylenblau oder einer 1 proz. Methylgrünlösung vor allem Neutralrot (1 %) in physiologischer Kochsalzlösung. Man setzt von der Farblösung aus einer Pipette oder mittels eines Glasstabes einen kleinen Tropfen zu dem feuchten Sediment auf dem Objektträger. Die Zellen, vor allem die Kerne nehmen in kurzem den Farbstoff auf, wodurch äußerst instruktive Bilder entstehen. Zu beachten ist nur, daß die Neutralrotlösung leicht Kristalle ausfallen läßt, die störend wirken, zumal sie ev. zu Verwechselungen Anlaß geben können. Man überzeuge sich daher vorher von der einwandfreien Beschaffenheit der Farblösung bzw. filtriere dieselbe vorher. Oft fallen bei längerem Stehen des Präparates nachträglich Farbstoffkristalle aus.

Das Trockenpräparat.

Die Herstellung von fixierten und gefärbten Trockenpräparaten geschieht im allgemeinen genau so wie bei den Blutpräparaten.

Deckgläserpräparate sind unpraktisch, da man wegen des oft geringen Zellgehaltes größere Flächen zu durchmustern hat. Man breitet den aus dem Sediment mittels Platinöse oder Glaskapillare entnommenen Tropfen, ohne viel zu reiben, auf dem Objektträger aus, so daß die Flüssigkeit eine dünne Schicht bildet, und läßt trocknen. Handelt es sich um dünne, wässerige Flüssigkeiten, wie z. B. Lumbalflüssigkeit, so erfordert das Trocknen längere Zeit. Man legt die Präparate am besten an einen warmen, vor Staub geschützten Ort, auch kann man sie im Brutschrank trocknen.

Fixierung.

Zur Fixierung genügt für viele Färbungen das einfache Trocknen, worauf das Präparat mehrmals durch die Flamme gezogen wird. Für alle feineren Färbungen ist indessen eine besondere Fixation unerläßlich und zwar um so mehr, als im Gegensatz zu den Blutabstrichpräparaten die in Rede stehenden Sedimentpräparate häufig die äußerst unangenehme Neigung zeigen, daß die Schicht sich vom Glase während der Färbung ablöst. Besonders zeigt sich dieser Übelstand bei sehr dünnen, eiweißarmen Substraten. Hier kann man es erleben, daß bei ungenügender Fixation der aus der Farblösung herausgenommene Objektträger nichts mehr von dem aufgetragenen Sediment erkennen läßt.

In solchen Fällen hat sich mir die Anwendung eines Untergusses von Eiweißglyzerin (vgl. Seite 397) gut bewährt. Es darf nur ein winzig kleines Tröpfchen davon auf dem tadellos sauberen Objektträger verrieben werden, wobei ich zum Verreiben anstatt der Fingerkuppe zur Vermeidung von Verunreinigungen durch Hautabscheidungen es vorziehe, einen mit einem Stück sauberen Gummischlauchs überzogenen abgerundeten Glasstab anzuwenden.

Die Fixierung kann auch hier mittels Hitze oder auf chemischem Wege erfolgen. Die Hitzefixation nimmt man in der üblichen Weise auf einer Kupferplatte vor (vgl. Seite 313). Der Hitzefixation ist im allgemeinen nur bei Anwendung der Triazidfärbung der Vorzug vor der chemischen Fixation zu geben.

Im übrigen sei auf die verschiedenen Methoden der Fixierung Seite 315 verwiesen.

Im allgemeinen hat sich für sämtliche Färbungen die Fixierung der Trockenpräparate mit reinem Methylalkohol am meisten bewährt. Die Dauer der Fixation beträgt 5—7 Minuten. Die Fixation in Methylalkohol soll man nach meinen Erfahrungen auch dann vornehmen, wenn nachträglich z. B. mit May-Grünwald-Lösung gefärbt wird. Es wird dadurch um so sicherer ein Abschwimmen des Ausstriches verhindert.

Schließlich möchte ich hier ein Verfahren erwähnen, daß sich dort bewährt, wo es auf andere Weise nicht gelingt, mit Sicherheit das Sediment zum Haften am Objektträger zu bringen. Es besteht darin, daß man den lufttrockenen Abstrich mit einer feinen Schicht dünnen Zelloidins überzieht und erst hierauf die Färbung ausführt.

Man kann aber auch eine Einbettung des Sediments vornehmen, wobei man genau wie bei der Behandlung eines Gewebsstückes verfährt. Hierzu ist eine vorherige Fixation des Sediments in vitro notwendig. Zu diesem Zweck wird zunächst durch Zentrifugieren ein Sediment hergestellt, dann die darüberstehende Flüssigkeit abgegossen und der Bodensatz mittels Alkohol absol. gehärtet, was in $^1/_2$ bis 1 Stunde geschieht. Das gehärtete Sediment wird nun wie früher beschrieben in Paraffin oder besser Zelloidin eingebettet, geschnitten und gefärbt. Man kann in Fällen, wo das Zentrifugieren der Flüssigkeit nicht angängig ist, den Alkohol direkt zu derselben zusetzen. Es kommt dann zur Fällung, bei der die gesuchten zelligen Elemente zu Boden sinken und eingebettet werden können. Dieses Einbettungsverfahren bietet für die genauere histologische Analyse der Zellen große Vorteile und hat sich u. a. beim Studium von Geschwulstzellen gut bewährt (Josefson).

Im übrigen sei bezüglich weiterer Methoden auf das über die Behandlung der Zerebrospinalflüssigkeit Gesagte verwiesen.

Färbung.

Was die verschiedenen Färbungsverfahren für Sedimentabstrichpräparate
anlangt, so unterscheiden sich dieselben im Prinzip in nichts von den bei der
Färbung der Blutpräparate mitgeteilten Methoden. Im allgemeinen wird man
auch hier bestrebt sein, durch Anwendung panoptischer Färbeverfahren
Übersichtsbilder zu erhalten, in denen nach Möglichkeit alle charakteristischen
morphologischen Bestandteile einschließlich etwa vorhandener Bakterien dargestellt sind. Wegen der früher genannten Schwierigkeiten, die sich einer tadellosen Färbung der Zellbestandteile entgegenstellen, ist hier auf eine gute Beschaffenheit der verwendeten Farbstoffe besonderer Wert zu legen.

Unter den Färbungen, die für diese Zwecke zu empfehlen sind, sind zu
nennen außer dem Löfflerschen Methylenblau das eosinsaure Methylenblau
nach May-Grünwald und vor allem, weil den anderen Methoden weit überlegen, die Azur-Eosinfärbung nach Giemsa.

Ausgezeichnete Resultate erhält man mit dem ebenfalls an anderer Stelle
beschriebenen Panchrom. In besonderen Fällen, in denen es auf präzise Darstellung der ε-Granula ankommt, ist schließlich auch die Triazidfärbung, am
besten mit vorhergehender Hitzefixation, zu versuchen. Doch gelingen Triazidpräparate von Sedimentausstrichen meist nicht sonderlich gut. Es erübrigt
sich, hier nochmals die ausführlichen Färbevorschriften zu wiederholen, die in
einem früheren Kapitel (Seite 319) dargelegt sind.

Zählung der Zellen.

Während bei der Lumbalflüssigkeit die Zellzählung heute eine der wichtigsten
Teile der zytodiagnostischen Untersuchung bildet und dementsprechend technisch
vervollkommnet wurde, hat dies Verfahren für die Untersuchung pathologischer
Ergüsse usw. bisher nur wenig Anklang gefunden, und zwar mit Unrecht, wie
hier betont werden muß. Zwar kann man natürlich schon aus einem gewöhnlichen
Sedimentpräparat den Schluß ziehen, ob viel oder wenig Zellen in dem Exsudat
vorhanden sind. Doch lassen sich die für diagnostische Zwecke überaus wichtigen
Änderungen in der Zellenzahl, die man im Verlauf von wiederholten Punktionen
findet, namentlich dann, wenn es sich nicht um sehr beträchtliche Schwankungen
handelt, nur durch exakte Zählungen nach dem Vorbilde der Blutkörperchenzählung feststellen. Auf diesem Wege läßt sich z. B. der Übergang eines
serösen Pleuraexsudates in ein Empyem mit Sicherheit vorhersagen, wenn
wiederholte Untersuchungen ein kontinuierliches Ansteigen der Zellenzahl bei
den einzelnen Punktionen erkennen lassen.

Die Zählung der Zellen geschieht in der gleichen Weise, wie bei der Leukozytenzählung nach Thoma-Zeiß, d. h. mittels Pipette und Zählkammer.
Der größte Wert ist darauf zu legen, daß die auf ihren Zellgehalt zu prüfende
Flüssigkeit im Augenblick der Untersuchung hinsichtlich der Zellenverteilung
sich völlig homogen verhält, da selbstverständlich sonst die schwersten Fehler
unvermeidlich sind. Es kommt daher darauf an, die für die Zellzählung bestimmte
Flüssigkeitsprobe unverzüglich nach der Entnahme zu verarbeiten, bevor es zu
einer spontanen Sedimentierung der Zellen kommt. Am besten führt man daher
diese Untersuchung am Krankenbett selbst aus.

Im einzelnen bedient man sich zum Aufsaugen der Flüssigkeit zweckmäßig
einer Leukozytenpipette. Im Gegensatz zum Blut wird man hier jedoch keine
Verdünnungsflüssigkeit anwenden, wohl aber zur besseren Unterscheidung
der Zellen in der Kammer eine Färbung der Zellen vornehmen. Hierfür kommt
z. B. die Türksche Lösung (vgl. Seite 99) in Betracht. Empfehlenswert ist

auch die Dunzeltsche Lösung. Zunächst saugt man mit der Pipette bis zur Marke 1,0 die Färbeflüssigkeit und hierauf bis zu 11 die Exsudatflüssigkeit auf. Die dadurch bedingte Verdünnung ist so gering, daß sie nicht ins Gewicht fällt. Als Zählkammer benutzt man entweder eine solche von Türk, Neubauer usw. oder die Kammer von Fuchs-Rosenthal (siehe unten). Für diese Zwecke ist auch die früher beschriebene große Zählkammer von Dunger zu empfehlen.

Alles Nähere über die Berechnung usw. ergibt sich aus dem früher Gesagten.

Untersuchung der Zerebrospinalflüssigkeit.

Die Technik der zytologischen Untersuchung der Zerebrospinalflüssigkeit hat in der jüngsten Zeit unter den zytodiagnostischen Methoden sich eines besonders regen Interesses erfreut. Zahlreiche Methoden wurden zu ihrem Studium empfohlen.

Eine Reihe von Momenten, die mit der Eigentümlichkeit der Lumbalflüssigkeit in Zusammenhang stehen, bedingen gewisse technische Schwierigkeiten, die besondere Beachtung verdienen.

Einmal ist es der oft außerordentlich geringe Zellgehalt der Flüssigkeit, der die Untersuchung erschwert, während andererseits die klinische Erfahrung lehrt, daß sich bereits ganz geringe Verschiebungen innerhalb einer an sich niedrigen Zellzahl diagnostisch verwerten lassen. Sodann kommt als weiterer die Untersuchung erschwerender Umstand die Tatsache in Betracht, daß die Zellpräparate der Spinalflüssigkeit bei der gewöhnlichen Art der Herstellung und Färbung oft keine befriedigenden Bilder zeigen und zu einer genaueren Analyse der Zell- und Kernstrukturen nicht ausreichen, was vielleicht auf das Eintrocknen des Abstriches zurückzuführen ist. Schließlich scheitert bisweilen die Herstellung guter Präparate an dem geringen Eiweißgehalt der Flüssigkeit, der es unter anderem erklärt, daß das Sediment nur ungenügend auf dem Glase haftet und während der Färbung sich ablöst.

Das frische Präparat.

Auch bei der Spinalflüssigkeit kann es mitunter von Vorteil sein, zunächst ein frisches ungefärbtes Präparat des genuinen Liquors zu untersuchen. In der letzten Zeit hat Frenkel-Heiden diese Methode mit Nachdruck empfohlen. Man bringt unmittelbar nach der Punktion einen Tropfen Lumbalflüssigkeit auf einen Objektträger und betrachtet ihn zunächst ohne Deckglas mittels eines starken Trockensystems bei enger Blende.

Oder man untersucht nach dem Vorschlage des genannten Autors im hängenden Tropfen wie bei den bakteriologischen Untersuchungen, indem man ein Deckglas mit dem Tropfen beschickt und dasselbe auf einen mit Vaseline umrandeten hohl geschliffenen Objektträger legt. Man untersucht entweder mit einem starken Trockenobjektiv oder mit Hilfe der Immersion.

Als Ergänzung zu dieser zweifellos zweckmäßigen Methode möchte ich auch hier die schon wiederholt erwähnte Anwendung des Neutralrots empfehlen. Man erhält auf diese Weise prachtvolle Bilder, die den Vorzug haben, daß jegliche Deformierung und Schädigung der Zellen vermieden ist.

Bei sedimentarmer Spinalflüssigkeit ist es zweckmäßig, nach dem Vorschlage von Nissl in Anlehnung an die französischen Forscher (Sicard, Ravaut) folgendermaßen zu verfahren, um gleichmäßige Zellpräparate zu erhalten:

Nach dem Zentrifugieren gießt man die Flüssigkeit (zur chemischen Untersuchung) ab und darf nun das Zentrifugenglas nicht mehr umkehren,
sondern hält es mit der Öffnung nach
unten (Abb. 195). Alsdann führt man
eine Kapillarpipette, ohne die seitlichen Wände des Glases zu berühren,
bis zu dem Boden des Glases ein,
worauf von selbst die am Boden befindlichen Teilchen in die Kapillare
eintreten. Hierauf bläst man den Inhalt der Pipette wieder vorsichtig auf
den Boden zurück, um eine gründliche
Mischung der Zellelemente zu erzielen.
Schließlich entleert man die Pipette
durch Ausblasen auf einen Objektträger, wobei man jedes Verspritzen
der Flüssigkeit peinlichst zu vermeiden hat.

Die Fixierung.

Es wurde schon hervorgehoben, daß
bei der Zerebrospinalflüssigkeit die
Fixierung der Objektträgerausstriche
bisweilen mißlingt, vor allem dann,
wenn es sich um einen eiweißarmen
Liquor handelt, wogegen im entgegengesetzten Falle (Meningitis usw.) die
Herstellung der Präparate nach der gewöhnlichen Technik auf keine Schwierigkeiten stößt. Nun sind es aber
gerade die Fälle mit wasserklarem
eiweißarmen Liquor (Tabes, Paralyse),

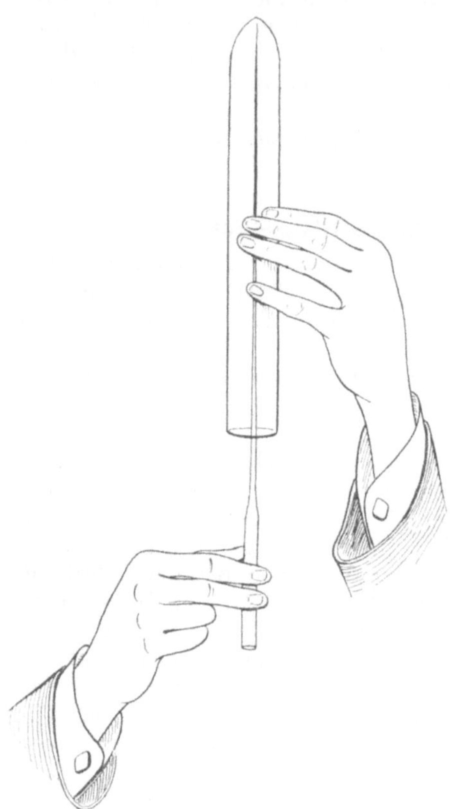

Abb. 195.

bei denen es auf eine besonders sorg-
fältige und exakte Darstellung der Zellen ankommt, zumal hier bisweilen die
zur Untersuchung zur Verfügung stehende Gesamtzahl der Zellen eine geringe
ist. Es sind daher eine ganze Reihe von Verfahren angegeben worden, um eine
möglichst sorgfältige Konservierung der Liquorzellen zu gewährleisten.

Die Methoden, die für diesen Zweck empfohlen wurden, lassen sich in zwei
Gruppen einteilen. Bei der einen wird nach Zusatz eines Fixationsmittels zur
Spinalflüssigkeit das erhaltene Sediment wie sonst üblich als Trockenpräparat
verarbeitet. Bei der anderen wird das auf diese Weise gewonnene Sediment
nach Art der histologischen Objekte eingebettet.

Beginnen wir mit den erstgenannten Verfahren, so sind hier die Methoden
von Fischer und Kafka, Szécsi sowie Schlüchterer zu nennen.

Methode von O. Fischer und Kafka.

Oscar Fischer sowie Kafka benutzen kleine Spitzgläschen, die in vollkommen gleiche Spitzen auslaufen und eine Marke für eine Menge von 3 ccm
tragen. Sie versetzen 3 ccm frisch entnommener Spinalflüssigkeit sofort mit
3 Tropfen Formol, so daß die Konzentration des letzteren 5 % beträgt, und
zentrifugieren mit einer Geschwindigkeit von etwa 2000 Touren 20—30 Minuten.

Dann gießen sie die Flüssigkeit ab, rühren den Flüssigkeitstropfen, der sich beim Wiederaufstellen des Glases an dem Boden des Gefäßes ansammelt, mit einer Nadel auf und übertragen die Flüssigkeit mittels Glaskapillare auf zwei Deckgläser.

Der Ausstrich wird getrocknet und hierauf in der Hitze bei 120° auf dem Kupferblech fixiert. Letzteres ist nach den Erfahrungen der Forscher unbedingt notwendig, da sonst die Zellen sich leicht vom Glase ablösen. Ebenso wirksam ist jedoch die Fixation mit Methylalkohol. Die Verteilung der Zellen auf einer begrenzten Fläche (2 qcm) ermöglicht zugleich einen Einblick in die quantitativen Zellverhältnisse (siehe unten).

Methode von Szécsi.

Szécsi zentrifugiert den Liquor in Röhrchen, die bis zu einer Marke 3 ccm fassen, genau 15 Minuten mit einer Wasserzentrifuge von etwa 1800—2000 Touren in der Minute, gießt hierauf die Flüssigkeit ab und entnimmt das Sediment mit einer Kapillarpipette, indem er nach dem Vorgang von E. Meyer die Spitze des Zentrifugenröhrchens gut abreibt. Den Inhalt der Pipette verteilt er auf drei Objektträger (möglichst in drei gleichen Teilen). Um eine möglichst gleichmäßige Ausbreitung der Zellen zu bewirken, breitet er die Tropfen auf dem Deckglas mit einem am Ende zu einer Kugel zugeschmolzenen Kapillarröhrchen aus (Merzbacher). Er bringt dann das Präparat in den Brutschrank oder fixiert es vorher in feuchtem Zustand mit Formoldämpfen. Für die Anwendung der Methylgrünpyroninfärbung ist die Formalinfixation nicht empfehlenswert (vgl. S. 428), da hierbei die rote Pyroninfarbe eine Abschwächung erfährt.

Zu dieser Methode ist zu bemerken, daß wenn man Formol als Fixierungsmittel anwendet, dasselbe viel wirksamer ist, wenn man es nach der obengenannten Vorschrift vor Herstellung der Ausstriche auf den Liquor einwirken läßt, da gerade die Herstellung der unfixierten Ausstriche und das Antrocknen derselben eine Schädigung der Zellen bedingt.

Methode von Schlüchterer.

Schlüchterer benutzt zur Fixierung Sublimateisessig:

<pre>
Hydrarg. bichlor. corros. . .   3,0
Eisessig . . . .   1 ccm
Aqua dest. . . . . 100 „
</pre>

Zu 4 ccm der frisch in einem spitz ausgezogenen Zentrifugengläschen aufgefangenen Spinalflüssigkeit fügt er tropfenweise von der genannten Lösung so lange hinzu, bis eine milchige Trübung entsteht und schüttelt um. Es ist zweckmäßig, den Sublimateisessig vorher zu filtrieren. Auch darf man nicht zuviel von der Lösung zusetzen, da es sonst zu einer Schrumpfung der Zellen kommt. Da die Zellen auf diese Weise gut konserviert sind, kann man mit der weiteren Verarbeitung des Sediments ruhig einige Zeit warten.

Man zentrifugiert nun die Flüssigkeit, wobei das gleichzeitig mit ausgefällte Eiweiß alle in dem Liquor enthaltenen Zellen mit zu Boden reißt. Das Zentrifugieren mit einer Handzentrifuge während 5—10 Minuten reicht vollständig aus. Nachdem die darüberstehende Flüssigkeit vollständig klar geworden ist, wird sie abgegossen und hierauf das Sediment nach der obengenannten Methode von Nissl ausgestrichen.

Nachdem das Präparat an der Luft oder im Brutschrank getrocknet ist, entfernt man das Sublimat, indem man das Präparat für 5—10 Minuten in

Jodalkohol (vgl. Seite 318) taucht, hierauf gründlich mit Alkohol abspült und trocknet. Das Präparat ist nun für die Färbung fertig.

Die Methode liefert in der Tat, wie ich aus eigener Anschauung bestätigen kann, recht gute Bilder. Auch hat sie, wie Schlüchterer mit Recht hervorhebt, den Vorteil, daß das Sediment vermöge seines Eiweißgehaltes sehr fest an der Unterlage haftet, so daß man mit ihm die verschiedenen Prozeduren beim Färben und Trocknen unbesorgt vornehmen kann, ohne Verluste befürchten zu müssen.

Methode nach Alter.

Alter bedient sich zur Fixation eines kleinen Glasrahmens (B. B. Cassel, Frankfurt a. M.), der einen Innenraum von genau 1 ccm faßt und dessen 0,5 cm breiter Rand oben und unten angeätzt ist. Der Boden des Rahmens wird von einem Objektträger gebildet, der abgesehen von der von der Rahmenöffnung eingenommenen Fläche ebenfalls angeätzt ist; jedoch leistet ein gewöhnlicher Objektträger die gleichen Dienste. Den Rahmen klebt er mit überhitztem Paraffin fest. Die Fixierung erfolgt mit Formol und zwar wird der Liquor (0,5 ccm) mit der gleichen Menge einer frisch hergestellten 10 proz. Formollösung vermischt. Die Mischung erfolgt entweder in kleinen graduierten Reagensgläsern oder in der Spritze. Der Rahmen wird mit der Mischung beschickt und bleibt darauf mindestens 4 Stunden bei Zimmertemperatur unter einer Glasglocke stehen. Dann saugt man die Flüssigkeit mit einem Baumwollfaden ab, bringt das Kästchen in einen Thermostaten, bis es vollkommen trocken ist, hierauf für einen Moment in den Wärmeschrank von 56°, worauf sich der Rahmen ohne Schwierigkeit abheben läßt. Die Paraffinreste des Objektträgers entfernt man, indem man ihn in Xylol eintaucht, und kann nun das Präparat nach den verschiedenen Methoden färben.

Einbettungsverfahren nach Alzheimer.

Um die Schrumpfungserscheinungen an den Zellen zu vermeiden, die nach vorangehender Fixierung durch das Trocknen der Ausstriche entstehen, hat Alzheimer den Vorschlag gemacht, das Sediment nach Härtung in Zelloidin einzubetten. Er verfährt folgendermaßen:

Ein gewöhnliches Zentrifugenglas, das unten nicht spitz, sondern konisch endet, wird mit 10—15 ccm 96 proz. Alkohol gefüllt. In den Alkohol läßt man 5 ccm Liquor hineintropfen, verschließt das Glas und zentrifugiert $^1/_2$—$^3/_4$ Stunde. Am Boden des Glases findet sich dann ein Gerinnsel, das je nachdem bald massig, bald nur papierdünn ist. Man gießt den Alkohol ab und ersetzt ihn hintereinander durch absoluten Alkohol, Äther-Alkohol und Äther, die man je 1 Stunde einwirken läßt. Das Sediment hat nun eine so feste Konsistenz, daß man es mit Vorsicht mit Hilfe einer Nadel herausheben kann. Es wird nun in Zelloidin eingebettet (vgl. Seite 397) und geschnitten.

Statt der Alkoholfixierung lassen sich nach Alzheimer auch Sublimat, Flemmingsche Lösung (Altmannsche Färbung), Formol-Müller und Zenkersche Flüssigkeit anwenden. Bei diesen Fixierungsmitteln empfiehlt Alzheimer statt der Zelloidin- die Paraffineinbettung. Als Schnittdicke wählt er 10—15 μ bei der Alkoholfixierung, 3—5 μ bei den anderen Fixierungsmethoden.

Die Alzheimersche Methode ist zwar etwas umständlich und zeitraubend, liefert aber dafür ausgezeichnete Resultate.

Färbung der Liquorzellen.

Hinsichtlich der Färbung der Liquorzellen gilt im allgemeinen das gleiche, wie für die Behandlung anderer zytologischer Präparate, ausgenommen die nach Alzheimer eingebetteten Präparate, die wie gewöhnliche Schnitte gefärbt werden. Im übrigen ist auch hier wieder der besonderen Eigenart mancher Liquorarten (geringer Eiweißgehalt, Labilität der Zellen usw.) Rechnung zu tragen, da man sonst bei der Ausführung der Färbung Mißerfolge erlebt.

Unter anderem zeigen die Zellen der Spinalflüssigkeit häufig ein anderes Verhalten in ihrer Avidität zu basischen Farbstoffen, was M. Pappenheim durch den Mangel an Eiweißkörpern erklärt. Er empfiehlt daher den Zusatz von Hühnereiweiß zum Liquor[1]. Auch hat dieser Autor im Zusammenhang hiermit darauf hingewiesen, daß zur Färbung der Liquorzellen eine andere Konzentration der Farbstoffe wie die übliche erforderlich ist, und Kafka geht sogar so weit, die Forderung aufzustellen, daß man für jeden Liquor die passende Farbstoffkonzentration erst ausprobieren müsse.

Kafka fixiert die Präparate in der oben beschriebenen Weise und färbt hierauf mit Hämatoxylin-Delafield, differenziert mit Salzsäurealkohol und färbt mit Eosin nach. Eine Überfärbung mit letzterem beseitigt er durch Nachbehandlung mit alkalischem Alkohol.

Vielfach wurde namentlich mit Rücksicht auf die Darstellung der Plasmazellen das Methylgrün-Pyronin empfohlen. Neuerdings wird mit Recht der Azur-Eosinfärbung der Vorzug gegeben.

Methylgrün-Pyroningrünfärbung nach Szécsi.

Die Präparate werden $^1/_2$ Minute auf der Kupferplatte (120—130°) erhitzt. Nach dieser Vorfixation erfolgt weitere Fixation in Sublimatalkohol nach Pappenheim:

Man stellt mit heißer 0,8 proz. Kochsalzlösung eine gesättigte Sublimatlösung her und mischt gleiche Teile mit absolutem Alkohol. Mit dieser Mischung fixiert man $^1/_4$—$^1/_2$ Minute, gießt darauf die Lösung vom Deckglas ab, ersetzt sie durch destilliertes Wasser, gießt ab, tropft Jodalkohol darauf und ersetzt diesen durch absoluten Alkohol.

Das getrocknete Präparat wird mit dem käuflichen Methylgrün-Pyronin nach Pappenheim gefärbt (5 Minuten). Statt dessen kann man nach Szécsi eine Lösung von gleichen Teilen Methylgrün und Pyronin anwenden, wodurch das Plasma eine intensivere Rotfärbung zeigt (Färbedauer 4 Minuten).

Das Präparat wird mit Aqua dest. abgewaschen, getrocknet und hierauf durch kurzes Eintauchen in absoluten Alkohol entfärbt.

Handelt es sich darum, eosinophile Granula im Sedimente darzustellen, so empfiehlt Szécsi die Präparate vor der Methylgrünpyroninfärbung mit einer $^1/_2$ proz. Orange G-Lösung zu behandeln. Die Lymphozytenfärbung wird dadurch allerdings etwas beeinträchtigt.

Azur-Eosinfärbung nach Szécsi.

Das Abstrichpräparat wird im Thermostaten getrocknet und 1 Minute mit May-Grünwald-Lösung fixiert. Nach beendeter Fixierung werden 10—12 Tropfen einer frisch bereiteten Lösung von Giemsafarbstoff (Aqua dest. 10 ccm, alte Giemsalösung 3 Tropfen resp. neue Giemsalösung 5 Tropfen) zugesetzt.

---

[1] M. Pappenheim konnte feststellen, daß wenn er Blut mit Hayemscher Flüssigkeit stark verdünnte, die Blutzellen sich bei der Färbung ganz ähnlich wie die Liquorzellen verhielten, was nach ihm auf das Fehlen des Plasmas zurückzuführen ist.

Färbedauer 20 Sekunden, hierauf wird die Farblösung abgegossen und das Präparat durch Hin- und Herschwenken in einem größeren Gefäß mit Aqua dest. abgewaschen und getrocknet. Nachdem das Präparat vollkommen lufttrocken ist, bringt man 1 Tropfen absoluten Alkohol zur Differenzierung auf das Präparat, wodurch die Kernstrukturen deutlicher werden.

Leishmanfärbung nach Szécsi.

Das Präparat, das im Thermostaten getrocknet ist, wird in der Leishmanschen Mischung in einer Kornetpinzette 40 Sekunden fixiert, hierauf wird die Flüssigkeit abgegossen; dann wird das Deckglas in einem Blockschälchen mit einer frisch bereiteten Lösung von 5 Tropfen Leishmanlösung auf 10 ccm Aqua dest. 15—20 Sekunden gefärbt. Dann wird das Präparat in destilliertem Wasser abgewaschen, wobei Szécsi wiederum statt des Übergießens mit Wasser das Hin- und Herschwenken in einem größeren Gefäß empfiehlt, um eine Abschwemmung des Präparates zu vermeiden.

Oxydasereaktion nach Szécsi.

Szécsi fixiert den noch feuchten Sedimentausstrich mit Formoldämpfen, indem er das Präparat mit der Schichtseite nach unten für 5 Min. über eine Flasche mit 40% Formol legt. Nach Trocknen des Präparates wird es während 3—5 Min. mit einer Mischung von gleichen Teilen 20% wässriger Mikrocidinlösung Merck (vgl. S. 357) und 10% wässriger Dimethylparaphenylendiaminchlorhydratlösung behandelt, worauf die Untersuchung im Mikroskop unter Wasser erfolgt.

Zählung der Liquorzellen.

Die Zählung der Zellen der Zerebrospinalflüssigkeit, die bekanntlich bei der Beurteilung zahlreicher Erkrankungen des Zentralnervensystems eine große Rolle spielt, kann auf verschiedene Weise vorgenommen werden. Stets ist dabei mit mehreren wichtigen Fehlerquellen zu rechnen, deren Beachtung im Interesse einer exakten Technik unerläßlich ist.

Abgesehen von der bereits wiederholt erwähnten Tatsache der großen Labilität der Liquorzellen, die bei unsachgemäßer Behandlung zur Zerstörung zahlreicher Zellen führt, ist hier weiter auf die Eigentümlichkeit des Liquor hinzuweisen, daß, wie wir durch die Untersuchungen von O. Fischer wissen, bei Entnahme größerer Mengen von Lumbalflüssigkeit die einzelnen Proben einen verschiedenen Zellgehalt aufweisen. Unter Berücksichtigung dieser Tatsache soll man daher grundsätzlich für alle Zellzählungen stets nur die ersten bei der Punktion heraustretenden Liquortropfen verwenden.

Schließlich kommt als weitere Fehlerquelle ein Moment in Frage, das auf dem niedrigen spezifischen Gewicht der Spinalflüssigkeit beruht und in einer großen Sedimentierungsgeschwindigkeit der Zellen besteht. Hieraus ergibt sich die notwendige Forderung, speziell bei der unten zu beschreibenden Kammerzählung der Flüssigkeit die Untersuchung im unmittelbaren Anschluß an die Punktion vorzunehmen, da andernfalls eine ungleiche Verteilung der Zellen unvermeidlich ist.

Zur Zählung der Zellen stehen zwei verschiedene Arten von Methoden zur Verfügung, die Auszählung von gefärbten Ausstrichpräparaten und die Zählung mit Hilfe einer Zählkammer.

Die Auszählung von gefärbten Ausstrichpräparaten des Liquorsedimentes, die allgemein als die sog. französische Methode bezeichnet wird, da sie zuerst von französischen Autoren (Sicard, Ravaut u. a.) angewendet wurde, besteht darin, daß ein bestimmtes Quantum Lumbalflüssigkeit während einer vorgeschriebenen Zeit zentrifugiert wird, der erhaltene Bodensatz auf mehrere Deckgläser oder Objektträger ausgestrichen und gefärbt und die Zahl der vorhandenen Zellen gezählt wird. Wenn die Präparate unter genauer Einhaltung der vorgeschriebenen Bedingungen hergestellt werden, so ist dem Verfahren praktische Brauchbarkeit insofern nicht abzusprechen, als zum mindesten größere Abweichungen in der Zahl der Zellen sich auf diesem Wege mit Sicherheit feststellen lassen. Vgl. im übrigen das unten bei der Kammerzählung Gesagte.

Im einzelnen sind eine ganze Reihe von Modifikationen der Auszählmethode empfohlen worden. Zunächst sei hier die Originalmethode von Widal - Sicard - Ravaut wiedergegeben:

Den Liquor (3—5 ccm), den man nicht erst umgießen darf, fängt man direkt in einem sterilen Zentrifugenglas mit spitzem Ende auf, zentrifugiert 10 Minuten mit einer schnellaufenden Zentrifuge, gießt hierauf den Liquor ab und entnimmt aus dem mit der Öffnung nach unten gehaltenen Glase mittels Kapillarpipette den unsichtbaren Bodensatz, der durch Kapillarität in die Pipette eindringt (vgl. Abb. 195). Er wird auf 3—4 Objektträger verteilt, wobei jeder Tropfen auf eine Fläche von nicht mehr als 2—3 qmm ausgebreitet werden soll. Die Präparate werden an der Luft oder im Thermostaten getrocknet, mit Äther-Alkohol fixiert und mit Hämatoxylin-Eosin oder Methylenblau gefärbt.

Das Verfahren von Szécsi wurde bereits Seite 445 beschrieben. Szécsi verteilt das mit einer Kapillarpipette entnommene Sediment auf 3 Objektträger in drei möglichst gleich großen Teilen und färbt nach einer der oben beschriebenen Methoden. Er zählt dann stets 15 Gesichtsfelder in je drei Präparaten und berechnet das arithmetische Mittel.

Walter benutzt zur Verteilung des Liquors eine Leukozytenmischpipette. Mit dieser wird der möglichst frische, nicht zentrifugierte Liquor ungefähr bis zur Marke 1 aufgesogen, dann die Spitze gut abgetrocknet und so viel Flüssigkeit mit einem Tuch abgesogen, daß die Kuppe der Flüssigkeit genau mit einem Teilstrich abschneidet. Nun setzt man die Pipette auf einen sauberen Objektträger senkrecht auf und entleert ein bestimmtes Quantum, z. B. 5 Teilstriche. Hierauf wird der Objektträger bei 50° getrocknet und nach der Trocknung für $\frac{1}{2}$ Minute in Alkohol absol., 1 Minute in 70proz. Alkohol und hierauf in Aqua dest. gebracht (letzteres soll die nach Walter angeblich auftretenden, von anderen Forschern indessen nicht beobachteten Kristalle im Präparate auflösen). Die so behandelten Präparate werden nach einem beliebigen Verfahren gefärbt und alsdann ausgezählt. Um die absolute Zellzahl festzustellen, muß man das Volumen des Pipetteninhaltes kennen, d. h. jede Pipette ist besonders zu eichen, da die verschiedenen Melangeure verschieden kalibriert sind.

Weiter ist hier das Zählverfahren von Geißler zu erwähnen. Geißler war bemüht, eine ganz exakt bestimmbare größere Liquormenge in Form einer möglichst gleichmäßigen Zellsuspension über eine Fläche zu verteilen, die sich genau metrisch durchmustern läßt, so daß es möglich ist, erschöpfend den Zellgehalt dieser Fläche zu bestimmen.

Zu diesem Zweck mißt Geißler mit einer genau geeichten Pipette 40 cmm Spinalflüssigkeit nach gründlichem Durchmischen (Durchblasen) derselben ab und läßt die ganze Menge auf den besonders graduierten Ausschnitt eines mit Alkohol-Äther gesäuberten Objektträgers fallen. Die Graduierung besteht aus einer Anzahl in gleichem Abstand voneinander angebrachten parallelen geraden Linien, von denen bei Anwendung von Objektiv 6a und Okular 2 von Leitz mindestens 2 Parallelen im Gesichtsfeld sichtbar sind. Der Objektträger wird bei Zimmerwärme oder besser im Brutschrank getrocknet und hierauf nach Pappenheim oder mit Leishmanscher Lösung gefärbt. Der Kontur des Tropfens wird dann mit einem Farbstift umrandet und der Inhalt des ganzen Tropfens kolumnenweise durchgezählt. Durch Division der erhaltenen Summe durch 40 erhält man die Zellenzahl in der Volumeneinheit.

Die Methode, die zweifellos recht exakt ist, ermöglicht selbstverständlich zugleich ein genaues morphologisches Studium der Liquorzellen.

Kammerzählung nach Fuchs-Rosenthal.

Abgesehen von der eben beschriebenen Geißlerschen Methode leiden alle nach dem Vorbilde des französischen Verfahrens ausgebildeten Methoden an dem prinzipiellen Fehler, daß bei der Auszählung der Liquorausstriche keine genügende Gewähr dafür besteht, daß tatsächlich alle im Ausstrich enthaltenen Zellen zur Auszählung gelangen, da mit einer gewissen Willkür eine Reihe von Gesichtsfeldern eingestellt werden, die bezüglich ihres Zellgehaltes untereinander keineswegs gleichwertig sind. Die Zählung der Zellen in einer Zählkammer nach dem Muster der Blutkörperchenzählung vermeidet diese Fehlerquellen.

Auf diesem Prinzip beruht die Zählmethode von Fuchs und Rosenthal.

Die von den beiden Forschern angewendete Zählkammer ähnelt der Thoma-Zeißschen Kammer, nur ist sie geräumiger, da sie eine größere Tiefe und ein größeres Zählnetz besitzt. Sie hat eine Tiefe von $^2/_{10}$ mm und eine quadratische Basis von 4 mm Seitenlänge, so daß sie 3,2 cmm faßt. Das Zählnetz (Abb. 196) zeigt eine einfache Teilung. Es ist in 16 große doppelt umrandete Quadrate und jedes von diesen in 16 kleine einfach umrandete Quadrate geteilt. Die Kammer wird von Zeiß (Jena) hergestellt.

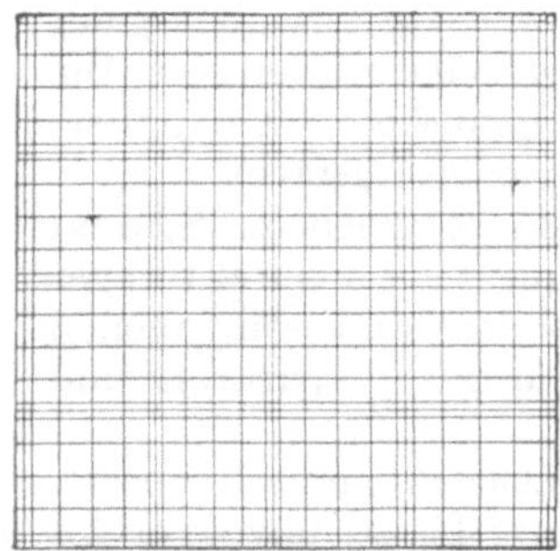

Abb. 196. Zählkammer nach Fuchs-Rosenthal.

Die Füllung der Kammer erfolgt mittels einer gewöhnlichen Leukozytenpipette. Zur Färbung der Zellen wird dem Liquor eine Farblösung von folgender Zusammensetzung hinzugefügt:

Methylviolett. 0,1
Aqua dest.. 50,0
Acid. acet. glac. 2,0
M. filtra

Um eine stärkere Verdünnung des Liquors zu vermeiden, wird zuerst die Farbflüssigkeit bis zur Marke 1 und hierauf Liquor bis zur Marke 11 aufgesogen. So beträgt die Verdünnung nur $^1/_{10}$. Die erforderliche Menge Flüssigkeit ist kleiner als 1 ccm (im allgemeinen nur 0,4 ccm).

Im einzelnen verfahren Fuchs und Rosenthal in der Weise, daß sie so rasch wie möglich nach der Punktion eine kleine Menge von dem gründlich aufgeschüttelten Liquor in ein Glasschälchen und die Farblösung in ein zweites gießen, hierauf in der beschriebenen Form die Pipette füllen und 5 Minuten lang schütteln. Hierauf wird der erste Tropfen ausgeblasen und mit einem weiteren Tropfen die Zählkammer nach den früher bei der Hämozytometrie beschriebenen Grundsätzen beschickt.

Zur Zählung benutzt man am besten Zeiß Obj. C, Okul. 4 oder Leitz Obj. 5, Okul. 0 oder Reichert Obj. 5, Okul. 4. Die Dicke des Deckglases der Kammer soll 0,4 mm nicht übersteigen.

Es wird das ganze Zählnetz durchgezählt. Bezeichnet man mit a die Gesamtzahl der in der Kammer gezählten Zellen, so ist die gesuchte Zellenzahl im Kubikmillimeter

$$x = \frac{a \cdot 10 \cdot 11}{2 \cdot 16 \cdot 10}$$

$$= \frac{11a}{32} \quad \text{oder ohne wesentlichen Fehler vereinfacht}$$

$$= \frac{a}{3}. \quad \text{D. h. man dividiert die gezählte Zahl durch 3.}$$

Sind nur sehr wenig Zellen vorhanden, so ist es ratsam, die Kammer noch ein zweites Mal zu füllen und aus beiden Zählungen das Mittel zu nehmen. Bei Anwendung der genannten Vergrößerungen kann man die Lymphozyten, Leukozyten und Erythrozyten unterscheiden. Sind dem Liquor viel Erythrozyten beigemischt, so kann man die Probe trotzdem für die Auszählung verwenden, wofern man nur auf Grund des durch Untersuchung des Blutes festgestellten Zahlenverhältnisses von Erythrozyten zu Leukozyten die entsprechende Leukozytenzahl von dem Zählresultat abzieht.

Kafka hat das Verfahren etwas modifiziert. Er steckt sofort, sobald sich die ersten Liquortropfen zeigen, eine reine, nach der nichtkapillaren Seite konisch auslaufende Haarpipette in die Punktionsnadel und läßt durch sie 10 Tropfen in ein reines Gefäß treten, in welches vorher mit derselben Pipette 1 Tropfen der Methylvilolettessigsäure gebracht ist. Oder er fängt den Liquor in einem sorgfältig gereinigten Gefäß auf und überträgt sofort mit einer Haarpipette 10 Tropfen in die Fixierungsflüssigkeit. Für jeden Liquor ist eine eigene Pipette zu verwenden. Zur Auszählung benutzt Kafka ebenfalls die Zählkammer von Fuchs - Rosenthal. Die bei seiner Modifikation notwendige Flüssigkeitsmenge beträgt nur 0,2 ccm.

Glaubermann hat die Zählkammer von Fuchs - Rosenthal nach dem Vorbilde der Bürkerschen Zählkammer modifiziert. Auch vergrößerte er das Zählnetz auf 5×5 qmm.

Ferner hat Stern neuerdings in vergleichenden Untersuchungen festgestellt, daß sich auch mit der gewöhnlichen Thoma - Zeißschen Kammer brauchbare Zählresultate gewinnen lassen.

Nach dem heutigen Stande der Liquorforschung ist bezüglich der Zellzählung daran festzuhalten, daß zur Zeit die einzig zuverlässige Methode, die von subjektiven Momenten frei ist, die Zählkammermethode nach Fuchs-Rosenthal ist, die der französischen Methode aus den dargelegten Gründen an Exaktheit weit überlegen ist. Sie hat daher als Normalmethode zu gelten, wobei es unerheblich ist, ob man sie nach der Originalvorschrift von Fuchs und Rosenthal oder nach Kafka ausführt. Zugleich bietet sie den Vorteil daß man bis zu einem gewissen Grade eine Differenzierung der Zellen (Lymphozyten und Leukozyten) bereits bei der Zählung vornehmen kann. Die Feststellung feinerer morphologischer Einzelheiten ist dagegen in der Zählkammer nicht möglich. Hier muß die Untersuchuug eines nach den oben genannten Methoden (Schlüchterer, Kafka u. a.) hergestellten Trockenpräparates an die Kammerzählung angeschlossen werden.

Literatur.

Abbe, Über Blutkörperchenzählung. Sitzungsbericht d. Jenaisch. mediz.-naturwissenschaftl. Gesellsch. 29. XI. 1878. Jahrg. 1879.
— Über das Abbe-Fizeausche Dilatometer. Zeitschr. f. Instrumentenkunde **13**, 365, 401 u. 437. 1893.
Abderhalden, Über den Einfluß des Höhenklimas auf die Zusammensetzung des Blutes (Thomasche Zählkammer). Dissert. Basel 1902.
— u. Schmid, Bestimmung der Blutmenge mit Hilfe der optischen Methode. Zeitschr. f. physiol. Chemie **66**. 1910.
Achard u. Aynaud, Coloration vitale des globulins par le rouge neutre. C. rend. soc. biol. **65**, 442. 1908.
Afanassiew, Über den dritten Formbestandteil des Blutes im normalen und pathologischen Zustand und über die Beziehung desselben zur Regeneration des Blutes (Blutplättchen). Deutsches Archiv f. klin. Med. **35**. 1884.
Albrecht, F., Hoppe-Seylers kolorimetrische Doppelpipette. Zeitschr. f. Instrumentenkunde **12**, 417. 1892.
— E., Pathologie der Zelle. Lubarsch-Ostertag, Ergebn. d. allgem. Pathologie. 1899, 1900, 1901.
Alder, Die physiologischen Schwankungen des Mischungsverhältnisses von Albumin und Globulin im menschlichen Blutserum. D. Arch. f. kl. Med. **126**. 1918.
— Eine klinische Methode der Blutkörperchenvolumbestimmung. Zeitschr. f. klin. Med. **88**.
— Viskosimetrische Blutkörperchenvolumenbestimmung. Studien über Größe und Hämoglobinfüllung der Erythrocyten. Korrespondenzbl. f. Schweiz. Ärzte 1918. Nr. 42.
Alferow, Nouvel appareil servant à compter exactement les globules sanguins. Arch. d. physiol. norm et path. 16. Jahrg., 3. Teil, 1884.
Alter, Zur mikroskopischen Untersuchung der Rückenmarksflüssigkeit. Deutsche med. Wochenschr. 1915, Nr. 48.
Altmann, Die Elementarorganismen und ihre Beziehung zu den Zellen. Leipzig 1894.
Alzheimer, Einige Methoden zur Fixierung der zelligen Elemente der Zerebrospinalflüssigkeit. Centralbl. f. Nervenheilk. u. Psych. **30**. 1907.
Apáthy, Mikrotechnische Mitteilungen (Zelloidintechnik). Zeitschr. f. wiss. Mikrosk. **6**. 1889.
— Nachträge zur Zelloidintechnik. Zeitschr. f. wiss. Mikrosk. **5**. 1888.
Arneth, Die neutrophilen weißen Blutkörperchen bei Infektionskrankheiten. Fischer, Jena 1904.
— Über das normale eosinophile Blutbild. Archiv f. klin. Med. **99**.
Arnold, Zur Morphologie und Biologie der Zellen des Knochenmarks (Technik, Triacid). Virchows Archiv **140**. 1895.
— Zur Technik der Blutuntersuchung. Centralbl. f. Pathol. **7**. 1896.
— Über Granulafärbung lebender und überlebender Leukozyten. Virchows Archiv **157**. 1899.
Aron u. Müller, Über die Lichtabsorption des Blutfarbstoffs (Untersuchungen mit dem Hüfnerschen Spektrophotometer). Archiv f. Anat. u. Physiol. (Phys. Abt.) 1906. Supplementband.
Assmann, Über eine neue Methode der Blut- und Gewebsfärbung mit dem eosinsauren Methylenblau. Münch. med. Wochenschr. 1906, Nr. 28.
— Das eosinsaure Methylenblau und Methylenazur in seiner Bedeutung für die Blutfärbung. Dissert. Leipzig 1908.
Autenrieth u. Funk, Beiträge zu den kolorimetrischen Bestimmungsmethoden des Traubenzuckers und Indicans im Harne sowie des Eisens im Blute. Münch. med. Wochenschr. 1912, Nr. 13 u. 14.

Autenrieth u. Königsberger, Über ein neues Kolorimeter und dessen Verwendung zur Bestimmung von Blutfarbstoff, Eisen, Indikan und Kreatinin. Münch. med. Wochenschr. 1910, Nr. 19.
Aynaud, Le globulin des mammifères. Steinheil, Paris, 1909.

Babes, Über einige pathologisch-histologische Methoden und die durch dieselben erzielten Resultate. Virchows Archiv 105. 1886.
— Über Safraninlösung mit Anilinöl. Zeitschr. f. wiss. Mikrosk. 4. 1887.
Bang, Methoden zur Mikrobestimmung einiger Blutbestandteile. Wiesbaden 1916.
Barcroft, Zur Lehre vom Blutgaswechsel in den verschiedenen Organen. Ergebn. d. Physiol. 7. 1908.
— Differential method of blood-gas analysis. Journ. of Physiol. 37. 1908.
— The respiratory function of the blood. Cambridge 1914.
— and Haldane, A method of estimating the oxygen and carbonic acid in small quantities of blood. Journ. of Physiol. 28. 1902.
— u. Morawitz, Über die Ferrizyanidmethode zur Blutgasbestimmung für klinische Zwecke. Deutsches Archiv f. klin. Med. 93. 1908.
Barfurth, Vergleichend-histochemische Untersuchungen über das Glykogen. Archiv f. mikrosk. Anat. 25. 1885.
Beck u. Hirsch, Die Viskosität des Blutes. Archiv f. experim. Pathol. u. Pharmakol. 54. 1906.
Beckmann, Beiträge zur Bestimmung von Molekulargrößen. Neuerungen an den Apparaten. Zeitschr. f. physikal. Chemie 21, 2. 1896.
— Beiträge zur Bestimmung von Molekulargrößen. Zeitschr. f. physikal. Chemie 44. 1903.
Becquerel u. Rodier, Zusammensetzung des Blutes in gesundem und krankem Zustand. Deutsche Übersetzung von Eisenmann, Erlangen 1845.
Behring, v., Meine Blutuntersuchungen. Hirschwald · Berlin, 1912.
Benario, Noch einmal die „Leukozytenschatten" Kleins. Deutsche med. Wochenschr. Nr. 27. 1894.
Bence, Eine neue Methode zur Bestimmung des Blutkörperchenvolums in geringer Blutmenge. Centralbl. f. Physiol. 1905, Nr. 7. 1906, S. 199.
Beneke, Über einige Resultate einer Modifikation der Weigertschen Fibrinfärbungsmethode. Centralbl. f. Pathol. 4. 1893.
Bernthsen, Studien in der Methylenblaugruppe. Liebigs Annal. d. Chem. 230, 1885 u. 251, 1889.
Bertelsen u. Bisgaard, Resultate objektiver Ausmessung der biologischen, zytologischen und chemischen Reaktionen in der Zerebrospinalflüssigkeit. Zeitschr. f. d. ges. Neur. u. Psych. 4. 1911.
Best, Über Glykogen, insbesondere seine Bedeutung bei Entzündung und Eiterung. Zieglers Beiträge z. allg. Path. u. pathol. Anat. 33. 1903.
— Über Karminfärbung des Glykogens und der Kerne. Zeitschr. f. wiss. Mikroskop. 23. 1906.
Bielschowsky, Die Silberimprägnation der Achsenzylinder. Neurol. Centralbl. 1902, Nr. 13. Journ. f. Psychol. u. Neurol. 3 u. 4, 1904 u. 13, 1909.
Biernacki, Über die chemische Konstitution des pathologischen Blutes. Wiener med. Wochenschr. 1893, Nr. 43 u. 44.
— Untersuchungen über die chemische Blutbeschaffenheit bei pathologischen, insbesondere bei anämischen Zuständen. Zeitschr. f. klin. Med. 24. 1894.
— Über die Beziehung des Plasmas zu den roten Blutkörperchen und über den Wert verschiedener Methoden der Blutkörperchenvolumbestimmung. Zeitschr. f. physiol. Chem. 19. 1894.
Bizzozero, Handbuch der klinischen Mikroskopie. 2. Aufl. Deutsche Übersetzg. Erlangen 1883.
— Über die Blutplättchen. Festschr. f. Virchow 1891. Intern. Beiträge z. wiss. Mediz. 1.
Blechmann, Technique des prélèvements de sang et des injections intraveineuses chez les nourrissons. Le Nourrisson 2, 150. 1914.
Bleibtreu, M. u. L., Eine Methode zur Bestimmung des Volums der körperlichen Elemente im Blut. Pflügers Archiv 51. 1892.
— L., Kritisches über den Hämatokrit. Berliner klin. Wochenschr. 1893, Nr. 30 u. 31.
— M., Über die Wasseraufnahmefähigkeit der roten Blutkörperchen. Pflügers Archiv 54. 1893.
— Widerlegung der Einwände des Herrn H. I. Hamburger gegen das Prinzip der von B. begründeten Methode der Blutkörperchenvolumbestimmung. Pflügers Archiv 55. 1894.
— Die Bleibtreusche Methode der Blutkörperchenvolumbestimmung. Pflügers Archiv 60. 1895.
Bloch, Beiträge zur Methodik der Blutuntersuchung. Prager med. Wochenschr. 1912, Nr. 26.

Bohr, Über den spezifischen Sauerstoffgehalt des Blutes. Skand. Archiv f. Physiol **3**. 1892.
— Über die Verbindung des Hämoglobins mit Sauerstoff. Skand. Archiv f. Physiol. **3**. 1892.
Bornstein u. **Müller**, F., Untersuchungen über den genuinen Blutfarbstoff normaler und mit chlorsauren Salzen vergifteter Katzen. Archiv f. Anat. u. Physiol. (Phys. Abt.) 1907.
Brandenburg, Über die Reaktion der Leukozyten auf die Guajaktinktur. Münch. med. Wochenschr. 1900, Nr. 6.
— Über das diffusible Alkali und die Alkalispannung des Blutes in Krankheiten. Zeitschr. f. klin. Med. **45**. 1902.
Breuer, Zur Technik der Leukozytenzählung. Berliner klin. Wochenschr. 1902, Nr. 41.
Brodie u. **Russell**, The enumeration of blood-platelets. Journ. of Physiol. **21**, 390. 1897.
— — The determination of the coagulation-time of blood. Journ. of Physiol. **21**, 403. 1897.
Brünings, Ein neuer Apparat zur Blutkörperchenzählung. Pflügers Archiv **93**. 1903.
Brugsch, Über Hämoglobinbestimmungen beim Menschen. Fol. hämat. **9**. 1910.
— u. **Schilling**, Die Kernform der lebenden Leukozyten beim Menschen (Beobachtungen im Dunkelfeld). Fol. hämat. **6**. 1908.
Bürker, Eine einfache Methode zur Gewinnung von Blutplättchen. Centralbl. f. Physiol. **17**, Nr. 6. 1903.
— Blutplättchen und Blutgerinnung. Pflügers Archiv **102**. 1904.
— Die physiologischen Wirkungen des Höhenklimas. Die Thoma-Zeissche Zählkammer. Pflügers Archiv **105**. 1904.
— Eine neue Form der Zählkammer. Pflügers Archiv **107**. 1905.
— Erfahrungen mit der neuen Zählkammer nebst einer weiteren Verbesserung derselben. Pflügers Archiv **118**. 1907.
— Ein Apparat zur Ermittlung der Blutgerinnungszeit. Pflügers Archiv **118**. 1907.
— Methoden zur Beobachtung und Gewinnung von Blutplättchen. Zeitschr. f. biolog. Technik **1**. 1908/09.
— Über den Nachweis des Hämoglobins und seiner Derivate durch Hämochromogenkristalle und den im violetten oder ultravioletten Teile des Spektrums dieser Farbstoffe gelegenen Absorptionsstreifen. Münch. med. Wochenschr. 1909, Nr. 3.
— Ein kleiner Universalspektralapparat. Zeitschr. f. physiol. Chemie **63** 1909.
— Über weitere Verbesserungen der Methode zur Zählung roter Blutkörperchen nebst einigen Zählresultaten. Pflügers Archiv **142**. 1911.
— Prüfung und Eichung des Sahlischen Hämometers. Pflügers Archiv **142**. 1911.
— Methodisches zur Blutuntersuchung. Kongr. f. inn. Med. Wiesbaden. 1912.
— Über Prüfung und Eichung des Sahlischen Hämometers und über Verbesserungen der Methoden der Erythrozytenzählung und Hämoglobinbestimmung. Münch. med. Wochenschr. 1912, Nr. 1 u. 2.
— Zählung und Differenzierung der körperlichen Elemente des Blutes. Tigerstedts Handb. d. physiol. Method. **2**. 1912.
— Vereinfachte Methode zur Bestimmung der Blutgerinnungszeit. Pflügers Archiv **149**. 1912.
— Über eine angebliche Verbesserung der Blutmischpipette (Roerdansz). Pflügers Archiv **149**. 1913.
— Vergleichende Untersuchungen über den Gehalt des menschlichen Blutes an Hämoglobin und Erythrocyten in verschiedenen Teilen des Gefäßsystems. Pflügers Arch. **167**. 1917.
Bugarszky u. **Tangl**, Eine Methode zur Bestimmung des relativen Volumens der Blutkörperchen und des Plasmas. Centralbl. f. Physiol. **11**, H. 9. 1897.
— — Physikalisch-chemische Untersuchungen über die molekularen Konzentrationsverhältnisse des Blutserums. Pflügers Archiv **72**. 1898.
Burian, R. u. **Drucker**, Gefrierpunktsmessungen an kleinen Flüssigkeitsmengen. Centralbl. f. Physiol. 1909, S. 772.
Butterfield, Über die ungranulierten Vorstufen der Myelozyten und ihre Bildung in Milz, Leber und Lymphdrüsen. Deutsches Archiv f. klin. Med. **92**. 1908.
— Über die Lichtextinktion, das Gasbindungsvermögen und den Eisengehalt des menschlichen Blutfarbstoffs in normalen und krankhaften Zuständen. Zeitschr. f. physiol. Chemie **62**. 1909.
—, **Heineke** u. **Meyer**, Über das Vorkommen der Altmannschen Granulationen in den weißen Blutzellen. Fol. hämat. **8**. 1909.

Capps, J. A., A study of volume index. Observations upon the volume of erythrocytes in various disease conditions. Journ. of medic. research **10**. 1903.
Carnoy, Appendice. La Cellule **3**, 276. 1887 (Fixation).
Cesaris-Demel, Studien über die roten Blutkörperchen mit den Methoden der Färbung in frischem Zustande. Fol. hämat. **4**. Supplementband 1, 1907.
— Sulla colorazione a fresco del sangue. Lavori e Riviste di Chimica e Microscopia clinica **1**. 1908.

Cesaris-Demel, Über die morphologische Struktur und die morphologischen und chromatischen Veränderungen der Leukozyten (Vitalfärbung). Virchows Archiv **195**. 1909.

Chanel, Recherches sur la résistance des hématies. Thèse de Lyon 1880.

Charlton, Beitrag zur Klinik der Erythrocytenresistenzbestimmung gegenüber anisotonischen NaCl-Lösungen. Dissert. Berlin 1916.

Chiarolanza, Experimentelle Untersuchungen über den Bestand der Trockenrückstände des Blutes und das Verhalten des Blutes bei Wasserzufuhr durch den Verdauungskanal. Deutsches Archiv f. klin. Med. **94**. 1908.

Cohnstein u. Zuntz, Untersuchungen über den Flüssigkeitsaustausch zwischen Blut u. Geweben unter verschiedenen physiol. und pathol. Bedingungen. Pflügers Archiv **42**. 1888.

Comessati, J Leucociti sudanofili del sangue. Clinica medic. 1907.

Czerny, Zur Kenntnis der glykogenen und amyloiden Entartung. Archiv f. experim. Pathol. u. Pharmakol. **31**. 1893.

Daland, Über das Volumen der roten und weißen Blutkörperchen im Blut des gesunden und kranken Menschen. Fortschr. d. Med. **9**, H. 20 u. 21. 1891.

Dare, A new hemoglobinometer for the examination of undiluted blood. Philadelphia med. journ. 1900. Sept. S. 557.

Deetjen, Methoden der Untersuchung von Blutplättchen. Abderhaldens Handb. d. biol. Arbeitsmeth. **6**.

— Zerfall und Leben der Blutplättchen. Zeitschr. f. physiol. Chemie **63**. 1909.

Determann, Klinische Untersuchungen über Blutplättchen. Deutsches Archiv f. klin. Med. **61**. 1898.

— Die Viskosität des menschlichen Blutes. Wiesbaden, Bergmann 1910.

— Ein einfaches, stets gebrauchsfertiges Blutviskosimeter, nebst Bemerkungen zur Methodik der Viskositätsbestimmungen. Kongr. f. inn. Mediz. 1907.

— Demonstration eines Viskosimeters, das eine Vereinigung des Determannschen und Hessschen Apparates darstellt: Kongr. f. inn. Med. 1911.

Dietrich, Die Bedeutung der Dunkelfeldbeleuchtung für Blutuntersuchungen. Berliner klin. Wochenschr. 1908, Nr. 31.

Dippel, Handbuch der allgemeinen Mikroskopie. Braunschweig, Vieweg.

Dreser, Die Bestimmung der respiratorischen Kapazität kleiner Blutmengen. Schmiedebergs Archiv. Supplementband 1908.

Duke, The relation of blood platelets to hemorrhagic disease (Methode). The journ. of americ. med. assoc. Oktob. 1910. S. 1185.

— A simple instrument for determining the coagulation-time of the blood. The Arch. of intern. medic. **9**. 1912.

— Blutungszeit. Bullet. of Johns Hopkins Hospit. 1912.

Dunger, R., Eine einfache Methode der Zählung der eosinophilen Leukozyten und der praktische Wert dieser Untersuchung. Münch. med. Wochenschr. 1910, Nr. 37.

— Eine erweiterte Zählkammer für Leukozytenzählung und Zytodiagnostik. Münch. med. Wochenschr. 1911, Nr. 21.

Dunzelt, Die Differentialzählung der weißen Blutkörperchen in der Zählkammer. Münch. med. Wochenschr. 1913, Nr. 47.

Ehrlich, P., Beiträge zur Kenntnis der Anilinfärbungen und ihrer Verwendung in der mikroskopischen Technik (Dahlia). Archiv f. mikr. Anat. **13**. 1877.

— Über die spezifischen Granulationen des Blutes. Verhandl. d. physiol. Gesellsch. 1878/79, Nr. 20, S. 151.

— Methodologische Beiträge zur Physiologie und Pathologie der verschiedenen Formen der Leukozyten. Zeitschr. f. klin. Med. **1**. 1880.

— Über das Methylenblau und seine klinisch-bakterioskopische Verwendung. Zeitschr. f. klin. Med. **2**. 1880.

— Beiträge zur Ätiologie und Histologie pleuritischer Exsudate. Charité-Annalen **7**. 1882.

— Über das Vorkommen von Glykogen im diabetischen und im normalen Organismus. Zeitschr. f. klin. Med. **6**. 1883 (Anhang z. Arbeit Frerichs).

— Das Sauerstoffbedürfnis des Organismus, eine farbenanalytische Studie. Berlin, 1885.

— Farbenanalytische Untersuchungen zur Histologie und Klinik des Blutes. Berlin, Hirschwald 1891.

— Krause, Mosse, Rosin u. Weigert, Enzyklopädie der mikroskopischen Technik mit besonderer Berücksichtigung der Färbelehre. Urban & Schwarzenberg, Berlin-Wien. 2. Aufl. 1913.

— u. Lazarus, Die Anämie. Nothnagels spez. Pathol. u. Therap. 1898.

Einhorn u. Laporte, Eine neue Methode, die Blutkörperchenzahl nach Trockenpräparaten annähernd zu bestimmen. Fortschr. d. Med. **20**, Nr. 13. 1902.

Ejkman, Die Bleibtreusche Methode zur Bestimmung des Volums der körperlichen Elemente im Blut. Pflügers Archiv **60**. 1895.
— Blutuntersuchungen in den Tropen. Virchows Archiv **143**. 1896.
Ellermann, Über Anwendung getrennter Pipetten und Mischgefäße bei der klinischen Blutzählung. Deutsches Archiv f. klin. Med. **109**. 1913.
— Über Granulafärbung in Schnitten der blutbildenden Organe beim Menschen. Zeitschr. f. wissenschaftl. Mikroskpie **36**. 1919.
— u. Erlandsen, Eine neue Technik der Leukozytenzählung. Deutsches Archiv f. klin. Med. **98**. 1909.
— — Über Leukozytenzählung und Inhomogenität. Deutsches Archiv f. klin. Med. **100**. 1910.
— — Beitrag zum Studium der physiologischen Schwankungen in der Leukozytenzahl. Archiv f. experim. Pathol. u. Pharmakol. **64**. 1910.
Emden, van, Klinische Untersuchungen über die Blutplättchen. I. Das Zählen der Blutplättchen. Fortschr. d. Med. **16**, H. 7. 1898.
Engel, Zur klinischen Bestimmung der Alkaleszenz des Blutes. Berliner klin. Wochenschr. 1898, Nr. 14.
— Leitfaden zur klinischen Untersuchung des Blutes. Hirschwald, Berlin 1908. 3. Aufl.
Elschnig, Zur Technik der Zelloidineinbettung. Zeitschr. f. wiss. Mikrosk. **10**. 1893.
Elzholz, Eine neue Methode zur Bestimmung der absoluten Zahlenwerte der einzelnen Leukozytenarten im Kubikmillimeter Blut. Wiener klin. Wochenschr. 1894.

Fabian, Zur Frage der Entstehung Russellscher Körperchen in Plasmazellen (Unnas hyaline Degeneration der Plasmazellen). Centralbl. f. Pathol. **18**. 1907.
— Über Leukämie, besonders ihre großzellige lymphatische Form (Technik der Schnittfärbung). Centralbl. f. Pathol. **19**. 1908.
Fåhraeus, Über die Ursachen der verminderten Suspensionsstabilität der Blutkörperchen während der Schwangerschaft. Biochem. Zeitschr. **89**. 1918.
Fairchild, A perforated porcelain cylinder as washing apparatus. Zeitschr. f. wiss. Mikr. **12**. 1895.
Ferrata u. Boselli, Über die basophilen Substanzen, welche in den Erythroblasten und Erythrozyten in frischen und in fixierten Trockenpräparaten enthalten sind. Fol. hämat. **10**. (Arch.) 1910.
Fischer, A., Neue Beiträge zur Kritik der Fixierungsmethoden. Anat. Anzeiger **9 u. 10**. 1894/95.
— Fixierung, Färbung und Bau des Protoplasmas. Jena, Fischer, 1899.
— Bernhard, Über Chemismus und Technik der Weigertschen Elastinfärbung. Virchows Archiv **170**. 1902.
— O., Klinische und anatomische Beiträge zur Frage nach den Ursachen und der Bedeutung der zerebrospinalen Pleozytose. Jahrb. f. Psych. **27**. 1906.
Fischl, Der mikrochemische Nachweis der Peroxydase. Münch. med. Wochenschr. 1910, S. 1203 (Sitzungsber.)
Fizeau, Untersuchung über die Modifikationen, welche das Licht im Glas und mehreren anderen Körpern unter dem Einfluß der Wärme erleidet. Annalen d. Physik u. Chemie **29**, 87. 1863.
Fleischl, v., Das Hämometer. Med. Jahrb. d. k. k. Gesellsch. d. Ärzte. Wien 1885, S. 425.
— Regeln für den Gebrauch des Hämometers. Med. Jahrb. d. k. k. Gesellsch. d. Ärzte. Wien 1886, S. 167.
Flemming, Zellsubstanz, Kern und Zellteilung. Leipzig, F. C. W. Vogel 1882 (Flemmingsche Lösung).
— Mitteilungen zur Färbetechnik. Zeitschr. f. wiss. Mikr. **1**. 1884.
Fonio, Über ein neues Verfahren der Blutplättchenzählung. Deutsche Zeitschr. f. Chir. **117**. 1912.
— Über vergleichende Blutplättchenuntersuchungen. Korrespondenzbl. f. Schweiz. Ärzte 1915, Nr. 48.
— Über eine Methode der Bestimmung der Gerinnungsvalenz des Blutes. Korresp.-Bl. f. Schweiz. Ärzte 1917, Nr. 20.
— Das Coagulovimeter. Korrespondenzbl. f. Schweiz. Ärzte 1918, Nr. 18.
Fowell, Iron in the blood Quartely journ. of med. VI, 1913.
Fraenckel, P., Über die Bestimmung des Blutkörperchenvolumens aus der elektrischen Leitfähigkeit. Zeitschr. f. klin. Med. **52**. 1904.
Francke, Nadel zur Entnahme des Blutes aus der Fingerbeere. Deutsche med. Wochenschr. 1889, S. 27.
Franz, Über den die Blutgerinnung aufhebenden Bestandteil des medizinischen Blutegels. Schmiedebergs Arch. **49**. 1903.

Freifeld, Morphologische Blutuntersuchungen mit einer modifizierten Schridde-Altmann-schen Färbung. Dissert. Zürich 1909.

Frenkel-Heiden, Die Zellen der Zerebrospinalflüssigkeit im ungefärbten Zustand. Neurol. Centralbl. 1912, Nr. 17.

Fresemann, Glas als Material zum Aufkleben von Präparaten für das Zelloidinmikrotom. Centralbl. f. Pathol. **18.** 1907.

Friedenthal, Über eine neue Methode zur Bestimmung der Wirksamkeit von Ferment-lösungen (Kryoskopie). Centralbl. f. Physiol. **13.**

— Über die Genauigkeit von Messungen der Gefrierpunktserniedrigung bei Anwendung kleiner Flüssigkeitsmengen. Centralbl. f. Physiol. **14.** 1900.

— Die Bestimmung der Reaktion einer Flüssigkeit mit Hilfe von Indikatoren. Zeitschr. f. Elektrochemie 1904, H. 8.

Friedheim, Über die Volumbestimmung der roten Blutkörperchen vermittels des Gärtner-schen Hämatokrits und der Kreiselzentrifuge. Berliner klin. Wochenschr. 1893, Nr. 4.

Friedländer, Eine neue Zählkammer für Leukozyten. Deutsche med. Wochenschr. 1897. Nr. 31.

Fuchs u. Rosenthal, Physikalisch-chemische, zytologische und anderweitige Untersuchungen der Zerebrospinalflüssigkeit. Wiener med. Presse 1904, Nr. 44—47.

Fuld, Über die chemischen Bedingungen der Blutgerinnung. Med. Klin. 1912, Nr. 22.

— u. Schlesinger, Über die Gerinnung des Blutes. Berliner klin. Wochenschr. 1912, Nr. 28.

Fursenko, Über die Granulafärbung mit α-Naphtol-Dimethyl-p-phenylendiamin. Centralbl. f. allg. Pathol. **22,** Nr. 3. 1911.

Gabritschewsky, Mikroskopische Untersuchungen über Glykogenreaktion im Blut. Archiv f. experim. Pathol. u. Pharmakol. **28.** 1891.

— Klinische hämatologische Notizen. Archiv f. experim. Pathol. u. Pharmakol. **28.** 1891.

Gärtner, Über eine Verbesserung des „Hämatokrit". Berliner klin. Wochenschr. 1892, Nr. 36.

— Über eine neue Methode der Blutuntersuchung (Hämatokrit). Allgem. Wiener med. Zeitg. 1892, Nr. 45.

— Über einen neuen Apparat zur Bestimmung des Hämoglobingehaltes im Blute. Münch. med. Wochenschr. 1901, Nr. 50.

Gaidukov, Dunkelfeldbeleuchtung und Ultramikroskopie. Fischer, Jena 1910.

Galambos, Über das Zählen der eosinophilen Zellen nach der Dungerschen Methode. Wiener klin. Wochenschr. 1910, Nr. 49.

Galli, Ein verbesserter Mischer zur Zählung der Blutkörperchen. Münch. med. Wochenschr. 1904, Nr. 13.

Gaule, Die Blutbildung im Luftballon (Zählkammer). Pflügers Archiv **89.** 1902.

Geissler, Ein neuer Blutkörperchenzählapparat. Münch. med. Wochenschr. 1911, Nr. 44.

— Eine objektive Methode zur Bestimmung pathologischer Zellvermehrung im Liquor cerebrospinalis. Münch. med. Wochenschr. 1911, Nr. 36.

Geppert, Die Gasanalyse und ihre physiologische Anwendung. Hirschwald, Berlin 1885.

— Zur Methodik der Gasanalyse und Blutauspumpung. Pflügers Archiv **69.** 1898.

Ghedini, Neue Beiträge zur Diagnostik der Krankheiten der hämatopoetischen Organe mittelst Probepunktion des Knochenmarks. Wiener klin. Wochenschr. 1910, Nr. 51.

— Die Technik der Knochenmarkspunktion. Wiener klin. Wochenschr. 1911, Nr. 8.

Giacosa, Der Hämoglobingehalt des Blutes in großen Höhen. Zeitschr. f. physiol. Chemie **23.** 1897.

Giemsa, Färbemethoden für Malariaparasiten. Centralbl. f. Bakt. u. Parasitenk. **32,** Nr. 4. 1902.

— Färbemethoden für Malariaparasiten. Centralbl. f. Bakt. u. Parasitenk. **31,** Nr. 9. 1902.

— Eine Vereinfachung und Vervollkommnung meiner Methylenazur-Methylenblau-Eosin-Färbemethode zur Erzielung der Romanowsky-Nochtschen Chromatinfärbung. Centralbl. f. Bakt. u. Parasitenk. **37,** Nr. 2. 1904.

— Bemerkungen zur Färbung der Spirochaeta pallida. Deutsche med. Wochenschr. 1905, Nr. 26, S. 1026.

— Beitrag zur Färbung der Spirochaeta pallida in Ausstrichpräparaten. Deutsche med. Wochenschr. 1907, Nr. 17, vgl. auch v. Provazek.

— Über die Färbung von Feuchtpräparaten mit meiner Azur-Eosinmethode. Deutsche med. Wochenschr. 1909, Nr. 40.

— Über die Färbung von Schnitten mittels Azur-Eosin. Deutsche med. Wochenschr. 1910. Nr. 12.

— Über eine neue Schnellfärbung mit meiner Azur-Eosinlösung. Münch. med. Wochenschr. 1910, Nr. 47, S. 2476.

Giemsa, Zur Schnellfärbung (Romanowsky-Färbung) von Trockenausstrichen. Centralbl. f. Bakt. u. Parasitenk. **73**. 1914.

Gierke, v., Die oxydierenden Zellfermente. Münch. med. Wochenschr. 1911, Nr. 44.

— Herstellung von Dauerpräparaten mit Oxydasereaktion. Centralbl. f. Pathol. **27**. 1916.

Glaubermann, Eine Modifikation der Kammer von Fuchs und Rosenthal für das Zählen der geformten Elemente der Zerebrospinalflüssigkeit. Neurol. Centralbl. **32**. 1913.

Glogner, Blutuntersuchungen in den Tropen. Virchows Archiv **128**. 1892.

Gottstein, Die Ursachen der Blutkörperchenvermehrung bei vermindertem Luftdruck. Allg. med. Zentralztg. 1897, Nr. 74.

— Über Blutkörperchenzählung und Luftdruck. Berliner klin. Wochenschr. 1898, Nr. 20 u. 21.

— Die Vermehrung der roten Blutkörperchen im Hochgebirge (Zählkammer). Münch. med. Wochenschr. 1899, Nr. 40.

Gowers, On the numeration of blood corpuscules. Lancet 1. Dez. 1877.

— An apparatus for the clinical estimation of hemoglobin. Transact. of the clin. soc. of London **12**, 64. 1879.

Gräff, Die Naphtolblauoxydasereaktion der Gewebszellen. Frankfurter Zeitschr. f. Pathol. **11**. 1912.

— Eine Anweisung zur Herstellung von Dauerpräparaten bei Anwendung der Naphtolblauoxydasereaktion mit einigen Bemerkungen zur Theorie und Technik der Reaktion. Centralbl. f. Pathol. **27**. 1916.

Grawitz, Über myogene Leukozytose. Deutsche med. Wochenschr. 1910, Nr. 29.

— Klinische Pathologie des Blutes. Leipzig 1911.

— u. Grüneberg, Die Zellen des menschlichen Blutes im ultravioletten Lichte. Thieme, Leipzig 1906.

Gréhant et Quinquaud, Mesure de la quantité de sang contenu dans l'organisme d'un mammifère vivant. Journ. de l'Anat. et de la Physiol. 1882.

— — Mesure du volume de sang contenu dans l'organisme d'un mammifère vivant. Journ. de l'Anat. et de la Physiol. **18**. 1883.

Grenacher, Einige Notizen zur Tinktionstechnik, besonders zur Kernfärbung. Archiv f. mikr. Anat. **16**. 1879.

Grützner, v., Zwei einfache Apparate zur Untersuchung des Blutes. Das Keilhämometer. Ein Blutkörperchenzählapparat ohne Zählnetz. Münch. med. Wochenschr. 1912, Nr. 14.

— u. Breyer, Ein einfacher Hämometer für den praktischen Arzt. Münch. med. Wochenschr. 1905, Nr. 32.

Guye u. Bogdan, Méthodes rapides pour l'analyse physico-chimique des liquides physiologiques. Journ. de chimie physique Tome **1**. 1903.

Haldane, A contribution to the chemistry of haemoglobin and its immediate derivatives. Journ. of Physiol. **22**. 1898.

— The ferricyanide method of determining the oxygen capacity of blood. Journ. of Physiol. **25**. 1900.

— The colorimetric determination of haemoglobin. Journ. of Physiol. **26**. 1901.

— and Smith, The mass and oxygen capacity of the blood in man. Journ. of Physiol. **25**. 1900.

Hamburger, Die Volumbestimmung der körperlichen Elemente im Blute und der physiologischen Kochsalzlösung. Centralbl. f. Physiol. 1893, H. 6 u. 22.

— Eine Methode zur Trennung und quantitativen Bestimmung des diffusibleń und nichtdiffusiblen Alkali in serösen Flüssigkeiten. Engelmanns Archiv f. Physiol. (phys. Abt.) 1898.

— Osmotischer Druck und Ionenlehre. Wiesbaden 1902.

Hammerschlag, A., Eine neue Methode zur Bestimmung des spezifischen Gewichts des Blutes. Zeitschr. f. klin. Med. **20**. 1892.

— Über Hydrämie (Gewinnung von Serum). Zeitschr. f. klin. Med. **21**. 1892.

Hart, Die Färbung der elastischen Fasern mit dem von Weigert angegebenen Farbstoff. Centralbl. f. Pathol. **19**. 1908.

Hasselbalch, Elektrometrische Reaktionsbestimmungen kohlensäurehaltiger Flüssigkeiten. Biochem. Zeitschr. **30**. 1911.

— Verbesserte Methodik bei der elektrometrischen Reaktionsbestimmung biologischer Flüssigkeiten. Biochem. Zeitschr. **49**. 1913.

Haug, Über eine neue Modifikation der Phlorogluzinentkalkungsmethode. Centralbl. f. Pathol. **2**, Nr. 5. 1891.

Hayem, Recherches sur l'anatomie normale et pathologique du sang. Masson, Paris 1878.

— Recherche sur l'évolution des hématies dans le sang de l'homme et des vertébrés. Arch. d. physiol. norm. et path. 10. Jahrg., 5. Teil. 1878.

— Du sang et de ses altérations anatomiques. Masson, Paris 1889.

Hayem u. Nachet, Sur un nouveau procédé pour compter les globules du sang. Compt. rend. de l'Acad. des Sc. **80**, 1083. 1875.

Hedin, Der Hämatokrit, ein neuer Apparat zur Untersuchung des Blutes. Skand. Archiv f. Physiol. **2**, S. 134 u. 360. 1891.

— Über die Brauchbarkeit der Zentrifugalkraft für quantitative Blutuntersuchungen. Pflügers Archiv **60**. 1895.

Hegler, Über den Nachweis spärlicher Malariaplasmodien im Blut. Hamburgische med. Überseehefte 1914, Nr. 5.

Heidenhain, Beiträge zur Histologie und Physiologie der Dünndarmschleimhaut (Biondische Farbmischung). Pflügers Archiv **43**, Suppl., S. 40. 1888.

— Über Kern und Protoplasma (Biondifärbung, S. 116). Festschrift f. Kölliker 1892.

— Neue Untersuchungen über die Zentralkörper und ihre Beziehungen zum Kern- und Zellenprotoplasma (Biondifärbung). Archiv f. mikr. Anat. **43**. 1894.

— Noch einmal über die Darstellung der Zentralkörper durch Eisenhämatoxylin nebst einigen allgemeinen Bemerkungen über die Hämatoxylinfarben. Zeitschr. f. wissensch. Mikr. **13**. 1896.

— Über eine Paraffineinbettung mit Schwefelkohlenstoff als Durchgangsmedium. Zeitschr. f. wissensch. Mikr. **18**. 1901.

— Über die Haltbarkeit mikroskopischer Präparate, insbesondere über die Nachbehandlung jodierter Gewebe mit Natriumthiosulfat. Zeitschr. f. wissensch. Mikr. **25**. 1908.

Heimstädt, Neuerungen an Spiegelkondensoren. Zeitschr. f. wissensch. Mikr. **24**. 1907.

— Spiegelkondensor und Paraboloid. Zeitschr. f. wissensch. Mikr. **25**. 1908.

Helber, Über die Zählung der Blutplättchen im Blut des Menschen und ihr Verhalten bei pathologischen Zuständen. Deutsches Archiv f. klin. Med. **81**. 1904.

Helly, Eine Modifikation der Zenkerschen Fixierungsflüssigkeit. Zeitschr. f. wissensch. Mikr. **20**. 1903.

Henderson, Das Gleichgewicht zwischen Basen und Säuren im tierischen Organismus. Ergebn. d. Physiol. **8**. 1909.

Henke u. Zeller, Azeton-Paraffin-Schnelleinbettung. Centralbl. f. Pathol. **16**. 1905.

Hensler, Der heutige Stand der Lehre von der Viskosität des Blutes. Dissert. Zürich 1908.

Hertz, Die vitalfärbbare Granularsubstanz der roten Blutkörperchen. Fol. hämat. **10** (Arch.). 1910.

Herxheimer, Über Fettfarbstoffe. Deutsche med. Wochenschr. 1901, Nr. 36.

— Fortschritte auf dem Gebiete der pathologisch-histologischen Technik. Deutsche med. Wochenschr. 1903 (Vereinsbeilage).

Hess, Die Bestimmung der Viskosität des Blutes. Münch. med. Wochenschr. 1907, Nr. 32 u. 45.

— Reibungswiderstand des Blutes und Poiseuillesches Gesetz. Zeitschr. f. klin. Med. **74**, H. 5 u. 6.

— Die Viskosität des Blutes bei Gesunden. Deutsches Archiv f. klin. Med. **94**. 1908.

— Blutviskosität und Blutkörperchen. Pflügers Archiv **140**. 1911.

Heubner, W, Über Anwendung der photographischen Methode in der Spektrophotometrie des Blutes. Abderhaldens Handb. d. biochem. Arbeitsmeth. **6**.

— u. Rosenberg, Photographische Bestimmung der Intensitätsverteilung in Blutspektren. Biochem. Zeitschr. **38**, H. 5 u. 6.

Heymann, Paula, Über eine tödlich verlaufene Piavenenverletzung bei Punktion des Sinus longitudinalis nach Tobler. Monatsschr. f. Kinderheilk. **15**. 1918.

Hirsch u. Beck, Studien zur Lehre von der Viskosität des lebenden menschlichen Blutes. Deutsches Archiv f. klin. Med. **69** u. **72**.

— — Eine Methode zur Bestimmung des inneren Reibungswiderstandes des lebenden Blutes beim Menschen. Münch. med. Wochenschr. 1900, Nr. 49.

Hirschfeld, H., Fortschritte auf dem Gebiete der Blutkrankheiten (Präzisionspipette). Deutsche Klinik. Urban & Schwarzenberg. **12**. 1909.

— Eine neue Präzisionspipette zur Blutkörperchenzählung. Berliner klin. Wochenschr. 1911, Nr. 49.

— Die generalisierte aleukämische Myelose usw. (Milzpunktion). Zeitschr. f. klin. Med. **80**. H. 1 u. 2.

Höber, Physikalische Chemie der Zelle und der Gewebe. 4. Aufl. Leipzig 1914.

— Klinische Anwendung der Gaskettenmethode zur Bestimmung der Blutreaktion. Deutsche med. Wochenschr. 1917, Nr. 18.

Hoppe-Seyler, Verbesserte Methode der kolorimetrischen Bestimmung des Blutfarbstoffgehaltes in Blut und in anderen Flüssigkeiten. Zeitschr. f. physiol. Chemie **16**. 1892.

— Handbuch der physiologischen und pathologisch-chemischen Analyse. Berlin 1893, S. 413.

— Zur Verwendung der kolorimetrischen Doppelpipette von F. Hoppe-Seyler zur klinischen Blutuntersuchung. Zeitschr. f. physiol. Chemie **21**. 1896.

Horsley, Methylenblaufärbung der Blutkörperchen (vitale). Münch. med. Wochenschr.
    1897, Nr. 23 (Sitzungsber.).
Hueck, Pigmentstudien. Zieglers Beiträge 54. 1912.
Hüfner, Über ein neues Spektrophotometer. Zeitschr. f. physikal. Chemie 3, H. 6. 1889.
— Neue Versuche zur Bestimmung der Sauerstoffkapazität des Blutfarbstoffs. Archiv f.
    Anat. u. Physiol. (Physiol. Abt.) 1894.
— Nachträgliche Bemerkungen zu Dr. v. Zeyneks Versuchen, die die Bildung des Methämo-
    globins betreffen. Archiv. f. Anat. u. Physiol. (Physiol. Abt.) 1899.
— Über die gleichzeitige quantitative Bestimmung zweier Farbstoffe im Blute mit Hilfe
    des Spektrophotometers. Archiv f. Anat. u. Physiol. (Physiol. Abt.) 1900.
Hürter, Untersuchungen am arteriellen menschlichen Blute. Habilit.-Schr. Marburg 1912.

Ignatowsky, v., Ein neuer Spiegelkondensor. Zeitschr. f. wissensch. Mikr. 25. 1908.
— Einige Neuerungen am Leitzschen Spiegelkondensor. Zeitschr. f. wissensch. Mikr. 26. 1909.
Inagaki, Die Veränderungen des Blutes nach Blutverlusten und bei der Neubildung des
    verlorenen Blutes. Zeitschr. f. Biol. 49. 1907.

Jagic, v., Über Azetonfixierung von Blutpräparaten. Wiener klin. Wochenschr. 1906, Nr. 20.
— Über die Granulationen der weißen Blutkörperchen (Oxydasereaktion). Berliner klin.
    Wochenschr. 1909, Nr. 26.
— u. Neukirch, Über das Auftreten großer mononukleärer Zellen im Blute chronischer
    Myelämien (Oxydasen). Berliner klin. Wochenschr. 1910, Nr. 19.
Jancsó u. Rosenberger, Blutuntersuchungen der im Jahre 1894 vorgekommenen Malaria-
    fälle usw. (Technik der Ausstrichpräparate). Deutsches Archiv f. klin. Med. 57. 1896.
Jaquet, Über klinische Hämoglobinbestimmungsmethoden. Korrespondenzbl. f. Schweiz.
    Ärzte 1897, S. 129 u. 164.
Jelinek, Verwendung des Stabilits zum Aufkleben von Zelloidinpräparaten. Zeitschr. f.
    wissensch. Mikr. 11. 1894.
Jenner, A new preparation for rapidly fixing and staining blood. Lancet 1899, 11. Febr.
Jentzsch, Über Dunkelfeldbeleuchtung. Physikal. Zeitschr. 11. 1910.
Jolles, Beiträge zur quantitativen Bestimmung des Eisens im Blute. Pflügers Archiv 65.
— Ferrometer, Apparat zur quantitativen Bestimmung des Bluteisens für klinische Zwecke.
    Deutsche med. Wochenschr. 1897, Nr. 10 u. 1898, Nr. 7.
— Vereinfachtes klinisches Ferrometer. Berliner klin. Wochenschr. 1899, Nr. 44.
— Klinisches Ferrometer. Münch. med. Wochenschr. 1901, Nr. 9.
Jordan, Technische Mitteilungen. Zeitschr. f. wissensch. Mikr. 15. 1898.
Jores, Die Konservierung anatomischer Präparate in Blutfarbe mittels Formalin. Centralbl.
    f. Pathol. 7. 1896.
— Demonstration einer zweckmäßigen Modifikation des Konservierungsverfahrens. Verhandl.
    d. deutschen pathol. Gesellsch. 1913, S. 357.
Josefson, Nachweis von Geschwulstzellen in Exsudaten, Harn und Lymphdrüsen. Zeitschr.
    f. klin. Med. 82. 1916.

Kämmerer u. Waldmann, Blutmengenbestimmung nach v. Behring und andere quanti-
    tative Untersuchungen der Blutbestandteile. Deutsches Archiv f. klin. Med. 109. 1913.
Kafka, Über Technik und Bedeutung der zytologischen Untersuchung des Liquor cerebro-
    spinalis. Monatsschr. f. Psych. u. Neurol. 27. 1910.
— Über den heutigen Stand der Liquordiagnostik. Münch. med. Wochenschr. 1915, Nr. 4.
— Taschenbuch der praktischen Untersuchungsmethoden der Körperflüssigkeiten bei Nerven-
    und Geisteskrankheiten. Berlin, Springer 1917.
Kagan, Zur Technik der Viskositätsbestimmung. Deutsches Arch. f. klin. Med. 102. 1911.
Kaiserling, Über die Konservierung von Sammlungspräparaten mit Erhaltung der natür-
    lichen Farben. Berliner klin. Wochenschr. 1896, Nr. 35.
— Weitere Mitteilungen über die Herstellung möglichst naturgetreuer Sammlungspräparate.
    Virch. Arch. Bd. 147. 1897.
Kaminer, Leukozytose und Jodreaktion in Leukozyten. Deutsche med. Wochenschr.
    1899, Nr. 15.
Kardos, Zur Kenntnis der neutrophilen und azurophilen Körnung, nebst einer neuen Färbe-
    modifikation. Fol. hämat. 12 (Arch.). 1911.
Kemp u. Calhoun, Some new observations on blood plates. Americ. journ. of physiol. 5,
    S. 4. 1901.
— — La numération des plaquettes du sang et la relation des plaquettes et des leucocytes
    avec la coagulation. Arch. ital. de biol. 36, 82. 1901.
— — The blood plates. Their enumeration. Journ. of the Amer. med. assoc. 46, 1022 u.
    1091. 1906.

Kiyono, Eine neue Modifikation der Altmannschen Granulafärbung ohne Osmiumsäure. Centralbl. f. Pathol. **25**. 1914.

Kjer - Petersen, Über die numerischen Verhältnisse der Leukozyten bei der Lungentuberkulose, mit einer Einleitung über Zählung der Leukozyten. Beiträge zur Klinik der Tuberkulose **1**. Supplementband. 1906.

Klein, St., Über die Reaktion der Leukozyten auf die Guajaktinktur. Fol. hämat. **1**, Nr. 2. 1904.

— Über die großen einkernigen Leukozyten des Leukämieblutes (Modif. d. May-Grünwaldfärbung, Altmannsche Granula). Fol. hämat. **10, 477**. 1910.

Klien, Über die Beziehung der Russellschen Fuchsinkörperchen zu den Altmannschen Zellgranulis. Zieglers Beiträge **11**. 1892.

Klieneberger u. Carl, Die Verdauungsleukozytose beim Laboratoriumstier. Zentralbl. f. inn. Med. 1910, Nr. 24 u. 25.

— — Die Blutmorphologie der Laboratoriumstiere. Barth, Leipzig 1912.

Klinger, Zur Methodik gerinnungsphysiologischer Studien. Korrespondenzbl. f. Schweiz. Ärzte 1915, 51.

Koeppe, Über den Quellungsgrad der roten Blutscheiben durch äquimolekulare Salzlösungen und über den osmotischen Druck des Blutplasmas. Archiv f. Anat. u. Physiol. (Physiol. Abt.) 1895.

— Über die Volumenbestimmung des roten Blutkörperchen durch Zentrifugieren im Hämatokriten. Pflügers Archiv **107**. 1905 und Physikal. Chemie und Medizin. 1908.

— Über das Lackfarbenwerden der roten Blutkörperchen. III. Mitteil. Lackfarbene Blutkörperchen, die wieder deckfarben werden. Pflügers Archiv **107**. 1905.

Koranyi v. u. Bence, Physikalisch-chemische Untersuchungen über die Wirkung der Kohlensäure auf das Blut. Pflügers Archiv **110**. 1905.

— u. Richter, Physikalische Chemie und Medizin. Leipzig 1908.

Kossler, Untersuchungen über die chemische Zusammensetzung des Blutes in Krankheiten. Kritik des Bleibtreuschen Verfahrens. Zentralbl. f. inn. Med. **18**. 1897.

Kothe, Zur Untersuchungsmethode des neutrophilen Blutbildes. Berliner klin. Wochenschr. 1908, Nr. 36 u. Münch. med. Wochenschr. 1909, Nr. 22.

Kottmann, Der Koaguloviskosimeter mit spezieller Berücksichtigung seiner klinischen Verwendbarkeit für Gerinnungsbestimmungen des Blutes. Zeitschr. f. klin. Med. **69**, H. 5 u. 6.

— Über die Bestimmung der Blutmenge beim Menschen und Tier unter Anwendung eines neuen Präzisionshämatokriten. Archiv f. experim. Pathol. u. Pharmakol. **54**. 1906.

— u. Lidsky, Die Vierordtsche Methode für Gerinnungsbestimmungen des Blutes in verbesserter Form. Zeitschr. f. klin. Med. **69**, H. 6 u. 6.

Kraus, F., Beiträge zur Lehre von der Säurevergiftung. Prager med. Wochenschr. 1899. Nr. 14.

Krause, Beiträge zur Histologie der Wirbeltierleber (Biondi-Färbung). Archiv f. mikr. Anat. **42**. 1893.

— Beiträge zur Histologie der Speicheldrüsen (Biondi-Färbung). Archiv f. mikr. Anat. **49**. 1897.

Kreibich, Leukozytendarstellung im Gewebe durch Adrenalin. Wien. klin. Wochenschr. 1910, Nr. 19.

— Über Oxydasen und Peroxydasen. Wiener klin. Wochenschr. 1910, Nr. 41.

Kromayer, Azeton in der Färbetechnik. Centralbl. f. Pathol. **9**. 1898.

Krotkow, Zur Methodik der Blutkörperchenzählung. Pflügers Archiv **153, 616**. 1913.

Krüss, G. u. H., Kolorimetrie und quantitative Spektralanalyse. Hamburg u. Leipzig. 1891.

Kull, Eine Modifikation der Altmannschen Methode zum Färben der Chondriosomen. Anatomischer Anzeiger **45**. 1914.

Laker, Beobachtungen an den geformten Bestandteilen des Blutes (Zählung der Blutplättchen). Sitzungsber. d. Wiener Akad. d. Wiss. **93**, III. 1886.

Landois, Lehrbuch der Physiologie des Menschen. Urban & Schwarzenberg.

Lang, G., Über die Resistenz der roten Blutkörperchen gegen hypoisotonische NaCl-Lösungen bei Magenkrebs. Zeitschr. f. klin. Med. **47**. 1902.

Langhans, Über Glykogen in pathologischen Neubildungen und den menschlichen Eihäuten. Virchows Archiv **120**, 1890.

Laporte, Über eine neue Blutfärbung. Fortschritte d. Med. **21**, Nr. 11. 1903.

Laurent, Über eine neue Färbemethode mit neutraler Eosin-Methylenblaumischung, anwendbar auch auf andere neutrale Farbgemische. Centralbl. f. Pathol. **11**, 86. 1900.

Laveran et Mesnil, Trypanosomes et Trypanosomiases. Paris, Masson 1904.

Lazarus, Blut und Blutuntersuchung. Deutsche Klinik **3**. 1903.

Leers, Die forensische Blutuntersuchung. Verlag Springer 1910.

Lehmann, Untersuchungen über die Alkaleszenz des Blutes und die Einwirkung speziell der Kohlensäure darauf. Pflügers Archiv **58**. 1894.

Leishman, A simple and rapid method of producing Romanowsky staining in malarial and other blood films. Brit. med. Journ. 1901, 21. Sept., S. 757.

Letsche, Zur Spektrophotometrie des Blutes. Zeitschr. f. physiol. Chem. **63**. 1909.

— Beiträge zur Kenntnis des Blutfarbstoffs. Zeitschr. f. physiol. Chemie **76**, H. 4. 1912.

Lewin, Miethe u. **Stenger**, Über die durch Photographie nachweisbaren spektralen Eigenschaften der Blutfarbstoffe und anderer Farbstoffe des tierischen Körpers. Pflügers Archiv **118**. 1907.

Liebermann, v., u. **Fillinger**, Über Resistenz der Erythrozyten bei gesunden und kranken Menschen nebst einer einfachen Methode zu ihrer Bestimmung. Deutsche med. Wochenschr. 1912, Nr. 10.

Liebreich, Über Blutkörperchenzählung mit dem Thoma-Zeißschen Apparat. Verhandl. d. Berliner physiol. Gesellsch. Archiv f. Anat. u. Physiol. (Physiol. Abt.) 1905, S. 389.

— Eine Zählkammer für zytologische und bakteriologische Zwecke. Deutsche med. Wochenschr. 1916, Nr. 15.

Limbeck, R. v., Klinische Beobachtungen über die Resistenz der roten Blutkörperchen und die Isotonieverhältnisse des Blutserums bei Krankheiten. Prager med. Wochenschr. 1890, Nr. 28 u. 29.

— Klinische Pathologie des Blutes, 2. Auflage.

Livierato, Untersuchungen über die Schwankungen des Glykogengehaltes im Blut gesunder und kranker Individuen. Archiv f. klin. Med. **53**. 1894.

Loeber, Zur Physiologie der Blutplättchen. Pflügers Archiv **140**. 1911.

Loele, Kurze Mitteilung einiger Methoden zum Nachweis oxydierender und reduzierender Substanzen des Körpers. Münch. med. Wochenschr. 1910, Nr. 26.

— Über den farbchemischen Nachweis einiger oxydierender Substanzen des Körpers. Münch. med. Wochenschr. 1910, Nr. 46.

— Zur Methodik isolierter Granulafärbung. Centralbl. f. Pathol. **22**. 1911.

— Histologischer Nachweis und biochemische Bedeutung oxydierender und reduzierender Substanzen innerhalb der Zelle. Lubarsch-Ostertag, Ergebnisse, 16. Jahrg. 1912/II.

— Über die phenolophilen (Oxydase-) Granula der Milz. Frankfurter Zeitschr. f. Pathol. **9**. 1912.

— Die Anwendung der Ehrlichschen Diazoreaktion zur Darstellung histologischer Strukturen und weitere Mitteilungen über Phenolreaktionen. Fol. hämat. **13**. 1912.

— Zur Theorie der Oxydasenfärbung. Fol. hämat. **14**. 1912.

Loewy, Über die Alkaleszenzverhältnisse des menschlichen Blutes in Krankheiten. Centralbl. f. d. med. Wissensch. 1894, Nr. 45.

— Untersuchungen zur Alkaleszenz des Blutes. Pflügers Archiv **58**. 1894.

— Ein vereinfachtes Verfahren der Blutgasanalyse. Archiv f. Anat. u. Physiol. (Physiol. Abt.) 1898.

— Über einige Beobachtungsergebnisse mittelst des Miescher-Fleischlschen Hämometers. Centralbl. f. d. med. Wissensch. 1898, Nr. 29.

— u. **Zuntz**, Einige Beobachtungen über die Alkaleszenzveränderungen des frisch entleerten Blutes. Pflügers Archiv **58**. 1894.

— — Über die Bindung der Alkalien in Serum und Blutkörperchen. Pflügers Archiv **58**. 1894.

— — Über den Mechanismus der Sauerstoffversorgung des Körpers. Engelmanns Archiv f. Physiol. 1904.

Lubarsch, Beiträge zur Histologie der von Nebennierenkeimen ausgehenden Nierengeschwülste (Fibrinfärbung). Virchows Archiv **135**, 159. 1894.

— Technik in Lubarsch-Ostertag Ergebnisse **1**, Abt. 2. 1895.

Lücke u. **Klebs**, Beitrag zur Ovariotomie und zur Kenntnis der Abdominalgeschwülste (Zytodiagnostik). Virchows Archiv **41**. 1867.

Lyon, Blutkörperchenzählungen bei traumatischer Anämie. Virchows Archiv **84**. 1881.

— u. **Thoma**, Über die Methode der Blutkörperzählung. Virchows Archiv **84**. 1881.

Macallum, Die Methoden der biologischen Mikrochemie. Abderhaldens Handb. d. biol. Arbeitsmethoden **5**.

Malassez, De la numération des globules rouges du sang chez les mammifères, les oiseaux et les poissons. Compt. rend. de l'Acad. des Sc. **75**, 1528. 1872.

— De la numération des globules rouges du sang. Paris, Delahaye 1873.

— Nouvelle méthode de numération des globules rouges et des globules blancs du sang. Arch. d. physiol. norm. et pathol. 6. Jahrg., 1. Teil. 1874.

Malassez, Sur les perfectionnements les plus récents apportés aux méthodes et aux appareils de numération des globules sanguins et sur un nouveau compte-globules. Arch. d. physiol. norm. et pathol. 12. Jahrg., 7. Teil. 1880.

Mannaberg, Die Malariakrankheiten. Nothnagels spez. Path. u. Therap. 2. 1899.

Marchand, Über akute Myeloblastenleukämie (Oxydase). Münch. med. Wochenschr. 1911, Nr. 17, S. 924.

Maresch, Über Gitterfasern der Leber und die Verwendbarkeit der Methode Bielschowskys zur Darstellung feinster Bindegewebsfibrillen. Centralbl. f. Pathol. 16. 1905.

Markoff, Müller u. Zuntz, Eine Stickoxydulmethode zur Bestimmung der umlaufenden Blutmenge im Körper. Veröffentl. d. Zentralstelle f. Balneologie 1911, H. 4.

Martens u. Grünbaum, Über eine Neukonstruktion des Königschen Spektralphotometers. Annalen d. Physik 12. 1903.

Masing, Über das Hämoglobin in normalen und pathologischen Zuständen. Deutsches Archiv f. klin. Med. 98. 1909.

— u. Morawitz, Höhenklima und Blutbildung. Deutsches Archiv f. klin. Med. 98. 1910.

— u. Siebeck, Über das Hämoglobin in normalen und pathologischen Zuständen. II. Sauerstoffbindungsvermögen. Deutsches Archiv f. klin. Med. 99. 1910.

Maurer, Die Malariaparasiten. Münch. med. Wochenschr. 1901, Nr. 9.

— Die Malaria perniciosa (Giemsafärbung). Centralbl. f. Bakt. u. Parasitenk. 32, 695. 1902.

Maximow, Über zweckmäßige Methoden für zytologische und histogenetische Untersuchungen. Zeitschr. f. wissensch. Mikr. 26. 1909.

May, Über eine Pipette zur Blutkörperchenzählung mit automatischer Einstellung. Münch. med. Wochenschr. 1903, Nr. 6.

— Eine neue Methode der Romanowskyfärbung. Münch. med. Wochenschr. 1906, Nr. 8.

— u. Grünwald, Über Blutfärbungen. Centralbl. f. inn. Med. 1902, Nr. 11.

— Et., Etudes sur les résistances globulaires. Paris, Alcan 1914.

Mayer. Die Fehlerquellen der Hämometeruntersuchung (v. Fleischl). Deutsches Archiv f. klin. Med. 57. 1896.

Mayer, Paul, Aus der Mikrotechnik (Paraffinofen). Intern. Monatsschr. f. Anat. u. Physiol. 4. 1887.

— Über Hämatoxylin, Karmin und verwandte Materien. Zeitschr. f. wissensch. Mikr. 16. 1899.

Meissen, Die Abhängigkeit der Blutkörperchenzahl von der Meereshöhe. Therap. Monatshefte 1899, S. 523.

— u. Schröder, Zur Frage der Blutveränderungen im Gebirge. Münch. med. Wochenschr. 1897, Nr. 23 u. 24.

— — Eine vom Luftdruck unabhängige Zählkammer für Blutkörperchen. Münch. med. Wochenschr. 1898, Nr. 4.

Merzbacher, Ergebnisse der Untersuchung des Liquor cerebrospinalis. Neurol. Centralbl. 23. 1904.

Metz, Die Leitzsche Dunkelfeldbeleuchtung bei Verwendung der homogenen Ölimmersion. Zeitschr. f. wissensch. Mikr. 22. 1905.

— Der aplanatische und achromatische Kondensor. Zeitschr. f. wissensch. Mikr. 29. 1912.

Meyer, C. F., Ist die Zeiss-Thomasche Zählkammer wirklich vom äußeren Luftdruck abhängig? Münch. med. Wochenschr. 1900, Nr. 13.

—, Erich, Beiträge zur Leukozytenfrage (Guajakreaktion). Münch. med. Wochenschr. 1903, Nr. 35.

— Über die zytodiagnostische Bedeutung der Guajakreaktion. Münch. med. Wochenschr. 1904, Nr. 35 (Sitzungsber.)

— u. Emmerich, Über paroxysmale Hämoglobinurie. Deutsches Archiv f. klin. Med. 96.

Meyer, Ernst, Über zytodiagnostische Untersuchung des Liquor cerebrospinalis. Berliner klin. Wochenschr. 1904, Nr. 5.

Michaelis, L., Eine Universalmethode für Blutpräparate. Deutsche med. Wochenschr. 1899, Nr. 30.

— Bemerkung zu dem Aufsatz von Karl Reuter (Methylenazur). Centralbl. f. Bakt. u. Parasitenk. 30, Nr. 16. 1901.

— Das Methylenblau und seine Zersetzungsprodukte. Centralbl. f. Bakt. u. Parasitenk. 29, Nr. 19. 1901.

— Zur Theorie der Fettfärbung. Deutsche med. Wochenschr. 1901, Nr. 44.

— Einführung in die Farbstoffchemie für Histologen. Berlin, Karger, 1902.

— Die Bestimmung der Wasserstoffionenkonzentration durch Gasketten. Abderhaldens Biochem. Arbeitsmethoden 5. 1911.

— Die Wasserstoffionenkonzentration. Monograph. a. d. Gesamtgebiet d. Physiol. d. Pflanzen und der Tiere. Berlin, Springer, 1914.

Michaelis, L. u. Davidoff, Methodisches und Sachliches zur elektrometrischen Bestimmung der Blutalkaleszenz. Biochem. Zeitschr. **46**.

Michel, Über die Dauer der Nachweisbarkeit von Kohlenoxyd im Blute und in Blutextravasaten überlebender Individuen. Vierteljahrsschr. f. gerichtl. Med. u. öffentl. Sanitätswesen **14**, III. Folge. 1897.

Michiels, Eine einfache Methode zur Bestimmung der Gerinnzeit des Blutes. Zeitschr. f. Kinderheilk. **5**, H. 5. 1912.

Miescher, Über die Beziehungen zwischen Meereshöhe und Beschaffenheit des Blutes. Korrespondenzbl. f. Schweiz. Ärzte 1893.

— Bemerkungen über eine verbesserte Form der Mischpipette und ihren Einfluß auf die Genauigkeit der Blutkörperchenzählung. Korrespondenzbl. f. Schweiz. Ärzte 1893, Nr. 24.

Milian, Technique pour l'étude clinique de la coagulation du sang. Bull. soc. méd. des hôp. Paris, 1901.

Morawitz, Beiträge zur Kenntnis der Blutgerinnung. 1., 2. u. 3. Mitteil. Deutsches Archiv f. klin. Med. **79**. 1903.

— Beiträge zur Kenntnis der Blutgerinnung. 2. Mitteil. Deutsches Archiv f. klin. Med. **79**. 1904.

— Klinische Untersuchungen über Blutverteilung und Blutmenge bei Gesunden und Kranken. Volkmanns klin. Vorträge. Inn. Med. Nr. 139. 1908.

— Über Oxydationsprozesse im Blut. Arch. f. experim. Pathol. u. Pharmakol. **60**. 1909.

— u. Bierich, Über die Pathogenese der cholämischen Blutungen. Schmiedebergs Archiv **56**.

— u. Itami, Klinische Untersuchungen über Blutregeneration (Sauerstoffzehrung). Deutsches Archiv f. klin. Med. **100**. 1910.

— u. Pratt, Einige Beobachtungen bei experimentellen Anämien. Münch. med. Wochenschr. 1908, Nr. 35.

— u. Röhmer, Über die Sauerstoffversorgung bei Anämien. Deutsches Archiv f. klin. Med. **94**. 1908.

— u. Siebeck, Untersuchungen über die Blutmenge bei Anämien. Schmiedebergs Archiv **59**. 1908.

— u. Walker, Über ein tonometrisches Verfahren zur Bestimmung des Gleichgewichtes zwischen Säuren und Basen im Organismus. Biochem. Zeitschr. **60**. 1914.

Müller, Erich, Die Blut- und Hämoglobinmenge und die Sauerstoffkapazität des Blutes bei gesund- und blaßaussehenden Kindern. Jahrb. f. Kinderheilk. **72**. 1910.

—, Franz, Zur Kritik des Miescherschen Hämometers. Archiv f. Anat. u. Physiol. (Physiol. Abt.) 1901.

— Beiträge zur Frage nach der Wirkung des Eisens bei experimentell erzeugter Anämie. Virchows Archiv **164**. 1901.

— Ein Beitrag zur Methodik der Bestimmung der Gesamtblutmenge. Archiv f. Anat. u. Physiol. (Physiol. Abt.) 1901.

— Über die „Ferrizyanidmethode" zur Bestimmung des Sauerstoffs im Blut ohne Blutgaspumpe. Pflügers Archiv **103**. 1904.

— Biologische Gasanalyse. Abderhaldens Handb. d. biochem. Arbeitsmethoden **3**. 1910.

Münzer, Über Polycythämie nebst Beiträgen zur klinischen Blutuntersuchung. Zeitschr. f. experim. Pathol. u. Therap. **5**. 1908.

— u. Bloch, Experimentelle Beiträge zur Kritik der Viskositätsbestimmungsmethoden. Zeitschr. f. experim. Pathol. u. Therap. **7**. 1909 u. **11**. 1912.

— — Die Bestimmung der Viskosität des Blutes mittels der Apparate von Determann und Hess nebst Beschreibung eines eigenen Viskosimeters. Mediz. Klin. 1909, Nr. 9 u. 10.

Naegeli, Über rotes Knochenmark und Myeloblasten (Guajakreaktion). Deutsche med. Wochenschr. 1900, Nr. 18.

— Ergebnisse von Untersuchungen des Blutplasmas und Blutserums. Verhandl. d. d. Kongr. f. inn. Med. 1913.

— Blutkrankheiten und Blutdiagnostik. Berlin u. Leipzig 1919.

Nakanishi, Vorläufige Mitteilung über eine neue Färbungsmethode zur Darstellung des feineren Baus der Bakterien. Münch. med. Wochenschr. 1900, Nr. 6.

Nakano, Beiträge zur Kenntnis der histologischen Oxydasereaktion, der Supravital- und Vitalfärbung. Fol. hämat. **15**. 1913.

Nelson, Über eine Methode der Bestimmung der Gesamtblutmenge beim Tier usw. Schmiedebergs Archiv **60**. 1909.

Neukirch, Über eine neue Methode der Glykogenfixation. Centralbl. f. allg. Pathol. u. pathol. Anat. **20**, Nr. 12. 1909.

— Über die jodophile Substanz der Leukozyten und ihr Verhalten zur Bestschen Färbung. Zeitschr. f. klin. Med. **70**. 1910.

N e u k i r c h , Über morphologische Untersuchungen des Muskelglykogens und eine neue Art seiner Fixation. Virchows Archiv **200**. 1910.

N e u m a n n , Einfache Veraschungsmethode (Säuregemisch-Veraschung) und vereinfachte Bestimmungen von Eisen, Phosphorsäure, Salzsäure und anderen Aschenbestandteilen unter Benutzung dieser Säuregemischveraschung. Zeitschr. f. physiol. Chemie **37**. 1902.

— Über eine einfache Methode der Eisenbestimmung bei Stoffwechselversuchen. Archiv f. Anat. u. Physiol. (Physiol. Abt.) 1902.

— Nachträge zur „Säuregemischveraschung" und zu den an diese geknüpften Bestimmungsmethoden. Zeitschr. f. physiol. Chemie **43**. 1904.

N i e t z k i , Chemie der organischen Farbstoffe. Berlin, Verlag Springer.

N i s h i m u r a , Vergleichende Untersuchungen über die mikrochemische Eisenreaktion in menschlichen Lebern. Centralbl. f. Pathol. **21**. 1910.

N i s s l , Die Bedeutung der Lumbalpunktion für die Psychiatrie. Centralbl. f. Nervenheilk. u. Psych. **27**. 1904.

N o c h t , Artikel über Malariaplasmodien in Enzyklopädie d. mikr. Technik, Abt. II.

— Zur Färbung der Malariaparasiten. Centralbl. f. Bakt. u. Parasitenk. **24**, Nr. 22. 1898.

— Nachtrag zu dem Aufsatz in Nr. 22: Zur Färbung der Malariaparasiten. Centralbl. f. Bakt. u. Parasitenk. **25**, Nr. 1. 1899.

— Zur Färbung der Malariaparasiten. Centralbl. f. Bakt. u. Parasitenk. **25**, Nr. 21 u. 22. 1899.

N o o r d e n , v., Beiträge zur quantitativen Spektralanalyse, insbesondere zu derjenigen des Blutes. Zeitschr. f. physiol. Chemie **4**. 1880.

— Handbuch der Pathologie des Stoffwechsels. 2. Aufl. 1906.

O e r u m , Über die Methoden zur Hb-Bestimmung und deren Wert zum klinischen Gebrauch. Festschrift f. Hammarsten XII, Upsala 1906.

— Über die Hämoglobinbestimmung und den „funktionellen" Wert des Hämoglobins. Deutsche med. Wochenschr. 1908, Nr. 28.

— Quantitative Blutuntersuchungen. Deutsches Archiv f. klin. Med. **93**. 1908.

O k e r - B l o m , Tierische Säfte und Gewebe in physikalisch-chemischer Beziehung. Pflügers Archiv **79**, 111 u. 510. 1910.

O r t h , Über die Verwendung des Formaldehyd im pathologischen Institut in Göttingen. Berliner klin. Wochenschr. 1896, Nr. 13.

O s t w a l d - L u t h e r , Hand- und Hilfsbuch zur Ausführung physiko-chemischer Messungen. Leipzig, Verlag Engelmann.

O t t i k e r , Über die Resistenzprüfung der Erythrozyten nebst Untersuchungen über das Wesen der Hämolyse. Fol. hämat. **18**. 1914.

P a p p e n h e i m , A., Die Bildung der roten Blutscheiben (Vitalfärbung). Dissert. Berlin 1895.

— Vergleichende Untersuchungen über die elementare Zusammensetzung des roten Knochenmarks einiger Säugetiere (Vitalfärbung, S. 54). Virchows Archiv **157**. 1899.

— Grundriß der Farbchemie zum Gebrauch bei mikroskopischen Arbeiten. Berlin, Hirschwald 1901.

— Eine neue, chemisch elektive Doppelfärbung für Plasmazellen (Methylgrün-Pyronin). Monatshefte f. prakt. Dermatol. **33**. 1901.

— Eine panoptische Triacidfärbung. Deutsche med. Wochenschr. 1901, Nr. 46.

— Wie verhalten sich die Unnaschen Plasmazellen zu Lymphozyten. Virchows Archiv **166**. 1901.

— Einige Bemerkungen über Methoden und Ergebnisse der sogenannten · Vitalfärbung an den Erythrozyten. Fol. hämat. **4**. Supplementband 1907, S. 46.

— Panoptische Universalfärbung für Blutpräparate. Med. Klin. 1908, Nr. 32.

— Zur Kenntnis und Würdigung der Methylgrün-Pyronin-Reaktion. Fol. hämat. **6**. 1908.

— Neue zytomorphologische Studien an Blutzellen mit farbenanalytischen Methoden (Methylgrün-Pyronin). Fol. hämat. **9**. 1910.

— Grundriß der hämatologischen Diagnostik und praktischen Blutuntersuchung. Verlag Klinkhardt 1911.

— „Panchrom," eine Verbesserung der panoptischen Universallösung für Blutpräparate jeder Art usw. Fol. hämat. **11**, Arch. S. 194. 1911.

— Über die Vitalfärbung und die Natur der vitalfärbbaren Substanzen der Blutkörperchen. Fol. hämat. **12**. 1911.

— Kurze technologische Zusammenstellung der Färbungsvorschriften mit Panchrom. Fol. hämat. **12**, Arch. 1911.

— Über die Anwendung des kombinierten May-Giemsaverfahrens zur Schnittfärbung. Fol. hämat. **11**. 1911.

— Zur Blutzellfärbung im klinischen Bluttrockenapparat und zur histologischen Schnittpräparatfärbung der hämatopoetischen Gewebe nach meinen Methoden. Fol. hämat. **13**. 1912.

Pappenheim, A., Über einige Modifikationen und Verbesserungen am Instrumentarium für Hämozytometrie des praktischen Arztes. (Zählkammer nach Gorjajaw). Deutsche med. Wochenschr. 1912, Nr. 44.
— Technik der klinischen Blutuntersuchung für Studierende und Ärzte. Berlin, Springer, 1911.
—, M., Färbung der Zellen des Liquor cerebrospinalis mit und ohne Zusatz von Eiweiß. Wiener klin. Wochenschr. 1907, Nr. 10.
— Beiträge zum Zellstudium der Zerebrospinalflüssigkeit. Zeitschr. f. Heilk., Path. Teil 28. 1907.
Perls, Nachweis von Eisenoxyd in gewissen Pigmenten. Virchows Archiv 35. 1867.
Pfeiffer, Über die Bleibtreusche Methode zur Bestimmung des Volumens der körperlichen Elemente im Blut und die Anwendbarkeit derselben auf das Blut gesunder und kranker Menschen. Zentralbl. f. inn. Med. 16. 1895.
Pick, Über die Methoden, anatomische Präparate naturgetreu zu konservieren. Berliner klin. Wochenschr. 1900, Nr. 41 u. 42.
Plesch, Hämodynamische Studien und Zeitschr. f. klin. Med. 63. 1907. Berlin, Hirschwald, 1909.
— Chromophotometer, ein neuer Apparat zur Bestimmung der Konzentration von Farblösungen, besonders zur Feststellung der Hämoglobinkonzentration und der Menge des Blutes beim Lebenden. Zeitschr. f. klin. Med. 63. 1907.
— Über funktionelle Hb-Bestimmung. Deutsches Archiv f. klin. Med. 99. 1910.
Port u. Akiyama, Klinische Untersuchungen über Blutplättchen. Deutsches Archiv f. klin. Med. 106. 1912.
Portmann, Eine Verbesserung der Pipetten des Blutkörperchenzählapparates und des Hämometers nach Sahli. Berliner klin. Wochenschr. 1909, Nr. 46.
Posner, Zur Anwendung der Osmiumsäure in der klinischen Mikroskopie. Berliner klin. Wochenschr. 1903, Nr. 32.
Pranter, Zur Paraffintechnik. Zeitschr. f. wissensch. Mikr. 19. 1902.
Pratt, Beobachtungen über die Gerinnungszeit des Blutes und die Blutplättchen. Archiv f. experim. Pathol. u. Pharmakol. 49. 1903.
— A critical study of the various methods employed for enumerating blood platelets. Journ. of the Amer. med. Assoc. 45, 1999. 1905.
Pröscher, Zur Blutfärbetechnik. Centralbl. f. Pathol. 16, Nr. 21. 1905.
v. Provazek: Handb. d. pathogen. Protozoen. I. Bd. (Giemsa: Fixierung und Färbung der Protozoen). 1912.
Prus, Einiges über das Verhalten des leukämischen Blutes (Blutplättchen). Centralbl. f. klin. Med. 1887, Nr. 25 (Referat).
Puppe, Über das Prinzip der Konservierung anatomischer Präparate in den „natürlichen" Farben mittelst Formaldehyd, nebst Bemerkungen über die Verwertbarkeit dieses Mittels beim forensischen Blutnachweis. Vierteljahrsschr. f. gerichtl. Med. 17. 1899.

Quincke, Über fetthaltige Transsudate. Archiv f. klin. Med. 16. 1875.
— Weitere Beobachtungen über perniciöse Anämie (Blutmengenbestimmung). Deutsches Archiv f. klin. Med. 20, 27. 1877.
— Über direkte Fe-Reaktion in tierischen Geweben. Schmiedebergs Archiv 37. 1896.

Rabl, Über eine elektive Färbung der Blutplättchen in Trockenpräparaten. Wiener klin. Wochenschr. 1896, Nr. 46.
Rajewsky, Zur Frage über die quantitative Bestimmung des Hämoglobingehaltes im Blut. Pflügers Archiv 12, 70. 1876.
Ransom, Die Lymphe nach intravenöser Injektion von Tetanustoxin und Tetanusantitoxin. Zeitschr. f. physiol. Chemie 29, 349 u. 553. 1900.
Ratner, Über die Bestimmung der Blutmenge. Vergleich der Bebringschen mit der Welckerschen Methode. Dissert. Basel 1914.
Raubitschek, Zur Pathologie der Zyankalivergiftung (Beitrag zur Kenntnis der oxydierenden Zellfermente). Wien. klin. Wochenschr. 1912. 149.
Reichert, Neuer Spiegelkondensor zur Sichtbarmachung ultramikroskopischer Teilchen. Österreich. Chemikerzeitung 1907, Nr. 1.
— Gebrauchsanweisung für die Spiegelkondensoren aus den optischen Werken von C. Reichert, Wien. Zeitschr. f. angew. Mikr. 14. 1908.
Reimann, Eine Methode zur Verstärkung der Färbung schwer färbbarer Gewebe bei Anwendung der Methoden: Polychrome Methylenblaulösung — Glyzerinäther und Carbol + Methylgrün + Pyronin. Med. Klin. 1913, Nr. 25.
Reinert, Die Zählung der Blutkörperchen und deren Bedeutung für Diagnose und Therapie Leipzig, Vogel, 1891.

Reiss, Die refraktometrische Blutuntersuchung und ihre Ergebnisse für die Physiologie und Pathologie des Menschen. Ergebn. d. inn. Med. u. Kinderheilk. **10**. 1913.

Reuter, Über den färbenden Bestandteil der Romanowsky-Nochtschen Malariaplasmodien-färbung, seine Reindarstellung und praktische Verwendung. Centralbl. f. Bakt. u. Parasitenk. **30**, Nr. 6. 1901.

Ribierre, De la résistance des globules rouges et de ses variations. Fol. hämat. 1905, H. 3.

Riebes, Eine Modifikation der Zollikoferschen Kammerfärbungsmethode. Münch. med. Wochenschr. 1905, Nr. 31.

Robert-Tissot, La viscosité sanguine, Fol. hämatol. **4**, 1907.

Röhmann u. **Spitzer**, Über Oxydationswirkungen tierischer Gewebe. Bericht d. chem. Gesellsch. **28**. 1895.

Roerdansz, Neue Blutmischpipette sowie Kritik über die Methode der Blutmischung behufs Vornahme der Blutkörperchenzählung. Pflügers Archiv **145**. 1912.

— Neue Blutkörperchenzählkammer nebst Kritik über die Blutkörperchenzählmethoden. Pflügers Archiv **152**, 81. 1913.

— Die Vorbereitung des Blutes zur Zählung seiner Formelemente und die den einzelnen hierbei gebräuchlichen Methoden innewohnenden Unsicherheiten. Fol. hämat. **18**, H. 1. 1914.

Rogers, The diagnostic value of the variations in the leucocytes and other blood changes. Brit. med. Journ. **1**, 827. 1902.

Rohrer, Bestimmung des Mischungsverhältnisses von Albumin und Globulin im Blutserum. Deutsches Archiv f. klin. Med. **121**. 1917.

Romanowsky, Zur Frage der Parasitologie und Therapie der Malaria. Petersb. med. Wochenschr. 1891, Nr. 34 u. 35.

Rosenthal, Die feineren Vorgänge bei dem Ablauf der myogenen Leukozytose. Fol. hämat. **10**. 1910.

Rosin, Zur Färbung und Histologie der Nervenzellen. Deutsche med. Wochenschr. 1898, Nr. 39.

— Über eine neue Gruppe von Anilinfarbstoffen, ihre Bedeutung für die Biochemie der Zelle und ihre Verwendbarkeit für die Gewebsfärbung. Berliner klin. Wochenschr. 1899, Nr. 12.

— Artikel Methylenblau in Enzyklopädie der mikroskopischen Technik. **2**.

— u. **Bibergeil**, Über vitale Blutfärbung und deren Ergebnisse bei Erythrozyten und Blutplättchen. Zeitschr. f. klin. Med. **54**. 1904.

— — Das Verhalten der Leukozyten bei der vitalen Blutfärbung. Virchows Archiv **178**. 1904.

Ross, Ronald, An improved method for the microscopical diagnosis of intermittent fever. Lancet 1903, Jan., S. 86.

Rost, Die Photographie des Blutspektrums. Med. Klin. 1909, S. 265.

— , **Franz** u. **Heise**, Beiträge zur Photographie der Blutspektra. Arbeit. a. d. Kaiserl. Gesundheitsamt **32**, H. 2. 1909.

Roth, Elektrische Leitfähigkeit tierischer Flüssigkeiten. Centralbl. f. Physiol. **11**, H. 8. 1897.

— Über die hämolytische Anämie (Agglutination der Erythr.). Deutsches Archiv f. klin. Med. **106**. 1912.

Röthlisberger, Apparat zur Gefrierpunktbestimmung. Münch. med. Wochenschr. 1905, Nr. 22.

Roy, Note on a method of measuring the specific gravity of the blood for clinical use. Proceed. of the physiolog. soc. March 1884.

Rubinstein, Zur Technik der Blutfärbung. Zeitschr. f. wissensch. Mikr. **14**. 1897.

Ruge, Einführung in das Studium der Malariakrankheiten. Fischer, Jena 1901.

Russell, Address of the characteristic organism of cancer. Lancet 1890, S. 1259.

— An address on a characteristic organism of cancer. Brit. med. Journ. Dez. 1890, S. 1356.

Ruzicka, Über tinktorielle Differenzen zwischen lebendem und abgestorbenen Protoplasma. Pflügers Archiv **107**. 1905.

Sabrazès, Utilité pour l'examen du sang de la coloration au bleu de méthylène. Fol. hämat. **8**, 206. 1909.

— A propos du sang des saturnins et de la question de la polychromatophilie, des hématies granulo-réticulo-filamenteuses et des hématies à granulations basophiles. Fol. hämat. **9** (Arch.), 104. 1910.

Sahli, Zur Diagnose und Therapie anämischer Zustände. Korrespondenzbl. f. Schweiz. Ärzte 1886, S. 553 u. 601.

— Über eine Ergänzung zum Gowersschen Hämoglobinometer. Korrespondenzbl. f. Schweiz. Ärzte 1887.

— Weitere Beiträge zur Lehre von der Hämophilie. Deutsches Archiv f. klin. Med. **99**. 1910.

Sahli, Lehrbuch der klinischen Untersuchungsmethoden. 6. Aufl. 1914.

Saito, Über den Einfluß der Dyspnoe auf die Beschaffenheit des Blutfarbstoffes. Zeitschr.
 f. Biol. **49**. 1907.

Salkowski, Über ein neues Verfahren zur Bestimmung der Alkaleszenz des Blutes. Centralbl.
 f. med. Wissensch. 1898, Nr. 52.

Samuely, Über die Verwendbarkeit des Autenrieth-Königsbergerschen Kolorimeters als
 Hämometer. Münch. med. Wochenschr. 1910, Nr. 29.

Sander, Über die Bestimmung der zirkulierenden Blutmenge im lebenden Tier. Archiv
 f. Anat. u. Physiol. (Physiol. Abt.) 1881, S. 471.

Sata, Über das Vorkommen von Fett in der Haut und in einigen Drüsen. Zieglers Beiträge
 27. 1900.

Schäffer, E., Fehlerquellen bei Bestimmung der Resistenz der Erythrozyten nach v. Liebermann und v. Fillinger. Deutsche med. Wochenschr. 1912, Nr. 40.

Schaffer, Die Methodik der histologischen Untersuchung des Knochengewebes. Zeitschr.
 f. wissensch. Mikr. **10**. 1893.

Schaudinn, Studien über krankheitserregende Protozoen, II. Plasmodium vivax, der
 Erreger des Tertianfiebers des Menschen. Arbeit. a. d. Kaiserl. Gesundheitsamt **19**.
 1903.

Schaumann u. Rosenqvist, Über die Natur der Blutveränderungen im Höhenklima.
 Zeitschr. f. klin. Med. **35**, 126 u. 315.

— — Wie ist die Blutkörperchenvermehrung im Gebirge zu erklären. Therap. Monatshefte
 1900, S. 28.

— — Zur Höhenklimafrage. Therap. Monatshefte 1900, S. 256.

Schilling, Lebende weiße Blutkörperchen im Dunkelfeld. Fol. hämat. **6**. 1908.

— Torgau, Arbeiten über die Erythrozyten (Vitalfärbung). Fol. hämat. **11** (Arch.),
 327, **14** (Arch.), 95. 1911, 1912.

— Kritik der Arnethschen Lehre von der Verschiebung des leukozytären Blutbildes und
 Wertung ihrer klinischen Anwendbarkeit. Fol. hämat. **12** (Arch.). 1911.

— Ein praktisch und zur Demonstration brauchbarer Differentialleukozytometer mit
 Arnethscher Verschiebung des Blutbildes. Deutsche med. Wochenschr. 1911, Nr. 25.

— Das Blutbild und seine klinische Verwertung. Fischer, Jena 1912.

— Angewandte Blutlehre für die Tropenkrankheiten. Barth, Leipzig 1914.

— Anleitung zur Diagnose im dicken Tropfen. Fischer, Jena. 1918.

— Die Lösung der Blutplättchenfrage und ihre Ergebnisse für Klinik und Pathologie. Deutsche med. Wochenschr. 1918, Nr. 49.

Schimmelbusch, Die Blutplättchen und die Blutgerinnung. Virchows Archiv **101**, 201.
 1885.

Schittenhelm u. Bodong, Beiträge zur Frage der Blutgerinnung mit besonderer Berücksichtigung der Hirudinwirkung. Archiv f. experim. Pathol. u. Pharmakol. **54**. 1906.

Schklarewsky, Über das Blut und die Suspensionsflüssigkeiten. Pflügers Archiv **1**. 1868.

Schlesinger u. Fuld, Die Kolorimetric mittelst der Kontrastfarbe, speziell in ihrer Anwendung auf die Hämometrie. Berliner klin. Wochenschr. 1911, Nr. 18.

Schlüchterer, Eine bequeme Methode zur Darstellung der Zellen des Liquor cerebrospinalis. Neurol. Centralbl. **32**. 1913.

Schmaltz, Die Untersuchung des spezifischen Gewichts des menschlichen Blutes. Archiv
 f. klin. Med. **47**. 1890.

— Das Verhalten des spezifischen Gewichtes des Blutes bei Kranken. Deutsche med. Wochenschr. 1891, S. 555.

Schmorl, Die pathologisch-histologischen Untersuchungsmethoden. Leipzig, F. C. W. Vogel.
 7. Aufl. 1914.

Schorer, Über den Einfluß des quantitativen Verhaltens von Globulin zu Albumin auf die
 Resultate der refraktometrischen Eiweißbestimmung. Korrespondenzbl. f. Schweiz.
 Ärzte 1913, Nr. 47.

Schottelius, Hämostix, Instrument zur Entnahme von Blut für diagnostische Zwecke.
 Münch. med. Wochenschr. 1907, Nr. 11.

Schridde, Die Körnelungen der Lymphozyten des Blutes. Münch. med. Wochenschr. **26**.
 1905.

— Die Darstellung der Leukozytenkörnelungen im Gewebe. Centralbl. f. Pathol. **16**. 1905.

— Beiträge zur Lehre von den Zellkörnelungen. Die Körnelungen der Plasmazellen. Anatom.
 Hefte **28**, H. 85/86. 1905.

— Zur Histologie des Rhinoskleroms. Ein Beitrag zur Plasmazellenfrage und zur Genese
 der hyalinen Körperchen. Archiv f. Dermatol. u. Syphilis **73**. 1905.

— Methoden zur Fixierung und Einbettung von embryonalem Material. Zeitschr. f. wissensch.
 Mikr. **27**. 1910.

— Die Azur-II-Eosin-Färbung an Gefrierschnitten. Centralbl. f. Pathol. **23**. 1912.

Schridde u. Fricke, Über gleichzeitige Fixierung und Durchfärbung von Gewebsstücken (Formolniederschläge). Centralbl. f. Pathol. 17. 1906.
— u. Naegeli, Die hämatologische Technik. Fischer, Jena 1910.
Schröder, Zur Frage der Blutveränderungen im Gebirge. Mitteilungen über die neue, vom Luftdruck unabhängige Zählkammer für Blutkörperchen. Münch. med. Wochenschr. 1898, Nr. 42.
— Entgegnung auf Turbans Aufsatz: „Die Blutkörperchenzählung im Hochgebirge und die Meissensche Schlitzkammer", als weiterer Beitrag zur Klärung der Frage. Münch. med. Wochenschr. 1899, Nr. 40.
Schüffner, Beitrag zur Kenntnis der Malaria. Deutsches Archiv f. klin. Med. 64. 1899.
— Eine einfache Färbung der Leukozyten in der Zählkammer mit Differenzierung der einzelnen Zellarten. Münch. med. Wochenschr. 1911, Nr. 27.
Schultz, J. H., Über das Verhalten der Alkaleszenz des Blutes und der weißen und roten Blutkörperchen bei Nerven- und Geisteskranken. Dissert. Göttingen 1906 u. Monatsschr. f. Psych. u. Neurol. 22. 1908.
— W., Eine neue Methode zur Bestimmung der Gerinnungsfähigkeit des Blutes. Berliner klin. Wochenschr. 1910, Nr. 12.
— u. Wagner, Über den Flüssigkeitsaustausch zwischen Blut und Geweben unter der Einwirkung von thermischen und anderen Einflüssen. Fol. serol. 3. 1909.
Schultze, W. H., Die Oxydasereaktion an Gewebsschnitten und ihre Bedeutung für die Pathologie. Zieglers Beiträge z. allg. Path. u. pathol. Anat. 45. 1909.
— Zur Differentialdiagnose der Leukämien (Oxydasereaktion). Münch. med. Wochenschr. 1909, Nr. 4.
— Weitere Mitteilungen über Oxydasereaktionen an Gewebsschnitten. Münch. med. Wochenschr. 1910, Nr. 42.
— Zur Technik der Oxydasereaktion (Indophenolblausynthese). Zentralbl. f. Pathol. 28. 1917.
Schumm, Klinische Spektroskopie. Jena 1909.
— Über den Nachweis von Blutfarbstoff durch seinen an der Grenze des sichtbaren Violett liegenden Absorptionsstreifen. Zeitschr. f. physiol. Chemie 63.
Schwab, Venenthrombose und Gerinnbarkeit des Blutes. Münch. med. Wochenschr. 1906, Nr. 51.
Schwenkenbecher, Über die kolorimetrische Bestimmung des Eisens. Deutsches Archiv f. klin. Med. 75. 1903.
Siedentopf, Über die physikalischen Prinzipien der Sichtbarmachung ultramikroskopischer Teilchen. Berliner klin. Wochenschr. 1904, Nr. 32.
— Dunkelfeldbeleuchtung und Ultramikroskopie. Zeitschr. f. wissensch. Mikr. 24. 1907.
— Paraboloidkondensor, eine neue Methode für Dunkelfeldbeleuchtung. Zeitschr. f. wissensch. Mikr. 24. 1907.
— Die Vorgeschichte der Spiegelkondensoren. Zeitschr. f. wissensch. Mikr. 24. 1907.
— Über mikroskopische Beobachtungen bei Dunkelfeldbeleuchtung. Zeitschr. f. wissensch. Mikr. 25. 1908.
— Über Spiegelkondensoren. Erwiderung an Herrn O. Heimstädt. Zeitschr. f. wissensch. Mikr. 25. 1908.
Smith L., Fettfärbung mit Nilblausulfat. Journ. of path. a. bacter 1908, Nr. 13.
Snapper, Kurze Notiz über das Neutralrotpapier als Indikator bei Alkalibestimmungen des Serums. Biochem. Zeitschr. 51. 1913.
Socin, In welcher Form wird das Eisen resorbiert? Zeitschr. f. physiol. Chemie 15. 1891.
Sorochowitsch, Über die Glykogenreaktion der Leukozyten. Zeitschr. f. klin. Med. 51. 1904.
Spee Graf, Leichtes Verfahren zur Erhaltung linear geordneter, lückenloser Schnittserien mit Hilfe von Schnittbändern. Zeitschr. f. wissensch. Mikr. 2. 1885.
Spuler u. Schittenhelm, Über die Herkunft der sogenannten „Kern- resp. Zellschollen" bei der lymphatischen Leukämie und die Natur der eosinophilen Zellen, zugleich ein Beitrag zur diagnostischen Knochenmarkspunktion. Deutsches Archiv f. klin. Med. 109. 1913.
Staubli, Klinische und experimentelle Untersuchungen über Trichinosis und über die Eosinophilie im allgemeinen. Deutsches Archiv f. klin. Med. 85. 1905 (Beschreibung der Neubauerschen Zählkammer).
— Zur Ausführung der Hämoglobinbestimmung. Münch. med. Wochenschr. 1911, Nr. 46.
— Beitrag zum Nachweis von Parasiten im Blut. Münch. med. Wochenschr. 1908, Nr. 50.
Starcke, Über Blutkörperchenzählung. Münch. med. Wochenschr. 1898, Nr. 49.
Stein, Zur Kenntnis der Aleukämien usw. (Milzpunktion). Med. Klin. 1915, Nr. 9—11.
Stejskal, v., Über hämolytischen Ikterus und über das Auftreten hämolytischer Vorgänge bei diesem und bei perniciöser Anämie. Wiener klin. Wochenschr. 1909, Nr. 19.

Stern, Vergleichende Untersuchungen über die Thoma-Zeissche u. Fuchs-Rosenthalsche Zählkammer bei Liquoruntersuchungen. Münch. med. Wochenschr. 1916, Nr. 3.

Sternberg, Eine Schnittfärbung nach der Romanowskischen Methode. Centralbl. f. Pathol. 16, Nr. 8. 1905.

Sternberg, Über das Vorkommen von einkernigen, neutrophil granulierten Leukozyten in der Milz (Triacidfärbung). Centralbl. f. Pathol. 16. 1905.

Stewart, The relative volume or weight of corpuscles ard plasma in blocd. Journ. of physiolog. 24. 1899.

Stieda, Einige histologische Befunde bei tropischer Malaria. Centralbl. f. Pathol. 4. 1893.

Stintzing u. Gumprecht, Wassergehalt und Trockensubstanz des Blutes bei gesunden und kranken Menschen. Deutsches Archiv f. klin. Med. 53. 1894.

Strasmann, Beitrag zur Technik der Oxydasereaktion an Gewebsschnitten. Centralbl. f. Pathol. 20. 1909.

Strauss, Über das Verhalten der Blutalkaleszenz des Menschen unter einigen physiologischen und pathologischen Bedingungen. Zeitschr. f. klin. Med. 30. 1896.

— Sarkomatose und lymphatische Leukämie. Charité-Annal. 23. 1898 (Technik, S. 361).

— u. Chajes, Refraktometrische Eiweißbestimmungen am menschlichen Blutserum und ihre klinische Bedeutung. Zeitschr. f. klin. Med. 52. 1904.

Stromberg, Methodisches über Blutgerinnung, nebst Bemerkungen über das Wesen des Gerinnungsvorganges. Biochem. Zeitschr. 37. 1911.

Strubell, Über eine neue Methode der Urin- und Blutuntersuchung. Archiv f. klin. Med. 69. 1901; Kongreß f. inn. Med. 1900.

— Über refraktometrische Blutuntersuchungen. Münch. med. Wochenschr. 1902, Nr. 15.

Szécsi, Neue Beiträge zur Zytologie des Liquor cerebrospinalis. Zeitschr. f. d. ges. Neur. u. Psych. 6. 1911 u. Wien. klin. Wochenschr. 1911, Nr. 33.

— Weitere Beiträge zur Zytologie des Liquor cerebrospinalis. Zeitschr. f. d. ges. Neur. u. Psych. 9. 1912.

— Neue Methoden für die zytologische Untersuchung der Lumbalflüssigkeit. Fol. hämat. 10. 1910.

— Über einige moderne Romanowsky-Blutfärbungen. Deutsche med. Wochenschr. 1911, Nr. 23.

— Lucidol, ein neues Fixiermittel. Deutsche med. Wochenschr. 1913, Nr. 33.

Thoma, Die Zählung der weißen Zellen des Blutes. Virchows Archiv 87. 1882.

Tirmann, Über den Übergang des Eisens in die Milch (Fe-Reaktion). Görbersdorfer Veröffentl. 2. 1988, S. 112.

Tobler, Zur Technik der diagnostischen Blutentnahme und der intravenösen Injektion beim Säugling. Monatsschr. f. Kinderheilk. 13. 1915.

Tojbin, Der „Cytax" — die erste Zähl- und Rechenmaschine im Dienste der Medizin. Med. Klin. 1912, Nr. 11.

Tollens, Zur Verwertbarkeit des Gärtnerschen Hämophotographen im Vergleich zum Fleischl-Miescherschen Hämoglobinometer. Centralbl. f. inn. Med. 1902, Nr. 25.

Traugott, Über die Punktion des Sinus longitudinalis beim Säugling. Archiv f. Kinderheilk. 66. 1918.

Tschistowitsch, Über die Blutplättchen bei akuten Infektionskrankheiten. Fol. hämat. 4, Nr. 3. 1907.

Türk, Zur Leukämiefrage (Mastzellenfärbung). Wiener klin. Wochenschr. 1901, Nr. 18.

— Über Leukozytenzählung. Wiener klin. Wochenschr. 1902, Nr. 28.

— Vorlesungen über klinische Hämatologie 1 und 2 (Teil 1). Braumüller, Wien 1904 und 1912.

Turban, Die Blutkörperchenzählung im Hochgebirge und die Meissensche Schlitzkammer. Münch. med. Wochenschr. 1899, Nr. 24.

— Bemerkungen zu Schröders Entgegnung auf meinen Aufsatz: Die Blutkörperchenzählung im Hochgebirge und die Meissensche Schlitzkammer. Münch. med. Wochenschr. 1900, Nr. 13.

Uhma, Die Schnellfärbung des Neisserschen Diplokokkus in frischen, nicht fixierten Präparaten. Archiv f. Dermatol. u. Syphilis 50, H. 2. 1899.

Ulmer, Die Bestimmung des Volumens der Blutkörperchen auf viskosimetrischem Wege. Dissert. Zürich 1909.

Unna, Über die Reifung unserer Farbstoffe. Zeitschr. f. wissensch. Mikr. 8. 1891.

— Eine Modifikation der Pappenheimschen Färbung auf Granoplasma. Monatshefte f. prakt. Dermatol. 35. 1902.

— u. Reimann, Die Verbesserung der Färbungen durch Fixierung des Gewebes mit Chlorzink. Med. klin. 1912, Nr. 33.

Valentin, Versuch einer physiologischen Pathologie. Leipzig 1866.
— G., Histologische und physiologische Studien XLV. Die Orte und Breiten der Blutbänder. Zeitschr. f. Biol. 18.
Vallet, Sur la numération des hématoblastes. Compt. rend. de la Soc. de Biol. 59, 540. 1907.
Veillon, Der Fleischl-Mieschersche Hämometer und die Prüfung seiner Leistungsfähigkeit. Schmiedebergs Archiv 39. 1897.
Verocay, Beseitigung der „Formolniederschläge" aus mikroskopischen Schnitten. Centralbl. f. Pathol. 19. 1908.
Viereck, Die Romanowsky-Färbung nach May. Münch. med. Wochenschr. 1906. Nr. 29.
Vierordt, Untersuchungen über die Fehlerquellen bei der Zählung der Blutkörperchen. Archiv f. physiol. Heilk. 11, 857. 1852.
— Die Anwendung des Spektralapparates zur Photometrie der Absorptionsspektren usw. Laupp, Tübingen 1873.
Viola, Studi fisico-chemici sul sangue. Padova 1902 und Rivista veneta di science med. Ann. 8, Fasc. 8. 1901.

Wachholtz, Über das Schicksal des Kohlenoxyds im Tierkörper. Pflügers Archiv 74 u. 75. 1899.
Walter, Studien über den Liquor cerebrospinalis. Monatsschr. f. Psych. u. Neurol. 28. 1910, Ergänzungsheft.
Warburg, Zur Biologie der roten Blutzellen. Zeitschr. f. physiol. Chemie 59, H. 1. 1909.
Weidenreich, Eine neue einfache Methode zur Darstellung von Bluttrockenpräparaten. Fol. hämat. 3, Nr. 1. 1906.
— Zur Kenntnis der granulierten Leukozyten (Agarosmiummethode). Archiv f. mikr. Anat. 72, 213. 1908.
Weigert, Über eine neue Methode zur Färbung von Fibrin und von Mikroorganismen. Fortschritte d. Med. 5. 1887.
— Über eine Methode zur Färbung elastischer Fasern. Centralbl. f. Pathol. 9. 1898.
Welcker, Bestimmungen der Menge des Körperblutes und der Blutfärbekraft, sowie Bestimmungen von Zahl, Maß, Oberfläche und Volumen des einzelnen Blutkörperchens bei Tieren und bei Menschen. Zeitschr. f. ration. Med. 4, 145. 1858.
Wesche, Über Leuchtgasvergiftung und Kohlenoxydblut. Vierteljahrsschr. f. gerichtl. Med. 25. N. F. 1876.
Westphal, Über Mastzellen. Dissert. Berlin 1880.
Widal, Abrami u. Brulé, Diversité de types des hématies granuleuses. Procédés de coloration (Vitalfärbung). Compt. rend. de la Soc. de Biol. 1908, S. 496.
— Sicard et Ravaut, A propos du cytodiagnostic du tabes. Rev. neur. 1903, Nr. 6.
Willebrand, v., Eine Methode für gleichzeitige Kombinationsfärbung von Bluttrockenpräparaten mit Eosin und Methylenblau. Deutsche med. Wochenschr. 1901, Nr. 4.
Winkler, Der Nachweis von Oxydase in den Leukozyten mittels der Dimethylparaphenylendiaminalphanaphtolreaktion. Fol. hämat. 4, 323. 1907.
— Die Oxydasereaktion in gonorrhoischem Eiter. Fol. hämat. 5, 17. 1908.
— Die Färbung der Leukozytengranula mit Sudan und Alphanaptol. Fol. hämat. 14. 1912.
Winternitz, Über die Methode der Blutfarbstoffbestimmung mit Hoppe-Seylers kolorimetrischer Doppelpipette. Zeitschr. f. physiol. Chemie 21.
Wohlgemuth, Eine neue Methode zur quantitativen Bestimmung des Fibrinfermentes und des Fibrinogens in Körperflüssigkeiten und in Organen. Biochem. Zeitschr. 25. 1910.
— Grundriß der Fermentmethoden. Springer, 1913.
Wolff, A., Ein Versuch zur Lösung des Glykogenproblems. Zeitschr. f. klin. Med. 51. 1904.
— : Über eine Methode zur Untersuchung des lebenden Knochenmarks von Tieren. Deutsche med. Woch. 1903, Nr. 10.
— J. W. A., Die Kernzahl der Neutrophilen bei Eiterungen des weiblichen Geschlechtsapparates. Dissert. Heidelberg 1906.
Wölfing, Ein Verfahren zur Bestimmung des Serum-Trockenrückstandes. Münch. med. Wochenschr. 1917, Nr. 27.
Wright, A rapid method for the differential staining of blood films and malarial parasites Journ. of med. research. 7, 138. 1902.
— u. Kinnicut, A new method of counting the blood-platelets for clinical purposes Journ. of the Amer. med. Assoc. 56, 1457. 1911.

Yakimoff, Procédé pour la détermination rapide de la formule leucocytaire. Fol. hämat. 10. 1910.
Ylppö, Neugeborenen-, Hunger- und Intoxikationsacidosis. Springer, Berlin 1916.

Zangemeister, Ein Apparat für kolorimetrische Messungen, insbesondere für quantitative Hämoglobinbestimmungen. Zeitschr. f. Biol. **33.** 1896.

Zappert, Eine Methode zur Zählung der eosinophilen Zellen im frischen Blut (neue Kammer). Centralbl. f. inn. Med. 1892, Nr. 19.

— Über das Vorkommen der eosinophilen Zellen im menschlichen Blute. Zeitschr. f. klin. Med. **23.** 1893.

Zenker, Chromkali-Sublimat-Eisessig als Fixierungsmittel. Münch. med. Wochenschr. 1894, Nr. 27.

Zeynek, v., Neue Beobachtungen und Versuche über das Methämoglobin und seine Bildungsweise. Archiv f. Anat. u. Physiol. (Physiol. Abt.) 1899.

Zieler, Zur Darstellung der Leukozytenkörnelungen sowie der Zellstrukturen und der Bakterien im Gewebe. Centralbl. f. Pathol. **17.** 1906.

Ziemann, Über Malaria- und andere Blutparasiten. Fischer, Jena 1898.

— Eine Methode der Doppelfärbung bei Flagellaten, Pilzen, Spirillen und Bakterien, sowie bei einigen Amöben. Centralbl. f. Bakt. u. Parasitenk. **24**, Nr. 25. 1898.

Ziemke u. Müller, F., Beiträge zur Spektroskopie des Blutes. Archiv f. Anat. u. Physiol. 1901, Supplementband, S. 177.

Zollikofer, Zur Jodreaktion der Leukozyten. Dissert. Bern 1899.

— Die Kammerfärbung der Leukozyten. Zeitschr. f. wissensch. Mikr. **17.** 1900.

Zuntz, Zur Kritik der Blutkörperchenzählung. Archiv f. Anat. u. Physiol. 1905. Supplementband z. physiol. Abt., S. 441.

— u. Plesch, Methode der Bestimmung der zirkulierenden Blutmenge beim lebenden Tiere. Biochem. Zeitschr. **11.** 1908.

Sach- und Autorenregister.

Technik der klinischen Blutuntersuchung für Studierende und Ärzte. Von Oberarzt Dr. **A. Pappenheim,** Berlin. 1911. Preis M. 2.—*

Beiträge zur Photographie der Blutspektra unter Berücksichtigung der Toxikologie der Ameisensäure. Von Reg.-Rat Dr. **E. Rost,** Mitglied des Kais. Gesundheitsamtes, Dr. med. **Fr. Franz,** ständ. Mitarbeiter im Kais. Gesundheitsamte, und Dr. **R. Heise,** Technischer Rat im Kais. Gesundheitsamte. Mit 8 Abbildungen im Text und 7 Tafeln in photographischer Reproduktion. 1909. Preis M. 9.—*

Hermann Lenhartz, Mikroskopie und Chemie am Krankenbett. Neunte, umgearbeitete und vermehrte Auflage von Professor Dr. **Erich Meyer,** Direktor der medizinischen Universitätsklinik in Göttingen. Mit 168 Abbildungen im Text und einer Tafel. 1920. Gebunden Preis M. 25.—

Leitfaden der Mikroparasitologie und Serologie. Mit besonderer Berücksichtigung der in den bakteriologischen Kursen gelehrten Untersuchungsmethoden. Ein Hilfsbuch für Studierende, praktische und beamtete Ärzte. Von Professor Dr. **E. Gotschlich,** Direktor des Hygienischen Instituts der Universität Gießen und Professor Dr. **W. Schürmann,** Privatdozent der Hygiene und Abteilungsvorstand am Hygienischen Institut der Universität Halle a. S. Mit 213 meist farbigen Abbildungen. 1920. Preis M. 25.—; gebunden M. 28.60

Taschenbuch der speziellen bakterio-serologischen Diagnostik. Von Dr. **Georg Kühnemann,** Oberstabsarzt a. D., praktischer Arzt in Berlin-Zehlendorf. 1912. Gebunden Preis M. 2.80*

Die Serodiagnose der Syphilis. Von Dr. **Carl Bruck,** Privatdozent und Oberarzt der Dermatologischen Universitätsklinik in Breslau. 1909. Preis M. 4.80*

Die Malaria. Eine Einführung in ihre Klinik, Parasitologie und Bekämpfung. Von Professor Dr. **Bernhard Nocht,** Obermedizinalrat, Direktor des Instituts für Schiffs- und Tropenkrankheiten, Generalarzt der Seew. II Hamburg, und Professor Dr. **Martin Mayer,** Abteilungsvorsteher desselben Instituts, ord. Arzt am Res.-Laz. V, Abt. Tropeninstitut, Hamburg. Mit 25 Textabbildungen und 3 lithographischen Tafeln. 1918. Preis M. 11.—*

Das wolhynische Fieber. Von Privatdozent Dr. med. **Paul Jungmann,** Assistent der I. med. Klinik der Charité, Berlin. Mit 47 Abbildungen. 1919. Preis M. 12.—*

Klinische Chemie. Von Professor Dr. med. **L. Lichtwitz,** ärztlicher Direktor am Städtischen Krankenhause zu Altona. Mit 13 Textfiguren. 1918. Preis M. 14.—; gebunden M. 16.60

* Hierzu Teuerungszuschläge